HANS WILDBOLZ

LEHRBUCH DER
UROLOGIE

UND DER CHIRURGISCHEN KRANKHEITEN
DER MÄNNLICHEN GESCHLECHTSORGANE

DRITTE AUFLAGE

BEARBEITET VON

PRIVATDOZENT DR. MED. EGON WILDBOLZ
CHEFARZT AM INSELSPITAL IN BERN

MIT 233 ZUM GROSSEN TEIL FARBIGEN ABBILDUNGEN

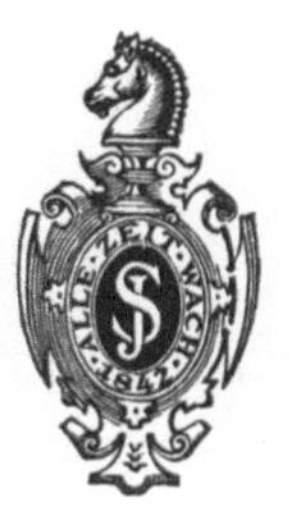

SPRINGER-VERLAG
BERLIN · GÖTTINGEN · HEIDELBERG
1952

ISBN 978-3-642-49536-6   ISBN 978-3-642-49827-5 (eBook)
DOI 10.1007/ 978-3-642-49827-5

Vorwort zur ersten Auflage.

Zur Herausgabe eines neuen Lehrbuches sind die Zeiten schlecht gewählt. Verleger und Autor des vorliegenden Lehrbuches glaubten aber doch, es wagen zu dürfen, die einmal begonnene Arbeit trotz der Ungunst der äußeren Verhältnisse zu vollenden. Den Ansporn dazu gab die Beobachtung, daß der Urologie in den letzten Jahren von den Ärzten ein stetig sich steigerndes Interesse entgegengebracht wurde. Zahlreiche Ärzte wünschten ihre urologischen Kenntnisse zu erweitern und zwar in weiterem Maße, als ihnen dies durch die Lehrbücher der allgemeinen Medizin und der allgemeinen Chirurgie ermöglicht wurde. Um diesem Wunsche entgegenzukommen, erschienen in allen Sprachen eigene Lehrbücher der Urologie. In deutscher Sprache ist ihre Zahl bis jetzt sehr gering geblieben. Ein neues, deutsch geschriebenes Lehrbuch der Urologie mag deshalb vielen Kollegen erwünscht sein.

Dieses neue Lehrbuch richtet sich nicht so sehr an die Urologen, als vielmehr an die praktischen Ärzte und Chirurgen, die gerne über die urologischen Fälle, die ihnen die Alltagspraxis bringt, in einem Spezialwerke Rat holen. Deshalb habe ich in meinem Lehrbuche vor allem auf die diagnostischen und therapeutischen Besprechungen besondere Sorgfalt verwendet. Auf eine Schilderung der operativen Technik verzichtete ich aber fast ausnahmslos, da eine solche in der erst vor kurzem erschienenen Operationslehre von Voelcker und Wossidlo in mustergültiger Form geboten wird.

Der Rahmen des neuen Lehrbuches sollte nicht zu weit gespannt werden: der Umfang des Buches und damit auch dessen Kosten sollten in bescheidenen Grenzen bleiben. Deshalb wurden auch, was wohl von vielen Kollegen getadelt werden wird, zwei Grenzgebiete der Urologie aus dem vorliegenden Lehrbuche weggelassen, die sog. Nephritiden und die Gonorrhoe der Geschlechtsorgane. Diese beiden Gebiete haben in den letzten Jahren so ausgezeichnete spezialistische Bearbeitungen in deutschen Lehrbüchern gefunden, daß ich glaubte, eine Neubearbeitung in meinem Lehrbuche unterlassen zu dürfen. Rücksichten auf die Herstellungskosten ließen mich auch die Zahl der erläuternden Bilder in bescheidenen Grenzen halten. Sie veranlaßten mich zudem, darauf zu verzichten, ausschließlich Originalzeichnungen abbilden zu lassen. Die Herren Professor Erich Meyer, Professor Baetzner gestatteten freundlicherweise, in meinem Lehrbuche eine Reihe von Bildern aus ihren im Verlage von Julius Springer erschienenen Werken wiederzugeben. Die an Zahl immerhin vorwiegenden neuen Originalzeichnungen wurden nach von mir operativ gewonnenen Präparaten ausgeführt oder nach anatomischen Präparaten, die mir die Herren Professor Hedinger und Professor Wegelin aus den Sammlungen des pathologischen Institutes in Basel und in Bern gütigst zur Verfügung gestellt hatten.

Allen diesen Herren meinen besten Dank. Dank auch der Verlagsbuchhandlung, die allen Schwierigkeiten zum Trotz es zu erreichen wußte, dem neuen Lehrbuche eine ausgezeichnete Ausstattung zu geben. Mit Zögern übergebe ich mein Buch den Kollegen; ich sehe an ihm viele Lücken, die ich gerne vermieden hätte. Aber das Bewußtsein, fast ausschließlich selbst Erprobtes und selbst Erfahrenes in dem Buche niedergelegt zu haben, erweckt mir doch die Hoffnung, vielen Kollegen und ihren Kranken durch die Mitteilung meiner 25jährigen Erfahrungen von Nutzen sein zu können.

Bern, im Februar 1924.

H. Wildbolz.

Vorwort zur zweiten Auflage.

Die Urologie ist stets noch in ihren Entwicklungsjahren. Jedes Jahr bringt Neuerungen in den technischen Untersuchungsmethoden, bringt ·wichtige Erweiterungen unserer klinischen Kenntnisse. Mein nun 10 Jahre altes Lehrbuch der Urologie bedurfte deshalb in vielen Teilen einer weitgehenden Umarbeitung, um weiter brauchbar zu bleiben. Bei dieser Umarbeitung wahrte ich den bisherigen Charakter des Buches; es soll in möglichst knapper Form, aber immerhin eingehend genug, den praktischen Ärzten und den angehenden Urologen Anleitung zur richtigen Erkennung und Behandlung der Urogenitalleiden geben.

Eine Vermehrung der Seitenzahl des Buches ließ sich bei der Neuauflage nicht vermeiden; denn auf Wunsch vieler Leser wurden die BRIGHTschen Nierenkrankheiten, sowie die Gonorrhoe des Mannes in die Darstellung miteinbezogen. Interne und Dermatologen mögen dem chirurgischen Urologen diesen Übergriff in ihr Sondergebiet verzeihen. Die Urologie ist ja wohl ein vorwiegend chirurgisches Sonderfach, aber die Praxis verlangt vom Urologen auch Gonorrhoiker und Nephritiskranke zu behandeln. Die Aufnahme dieser Grenzgebiete in ein Lehrbuch der Urologie wurde deshalb notwendig. Ihre Darstellung habe ich allerdings auf die praktisch wichtigsten Punkte beschränkt. Ich wollte von der in der ersten Auflage beobachteten Leitlinie, soweit möglich nur selbst Gesehenes und selbst Erprobtes zu schildern und zu empfehlen, nicht abweichen.

In der Neuauflage habe ich die erläuternden Bilder vermehrt und besonders die Radiogramme durch bessere ersetzt. Alle Bilder, die keinen besonderen Vermerk tragen, geben eigene Beobachtungen wieder. Die Mehrzahl der neuen Lichtbilder von Operationspräparaten wurden von Herrn Dr. VORMANN (Berlin) während seiner Assistentenzeit bei mir mit großer Sachkenntnis aufgenommen.

Der Verlag Julius Springer hat seiner Überlieferung getreu dem Buche eine vollendete Ausstattung gegeben; ihm sei dafür mein bester Dank ausgesprochen.

Bern, im Juni 1934.

HANS WILDBOLZ.

Vorwort zur dritten Auflage.

Die ersten Sätze des Vorwortes zur zweiten Auflage gelten noch heute. Die Urologie wird nicht nur von der allgemeinen Entwicklung der Medizin vorwärtsgetragen, sondern hat auch in ihrem engeren Bereiche wertvolle Fortschritte zu verzeichnen. Es konnte deshalb nicht die Rede davon sein, die vergriffene zweite Auflage des vorliegenden Werkes nach 16jähriger Pause neu zu drucken, sondern eine sorgfältige Neubearbeitung drängte sich auf.

Nach dem Tode meines Vaters im Jahre 1940 fiel mir diese verantwortungsvolle Aufgabe zu. Ich setzte meinen Ehrgeiz darein, die Hand des Bearbeiters möglichst wenig bemerkbar zu machen; ich habe deshalb nur diejenigen Partien neu geschrieben, die mein Vater mit Sicherheit auch abgeändert hätte.

An der bewährten Einteilung des Buches wurde nichts geändert. Einzig das Kapitel über die BRIGHTsche Krankheit (Glomerulonephritis, Nephrosen und Nephrosklerosen), das wie ein Fremdkörper wirkte, wurde weggelassen. Herr Prof. W. JADASSOHN, Ordinarius der Dermatologie und Venereologie der Universität Genf, ein Freund und Schüler meines Vaters, erklärte sich in dankenswerter Weise bereit, das Kapitel der Gonorrhoe neu zu bearbeiten.

Der Springer-Verlag hat seiner Tradition gemäß dem Buch eine vollendete Ausstattung gegeben.

Möge die dritte Auflage dieselbe freundliche Aufnahme finden, die die beiden ersten Auflagen gefunden haben.

Bern, im November 1951.

EGON WILDBOLZ.

Inhaltsverzeichnis.

Untersuchungsmethoden.

A. Allgemeines.

Die erste Vorbedingung zu der richtigen Erkenntnis und zweckmäßigen Behandlung einer Krankheit ist die planmäßige Untersuchung des *ganzen* Körpers, nicht nur einzelner seiner Organe. Diesen Grundsatz ärztlichen Handelns muß auch der Urologe stets vor Augen haben. Nie darf er ob der genauen, ins Einzelne gehenden Untersuchung der Harn- und Sexualorgane vergessen, dem Allgemeinzustand seiner Kranken die größte Aufmerksamkeit zu schenken.

Schon in der Aufnahme der **Anamnese** ist nicht nur nach Krankheitserscheinungen in den Urogenitalorganen, sondern ebenso eingehend nach den Zeichen anderer Erkrankungen des Körpers zu fragen. Die meisten Kranken wissen nicht, Wichtiges von Unwichtigem in der Anamnese zu unterscheiden. Statt den Kranken seine Krankheitsgeschichte frei erzählen zu lassen, ist es deshalb besser, deren Hauptpunkte durch bestimmte Fragen an den Kranken festzustellen. Um über den Verlauf des Harnleidens im besonderen rasch klare Auskunft zu erhalten, sind zu erfragen: Art und Ort der *Schmerzen* in den Harnorganen, die äußeren Bedingungen, unter denen sie jeweilen eintreten, ob bei Ruhe, ob bei Bewegungen, dann die Art und Weise der *Harnentleerung*, wie oft diese tags, wie oft sie nachts erfolgt, ob leicht, ob mühsam, ob in kräftigem Strahle oder nur tropfweise. Weiter ist der Kranke nach dem *Aussehen* seines *Harns* zu fragen, ob dieser trübe oder klar, ob blutig oder nicht, wenn ja, ob das Blut erst am Ende der Miktion sich zeigt oder ob es den ganzen Harnstrahl rot verfärbt. Dabei ist allerdings nicht zu vergessen, daß der Kranke Harntrübungen durch ausgefallene Harnsalze nicht von Eitertrübungen zu unterscheiden weiß und die rötliche Färbung des Harns durch harnsaure Salze oft als Folge einer Blutbeimischung deutet.

Nach Aufnahme der Anamnese ist, bevor die spezielle Untersuchung der Urogenitalorgane vorgenommen wird, der **Allgemeinstatus** des Kranken zu überprüfen. Herz und Lungen sind genau zu untersuchen, Pulsqualität und Blutdruck zu bestimmen; die Beschaffenheit des Blutes ist durch Besichtigung der Schleimhäute, durch Hämoglobinmessung, in besonderen Fällen durch mikroskopische Untersuchung eines frischen oder gefärbten Blutausstriches festzustellen. Es sind die wichtigsten Reflexe wie Pupillar-, Bauchdecken- und Patellarreflexe zu prüfen, die fühlbaren Lymphdrüsen auf Anzeichen einer Infektion, die Augenlider und Knöchel auf das Bestehen von Ödemen zu untersuchen; es ist an den Extremitäten auf den Zustand der Gelenke und der Muskulatur, auf Varicenbildung und auf das Bestehen von Venenthrombosen zu achten. Eine genaue Besichtigung und Palpation des Abdomens bildet den Abschluß der Allgemeinuntersuchung und leitet über zur Aufnahme des **Spezialstatus der Harn- und Sexualorgane.** Noch bevor mit dieser begonnen wird, soll der Kranke seinen Harn entleeren; denn durch die Palpation der Nieren und der Prostata kann die Urinbeschaffenheit künstlich verändert und dadurch eine Nierenerkrankung vorgetäuscht werden. Ein vordem eiweißfreier Harn kann durch die Palpation der Nieren eiweißhaltig werden, weil das äußerst empfindliche Nierenparenchym schon auf die geringste traumatische Schädigung durch Palpation mit Eiweißausscheidung reagiert *(palpatorische renale Albuminurie)*. Es kann zudem eine renale Albuminurie vorgetäuscht werden durch das Auspressen von Prostatasekret in die Harnwege während der rectalen Untersuchung der Prostata.

Inspektion und Palpation.

Nach einer ersten orientierenden Besichtigung des vom Kranken spontan in zwei Portionen entleerten Urins beginnt die Untersuchung der Urogenitalorgane durch die *Inspektion* und Palpation der *Nierengegend* des auf einen

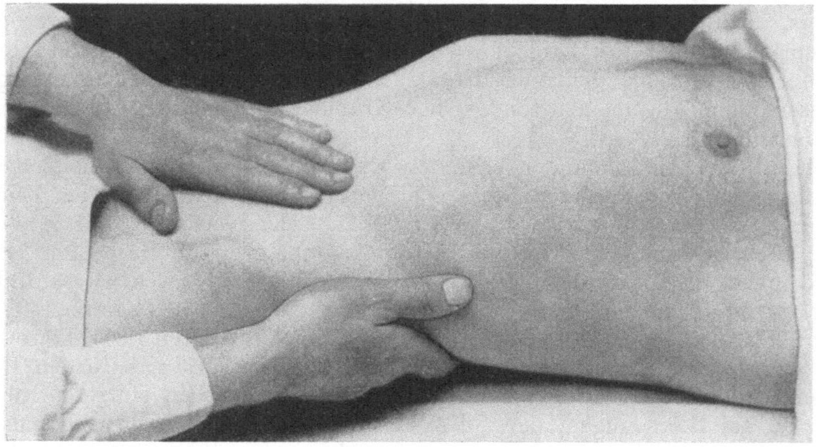

Abb. 1. Bimanuelle Palpation der Niere in Rückenlage. (Nach GUYON.)

Untersuchungstisch gelagerten Kranken. Es ist darauf zu achten, ob im Hypochondrium durch die Nieren bedingte Vorwölbungen sichtbar sind. Solche kennzeichnen sich durch ihren respiratorischen Lagewechsel, wenn nicht durch perirenale Verwachsungen die respiratorische Beweglichkeit der Niere behindert ist. Perirenale Infiltrate oder Abscesse wölben in der Regel mehr die hintere Lendenwandung als die vorderen Bauchdecken vor; sie bedingen zudem oft eine ödematöse Schwellung von Haut- und Unterhautgewebe der abhängigen Teile der Lendengegend.

Die *Palpation der Niere* ist stets bimanuell auszuführen, und zwar in der Regel in Rückenlage des Patienten. Der Kranke soll zur Entspannung der Bauchdecken seine Knie leicht gebeugt halten. Zum Abtasten der rechten Niere wird die rechte Hand vorne, die linke Hand hinten auf die Nierengegend aufgelegt, zum Abtasten der linken Niere die linke Hand vorne, die rechte hinten. Die von hinten die Niere betastende Hand wird mit gestreckten, aber aneinander gelegten Fingern der Lende so aufgelegt, daß der Mittelfinger der Hand längs des untern Randes der 12. Rippe liegt, die Fingerbeeren in den Winkel zwischen den langen Rückenstreckern und der 12. Rippe zu liegen kommen. Die andere Hand des Untersuchers drängt vorne mit den Fingerbeeren von unten innen her gegen den unteren Pol der Niere an (Abb. 1). Gleichzeitig wird der Patient aufgefordert, regelmäßig tief ein- und auszuatmen, damit die Bauchmuskeln gut entspannt und die Nieren, durch die Inspiration jeweilen tiefer gedrängt, der Palpation besser zugänglich werden. Besonders deutlich tastbar wird die Niere, wenn sie durch stoßweisen Fingerdruck von der Lende her gegen die von vorne sie abtastende Hand des Untersuchers angestoßen wird. Die dadurch in

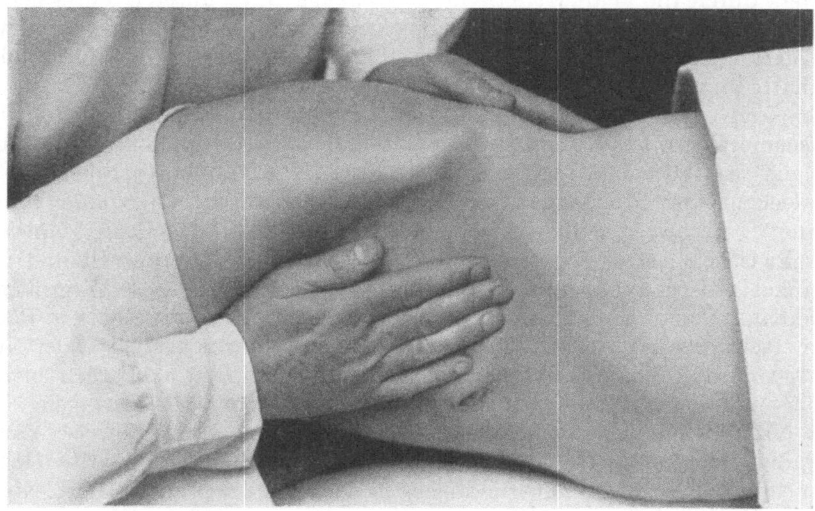

Abb. 2. Bimanuelle Palpation der Niere in Seitenlage. (Nach ISRAEL.)

der Niere ausgelöste pendelnde Bewegung läßt die Grenzen des Organs deutlich erkennen. Diese Pendelbewegung überträgt sich auf die der Niere benachbarte

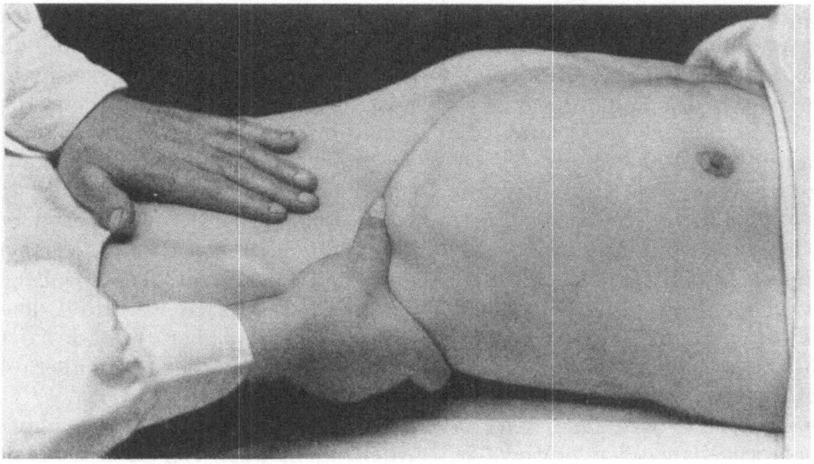

Abb. 3. Palpation der Niere. (Nach GLÉNARD.)

Leber oder Milz, ist an diesen aber nie so ausgesprochen wie an der Niere. Manchmal wird die Niere in der Seitenlage des Kranken besser fühlbar als in der Rückenlage (Abb. 2). Eine Palpation der Niere im Sitzen oder im Stehen hat nur bei Wandernieren einen gewissen Vorteil. Die Palpation der Niere nach GLÉNARD (Abb. 3), wobei die palpierende Hand die Lende mit dem Daumen vorne, den übrigen Fingern hinten umfaßt und durch Einpressen des Daumens zwischen Rippenrand und Niere die letztere unterhalb des Rippenbogens festhält, ist nur bei Wanderniere aufschlußreich.

Links ist die normale Niere nur bei den wenigsten Menschen fühlbar, rechts dagegen fast immer ihr unterer Pol, bei Männern sowohl wie bei Frauen. Die Niere ist außer durch ihre respiratorische Beweglichkeit durch ihre Form, besonders durch die charakteristische Begrenzung ihres unteren Poles gekennzeichnet. Ein weiteres, besonders bei vergrößertem Organ diagnostisch wertvolles Merkmal ist die Überlagerung durch das Colon. Diese wird durch künstliche Aufblähung des Colon leicht nachweisbar.

Die eitrig-entzündlich erkrankte Niere ist auf Druck empfindlich. Dieser Druckschmerz ist oft allerdings so gering, daß der Patient ihn kaum wahrnimmt. Er macht sich aber fast immer geltend durch eine vermehrte Spannung der Bauchdeckenmuskulatur im Bereiche der druckempfindlichen Niere (Abwehrspannung). Besonders empfindliche *Druckpunkte der Niere* liegen *hinten* im Winkel zwischen letzter Rippe und dem lumbodorsalen Muskelwulst und *vorne* im Winkel zwischen äußerem Rectus- und Rippenrand. Eine Vergrößerung der Nieren ist von außen nicht immer fühlbar. Fettsucht oder gespannte Bauchdecken erschweren ihren Nachweis; es kann auch der vergrößerte Teil der Niere, wenn er nur die obere Hälfte betrifft, hinter den Rippen verborgen bleiben, bloß der untere, normal geformte Nierenteil den Rippenrand überragen.

Die *Ureteren* sind durch die Bauchdecken durch nur ausnahmsweise, nur bei hochgradiger entzündlicher Verdickung als eigene, deutlich begrenzte Gebilde fühlbar. Sie zeigen aber bei entzündlicher Erkrankung ihres zugehörigen Nierenbeckens oder ihrer eigenen Wandung oft eine ausgesprochene Druckempfindlichkeit, besonders auf der Höhe des Nabels und an ihrer Kreuzungsstelle mit den großen Gefäßen des Beckens. Nicht selten löst dort ein Druck nicht nur Schmerzen, sondern auch Harndrang aus. Auch das Anpressen der Bauchdecken von innen oben gegen die Spina ilei superior anterior ist bei Erkrankungen der Niere oder des Ureters schmerzhaft, wohl infolge einer reflektorischen Überempfindlichkeit des Nervus ileohypogastricus und des Nervus ileoinguinalis. Der diagnostische Wert dieser *Druckpunkte* des Ureters ist aber gering.

Am besten der Palpation zugänglich ist der unterste Ureterteil. Bei weiblichen Patienten ist dieser durch die Vagina gut abzutasten, bei Männern viel unsicherer vom Rectum her. Eine ausgesprochene Druckempfindlichkeit des Ureters an seiner Eintrittstelle in die Blase macht eine Entzündung oder Harnstauung in diesem Ureter oder in dem ihm zugehörigen Nierenbecken wahrscheinlich. Beim Manne ist eine Druckempfindlichkeit des Ureters bei rectaler Untersuchung, besonders bei tiefsitzendem Ureterstein sehr häufig zu beobachten. Findet sich bei der Frau im Scheidengewölbe der unterste Ureterteil deutlich verdickt fühlbar, so ist daraus fast mit Sicherheit auf Tuberkulose des Ureters zu schließen. Nur selten ist ein ähnlicher Tastbefund bei nichttuberkulöser Ureteritis, am ehesten bei infizierter Steinniere, zu erheben.

Die *Harnblase* wird nur, wenn sie prall gefüllt ist, durch die Bauchdecken durch als kugeliger oder längsovaler, seitlich, nicht aber von oben nach unten etwas verschiebbarer Tumor über der Symphyse fühlbar. Perkutorisch lassen sich ihre Grenzen schon erkennen, wenn sie 2—3 dl Flüssigkeit enthält. Palpatorisch ist ihr Füllungsgrad am besten durch bimanuelle Untersuchung zu beurteilen.

Bei der *Inspektion und Palpation der Sexualorgane* ist bei männlichen Patienten zu untersuchen, ob nach längerer Miktionspause aus der Harnröhre Sekret auszustreichen ist, ob Mißbildungen, wie Hypospadie, Epispadie, paraurethrale Gänge usw., ob Infiltrate in den Schwellkörpern oder im periurethralen Gewebe bestehen. Ist aus der Harnröhre schleimiges oder eitriges Sekret auszupressen, so muß dieses auf einem Objektträger aufgefangen und verstrichen, nach Färbung mit Methylenblau mikroskopisch untersucht werden (vgl. S. 15).

Hoden und *Nebenhoden* müssen auf Form und Konsistenz untersucht werden. Der Hoden wird von der einen Hand zwischen Daumen und Zeigefinger umfaßt, gegen die Vorderseite des Scrotalsackes angepreßt, so daß durch die gespannte Scrotalwand durch von der anderen Hand Form und Konsistenz des Hodens, seine Beziehungen zum Nebenhoden gut abgetastet werden können. Bei der Palpation des Samenstranges läßt man dessen Gebilde zwischen Daumen und den übrigen Fingern der untersuchenden Hand hin und her rollen, wobei der Samenleiter durch seine zylindrische Form und derbe Konsistenz sich deutlich von den Samenstranggefäßen abhebt. Besonders zu achten ist auf knotige oder diffuse Verdickungen des Samenleiters, auf varicöse Erweiterungen und Schlängelungen der Venen, auf entzündliche Infiltrate im perivasculären Gewebe.

Der äußeren Untersuchung der Urogenitalorgane soll bei Männern stets eine *rectale Untersuchung* folgen. Nie darf diese wegen ihrer Unannehmlichkeit unterlassen werden. Die Scheu vor Verunreinigung der Hand ist durch den Gebrauch von Gummihandschuhen oder Gummifingerlingen gegenstandslos geworden.

Die rectale Untersuchung wird am besten in Seitenlage des Patienten vorgenommen. Zieht dabei der Kranke seine Knie stark gegen den Leib an, so kann der rectal untersuchende Finger ebenso hoch in das Becken hinauffühlen als bei der für den Kranken viel mühsameren Rectaluntersuchung in Knieellenbogenlage oder bei der rectalen Untersuchung des mit gebeugtem Körper stehenden Patienten. Die Untersuchung ist schmerzlos, wenn der Gummiüberzug des untersuchenden Fingers durch Öl oder Vaseline gut schlüpfrig gemacht und wenn bei Einführung des Fingers in den Darm sorgfältig beachtet wird, die Gesäßbacken gut zu spreizen und keines der den Anus umgebenden Haare mit dem Finger in den Darm zu ziehen. Die Rectalpalpation gibt Aufschluß über den Füllungsgrad der Blase und erlaubt Größe, Form und Konsistenz der Prostata zu bestimmen, ermöglicht auch durch Ausstreichen der Drüse *Prostatasekret* zur Untersuchung zu gewinnen. Fließt dieses nicht während des Ausmassierens der Prostata durch die Harnröhre nach außen ab, so ist es entweder durch nachheriges Ausstreichen der Harnröhre von der Pars bulbosa her oder durch eine spontane Harnentleerung des Patienten zu gewinnen. Das normale Prostatasekret ist ziemlich dünnflüssig, blaugrau, gleichmäßig milchig getrübt, ohne größere Fetzen oder Flocken. Es hat eine leicht alkalische Reaktion und den charakteristischen Spermageruch. Mikroskopisch sind in ihm sehr zahlreiche, stark lichtbrechende Körnchen, aus Lecithin bestehend, zu sehen; daneben Cylinderepithelien aus den Prostatadrüsen, ganz vereinzelte Leukocyten und ab und zu auch Amyloidkörner mit deutlich konzentrischer Schichtung. Diese letzteren färben sich bei Jodzusatz blau oder violett. Da durch die Massage der Prostata oft auch *Samenblaseninhalt* ausgepreßt und dem Prostatasekret beigemischt wird, finden sich in diesem oft auch Spermatozoen. Einzelne von ihnen zeigen starke Bewegung, die meisten, zu Haufen geballt, bleiben regungslos, da sie nicht genügend mit dem Prostatasekret gemischt sind. Der Inhalt der Samenblasen unterscheidet sich makroskopisch im Exprimat vom Prostatasekret durch seine gallertige Konsistenz und seine Ballung zu sagokornartigen, transparenten Massen.

Fließt bei der Massage der Prostata das Prostatasekret nicht durch die Harnröhre nach außen ab, sondern nach hinten in die Blase, so zeigt der mit der nächsten Miktion entleerte, mit Prostatasaft untermischte Harn eine opake Verfärbung. Im Sediment des Harns setzen sich sofort die makroskopisch

deutlich sichtbaren, transparenten, sagokornartig geformten Samenballen und
einzelne schleimige Fetzchen des Prostatasekretes ab. Besser als durch Ab-
pipettieren des Sedimentes wird das Prostatasekret aus dem Harn durch
Zentrifugieren zur Untersuchung gewonnen.

Bei der Färbung des auf dem Objektträger ausgestrichenen und eingetrockneten Prostatasekretes ist zu berücksichtigen, daß das Sekret dem Glase, selbst nach Durchziehen des
Objektträgers durch die Flamme, nicht fest anhaftet. Die Bildung eines feinen Eiweiß-
häutchens aus dem Prostatasekret hindert dies. Nach Abspülen des gefärbten Präparates
ist deshalb die übliche Trocknung mit Filterpapier besser zu unterlassen und durch langsames Trocknen an der Luft zu ersetzen, da sonst ein großer Teil des gefärbten Sekretes
sich vom Objektträger auf das aufgelegte Filtrierpapier abklatscht.

Die *Samenblasen* sind, wenn nicht krankhaft verändert, bei der rectalen
Palpation nicht abgrenzbar; sie werden als bleistift- oder kleinfingerdicke, vom
oberen Rande der Prostata schräg nach oben außen verlaufende, leicht gewulstete
Gebilde erst fühlbar, wenn sie durch Sekretverhaltung abnorm stark gefüllt
oder in ihrer Wand durch entzündliche Infiltrate oder durch ein wucherndes
Tumorgewebe (z. B. bei Carcinom) verdickt sind. Bei der rectalen Untersuchung
ist auch stets zu bedenken, daß nicht selten Patienten mit Rectumcarcinom
mehr über Blasen- als über Darmbeschwerden klagen, deshalb stets auch die
obersten, noch erreichbaren Darmteile sorgfältig abzutasten sind.

Bei weiblichen Kranken ist, wenn es sich nicht um Virgines handelt, der
rectalen *Untersuchung* vorerst eine *vaginale* vorzuziehen. Diese läßt oft erkennen,
ob Entzündungen am Uterus oder in dessen Adnexen durch Übergreifen auf die
Blasenwand oder auch nur durch Reflexwirkung eine Blasenreizung bedingen
könnten, oder ob die Blasenfunktion durch Geschwülste der weiblichen Genitalien, durch Descensus oder Prolaps des Uterus, durch Cystocele usw. beeinflußt
wird. Bei der vaginalen Untersuchung ist im vorderen Scheidengewölbe auch
nach den Harnleitern zu suchen. Der Ureter, der normalerweise nur als feines,
fast nur während seiner peristaltischen Kontraktion deutlich begrenzbares
Gebilde zu fühlen ist, kann, wie schon erwähnt, besonders durch tuberkulöse,
entzündliche Infiltration zu einem derben, meist druckempfindlichen Strang
von Gänsekiel- oder gar Bleistiftdicke werden.

Bei der vaginalen Untersuchung werden auch manchmal bösartige Neubildungen der Blase an der derben Infiltration der Blasenwand, starke Entzündungen durch die große Druckempfindlichkeit des Blasenbodens bemerkbar.

B. Harnuntersuchung.

Eine eingehende Besprechung der Untersuchungsmethoden des Harns ist
hier nicht nötig. Sie wird in allen Lehrbüchern der inneren Krankheiten geboten.
Es genügt hier ein kurzer Hinweis auf den Gang der Harnuntersuchung in der
alltäglichen, urologischen Praxis.

Als Grundregel der Harnuntersuchung sei vorangestellt, daß, wenn immer
möglich, stets *frisch entleerter*, sauber aufgefangener Harn untersucht werde.
Die Untersuchung soll immer vom Arzte selbst vorgenommen werden. Dieser
weiß viel besser als ein Apotheker oder ein Laboratoriumschemiker, was im
vorliegenden Einzelfall in der Analyse des Harns von besonderem Interesse ist.
Eine vom Arzt selbst vorgenommene Harnuntersuchung, selbst wenn sie sich
aufs einfachste beschränkt, ist immer viel wertvoller zur Leitung der Therapie,
als die oft in unnötige Einzelheiten sich verlierenden Untersuchungsberichte
aus Apotheken und Laboratorien.

Die Forderung, *frisch entleerten Harn zu untersuchen*, ist notwendig, weil
der Harn durch längeres Stehen in nichtsterilen Gefäßen starke Veränderungen

erleidet, wodurch diagnostische Irrtümer entstehen können. Es mehren sich die im Harn befindlichen Bakterien in kurzer Zeit enorm, es mischen sich auch von außen her neue Bakterien dem Harn zu und wuchern in ihm rasch. Zudem ändert nach längerem Stehen der Harn sehr häufig seine Reaktion. Normaler Harn, frisch entleert, zeigt gegen Lackmus saure oder amphotere Reaktion; beim Stehen kann er unter dem Einfluß harnstoffzersetzender Bakterien nach kurzem alkalisch werden. Durch Harngärung kann sich auch der im frisch entleerten Harn deutlich nachweisbare Zuckergehalt verlieren. Diese Veränderungen des Harns während seiner Aufbewahrung bis zur Untersuchung werden allerdings durch Zusatz von 1%iger Carbollösung, einigen Tropfen Chloroform oder am besten von einigen Thymolkrystallen hintangehalten. Immerhin ist die konservierende Wirkung dieser Chemikalien nie ganz zuverlässig, und zudem stört ihr Zusatz manchmal die Untersuchung. (Thymolzusatz kann positiven Ausfall der HELLERschen Eiweißprobe vortäuschen, andere Reaktionen stört Thymol nicht.) Es ist jedenfalls das beste, frischen Harn zu analysieren. Stichproben aus der ganzen Urintagesmenge zu untersuchen ist nur nötig zu quantitativen Bestimmungen von Zucker und Eiweiß, sowie auch beim Suchen nach Parasiten oder deren Eiern im Harn. Um an bestimmte Bedingungen gebundene Ausscheidungen von Eiweiß (orthostatische Albuminurie) oder Zucker (alimentäre Glykosurie) nicht zu übersehen, ist darauf zu achten, Harn verschiedener Tageszeiten (Morgen- und Abendharn) zu vergleichen, wodurch manchmal auch diagnostisch wertvolle Schwankungen in der Menge und Art des Harnsedimentes (Blut, Eiter, Kristalle, Cylinder) auffällig werden.

Ob eine zur Untersuchung eingesandte Flüssigkeit überhaupt Harn ist, läßt sich durch folgende einfache Probe feststellen:

1 Tropfen der als Harn angesprochenen Flüssigkeit wird auf dem Objektträger mit 1 Tropfen reiner, konzentrierter Salpetersäure vermischt. Nach Verdunsten zeigen sich am Rande des Tropfens, wenn dieser Harn enthielt, farblose Kristalle, die unter dem Mikroskop die charakteristisch sechsseitige Tafelform des salpetersauren Harnstoffes zeigen und sich schuppenförmig an einzelnen Stellen überdecken.

I. Makroskopische Untersuchung des Harns.

Schon die äußere Betrachtung des frisch entleerten Harns gibt manchen wertvollen Aufschluß über dessen Beschaffenheit. Dabei muß aber als Regel gelten, den Harn immer in durchscheinendem Lichte in einem Spitzglase zu besehen.

Die Farbe des normalen Harns wechselt zwischen hell- und dunkelgelb. Eine dunkelgelbe Färbung weist nicht nur auf einen reichen Gehalt an Farbstoffen hin, sondern auch auf ein hohes Gewicht des Harns. Eine hellgelbe Färbung findet sich dagegen meist bei Ausscheidung großer Harnmengen von geringer Konzentration. Nur beim Zuckerharn ist trotz heller Farbe und großer Menge das spezifische Gewicht sehr hoch. Die *Reaktion* des normalen Harns an Lackmus geprüft, ist amphoter oder sauer; sie kann am krankhaft veränderten Harn stark alkalisch werden. Die sog. aktuelle Acidität der Harns läßt sich nicht durch Titration, nur durch die Bestimmung der Wasserstoffionenkonzentration ermessen. Diese Bestimmung wird ermöglicht durch Mischung verschiedener Portionen des zu untersuchenden Harns und geeigneter Farbindicatoren und Vergleichung der entstehenden Farbentöne mit den Farbtönen entstanden durch Mischung von Standardlösungen von bekanntem Wasserstoffionengehalt mit dem nämlichen Farbindicator.

Das *spezifische Gewicht* des Harns ist mit dem Urometer für praktische Zwecke hinreichend genau zu bestimmen.

Der *Geruch* des frisch entleerten, normalen Harns wechselt je nach der Art der Ernährung. Stärker noch wird er beeinflußt durch krankhafte Veränderungen des Harns. So erhält der Harn durch Beimischung harnstoffzersetzenden Bakterien einen stechenden, ammoniakalischen Geruch oder, wenn außer Harnstoff auch Eiweiß zersetzt wird, wie z. B. beim infizierten Blasencarcinom, einen widerlich fauligen Geruch. Sehr charakteristisch ist der Geruch im Harn wuchernder Colibacillen.

Die *Konsistenz* des Harns ist in der Regel *wäßrig*. Nur *ausnahmsweise* wird sie unter dem Einflusse von Bakterien *sirupös* oder *ölig*, ja sogar gelatinös. Verschiedene, noch nicht näher bestimmte Bakterienarten scheinen diese seltene Konsistenz am Harn erzeugen zu können. Sehr oft wird bei ammoniakalischer Zersetzung des Harns sein eitriges Sediment schleimig-gallertig, während der überlagernde, zersetzte Urin wäßrig dünn bleibt.

Erscheint der Harn, in durchscheinendem Lichte betrachtet, vollkommen klar, schwimmen in ihm weder Fetzchen noch Flocken, so ist wohl eine starke Beimischung zelliger Elemente auszuschließen, nicht aber ein geringer, nur mikroskopisch erkennbarer Gehalt an Leukocyten, Cylindern, roten Blutkörperchen usw. Eine Trübung des Harns kann bedingt sein durch Blut, Eiter, Harnsalze oder Bakterien.

Trübungen des Harns durch Blut sind mit bloßem Auge an der charakteristischen Rotfärbung zu erkennen. Je nach dem Blutgehalt ist diese Rotfärbung heller oder dunkler, zeigt sie Farbentöne, die zwischen schwarzem Dunkelrot und leichtem Rosa liegen. Oftmals ist das Blut im Harn zu einzelnen Klumpen oder Gerinnseln geballt. Läßt die geringe Rotfärbung des Harns Zweifel, ob Blut in ihm enthalten ist oder nicht, so gibt, wenn der Blutgehalt nicht gar zu gering ist, die sog. HELLERsche Probe zuverlässige Auskunft.

Wird der durch Zusatz einiger Tropfen Natron- oder Kalilauge alkalisierte Harn erhitzt, dadurch Kohlensäure aus ihm herausgetrieben, so fallen Erdphosphate und -carbonate aus ihm aus und ballen sich zu Klumpen. Sie reißen dabei im Harn vorhandenen Blutfarbstoff an sich und färben sich dadurch deutlich rotbraun, was besonders stark nach dem Abkühlen des Harns sichtbar wird. Am alkalischen Harn kann die Probe täuschen, da in ihm vordem die Erdphosphate schon spontan ausgefallen sind. Ein Zusatz gleicher Mengen normalen Harns zum alkalischen ist nötig, um durch Vermischen mit der nötigen Menge von Phosphaten und Carbonaten die Harnprobe zuverlässig zu machen.

Eine sehr empfindliche Probe, die auch den kleinsten Blutgehalt des Harns chemisch nachweisen läßt, ist die *Benzidinprobe:* 10 cm³ Harn werden erst mit 1 cm³ Eisessig, dann mit 2—3 cm³ Äther durchschüttelt. Nach Zusatz einiger Tropfen einer alkoholischen Lösung des Benzidinreagens Merck bildet sich, wenn Blut im Harn vorhanden ist, an der Grenzschicht zwischen Harn und Äther ein blaugrüner Ring.

Bei *Trübungen des Harns durch Eiter* setzt sich beim Stehen des Harns sehr rasch ein wolkiges, Fetzchen und Flocken enthaltendes Sediment nieder, das manchmal in kurzem in seiner untersten Schicht rahmige Beschaffenheit annimmt. Nach längerem Stehen klären sich oftmals die obersten Schichten des Harns fast vollkommen, andere Male bleibt die Trübung des ganzen Harns fortbestehen. Wird eitriger Harn alkalisch, so quellen seine Eiterkörperchen auf und zerfallen in eine schleimige, gallertige Masse, die sich am Boden des Harngefäßes zusammenballt.

Trübungen des Harns durch Harnsalze lassen sich durch äußere Betrachtung des Harns nicht immer von Trübungen durch Eiter unterscheiden, wohl aber leicht durch einfache, chemische Reaktionen. Schwindet eine Trübung des Harns durch Zusatz von 10%iger Essigsäure, so war sie bedingt durch Phosphate oder, wenn sie unter Aufbrausen weicht, durch Carbonate. Bringt dagegen nicht ein Zusatz von Säuren, sondern ein solcher von Alkalien den Harn zur vollkommenen Klärung, so war die Trübung sicherlich durch Urate verursacht. In diesem Falle wird auch schon ein bloßes Erwärmen den trüben Harn klären.

Die sehr seltene Harntrübung durch Oxalatkristalle hellt sich unter dem Einflusse von Salzsäure auf.

Trübungen des Harns durch Eiter schwinden weder durch Erwärmen noch durch Zusatz von Säuren, wohl aber bringen Alkalien eine teilweise Klärung. Es ballen sich, besonders wenn der alkalisierte Harn erwärmt wird, schleimigtrübe Massen im Harn zusammen, und außerhalb dieser Massen klärt sich der Urin. Widersteht die Trübung des Harns sowohl der Einwirkung von Säuren und Alkalien, wie auch der Wärme, so ist sie durch Bakterien (z. B. bei Bakteriurie) bedingt. Sie schwindet auch nicht nach Filtrieren des Harns durch Papierfilter, erst nach Filtrieren durch Tonfilter.

Eine sehr seltene Ursache der *Harntrübung* ist die *Fettbeimischung* zum Harn. Das Fett kann entweder als feine Tröpfchen an der Oberfläche des Harns schwimmen (Lipurie) oder aber es kann in feiner Emulsion im Harn verteilt sein, ihm eine trüb-graue Färbung geben (Chylurie). Ausschütteln des fetthaltigen Harns mit Äther gibt völlige Klärung. Der abgehobene Äther hinterläßt nach Abdunsten deutlich Fett (vgl. S. 107).

Durch diese einfachen Reagensglasversuche ist es ohne Benützung des Mikroskopes möglich, die Ursachen der Harntrübungen stets klarzulegen.

Chemische Untersuchungen auf Eiweiß, Zucker usw. sind am Harn erst nach dessen Filtration vorzunehmen.

Eine der einfachsten und zuverlässigsten *Eiweißproben* am Harn ist die Kochprobe mit nachträglichem Zusatz 10%iger Essigsäure. Wird der Urin nur in seiner obersten Schicht gekocht und nachher im durchscheinenden Licht gegen einen schwarzen Hintergrund (schwarzer Pappdeckel) auf Trübung der gekochten Schicht geprüft, so wird auch die geringste Spur Eiweiß im Harn mit der Kochprobe nachweisbar. Bei dieser Probe fallen *Serumalbumine* und *Nucleoalbumine* aus. Die Nucleoalbumine, die durch Beimischung von Eiter und Schleim im Harn auftreten, lassen sich von den Serumalbuminen dadurch unterscheiden, daß sie auch ohne Kochen des Harns, schon auf Essigsäurezusatz hin, im Harn ausfallen und eine leichte Trübung bedingen. Besonders deutlich wird diese Reaktion der Nucleoalbumine, wenn der Harn durch Wasser verdünnt ist, wodurch die auflösende Wirkung der Harnsalze auf Nucleoalbumine vermindert wird.

Als kalte Eiweißprobe ist die sog. HELLERsche Ringprobe mit Salpetersäure zu empfehlen. Der Harn wird im Reagensglas mit konzentrierter Salpetersäure unterschichtet. Bei Albuminurie entsteht zwischen Harn und Salpetersäure eine ringförmige Trübung.

Eitriger Harn enthält immer Eiweiß. Ob die im Eiterharn gefundene Eiweißmenge lediglich die Folge des Eitergehaltes, oder ob sie auch durch eine renale Albuminurie bedingt ist, läßt sich nicht immer leicht entscheiden. Die Meinung, daß das Eiweiß des Eiters im Filter zurückgehalten werde, ist irrig. Das im Wasser lösliche Eiweiß des Eiters kann das Filter passieren; ein positiver Ausfall der Eiweißprobe am filtrierten Harn beweist deshalb keineswegs das Bestehen einer renalen Albuminurie. Eine solche ist beim Eiterharn nur dann mit Sicherheit anzunehmen, wenn im filtrierten Harn eine viel größere Menge Albumen gefunden wird, als der Eiter des Harns erfahrungsgemäß bedingen kann, oder wenn das Harnsediment Nierencylinder enthält.

Zum *Nachweise* von *Zucker* ist die TROMMERsche Probe die gebräuchlichste. Dem Harn wird ungefähr $^1/_4$ seines Volumens Natronlauge zugesetzt, dann tropfenweise Kupfersulfatlösung 1:10. Die Reaktion darf nur dann als positiv gelten, wenn Kupferoxydul als rotes Sediment schon beim Erwärmen des Harns ausfällt, nicht erst nach Erkalten des Harns. Ein bloßes Gelbwerden des durch das Kupfersalz blau verfärbten Harns ist für Zucker nicht charakteristisch. Es findet sich bei jedem Harn, der etwas reichlich reduzierende Substanzen enthält.

Empfindlicher ist die NYLANDERsche Probe. Dem Harn wird $^1/_{10}$ seines Volumens NYLANDERsches Reagens zugesetzt und einige Minuten gekocht. Es beginnt eine grauschwärzliche Färbung der ganzen Mischung, die bald in tiefes Schwarz übergeht. Nur eine deutliche Reaktion ist zu verwerten. Schwache Reaktionen können auch bei zuckerfreiem Urin auftreten.

II. Mikroskopische Untersuchung des Harns.

1. Gewinnung des Harns und seines Sedimentes.

Zur mikroskopischen Untersuchung soll nur frischer und sauber, aufgefangener Urin verwendet werden. Kann aus äußeren Gründen der Harn nicht kurz nach seiner Entleerung aus der Blase untersucht werden, so wird er zur chemischen und mikroskopischen Untersuchung am besten erhalten durch Zusatz eines erbsengroßen Stückchens Thymol je 100 cm³ Harn.

Bei Frauen, bei denen während der Miktion so leicht Eiter und Schleim aus der Vagina dem Harn sich beimischen, ist der Harn zur mikroskopischen Untersuchung stets mit dem Katheter aus der Blase zu entnehmen.

Bei männlichen Patienten genügt es, die Harnröhrenmündung mit einem Desinfiziens gut abzuwaschen und den Harn in 2 Portionen entleeren zu lassen. Die erste Portion enthält aus der Harnröhrenschleimhaut beigemischte Formelemente, die zweite fast ausschließlich nur Formelemente aus der Blase oder den oberen Harnwegen *(Zwei-Gläserprobe)*. Die Sekrete der vorderen Harnröhre, die sich der ersten Harnportion beimischen, werden, wenn sie nicht zu reichlich sind, durch den Harnstrom zu fadenförmigen Gebilden zusammengerollt und finden sich in der 1. Harnportion in Form von *Filamenten*. Sind sie massig eitrig, so fallen sie im Glase bald zu Boden; sind sie mehr schleimig, so bleiben sie lange im Harn schwebend. Die Filamente aus der vorderen Harnröhre sind durchschnittlich länger, als die mehr kommaartigen der hinteren Harnröhre. Soll sicher entschieden werden, ob die im Harn gefundenen Filamente aus der vorderen oder der hinteren Harnröhre stammen, so muß, bevor der Patient uriniert, nach langer Miktionspause die vordere Harnröhre mit Spülwasser so lange ausgespritzt werden, bis die Spülflüssigkeit klar abfließt. Zeigt der nach der Spülung entleerte Harn trotzdem Filamente, so stammen diese aus der hinteren Harnröhre.

Bei Erkrankungen der Vorsteherdrüse und der Samenblasen mischt sich oft das Sekret dieser Organe den allerletzten Tropfen des entleerten Harns bei. Die Muskelkontraktionen, welche zur vollständigen Entleerung der Blase nötig sind, pressen auch Prostata und Samenblasen aus. Um die Sekrete verschiedener Herkunft möglichst getrennt aufzufangen, ist es nötig, bei Verdacht auf Erkrankungen der Prostata und Samenblasen, den Harn statt in 2 in 3 Portionen entleeren zu lassen, wobei sich in der letzten, der 3. Harnportion die Sekrete der Prostata und Samenblasen finden werden *(Drei-Gläserprobe)*. Zweckmäßig ist es, zwischen der Entleerung der 2. und der 3. Harnportion die Prostata und Samenblasen vom Rectum her auszustreichen. Die 3. Harnportion wird so besonders reichlich Sekret von Prostata und Samenblasen mit sich führen.

Um möglichst viele der im Harn schwimmenden Formelemente im selben Ausstrich unter das Mikroskop zu bekommen, läßt man den in einem gedeckten Glase stehenden Harn sedimentieren und entnimmt ihm das am Boden gesammelte Sediment mit einer Glaspipette zur Untersuchung. Im Harn schwimmende Filamente werden mit der Platinöse herausgefischt und auf den Objektträger ausgestrichen, oder sie werden mit einer Pipette aufgesogen und auf den Objektträger gebracht. Der überschüssige Harn wird mit Fließpapier wieder vom Objektträger abgesogen.

Noch besser ist es, von dem frischen, nur ganz kurze Zeit gestandenen Harn die oberen Schichten abzugießen und die unteren, stärker getrübten in einer Zentrifuge auszuschleudern. Dadurch wird am Boden des Zentrifugengläschens ein dichtes, fast alle im untersuchten Harn enthaltenden Formelemente vereinigendes Sediment erhalten. Es bleibt am Gläschenboden haften, wenn der überstehende Harn rasch abgegossen wird. Es kann leicht in seiner ganzen Menge auf einem Objektträger dünn ausgestrichen und erst ungefärbt unter dem Mikroskop betrachtet, dann an der Luft getrocknet, durch 2—3maliges Durchziehen durch die Flamme fixiert, nachher gefärbt untersucht werden. Enthält das Harnsediment sehr viele Harnsalze, so ist es, um schöne Präparate zu erhalten, nötig, das über der Flamme fixierte Ausstrichpräparat vor der Färbung mit Wasser abzuspülen.

Vielfach wird empfohlen, dem frisch entleerten Harn vor seiner Sedimentierung zur mikroskopischen Untersuchung einige Tropfen zu entnehmen (Nativpräparat), da derart ein wahreres Bild von der Harnbeschaffenheit erhalten werde als durch die mikroskopische Betrachtung des künstlich eingeengten Sedimentes. Demgegenüber ist aber zu betonen, daß es sich bei der mikroskopischen Untersuchung des Harnsedimentes in erster Linie um eine qualitative, nicht um eine quantitative Bestimmung der dem Harn beigemischten Formelemente handelt. Wird der frisch entleerte, weder sedimentierte, noch zentrifugierte Harn untersucht, so werden dem Untersucher spärliche Beimischungen von Cylindern, roten Blutkörperchen oder Bakterien oft entgehen, während er sie im zentrifugierten Sediment leicht hätte finden können. Andererseits wird der Untersucher über die Menge des beigemischten Eiters oder Blutes usw. sich auch am zentrifugierten Sediment ein Urteil bilden können, wenn er das makroskopische Aussehen des Harns, den Grad dessen Trübung oder seiner blutigen Verfärbung mit in Berücksichtigung zieht.

2. Normale Formelemente des Harnsedimentes.

In jedem, auch dem ganz normalen Harn, finden sich im Sediment mehr oder weniger zahlreiche, verschiedenartig geformte *Epithelzellen*. Sie zeichnen sich durch ihren großen Zelleib und ihren großen, oft bläschenförmigen Kern aus. Sie stammen teils aus den oberen, teils aus den unteren Harnwegen. Ihre Herkunft ist aus ihrer Form nicht zu erkennen. Die vielfach geäußerte Ansicht, daß Epithelien mit schwanzartigem Fortsatz aus dem Nierenbecken stammen, ist unrichtig. Genau die gleichen *geschwänzten Epithelformen* wie in der Schleimhaut des Nierenbeckens finden sich auch in den tieferen Schichten des Blasenepithels. Sie können deshalb sowohl infolge einer starken Schilferung des Nierenbeckens — als einer solchen des Blasenepithels dem Harn beigemischt werden. Die einzigen Epithelien, deren Herkunft durch ihre Form gekennzeichnet ist, sind die kleinen kubischen Epithelien der Nierenkanälchen.

Neben Epithelien finden sich im Harn fast immer vereinzelte *Leukocyten*, auch wenn die Harnwege nicht entzündet sind. Sie sind dann aber nie zusammengeballt und sind auch im zentrifugierten Sediment in so kleiner Zahl, daß längst nicht in jedem Gesichtsfelde ein Leukocyt zu sehen ist. Diese spärlichen Leukocyten rühren her von in physiologischen Grenzen bleibenden Reizerscheinungen der Schleimhaut, die zu einer spärlichen Leukocytendurchwanderung des Epithels führen.

Bei männlichen Patienten finden sich im Harn auch oft vereinzelte *Spermatozoen* und infolge geringer Beimischung von Prostatasekret einzelne *Lecithinkörner*. Diese sind viel kleiner als die Leukocyten und sind durch ihren starken Glanz charakterisiert. Wenn Spermatozoen und Lecithinkörnchen in großer Menge im Harnsediment auftreten, ohne daß kurz vorher eine Ejaculatio seminis stattgefunden hat, ist ihr Befund als krankhaft zu deuten *(Miktionsspermatorrhoe, Miktionsprostatorrhoe)*.

Als normal ist auch der Befund von *Harnkristallen* im Harnsediment zu deuten, wenn deren Zahl nicht ungewöhnlich groß ist. Die wichtigsten Formen

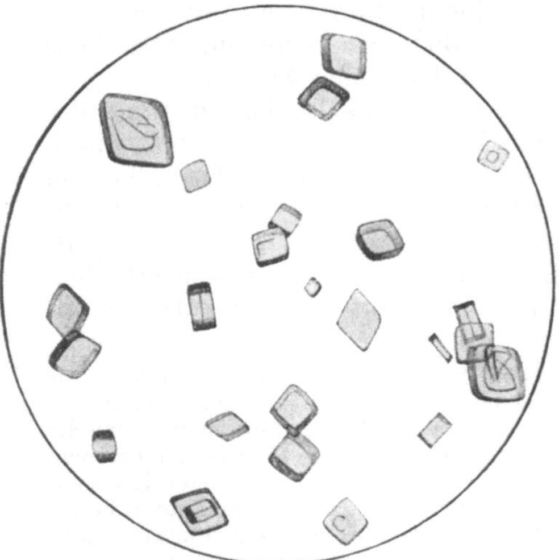

Abb. 4. Harnsäure in Tafeln.
(Nach LENHARTZ-MEYER.)

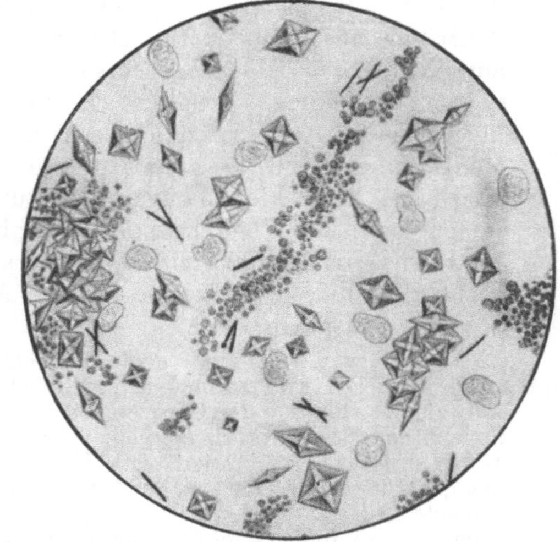

Abb. 5. Sediment bei Oxalatsteinen mit Kristallen von oxalsaurem Kalk, roten Blutkörperchen und Hämatoidinnadeln. (Nach LENHARTZ-MEYER.)

dieser Harnkristalle sind auf den nebenstehenden Zeichnungen wiedergegeben (Abb. 4—10). Uratkristalle finden sich nur im sauren Harn, Kristalle der

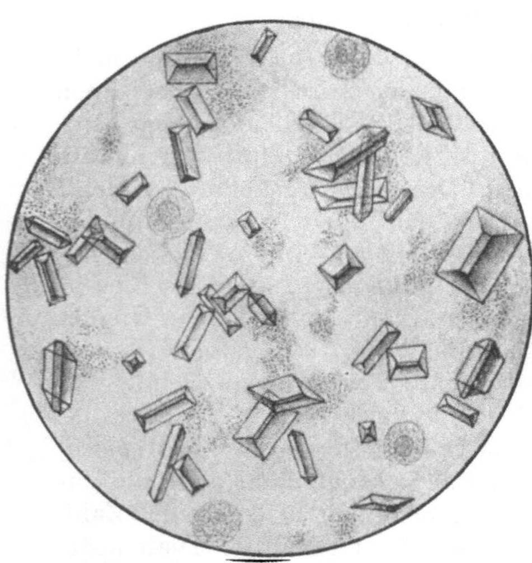

Abb. 6. Zersetzter, ammoniakalisch reagierender Harn mit Kristallen von phosphorsaurer Ammoniakmagnesia (Sargdeckelkristalle). (Nach LENHARTZ-MEYER.)

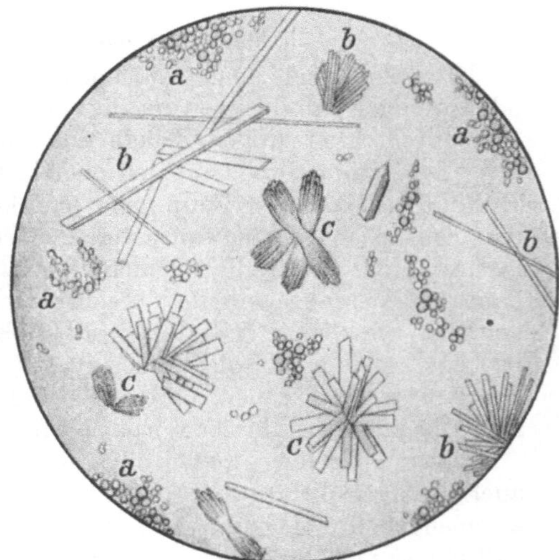

Abb. 7. a Kohlensaurer Kalk. b Schwefelsaurer Kalk. c Neutraler phosphorsaurer Kalk.
(Nach LENHARTZ-MEYER.)

Phosphate fast ausschließlich im alkalischen. In dem durch Harngärung zersetzten Harn finden sich vorwiegend die sargdeckelförmigen Tripelphosphatkristalle (phosphorsaure Ammoniakmagnesia). Die Oxalate, die fast immer in Briefkuvertform auftreten, können im sauren wie im alkalischen Harn gefunden werden.

3. Krankhafte Formelemente des Harnsedimentes.

Treten die oben erwähnten Harnkristalle in so großer Menge im Harn auf, daß das Gesichtsfeld des Sedimentausstriches mit diesen übersät ist (s. *Phosphaturie, Oxalurie*), so muß dies als ein pathologischer Befund bezeichnet werden.

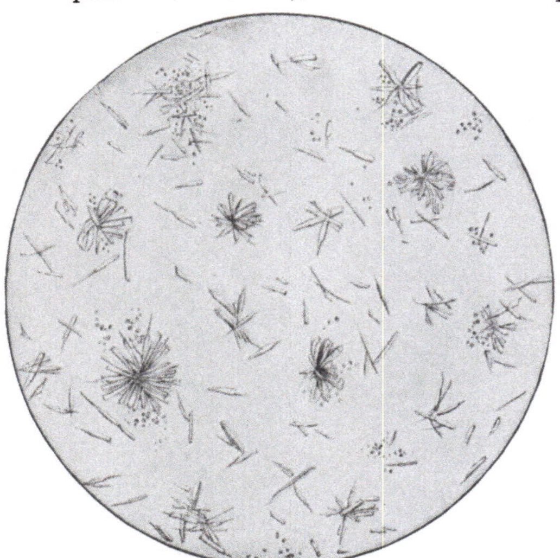

Abb. 8. Neutraler phosphorsaurer Kalk aus schwach saurem Harn. (Nach LENHARTZ-MEYER.)

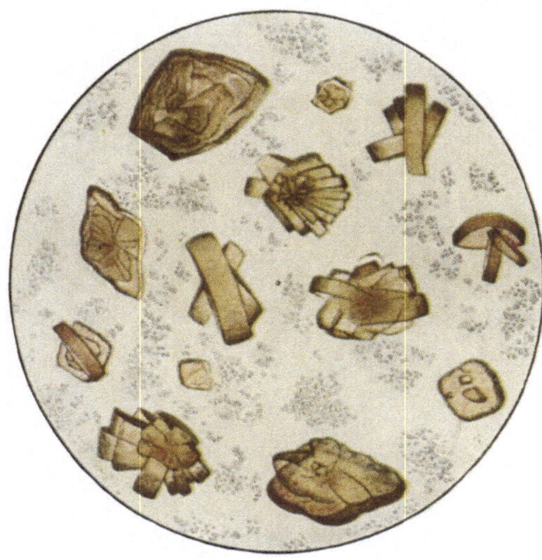

Abb. 9. Harnsäurekristalle und saures harnsaures Natron (in amorphen Kugeln). (Nach LENHARTZ-MEYER.)

Oxalatkristalle finden sich dabei selten in größeren Verbänden zusammengeballt, häufig aber die Phosphate, und zwar oft in Cylinderform. Diese Phosphatcylinder sind von den gleich zu erwähnenden Harncylindern bei Albuminurie durch ihre kristallinische Körnelung zu unterscheiden, sowie durch ihr rasches Auflösen nach Zusatz von Essigsäure zum Ausstrichpräparat.

Die wahren *Harncylinder* treten meist in Begleitung von Albuminurie, selten ohne gleichzeitige Albuminurie im Harn auf. Es sind zu unterscheiden (Abb. 11):

a) die hyalinen, klinisch wenig bedeutsamen,

b) die gekörnten,

c) die wächsernen, stark lichtbrechenden und oft gelblichgefärbten Cylinder, ferner

d) die epithelialen Cylinder und

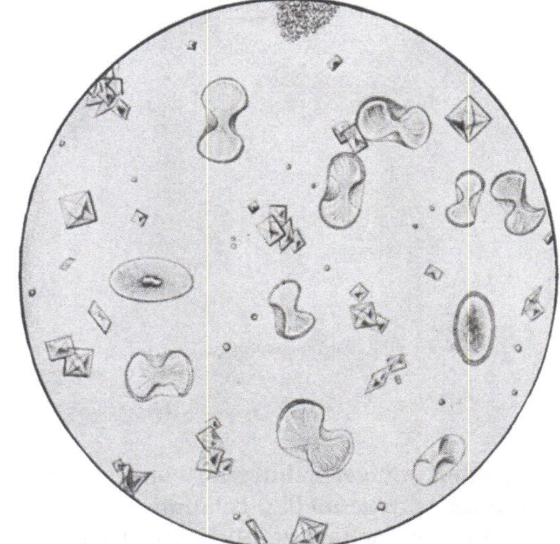

Abb. 10. Oxalsaurer Kalk in Briefkuverts- und Dumbellsform aus stark saurem Harn. (Nach LENHARTZ-MEYER.)

e) die sog. Blutcylinder, die aus roten Blutkörperchen zusammengeballt sind.

Die Cylinder entstehen in den Harnkanälchen; sie sind in ihrer Hauptsache gebildet aus Eiweißkörpern, die teils von den Nierenzellen ausgeschieden, teils durch Zerfall der Nierenkanälchenepithelien gebildet wurden. Oft finden sich Mischformen, wobei einem hyalinen oder gekörnten Cylinder epitheliale Zellen oder rote Blutkörperchen anhaften.

Vereinzelte *Eiterkörperchen* finden sich, wie bereits erwähnt, fast in jedem normalen Harn. Sobald sie aber in so großer Zahl auftreten, daß in jedem Gesichtsfeld mehrere, sogar teilweise zusammengeballt zu finden sind, ist ihr Befund als krankhaft aufzufassen. Sie sind zur Mehrzahl gleichmäßig rund;

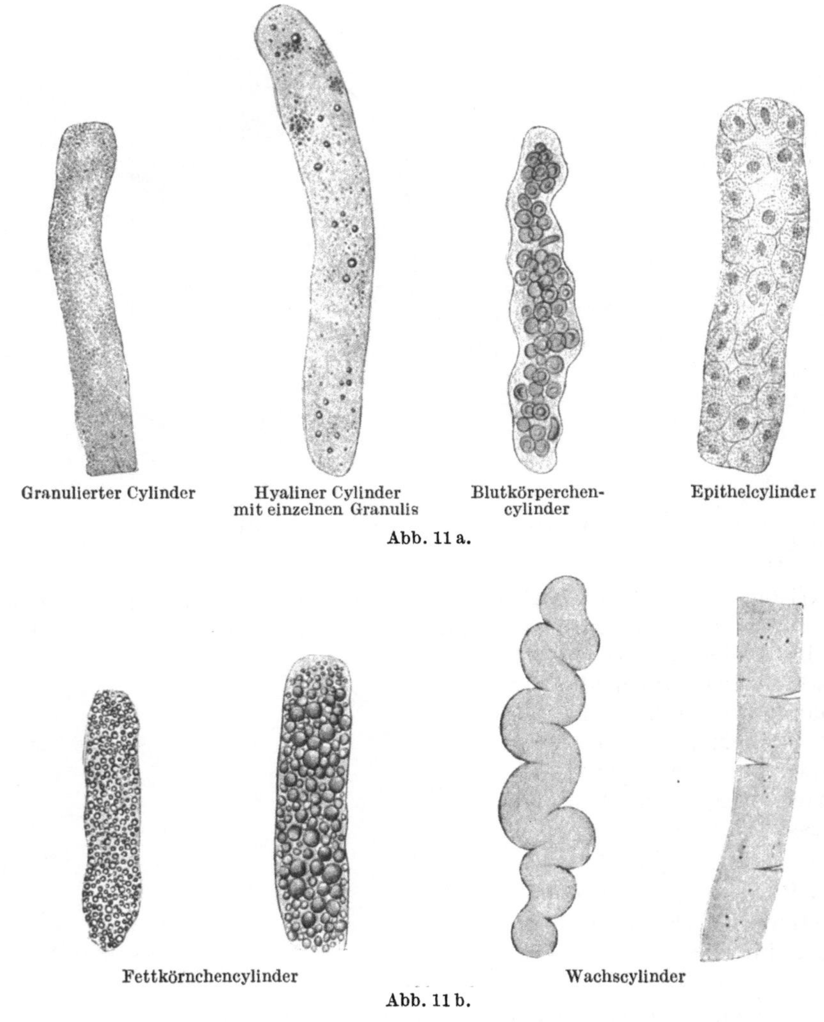

Abb. 11 a.

Abb. 11 b.

Abb. 11 a u. b. Harncylinder. (Nach LENHARTZ-MEYER.)

mehr oder weniger zahlreiche von ihnen sind aber infolge Verletzung ihrer Zellmembran unregelmäßig gelappt oder gezackt. Ihr Kern ist im ungefärbten Präparat nur selten deutlich zu erkennen. Neben wohlerhaltenen finden sich auch zerfallene Eiterkörperchen, bei denen nur noch Fragmente des Kerns von körnigen Detritusmassen umgeben sind.

Im ungefärbten Sediment, durch das Mikroskop besichtigte *rote Blutkörperchen* unterscheiden sich von den weißen durch ihre grünlich-rötliche Farbentönung und ihr besonders bei Höher- oder Tieferstellen des Objektivs deutlich sichtbar werdende zentrale Delle, die dem seitlich betrachteten roten Blutkörperchen die charakteristische Biskuitform gibt. Die roten Blutkörperchen sind im ungefärbten Präparat deutlicher zu erkennen als im gefärbten; sie werden durch die Färbungsprozedur teilweise zerstört.

Im ungefärbten Präparat besser zu sehen als im gefärbten sind auch die *Harnparasiten* und ihre Eier: Echinococcusblasen oder deren Teile (Haken, Membranstücke), die Eier von Distomum haematobium und die Larven oder Embryonen der Filaria sanguinis, der Urheberin der Chylurie.

Bei Neubildungen innerhalb der Harnwege sind im Harnsediment manchmal *Tumorzellen* oder gar kleinste Tumorstückchen mikroskopisch nachzuweisen. Nur wenn Tumorzellen in größeren Verbänden auftreten und zwischen sich ein deutliches Stroma erkennen lassen, ist aus ihrem Befunde ein sicherer Rückschluß auf das Bestehen einer Neubildung in den Harnwegen zu ziehen. Einzelstehende Tumorzellen, selbst wenn sie in ziemlich großer Zahl im Harnsediment vorkommen, sind diagnostisch für Tumor nicht zu verwerten; denn im entzündlich veränderten Epithel der Harnwege entwickeln sich Zellbildungen, die in ihrer Form den Tumorzellen sehr ähnlich sehen.

4. Untersuchung des gefärbten Ausstrichpräparates. Harnbakterien.

Die einfachste, für die Alltagsuntersuchung zweckmäßigste Färbung des getrockneten Harnsedimentausstriches ist die Färbung mit Methylenblau, am besten mit dem LÖFFLERschen oder dem Boraxmethylenblau.

Das auf dem Objektträger ausgestrichene, an der Luft getrocknete und über der Flamme fixierte Sediment wird nach Abspülen der Harnsalze durch Wasser mit Methylenblaulösung übergossen, nach wenigen Sekunden Färbung erneut mit Wasser abgespült, durch Aufpressen von Filtrierpapier und nachherigem Durchziehen durch die Flamme getrocknet. In 1—2 Minuten ist das Präparat gefärbt und getrocknet, zur Untersuchung bereit.

Zur mikroskopischen Untersuchung ist ein Bedecken des gefärbten Ausstrichpräparates mit Deckgläschen nicht nötig. Selbst beim Betrachten mit Immersion ist ein Zerkratzen der Linse nicht zu befürchten, da die im Präparat ausgestrichenen Harnsalze durch das Abspülen mit Wasser entfernt wurden.

Im Trockenpräparat des Sedimentausstriches fallen vor allem die Eiterkörperchen mit ihren dunkelblau gefärbten Kernen auf. Bei akuten Entzündungsprozessen der Harnwege wiegen die polynucleären Leukocyten, bei chronischer Entzündung die mononucleären Lymphocyten vor. Einzelne von ihnen sind in Zerfall, zeigen keine festen Zellgrenzen, von ihren Kernen nur noch Trümmer. Neben den Eiterkörperchen liegen *Epithelien*; sie sind diagnostisch von geringer Bedeutung. *Cylinder* sind im gefärbten Ausstrich nicht mehr zu sehen; sie sind bei der Trocknung des Präparates zerfallen. Auch die roten Blutkörperchen sind undeutlicher als im ungefärbten, frischen Ausstrich. Sie nehmen das Methylenblau nicht an; sie kennzeichnen sich durch ihre Kernlosigkeit und blasse, grünlich-gelbe Färbung. Zur Färbung des feuchten Harnsedimentes ist besonders die SEYDERHELMsche kolloidale Farbstoffmischung aus Trypanblau und Kongorot zu empfehlen. Diese Färbung läßt die Struktur der verschiedenen Cylinderarten deutlich hervortreten (Amyloidcylinder tiefschwarz) und sie läßt auch erkennen, ob die Leukocyten des Sedimentes noch lebend sind, also einem frisch entzündlichen Herde entstammen oder ob sie schon abgestorben sind. Die abgestorbenen färben sich sofort rot, die lebenden nehmen die Farbe nicht an.

Harnbakterien. Das Hauptinteresse bei der Untersuchung des gefärbten Ausstrichpräparates gilt dem *Bakteriengehalt des Harnsedimentes.* Die Bakterien sind zur Mehrzahl extracellulär gelagert; immerhin finden sich solche auch innerhalb der Eiterkörperchen oder den Epithelzellen aufgelagert. Längst nicht alle Bakterienarten, die im Harn vorkommen, charakterisieren sich im mikroskopischen Präparat durch ihr Färbungsverhalten, ihre Form und Gruppierung. Aber es gelingt doch wenigstens die wichtigsten von ihnen durch verhältnismäßig einfache Färbeverfahren voneinander zu unterscheiden.

Das im eitrigen Harn weitaus am häufigsten, bei mehr als 80% aller Eiterharne gefundene Bacterium ist das

Bacterium coli commune. Es bildet ein ziemlich dickes, meist kurzes Stäbchen, das oft fast rundlich, kokkenartig wird, andere Male aber wieder eine Länge erreicht, die es den Langstäbchen nähert. Im Harnsediment liegt das Bacterium coli bald als Einzelstäbchen in reicher Zahl über das Gesichtsfeld verstreut, bald zu größeren Gruppen zusammengeballt oder in wahren Fäden aneinandergereiht. Diese Agglutination der Colibakterien im Harnsediment ist wohl die Folge des aus der kranken Schleimhaut in den Harn übergetretenen Serums (Immunserumwirkung). Das ungefärbte Bacterium coli zeigt im hängenden Tropfen eine lebhafte Eigenbewegung durch Geißelfäden vermittelt. Die Mannigfaltigkeit seiner Form und seines kulturellen und serologischen Verhaltens läßt erkennen, daß in der Gruppe der Coli zahlreiche Abarten vorkommen. Allen gemeinsam ist die leichte Färbbarkeit durch basische Anilinfarbstoffe in wäßriger Lösung und ihre leichte Entfärbbarkeit durch das Gramverfahren; sie sind, wie der Ausdruck lautet, gramnegativ. Die Coli vermögen Harnstoff nicht zu zersetzen; sie lassen deshalb dem Harn seine saure Reaktion, machen ihn nie alkalisch. Sie geben dem Harn einen eigentümlichen, faden, fauligen Geruch, aus dem der Kenner sofort die Coliinfektion ohne Mithilfe des Mikroskopes erkennen kann.

Ob von der Gruppe der Colibakterien das im Harn ebenfalls oft nachweisbare *Bacterium lactis aerogenes* abzutrennen ist, wird stets noch verschieden beurteilt. Die Unterscheidung ist jedenfalls ziemlich unsicher; klinisch ist sie bedeutungslos.

Mit Bacterium coli gemeinsam, selten für sich allein, findet sich in den Harnorganen auch der *Proteus vulgaris* Hauseri, ein gramnegatives, dünnes, bewegliches Stäbchen. Es wächst oft in langen Fäden. Der Proteus zersetzt im Gegensatz zum Bacterium coli den Harnstoff und macht den Harn alkalisch, meist faulig riechend.

Als banale Entzündungserreger der Harnorgane sind neben den Coliarten in zweiter Linie zu nennen:

Die *Staphylo- und Streptokokken.* Beide sind gekennzeichnet durch ihre leichte Färbbarkeit mit basischen Anilinfarben, ihr Festhalten der Farbe gegenüber Entfärbungsversuchen nach GRAM (sind grampositiv), ihre Anordnung in Gruppen von Traubenform (Staphylokokken) oder von Kettenform (Streptokokken), durch ihre Eigenschaft Harnstoff zu zersetzen, den Harn zu ammoniakalischer Gärung zu bringen. Die Staphylokokken stehen nicht selten als Diplokokken dicht aneinandergefügt und zeigen ein Bild, das dem Bienenschwarm der Gonokokken ähnlich sieht. Eine Verwechslung ist aber nur bei flüchtiger Betrachtung möglich. Sicher wird sie vermieden durch Anwendung des GRAMschen Verfahrens (Staphylokokken grampositiv, Gonokokken gramnegativ, vgl. S. 17).

Die von den Streptokokken gebildeten Ketten sind im Harnsediment oft ziemlich lang, andere Male nur ganz kurz, aus nur 3—4 Individuen bestehend. Bei einzelnen Streptokokkenstämmen sind je 2 Individuen paarweise immer eng aneinander gelagert, teils einzeln, teils in Ketten. Diese Stämme werden als Diplo-Streptokokken bezeichnet. In den letzten Jahren immer wichtiger werden die Enterokokken (Streptococcus faecalis). Immer häufiger werden sie aus dem Urin gezüchtet. Dies beruht auf 2 Gründen: die neuen Kulturverfahren lassen die Enterokokken leichter wachsen, sie werden aber auch absolut häufiger, da sie sich bis heute gegenüber allen Desinfektionsmitteln und Antibiotica resistent zeigen und so bei vorbehandelten Patienten oft noch allein im Harnsediment übrig bleiben.

Neben allen den zahlreichen anderen Bakterien, die als Entzündungserreger im Harnsediment gefunden werden: den Typhusbacillen, den FRIEDLÄNDERschen Bacillen, dem Bacillus pyocyaneus, den Diphtherie- und Pseudodiphtheriebacillen, den Influenzabacillen, den Pneumokokken usw. haben ein ganz besonderes Interesse die *Gonokokken* und die *Tuberkelbacillen*. Beide erzeugen spezifische Entzündungserscheinungen mit eigenen Krankheitsbildern.

Der Gonococcus ist ein Diplococcus. Seine beiden durch eine feine lineäre Spalte getrennten Einzelindividuen sind an der einander zugewandten Seite abgeplattet, wodurch das Kokkenpaar die Form einer Kaffeebohne oder gewisser Semmelarten erhält. Der Gonococcus ist im Verhältnis zu anderen Diplokokkenarten relativ groß. Relativ charakteristisch für den Gonococcus ist seine Lagerung im Sekret. In den Ausstrichpräparaten vom Eiter akut genorrhoisch infizierter stark sezernierender Schleimhäute findet man meist nur spärliche Gonokokkengruppen zwischen den Zellen; weitaus die Mehrzahl ist innerhalb der Eiterkörperchen gelagert. Zur Färbung des Gonococcus im Ausstrichpräparat werden oft basische Anilinfarbstoffe verwendet. Durch Form und Lagerung allein sind die Gonokokken aber im Ausstrichpräparat nicht sicher von den anderen auf den menschlichen Schleimhäuten wachsenden Diplokokken zu unterscheiden. Deshalb sollen Ausstriche, die auf Gonokokken zu untersuchen sind, ausschließlich nach GRAM gefärbt werden. Die dünn ausgestrichenen Präparate werden über der Flamme fixiert. Sie werden etwa $^{1}/_{2}$—1 Minuten mit frisch filtrierter Carbolgentianaviolettlösung gefärbt. Nach Abschütten dieser Lösung wird das Präparat mit LUGOLscher Lösung übergossen, dann mit absolutem Alkohol, bzw. mit Alkohol, dem 25% Aceton zugesetzt wurde, kurz entfärbt. Hierauf erfolgt nach Abspülen mit Wasser ein Übergießen des Präparates mit 0,6%iger Safraninlösung. Die Keime, die nach diesem Vorgehen violett sind, d. h. durch den Alkohol nicht entfärbt wurden, sind grampositiv. Die gramnegativen wurden durch die Alkoholbehandlung entfärbt und färben sich daher mit Safranin rot. *Der Gonococcus ist gramnegativ.*

Die *Tuberkelbacillen* sind ihrer fettartigen Hülle wegen, die jeden Bacillus zu umgeben scheint, mit basischen Anilinfarben sehr schwer färbbar. Sie werden deshalb durch die übliche, zur Orientierung über den Bakteriengehalt des Harnsedimentes verwendete Methylenblaufärbung nicht sichtbar. Die Farbstoffe dringen in ihren Bakterienleib erst ein, wenn die Farbe mit Säuren oder Alkalien verbunden auf ihn einwirkt. Dann aber, wenn der Bacillus die Farbe aufgenommen hat, gibt er sie auch, selbst unter der Einwirkung von Säuren und Alkohol nicht mehr ab. Der Bacillus ist säure- und alkoholfest gefärbt. Das üblichste Färbeverfahren ist die Färbung des Tuberkelbacillus nach ZIEHL-NEELSEN.

Das auf dem Objektträger fixierte Ausstrichpräparat wird mit Carbolfuchsinlösung übergossen, die Farblösung auf dem Präparat über einer kleinen Stichflamme bis zum Kochen erhitzt. Danach wird durch Übergießen mit 3%igem Salzsäurealkohol das Präparat entfärbt bis mit bloßem Auge keine rotgefärbten Stellen mehr sichtbar sind. Abspülen mit Wasser, Kontrastfärbung mit wäßriger Methylenblaulösung, nochmaliges Abspülen mit Wasser und Trocknen des Präparates beendigt das Färbeverfahren. Die Tuberkelbacillen sind im Präparat rot gefärbt, die banalen Bakterien wie auch die Kerne der Eiterkörperchen blau.

Genau das gleiche färberische Verhalten wie die Tuberkelbacillen zeigen die *Smegmabacillen*. Eine Verwechslung dieser beiden Arten ist im mikroskopischen

Präparat leicht möglich. Sie kann aber immerhin durch Beachtung der verschiedenartigen Lagerung der beiden Bacillenarten vermieden werden. Die Tuberkelbacillen liegen immer wie agglutiniert, in engen Verbänden, die Smegmabacillen dagegen unregelmäßig zerstreut, ohne daß die einzelnen Individuen aneinanderkleben (s. S. 201 u. 203).

Außer eitererregenden Spaltpilzen kommen im Harn, besonders im zuckerhaltigen, ab und zu auch *Sproßpilze* vor, vor allem Hefepilz- und Sarcinearten. Klinisch sind sie von geringer Bedeutung.

Nach der Inspektion und Palpation der Urogenitalorgane und der Untersuchung des Harns ist zu entscheiden, ob bei dem Kranken eine instrumentelle Untersuchung der Harnröhre und der Blase nötig ist oder nicht. Die Symptome, welche eine solche angezeigt erscheinen lassen, werden im speziellen Teil bei jedem einzelnen Krankheitsbild genannt werden.

C. Instrumentelle Untersuchung von Harnröhre und Blase.

I. Instrumentelle Untersuchung der Harnröhre.

Lokalanästhesie der Harnröhre. Die Einführung eines Instrumentes durch die Harnröhre verursacht, wenigstens beim Manne, immer einen gewissen Schmerz. Um diesen dem Kranken zu ersparen, gleichzeitig auch die Untersuchung zu erleichtern, ist es zweckmäßig, vor jedem endourethralen Eingriff die Harnröhrenschleimhaut zu anästhesieren. Leicht gelingt dies durch eine Injektion von ungefähr 10 cm³ einer 2%igen Novocainlösung mit Zusatz von 4—5 Tropfen Adrenalin. Mit einer kleinen Harnröhrenspritze, deren Ansatz konisch geformt ist, wird die Novocainlösung in die vordere Harnröhre eingespritzt, durch Fingerdruck die äußere Harnröhrenmündung fest geschlossen und durch sachtes Ausstreichen des Bulbus von vorne nach hinten die eingespritzte Flüssigkeit aus der vorderen auch in die hintere Harnröhre gepreßt. Das Überfließen der Flüssigkeit von der vorderen in die hintere Harnröhre wird sofort an der Entspannung des vordem prall gefüllten Bulbus bemerkbar.

Durch dieses Anästhesieverfahren werden nur die oberflächlichen Schichten der Urethralschleimhaut gefühllos, während die tiefen auf Dehnung usw. empfindlich bleiben. Eine Unempfindlichkeit der Harnröhrenwand in allen ihren Teilen ist nur durch eine Leitungsanästhesie zu erreichen. Als solche ist die epidurale Sacralanästhesie empfehlenswert.

Sondierungen der Harnröhre. Die Harnröhre des Mannes besteht aus einem vorderen und einem hinteren Teil, die voneinander durch den sphincter externus, einem quergestreiften Muskelring im Bereiche des diaphragma urogenitale, getrennt sind.

An der vorderen Harnröhre, wird unterschieden die pars glandularis, die pars pendula, die pars scrotalis, die pars bulbosa oder perinealis.

Die hintere Harnröhre, vorne begrenzt durch den sphincter externus, hinten durch den am Blasenausgang gelegenen sphincter internus urethrae, besteht ihrerseits aus der pars membranacea und der pars prostatica, in welcher der colliculus seminalis liegt.

Beim weiblichen Geschlecht zeigt die kurze Harnröhre keine solche Teilung in einzelne Segmente. Sie entspricht entwicklungsgeschichtlich der pars posterior der männlichen Harnröhre. Ein sphincter externus besteht bei ihr nicht; ihr einziger Schließmuskel ist der Sphincterring am Blasenhals.

Die Lichtungsweite der Harnröhre ist nicht überall gleich. Beim Manne sind ihre engsten Stellen am Übergang der fossa navicularis in die pars pendula, am sphincter externus und am sphincter internus, ihre weitesten in der pars bulbosa und in der pars prostatica. Bei der Frau ist die Harnröhre an ihrer äußeren Mündung am engsten. Bei Erwachsenen beiderlei Geschlechts ist die Harnröhre in der Regel mindestens so weit, daß Instrumente von einem Durchmesser von 6—7 mm (Nr. 18—21 Charrière) ohne Schwierigkeiten durch die Harnröhre durchgleiten. Ein Hindernis findet die Einführung so dicker Instrumente am häufigsten an der äußeren Harnröhrenmündung, wo sie auch am ehesten Schmerzen auslöst. Bei männlichen Patienten wird zur Überwindung dieses Hindernisses nicht selten eine 0,5—1,0 cm lange Schlitzung der äußeren Harnröhrenmündung, eine *Meatotomie*, nötig. Diese verursacht, wenn der Schnitt mit einem scharfen Messer vom unteren Rand der Harnröhrenmündung aus genau median in die meist deutlich sichtbare Raphe der Glans gelegt wird, nur geringe Schmerzen und geringe Blutung. Das Einstreichen antiseptischer Salbe genügt zum Wundschutz. Ein Verband ist unnötig.

Bei weiblichen Kranken ist eine ähnliche Meatotomie fast nie nötig. Die bei Virgines und bei alten Frauen oft hochgradig enge äußere Harnröhrenmündung ist durch stumpfe Dehnung mit konisch auslaufenden Sonden meist leicht zu erweitern.

Zur inneren Austastung der Harnröhre eignet sich am besten die elastische *Olivensonde* aus Seidengewebe (Abb. 12). Bei ihr sitzt am einen Ende des dünnen,

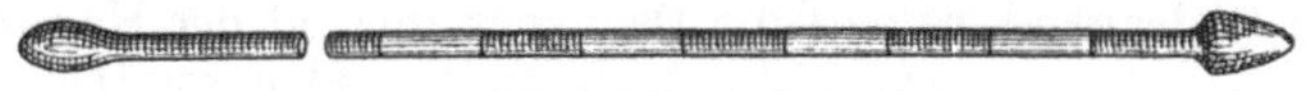

Abb. 12. Olivensonde aus Seidengewebe.

elastischen Schaftes ein olivenförmiger Knopf. Beim Durchschieben der Sonde durch die Harnröhre kommt nur diese Olive an der Stelle ihres größten Durchmessers in innige Berührung mit der Schleimhaut. Die übrigen Teile des Instrumentes passieren die Harnröhre fast reibungslos. Die das Instrument leitenden Finger empfinden deshalb nur den Reibungswiderstand, den die Olive am einen oder anderen Punkt der Harnröhre findet. Da die Olive von außen fühlbar ist, läßt sie den Sitz einer Verengerung der Harnröhre genau bestimmen, und der Grad der Verengerung ist durch die Einführung von Olivensonden verschiedenen Kalibers leicht zu ermessen. Man beginnt die instrumentelle Untersuchung der Harnröhre mit der Einführung einer mitteldicken Olivensonde Nr. 16—18 CHARRIÈRE[1]. Wichtig ist dabei, die Harnröhre gut gestreckt zu halten, damit der Durchtritt des Instrumentes nicht durch Querfalten der Schleimhaut gehemmt wird.

Bei normaler Urethra findet eine Sonde mittleren Kalibers einen leichten Widerstand hinter der fossa navicularis, dann im angulus peno-scrotalis, wo eine Anhäufung glatter Muskelfasern rings um die Spongiosa eine geringe Verengerung der Harnröhrenlichtung bewirkt. Und schließlich findet die Sonde einen stärkeren Widerstand im Bereiche des sphincter externus. Das Durchgleiten der Sonde durch die vordere Harnröhre ist ganz schmerzlos. Einen leichten Schmerz äußern die Kranken erst beim Durchgleiten des Instrumentes durch den sphincter externus und bei seinem Übertritt in die hintere Harnröhre;

---

[1] Die Numerierung nach CHARRIÈRE beruht auf der Regel, daß der Durchmesser der Instrumente von einer Nummer zur anderen immer nur $^1/_3$ mm sich unterscheidet: Nr. 1 = $^1/_3$ mm, Nr. 2 = $^2/_3$ mm usw. bis Nr. 30 = $^{30}/_3$ mm oder 10 mm Durchmesser. Bei den später erwähnten Numerierungen nach BÉNIQUÉ beträgt der Unterschied von einer Instrumentennummer zur anderen nur $^1/_6$ mm. Statt Nr. 30 wie bei der Filière Charrière trägt das 10 mm dicke Béniqué die Nr. 60. Jede Nummer der Béniquéskala ist also durch 2 zu dividieren, wenn ihr Durchmesser nach der Filière Charrière angegeben werden soll (Nr. 20 Béniqué = Nr. 10 Charrière, Nr. 30 Béniqué = Nr. 15 Charrière usw.).

oft ist mit dem Schmerz ein Gefühl von Harndrang verbunden. Das weitere
Durchschieben der Sonde durch die hintere Harnröhre in die Blase findet keinen
Widerstand; immerhin ist der Sondenknopf in der hinteren Harnröhre durch die
Wandung etwas mehr gehalten als in der vorderen und wird erst wieder völlig
frei beim Eintritt in die Blase. Der Sphincter internus ist mit der Sonde nicht
zu fühlen, dagegen oftmals das Hinübergleiten des Sondenknopfes über den
Samenhügel. Beim Zurückziehen der Knopfsonde aus der Blase werden die
genannten Widerstände in der Harnröhre viel deutlicher gefühlt als beim Einschieben, da beim Zurückziehen nicht der konisch auslaufende Teil der Olive,

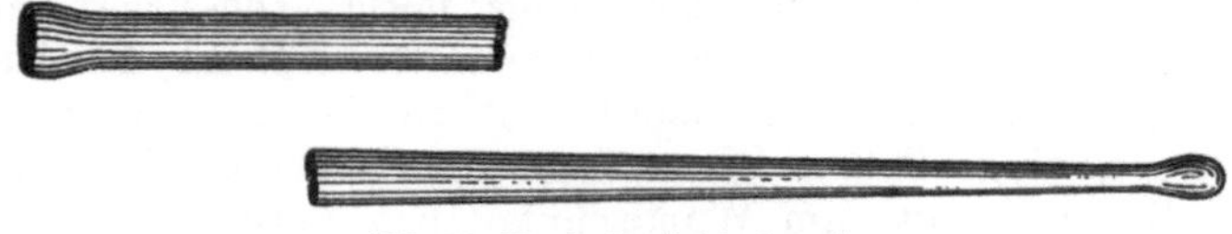

Abb. 13. Konische Seidenbougie.

sondern ihr scharf abfallender hinterer Rand zuerst am Hindernis anstößt und
dieses mit starker Reibung überwindet.

Stößt die erste, mitteldicke Knopfsonde in der gestreckt gehaltenen Harnröhre auf keine anderen als die erwähnten, elastischen Widerstände, so werden
immer größer, bis Nr. 22, gewählte Olivensonden eingeführt. Zeigen auch diese
keinen derben Widerstand, so darf die Dehnungsfähigkeit der Harnröhrenwand
als normal bezeichnet wer-
den. Stößt dagegen die
erste der eingeführten Oli-

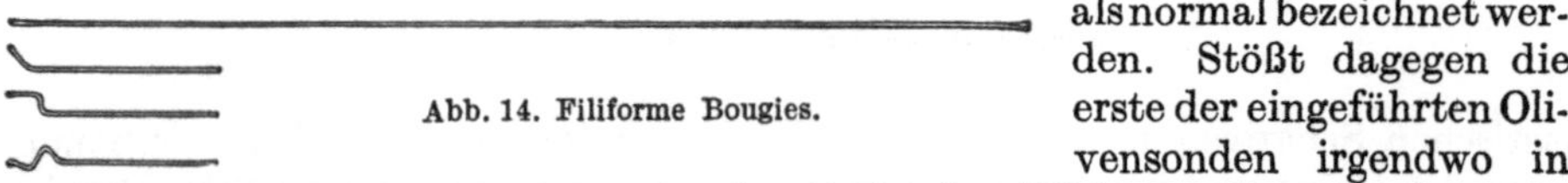

Abb. 14. Filiforme Bougies.

vensonden irgendwo in
der Harnröhre auf einen nicht zu überwindenden Widerstand, so sind immer
kleinere Sondennummern zu wählen, bis eine dieser den verengten Teil der
Harnröhre eben noch passiert und nun auch ein Austasten des Widerstand
bietenden Harnröhrenteils von hinten nach vorne möglich wird. Dadurch sind
Lage, Grad und Länge einer Verengerung der Harnröhre leicht festzustellen.

Die Dehnungsfähigkeit einer Verengerung der Harnröhre wird besser als mit
der Olivensonde durch Einführen *konisch auslaufender Seidenbougies* (Abb. 13)
steigender Dicke bestimmt. Die verschiedenen, zur Messung der Weite und
Dehnungsfähigkeit der Harnröhre empfohlenen *Urethrometer* haben geringen
praktischen Wert.

Mit der Olivensonde sind außer Verengerungen der Harnröhre auch die
durch Prostatahypertrophie bedingten Verzerrungen der hinteren Harnröhre
zu erkennen. Eine einigermaßen geübte Hand fühlt auch eine allfällige Vergrößerung des colliculus seminalis; der Sondenknopf stößt nach Überwindung
des elastischen Widerstandes des sphincter externus etwa 2 cm tiefer auf eine
kleine, glatt ansteigende und hinten wieder sacht abfallende Vorwölbung, die
dem Vordringen der Sonde nur einen ganz weichen Widerstand entgegensetzt,
den Samenhügel.

Aus der Harnröhre zurückgezogen bringt die Olivensonde manchmal Urethralsekret mit, dessen Gehalt an Eiter, Bakterien usw. diagnostisch verwertet
werden kann. Mit Hilfe der Olivensonde kann auch das Sekret der Anterior und
nach Spülung der vorderen Harnröhre das Sekret der Posterior getrennt zur
mikroskopischen Untersuchung hervorgeholt werden.

Verhindert eine starke Verengerung der Harnröhre die Einführung selbst
kleinster Nummern der elastischen Olivensonde (Nr. 6—7), so muß die Durchgängigkeit der Harnröhre mit *filiformen Bougies* (Abb. 14), sei es geraden,

gedrehten oder bajonettförmigen, geprüft werden. Diese finden den Weg durch die enge Stelle der Harnröhre oft erst, wenn ihrer 2—3 gleichzeitig nebeneinander in die Harnröhre eingeführt und abwechselnd vorgeschoben werden.

Ein starker *Spasmus des sphincter externus urethrae* kann der Einführung aller weichen Instrumente, der dicksten wie der feinsten, einen unüberwindlichen Widerstand entgegenstellen. Die Gefahr, diesen spastischen Verschluß der Harnröhre zu mißdeuten und das durch ihn erzeugte Hindernis irrtümlich als Folge einer Narbenverengerung auszulegen, ist zu vermeiden, wenn die Harnröhre nicht nur mit weichen, sondern stets auch mit harten, metallenen Instrumenten auf ihre Durchgängigkeit geprüft wird. Dazu eignen sich am besten die sog. Béniqués, ziemlich schwere, massive Metallsonden mit starker, der Biegung der hinteren Harnröhre angepaßter Krümmung. Werden solche an den spastisch geschlossenen Sphincterring der Harnröhre herangebracht, so öffnet sich dieser unter der Druckwirkung des auf ihm lastenden Instrumentes meist rasch. Die vordem für die feinsten, weichen Sonden undurchgängige Harnröhre wird nun von dicken Metallsonden mühelos passiert.

Weitergehenderen Aufschluß über die Beschaffenheit der Harnröhrenwand gibt die *Urethroskopie,* die später mit der Cystoskopie besprochen werden soll.

II. Instrumentelle Untersuchung der Blase.

1. Katheterismus.

Bei der Untersuchung der Blase ist wenigstens bei den männlichen Kranken eine der ersten und wichtigsten Fragen, ob die Blase durch die spontane Miktion jeweilen vollkommen entleert wird oder nicht. Große Mengen von Restharn machen sich durch eine auch nach der Miktion über der Symphyse deutlich sichtbar bleibende, kugelige Vorwölbung der Bauchdecken geltend, oder sie sind durch die Perkussion und Palpation der Blase festzustellen (Abb. 53). Geringgradige Harnverhaltungen aber sind nur durch den Katheterismus der Blase nachzuweisen. Dieser allein erlaubt auch die Menge des Restharns genau zu bestimmen.

Ein Katheterismus der Blase darf nie ohne vorhergehende äußere Untersuchung der Urogenitalorgane und eine wenigstens kursorische Analyse des Harns vorgenommen werden. *Immer muß sorgfältig erwogen werden, ob der diagnostische Nutzen des Katheterismus die mit ihm übernommene Infektionsgefahr rechtfertigt.* Es ist nicht zu vergessen, daß eine Katheterinfektion der Blase dem Kranken dauernden Schaden, ja gar den Tod bringen kann. Bei akuter Urethritis oder heftiger Entzündung von Prostata oder Samenblasen ist jedenfalls immer Zurückhaltung im Gebrauche des Katheters geboten. Läßt schon die äußere Untersuchung eine erhebliche Füllung der Blase durch Restharn erkennen, so ist der Katheterismus zu widerraten, wenn er nicht unter den allerstrengsten aseptischen Bedingungen und gefolgt von antiseptischen Maßnahmen vorgenommen werden und der Kranke nachher in ärztlicher Aufsicht bleiben kann. Denn nach länger dauernder Distension ist die Blase besonders hochgradig zur Infektion disponiert und ist auch die Gefahr einer stürmischen Ausbreitung der Entzündung in den oberen Harnwegen ungewöhnlich groß (s. S. 82, Harnverhaltung).

Jede mechanische Läsion der Gewebe steigert die Infektionsgefahr des Katheterismus. Es muß deshalb die Einführung des Katheters stets mit äußerster Sorgfalt und mit Schonung des Epithelbelages der Harnröhre geschehen. Das Bestreben, die Gewebe möglichst wenig zu schädigen, leitet auch die Wahl der zum Katheterismus verwendeten Instrumente.

Katheterarten. Drei verschiedene Arten von Katheter sind zum Katheterismus der Blase gebräuchlich:

1. *Weiche Gummikatheter,*
2. *Elastische Katheter* aus Seidengewebe oder Nylon
3. *Metallkatheter* (meist aus vernickeltem Messing oder aus Neusilber).

Die Weichgummi- oder sog. *Nélatonkatheter* sind die geschmeidigsten und verletzen das Epithel der Harnröhre am wenigsten. Ihr vorderes, das Katheterauge tragende Ende ist zylindrisch oder konisch geformt (Abb. 15). Sie müssen vor Gebrauch stets auf ihre Elastizität und Haltbarkeit geprüft werden. Auch wenig oder noch nicht gebrauchte Nélatonkatheter werden nach langem Lagern steif und brüchig, reißen beim Gebrauche oft in der Blase ab, besonders wenn beim Herausziehen ein Spasmus des Harnröhrenschließmuskels den Katheter etwas festhält. Durch 5 Minuten langes Kochen in Wasser sind diese Katheter zuverlässig zu sterilisieren, ohne in ihrer Festigkeit und Elastizität zu leiden. Sie gleiten, mit Öl oder Glycerin schlüpfrig gemacht, bei schubweisem Vorschieben mit Leichtigkeit durch die normale Harnröhre in die Blase. Der schmiegsame Katheter paßt sich allen Biegungen der Harnröhre an und findet seinen

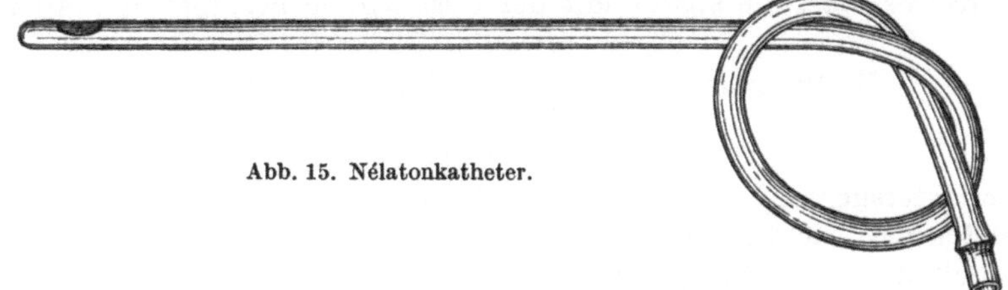

Abb. 15. Nélatonkatheter.

Weg von selbst. Er wird allerdings durch den elastischen Widerstand des Sphincter externus in der männlichen Harnröhre oft angehalten und biegt sich in der leicht erweiterten Lichtung des Bulbus urethrae seitlich aus. Ein gleichmäßiges Anziehen des Penis mit der linken Hand, bei gleichzeitigem Vorschieben des Katheters mit der rechten genügt meist, den Katheter über das Sphincterhindernis hinweggleiten zu machen.

In krankhaft veränderten Harnröhren, bei Strikturen oder bei Verzerrungen der Harnröhre durch Hypertrophie der Prostata, wird manchmal die große Biegsamkeit des Nélatonkatheters zum Nachteil. Seine Spitze kann wegen der Biegsamkeit seines Schaftes von der einführenden Hand nicht gelenkt werden. Es hängt deshalb mehr vom Zufall als von der Geschicklichkeit des Sondierenden ab, ob der Katheter seinen Weg in die Blase findet oder nicht. Diesem Übelstand zu steuern sind besonders für die Sondierung von Prostatikern die aus etwas starrerem Gummi hergestellten Tiemann-*Katheter* zu empfehlen, deren konisch auslaufende Spitze schnabelförmig abgebogen ist und am Ende eine kleine, olivenförmige Anschwellung trägt.

Eine allzu große Weichheit des Katheters gefährdet die Asepsis bei der Einführung des Katheters. Um den Widerstand, den der Katheter an der äußeren Harnröhrenmündung findet, zu überwinden, ist man genötigt, den weichen Katheter verhältnismäßig nahe seiner Spitze zu fassen. Dabei ist eine Übertragung von Keimen von der Hand auf den vorher durch Kochen keimfrei gemachten Katheter nicht immer zu vermeiden; dies bringt die Gefahr einer Katheterinfektion der Blase. Diese kann vermindert werden, wenn der Katheter statt mit den Fingern mit einer sterilen Pinzette oder einem eigenen, auskochbaren Katheterhalter gefaßt und geführt wird, oder wenn er durch Einlegen eines metallischen Mandrins (Abb. 16) oder Katheterspanners versteift wird.

Größere Leichtigkeit in der Führung als die Gummikatheter bieten die *Seidenkatheter*. Ihre dünne Wandung besteht aus einem mit Lack durchtränkten und überzogenen Seidengewebe. Sie sind fester als die Gummikatheter, aber doch noch elastisch und biegsam. Auch wenn sie zur Einführung in die Harnröhre hinter ihrer Mitte gefaßt werden, erlaubt ihre elastische Festigkeit eine sichere Führung durch die äußere Harnröhrenmündung ohne störendes Ausbiegen des Katheterschaftes. Ihre Festigkeit gestattet auch, tiefer in der Harnröhre sitzende Hindernisse wie Strikturen, falsche Wege, Vorwölbungen der hypertrophischen Prostata durch geschickte Führung der Katheterspitze zu umgehen. Die Seidensonde bietet dabei vor den metallenen Kathetern den Vorteil, daß sie sich den Biegungen der Harnröhre besser anpaßt und nicht so leicht wie die starren Instrumente die Harnröhrenwand verletzt. Ihre Schmiegsamkeit erlaubt auch, sie zur Dauerdrainage der Blase in der Harnröhre liegen zu lassen, ohne den Kranken durch Druck zu schmerzen. Ein weiterer Vorzug des Seidenkatheters ist, daß er seiner dünnen Wandung wegen eine viel größere

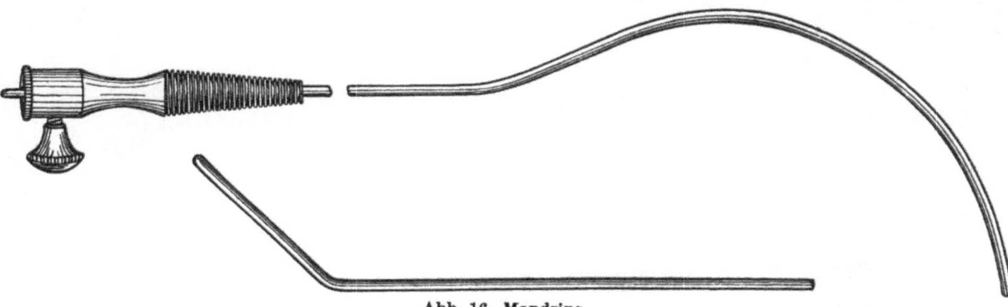

Abb. 16. Mandrins.

Lichtung hat als ein Gummikatheter des gleichen Kalibers. Sein starkes Seidengewebe beseitigt jede Gefahr des Abbrechens eines Stückes in der Blase oder Harnröhre. Viel benützte Seidenkatheter werden wohl rissig, reißen aber nie ganz durch.

Früher stand dem allgemeinen Gebrauch dieser Seidenkatheter der große Nachteil schwieriger Sterilisation im Wege. Es ist nun aber der Technik gelungen, bei der Herstellung der Seidenkatheter einen Lack zu verwenden, der hochgradig hitzebeständig ist und ein Sterilisieren des Katheters durch Kochen in gewöhnlichem Wasser erlaubt. Damit durch das jeweilen 5 Minuten lange Kochen des Katheters die Lackschicht nicht allzu rasch rauh und rissig wird, ist die Vorsichtsmaßnahme nötig, die gekochten Katheter nicht im Wasser liegend abkühlen zu lassen, sondern nach dem Kochen sofort aus dem heißen Wasser herauszunehmen und an der Luft abkühlen und trocknen zu lassen. Zusatz von Borax oder Soda zu dem zum Kochen verwendeten Wasser ist zu vermeiden; es verdirbt den Lack der Seidenkatheter. Dagegen wird ein ganz geringer Zusatz von Formalin zum Kochwasser, der die Zuverlässigkeit der Sterilisation steigert, vom Seidenkatheter ertragen. Die früher empfohlenen Sterilisatoren zum Durchtreiben von Wasserdampf oder von keimtötenden Gasen durch die Katheter sind, seit die Qualität des Kathetergewebes und -lackes das Kochen in Wasser erlaubt, vollständig überflüssig geworden.

Die sog. englischen Seidenkatheter sind ziemlich starr, werden nur durch Eintauchen in warmes Wasser biegsam. Sie sind neben den elastischen sog. französischen Kathetern kaum mehr im Gebrauch.

Die elastischen Seidenkatheter werden in verschiedenen Formen hergestellt:

1. Mit geradlinig auslaufendem, zylindrischem, konischem oder olivenförmigem Vorderende (Abb. 17a).

2. Mit schnabelförmig in einem Winkel von 25—40⁰ gekrümmtem, zylindrischem oder olivenförmigem Ende (MERCIER-Krümmung, Abb. 17b).

3. Mit doppelter, stumpfwinkliger Knickung (bicoudé).

4. Als zylindrische, vorne offene Katheter (sondes à bout coupé) zur Einführung über Leitsonden (z. B. nach innerem Harnröhrenschnitt, Abb. 18).

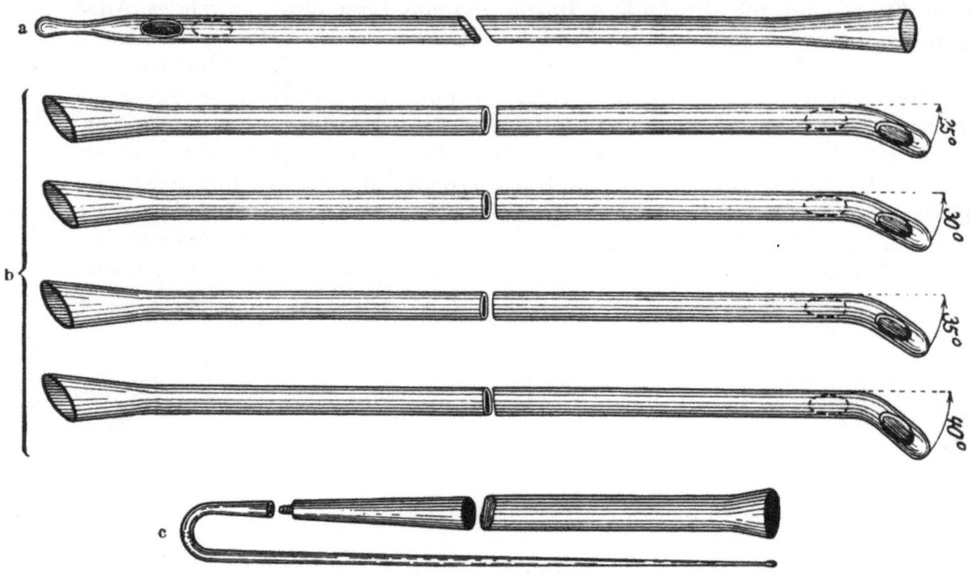

Abb. 17. Seidensonden. a konische, b mit MERCIER-Krümmung, c nach PHILIPS.

5. Als konische Seidenkatheter, die vorne in eine filiforme Bougie auslaufen oder denen vorne eine solche aufgeschraubt werden kann (Philipskatheter, Abb. 17c).

Die Einführung der Seidenkatheter in die Blase bietet in der Regel keine technischen Schwierigkeiten. Es genügt nach Passieren der Katheterspitze durch die äußere Harnröhrenmün-

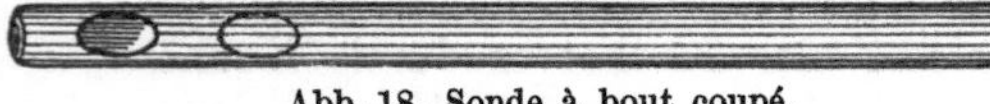

Abb. 18. Sonde à bout coupé.

dung den Penis mit der linken Hand genügend anzustrecken und dadurch Falten und Winkel in der Harnröhre möglichst auszugleichen, um den Seidenkatheter mit Leichtigkeit in die Blase einschieben zu können. Besonders glatt gelingt dies mit Kathetern, deren Spitze schnabelförmig gekrümmt ist. Diese Krümmung, über deren Richtung eine Marke am äußeren Katheterende stets orientiert, erzwingt ein Gleiten des Katheterschnabels längs der oberen Harnröhrenwand, die immer gleichmäßig glatt gespannt verläuft und keine Ausbuchtungen hat wie die untere Harnröhrenwand, wo sich die Katheterspitze besonders bei krankhaften Verzerrungen der Harnröhre, z. B. bei Prostatahypertrophie, so leicht verfängt. Erscheint es wünschenswert, dem Seidenkatheter zur Überwindung eines Hindernisses eine größere Festigkeit oder eine besondere Krümmung zu geben, so ist dies durch Einlegen eines Metallmandrins zu erzielen (Abb. 16).

Die *Metallkatheter* für die männliche Harnröhre werden in drei verschiedenen Formen hergestellt:

1. Bei den meist benützten Formen entspricht die Krümmung des Metallkatheters ungefähr der um die Symphyse herumziehenden Biegung der hinteren männlichen Harnröhre (Abb. 19). Auf die Krümmung der vorderen Harnröhre

braucht in der Formung der Katheter keine Rücksicht genommen zu werden, da die vordere Harnröhre ziemlich frei beweglich ist und sich leicht jeder Form des starren Katheters anpaßt.

2. Metallkatheter mit sog. MERCIER-Krümmung (Abb. 20) werden besonders bei Kranken mit Prostatahypertrophie benutzt. Die stumpfwinklige Knickung des Katheterendes zwingt die Spitze des Metallkatheters, der vorderen Harnröhrenwand entlang zu gleiten, die von allen Wandteilen der hinteren

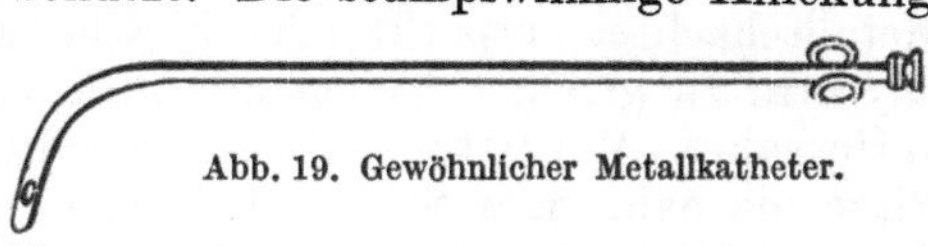

Abb. 19. Gewöhnlicher Metallkatheter.

Harnröhre bei Prostatahypertrophie die geringste Verzerrung erleidet und deshalb die beste Gleitfläche zur Einführung des Katheters bietet.

3. Die großgekrümmte Form des Metallkatheters (Abb. 21) ist ebenfalls fast ausschließlich für Prostatiker geeignet. Sie dient für die Fälle, in denen durch das Wachstum der Prostata die hintere Harnröhre stark verlängert und in sagittaler Richtung derart ausgebogen ist, daß ihre innere Mündung statt nach oben nach vorne zu gerichtet ist.

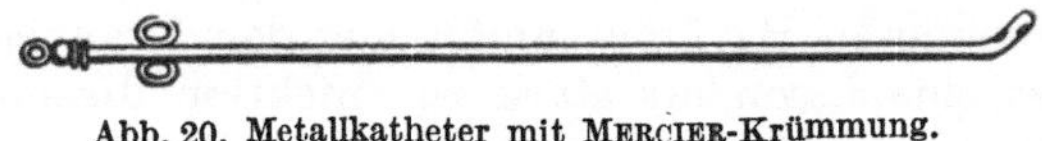

Abb. 20. Metallkatheter mit MERCIER-Krümmung.

Bei Frauen sind kurze Metallkatheter von untenstehend abgebildeter Form gebräuchlich (Abb. 22). Die kurze weibliche Harnröhre erlaubt aber den Katheterismus mit jedem, gleichgültig wie geformten Katheter.

Das Kaliber aller Katheter wird, wie das der Bougies, nach der Charrièreskala bemessen, welche von Nr. 1 bis Nr. 50 verläuft. Die Differenz von einer Nummer

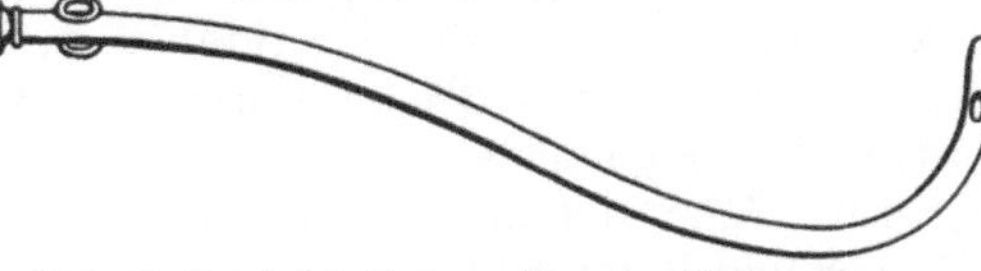

Abb. 21. Prostatakatheter mit großer Krümmung.

zur anderen beträgt $^1/_3$ mm. Es sind Katheter von Nr. 8—30 gebräuchlich, also Katheter von $^8/_3$ mm bis $^{30}/_3$ mm Durchmesser.

In neuester Zeit werden die französischen Seidenkatheter nach einer früher nur für die sog. Béniqués benutzten Skala numeriert, wobei die Differenz von einer Nummer zur anderen statt $^1/_3$ mm nur $^1/_6$ mm beträgt. Nr. 20 Charrière entspricht daher Nr. 40 dieser Skala usw.

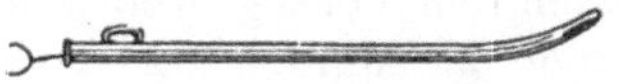

Abb. 22. Weiblicher Katheter.

Katheterismus beim Manne. Jeder Katheter, ob weich, ob starr, muß unter artester Führung der Hand mit losem Handgelenk eingeführt werden. Nie darf ein Hindernis mit Gewalt überwunden, sondern stets gleichsam mit List umgangen werden. Um dies zu erreichen, ist es notwendig, sich während der Einführung des Katheters immer Rechenschaft zu geben, an welchem Punkte der Harnröhre die Katheterspitze steht. Dies ist bis zum Eintritt des Katheters in die hintere Harnröhre leicht möglich, da die Katheterspitze von außen her durch die Harnröhrenwand durch fühlbar bleibt. Bei einiger Übung ist aber diese äußere Kontrolle nicht nötig; die den Katheter führende Hand erkennt aus dem Wechsel der Widerstände in den weiten und engen Teilen der Harnröhre, wo die Katheterspitze steht. Nie darf der Katheter bloß einhändig eingeführt werden. Während die rechte Hand den Katheter führt, muß die linke die Harnröhre spannen und deren beweglichen Teil jeweilen der Katheterrichtung möglichst anpassen. Nur durch ein feines Zusammenspiel der beiden Hände ist eine zarte, in keiner Weise verletzende Einführung des Katheters möglich.

Die *Asepsis* des Katheterismus kann in den einfachsten Verhältnissen gewahrt werden. Die Keimfreiheit des eingeführten Katheters ist am zuverlässigsten durch Auskochen der Katheter zu erzielen. Dieses kann in der Wohnung des Kranken bequem in kleinen, transportablen Metallkochern mit Spiritusheizung geschehen, ist aber natürlich auch auf jedem Kochherde in irgendwelchem Kochgeschirr möglich (Fischkessel). Um die Katheter stets steril und gebrauchsfertig zu haben, werden die ausgekochten Instrumente in luftdichtschließender Metallschachtel verpackt oder in Glastuben in einer Lösung von Wasser und Glycerin zu gleichen Teilen mit Zusatz von $^1/_{2000}$ Hydrargyrum oxycyanatum aufbewahrt. Wird streng darauf geachtet, den Katheter zur Einführung in die Blase nie nahe dem Schnabel, stets nur an seinem hinteren Ende anzufassen, dann ist eine gründliche Desinfektion der Hände vor dem Katheterismus nicht nötig, es genügt eine Seifenwaschung. Ein Abdecken der Genitalien mit sterilen Tüchern ist unnötig, ebenso ihre Waschung in ganzer Ausdehnung. Es genügt, vor dem Katheterismus die Eichel und besonders sorgfältig die äußere Harnröhrenmündung mit einem Desinfiziens zu reinigen. Bei der Einführung des Katheters ist dann allerdings sorgfältig zu vermeiden, anderswo als an der gereinigten Harnröhrenmündung den Kranken mit dem Katheter zu berühren. Ist eine besonders stark zu Infektion disponierte Blase, z. B. eine Blase mit chronischer Retention und Distension, zu katheterisieren, so ist es zweckmäßig, nicht nur die Fossa navicularis zu reinigen, sondern auch den vordersten, stets keimhaltigen Teil der Harnröhre mit einem schwachen Desinfiziens, z. B. Oxycyanatlösung 1:5000, auszuspülen. Um den Katheter möglichst mühelos, ohne stärkere Reibung mit der Urethralwand, in die Blase einführen zu können, muß die Katheteroberfläche durch ein Gleitmittel gut schlüpfrig gemacht werden. Die bequemsten *Gleitmittel* für den Praktiker sind Olivenöl oder reines Glycerin. Führt der Arzt sie nicht mit sich, so findet er sie fast in jedem Haushalte vor und kann sie leicht in einem Fläschchen in kochendem Wasser sterilisieren. Der sterile Katheter wird danach mit dieser sterilisierten Flüssigkeit übergossen, wobei durch Drehen des Katheters für gleichmäßige Verteilung des Gleitmittels über die Oberfläche des Katheters zu sorgen ist. Das Glycerin verursacht ein unbedeutendes Brennen in der Harnröhre, macht den Katheter vielleicht auch eine Spur weniger schlüpfrig als das Olivenöl. Es hat aber vor diesem den Vorzug, weil wasserlöslich, leicht vom Katheter wieder abgewaschen werden zu können und so das Reinhalten des Katheters zu erleichtern.

Mischungen von Glycerin und Tragacanthschleim, mit Zusatz eines Antisepticums, sind ebenfalls als Gleitmittel zu empfehlen. Sie kommen sterilisiert in Blechtuben als Katheterpurin usw. in den Handel.

Wer viel katheterisiert, hält solche Mischungen besser in sterilen Glasgefäßen mit weitem Hals in kleiner Menge vorrätig. Es darf der sterile Katheter wohl durch Eintauchen in diese schleimige Masse mit dem Gleitmittel beschickt werden, wenn gut darauf geachtet wird, daß der eintauchende, sterile Katheter nirgendwo den Gefäßhals berührt.

Eine gute Vorschrift zur Herstellung dieses Gleitmittels lautet: Tragacanth 1,5, tere c. aqua frigida 10,0, adde Glycerin ad 100,0 coque ad sterilisat., adde Hydrarg. oxycyanat. 0,2.

Salbenförmige Gleitmittel sind zu widerraten, da ihre Verteilung auf den Katheter nicht durch die bloße Hand, sondern nur durch Ausstreichen mit einem sterilen Tupfer od. dgl. geschehen darf, also umständlich ist. Bei wasserunlöslichen, salbenförmigen Gleitmitteln (z. B. Vaseline) besteht zudem die Gefahr, daß bei ihrer häufigen Verwendung beim selben Patienten, durch häufiges Zurückbleiben kleinster Salbenmengen in der Blase, sich schließlich ein Salbenballen in der Blase bildet, der die Beschwerden eines weichen Blasensteins erzeugt und die Blase zur Infektion disponiert.

Technik der Einführung des Katheters. Der Patient wird am besten auf den Rücken gelagert, die Beine gespreizt, die Knie leicht gebeugt. Bei Kranken, die im Bett, nicht auf einem harten Untersuchungstisch liegen, ist das Unterschieben eines Kissens unter das Gesäß zur Hochlagerung des Beckens empfehlenswert. Bei Gebrauch metallener Katheter ist dies unbedingt notwendig, um das äußere Katheterende beim Einführen des Katheters genügend senken zu können. Den Patienten beim Katheterismus stehen zu lassen, ist, wenigstens bei des Eingriffs noch ungewohnten Kranken, wegen Gefahr der Ohnmacht zu widerraten.

Um alle nach dem Katheterismus notwendigen endovesicalen Maßnahmen, wie Spülungen usw. rechtshändig, ohne Stellungswechsel machen zu können, ist es zweckmäßig, sich zur Einführung des Katheters rechts vom liegenden Patienten zu stellen. Nach Zurückschieben des Praeputiums wird der Penis des Kranken hinter der Eichel zwischen dem 3. und 4. Finger der linken Hand vom Dorsum her gefaßt und angestreckt, gleichzeitig die Lippen der äußeren Harnröhrenmündung mit dem Zeigefinger und Daumen quer auseinandergefaltet, um das Eindringen des Katheters in die derart geöffnete Fossa navicularis zu erleichtern, starke Reibungen des Katheters an den Lippen der Mündung möglichst zu meiden und damit die Gefahr der Einschleppung von Keimen von außen zu mindern.

Der Anfänger mißachtet leicht, daß die Urethra nicht zentral, sondern basal im Penis verläuft, der Katheter deshalb vom Orificium her stets etwas nach unten gerichtet vorgeschoben werden muß, ansonst er an die Dorsalwand der Urethra anstößt und dadurch am Vordringen gehemmt wird.

Beim Gebrauch eines schnabelförmig abgebogenen Katheters (MERCIER) wird das Eingleiten des Katheters oft dadurch erleichtert, daß dieser mit nach unten gerichtetem Schnabel in das Orificium eingeführt, erst nach dem Durchgleiten durch die fossa navicularis durch Drehung des Schnabels um 180⁰ wieder aufgerichtet und der Dorsalwand der Harnröhre entlang geschoben wird.

In der Sorgfalt der Einführung des Katheters durch die äußere Harnröhrenmündung liegt der Schlüssel zur Asepsis des Katheterismus. Was nützt das peinliche Sterilisieren des Katheters, das Waschen der Hände usw., wenn die Einführung in das Orificium der Harnröhre nicht sorgfältig ausgeführt wird, wenn unachtsam die Katheterspitze vor dem Eintreten in die Harnröhre hier oder dort in der Umgebung des Orificiums an die nicht desinfizierte Körperoberfläche des Patienten angestoßen oder durch Ausgleiten aus dem nicht genügend geöffneten Orificium verunreinigt wird, oder wenn der Katheter durch seine Reibung von den nie keimfreien Mündungslippen Keime tief in die Harnröhre und bis in die Blase hineinschleppt?

Hat die Katheterspitze die Harnröhrenmündung passiert, so bedarf es bei Gummi- oder Seidenkathetern lediglich eines zentimeterweisen, zarten Vorschiebens bei gestreckt gehaltenem Penis, um das Instrument leicht bis in die Blase zu führen. Biegt sich der Katheter vor einem Hindernis, z. B. beim Verfangen in der erweiterten Pars bulbosa oder vor dem krampfartig geschlossenen Sphincterring, seitlich aus, so genügt ein leichtes Zurückziehen und neues, sachtes Vorschieben der Katheterspitze, um das Hindernis zu überwinden. Das Eintreten des Instrumentes in die hintere Harnröhre wird vom Kranken an einem leicht schmerzhaften, mit etwas Harndrang verbundenen Gefühl bemerkt.

Die *Einführung der metallenen Katheter* ist etwas schwieriger, da diese sich nicht spontan wie die weichen und halbweichen Katheter dem Harnröhrenverlauf anpassen, sondern ihm durch richtige Lenkung der Katheterspitze angepaßt werden müssen.

Beim Katheterismus mit Metallinstrumenten gilt natürlich noch mehr als bei der Einführung weicher Instrumente die Vorschrift, nie die geringste Gewalt bei der Einführung anzuwenden.

Der rechts vom Patienten stehende Untersucher faßt den mit Gleitmittel übergossenen Metallkatheter mit der rechten Hand an seinem hinteren Ende und führt ihn, wagrecht und rechtwinklig zum Oberschenkel des Patienten gestellt, in die mit der linken Hand angezogene Harnröhre so tief ein, bis der Katheterschnabel hinter der pars bulbosa im Bereiche des diaphragma urogenitale an den Widerstand des sphincter externus anstößt. Der Katheter dringt bis dorthin am leichtesten vor, wenn er nicht eingeschoben, sondern wenn vielmehr die Harnröhre mit dem Penis über ihn handschuhfingerförmig hinweggezogen wird. Steht die Katheterspitze am sphincter externus an, so wird bei gestreckt gehaltenem Penis im 2. Akt des Katheterismus das äußere Ende des Metallkatheters um 90° nach oben gegen die Bauchdecken gedreht, so daß die Längsrichtung des Katheters nicht mehr rechtwinklig zur Mittellinie des Körpers, sondern gleichsinnig mit dieser läuft. Statt wie bis dahin die rechte, übernimmt nun im 3. Akt die linke Hand die Hauptführung des Katheters. Sie senkt ihn mitsamt dem gestreckt gehaltenen Penis langsam zwischen den gespreizten Beinen des Patienten hinab. Die rechte Hand übt dabei nur einen ganz leichten, vorschiebenden Druck auf das äußere Katheterende aus. Weicht bei diesem Manöver die Katheterspitze seitlich aus oder stemmt sie sich an der Vorderwand der Harnröhre gegen die Symphyse an, so ist dies ein Zeichen dafür, daß der Katheter ungenügend tief an den Sphincterring hinangeschoben worden war, die Spitze des Katheters deshalb beim Senken des Katheters statt in den Sphincterring hineinzugleiten, sich an der Symphyse einhakt oder in der unteren Aussackung des Bulbus fängt. Bei Anwendung von Gewalt würde ein falscher Weg gebohrt. Es muß deshalb, wenn ein solcher Widerstand sich bietet, der Katheter wieder etwas zurückgezogen und sein Pavillon gehoben, danach die Spitze von neuem sachte vorgeschoben werden, bis sie in den Sphincterring eindringt.

Setzt der spastisch kontrahierte sphincter externus dem Vordringen des Katheters ein Hindernis entgegen, so soll nicht immer und immer wieder der Katheter von neuem, gar mit steigender Gewalt, gegen den geschlossenen Sphincter angestoßen werden. Besser ist es, mit ruhigem, sanftem Druck die Katheterspitze dauernd an den Sphincterring angepreßt zu halten. Bald wird der Spasmus des Schließmuskels nachgeben und der Katheter, oft allerdings mit einem kleinen Ruck, in die hintere Harnröhre eindringen. Bei Verwendung großkalibriger Katheter weicht der Spasmus rascher als bei Gebrauch von dünnen. Ist die Katheterspitze durch den sphincter externus in die pars prostatica eingetreten, so durchgleitet sie diese bei normal geformter Prostata leicht, sobald das äußere Katheterende unter langsamem, zartem Vorschieben sachte gesenkt wird.

Das Gelingen des Katheterismus kann statt durch Hindernisse der Harnröhre durch die ungenügende Länge des Metallkatheters vereitelt werden. Der Katheter dringt tief in die hintere Harnröhre ein, aber seine Spitze mit dem Katheterauge erreicht die Blase nicht. Die zusammenschraubbaren Metallkatheter der Taschenbestecke zeigen oft den Fehler ungenügender Länge. Vor ihnen ist zu warnen, ganz besonders beim Katheterisieren von Prostatikern, bei denen die hintere Harnröhre durch die Vergrößerung der Prostata wesentlich verlängert ist.

Erzeugte die Einführung des Katheters eine Blutung der Harnröhre, so wird der Katheter durch Blutkoagula oft derart verstopft, daß trotz seiner richtigen Lage in der Blase kein Urin durch ihn abfließt. Der Anfänger läßt sich durch das Ausbleiben des Urinabflusses verwirren; er glaubt den Katheter unrichtig gelagert und er erneuert immer wieder seine Bemühungen, den Katheter tiefer in die Blase einzuführen. Er läuft dabei Gefahr, die Harnröhre zu verletzen. Ein solcher Fehler ist leicht zu vermeiden. Fließt nach scheinbar gelungener Einführung des Katheters kein Urin aus der Blase ab, so sollen durch den Katheter mit der Handspritze vorsichtig 30—50 cm³ einer antiseptischen Spülflüssigkeit in die Blase eingespritzt werden. War der Harnabfluß nur durch Verstopfung des Katheters, nicht durch dessen falsche Lage verhindert, so wird eine solche Spülung, die den Katheter durchgängig macht, sofort von Urinabgang gefolgt sein. Es nehme deshalb der Arzt, zum Katheterismus gerufen, immer außer dem Katheter eine sterilisierbare Wundspritze mit!

Im *vordersten Teile der Harnröhre liegen*, selbst wenn sie vollkommen gesund ist, bis in die Tiefe von 6—8 cm immer mehr oder weniger zahlreiche *pathogene Keime* auf der Schleimhaut. Bei jedem Katheterismus ist deshalb ein Einschleppen von Keimen in die Blase möglich. Zur Verhütung einer sog. Ka-

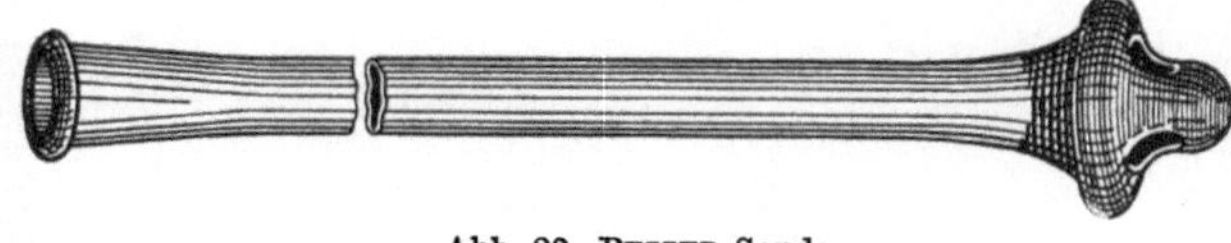

Abb. 23. PEZZER-Sonde.

theterinfektion ist es, selbst nach strengster Beachtung aller aseptischen Maßnahmen während der Einführung des Katheters, angezeigt, nach vollendeter Entleerung der Blase prophylaktisch eine antiseptische Blasenspülung mit Hydrargyrum oxycyanatum 1:5000, Chloramin 1:1000, Protargol 1:1000 oder eine Blaseninjektion von 5—10 cm³ einer 2%igen Protargol- oder ½%igen Argentum nitricum-Lösung zu machen.

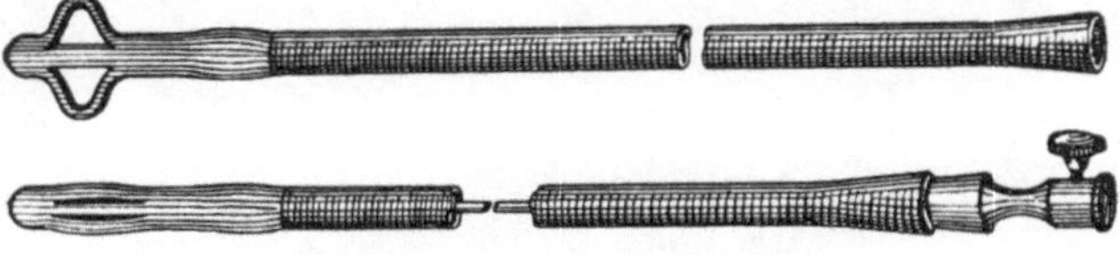

Abb. 24. Sonde nach MALECOT.

Beim Herausziehen des Metallkatheters sollen die zum Einführen notwendig gewesenen Manöver in umgekehrter Reihenfolge ausgeführt werden, damit auch jetzt die Katheterspitze sich nirgendwo im Blasenhals oder in der Harnröhre verhakt und den Patienten schmerzt oder gar verletzt. Wird der Katheterismus mit aller nötigen Vorsicht ausgeführt, so ist er für den Patienten nicht schmerzhaft und das Mißtrauen des Kranken gegen den Eingriff wird rasch schwinden. Ein leichtes Brennen in der Harnröhre nach dem Katheterismus, das sich während der Miktionen verstärkt, ist allerdings trotz aller Sorgfalt bei den ersten Katheterismen nicht zu vermeiden. Nach öfterer Wiederholung des Katheterismus bleibt es aus.

Reinigen des Katheters. Der Katheter soll gleich nach Gebrauch kräftig durchspritzt werden. Es bleiben sonst leicht Blut- und Schleimgerinnsel in ihm stecken, die bei seiner erneuten Sterilisation durch Kochen hart werden und sein Lumen fest verschließen.

Dauerdrainage. Häufig ist es zu diagnostischen Zwecken, besonders zu verschiedenen Funktionsprüfungen der Nieren notwendig, bei Kranken, die ihre Blase nicht spontan vollständig entleeren können, einen Katheter längere Zeit zur sog. Dauerdrainage der Blase in der Harnröhre liegen zu lassen. Zu solchen Zwecken eignen sich am besten Seiden- oder Gummikatheter. Die letzteren werden bei Harndrang des Patienten leichter als die Seidenkatheter in der Harnröhre aufgerollt und schließlich aus der Harnröhre ausgepreßt; dafür aber reizen sie den Kranken durch ihre weiche Konsistenz oft weniger als die etwas härteren Seidenkatheter, verstopfen sich allerdings leichter als diese.

In der männlichen Harnröhre werden die Katheter festgehalten durch um den Penis gelegte Heftpflasterstreifen oder Baumwoll-Garnfaden, evtl. auch durch einen maulkorbartigen Katheter-Fixationsapparat aus Gummi. Soll der Katheter lange und zuverlässig fixiert sein, so ist eine durch das Frenulum gelegte Seidennaht wohl das zuverlässigste Verfahren.

Bei Frauen ist die Fixation eines Dauerkatheters etwas schwierig. Auch bei ihnen kann sie aber durch Heftpflaster erzielt werden. Angenehmer für die Frauen sind aber die selbsthaltenden Dauerkatheter nach PEZZER und MALÉCOT, die, durch

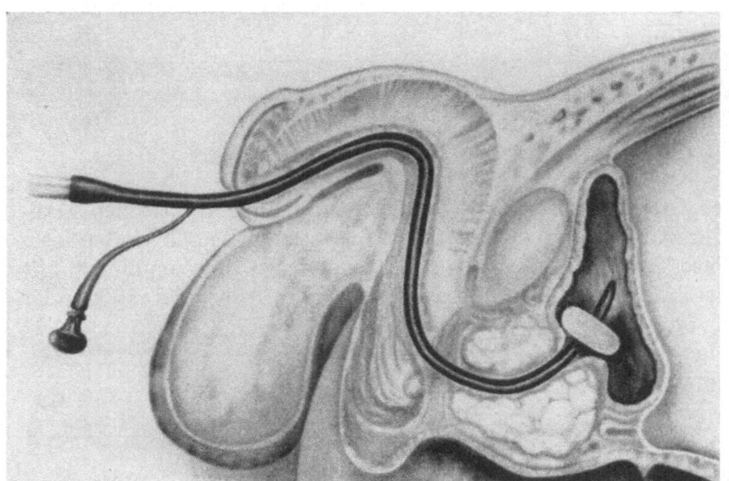

Abb. 25 a.

Abb. 25 a und b.   Ballonkatheter.

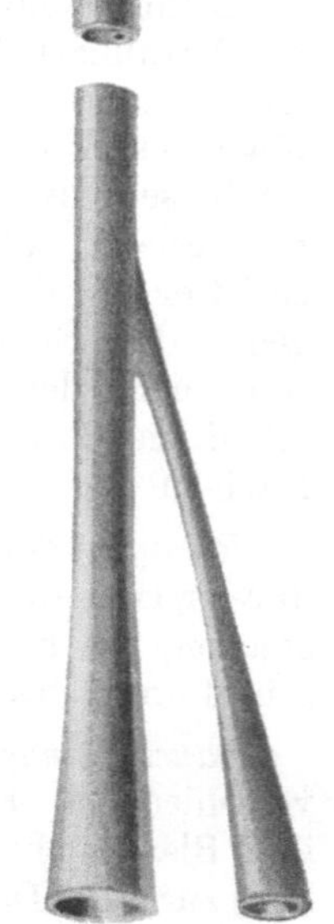

einen Mandrin gestreckt, in die Blase eingeführt, nach Entfernung des Mandrin durch den quergespreizten Pavillon in der Blase sich festhalten (Abb. 23, 24). Auch die sog. Pferdefußkatheter aus Glas werden noch hin und wieder benutzt. Diese halten sich durch die quergestellte Glasplatte hinter den Schamlippen fest.

Einen Fortschritt und eine große Annehmlichkeit für alle Patienten bilden die Ballonkatheter (Abb. 25 a und b). Durch einen separaten Hohlgang neben dem Katheter wird ein Ballon aus zartem Gummi mit 5 cm³ Flüssigkeit gefüllt und der Hohlgang zugeschnürt. Der Katheter hängt so in der Blase, ist immer in richtiger Stellung und bedarf zu seiner Fixation keinerlei Hilfsmittel am Penis. Der Gummi ist sehr weich und der Dauerkatheter belästigt den Patienten kaum.

2. Sondenuntersuchung der Blase.

Der Katheterismus dient nicht nur zur Prüfung der Durchgängigkeit der Harnröhre und zur Bestimmung der Restharnmenge, bzw. zur Entleerung der Blase, er erlaubt auch ein Austasten des Blaseninnern. Konkremente, seltener Tumoren der Blase können mit dem Katheter gefühlt werden. Metallene Katheter eignen sich dazu natürlich besser als weiche oder halbweiche. Am zweckmäßigsten sind zum Austasten der Blase großschnabelige, massive Metallsonden, sog. *Steinsonden* (Abb. 26). Je nach der Tiefe des Recessus hinter der Prostata ist die Schnabellänge der Sonden verschieden zu wählen. Der Gebrauch dieser Sonden ist heute durch die Cystoskopie,

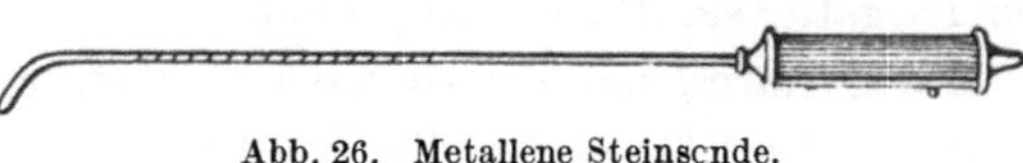

Abb. 26. Metallene Steinscnde.

die viel besser und rascher Aufschluß über das Blaseninnere gibt als sie, auf die seltenen Fälle beschränkt, wo die Cystoskopie versagt.

III. Endoskopie der Harnorgane.

Alle die bis jetzt geschilderten Untersuchungsmethoden verlangen ein einfaches Instrumentarium und daneben technische Kenntnisse, wie sie jeder praktische Arzt haben muß. Sie erlauben, viele Erkrankungen der Urogenitalorgane bis in alle nötigen Einzelheiten richtig zu diagnostizieren. Eine große Zahl von Erkrankungen wird aber durch sie nicht genügend aufgeklärt. Viele Leiden verlangen zur Sicherung der Diagnose viel weitgehendere Aufschlüsse über den Zustand der Harnorgane. Diese nötigen Aufschlüsse sind auch meist erreichbar, aber nur durch Untersuchungen, die ein etwas kompliziertes Instrumentarium und eine besonders geschulte Technik verlangen. Ihre Durchführung darf dem Praktiker nicht zugemutet werden, sondern ist die Aufgabe von Spezialisten. Solche Untersuchungsmethoden sind:

1. die Urethroskopie,

2. die Cystoskopie,

3. die Nierenfunktionsprüfungen, die zur Feststellung nicht nur der Gesamtleistung der beiden Nieren, sondern auch des Arbeitsanteiles jeder einzelnen derselben dienen;

4. die Radiographie.

1. Urethroskopie.

Die Urethroskopie erlaubt die direkte Besichtigung des Harnröhreninnern in allen seinen Teilen von der äußeren Mündung bis in die Blase. Sie gibt über die Beschaffenheit der Urethralwand mehr Aufschluß als die äußere, manuelle Palpation und als die innere Untersuchung der Harnröhre durch Sonden und Katheter.

Zur Beleuchtung des Harnröhreninnern wurde früher eine außerhalb der Harnröhre liegende Lichtquelle benutzt. Ihr Licht wurde durch einen Tubus in das Innere der Harnröhre reflektiert. Einen Typus dieser Instrumente stellt das *Urethroskop* von CASPER dar (Abb. 27). Jetzt stehen vorzugsweise Instrumente mit direkter Beleuchtung im Gebrauch, bei denen eine Glühlampe nahe dem inneren Ende des Untersuchungstubus befestigt ist. Die zur Urethroskopie notwendige Entfaltung der Harnröhrenwand wird erreicht, entweder

a) lediglich durch die Dehnwirkung des eingeführten Untersuchungsrohres, wobei natürlich stets nur die dem inneren Tubusrande anliegende, trichterartig entfaltete Harnröhrenpartie besichtigt werden kann, oder aber

b) die Harnröhre wird entfaltet durch einen unter Druck sie durchfließenden Wasserstrom *(Irrigationsurethroskopie)*, wodurch die Harnröhre auf eine längere Strecke hin gedehnt und deshalb auch mit dem Urethroskop in größerer Ausdehnung als mit der vorhergehenden Methode überblickt werden kann (Abb. 28).

Zur Besichtigung der vorderen Harnröhre wird mehr die trockene Urethroskopie, zur Untersuchung der hinteren Harnröhre fast nur noch ausschließlich die Irrigationsurethroskopie benutzt.

Die *Urethroskopie der vorderen Harnröhre* ist in ihrer Technik sehr einfach:

Nach Anästhesierung der Harnröhrenschleimhaut durch die Injektion von 10 cm³ einer 2%igen Novocain-Adrenalinlösung wird der Untersuchungstubus des Urethroskopes, mit einem Obturator versehen, in die Harnröhre des in Steinschnittlage liegenden Patienten bis zum Bulbus urethrae eingeführt. Je größer der Tubus des Instrumentes, um so besser das Gesichtsfeld, um so klarer die Bilder. Die Weite der Harnröhre, besonders ihrer äußeren Öffnung, bestimmt die Wahl der Tubusgröße. Oft wird zur Ermöglichung der Urethroskopie ein Aufschlitzen der Harnröhrenmündung notwendig (S. 19).

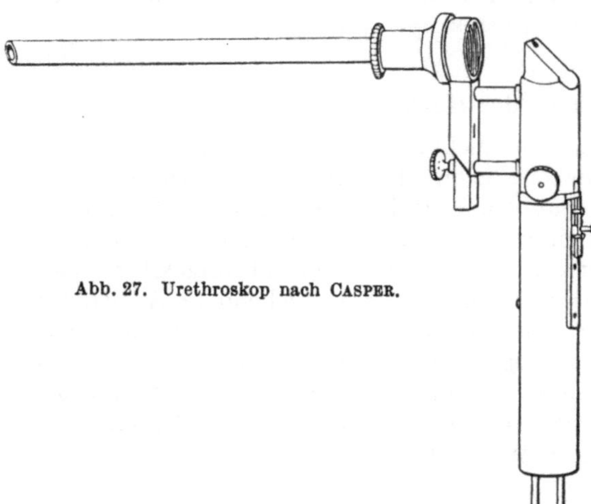

Abb. 27. Urethroskop nach CASPER.

Ist das Urethroskop bis zum sphincter externus eingeführt, so wird der Obturator herausgezogen, die in der Harnröhre von der Novocaininjektion zurückgebliebene Flüssigkeit mit einem langgestielten Tupfer durch den Tubus ausgetupft, dann das Licht eingeschaltet und der Tubus unter

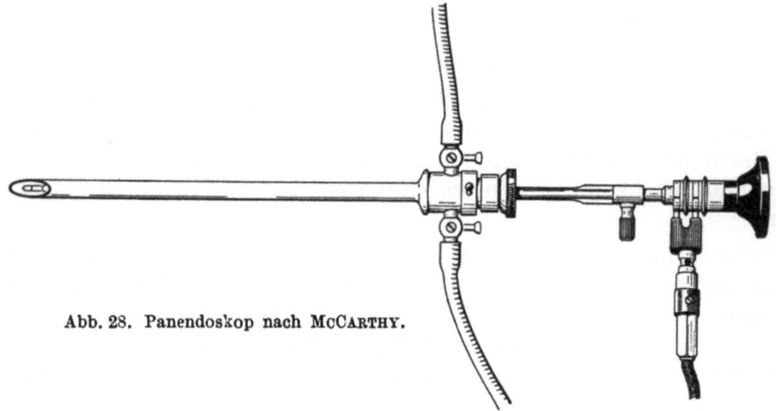

Abb. 28. Panendoskop nach McCARTHY.

der Leitung des Auges langsam vom Bulbus bis gegen die äußere Harnröhrenmündung zurückgezogen. Dabei ist stets darauf zu achten, den Tubus genau in der Längsachse der Harnröhre zu halten. Es wird dann am Ende des Untersuchungstubus stets ein durch die Ränder des Tubus trichterförmig entfaltetes Segment der Harnröhre sichtbar sein, in dessen Zentrum als schwarzes, beschattetes Grübchen (Zentralfigur) das nach hinten sich verjüngende Lumen der Harnröhre liegt. Rings um diese Zentralfigur ist die Schleimhaut radiär fein gefältelt, und vom schwarzen Zentralpunkt aus strahlen sternförmig zarte, rote Streifen, gebildet durch Blutgefäße, nach dem peripheren Rande des Trichters aus. Die Grundfarbe der Harnröhrenschleimhaut ist im bulbösen Teile der Harnröhre gelblich-rot; sie wird weiter vorne gelblichrosa, nahe der äußeren Harnröhrenmündung gelblich-weiß. Ist die Schleimhaut gesund, so erscheint sie feuchtglänzend und glatt. Auf ihr zerstreut, besonders längs der oberen Harnröhrenwand, liegen die MORGAGNISchen Lacunen deutlich sichtbar als seichte, längliche Grübchen mit oft leicht geröteten Rändern. Die LITTRÉschen Drüsen sind im Normal-zustand bei der Endoskopie nicht zu sehen. Ihr Ausführungsgang, wie auch der der COWPERschen Drüsen, wird erst durch Entzündung als kleines, rotes Grübchen sichtbar.

Die *Urethroskopie der hinteren Harnröhre* gibt nur bei Verwendung eines Irrigationsurethroskops schöne Bilder. Sie läßt den Colliculus seminalis in seiner ganzen Ausdehnung überblicken, den Ausfluß von Sekret aus den Ductus ejaculatorii beobachten. Sie erlaubt die innere Harnröhrenmündung und die angrenzenden Teile des Blasenhalses zu betrachten, auch die Öffnung und Schließung des Schließmuskels. Es zeigt sich, daß vorzugsweise die untere Hälfte des Sphincterringes sich bewegt, ähnlich dem Unterkiefer beim Öffnen und Schließen des Mundes.

Fast keine krankhaften Veränderungen der Harnröhrenschleimhaut entgehen bei sorgfältiger, urethroskopischer Untersuchung dem Auge. Der *Katarrh* äußert sich in vermehrter Rötung und Schwellung der Schleimhaut, in ihrem verminderten Glanze und ihrer verminderten Glätte. Die entzündliche, *weiche Infiltration* macht sich geltend in plumperer Form der Schleimhautfalten und im Schwinden der roten Längsstreifung der Harnröhrenschleimhaut. Die *harte Infiltration* der Harnröhrenwand ist an der unregelmäßigen Verzerrung der Zentralfigur und dem weißen narbigen Aussehen der Schleimhaut zu erkennen. Ulcerationen, Papillome und Fremdkörper in der Harnröhre geben im Urethro-skop leicht zu deutende Befunde.

Trotz der klaren Bilder, welche die Urethroskopie bietet, war ihr An wendungsgebiet bis jetzt ziemlich beschränkt. Bei akuten Entzündungszuständen der Harnröhrenschleimhaut ist sie zwecklos und schädlich. Bei chronischer Urethritis ermöglicht sie oft Einzelheiten über Ort und Art der chronischen Entzündung festzustellen, die durch keine andere Untersuchungsmethode zu erkennen sind. Aber diese Einzelheiten sind zur Wahl der richtigen Therapie nur selten unbedingt nötig. Wirklich großen Nutzen bringt die Urethroskopie fast nur bei papillomatösen Neubildungen der Urethra, die ohne sie kaum zweckmäßig behandelt werden könnten. Auch zur Entfernung von Fremd-körpern aus der Urethra ist die Urethroskopie manchmal von Nutzen. Nicht unerwähnt darf bleiben, daß leider die Urethroskopie unkritische Untersucher häufig veranlaßt, urethroskopisch nachgewiesene, anatomische Veränderungen der Harnröhrenschleimhaut, die klinisch ohne Bedeutung sind, unnötig lange endoskopisch zu behandeln und dadurch dem Patienten wohl seine Harnröhren-schleimhaut wieder normal zu gestalten, ihm dafür aber häufig sein Nerven-system schwer und auf lange Zeit hin zu schädigen. — Eine weit größere Bedeu-tung als bisher gewinnt heute die Urethroskopie durch die transurethralen Prostataoperationen, die durch das Urethroskop ausgeführt werden.

2. Cystoskopie.

Klinisch von unendlich viel größerer Bedeutung als die Urethroskopie ist die Cystoskopie. Sie erlaubt, das Blaseninnere durch die Harnröhre durch zu beschauen. Zwei verschiedene Instrumententypen vermögen dies:

    a) dem Urethroskop ähnlich gebaute Metalltuben mit *offener Optik*,

    b) das Cystoskop mit *geschlossener* Linsen- und Prismenoptik.

a) Die *Verwendung von offenen Tuben zum Beschauen des Blaseninnern* stellt die älteste Art der Cystoskopie dar. Sie ist heute fast bedeutungslos geworden. Das einzige noch gebräuchliche Instrument dieser Art ist das von Luys (Abb. 29).

Nur wenn die Cystoskopie mit geschlossener Optik wegen allzu geringer Kapazität der Blase oder wegen unstillbarer Blutungen der Blasenschleimhaut nicht möglich ist, nur dann ist die Cystoskopie á vision directe nach Luys ausnahmsweise einmal angezeigt.

b) Die *Cystoskopie mit geschlossener Linsenoptik* ist die heute allgemein gebräuchliche, unentbehrlich gewordene Methode der Untersuchung des Blaseninnern. Dieser Erfindung von Nitze sind gewaltige diagnostische und damit auch therapeutische Fortschritte zu verdanken.

Bei der Cystoskopie nach Nitze wird das Blaseninnere durch ein in einen Metalltubus eingekittetes Linsensystem betrachtet (Abb. 30). Am schnabelförmigen Ende des

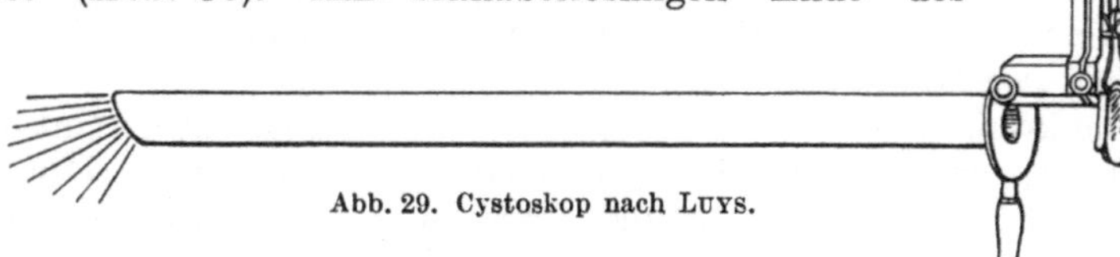

Abb. 29. Cystoskop nach Luys.

Tubus ist eine sog. kalte Glühlampe zur Beleuchtung des Blaseninnern angebracht. Damit die Blickrichtung nicht der Längsachse des Instrumentes folgt, wie bei einem Fernrohr, sondern im rechten Winkel zu ihr steht, wie bei einem Periskop, ist der Objektivlinse des Cystoskops ein rechtwinkliges Prisma vorgesetzt, durch welches alle aus der Blase in das Cystoskop eintretenden Strahlen um 90° gebrochen werden. Dadurch wird es möglich, durch Drehen

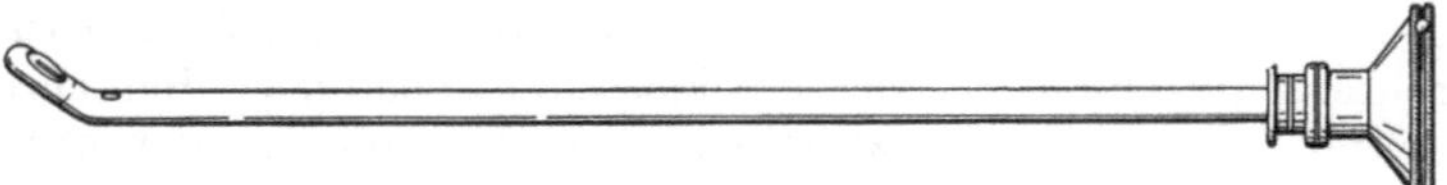

des Instrumentenschaftes um seine eigene Längsachse ohne die geringsten seitlichen Zerrungen an der Harnröhre ein breites Segment des Blaseninnern zu betrachten. Die Verbindung der Drehungen mit Vor- und Rückwärtsschieben des Instrumentenschaftes erlaubt, ohne jegliche Seitenbewegungen des Instrumentes, das ganze Blaseninnere zu besichtigen.

Das an das Okularende des Instrumentes projizierte Bild des Blaseninnern ist bei den heutigen Instrumenten aufrecht und gleichsinnig dem Objekt. Ist das Objekt mit der Objektivlinse in der Distanz des deutlichen Sehens eingestellt, was sich an der scharfen Zeichnung des Bildes erkennen läßt, so entspricht das am Okularende entworfene Bild der natürlichen Größe des Objektes. Liegt das Objekt weiter vom Objektiv weg als die Distanz des deutlichen Sehens beträgt, so wird es im Bilde verkleinert, dagegen vergrößert durch Näherung an das Objektiv. Bei Betrachtung größerer Objekte in der Blase, z.B. von Tumoren, Steinen usw., müssen deshalb etwas verzerrte Bilder im Cystoskop entstehen, da meist nicht alle ihre Teile in der Distanz des deutlichen Sehens zum Cystoskop liegen, sondern die einen näher, die anderen weiter. Die entfernten Teile werden verkleinert, die näheren vergrößert im Bilde wiedergegeben. Eine ungefähr richtige Schätzung der Form und Größe solcher Objekte wird erst erhalten durch

Betrachtung des Objektes von verschiedenen Seiten und aus verschiedenen Entfernungen.

Technik der Cystoskopie. Als Stromquelle für die Beleuchtung des Blaseninnern dient entweder eine Trockenbatterie oder die elektrische Hausleitung, an welcher der Anschluß durch einen der üblichen Rheostaten genommen wird.

Es werden Rheostaten in den Handel gebracht, die sowohl für Wechsel- wie für Gleichstrom verwertbar sind, die zudem eine handliche Form und geringes Gewicht haben und in jeder Instrumententasche mitgeführt werden können. Zur Cystoskopie in Häusern, wo keine elektrische Leitung besteht, sind die kleinen Taschenbatterien die bequemste Stromquelle.

Stromquelle und Cystoskop werden durch eine Leitungsschnur verbunden, an der eine Kontaktgabel das Öffnen und Schließen des Stromes erlaubt. Nach Einschalten des Stroms soll die Lampe des Cystoskops durch allmähliche Verstärkung des Stromzuflusses so stark zum Glühen gebracht werden, bis infolge der Lichtblendung die Zeichnung der Fadenschlinge verschwimmt. Eine stärkere Weißglut hält die Lampe nicht lange aus; sie brennt durch.

Vorbedingungen zur Ausführung der Cystoskopie sind genügende *Kapazität* der Blase, *Klarheit des Blasenmediums* und *Durchgängigkeit der Harnröhre* für das Cystoskop.

Die Entfaltung der Blasenwand wird zur Vornahme der Cystoskopie durch Einspritzen von leicht antiseptischen Flüssigkeiten vorgenommen. Die Füllung der Blase mit Luft oder Sauerstoff hat wiederholt zum Tode durch Embolie geführt; sie ist deshalb wie auch wegen der bei ihr unvermeidlichen störenden Reflexe der feuchten Schleimhaut zu widerraten. Zur Spülung und Füllung der Blase wird eine 3%ige Borlösung oder, ihrer stärkeren antiseptischen Wirkung wegen, lieber eine Lösung von Hydrargyrum oxycyanatum 1:5000 verwendet. Bei starken Blasenblutungen kann manchmal die Cystoskopie nur ermöglicht werden durch Füllung der Blase mit Paraffin. liquidum, dem allfällig Benzin im Verhältnis von 1:7 zugesetzt wird. Die männliche Blase erträgt in der Regel eine Füllung mit 150 cm³ ohne Auslösung des Gefühls von Harndrang; die weibliche Blase braucht zur vollständigen Entfaltung sogar 250 cm³. Ist die zu untersuchende Blase durch Entzündung oder sonstige Erkrankung in ihrer Kapazität vermindert, so müssen dementsprechend geringere Flüssigkeitsmengen zur Vornahme der Cystoskopie eingespritzt werden. Kontraktionen des Blasendetrusors, vom Patienten als Harndrang empfunden, hindern die Cystoskopie stark. Deshalb muß die Füllung der Blase sorgfältig ihrer Dehnbarkeit angepaßt werden. Sinkt die Kapazität der Blase unter 100, so wird es schwierig, mit dem Cystoskop einen befriedigenden Überblick über das Blaseninnere zu erhalten. Als Minimum der Blasenkapazität, die eine Cystoskopie überhaupt noch erlaubt, ist 50 cm³ zu bezeichnen. Hält die Blase weniger, dann ist es besser, auf den Versuch einer Cystoskopie zu verzichten. Die Blasenwände würden dem Prisma des Cystoskops so nahe anliegen, daß das gesehene Bild des Blaseninnern undeutlich, ein zuverlässiger, diagnostischer Rückschluß aus ihm unmöglich wäre. In solchen Fällen muß versucht werden, die Kapazität der Blase entweder durch Bekämpfung der Cystitis oder wenigstens momentan durch Anästhesie zu steigern.

Ebenso wichtig wie die genügende Kapazität der Blase ist zur Vornahme der Cystoskopie die *Klarheit des Blasenmediums.* Blutungen oder eitrige Absonderungen aus den Harnwegen erschweren die Cystoskopie. Selbst nur leichte Blutbeimischungen zum Blasenmedium verschleiern das cystoskopische Bild stark. Stammt die Blutung aus der Blase, so ist sie durch intravesicale Injektion einer Stryphnonlösung oder durch Blasenfüllung mit einer 5%igen Lösung von essigsaurer Tonerde meist so weit zu stillen, daß die Cystoskopie möglich wird. Liegt die Ursache der Blasenblutung, in einer Entzündung der Blasen-schleimhaut, so ist bei der Blasenspülung eine vollständige Entleerung der Blase zu vermeiden; es sind stets 20—50 cm³ Spülflüssigkeit in der Blase zurückzu-lassen, da bei völliger Entleerung die starke Kontraktion der Blasenwand jeweilen die Schleimhautblutung steigert. Bleibt trotzdem die Blutung stark, so kann die Füllung der Blase mit Paraffin. liquidum die Untersuchung er-möglichen. (Schwache Füllung ohne Druck wegen Emboliegefahr.) Nieren-blutungen, bei denen das Blut nur zeitweilig, nur mit jeder Ureterejaculation in die Blase gelangt, sind für die Cystoskopie weniger hemmend als die Blasen-blutungen. Nur bei besonderer Heftigkeit verhindert eine Nierenblutung die Cystoskopie.

Die Eiterbeimischung zum Blasenmedium wird seltener als die Blasenblutung zum unüberwindlichen Hindernis der Cystoskopie. Geduldig fortgesetztes Spülen der Blase erzielt meist die zur Cystoskopie genügende Klärung des Blasenmediums. Häufig wiederholtes Einspritzen und Wiederabfließenlassen

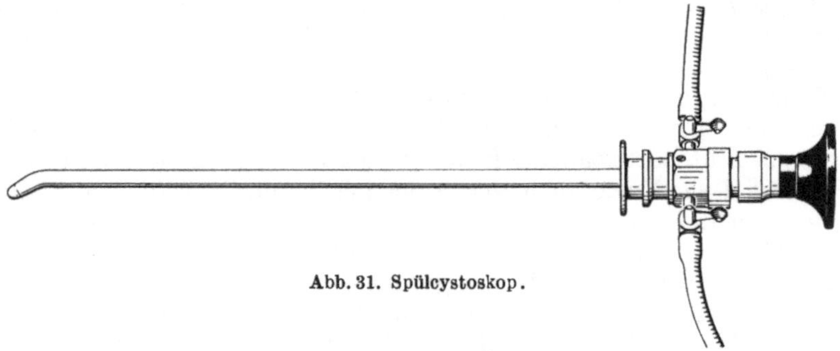

Abb. 31. Spülcystoskop.

kleiner Flüssigkeitsmengen (50—80 cm³) reinigt das Blaseninnere rascher, als wenn man jeweilen große Flüssigkeitsmengen auf einmal ein- und ausfließen läßt. Das aus der Blase ausfließende Spülwasser soll immer im durchscheinenden Licht auf seine Klarheit geprüft werden. Einzelne größere Fetzen im Blasen-medium sind für die Cystoskopie viel weniger störend als eine diffuse, staub-artige Trübung. Bei stark reizbaren Blasen muß manchmal auf völlige Klärung des Blasenmediums verzichtet werden, da allzu lange fortgesetzte Blasenspülungen Blasentenesmen auslösen und dadurch die Besichtigung der Blase verunmöglichen.

Bei den Trübungen des Blasenmediums durch Blut oder Eiter wird die Cystoskopie durch die Verwendung des sog. Spülcystoskops (Abb. 31) erleichtert. Bei diesem kann die Optik gegen ein Spülrohr ausgetauscht werden, ohne daß der Schaft des Cystoskops aus der Harnröhre entfernt werden muß.

Dritte Vorbedingung zur Vornahme der Cystoskopie ist die *Durchgängigkeit der Harnröhre* für das Instrument. Neben den Strikturen ist es hauptsächlich die Prostatahypertrophie, die den Eintritt des Cystoskops in die Blase ver-hindern kann. Die Wahl eines langen, großschnabeligen Cystoskops, Geschick-lichkeit in der Führung des Instrumentes lassen das Hindernis der Prostata meist überwinden. Fälle, in denen die Cystoskopie wegen Prostatahypertrophie und der dadurch bedingten Verlängerung und Verbiegung der Harnröhre unmög-lich wird, sind nicht häufig.

Eine *Sterilisation des Cystoskops* durch Kochen ist der Optik wegen nur bei eigens dazu gebauten Instrumenten statthaft. Sonst muß man sich begnügen, das Instrument durch Abreiben mit Seifenspiritus, Einstellen oder Einlegen in eine desinfizierende Lösung, keimfrei zu machen.

Eine *Anästhesie der Harnröhre* erleichtert dem Kranken die Untersuchung mit dem Cystoskop. Sie ist in genügendem Maße zu erzielen durch Injektion einer 2%igen Novocain-Adrenalin-Lösung in die vordere Harnröhre, wenn die Lösung bei geschlossen gehaltenem Orificium externum durch Massieren des Bulbus auch in die hintere Harnröhre hineingepreßt wird. Ein Mikroklysma von 1,0 Antipyrin und 10 Tropfen Opiumtinktur in 50 cm³ Wasser ¹/₂—1 Stunde vor der Cystoskopie verabreicht, vermindert die Empfindlichkeit der Blase. Injektionen von anästhesierenden Lösungen in das Blaseninnere sind von geringem Nutzen, da sie nur die oberflächlichen Schleimhautschichten des Blaseninneren anästhesieren, die tieferen Blasenwandschichten gegen Dehnung nicht unempfindlich machen.

Sacralanästhesie. Bei stark empfindlichen Blasen mit kleiner Kapazität wird die Cystoskopie oft durch Sacralanästhesie erleichtert oder überhaupt nur durch sie ermöglicht. Dank der durch Sacralanästhesie erreichten, fast vollkommenen Unempfindlichkeit der Blasenwand wird die Kapazität der Blase um 20—40 cm³ vermehrt, die krampfhaften Kontraktionen der Blasenmuskulatur ausgeschaltet. Das gleiche gilt für die *Trans-* oder *Parasacralanästhesie.*

Technik der Sacralanästhesie. Der Kranke wird in linke Seitenlage gebracht bei stark gegen den Leib angezogenen Knien. Dadurch wird der Hiatus sacralis, von den beiden Cornua sacralia begrenzt, bei mageren Individuen leicht fühlbar. Nach Joddesinfektion der Haut wird mit einer etwa 7—8 cm langen, mitteldicken Nadel einer Rekordspritze durch den Hiatus sacralis hindurch 4—5 cm tief in den Sacralkanal eingestochen. Fließt durch die Nadel kein Blut ab, so werden 5—8 cm³ physiologische Kochsalzlösung durch die Nadel in den Sacralkanal eingespritzt. Dies gelingt ohne Druck, wenn die Nadel richtig im Sacralkanal liegt. Liegt die Nadel nicht frei im Kanal, so stellt sich der Injektion ein Widerstand entgegen. Wenn gar die Nadel außerhalb des Sacralkanals längs der Hinterwand des Kreuzbeins unter Periost oder Ligament vorgeschoben worden war, so wird bei Einspritzung der Lösung unter der Haut ein Infiltrat deutlich sicht- und fühlbar. Nach dieser Prüfung der richtigen Nadellage werden nun langsam 30 cm³ einer 2%igen Novocainlösung in den Sacralkanal eingespritzt (Novocain 0,6, Natr. chlorat. puriss. 0,1, Natr. bicarbonic. puriss. 0,15, Aqua dest. 30). Nach 20 Minuten werden Blase und Damm auf Schmerz unempfindlich. Allfällige Schwächezustände der Patienten nach der Novocaininjektion sind durch eine subcutane Injektion von 1,0 cm³ einer 2%igen Coffeinlösung zu beheben.

Eine *Allgemeinnarkose* ist, wenn irgend möglich, zu vermeiden.

Als *Gleitmittel* für das Cystoskop dürfen nur wasserlösliche Substanzen verwendet werden. Öl oder flüssiges Paraffin verschmieren das Prisma, verschleiern das cystoskopische Bild. Das wasserlösliche Glycerin oder eine Mischung von Tragacanthschleim mit Glycerin, wie sie für den Katheterismus angegeben wurde, sind am geeignetsten. Auch sie trüben, über das Prisma verstrichen, eine kurze Weile das cystoskopische Bild; bald aber lösen sie sich im Blasenmedium auf, das Bild wird vollkommen klar.

Die *Einführung des Cystoskops* und die Betrachtung des Blaseninnern geschieht am besten in Steinschnittlage des Kranken auf dem Querbett oder besser auf einem der gebräuchlichen Untersuchungsstühle. Nie darf das Cystoskop eingeführt werden, ohne daß unmittelbar vorher die Leuchtstärke seiner Lampe nochmals geprüft worden wäre. Die Technik zur Einführung des Cystoskops ist dieselbe wie beim Katheterismus mit Metallinstrumenten. Hier wie dort muß mit größter Sorgfalt jede Anwendung auch nur leisester Gewalt, jede geringste Verletzung der Harnröhrenschleimhaut vermieden werden. Eine kleine Blutung kann durch Verschmieren der Optik die Cystoskopie resultatlos machen, jede Schmerzempfindung des Kranken bei der Einführung des Instrumentes kann eine die Untersuchung störende Kontraktion der Harnröhren- und Harnblasenmuskulatur auslösen. Es ist zu trachten, das Instrument lediglich durch sein Eigengewicht geschoben, durch die Harnröhre in die Blase eingleiten zu lassen. Man läßt deshalb das Cystoskop durch die angestreckt gehaltene Harnröhre mit seinem Schnabel bis zum Bulbus urethrae in vertikaler Stellung ohne Nachhilfe eingleiten. Danach wird mit der linken Hand der gestreckt gehaltene Penis mitsamt dem Cystoskop zwischen die Beine des Patienten gesenkt, wobei mit der rechten Hand durch sanftes Halten des Ocularendes des Instrumentes ein seitliches Drehen des Cystoskopschnabels verhindert wird. Fordert man gleichzeitig den Patienten auf, dreimal nacheinander recht tief den Atem einzuziehen, so gleitet das Instrument ohne Ruck in die hintere Harnröhre. Es kann nun durch ganz leichten Druck des Daumens auf sein Ocularende ohne Schmerzen und ohne Blutung in das Blaseninnere vorgeschoben werden. Der Untersucher sei sich stets bewußt, daß Schmerzäußerungen des Kranken bei der Cystoskopie nicht in erster Linie auf Überempfindlichkeit des Untersuchten, sondern auf Fehler der Technik des Untersuchers zurückzuführen sind.

Bei weiblichen Kranken ist die Einführung des Cystoskops leicht. Um sie schmerzlos zu machen, sind keine Anaesthetica nötig. Es genügt, während des Einführens das Instrument sachte gegen die hintere, nachgiebige Harnröhrenwand anzupressen und jeden Druck gegen vordere Harnröhrenwand und Symphyse zu vermeiden.

Die *cystoskopischen Bilder* in ihren Einzelheiten zu schildern, ist zwecklos. Ein Blick durch das Cystoskop lehrt mehr als eine eingehende Beschreibung des Gesehenen. Praktische Übung, nicht theoretische Belehrung ist zur Erlernung der Cystoskopie nötig. Deshalb soll nur kurz angedeutet werden, was das Cystoskop in der Blase sehen läßt.

In der *normalen Blase* erscheint die *Schleimhaut* im Cystoskop gesehen glatt, fast glänzend, weil das normal gefügte Epithel die Lichtstrahlen des Cystoskops stark zurückwirft. Auf rötlichgelbem Grunde sind in ihr deutlich gezeichnete Gefäßbäumchen von dunkelroter Farbe sichtbar. Sie zeigen keine Pulsation. Es sind feine Schleimhautvenen (Abb. 32). Ab und zu schimmern auch submuköse, größere Venen als blaue, unscharf begrenzte Bänder durch die Blasenschleimhaut durch, ähnlich den durch eine zarte Haut durchschimmernden Venen des Unterhautzellgewebes. Form und Zahl der sichtbaren Gefäße ist in den einzelnen Teilen der Blase sehr verschieden. An der Vorderwand der Blase sind die Gefäße spärlich. Sie bilden dort in der blaßgelben Schleimhaut einzelne, weit auseinanderliegende, sternförmige Zeichnungen.

An den Seitenwänden der Blase sind die Gefäße zahlreicher, stärker verästelt; die Schleimhaut erscheint hier durch den vermehrten Blutreichtum rötlicher gefärbt als an der Vorderwand der Blase. In der Rückwand liegen stark verzweigte Gefäßbäume noch dichter. Alle scheinen aus dem Trigonum aufzusteigen und verästeln sich gegen den Blasenscheitel zu. Das allerdichteste Gefäßnetz liegt im Trigonum. Dort sind die einzelnen Gefäßbäume so ineinander verschlungen, daß keine einzelnen Gefäße mehr erkannt werden können; die Schleimhaut erhält eine gleichmäßig verstrichene, dunkelrote Färbung. Das Trigonum hebt sich dadurch deutlich von der übrigen Blasenschleimhaut ab. Besonders seine Basis wird durch den Farbenkontrast gegenüber der gelblichroten Blasenrückwand sehr deutlich begrenzt, wenn nicht durch Entzündung der Blasenschleimhaut die Farbenunterschiede der einzelnen Blasenteile verwischt werden. Außerdem bildet das von einer Uretermündung zur anderen laufende, leistenartig in das Blaseninnere vorspringende Muskelbündel, das sog. Ligamentum interuretericum, eine deutliche Grenzlinie zwischen Trigonum und hinterer Blasenwand. Diese Grenzlinie des Trigonum bietet die wichtigsten Orientierungspunkte bei der cystoskopischen Betrachtung des Blaseninnern. Sie erlaubt mit großer Sicherheit, die Harnleitermündungen im Gesichtsfeld des Cystoskops einzustellen. Wird das nach hinten gerichtete Cystoskop in der sagittalen Medianebene der Blase so weit vorgezogen, bis die Basis-Grenzlinie des Trigonum sein Gesichtsfeld mitten durchquert, so braucht das Cystoskop danach nur nach der einen oder anderen Seite um seine eigene Achse gedreht zu werden, bis sein am Ocularring befestigter Orientierungsknauf zwischen IV und V, bzw. VII und VIII eines am Ocular gedachten Zifferblattes steht, und es werden

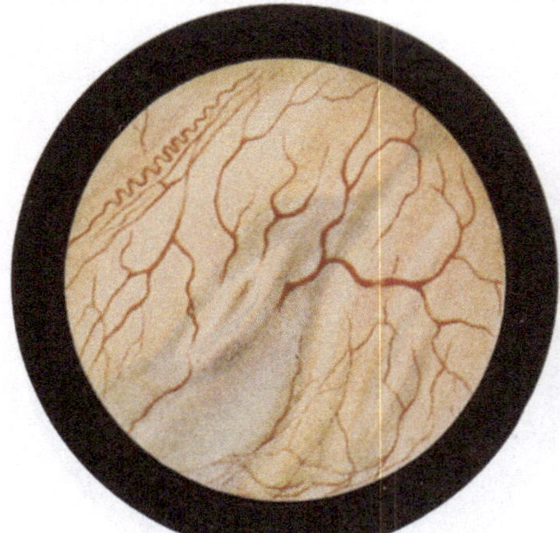

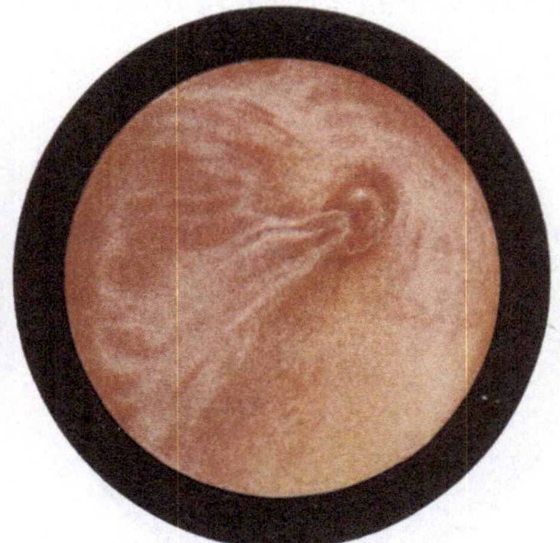

Abb. 32. Normale Blasenschleimhaut. (Nach BAETZNER.)

Abb. 33. Aus dem Ureter austretender Urinstrahl. (Nach BAETZNER.)

die Orificien sicher in das Gesichtsfeld eintreten. Sie liegen immer im Basiswinkel des Trigonum. Sie müssen deshalb, wenn mit dem Cystoskop die basale Grenzlinie des Trigonum von der Mitte aus nach rechts und links verfolgt wird, nach geringer Drehung des Instrumentes sichtbar werden. Die Uretermündungen kennzeichnen sich als feine Schlitzchen oder als runde, oft fast nur punktförmige Grübchen, die unter deutlichem Öffnen der sie umgebenden Schleimhautlippen alle 20—40 Sekunden einen Urinstrahl auswerfen. Dieser, selbst wenn er klar ist, wird im Blasenmedium stets deutlich als Wirbel sichtbar, weil seine Lichtbrechung von der des Blasenmediums wesentlich abweicht. Während des Ausströmens des Urinstrahles wölbt sich die Uretermündung papillenartig in das Blaseninnere vor und sinkt erst mit Beendigung der Ejaculation wieder in ihre frühere Lage zurück (Abb. 33).

Ist der ausgeworfene Urinstrahl durch Indigocarmin blau gefärbt (s. Chromocystoskopie, S. 51), so sind an ihm oftmals deutlich stoßweise Schwankungen seiner Stärke zu sehen, die deutlich synchron dem Pulsschlage des Kranken sind. Es vermag offenbar der Pulsschlag der Iliaca bei etwas schlaffer Ureterwandung Druckschwankungen im Ureterinnern auch während einer den Harn auswerfenden Ureterperistaltik zu erzeugen.

Beim Aufsuchen der Grenzlinie zwischen Trigonum und hinterer Blasenwand droht dem Anfänger in der Cystoskopie die Gefahr, beim allmählichen Vorziehen des Cystoskops aus dem Blaseninnern gegen die Blasenmündung die Grenzlinie zu übersehen und das Cystoskop allzuweit vorzuziehen. Dieser Fehler macht sich darin kenntlich, daß das geschaute Blasenbild, je mehr das Prisma dem Blasenausgang sich nähert, um so deutlicher wird, das Gesichtsfeld sich schließlich ganz verdunkelt, sobald das Prisma in die Harnröhre eintritt.

Den Übergang zwischen der Blase zur Harnröhre zeichnet an der Vorder- und Seitenwand der Blase der scharfe sog. Sphincterrand. Er wird im Cystoskop sichtbar als eine konkave, durchscheinend rote Schleimhautfalte, die sich kulissenartig ins Gesichtsfeld einschiebt, dieses bei weiterem Vorziehen des Instrumentes überdeckt (Abb. 34). Wird diese Übergangsfalte durch Drehung des Cystoskops in ihrem Verlaufe verfolgt, so zeigt sich, daß sie an der vorderen Circumferenz halbmondförmig die Blasenmündung umgibt, hinten allmählich ohne scharfe Grenze in die Blasenwand übergeht.

Der *Sphincterrand* und die *Trigonumgrenze mit den beiden Harnleitermündungen sind die wichtigsten Orientierungsstellen* in der Blase, daneben noch die

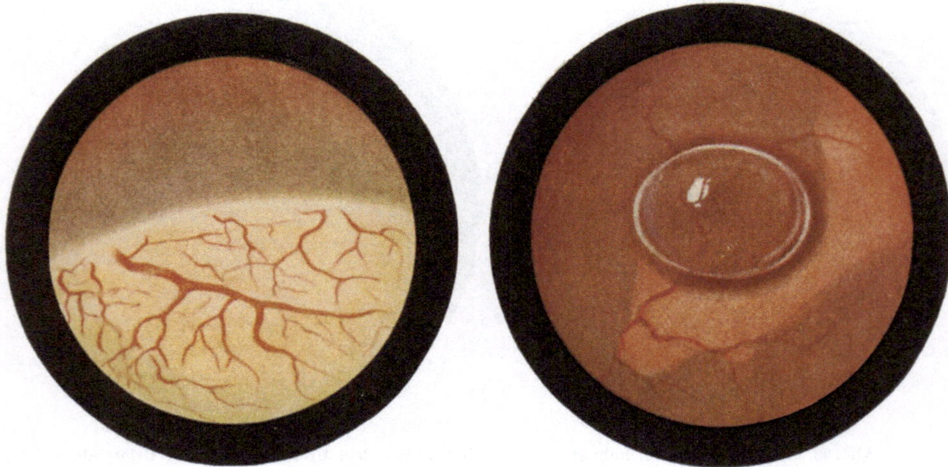

Abb. 34. Sphincterrand. (Nach BAETZNER.)   Abb. 35. Luftblase am Blasenscheitel.
                                                           (Nach BAETZNER.)

infolge der Blasenspülung unvermeidlich in die Blase eingetretene *Luftblase*, die durch ihre Lage stets den höchsten Punkt der Blase anzeigt (Abb. 35). Macht es sich der Anfänger zur Regel, die Leitpunkte systematisch bei jeder Cystoskopie im Gesichtsfeld einzustellen, so wird er bald erlernen, mit dem Cystoskop in der Blase sich zurechtzufinden. Die Deutung der gesehenen Bilder fällt im ganzen nicht schwer. Verwirrend wirken im Beginn auf den Beschauer die starken, schwarzen Schlagschatten, die von jeder, auch nur geringen Vorwölbung der Blasenwand unter der Wirkung des hellen, einseitigen Lichtes der Cystoskoplampe geworfen werden. Sie täuschen oft starke Aussackungen der Blasenwandung vor. Ein Wechsel der Beleuchtung durch Verschieben des Cystoskops läßt aber rasch die wahren Verhältnisse erkennen; der Wechsel ändert Form und Lage der Schlagschatten, rückt den vorher stark beschatteten Blasenteil ins helle Licht. An der Vorderwand der Blase zeichnen sich peristaltische Bewegungen der Blasenwand aufliegender Darmschlingen ab. Häufig zeigt die hintere Blasenwand eine auffällige, regelmäßig pulsierende Bewegung, besonders bei älteren Kranken. Diese wird vermittelt durch den Pulsschlag der großen Beckengefäße.

Setzen während der Cystoskopie Detrusorkontraktionen ein, so springen die vielfach durchflochtenen Längs- und Querbündel dieses Blasenmuskels als straff gespanntes Maschenwerk in das Blaseninnere vor. Es entsteht ein der Balkenblase ähnliches Bild. Es unterscheidet sich aber von diesem durch den Wechsel

der Maschenzeichnung beim Nachgeben und Anspannen der Muskulatur, durch
das Fehlen sackartiger Schleimhautausstülpungen zwischen den Muskelbündeln
und ferner durch das Fehlen narbig-fibrös gewordener, weit über die anderen in
das Blaseninnere vorspringender Stränge, wie sie bei der eigentlichen Balkenblase fast immer zu finden sind.

Die cystoskopischen *Bilder der kranken Blase* werden bei der Besprechung
der einzelnen Blasenkrankheiten beschrieben werden. Hier sei nur darauf
hingewiesen, daß das Cystoskop selbst geringe anatomische Veränderungen der
Blasenschleimhaut erkennen läßt. Auch die leichteste Entzündung charakterisiert sich im cystoskopischen Bilde durch den verminderten Glanz, die vermehrte Rötung der Schleimhaut und durch das *Verwischen ihrer Gefäßzeichnung*
(Abb. 36). Eine Abschilferung des Epithels, die Bildung kleinster Infiltrate

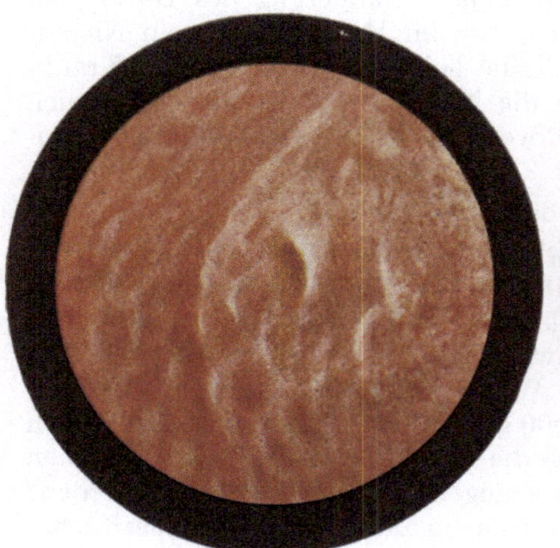

Abb. 36. Samtartige Schwellung, Auflockerung, Rötung
und Ödem der Schleimhaut, ohne jede Gefäßzeichnung
bei Colicystitis. (Nach Baetzner.)

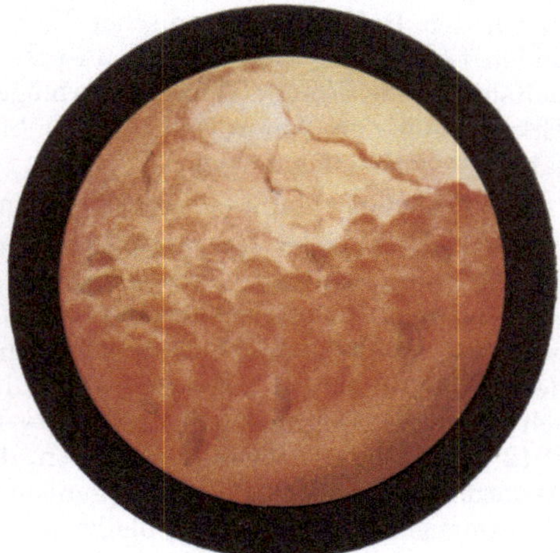

Abb. 37. Bullöses Ödem am Blasenhals.
(Nach Baetzner.)

oder Bläschen in der Schleimhaut, natürlich auch jede Ulceration, jede granulöse Wucherung, jede, auch die kleinste Neubildung ist mit dem Cystoskop
deutlich zu sehen. Wie wichtig deshalb die Cystoskopie für die Erkennung der
Blasenleiden ist, braucht nicht weiter ausgeführt zu werden. Damit die Cystoskopie nicht zu Täuschungen führt, muß besonders vom Anfänger die Regel streng
beachtet werden, aus dem Ergebnis der Blasenspiegelung nur dann bindende
diagnostische Schlüsse zu ziehen, wenn sie ganz klare, scharfe Bilder geboten hat.

IV. Nierenfunktionsprüfungen.

Harnröhre und Blase sind durch die Endoskopie einer direkten Betrachtung
zugänglich. Ihre anatomischen Veränderungen, auch ihre funktionellen Störungen sind verhältnismäßig leicht zu überblicken. Der Untersuchung viel
schwerer zugänglich sind die Nieren. Ihre Besichtigung ist ohne operativen
Eingriff allerdings im Röntgenbilde, doch nur in unvollkommener Weise möglich.
Die Palpation orientiert einzig über die äußeren Eigenschaften der Niere. Einen
besseren Einblick in die anatomischen und funktionellen Verhältnisse der Nieren
gibt die genaue Prüfung des Harns. Dies jedoch nur, wenn nicht nur das
Gesamtprodukt beider Nieren, der Blasenharn, berücksichtigt, sondern auch das
Sekret jeder einzelnen der Nieren, der getrennt aufgefangene Nierenharn, einer
vergleichenden Untersuchung unterzogen wird.

Die chemische und mikroskopische Analyse des Gesamturins, wie sie auf S. 6f. geschildert wurde, läßt bestenfalls erkennen, daß ein Nierenleiden vorliegt. Sie gibt uns aber keine Auskunft über die Ausdehnung und Heftigkeit der Krankheitserscheinungen innerhalb jeder einzelnen der beiden Nieren, läßt nicht einmal erkennen, ob überhaupt beide Nieren am Krankheitsprozeß beteiligt sind oder nicht. Über diese Fragen ist eine einigermaßen befriedigende Auskunft nur durch eine Funktionsprüfung der Nieren zu erhalten, und zwar in der Regel nur, wenn außer der Gesamtleistung der Nieren auch die Einzelleistungen jeder der beiden Nieren geprüft wird.

1. Prüfung der Gesamtleistung der Nieren.

Ist bei einem Kranken durch die chemische Veränderung des Harns und durch den Befund pathologischer Formelemente im Harnsediment ein Nierenleiden festgestellt, so stellt sich in erster Linie bei der Beurteilung des Krankheitsbildes die Frage: Wieweit vermögen die Nieren trotz der nachgewiesenen Erkrankung den Anforderungen des Stoffwechsels in der Ausscheidung harnfähiger Stoffe zu genügen?

Verschiedene Untersuchungen geben darüber Aufschluß.

a) Die Kontrolle des spezifischen Gewichtes und der Menge des jeweilen in 24 Std ausgeschiedenen *Harns*. Diese gibt, wenn über mehrere Tage hin, bei gleichzeitiger Berücksichtigung der Nahrungs- und Flüssigkeitszufuhr fortgesetzt, in einfachster Weise einen ersten, wichtigen Anhaltspunkt zur Schätzung der Nierenfunktion. Bewegen sich die Werte innerhalb normaler Grenzen, schwankt bei Tagesmengen von 1200—1500 g das spezifische Gewicht zwischen 1012 und 1017, so läßt dies vermuten, daß die Nieren bei nicht ungewöhnlichen Ansprüchen sekretorisch dem Organismus genügen. Ist aber die ausgeschiedene Tagesmenge dauernd gering, bleibt sie unter einem Liter und ist ihr spezifisches Gewicht dabei trotzdem nicht über dem normalen Durchschnitt (1013—1015), ist sie vielleicht gar noch niedriger, so liegt darin ein Anzeichen ungenügender Nierentätigkeit. Wenn gar der Kranke tagelang einen Urin ausscheidet, dessen spezifisches Gewicht stets unter 1010 ist, immer zwischen 1006 und 1008 steht, gleichgültig ob die Urintagesmenge klein oder groß ist, dann wird eine schwere, gefahrdrohende Nierenschädigung wahrscheinlich.

Einen weitgehenderen Aufschluß über die Leistungsfähigkeit der Nieren erlauben spezifisches Gewicht und Menge des sezernierten Harns, wenn sie nicht nur bei alltäglichen Anforderungen an die Nieren, sondern auch während ernsten Belastungsproben der Sekretionskraft der Nieren kontrolliert werden. Eine solche Belastungsprobe bietet

b) der Verdünnungs- und Konzentrationsversuch. α) *Verdünnungsversuch*. Der Patient trinkt morgens nüchtern im Verlaufe einer Viertelstunde 1 Liter Lindenblütentee oder die gleiche Menge eines ähnlichen, nicht spezifisch diuretisch wirkenden Getränkes. Eine Stunde vor Beginn des Versuches sowie auch unmittelbar vor Einnahme des Tees muß der Patient seine Blase entleeren; Menge und spezifisches Gewicht jeder einzelnen dieser Urinportionen sind zu bestimmen. Nach Genuß des Tees soll der Kranke von Stunde zu Stunde harnen. Kann er dabei seine Blase jeweilen nicht spontan vollständig entleeren, so muß während der Versuchsdauer ein Katheter in der Blase liegen gelassen werden. Während der ersten 4 Stunden nach dem Teegenuß werden stündlich Menge und spezifisches Gewicht des sezernierten Harns festgestellt. Bei gutarbeitenden Nieren setzt in den ersten 2—3 Stunden nach dem Trinken des Tees eine starke Diurese ein. Die Stundenmenge des Harns steigt, sein spezifisches

Gewicht sinkt bei gesunden Nieren schon in der 1. Stunde, viel mehr noch in der 2. und 3. Stunde. Das spezifische Gewicht erreicht bei normalen Nieren in der 2. bis 3. Stunde des Versuches den niedrigsten Stand bei 1003—1001. In der 4. Stunde nach dem Teegenuß steigt es wieder an, gleichzeitig sinkt die Harnmenge, und in der 5. Stunde des Versuches ist in der Regel wieder das spezifische Gewicht erreicht, das der Urin bei Beginn des Versuches zeigte. Bei mangelhafter Anpassungsfähigkeit erkrankter Nieren an die Ansprüche der Diurese sinkt, trotz der reichen Flüssigkeitszufuhr, das spezifische Gewicht des Harns nach dem Teegenuß nur wenig und wechselt die Stundenmenge in geringerem Grade. Feste Zahlengrenzen für gute und schlechte Nierenfunktion lassen sich natürlich nicht angeben; immerhin darf im Großen und Ganzen gelten, daß, wenn bei dem Verdünnungsversuch der Harn nicht unter ein spezifisches Gewicht von 1006 sinkt, die Nierenfunktion als erheblich geschwächt zu betrachten ist, sei es infolge lokaler Nierengewebeerkrankung, sei es durch Störungen des Blutkreislaufes.

Anschließend an den Verdünnungsversuch oder auch unabhängig von diesem an einem anderen Tage wird der

β) Konzentrationsversuch ausgeführt. Der Kranke erhält während mehrerer Stunden keine flüssige, nur trockene Nahrung. Wird z. B. der Verdünnungsversuch morgens ausgeführt, so werden nach Ablauf desselben dem Kranken mittags Fleisch-, Eier- und Mehlspeisen, ohne Suppe, ohne Früchte, ohne Getränke, nachmittags 4 Uhr ein trockener Imbiß verabreicht, aber gar keine Flüssigkeit bis abends 6 Uhr. Während dieser Trockenernährung wird von 2 zu 2 Stunden Urinmenge und spezifisches Gewicht bestimmt. Bei gesunden Nieren wird dabei bis abends der Harn in seinem spezifischen Gewicht Werte von 1020 bis 1030 erreichen. Sind die Nieren aber geschädigt, so wird das spezifische Gewicht trotz der Trockenernährung nicht höher gehen als 1015—1017, ja oftmals wird das spezifische Gewicht das gleiche bleiben wie bei normaler Ernährung oder gar wie während des Verdünnungsversuches. Eine solche *Nierenstarre* gegenüber den Schwankungen in der Wasserzufuhr ist immer ein Beweis für doppelseitige, schwere Nierenfunktionsstörungen.

Beispiele: Verdünnungs- und Konzentrationsversuch:

	Hydronephrotische Schrumpfniere		Gesunde Niere	
	Urinmenge	Spez. Gewicht	Urinmenge	Spez. Gewicht
Morgens 7 Uhr	200	1011	250	1014
1 Liter Tee 8 Uhr	60	1010	70	1013
9 ,, ...	90	1008	200	1004
10 ,, ...	70	1007	250	1001
11 ,, ...	50	1007	150	1008
Trockenmahlzeit 12 Uhr . . .	50	1008	100	1012
2 ,, . . .	100	1010	200	1017
Brot und Käse 4 ,, . . .	120	1012	170	1019
6 ,, . . .	110	1013	150	1024

Durch die Verdünnungs- und Konzentrationsprobe wird wohl in erster Linie die Anpassungsfähigkeit der Nieren an die Erfordernisse der Wasserzufuhr geprüft; aber aus ihrem Ausfall lassen sich doch auch Rückschlüsse auf die Ausscheidungsfähigkeit der Nieren für harnfähige Substanzen ziehen. Eine Niere, die je nach der Flüssigkeitszufuhr ihr Sekret rasch verdünnt oder stark konzentriert, scheidet auch meist die in Wasser gelösten, harnfähigen Substanzen in für den Stoffwechsel genügenden Mengen aus. Genauen Aufschluß darüber gibt die in Verbindung mit der Verdünnungs- und Konzentrationsprobe vorgenommene *Bestimmung* der mit jeder einzelnen Harnportion ausgeschiedenen *Harnstoff-* und *Kochsalzmengen.* Dabei sind für die Beurteilung der Sekretionskraft der Nieren weniger die absoluten Zahlen der ausgeschiedenen Mengen, als vielmehr der Grad ihrer von der Wasserzufuhr abhängigen Mengenschwankungen maßgebend. Eine Bestimmung der Gesamtmenge des in 24 Stunden ausgeschiedenen Harnstoffes und Kochsalzes wird für die Beurteilung der Nierenfunktion nur verwertbar, wenn tagelang die zugeführten Nahrungsmengen genau auf ihren Stickstoff- und Chloridgehalt untersucht werden.

c) Farbstoffproben. Eine leicht durchführbare Belastungsprobe bilden die Farbstoffproben der Nierenleistungsfähigkeit. Wenn die Nieren körperfremde, in den Kreislauf gelangte Farbstoffe rasch durch den Harn auszuscheiden vermögen, so werden sie in der Regel auch fähig sein, den physiologischen Anforderungen des Körpers an ihre Ausscheidungsfähigkeit für harnfähige Substanzen zu genügen. Die eine der gebräuchlichsten Farbstoffproben, die *Indigoprobe,* wird am besten in Verbindung mit der Cystoskopie zur Funktionsprüfung jeder einzelnen der beiden Nieren verwendet in Form der Chromocystoskopie. Über diese wird weiter unten berichtet. Eine andere zur Beurteilung der Gesamtfunktion der Nieren sehr empfehlenswerte Methode ist die *Phenolsulfophthalein-probe.* Dem Kranken, der vor Beginn der Probe seine Blase entleeren muß, wird genau 1 cm³ einer alkalischen Lösung von Phenolsulfophthalein (= 6 mg) — im Handel in Ampullen käuflich — in die Lumbal-

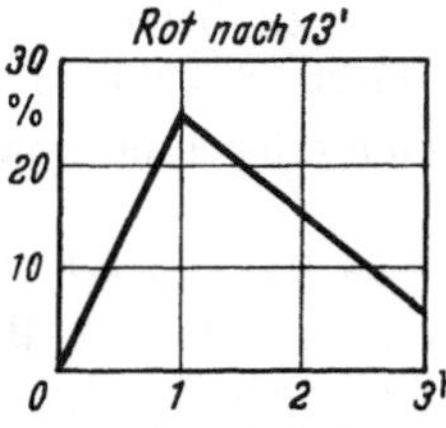

Abb. 38. Normale Ausscheidung von Phenolsulfophthalein.

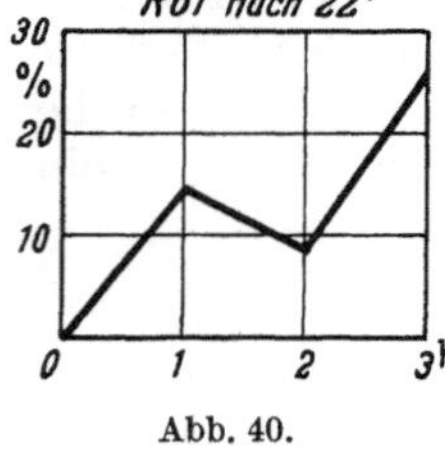

Abb. 39. Verminderte Ausscheidungsmenge des Farbstoffes bei normaler Kurvenform.

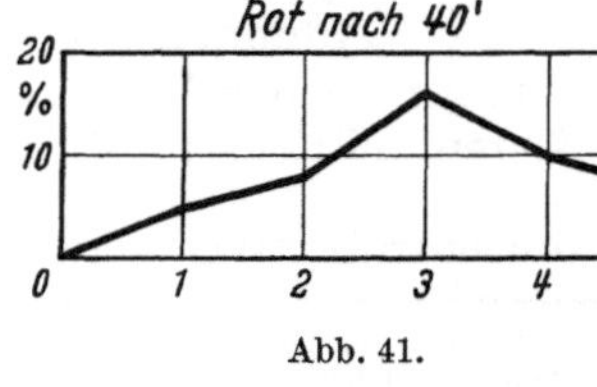

Abb. 40.   Abb. 41.
Verminderte und verzögerte Farbstoffausscheidung.

muskulatur injiziert. Die Lumbal- ist der Glutäalmuskulatur als Injektionsstelle vorzuziehen, weil sie, frei von Fettschichten, eine gleichmäßige Resorption des Farbstoffes sichert. Die Injektion intravenös zu machen, hat sich mir als unnötig erwiesen. Nach der Farbstoffinjektion ist der Kranke anzuhalten, von 5 zu 5 Minuten in ein wenige Tropfen 10%iger Natronlauge haltendes Glas zu urinieren. Vom Moment ab, da der entleerte Urin in Mischung mit der Natronlauge eine deutlich rote Färbung annimmt, muß nun der Urin von Stunde zu Stunde getrennt aufgefangen und jede Stundenmenge am AUTENRIETHschen oder einem ähnlichen Colorimeter, das auf die benutzte Testflüssigkeit abgetönt ist, auf ihren Farbstoffgehalt geprüft werden. Handelt es sich um Patienten, die ihre Blase nicht spontan vollkommen entleeren können, so ist es notwendig, während der Dauer der Beobachtung, die sich auf 3 Stunden erstreckt, einen Dauerkatheter in die Blase einzulegen. Zur Bestimmung des Farbstoffgehaltes jeder Stundenportion des Harns muß jede einzelne Stundenmenge mit 10% Natronlauge bis zu ihrer maximalen Rotfärbung alkalisiert und nachher mit Brunnenwasser bis auf 1000 g verdünnt werden. Durch Vergleich mit der Testflüssigkeit des Colorimeters läßt sich der Farbstoffgehalt des Urins leicht in Prozenten bestimmen. Eine am Colorimeter angebrachte Skala läßt deren Zahl ablesen.

Die Zeit zwischen Farbinjektion und Beginn der Farbstoffausscheidung schwankt bei Gesunden zwischen 5—15 Minuten. Bei Kranken verlängert sie sich bis auf 1 Stunde. Viel wichtiger zur Beurteilung der Nierenfunktion als der Beginn der Farbstoffausscheidung ist deren weiterer Verlauf. Bei Gesunden werden in der 1. Stunde nach Beginn des Übertrittes von Farbstoff in den Harn von diesem 40—60% ausgeschieden, in der 2. Stunde 20—30%, in der 3. Stunde 5—15%. Bei Nierenkranken vermindert sich die ausgeschiedene Farbstoffmenge um so mehr, je hochgradiger die Nierenfunktion geschädigt ist; es sinkt die Ausscheidungsmenge in der 1. Stunde auf 10—20%, ja sogar unter 10%, in der 2. und 3. Stunde auf allerkleinste Mengen.

Während bei gesunden Nieren die Ausscheidung immer in der 1. Stunde den höchsten Anstieg erreicht, in der 2. Stunde deutlich abfällt und in der 3. Stunde sich sehr stark vermindert, zeigt bei kranken Nieren die Ausscheidungskurve häufig einen anderen Verlauf. Der erste Anstieg kann sich bei kranken Nieren erst in der 2., ja sogar ausnahmsweise in der 3. Stunde finden. Zum raschen übersichtlichen Vergleich des Ausfalles der verschiedenen Proben ist es zweckmäßig, die gefundenen Ausscheidungswerte in eine Kurve einzutragen (Abbildungen 38—41).

Die Phenolsulfophthaleinprobe ist ein ziemlich feiner Indicator für Störungen der Nierenfunktion. Sie leistet Ähnliches wie die Ausscheidungsprobe für Harnstoff. Schon geringe Mängel der Gesamtleistung der Nieren äußern sich in einer verminderten und verzögerten Ausscheidung des Phenolsulfophthaleins. Es gilt im allgemeinen die Regel: Je ausgedehnter die Erkrankung des Nierenparenchyms, um so geringer die Farbstoffausscheidung. Aber die Grenzlinie der Nierenleistungsfähigkeit, jenseits derer dem Kranken Urämie droht, jenseits derer deshalb eine Nephrektomie oder eine andere schwere Operation an den Harnwegen dem Kranken nicht mehr zugemutet werden darf, läßt die Phenolsulfophthaleinprobe nicht sicher erkennen. Die stündlich ausgeschiedenen Farbstoffmengen schwanken selbst unter physiologischen Bedingungen um 5—20%; sie wechseln auch bei kranken Nieren innerhalb weniger Tage recht erheblich. Man darf deshalb die Grenzen, innerhalb welcher die Leistungsfähigkeit der Nieren noch als genügend zu betrachten ist, nicht in starren Prozentzahlen berechnen wollen. Es läßt sich aber immerhin sagen, daß, wenn bei der Phenolsulfophthaleinprobe in der 1. Stunde die Ausscheidung unter 20% bleibt, die Situation sehr kritisch ist; daß sie bei einer Ausscheidung unter 10% so hoffnungslos ist, daß kein schwerer operativer Eingriff gewagt werden soll. Dagegen bietet ein Wert von über 30% Farbstoffausscheidung in der 1. Stunde eine ziemlich sichere Garantie für eine gute Nierenfunktion.

Auch die *Reaktionsumschlagprüfung*, die Säure-Alkali-Ausscheidungsprobe des Harns nach REHN, wobei die Änderung der Wasserstoffionenkonzentration bei plötzlicher Änderung der Säureverhältnisse des Blutes als Grundmesser für die Funktionskraft der Niere benutzt wird, hat sich nicht einzubürgern vermocht. Sie gibt keine zuverlässigeren Resultate als die früher gebräuchlichen Funktionsprüfungen und ist wesentlich umständlicher als diese.

Technik. Der Kranke erhält nüchtern 20 Tropfen verdünnter Salzsäure in 300—400 cm³ Wasser. Am Harn wird der Säureausscheidungsgrad durch den p_H-Wert bestimmt. Danach werden dem Patienten 50 cm³ einer 4%igen Natriumbicarbonatlösung intravenös eingespritzt und der Harn alle 3—5 Minuten auf seinen p_H-Wert geprüft. Bei gestörter Nierenfunktion tritt die Alkalisierung langsamer ein als bei normaler. Zur Vereinfachung der Methodik wurde empfohlen, statt intravenös das Alkali per os zu verabreichen (15 g Natr.

bicarb. in 400 cm³ Wasser). Zeigt der Urin unmittelbar vor der Belastungsprobe keine Rotfärbung mit Phenolphthalein, $1^1/_2$—2 Stunden nachher gute Rotfärbung, so ist die Nierenfunktion gut, bleibt auch nach 2 Stunden Rotfärbung aus, so besteht Insuffizienz. Die Probe kann am Gesamturin und auch an den beiden durch Ureterkatheter gesondert aufgefangenen Nierensekreten ausgeführt werden.

d) Kryoskopie des Blutes und Bestimmung des Reststickstoffes im Blute. Unser Urteil über die Leistungsfähigkeit der Nieren wird wesentlich erweitert, wenn diese nicht nur am Urin kontrolliert wird, sondern auch an der Menge der im Blute kreisenden, harnfähigen Substanzen, deren Ausscheidung den Nieren obliegt. Finden sich im Blute normale Mengen harnfähiger Substanzen, so ist daraus auf eine dem Stoffwechsel momentan genügende Tätigkeit der Nieren zu schließen. Sind aber im Blute harnfähige Substanzen in ungewöhnlicher Menge angereichert, so beweist dies eine ungenügende Nierenfunktion. Die Menge der harnfähigen Substanzen im Blute wird bemessen durch die Bestimmung der molekularen Konzentration des Blutes mit Hilfe der Gefrierpunktsbestimmung, der sog. Kryoskopie und durch die Bestimmung des Reststickstoffes im Blutserum.

α) Kryoskopie des Blutes. Den Zellen des Organismus ist eine gleichmäßige Tätigkeit nur möglich, wenn das sie umspülende und ernährende Blut in seinem osmotischen Drucke gleichbleibt. Diese Beständigkeit seiner molekularen Konzentration wird dem Blute im Organismus durch mehrere Regulatoren, von welchen der wichtigste die Nierensekretion ist, erhalten. Ist die Nierentätigkeit normal, so bleibt, gleichgültig, welche Mengen Wasser, Stickstoff oder Chloride dem Organismus zugeführt werden, die Menge der im Blute gelösten Moleküle immer ungefähr gleich. Es schwankt deshalb der Gefrierpunkt des Blutes, der von dessen molekularer Konzentration abhängt, nur zwischen —0,53 und —0,56°. Wird aber die Ausscheidungsfähigkeit der Nieren infolge einer Erkrankung geschädigt, so bleibt die Konstanz der molekularen Konzentration des Blutes nicht mehr gewährleistet. Es können sich unter dem Einfluß der Ernährung im Blute harnfähige Moleküle anstauen, die von der Niere nicht mehr in genügendem Maße ausgeschieden werden. Die dadurch bedingte Erhöhung der molekularen Konzentration des Blutes äußert sich in einer Erniedrigung des Blutgefrierpunktes. Solange diese Erniedrigung nur gering ist, auf —0,57° bis —0,59° hinabgeht, ist darin noch kein wesentlicher Mangel der Nierenfunktion zu erkennen. Sinkt aber der Blutgefrierpunkt unter —0,6°, so ist darin das Anzeichen einer gefahrdrohenden Insuffizienz der Nieren gegeben.

Klinische Erfahrungen lassen einzelne Autoren glauben, daß bei einem Blutgefrierpunkt unter —0,6° ein schwerer, operativer Eingriff an den Nieren nicht mehr erlaubt sei, eine Nephrektomie fast sicher den Tod des Operierten durch Urämie zur Folge haben würde.

So feststehende Richtlinien in der Indikationsstellung der Nephrektomie gibt aber die Kryoskopie des Blutes meines Erachtens nicht. Wenn auch eine starke Erniedrigung des Blutgefrierpunktes immer den Verdacht auf eine Insuffizienz der Nieren erwecken muß, so ist andererseits doch auch nicht zu vergessen, daß diese Insuffizienz nur vorübergehender Natur sein kann, bedingt durch Toxinwirkung der einen eitrigen auf die andere, nicht-eitrige Niere oder durch ungünstige Blutzirkulation in der Niere, z. B. infolge von Herzleiden oder durch Druck großer Abdominaltumoren auf die Nierengefäße oder verursacht durch Reflexwirkungen auf die Sekretionsnerven der Nieren. Ferner ist zu beachten, daß nicht nur die Nieren allein, sondern auch andere Organe des Körpers, so vor allem die Leber, von Einfluß auf die molekulare Konzentration des Blutes sind. Jedenfalls habe ich wiederholt, trotz sehr tiefen Standes des Blutgefrierpunktes bei —0,65° bis —0,8°, die Nephrektomie mit vollem

Erfolg ausgeführt und nachher den Blutgefrierpunkt normal werden sehen. Wenn also auch das Sinken des Blutgefrierpunktes unter die normalen Grenzen von —0,56⁰ zu besonderer Vorsicht in der Indikation der Nephrektomie mahnt, so darf doch in diesem tiefen Blutgefrierpunkt keine absolute Gegenindikation der Nephrektomie gesehen werden.

Technik der Kryoskopie des Blutes. Ungefähr 10 cm³ dem Kranken aus einer Cubitalvene entnommenes Blut werden in den zentralen Glaszylinder des BECKMANNschen Gefrierpunktbestimmungsapparates (Abb. 42) gebracht, durch Quirlen mit dem Rührer defibriniert und gleichzeitig von seiner Kohlensäure befreit. In das nun hellrot gewordene, defibrinierte Blut wird das GOETZEsche, in $^1/_{100}$ Grade eingeteilte Thermometer eingetaucht. Danach wird der das Blut haltende Glaszylinder von einem einen Luftmantel bildenden größeren, zweiten Glaszylinder umgeben und in eine Kältemischung (Eis und Salz) von —5,0⁰ getaucht. Das Blut wird, damit seine peripheren Schichten nicht rascher als seine zentrale abkühlen, ständig gemischt durch gleichmäßiges Heben und Senken eines das Thermometer ringförmig umgebenden Rührers. Allmählich sinkt die Temperatur des Blutes, schließlich sogar bis unter dessen Gefrierpunkt. Sowie nun im gefrierenden Blute Eiskristalle sich zu bilden anfangen, wird Wärme frei, und die vordem unter den Gefrierpunkt gesunkene Queksilbersäule steigt plötzlich rasch an, bis sie auf der Skala den Stand des Gefrierpunktes des untersuchten Blutes erreicht. Dort bleibt sie eine Weile ruhig stehen, sinkt dann aber allmählich mit weiterschreitender Unterkühlung des Blutes bis auf den Temperaturstand der das Blut umgebenden Kältemischung. Zur Vermeidung von Fehlerquellen ist nach Auftauen des Blutes eine zweite Kontrolluntersuchung stets angezeigt; bei Differenzen ist aus den gefundenen Werten das Mittel zu nehmen.

Da von allen harnfähigen Substanzen, die infolge der Insuffizienz der Nieren im Blute zurückbleiben und dadurch die molekulare Konzentration des Blutes erhöhen, die stickstoffhaltigen Schlacken des Eiweißstoffwechsels (Harnstoff, Harnsäure, Kreatinin, Ammoniak usw.) klinisch die ausschlaggebendsten sind, wird statt der Kryoskopie des Blutes heute häufiger die

β) Bestimmung des Reststickstoffes, bzw. Harnstoffes im Blute zur Beurteilung der Nierentätigkeit vorgenommen.

Beim gesunden Menschen finden sich bis zu 50 mg Reststickstoff in 100 cm³ Blutserum. Wenn auch ab und zu höhere Werte (60—70 mg) bei scheinbar nierengesunden Menschen gefunden wurden, z. B. nach Operationen mit erheblichen Weichteilschädigungen, so müssen doch dauernd 50 mg übersteigende Werte als Zeichen krankhafter Stickstoffretention im Blute aufgefaßt werden. Bei urämischen Zuständen des Kranken steigt die Menge des Reststickstoffes auf 200 und 300 mg je 100 cm³ Blutserum. Der Anstieg zu so hohen Werten erfolgt vor Ausbruch der Urämie meist sehr rasch, was sich durch kurz aufeinanderfolgende Kontrolluntersuchungen leicht nachweisen läßt. In diesem raschen Ansteigen der Stickstoffwerte des Blutes ist immer das Zeichen einer besonders üblen Prognose zu sehen.

Ganz ähnliche Befunde gibt die Bestimmung des *Harnstoffes*. Diese wird oft der Bestimmung des Reststickstoffes vorgezogen, weil sie durch das einfache Bromlaugeverfahren erreicht werden kann. In 100 cm³ Blutserum finden sich normalerweise auch nicht mehr als 60 mg Harnstoff. Übersteigt die Harnstoffmenge 80 mg je 100 cm³ Blutserum, so ist auf eine Niereninsuffizienz zu schließen. In französischen Lehrbüchern ist die Harnstoffmenge meist auf 1 Liter berechnet

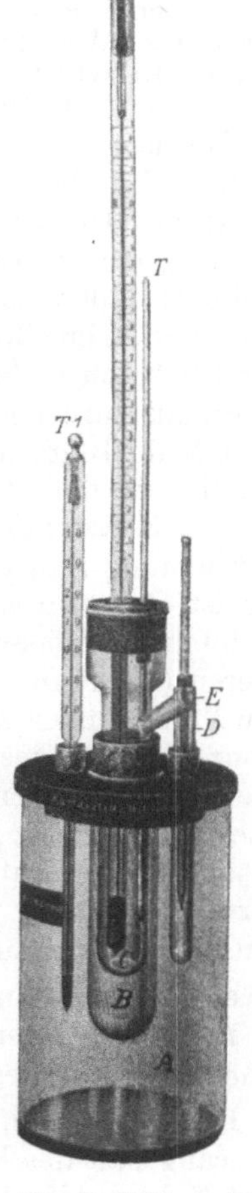

Abb. 42. Gefrierpunktbestimmungsapparat. (Nach BECKMANN.)

und deshalb 0,6 g Harnstoff als obere Grenze des Normalen angegeben. Harnstoffmengen über 1,0 g je Liter werden als Zeichen ausgesprochener Azotämie hingestellt.

Diese Werte gelten aber nur für das Bromlaugeverfahren. Bei diesem Verfahren wird nicht nur der Stickstoff aus dem Harnstoff bestimmt, sondern noch aus andern Substanzen, die im enteiweißten Serum vorhanden sind. Man darf damit rechnen, daß die mit der Bromlaugemethode gefundenen Werte 10—20 mg-% zu hoch sind. Wenn auf wissenschaftliche Genauigkeit Wert gelegt wird, müssen die andern uns zur Verfügung stehenden Methoden angewendet werden, die Bestimmung des Harnstoffes durch die Ureasemethode oder mit dem VAN SLYKEschen Apparat.

Ebensowenig wie die Blutkryoskopie gibt die Bestimmung des Reststickstoffes oder Harnstoffes im Blute einen eindeutigen Aufschluß über die Nierenfunktion. Die Stickstoff- oder Harnstoffmengen können sich im Blute ohne Störung der Nierenfunktion durch gesteigerten Eiweißzerfall im Organismus mehren; andererseits kann ausnahmsweise die Menge des Reststickstoffes oder Harnstoffes im Blute trotz stark geschädigter Nierenfunktion normal bleiben, der Stickstoff nicht im Blute, sondern nur in den Geweben des Organismus im Übermaß zurückgehalten werden. In der Regel gehen aber die Kurven von Rest-N im Blute und in den Geweben, besonders im Muskel, einander ziemlich parallel, so daß die Höhe des Rest-N im Blute wirklich ein ungefähres Maß für die N-Retention im Organismus gibt. Die Reststickstoff- oder Harnstoffbestimmung genügt aber nie an sich allein zur Beurteilung der Nierenfunktion. Sie ist stets nur als eine die Belastungsproben der Nieren ergänzende Untersuchung aufzufassen. Dabei ist zu beobachten, daß die Belastungsproben der Nieren (Verdünnungs- und Konzentrationsprobe, Farbstoffausscheidungsproben usw.) viel früher als die Untersuchung auf Reststickstoff oder die molekulare Konzentration des Blutes Mängel der Nierenfunktion anzeigen. Bei geringgradigen Störungen der Nierenfunktion ist der Blutbefund meist noch normal, während sich die gestörte Nierenfunktion schon deutlich im Ausfall der Belastungsproben äußert. Erst wenn die Belastungsproben eine recht erhebliche Verminderung der Nierenleistungsfähigkeit ergeben, weist auch der Blutbefund abnorme Werte auf.

e) Indicanbestimmung. Zur Ergänzung des Urteils über die Nierenfunktion ist neben der Rest-N- und Harnstoffbestimmung die Schätzung des Indicangehaltes des Blutes anzuempfehlen.

Bei plötzlichen, akut einsetzenden Störungen der Nierenfunktion steigt der Indicangehalt des Blutes viel langsamer an als der Rest-N-Gehalt. Trotz hohem Rest-N kann die Indicanmenge lange normal bleiben. Aber bei langsam einsetzenden, stetig sich steigernden chronischen Nierenerkrankungen mehrt sich der Indicangehalt des Blutes rascher als der Rest-N. Immer ist der Indicanwert viel weniger von Ernährungseinflüssen abhängig als der N-Gehalt des Blutes. Hohe Indicanwerte des Blutes sind deshalb immer von noch größerer prognostischer Bedeutung als hohe Rest-N-Zahlen.

Eine bequeme Methode zu einer für klinische Zwecke genügenden Schätzung der Indicanwerte des Blutes ist die Methode ROSENBERG.

4 cm³ Serumfiltrat (Blutserum 1 : 1 mit 20% Trichloressigsäure enteiweißt) werden durchgeschüttelt mit 0,4 cm³ 5%igem Thymolspiritus + 4 cm³ OBERMEYER-Reagens (2 cm³ Liq. ferri sesquichlorat. in 250 cm³ rauchender Salzsäure). 20 min stehen lassen. Ausschütteln mit 2 cm³ Chloroform. Violettfärbung des Chloroforms bedeutet krankhafte Vermehrung des Indicans im Blutserum (ungefähr 0,16 mg-% statt normal 0,04—0,107 mg-%), Farblosigkeit des Chloroforms spricht für normalen Indicangehalt.

Mit den geschilderten Prüfungsmethoden der Gesamtleistung der Nierensekretion ist mit einiger Zuverlässigkeit zu erkennen, ob die beiden Nieren gemeinsam den Anforderungen des Stoffwechsels in der Ausscheidung der harnfähigen Substanzen zu genügen vermögen oder nicht.

Eine Niereninsuffizienz äußert sich in ungewöhnlich tiefem Stande des Blutgefrierpunktes (unter -0.6^0), in krankhafter Steigerung des Reststickstoffes im Blutserum, in stark verminderter Anpassungsfähigkeit der Niere bei der Verdünnungs- und Konzentrationsprobe (Nierenstarre), in schlechter Ausscheidung von körperfremden Farbstoffen. Solche Insuffizienzerscheinungen beweisen Doppelseitigkeit des Nierenleidens.

f) Die Clearancemethoden. Eine Verfeinerung der Nierenfunktionsprüfung, die Möglichkeit, die gesamte Leistungsfähigkeit der Nieren zuverlässig zu beurteilen, glaubte AMBARD durch die Bestimmung der sog. *„Konstante"* zu bieten. AMBARD fand als physiologisches Gesetz, daß die Harnstoffausscheidung im Harn immer dem Quadrat des Harnstoffgehaltes des Blutes proportional geht. Er drückt dieses Konstantbleiben der Verhältnisse zwischen Harnstoffkonzentration im Blute und Harnstoffausscheidung im Harn in der Formel aus (Konstante):

$$K = \frac{Ur \text{ (Harnstoff im Blute)}}{D \text{ (Gesamtharnstoffausscheidung im Urin)}}$$

Vollkommen richtig wird diese Formel allerdings erst durch einige kleine Ergänzungen. Weil die Harnstoffausscheidung im Harn von der Größe, d. h. von der Sekretionsfläche der Nieren einigermaßen abhängig ist, so muß auch die Größe der Niere in der Formel berücksichtigt werden. Da nun die Größe der Niere beim untersuchten Kranken nicht bekannt ist, im allgemeinen aber proportional zum Körpergewicht ist, so soll statt der Nierengröße das Körpergewicht in obiger Formel in der Weise mitberechnet werden, daß die Zahl der im Harn ausgeschiedenen Harnstoffmenge (D) multipliziert wird durch das Verhältnis des normalen Körpergewichtes (70 kg) zu dem wahren Körpergewicht des untersuchten Patienten (P), also $D \cdot 70 : P$. Außerdem muß, um die bei den einzelnen Untersuchungen gefundenen Harnstoffkonstanten unter sich vergleichen zu können, die Konstante auf ein Mittelmaß der Harnkonzentration umgerechnet werden. Als solches Mittelmaß bezeichnet AMBARD 25:1000. In Anführung dieser Korrektur lautet die korrigierte Formel der Konstante:

$$K = \sqrt{\frac{Ur}{\dfrac{D \cdot 70}{P}}} \cdot \sqrt{\frac{c}{25}} \cdot$$

Beim gesunden Menschen beträgt diese ureosekretorische Verhältniszahl nach AMBARD ungefähr 0,07. Bei leichten Störungen der Nierenfunktion steigt sie auf 0,1. Geht sie aber auf 0,2 oder darüber hinaus, so soll darin ein Zeichen beginnender Urämie zu sehen sein.

Wie weit die Konstante von AMBARD in Wahrheit über die Nierenfunktion Aufschluß gibt, ist umstritten. Festgestellt ist, daß sie jedenfalls bei Fieber, bei Diabetes, bei stärkerer Kochsalzzufuhr zum Organismus, bei hydropischen Formen der Nephritis ein falsches Bild der Nierenfunktion gibt. Hemmend für die Verwertbarkeit der Methode ist auch, daß jeder Eiweißgehalt des Harns die Ziffer der Konstante an sich schon herabsetzt und dadurch die Zuverlässigkeit der Konstanteberechnung stört. Die AMBARDsche Konstante ist deshalb nur mit äußerster Vorsicht, nach der Ansicht vieler überhaupt nicht zur Beurteilung der Nierenfunktion und zur Prognosestellung bei operativen Eingriffen zu verwerten.

Der Gedanke AMBARD's ist im Jahre 1928 von den amerikanischen Autoren MÖLLER, MacINTOSH und VAN SLYKE neu aufgenommen worden unter dem Begriff „Clearance" und hat als solcher Eingang gefunden zur Bestimmung des

Glomerulusfiltrats und der Durchströmung der Nieren, sowie zur Aufklärung der Größe der Rückresorption und Exkretion in den Tubuli.

Die Clearance eines Stoffes ist das Verhältnis zwischen der Urinausscheidung je Minute und der Konzentration im Plasma. Sie wird UV/P geschrieben. In dieser Formel ist U die Konzentration des Stoffes im Urin in Milligramm je Kubikzentimeter, V das Volumen des Urins je Minute und P die Konzentration des Stoffes im Plasma in Milligramm je Kubikzentimeter. Anders ausgedrückt stellt die Clearance eines Stoffes das Plasmavolumen in Kubikzentimeter dar, das die Nieren in einer Minute von dem untersuchten Stoffe reinigen können. Diese Zahl entspricht keinem biologischen Vorgang, sondern sie stellt einen rechnerischen Begriff dar. Die ausgeschiedene Substanzmenge wird anstatt in Milligramm in Kubikzentimeter Plasma ausgedrückt, so wie man z. B. eine Nahrungsmittelmenge in Gramm und in Calorien ausdrücken kann.

Wenn eine Substanz gefunden wird, die im Blut nicht an Eiweiß gebunden ist, und infolgedessen durch die Glomeruli vollständig abfiltriert werden kann, und in den Tubuli nicht rückresorbiert wird, bietet die Bestimmung ihrer Clearance die Möglichkeit, die Größe des Glomerulusfiltrats zu bestimmen. Nacheinander wurde dies vom Harnstoff und vom Kreatinin behauptet und widerlegt. Bewiesen ist das Vorhandensein der erwähnten beiden Vorbedingungen für das Inulin, ein Fructosepolysaccharid aus Dahlienknollen. Es wird von keinem Enzym des Körpers angegriffen und erscheint in keinem Exkret als Urin. Seine Clearance beträgt beim normalen Individuum 130, d. h. in der Minute werden 130 cm³ Glomerulusurin gebildet oder die enorme Menge von etwa 180 Litern Glomerulusurin im Tag. Davon werden etwa 99 % in den Tubuli rückresorbiert, um die normale tägliche Urinmenge von 1,5—2 Liter zu bilden.

Es gibt Substanzen, bei denen die Clearance größer ist wie das Glomerulusfiltrat, bei denen also zur Filtration noch eine Exkretion (durch die Tubuli) hinzukommen muß. Unter diesen Substanzen gibt es körperfremde, bei denen das Reinigungsvermögen der Niere so groß ist, daß in einer einzigen Passage des Blutes durch die Nieren die ganze Substanz ausgeschieden wird. Die Bestimmung ihrer Clearance gestattet infolgedessen am Lebenden die Durchblutung der Niere zu messen. Zu diesen Substanzen gehören das Diodrast (Perabrodil) und vor allem die Paraaminohippursäure (Hippuran), beides Substanzen, die zur Ausscheidungsurographie verwendet werden.

Diese beiden wichtigen Bestimmungen, die des Glomerulusfiltrates und die der Nierendurchblutung sind schwierig, die Injektion des Inulins ferner von unangenehmen Erscheinungen für den Patienten begleitet. Sie haben deshalb noch nicht allgemeine Verbreitung gefunden, sondern werden vor allem in größeren Kliniken zum Studium der Nephritis verwendet. Dies kann sich mit der Vereinfachung der Methoden ändern.

Ein günstiges Resultat aller Prüfungen der Gesamtleistung der Nierensekretion ist aber andererseits noch kein Beweis für eine unversehrte Sekretionskraft *beider* Nieren. Es kann trotz der guten Gesamtleistung das eine der beiden Organe krank, sogar ganz zerstört sein. Sein Funktionsausfall braucht sich nicht in der Gesamtleistung geltend zu machen, weil er durch die kompensatorisch gesteigerte Tätigkeit der gesunden Niere ausgeglichen wird. Es kann die Gesamtleistung der Nieren normale Werte behalten, selbst wenn beide Nieren krank sind. Denn was die erkrankten Gewebebezirke nicht zu leisten vermögen, kompensieren die gesund gebliebenen Nierenteile durch gesteigerte Tätigkeit. *Die Bestimmung der Gesamtleistung der Nieren läßt uns die für die chirurgische Behandlung von Nierenleiden schwerwiegende Frage, ob nach Wegfall der einen*

Niere die andere imstande wäre, allein den Anforderungen des Stoffwechsels zu genügen, nicht beantworten. Dies wird nur ermöglicht durch die

2. Prüfung der Einzelleistung jeder der beiden Nieren.

Die erste zur Beantwortung vorliegende Frage, ob beide Nieren an der Harnsekretion teilnehmen oder nur eine von ihnen, läßt sich schon durch die einfache *Cystoskopie* entscheiden. Diese läßt sehen, ob aus beiden Ureteren Harn austritt oder nicht.

Nur bei flüchtiger Beobachtung sind Täuschungen durch ein „Leergehen" des Ureters möglich. Es kann trotz vollkommenen Verschlusses des Harnleiters durch einen Stein oder durch eine Harnleiterknickung die Harnleitermündung regelmäßige Kontraktionen zeigen, ohne daß aus dem Ureter Harn ausgeworfen wird. Der Mangel eines sichtbaren Flüssigkeitswirbels vor der Mündung charakterisiert solche „leere" Kontraktionen.

Gleichzeitig erlaubt die Cystoskopie manchmal aus einer durch Beimischung von Blut oder Eiter sichtbar werdenden Trübung des einen oder anderen aus den Ureteren austretenden Harnstrahls oder durch den Befund entzündlicher Veränderungen der Harnleitermündungen, wie ödematöse Schwellung oder starre Infiltration der Mündungslippen, eitrige Beläge oder ulceröse Zerstörung, wichtige Rückschlüsse auf die Lokalisation des Nierenleidens.

a) Chromocystoskopie. Einen viel weiteren Einblick in die Tätigkeit und den Zustand der Nieren gibt die Cystoskopie, wenn sie mit der *Indigoausscheidungsprobe* der Nieren verbunden wird. Die Technik dieser *Chromocystoskopie* ist sehr einfach.

Es werden dem Kranken in den oberen, äußeren Quadranten der Glutäalmuskulatur oder in den Musc. rectus femoris 3—4 cm³ einer 4%igen Indigocarminlösung injiziert (sterilisiert im Wasserbad oder steril den käuflichen Ampullen entnommen). Da der Farbstoff nicht in wirklicher Lösung, sondern nur in feiner Suspension dem Körper einverleibt wird, ist die Vorsichtsmaßnahme nötig, vor der Injektion sich durch Aspiration zu überzeugen, daß die eingestochene Nadel mit ihrer Spitze nicht in einer Vene steckt. Die intravenöse Injektion des Farbstoffes in die Blutbahn bringt die Gefahr einer Embolie. Einerseits dieser Gefahr wegen (einige embolische Schädigungen sind gemeldet), andererseits, weil das plötzliche große Angebot von Farbstoff an die Nieren durch die intravenöse Farbinjektion feine Unterschiede der Sekretionskraft beider Nieren verwischt (z. B. bei einseitiger beginnender Nierentuberkulose), ziehe ich die intramuskuläre Einverleibung des Indigocarmins der intravenösen zur Nierenfunktionsprüfung vor.

Der eingespritzte Farbstoff wird als körperfremd von den Nieren ausgeschieden. Bei normal arbeitender Niere wird schon 6—8 Minuten nach intramuskulärer Injektion die Blaufärbung des Harns sichtbar (Abb. 43). Eine kranke Niere vermag den Farbstoff nicht so rasch und nicht so stark wie eine gesunde auszuscheiden; die Blaufärbung ihres Urins erfolgt später und schwächer als bei der gesunden Niere. Je ausgedehnter und schwerer das Nierengewebe geschädigt ist, um so langsamer und um so spärlicher wird von ihm der Farbstoff in den Urin abgegeben. Aus dem Grade der Verzögerung und der Verminderung der Farbstoffausscheidung ist daher die Ausdehnung des Krankheitsprozesses in der Niere zu bemessen. Bei der Kontrolle des Farbaustrittes aus den Nieren ist aber stets zu bedenken, daß, wie durch eine Erkrankung des Nierengewebes, auch lediglich mechanisch durch eine Harnstauung im Ureter oder Nierenbecken die Abgabe des Farbstoffes in die Blase verzögert sein kann.

Bei sehr starker Diurese wird der ausgeschiedene Farbstoff hochgradig verdünnt. Dies kann sein erstes Übertreten in den Harn bei der cystoskopischen

Betrachtung leicht übersehen lassen und dadurch eine verspätete Ausscheidung vortäuschen. Deshalb soll der Kranke die letzten 2 Stunden vor der Chromocystoskopie nicht trinken. Im konzentrierten Urin wird die Farbstoffausscheidung cystoskopisch sicherer zu beurteilen sein als im stark verdünnten. Morphiuminjektionen sind vor der Chromocystoskopie zu unterlassen, da sie die Nierensekretion beeinflussen und die Farbstoffausscheidung oft verzögern. Ob der Urin sauer oder alkalisch reagiert, schien mir bei meinen Untersuchungen ohne wesentlichen Einfluß auf die Raschheit der Indigoausscheidung und auf das Sichtbarwerden derselben.

Scheiden beide Nieren intramuskulär eingespritztes Indigocarmin 6—8 Minuten nach der Injektion kräftig aus, so spricht dies für normale Funktionstüchtigkeit beider Nieren. Die *gute Ausscheidung beweist aber nicht, daß beide Nieren anatomisch gesund sind.* Es kann die Niere eine Cyste, ein Hypernephrom, einen umschriebenen Entzündungs- oder gar Eiterherd bergen und trotzdem eine gute Farbstoffausscheidung zeigen, wenn neben dem Krankheitsherd erhebliche Bezirke gesunden, noch nicht durch Fernwirkung von Toxinen geschädigten Parenchyms erhalten sind, die kompensatorisch für die kranken Teile eintreten und die Ausscheidung des Indigo in normaler Weise besorgen können.

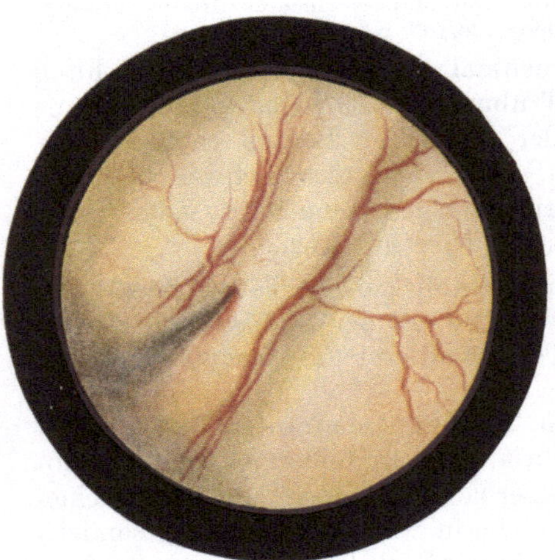

Abb. 43. Indigoausscheidung aus dem Ureter. (Nach BAETZNER.)

Ist die Indigoausscheidung beiderseits vermindert und verlangsamt, so wird dadurch eine doppelseitige Erkrankung der Nieren wahrscheinlich. Es darf eine solche aber nicht mit Sicherheit diagnostiziert werden, bevor durch eine Kontrollprüfung festgestellt ist, ob nicht etwa bloß technische Fehler (Injektion des Farbstoffes in das subcutane Fett statt in die Muskulatur, schlechter Farbstoff) oder nervöse Hemmungen des Patienten eine Verspätung der Farbstoffausscheidung bedingten. Die Nieren besitzen sekretorische Nerven. Psychische Einflüsse können deshalb ihre sekretorische Tätigkeit wesentlich beeinflussen. So kann z. B. die Angst vor der Cystoskopie beim Kranken eine Polyurie erzeugen, durch welche der Beginn der Farbstoffausscheidung wegen allzu starker Verdünnung des Harns verschleiert wird, oder die Angst kann eine nervöse Oligurie oder gar Anurie zur Folge haben, die einen Mangel in der Farbstoffausscheidungsfähigkeit beider Nieren vortäuscht.

Deshalb ist, wenn eine verspätete Indigoausscheidung an beiden Nieren bei der Chromocystoskopie beobachtet wird, immer eine Kontrolluntersuchung notwendig. Es muß stets geprüft werden, ob auch bei Vermeidung aller Eingriffe an den Harnwegen, wie Cystoskopie und Katheterismus und nach möglichst weitgehender Ausschaltung psychischer Erregung des Patienten die Ausscheidung des Farbstoffes verzögert erfolgt oder nicht. Es muß dem Kranken, während er ruhig in seinem Bett liegt, eine intramuskuläre Indigoinjektion gemacht und er angehalten werden, alle 5 Minuten zu urinieren. Wenn jetzt wieder der Farbstoff ungewöhnlich spät und ungewöhnlich schwach im Urin erscheint, dann darf auf eine Niereninsuffizienz, auf eine ernste doppelseitige Nierenerkrankung geschlossen werden.

Am eindeutigsten ist das Ergebnis der Chromocystoskopie, wenn der Urin der einen Niere schon 6—8 Minuten nach der intramuskulären Indigoinjektion stark dunkelblau gefärbt ist, der Urin der anderen Niere dagegen längere Zeit farblos bleibt, erst 15—20 Minuten nach der Injektion eine eben sichtbare Blaufärbung aufweist, diese zudem längere Zeit geringgradiger bleibt als auf der ersten Seite. Eine derart einseitig verminderte und verzögerte Farbstoffausscheidung beweist Parenchymerkrankung der schlecht ausscheidenden Niere oder Harnstauung in ihrem Nierenbecken, dagegen funktionelle Tüchtigkeit, wenn auch nicht anatomische Intaktheit der anderen Niere.

Bei einigermaßen kritischer Verwertung bietet die Chromocystoskopie jedenfalls einen ausgezeichneten ersten Überblick über die Funktionstüchtigkeit der beiden Nieren.

Große Vorsicht heischt die Deutung der Chromocystoskopie bei hämatogenen, nicht eitrigen Nephritiden. Bei diesen prägt sich der Grad ihres Defektes in der Ausscheidung der harnfähigen, körpereigenen Stoffe nicht so regelmäßig in einer Störung der Farbstoffausscheidung aus wie bei den sog. chirurgischen Nierenleiden. Bei ihnen kann die Indigoprobe zu falscher Beurteilung der Nierenfunktion führen.

Die Chromocystoskopie kann, wie zuverlässige Beobachtungen lehren, selbst bei chirurgischen Nierenleiden ausnahmsweise zu Täuschungen in der Beurteilung der Nierenfunktion führen. Sie ist aber trotzdem von hohem klinischem Wert. Denn vieltausendfältige Untersuchungen lehren, daß solche Täuschungen durch die Chromocystoskopie sehr selten sind, die Methode bei richtiger Verwendung fast immer zu richtigem Urteil verhilft. Die außerordentlich wichtige Frage, ob eine krank befundene Niere ohne Gefahr operativer Urämie entfernt werden darf oder nicht, ist durch die Chromocystoskopie mit weitgehender Sicherheit zu beantworten. Zeigt eine Niere normale Ausscheidung des Indigocarmins, so wird sie sich nach Entfernung der anderen fast sicher fähig erweisen, ohne die geringsten, auch nur vorübergehenden Zeichen von Insuffizienz, die gesamte Harnsekretion zu übernehmen.

Die in den ersten 2—3 Tagen nach einer Nephrektomie bestehende Oligurie von 400 bis 600 g bei hohem spezifischem Gewicht ist nicht als Insuffizienzerscheinung aufzufassen, sondern als Folge verminderter Flüssigkeitszufuhr zum Körper und gestörter Blutzirkulation.

Trotzdem soll die Chromocystoskopie immer nur als erste Orientierungsprobe der Leistungsfähigkeit der beiden Nieren gelten. Zu ihrer Ergänzung muß, wenn irgend möglich, eine chemische und physikalische Untersuchung der getrennt aufgefangenen Nierensekrete vorgenommen werden, wenn bei einem Kranken eine Nierenoperation in Frage kommt.

b) Urinseparation. Eine zuverlässige Trennung der Nierensekrete ist ohne blutig-operativen Eingriff nur möglich durch den *Ureterenkatheterismus.* Frühere Versuche, intravesicaler Harntrennung schlugen fehl.

Technik des Ureterenkatheterismus. Die Einführung von Sonden durch die Blase in die Harnleiter gelingt am besten mit Hilfe eines Cystoskops mit geschlossener Optik. Die Konstruktion des optischen Teiles dieses Cystoskops ist ziemlich gleich wie beim Untersuchungscystoskop. Der Durchmesser der Optik wird hier allerdings wesentlich kleiner gewählt, um das Instrument nicht zu großkalibrig werden zu lassen. Denn dem Instrument muß zur Führung des Ureterkatheters ein Leitkanal eingefügt werden, an dessen Ausgang ein Hebel die Katheterspitze lenken läßt. Zahlreiche Modelle von Ureterencystoskopen sind im Gebrauch; alle zeigen dasselbe Grundprinzip. Den meisten haftet der Mangel an, daß nicht alle Teile des Instrumentes auskochbar sind. Den optischen Teil der Ureterencystoskope zuverlässig hitzebeständig zu machen, ist bis jetzt nicht gelungen. Das Auskochen verdirbt die Optik sehr rasch. Deshalb muß meines Erachtens wegen der weittragenden Folgen einer ungenügenden Desinfektion des Ureterencystoskops denjenigen Modellen der Vorzug gegeben werden, bei denen der nicht sterilisierbare Optikteil von dem den Katheter führenden Teil zu trennen ist, so daß wenigstens der letztere mit seinen engen Kanälen und Winkeln durch Auskochen sicher keimfrei gemacht werden kann. Diese Vorzüge bietet das RINGLEBsche Ureterencystoskop (Abb. 44) und das JAHRsche Instrument, das zudem wegen seines kurzen Schnabels auch in geschrumpften Blasen den Ureterenkatheterismus leicht macht. Zur Ureterensondierung bei Kindern und Säuglingen stehen sehr fein gebaute Modelle zur Verfügung.

Die zum Ureterenkatheterismus gebräuchlichen Seidenkatheter, Kaliber Nr. 5—6 sind durch 5 Minuten dauerndes Auskochen in Wasser sterilisierbar. Ihre

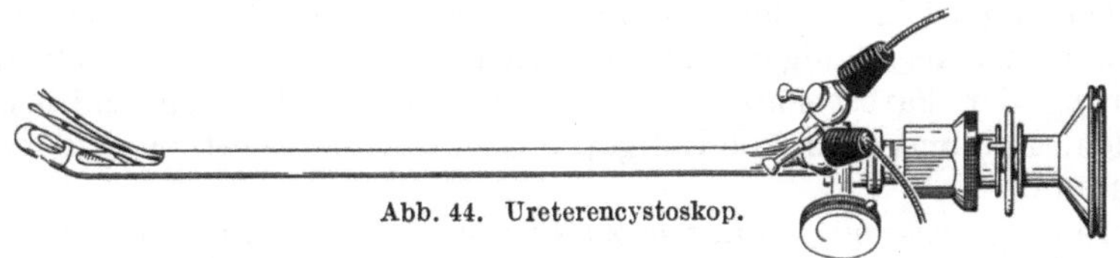

Abb. 44. Ureterencystoskop.

Desinfektion in Formoldämpfen gelingt ihres kleinen Lumens wegen nur unsicher. Als die zweckmäßigsten Ureterenkatheter haben sich mir die zylindrischen erwiesen. Nur bei sehr engen Harnleitermündungen wird eine konische Form des Katheterendes von Vorteil. Zweckmäßig ist es, stets zentimeterweise graduierte Ureterkatheter zu verwenden, da an diesen immer leicht festgestellt werden kann, wie hoch der Katheter in den Harnleiter eingeführt ist.

Die Vorbedingungen zur Ausführung des Ureterenkatheterismus unter Leitung eines Cystoskops mit geschlossener Optik sind die gleichen wie die Vorbedingungen zur Cystoskopie: Gute Durchgängigkeit der Urethra, genügende Kapazität der Blase, Füllung der Blase mit einem klaren, flüssigen Medium.

Wird vor Einführung des Instrumentes die Harnröhrenschleimhaut durch Injektion einer 2%igen Novocain-Adrenalinlösung anästhesiert, so ist bei gesunder Blase der Ureterenkatheterismus nicht schmerzhaft. Bei sehr reizbarer, z. B. tuberkulöser Blase dagegen, löst er heftige und schmerzhafte Tenesmen aus. Es ist deshalb bei sehr empfindlichen Kranken mit reizbarer Blase angezeigt, diese durch Sacralanästhesie unempfindlich zu machen. Allgemeinnarkose oder Morphiuminjektionen sind beim Ureterenkatheterismus unbedingt zu vermeiden, wenn Aufschluß über die Funktionsfähigkeit der Niere gesucht wird. Sie beeinträchtigen die Nierenfunktion und trüben deshalb das Urteil über das Ergebnis der mit dem Ureterenkatheterismus verbundenen Funktionsprüfungen.

Auch nach sorgfältiger Vornahme der Untersuchung treten Reizerscheinungen auf, wie Blasentenesmen, brennende Schmerzen in der Harnröhre bei der Miktion, ab und zu spastische Harnverhaltung, zudem ziehende Schmerzen längs des sondierten Harnleiters, leichte Krämpfe im Nierenbecken, hin und wieder auch Temperatursteigerungen. Sie sind viel geringer, wenn der Kranke vor und nach der Untersuchung Bettruhe innehält. Deshalb ist nicht dringlich genug anzuraten, den Ureterenkatheterismus nicht ambulant auszuführen, sondern stets die Patienten zu seiner Vornahme ins Spital aufzunehmen. Es ist dies um so angezeigter, als auch die übrigen Funktionsprüfungen der Nieren eine Spitalbehandlung nötig machen.

Die Einführung des Ureterencystoskops in die Blase verlangt dieselbe Technik wie beim Untersuchungscystoskop. Es ist darauf zu achten, daß das periphere, aus dem Ureterencystoskop vorragende Ende des Ureterkatheters nirgendwo den Körper des Patienten oder des Untersuchers streift und dadurch infektiös wird. Der hinten über das Cystoskop vorragende Teil des Ureterenkatheters kann zum Schutze seiner Sterilität durch einen leinenen, sackförmigen, sterilisierten Überzug bedeckt werden.

Dem Ureterenkatheterismus ist eine Blasenuntersuchung mit einfachem Untersuchungscystoskop vorauszuschicken. Die Optik des letzteren gibt einen viel besseren Überblick über das ganze Blaseninnere als die Optik des Ureteren-

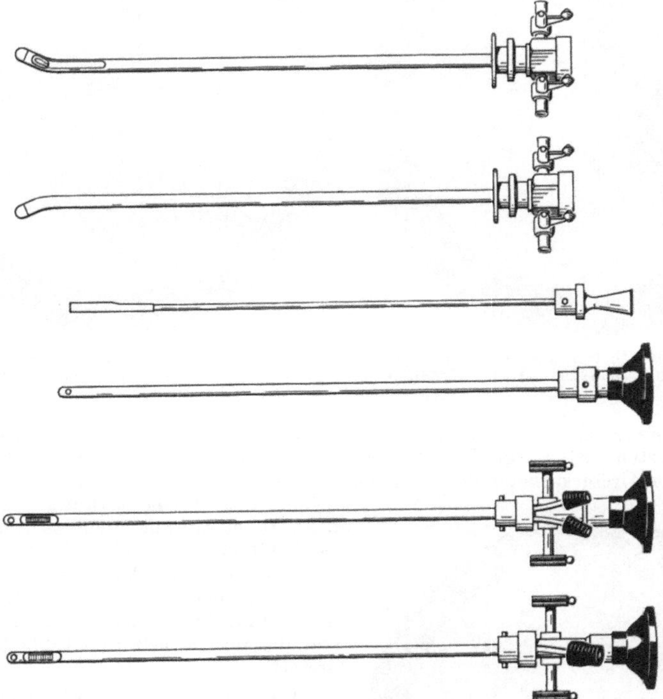

Abb. 45. Universalcystoskop, bestehend aus 2 verschiedenen Schäften, 1 Mandrin, 3 verschiedenen Optiken zur Übersicht, zum doppelseitigen Ureterenkatheterismus und für endovesicale Eingriffe.

cystoskops, dessen Gesichtsfeld klein und dessen Distanz des deutlichen Sehens sehr kurz ist. Durch die vorausgegangene, einfache Cystoskopie ist der Untersucher über Lage und Form der Ureterenmündungen orientiert; ihre Einstellung im engen Gesichtsfeld des Ureterencystoskops wird ihm dadurch erleichtert. Die Cystoskopie gibt zudem auch die nötigen Hinweise, ob beide Harnleiter sondiert werden müssen oder nur einer und welcher. Bei der Einstellung der Harnleitermündungen mit dem Ureterencystoskop soll das Orificium stets am oberen Rande des Gesichtsfeldes zu stehen kommen, damit beim Vorschieben des Ureterkatheters dessen Spitze das ganze Gesichtsfeld durchquert und, stets mit dem Auge verfolgt, mit sicherer Führung in das Orificium eingeschoben werden kann (Abb. 46—48). Wird der Ureter nur in der Absicht katheterisiert, aus ihm das Nierensekret aufzufangen, so genügt es, den Ureterkatheter 5—6 cm hoch in den Harnleiter einzuführen.

Eine höhere Sondierung ist nur angezeigt, wenn im Ureter nach Stenosen, nach Steinen oder im Nierenbecken nach Harnverhaltung geforscht werden soll. Ein Hinaufschieben des Ureterenkatheters bis ins Nierenbecken gäbe wohl die größte Sicherheit, das gesamte Nierensekret durch den Katheter aufzufangen; aber wahllos ausgeführt, würde dieser hohe Katheterismus häufig die Infektionsgefahr der Untersuchung unnötig steigern. Liegt das Katheterauge nur wenige Zentimeter oberhalb der Harnleitermündung, so wird oft aller Harn dieser

Seite durch den Katheter fließen, weil der durch die Ureterperistaltik vom Nierenbecken heruntergetriebene Urin sich naturgemäß vor der verengten Ausmündungsstelle des Harnleiters staut und durch den Ureterkatheter als Ort des geringsten Widerstandes abfließt. Der

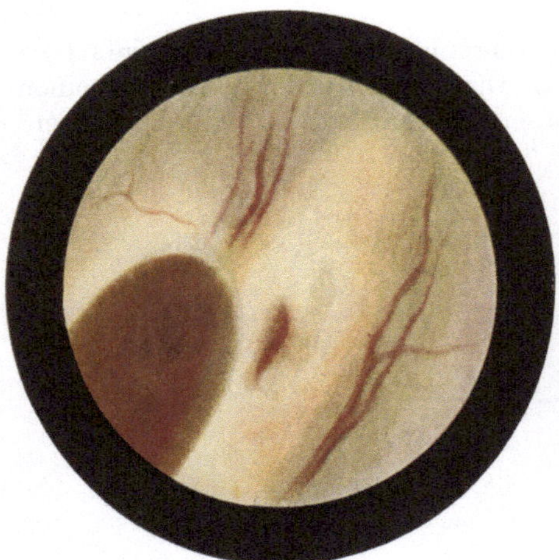

Abb. 46. Ureterenkatheterismus. Erscheinen der Katheterspitze im Gesichtsfeld. (Nach BAETZNER.)

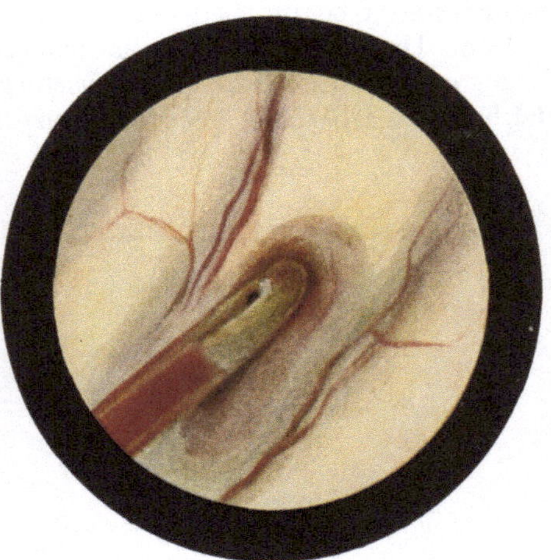

Abb. 47. Katheterende vor der Uretermündung. (Nach BAETZNER.)

Harnleiter des Erwachsenen ist durchschnittlich 25—30 cm lang. Wie hoch das Katheterauge im Ureter steht, ist am graduierten Instrument leicht abzulesen. Ein sicheres Kennzeichen, daß der Ureterkatheter das Nierenbecken erreicht hat, liegt darin, daß nach Einschieben des Katheters auf 25—30 cm Höhe der vordem intermittierend austretende Harn nun plötzlich kontinuierlich in regelmäßiger Tropfenfolge aus dem Katheter abfließt. Geschieht dies schon bei wesentlich weniger hoher Einführung, so ist daraus auf Harnstauung im Harnleiter zu schließen (Hydroureter).

Das Nierensekret fließt durch den im Ureter liegenden Katheter intermittierend in einer Menge von jeweilen 3—5, seltener mehr Tropfen ab. Nur bei krankhaften Harnstauungen im Ureter ist der Abfluß kontinuierlich, solange nicht aller Stauharn abgeflossen ist. Die Intervalle zwischen jeder Harnejaculation durch den Katheter schwanken je nach der Diurese zwischen ungefähr 20—60 Sekunden. Werden die Intervalle während der Untersuchung sehr ungleichmäßig, so ist

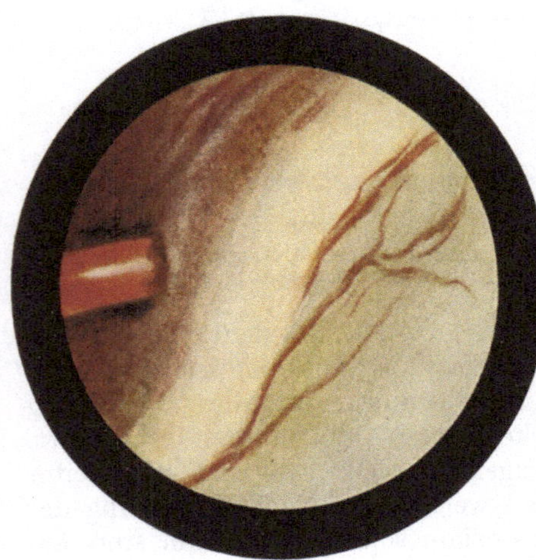

Abb. 48. Katheter in die Uretermündung eingeführt. (Nach BAETZNER.)

stets zu prüfen, ob nicht die eine oder andere Ureterperistaltik das Nierensekret statt durch den Katheter nach außen, neben dem Katheter in die Blase preßt. Die Beobachtung der Uretermündung durch das Cystoskop wird dies immer leicht feststellen lassen, wenn der Nierenharn durch eine vorausgeschickte Indigocarmininjektion blau gefärbt ist. Fließt Harn neben dem Ureterkatheter in die Blase ab, so müssen durch Verschieben des Katheters im Ureter und Durchspritzen kleinster Mengen einer antiseptischen Lösung die Abflußverhältnisse durch den Ureterkatheter wieder gebessert werden, damit möglichst das gesamte Nierensekret durch den Katheter aufgefangen werden kann.

Bei reizbarer Blase kommt es nicht selten vor, daß Blaseninhalt neben dem Ureterkatheter in den Ureter hinaufgetrieben wird und durch den Ureterkatheter nach außen fließt. Dieser *Reflux* von Blaseninhalt in den Ureter ist an dem plötzlichen Wechsel der Farbe des durch den Ureterkatheter ausfließenden Harns zu erkennen. Ein solcher Rückfluß, der leicht diagnostische Täuschungen und außerdem eine Infektion des Ureters und der zugehörigen Niere verursachen kann, ist dadurch zu vermeiden, daß die Blase gleich nach dem Einschieben des Katheters in den Ureter geleert wird.

Während des Ureterenkatheterismus eine künstliche Steigerung der Diurese durch reichlichere Wasserzufuhr zu erzwingen, um möglichst rasch größere Urinmengen zur Untersuchung zu erhalten, ist in der Regel nicht erlaubt. Die Ergebnisse der Nierenfunktionsprüfungen würden dadurch unklar. Jedenfalls wäre zu beachten, daß die gesunde Niere rascher und stärker mit Polyurie auf die Flüssigkeitszufuhr antwortet als die kranke, daß deshalb auf der gesunden Seite eine verhältnismäßig stärkere Verdünnung des ausgeschiedenen Farbstoffes und eine verhältnismäßig hochgradigere Verminderung der Konzentration des Nierenharns auftritt als auf der kranken Seite. Dagegen dürfen bei allzu geringer Diurese während der Untersuchung dem Kranken ganz kleine Mengen kalten Wassers zu trinken gegeben werden; der Kältereiz im Magen reizt die Nieren sofort zu vermehrter Sekretion.

Jeder Ureterenkatheterismus ist mit einer gewissen Infektionsgefahr verbunden. Diese wird auch durch eine zuverlässige Sterilisation des Instrumentariums nicht ganz beseitigt. Der Ureterkatheter kann aus der nie keimfreien Harnröhre und, bei infizierten Harnwegen, aus der Blase Bakterien in den Ureter einschleppen. Diese Gefahr ist allerdings durch eine gute Technik des Katheterismus auf ein sehr geringes Maß zu beschränken. Der Untersucher muß lernen, den Katheter rasch in den Ureter einzuschieben, ohne vorheriges, tastendes Suchen nach der Uretermündung und Herumstochern an der das Orificium umgebenden, oft infizierten Blasenwand. Um auch während des Durchgleitens des Katheters durch die Blasenflüssigkeit ein Eindringen infektiöser Keime aus der Blase in das Innere des Katheters zu vermeiden, ist es zweckmäßig, den Ureterkatheter bis zu seinem Eintreten in die Uretermündung von außen her mit einer aseptischen Flüssigkeit zu durchspritzen. Werden trotzdem Infektionskeime in den Harnleiter eingeschleppt, so können diese durch die Einspritzung einer Protargoloder Höllensteinlösung in den Harnleiter nicht mehr alle getötet werden. Da das eingespritzte Antisepticum zudem die Harnleiterschleimhaut reizt und dadurch ein Festhaften der überlebenden Keime erleichtert, ziehe ich es vor, auf die desinfizierende Einspritzung in den sondierten Harnleiter zu verzichten, dagegen nach Abschluß der Untersuchung dem Patienten neben mäßigen Dosen von Salol einen reichlichen Genuß von Lindenblütentee zu verordnen, um die Harnwege durch diese reichliche, natürliche Durchspülung von den eingeschleppten Infektionskeimen weitgehend zu befreien.

Eine *operative Sondierung der Harnleiter*, entweder von einem hohen Blasenschnitte aus oder von einem Lendenschnitte her durch die geschlitzte Ureterwand, ist nur ganz ausnahmsweise ratsam.

Eine unbedingt zuverlässige Trennung der beiden Nierensekrete gewährleistet einzig der doppelseitige Ureterenkatheterismus. Den diagnostischen Erfordernissen genügt es aber oft, nur den einen Ureter zu katheterisieren und das Sekret der anderen Niere gleichzeitig in der vordem entleerten Blase aufzufangen. Ob dabei die gesunde oder die kranke Seite zu katheterisieren ist, wird sich jeweilen aus dem Ergebnis der Chromocystoskopie ergeben. Der Ureterkatheter, auch wenn er äußerst sorgfältig in den Harnleiter eingeschoben worden ist, reizt bei längerem Verweilen die Harnleiterschleimhaut als Fremdkörper. Er verursacht starke Abschilferung des Epithels, Durchwanderung des Epithelbelages mit Leukocyten, häufig auch leichten Blutaustritt. Es ist deshalb zu trachten, den Ureterkatheter möglichst kurze Zeit im Harnleiter liegen zu lassen, die Trennung der Nierensekrete nicht länger als $1/_2$ bis höchstens $3/_4$ Stunden durchzuführen.

Die Separation der beiden Nierensekrete verfolgt einen doppelten diagnostischen Zweck.

1. Sie soll erkennen lassen, von welcher der Nieren die im Totalurin gefundenen pathologischen Beimischungen wie Eiweiß, Blut oder Eiter stammen.

2. Es soll durch die Trennung der Nierensekrete möglich werden zu bestimmen, welchen Anteil jede der Nieren an der vordem festgestellten Gesamtleistung der Harnsekretion nimmt.

Der erste Zweck des Ureterenkatheterismus, die Feststellung des *Zellenund Eiweißgehaltes der beiden Nierensekrete,* ist durch die Sondierung beider Ureteren leicht zu erreichen. Es ist bei Beurteilung der Befunde nur stets in Berücksichtigung zu ziehen, daß durch das Verweilen des Ureterkatheters im Harnleiter dessen Schleimhaut gereizt wird und dadurch oft spärliche rote und weiße Blutkörperchen, auch kleine Eiweißmengen dem aufgefangenen Urin beigemischt werden. Bei Trennung der Nierensekrete durch einseitigen Ureterenkatheterismus werden dem in der Blase angesammelten Sekret der nicht katheterisierten Niere natürlich immer Absonderungen der Blasenschleimhaut beigemischt.

Das zweite Ziel des Ureterenkatheterismus, die *Bestimmung des Funktionsanteils jeder der beiden Nieren* an der Gesamtleistung der Nierentätigkeit, ist nicht ohne Schwierigkeit zu erreichen. Eine absolute Wertbestimmung der Funktionstüchtigkeit jeder der beiden Nieren ist nicht möglich. Dagegen gelingt es durch Vergleichung der beiden Nierensekrete ungefähr zu ermessen, in welchem Verhältnis die Arbeitsleistungen jeder der beiden Nieren zueinander stehen, welchen Anteil jede der Nieren an der Gesamtleistung nimmt.

Unter normalen Bedingungen scheiden beide Nieren während derselben Zeit gleichzeitig gleiche Mengen eines chemisch und physikalisch, deshalb auch in seiner Konzentration ungefähr gleichartigen Urins aus. Durch Erkrankung der einen Niere wird diese Gleichheit der beiden Sekrete gestört. Der Urin der kranken Niere zeigt nicht nur krankhafte Beimischungen wie Eiter, Blut, Cylinder, Eiweiß usw.; die kranke Niere scheidet auch einen Harn aus, in dem das Mengenverhältnis zwischen Wasser und den im Urin gelösten chemischen Substanzen wesentlich verschieden ist von denen des Harns der gesunden Niere.

Die in der Vergleichszeit von jeder der beiden Nieren ausgeschiedene Harn- bzw. Wassermenge bleibt trotz Erkrankung der einen Niere manchmal lange Zeit gleich. Öfter aber wird von der kranken Niere im Beginne ihres Leidens eine größere Menge Harn ausgeschieden als von der gesunden, bei weiterem Fortschreiten des Leidens meist eine kleinere. In der Konzentration des Urins bleibt die kranke Niere mit Beginn ihrer Erkrankung in der Regel merklich hinter der gesunden zurück; sie vermag die harnfähigen Substanzen nicht mehr in so reicher Menge wie die gesunde Niere auszuscheiden, und zwar um so weniger, je weiter die Erkrankung ihres Parenchyms um sich greift.

Durch den *Vergleich der Mengen und der Konzentration* des von den beiden Nieren während der gleichen Zeit abgesonderten Harns ist zu erkennen, welchen Anteil jede der beiden Nieren an der Gesamtleistung der Nieren nimmt, wieweit die Funktion der einen Niere durch die Erkrankung geschädigt ist. Die Einführung eines Katheters in den Ureter löst oftmals in der zugehörigen Niere reflektorisch eine Polyurie, andere Male eine Oligurie aus. Wesentliche Hindernisse zur Beurteilung der Nierenfunktion erwachsen daraus aber nicht, wenn Menge *und* Konzentration des abgesonderten Nierensekretes, nicht nur Menge *oder* Konzentration in Rechnung gezogen wird.

Die *molekulare Konzentration der getrennten Nierensekrete* wird durch die Gefrierpunktsbestimmung mit dem BECKMANNschen Apparat gemessen. Zur Kryoskopie braucht der Harn aber nicht, wie das Blut, von einem Luftmantel umgeben zu werden, sondern er darf in einem Glaszylinder direkt in die Kältemischung eingetaucht werden. Dies ist erlaubt, weil die kleinen Fehler in der Gefrierpunktsbestimmung, die aus der ungleichen Abkühlung der peripheren und zentralen Schichten der untersuchten Flüssigkeit entstehen, bei der Kryoskopie des Harns belanglos sind. Bei der vergleichenden Kryoskopie des Harns fallen nur Differenzen des Gefrierpunktes von mehreren Zehnte'- oder gar ganzer Grade, nicht schon Unterschiede von $^1/_{100}$ Graden, wie bei der Kryoskopie des Blutes, in Betracht. Ohne Luftmantel nimmt die Gefrierpunktsbestimmung des Harns nur wenige Minuten in Anspruch. Der untersuchte Harn muß gleich nach seinem Einstellen in die Kältemischung rasch und gleichmäßig gequirlt werden. Dann wird eine starke Unterkühlung des Harns vor der Eisbildung vermieden. Es wird die Hg-Säule bei Einsetzen der Kristallbildung im unterkühlten Harn bis zum Gefrierpunkt ansteigen, dort kurz verweilen, so daß die Ablesung leicht ist. Bei ungenügendem Rühren würde der Harn so stark und so schnell unterkühlt, daß ein Aufsteigen des Quecksilbers bei Beginn der Kristallbildung unterbliebe, die Quecksilbersäule ohne Anhalten beim Gefrierpunkt rasch sinken würde bis zur Temperatur der den Harnzylinder umgebenden Kältemischung.

Je nach den Größenverhältnissen des Apparates schwankt die zur Ausführung der Gefrierpunktsbestimmung nötige Harnmenge zwischen 5—10 cm³. Der Harnspiegel muß jedenfalls im Untersuchungszylinder das Quecksilberreservoir des Thermometers überragen, andernfalls wird die Gefrierpunktsbestimmung ungenau. Um mit möglichst kleinen Harnmengen die Untersuchung durchführen zu können, den Katheter also möglichst wenig lange im Ureter liegen lassen zu müssen, ist es zweckmäßig, zur Kryoskopie des Harns enge Glaszylinder als Harnbehälter zu gebrauchen und zudem Thermometer zu wählen, deren Quecksilberreservoir niedrig ist.

Zwischen dem Harn der gesunden und dem Harn der kranken Niere bestehen, wenn beide zu gleicher Zeit durch Ureterkatheter aufgefangen werden, meist Unterschiede ihres Gefrierpunktes von 0,5—1,0 und mehr Graden. Aus dieser erheblichen Differenz der molekularen Konzentration der beiden Nierensekrete allein dürfen noch keine bindenden Rückschlüsse auf die Arbeitsleistung der beiden untersuchten Nieren gezogen werden. Es ist neben der Konzentration der Harne auch deren Menge, die während der Untersuchungszeit von beiden Seiten geliefert wurde, zur Beurteilung der Nierenfunktion zu berücksichtigen. Scheidet z. B. die eine Niere einen Harn ab, dessen Gefrierpunkt bei —1,0° steht, die andere einen Harn mit dem Gefrierpunkt bei —2,0°, so ist die Arbeitsleistung der einen Niere nur dann als ungefähr halb so groß wie die der anderen einzuschätzen, wenn beide Nieren in der gleichen Zeit die gleiche Harnmenge ausgeschieden haben. Wenn es sich aber zeigt, daß die eine Niere, die einen Harn mit Gefrierpunkt bei —1,0° abgeschieden hat, eine doppelt so große Harnmenge sezernierte als die andere mit dem Gefrierpunkt —2,0°, dann ist die Arbeitsleistung der beiden trotz der Differenz der Gefrierpunkte als ziemlich gleich zu betrachten. Dies nur ein Beispiel um zu zeigen, wie nötig es ist, bei der Einschätzung der Nierenfunktion auf Grund der vergleichenden Kryoskopie der beiden Nierensekrete nicht nur den Gefrierpunkt der beiden gleichzeitig abgesonderten Nierensekretion, sondern auch deren Menge in Rechnung zu stellen. Eine genaue Berechnung ist allerdings selten möglich, da häufig unserer Berechnung entgehende Harnmengen neben dem Ureterkatheter in die Blase abfließen. Bei einigermaßen sorgfältiger Beobachtung wird sich aber wenigstens erkennen lassen, ob viel, ob wenig Nierensekret derart dem Katheterismus des Ureters entging.

Die molekulare Konzentration des Harns schwankt je nach der Flüssigkeits- und Nahrungszufuhr bei normalen Nieren innerhalb weiter Grenzen. Bei kranken Nieren ist sie viel gleichmäßiger, weil das kranke Parenchym die Fähigkeit verloren hat, sich rasch dem Wechsel der an die Nieren gestellten Anforderungen anzupassen. Aus dem Stande des Gefrierpunktes des einen oder anderen Nierensekretes ist deshalb kein absolutes Maß der Nierenleistungsfähigkeit herauszulesen. Es läßt sich nur sagen, daß die Niere, deren Sekret nie einen Gefrierpunkt unter —1,0° zeigt, eine wesentliche Einbuße ihrer Leistungsfähigkeit erlitten hat, daß andererseits ein tiefer Gefrierpunkt des Nierensekretes, ein Stand zwischen —1,5 bis —2,0° oder noch tiefer eine gute Funktion der Niere anzunehmen erlaubt, wenn er auch natürlich keineswegs eine Erkrankung dieser Niere ausschließen läßt.

Maßgebender als die absoluten Zahlen des Gefrierpunktes der ausgeschiedenen Harnmengen sind für die Beurteilung der Leistungsfähigkeit der Nieren die Vergleichswerte, das Verhältnis der Ziffern der einen Niere zu den Ziffern der anderen Niere. Liefert die eine Niere eine kleine Harnmenge mit einem wenig unter Null gesunkenen Gefrierpunkt, z. B. von —0,5°, die andere Niere aber gibt eine gleich große oder größere Harnmenge mit einem Gefrierpunkt von —1,5 oder —2,0°, so ist daraus zu schließen, daß die Niere mit dem wenig konzentrierten Harn sehr viel weniger leistungsfähig ist als die andere, daß deshalb ihre Exstirpation wohl kaum zu Urämie führen wird. Je näher sich die gegenseitigen Gefrierpunkts- und Mengezahlen stehen, desto geringer ist der Unterschied in der Leistungsfähigkeit beider Nieren, um so sorgfältiger muß erprobt werden, ob der Wegfall der einen Niere den Kranken nicht mit Urämie bedrohen würde.

Da die molekulare Konzentration des Harns vorwiegend von dessen Harnstoffgehalt abhängig ist, so wird vielfach der *Vergleich des Harnstoffgehaltes der beiden getrennten Nierensekrete* zur Beurteilung der Nierenfunktion benutzt. Auch dabei darf natürlich nicht nur der prozentuale Harnstoffgehalt des Nierensekretes in Berücksichtigung gezogen werden, sondern auch die Harnmenge. Zur Harnstoffbestimmung im Harn dient eines der Bromlaugeverfahren (z. B. der Apparat von GERARD oder das Urometer von YVON oder von AMBARD).

Steht ein Mikroärometer zur Verfügung, so kann auch in einfachster Weise durch *Vergleichung des spezifischen Gewichtes und der Mengen der beiden getrennten Nierensekrete* ein Urteil über die Anteilnahme jeder der beiden Nieren an der Gesamtleistung der Harnsekretion gewonnen werden.

Um von jeder einzelnen der beiden Nieren ihre Anpassungsfähigkeit an ungewöhnlich starke Anforderungen der Diurese zu ermessen, gleichsam die in jeder Niere liegende *Reservekraft zu erproben,* wurde angeraten, während der Trennung der beiden Nierensekrete durch den Ureterenkatheterismus die Nieren den gleichen Belastungsproben auszusetzen, die zur Bestimmung der Gesamtleistungsfähigkeit benutzt werden. So wurde die *Verdünnungsprobe* (experimentelle Polyurie) in Verbindung mit dem Ureterenkatheterismus empfohlen. Auf eine reichliche Flüssigkeitszufuhr antwortet eine gesunde Niere rasch mit einer Steigerung ihrer Sekretmenge unter gleichzeitiger Verminderung des spezifischen Gewichtes des Sekretes. Eine kranke Niere dagegen vermag sich den veränderten Anforderungen nur schlecht anzupassen; ihr Sekret ändert sich deshalb nach der Wasseraufnahme des Körpers nur wenig in Menge und spezifischem Gewicht. Aus dem Vergleiche der vor und nach der Wasserzufuhr von beiden Nieren ausgeschiedenen Harnmengen und deren spezifischem Gewicht ist deshalb auf das Verhältnis der Leistungsfähigkeit der beiden Organe zu schließen. Der Methode haftet der Nachteil an, daß sie ein Liegenlassen der

Uretersonden während langer Zeit, bis zu 2 Stunden, erfordert und dadurch die Ureterschleimhaut schädigt und die Gefahr der Infektion steigert. Besseres leistet die *Alkalibelastungsprobe*, deren Technik oben beschrieben wurde. Doch haften auch ihr so viele Fehler an, daß sie wenig Anwendung findet.

Auch die *Farbstoffausscheidungsproben*, an den getrennten Nierenharnen vorgenommen, geben einen Aufschluß über die Funktionskraft jeder der Nieren. Je mehr geschädigt eine Niere ist, um so geringer und langsamer ist ihre Farbstoffausscheidung. Wie wertvoll die Prüfung der *Indigoausscheidung* ist, wurde schon bei der Besprechung der Chromocystoskopie hervorgehoben. Die Probe gibt in Verbindung mit dem Ureterenkatheterismus natürlich noch viel eindeutigere Resultate. Denn die Beurteilung des Beginnes und der Stärke der Farbstoffausscheidung beider Nieren ist an dem im Reagensglas aufgefangenen Harn zuverlässiger zu beurteilen, als bei bloß cystoskopischer Betrachtung des aus den Ureteren austretenden Harnstrahles. Von den Farbstoffproben ist die Indigoprobe zur Verbindung mit dem Ureterenkatheterismus ganz besonders geeignet, weit mehr als die *Phenolsulfophthaleinprobe*. Bei der Indigoprobe ist der Ausscheidungstypus während der ersten 20—25 Minuten nach der Injektion für das Urteil ausschlaggebend und leicht zu überblicken, bei der Phenolsulfophthaleinprobe aber muß sich die Beobachtung über 1—2 Stunden erstrecken. Wie schädlich ein so langes Liegenlassen des Ureterkatheters ist, wurde bereits erwähnt.

Ebenso wiegt bei der quantitativen Bestimmung des Farbstoffes schwer die Unsicherheit, ob durch den Ureterkatheter aller Urin aufgefangen wird.

Eine nur kurz dauernde und deshalb bequem mit dem Ureterenkatheterismus zu verbindende Belastungsprobe der beiden Nieren ist die *Phlorrhizinprobe*. Phlorrhizin, dem Organismus einverleibt, reizt die Nierenzellen zur Ausscheidung von Zucker aus dem Blute (Phlorrhizindiabetes). Unter normalen Bedingungen scheiden beide Nieren nach der Injektion von Phlorrhizin gleich rasch Zucker in den Harn aus, und zwar während der ganzen Ausscheidungsperiode beide Nieren in ungefähr gleicher Menge. Ein Ausfall von sezernierendem Parenchym der einen Niere bedingt, sobald er nicht mehr durch kompensatorische Überarbeit der gesund gebliebenen Parenchymteile ersetzt werden kann, eine Verminderung der Zuckerausscheidung im Sekrete dieser Niere. Der Vergleich der Menge des gleichzeitig von beiden Nieren ausgeschiedenen Zuckers läßt deshalb das Verhältnis der Sekretionsfähigkeit der beiden Nieren beurteilen.

Technik des Versuches. Der Kranke erhält nach einem genügend reichlichen Frühstück 0,01 Phlorrhizin in 1%iger, angewärmter Lösung subcutan einverleibt. Die Zuckerausscheidung im Harn beginnt bei funktionstüchtigen Nieren 15—20 Minuten nach der Injektion. Auf der Höhe der Zuckerausscheidung ungefähr zwischen der 30.—40. Minute nach der Einspritzung wird der Harn der beiden Nieren getrennt aufgefangen und sein Zuckergehalt bestimmt. Aus dem Vergleiche der von jeder Niere ausgeschiedenen Zuckermenge ist auf das Verhältnis der Leistungsfähigkeit der beiden Nieren zu schließen.

Ein Vergleich der Arbeitsleistung beider Nieren wird auch ermöglicht durch die *Bestimmung der elektrischen Leitfähigkeit* der von beiden Nieren gleichzeitig abgesonderten Sekretmengen.

Der *Wert der einzelnen Nierenfunktionsprüfungen* als Richtlinie in der Behandlung von Nierenleiden wird verschieden beurteilt. Es wurde auch in letzter Zeit wiederholt empfohlen, in der Diagnose und in der Wahl der Therapie bei Nierenleiden sich nur auf die mikroskopische und chemische Untersuchung der getrennten Nierensekrete zu beschränken, auf alle Funktionsprüfungen der beiden Nieren zu verzichten. Diesem Rate zu folgen würde sicherlich den Kranken zum großen Schaden ausschlagen. Denn wenn auch die Funktionsprüfungen der Nieren keinen unbedingt sicheren Maßstab für die

Leistungsfähigkeit jeder der beiden Nieren gewähren, vor allem nicht in genügendem Maße Auskunft über die in jeder der beiden Nieren liegende Reservekraft geben, so erweitern sie doch unsere Krankheitserkenntnis ganz wesentlich. Die Urteilssicherheit über die Aussichten eines operativen Eingriffes an den Nieren wird durch sie enorm gefördert. Tatsache ist jedenfalls, daß seit der Benutzung der Nierenfunktionsprüfungen der früher bei den Nierenoperationen so sehr gefürchtete Nierentod, die Urämie, in den Mortalitätsstatistiken der Nephrektomie sozusagen vollständig geschwunden ist. Das Einsetzen einer kühlen Kritik der funktionellen Nierendiagnostik war aber immerhin erwünscht, da eine Weile die Neigung bestand, aus den Nierenfunktionsprüfungen mehr herauszulesen als in ihnen zu lesen steht. Man glaubte auch gar so genau Sitz und Ausdehnung der Krankheit in den Nieren bestimmen zu können, und wenn dies nicht gelang, so wurde der Fehler in der Methodik der Untersuchung gesucht und diese deshalb immer weiter ausgebaut, bis schließlich dem Kranken so viele Untersuchungen zugemutet wurden, daß deren Durchführung zu einer Gefahr für den Patienten zu werden drohte. *Es ist notwendig, stets vor Augen zu halten, daß alle unsere Funktionsprüfungen der Niere nicht absolute, sondern nur relative Maße der Nierenleistungsfähigkeit geben. Wir erhalten durch sie nur ein ungefähres, nie ein scharfes Bild von der Funktionskraft der Nieren.* Wissen wir dies, dann werden wir uns auch in der Zahl der Funktionsprüfungen Beschränkung auferlegen; wir werden uns begnügen, einige wenige Proben, die sich als gut bewährt haben, zu verwenden und unter diesen hauptsächlich solche zu wählen, die durch ihre verhältnismäßig kurze Dauer den Kranken wenig belästigen und schädigen. Jeder Untersucher hat seine eigenen Ansichten über die Zuverlässigkeit der einzelnen Untersuchungsmethoden; jeder wählt unter diesen deshalb auch verschieden. Ich selbst empfehle, gestützt auf langjährigen, erfolgreichen Gebrauch, folgenden Untersuchungsgang zur Prüfung der Sekretionstätigkeit jeder einzelnen der beiden Nieren.

Erste Orientierung durch Chromocystoskopie über den Anteil jeder Niere an der Harnsekretion. Je nach dem Befund: Ein- oder doppelseitiger Ureterenkatheterismus. Getrenntes Auffangen der beiden gleichzeitig abgesonderten Nierensekrete, von jeder Seite mindestens 7—8 cm³. Von beiden Seiten wird dabei der Harn wieder in 2—3 Portionen getrennt in verschiedenen Reagensgläschen aufgefangen. Zentrifugieren der einzelnen Harnportionen, Ausstrich des Sedimentes auf genau bezeichnete Objektträger, z. B. U.K. links I und II, U.K. rechts I und II. Mikroskopische Untersuchung dieser Ausstriche erst ungefärbt, dann gefärbt. Vergleichende Kryoskopie der beiderseits gleichzeitig abgesonderten Harnmengen. Vergleichung der Farbe und Menge jedes Nierensekretes. Bestimmung ihres Eiweißgehaltes, eventuell auch ihres Zuckergehaltes, wenn Phlorrhizinprobe angewandt.

Welchen *Vorteil die Funktionsprüfungen* beider Nieren vor der bloß mikroskopisch-chemischen Untersuchung der getrennten Nierensekrete bieten, zeigen folgende Beispiele:

a) Bei einem Kranken mit einer einseitigen Hydronephrose, die noch keinen Palpationsbefund gibt, wird durch doppelseitigen Ureterenkatheterismus, wenn er nur zur mikroskopischen und chemischen Untersuchung beider Nierenharne benutzt wird, die Diagnose nicht zu stellen sein. Nur durch die Funktionsprüfung macht sich der Ausfall in der Nierensekretion der einen Seite z. B. durch die stark verspätete Indigoausscheidung und die verminderte molekulare Konzentration des Harns der hydronephrotischen Niere geltend. Dadurch wird der Anlaß gegeben werden, durch Sondierung und Eichung des Nierenbeckens und durch Pyelographie die Diagnose völlig zu klären.

b) Bei Pyelitis oder Pyonephrose wird durch doppelseitigen Ureterenkatheterismus festgestellt werden können, von welcher Seite Eiter aus dem Nierenbecken abfließt. Eine bloß mikroskopisch-chemische Untersuchung der getrennten Nierensekrete wird aber nicht ergeben, ob der Eiter lediglich aus dem Nierenbecken stammt oder ob auch das Nierenparenchym selbst durch die Infektion geschädigt ist. Die Funktionsprüfung dagegen wird dies leicht erkennen lassen. Besteht nur Pyelitis, so wird die Funktion der Niere normal sein; besteht aber auch eine Entzündung des Nierengewebes, so wird Indigocarmin von diesem verspätet ausgeschieden und wird auch die Gefrierpunktsbestimmung des Nierensekretes Differenzen zwischen beiden Nieren aufweisen.

c) Ist ein Tumor in der Lende zu fühlen, der der Niere anzugehören scheint, so wird die bloß mikroskopisch-chemische Untersuchung des Harns der betreffenden Niere in keiner Weise erkennen lassen, ob es sich um eine Nierenneubildung handelt, wie z. B. um ein Hypernephrom, das noch reichlich sezernierendes Gewebe übrig läßt oder um eine Hydronephrose. Erst die Funktionsprüfung wird wesentlichen Aufschluß darüber geben. Ist der Tumor durch Hydronephrose bedingt, so wird die Indigoausscheidung stark verspätet, der Gefrierpunkt des Urins wesentlich höher stehen als auf der gesunden Seite. Handelt es sich aber um eine Neubildung der Niere, so wird in der Regel die Indigoausscheidung wenig oder gar nicht verzögert sein, und wird die Kryoskopie der beiden Harne geringe Differenzen zeigen.

In ähnlicher Weise wird in zahlreichen Fällen die Nierenfunktionsprüfung wesentlich mehr Aufschluß über die Diagnose geben als die mikroskopische und chemische Untersuchung der getrennten Nierenharne allein. Wieweit die Radiographie durch die Ausscheidungsurogramme zur Beurteilung der Nierenfunktion beitragen kann, ist im nächsten Kapitel erörtert.

D. Radiographie der Harnorgane.

Die Radiographie der Harnorgane ist ein äußerst wertvolles Hilfsmittel zur Darstellung krankhafter Veränderungen der Harnorgane. Sie erlaubt häufig einen Ausbau unserer Diagnose in Einzelheiten, den keine andere unserer Untersuchungsmethoden geben könnte. Aber die Radiographie soll immer nur zum Ausbau, nie zum Grundstock unseres diagnostischen Gebäudes dienen. Sie soll bei der Untersuchung von Harnkranken immer erst in Anwendung gezogen werden, nachdem durch die übrigen klinischen Untersuchungsmethoden eine möglichst weitgehende Klärung der Diagnose erfolgt ist. Erst dann wird es möglich, die für den Einzelfall zweckmäßigste Art der diagnostischen Röntgenaufnahme zu bestimmen und grobe Fehler in der Auslegung der Radiogramme zu vermeiden.

Technik der Urographie. Über die für die Urographie nötige Apparatur, über die Lagerung des Kranken während der Aufnahme, über die Expositionszeit usw. sind die Lehrbücher der Röntgentechnik zu Rate zu ziehen. Hier seien nur kurz die zur Urographie nötigen Vorbereitungen am Kranken erwähnt.

Vorbedingung eines guten Urogrammes ist ein von Kot und Gasen entleerter Darm des Kranken. Heftige Abführmittel, wie z. B. Ricinusöl, sind vor der Urographie unbedingt zu vermeiden; sie hinterlassen den Darm gebläht und stören dadurch die Urographie. Eher sind Bittersalze oder Kurellas Brustpulver zur Darmentleerung zu empfehlen. Bei vordem regelmäßiger Darmtätigkeit ist ein Abführmittel unnötig, es genügt, den Darm abends vor der Urographie durch einen großen Einlauf zu reinigen, wobei natürlich ein Eindringen von Luft in den Darm zu vermeiden ist. Kurz vor der Aufnahme des Radiogrammes wird ein kleines Glycerin-Wasserklistier gegeben. Verordnung von Kohlepräparaten zur Adsorption von Darmgasen hat wenig Erfolg, mehr die Maßnahme, tags vor der radiographischen Aufnahme den Kranken nur eine leichte, nicht blähende Nahrung zu geben, sie Kohl, Bohnen, größere Mengen Milch meiden zu lassen.

Die Radiographie wird am besten morgens bei leerem Magen vorgenommen. Selbst Trinken von Wasser oder Tee ist zu untersagen, um Anregung der Peristaltik und unerwünschtes Schlucken von Luft zu verhüten.

Zwei Arten von Aufnahmen sind in der Radiographie der Harnorgane gebräuchlich:

1. die *Leeraufnahmen*, ohne künstliche Füllung der Harnwege mit schattengebenden Kontrastmitteln und

2. die *Kontrastaufnahmen* nach Füllung des einen oder anderen Hohlraums der Harnorgane mit einer für Röntgenstrahlen wenig durchlässigen Flüssigkeit. Je nach dem Hohlraum, der bildlich dargestellt wird, sind zu unterscheiden: die Pyelogramme, die Pyelo-Ureterogramme, die Cystogramme und die Urethrogramme.

Bloße Durchleuchtungen geben bei Krankheiten der Harnorgane meist sehr unsicheren Aufschluß; sie finden deshalb wenig Verwendung.

1. Die sog. *Leeraufnahme* soll ein Übersichtsbild der Harnorgane geben. Es ist der Film deshalb so groß zu wählen und so zu belichten, daß das Schattenbild vom oberen Nierenpol bis zur Symphyse reicht, d. h. auch Blase und untersten Ureterteil umfaßt. Auf solchen Übersichtsbildern sind die Umrisse der Nieren, häufig auch der Prostata sichtbar, seltener, meist nur bei mittlerer Füllung, auch die Form der Harnblase. Ureter und Harnröhre sind nie sichtbar.

Zurückhaltung in der Deutung der Schattenrisse ist notwendig. Wohl sind oftmals Form- und Lageveränderungen der Nieren im Bilde sicher festzustellen, aber stets ist zu bedenken, daß Fettwülste, Darmschlingen, Gallenblase, Milz, einen Nierenschatten vortäuschen können. Nach einer Nephrektomie zeigt das Radiogramm auf der Seite der Operation manchmal einem Nierenschatten täuschend ähnliche Schattenrisse.

Der Hauptwert der radiographischen Leeraufnahme liegt nicht in der Wiedergabe der Organumrisse, sondern in der bildlichen Darstellung von in den Harnorganen gelegenen Steinen oder anderen Fremdkörpern (Geschosse usw.). Die meisten Harnsteine, selbst kaum apfelkerngroße, sind bei guter Technik auf dem Radiogramm sichtbar zu machen. Immerhin mißlingt ihre photographische Darstellung doch noch bei ungefähr 10%. Das Fehlen eines Steinschattens auf dem Radiogramm erlaubt deshalb keinesfalls, das Bestehen eines Harnsteines auszuschließen.

Gelingen oder Mißlingen der radiographischen Darstellung eines Harnsteines ist abhängig, abgesehen von der Apparatur und der Technik, vom Fettansatz des Kranken und vom Füllungszustande seiner Därme einerseits, vom chemischen und physikalischen Aufbau der Harnsteine andererseits. Das Körperfett bedingt eine gewaltige Strahlenstreuung, die Luftblasen des Darmes verwischen die Steinschatten.

Kompakte Harnsteine geben stärkere und tiefere Schatten als wabig gebaute, Konkremente, die reich sind an Körpern mit hohem Atomgewicht, z. B. an Calcium, zeichnen auf dem Radiogramm stärker als Steine mit niedrigem Atomgewicht. Daher geben die calciumreichen Oxalat-, Phosphat- und Carbonatsteine deutliche, die calciumarmen Uratsteine dagegen schwache Schatten. Reine Harnsäure- und Cystinsteine werfen meist keine sichtbaren Schatten; sie werden erst nach Kontrastfüllung durch Aussparungen im Pyelo- und Ureterogramm bemerkbar.

Ob ein im Bereiche der Harnorgane auf dem Radiogramm sichtbarer Schatten wirklich einem Harnstein entspricht, läßt sich manchmal schon aus der Form des Schattens sicher ersehen. Derart charakteristische Schattenbilder geben vor allem die Korallensteine des Nierenbeckens mit ihren Verzweigungen in die Nierenkelche, geben auch die dreieckförmigen Nierenbeckensteine mit ihrem in den Harnleiter hineinragenden Sporn (Abb. 49). Uncharakteristische Schatten aber geben in Niere und Ureter gelegene, runde Harnsteine. Ihnen sehr ähnliche Schatten können eingedickte Käseherde oder verkalkte Gewebenekrosen der Niere werfen. Allerdings sind deren Schatten weniger scharf begrenzt, weniger homogen als die Schatten von Nierensteinen. Die Unterscheidung wird deshalb dem Kundigen häufig leicht. Auch außerhalb der Harnwege gelegene Gebilde können auf dem Radiogramm Nierensteine vortäuschen, so z. B. verkalkte, in der Nähe der Harnorgane gelegene Lymphdrüsen, im Darme liegende Fremdkörper (Kotsteine), ja selbst in der Haut der Lendengegend liegende Kalkherde (z. B. Atherome). Zu Verwechslung mit Uretersteinen geben ganz besonders leicht die im kleinen Becken liegenden, sog. Beckenflecke Anlaß; es sind dies Schatten von Verkalkungsherden in Drüsen oder in Ligamenten, Schatten von Phlebolithen usw. Ein Merkmal der Beckenflecke ist ihre kreisrunde Form, ihr symmetriches Auftreten zu beiden Seiten des Beckens, ihre Lage nahe der Beckenwand, vorzugsweise im Bereiche der Spina ilei. Aber sicher von den Uretersteinschatten zu unterscheiden sind sie oft nur durch eine radiographische Kontrollaufnahme nach Einlegen einer für Röntgenstrahlen undurchlässigen Sonde in den Harnleiter oder nach Füllung des Ureters mit einer schattengebenden Kontrastflüssigkeit (vgl. Nierensteine S. 252).

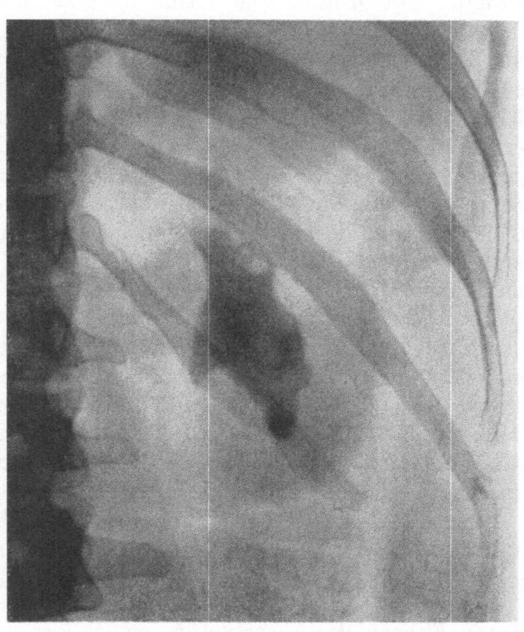

Abb. 49. Ausgußstein des Nierenbeckens mit Uretersporn.

2. *Kontrasturogramme.* Viel weitgehenderen Aufschluß über Form und Lage der Harnorgane als die Leeraufnahme gibt das Kontrastradiogramm. Solche Kontrastaufnahmen können erzielt werden: a) durch Füllung der Harnwege von der Harnröhre her (Füllungsurographie), b) durch Ausscheidungsfüllung, d. h. durch Einverleibung (meist intravenös) eines Kontrastmittels, das durch das Nierenparenchym ausgeschieden wird (Ausscheidungsurographie).

a) Die Füllungsurographie erlaubt stets nur die Darstellung einzelner Teile, nie der Gesamtheit der Harnwege auf einem einzigen Bilde. Als Kontrastmittel zur Füllung der Harnwege werden vorzugsweise halogenhaltige Flüssigkeiten verwendet. Allen überlegen sind zu diesem Zweck die Jodpräparate, die auch zur Ausscheidungsurographie verwendet werden, meist in etwas verdünnter Lösung. Sind solche nicht erhältlich, können auch z. B. 10% Jodkalilösung oder 20% Bromnatriumlösung verwendet werden. Ihr Nachteil ist die stärkere Reizung der Nierenbeckenschleimhaut.

Das früher viel verwendete Thorotrast darf höchstens noch zur Darstellung von Harnröhre und Blase gebraucht werden. Es kann nach Füllung des Nierenbeckens durch Reflux im Nierenparenchym deponiert werden und zu Schädigungen Anlaß geben.

Jede Kontrastflüssigkeit soll. körperwarm eingespritzt werden.

Bei der *Pyelo-* und *Ureterographie* sind zur Injektion der Kontrastflüssigkeit sehr dünne Katheter, Nr. 4—5 Charrière zu benutzen, damit die Kontrastflüssigkeit leicht neben dem Katheter in Ureter und Blase abfließen kann und dadurch ein allzu starker Druckanstieg im Nierenbecken vermieden wird.

Es ist zweckmäßig, schattenwerfende Ureterkatheter (Bismutkatheter) zu benutzen, damit schon auf der der Pyelographie vorausgeschickten Leeraufnahme der Verlauf des sondierten Ureters, seine Lagebeziehung zu den auf dem Bilde sichtbaren Schattengebilden sichtbar ist.

Der Ureterkatheter soll in der Regel bis in das Nierenbecken hinaufgeschoben werden. Ein Abfluß des Urins in gleichmäßiger Tropfenfolge beweist den Kathetereintritt ins Nierenbecken. Wenn ein Schattenbild des Harnleiters zur Diagnose erwünscht erscheint, so soll der Ureterkatheter nicht bis ins Nierenbecken, sondern nur in den untersten Teil des Harnleiters eingeführt, die Kontrastflüssigkeit schon dort injiziert werden. Durch Retroperistaltik wird sich trotz der tiefen Lage des Ureterkatheters nicht nur der Harnleiter, sondern auch das Nierenbecken füllen. Die Injektion der Kontrastflüssigkeit in Ureter und Nierenbecken soll sehr langsam geschehen, z. B. durch eine Rekordspritze von 10 bis 20 cm³ mit sehr dünner Nadel. Sowie der Kranke Spannung in der Nierengegend verspürt, wird das Radiogramm aufgenommen, während das Nierenbecken durch ganz vorsichtige Fortsetzung der Injektion der Kontrastflüssigkeit unter leichter Spannung behalten wird. Die Empfindlichkeit des Kranken gegen Dehnung des Nierenbeckens soll nicht durch Narkotica vermindert werden; denn sie bietet den besten Schutz gegen ungewollte Überfüllung des Nierenbeckens und damit gegen Eindringen von Kontrastflüssigkeit in die Sammelröhren oder in die Venen des Nierengewebes. (Ein solcher pyelo-venöser Rückfluß erfolgt am leichtesten in den Calixnischen.) Ein pelvo-renaler Rückfluß wird auf dem Radiogramm bemerkbar durch eine dem Nierenbeckenschatten aufsitzende Büschelbildung.

Eine plötzliche Überdehnung des Nierenbeckens kann Vagusreizung und dadurch bedrohliche Herzstörungen verursachen. Bei Herzkranken ist deshalb die Pyelographie nur unter größter Vorsicht erlaubt.

Solche Überdehnungen des Nierenbeckens sind durch eine der Pyelographie vorausgehende Eichung des Nierenbeckens am sichersten zu vermeiden. Es wird das Nierenbecken durch den Ureterkatheter geleert, die ausfließende Harnmenge gemessen, darauf wird das Nierenbecken mit physiologischer Kochsalzlösung langsam bis zum Gefühl der Spannung gefüllt; die injizierte Menge gibt an, wie groß ungefähr die Kapazität des Nierenbeckens ist, wieviel Kontrastflüssigkeit in das geleerte Nierenbecken ohne Gefahr der Überdehnung eingespritzt werden darf.

Nach der photographischen Aufnahme wird der Katheter noch einige Minuten im Nierenbecken liegen gelassen, um das Abfließen der Kontrastflüssigkeit zu beschleunigen. Eine Ausspülung des Nierenbeckens ist unnötig; dagegen ist es zweckmäßig, den Kranken nach der radiographischen Untersuchung reichlich trinken zu lassen und ihm während der ersten Tage nach der Untersuchung Harndesinfizientien zu verabreichen.

Die früher häufig beobachteten Reizerscheinungen in Nierenbecken und Ureter nach der Pyelographie bleiben heute bei Verwendung reizloser Kontrastmittel wie Abrodil, Uroselectan aus. Es ist deshalb erlaubt, wenn nötig, gleichzeitig beiderseits eine Pyelographie vorzunehmen. Verboten ist dies unbedingt, wenn das Nierenleiden vermutlich beidseitig schwer ist. Gefahrdrohende Sekretionsstörungen der Nieren könnten bei solchen Kranken der doppelseitigen Pyelographie folgen.

Die Form des Nierenbeckens ist auf dem Füllungspyelogramm deutlich gezeichnet (Abb. 50). Sie ist selbst unter normalen Bedingungen verschiedenartig. Bald ist das Nierenbecken grazil, bald plump, ampullär. Meist zeigt es 2, seltener 3 Hauptkelche mit mehreren Kelchen zweiter Ordnung, die in ihrem Umriß den Abdruck der Papillenspitzen wiedergeben.

Die physiologisch sehr weitgehende Verschiedenheit der Nierenbeckenform muß in der Deutung der Bilder stets genügend berücksichtigt werden. Man darf eine verhältnismäßig große und plumpe Form des Nierenbeckens nicht allzu rasch als Folge krankhafter Harnstauung auslegen. Wenn die Kelche zweiter Ordnung fein gezeichnet sind, so darf trotz plumper Form des Nierenbeckens

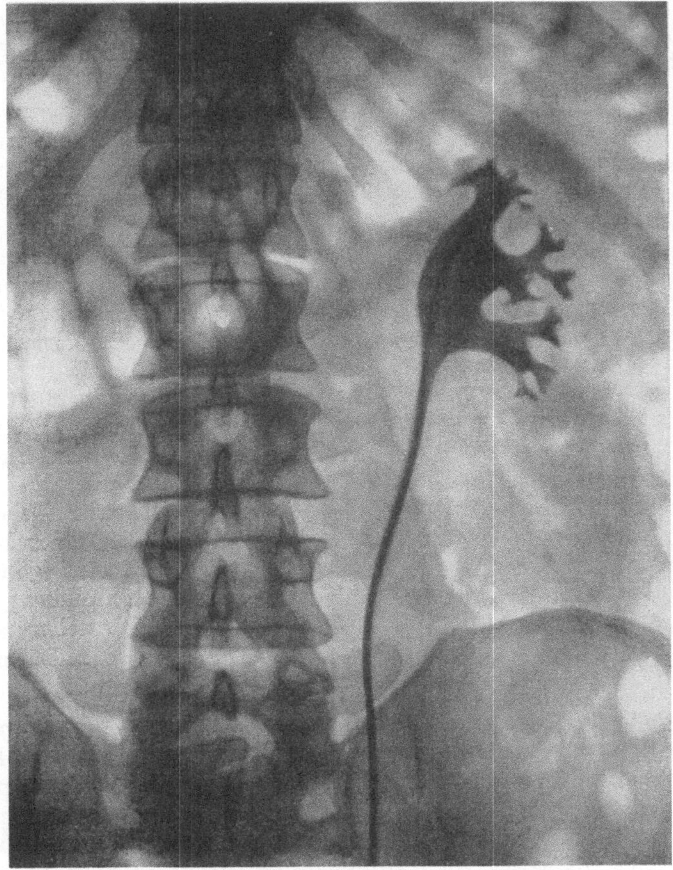

Abb. 50. Füllungspyelogramm.

keine Hydronephrose angenommen werden. Es ist stets zu bedenken, daß unter dem Einflusse mechanischer und chemischer Reizung die Nierenbeckenmuskulatur sich ungleichmäßig zusammenzieht und dadurch momentane Verformungen des Nierenbeckens entstehen können. Auch Verbreiterungen des Ureterschattens dürfen nicht ohne Kontrollaufnahmen als krankhafte Erweiterungen des Ureters gedeutet werden, Verschmälerungen oder Unterbrechungen des Ureterschattens auch nicht als Stenosen, bzw. Strikturen. Diese Abweichungen in der zylindrischen Ureterform sind meist nur die bildliche Darstellung verschiedener Kontraktionsphasen des während der Peristaltik sich in der Form stark verändernden Ureters. Sehr oft wird bei der operativen Freilegung ein Ureter, der im Radiogramm stark erweitert schien, ganz normal geformt gefunden. Auf dem Radiogramm sichtbare Knickungen des Ureters sind ebenfalls häufig Folge physiologischer Ureterbewegungen. Als krankhaft dürfen sie nur betrachtet werden, wenn wiederholte Kontrollaufnahmen die Knickung stets an selber

Stelle zeigen und wenn oberhalb der Knickungsstelle auch stets eine Erweiterung des Ureters zu finden ist.

Die *Pyeloskopie* und *Ureteroskopie,* d. h. die Durchleuchtung des Patienten vor dem Röntgenschirm nach Füllung seiner oberen Harnwege mit Kontrastmitteln läßt die physiologischen Form- und Lagewechsel von Ureter und Nierenbecken klar verfolgen. Diese Untersuchung verlangt aber eine technische Apparatur, die nur wenigen Kliniken zur Verfügung steht.

Die *Cystographie* ist für die Diagnose weniger wertvoll als die Pyelo- und Ureterographie. Die Cystoskopie gibt so weitgehenden Aufschluß über alle krankhaften Veränderungen der Harnblase, daß eine Cystographie verhältnismäßig selten nötig ist. Sie wird fast nur benützt zur Bestimmung der Lage und Größe von Blasendivertikeln, zum Nachweise verminderter Dehnungsfähigkeit einzelner Blasenwandbezirke infolge infiltrierender Neubildungen usw. und zur Darstellung des vesicoureteralen Rückflusses (Abbildung 51).

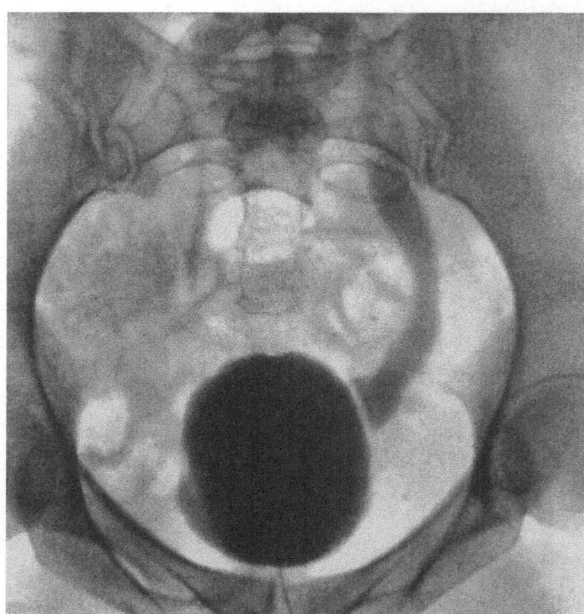

Abb. 51. Harnblase mit Reflux der Kontrastflüssigkeit in den einen Ureter.

Die Technik der Cystographie ist sehr einfach. Die Blase wird durch einen Katheter mit einem Kontrastmittel gefüllt, das wegen der großen Füllungsmenge viel weniger konzentriert zu sein braucht als bei der Pyelographie. Bei prall gefüllter Blase wird ein erstes Radiogramm aufgenommen, ein 2. Bild gegen das Ende oder unmittelbar nach einer spontanen Miktion. Besonders dieses 2. Bild gibt die Form eines Blasendivertikels deutlich wieder und läßt einen allfälligen Reflux von Blaseninhalt in die Ureteren sichtbar werden.

Die *Urethrographie,* die radiographische Darstellung der mit Kontrastmitteln gefüllten Harnröhre, dient zur Feststellung der anatomischen Verhältnisse bei Harnröhrenstrikturen, besonders der Stauungswirkung hinter der Striktur. Sie dient ferner zur Darstellung von Harnröhrendivertikeln und Urethralfisteln. Sie soll in Seitenlage des Patienten ausgeführt werden, wobei dieser den einen Oberschenkel stark gebeugt, den anderen nach hinten überstreckt halten muß.

Durch die Urethrographie werden bei männlichen Patienten manchmal auch die mit Kontrastflüssigkeit gefüllten Ausführungsgänge der Prostata und der Samenblasen sichtbar. Zuverlässiger sind die Lumina der Samenblasen wiederzugeben durch Einspritzung des Kontrastmittels in die mit Hilfe des Urethroskops sondierten Ductus ejaculatorii oder in die operativ in der Leiste freigelegten Vasa deferentia.

b) Die Ausscheidungsurographie ermöglicht durch Übertritt eines für Strahlen undurchlässigen, chemischen Körpers aus dem Blute in den Harn die gesamten

Harnwege auf einem einzigen Bilde zur Darstellung zu bringen. Sie gibt allerdings die Umrisse der Harnwege nicht so deutlich und so scharf im Schattenbilde wieder wie das Füllungsurogramm. Dafür gibt sie, was die Füllungsurographie nicht vermag, weitreichende Aufklärung über das Sekretionsvermögen des Nierenparenchyms und über die Dynamik der Ableitung des Urins aus den Nierenkelchen in die Blase. Die Ausscheidungsurographie und die Füllungspyelographie dienen verschiedenen Zwecken; sie ersetzen sich nicht, sie ergänzen sich.

Technik der Ausscheidungsurographie. Nierenbecken und Harnleiter radiographisch ohne Mithilfe eines Ureterkatheters darzustellen wurde ermöglicht durch die Erfindung chemischer, für Röntgenstrahlen wenig durchlässiger Stoffe, die nach intravenöser Einverleibung in so hoher Konzentration im Harn ausgeschieden werden, daß sie unter Röntgenbelichtung deutliche Schattenbilder der Harnwege geben und trotz ihrer massigen Dosis keine Gefahr der Vergiftung bringen.

Zwei solcher chemischer Verbindungen sind gegenwärtig zur Ausscheidungsurographie vorwiegend gebräuchlich: das Uroselectan und das Abrodil. Beide sind chemische Verbindungen von 42 bzw. 52% Jodgehalt, aus denen sich das organisch gebundene Jod während der Körperpassage nicht abspaltet. Sie werden zu 90% unverändert mit dem Harn ausgeschieden. Die Präparate wirken deshalb trotz ihres reichen Jodgehaltes auch in großen Dosen nur in sehr geringem Grade toxisch.

Durch kleine Änderungen im chemischen Aufbau dieser Substanzen konnten deren Konzentrationsmöglichkeiten so weit gesteigert werden, daß die für Schattenbilder nötige Jodanhäufung im Harn schon erreicht wird durch intravenöse Injektion von 20 cm³ Uroselectan B oder Per-Abrodil (bei Kindern je nach dem Alter schon durch $^{1}/_{4}$—$^{1}/_{2}$ dieser Menge). Der Jodgehalt von Uroselectan B beträgt 51%, von Per-Abrodil 59,5%. Erfolgt die Injektion dieser Kontrastmittel rein intravenös und langsam genug, um ein Platzen der Venenwand zu vermeiden, so ist sie für den Kranken schmerzlos und ohne unangenehme Begleiterscheinungen. Höchst selten erzeugt sie eine Venenthrombose. Die letzten Jahre haben eine Menge Ersatzpräparate auf den Markt gebracht (Tenebryl, Joduron, Kontrastmittel Roche usw.). Uroselectan und Per-Abrodil (Diodrast und Nosydrast sind angelsächsische Äquivalente) haben ihren ersten Platz behauptet.

Die Ausscheidung dieser Kontrastmittel durch den Harn setzt fast unmittelbar nach der intravenösen Injektion ein und erreicht rasch hohe Grade. Bei guter Nierenfunktion ist schon 5—10 Minuten nach der Einspritzung ein Schattenbild des vom Kontrastmittel durchtränkten Nierenparenchyms, vom Nierenbecken und Harnleiter erhältlich. Die höchste Konzentration des Kontrastmittels findet sich normalerweise bei Uroselectan B nach ungefähr 5—10 Minuten; sie fällt nachher gleichmäßig ab bis 4 Stunden nach der Injektion. Bei Abrodil erreicht die Ausscheidung ihren Höhepunkt etwas langsamer; sie nimmt dann rascher ab als bei Uroselectan B.

Die intravenöse Injektion dieser Kontrastmittel regt die Diurese an und erzeugt zudem unverkennbar einen Meteorismus der Därme. Je früher nach der Injektion das Urogramm aufgenommen wird, um so geringer ist die Gasfüllung der Därme.

Bei Erkrankung der Nieren ist die Ausscheidung der Kontrastmittel verlangsamt. Wird eine Hydronephrose vermutet oder eine erhebliche Schädigung des Nierenparenchyms, z.B. durch Tuberkulose, so ist es wegen der vermutlich verlangsamten Ausscheidung des Kontrastmittels angezeigt, nach dessen Einverleibung etwas länger als sonst mit der ersten Röntgenaufnahme zu warten. Da nie sicher im voraus zu bestimmen ist, wann die stärkste Ausscheidung des Kontrastmittels erfolgen wird, so ist es empfehlenswert, immer mindestens

2 Urogramme zu machen, das 1. ungefähr 8—12 Minuten, das 2. ungefähr 20 bis
25 Minuten nach der Injektion.

Das Schattenbild der Nierenbecken und Ureteren wechselt in der Form hochgradig, je nachdem es während der Kontraktionsphase (Systole) oder während
der Dilatationsphase (Diastole) der Peristaltik aufgenommen wird. Je mehr

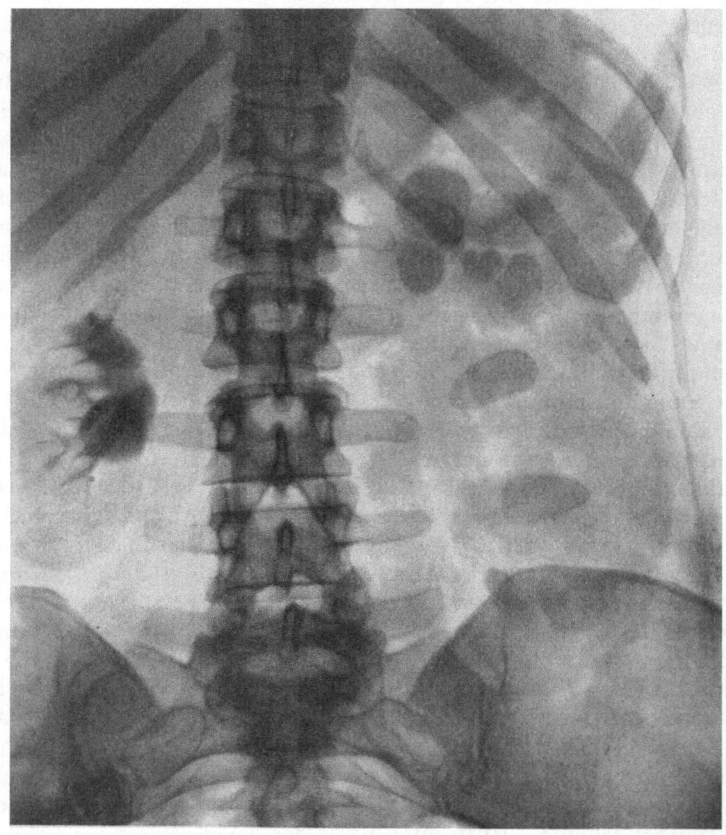

Abb. 52. Ausscheidungspyelogramm. Auf der einen Seite große Hydronephrose mit stark erweiterten Calyces,
auf der anderen Seite leicht erweitertes Nierenbecken und kleine Calyces.

Bilder in kurzen Intervallen aufgenommen werden, um so klarer wird der Einblick in die Harnsekretion und Exkretion des Kranken. Finanzielle Gründe
erlauben aber meist nicht, mehr als zwei Aufnahmen zu machen.

Bei der Ausscheidungspyelographie werden die Bilder nie so scharf und so
deutlich wie bei der Füllungspyelographie (Abb. 52). Oft bleibt eine Schattenzeichnung sogar vollkommen aus, sei es, weil das Maximum der Ausscheidung
des Kontrastmittels schon vor der Aufnahme beendigt oder weil wegen zu stark
geschädigter Sekretionskraft der Nieren das Kontrastmittel im Harn nie in
genügend hoher Konzentration enthalten ist. Bei solchen Kranken wird eine
Füllungsurographie nötig. Ist diese instrumentell von der Blase her aus irgendeinem Grunde untunlich, so ist in Verbindung mit der intravenösen Injektion
eine Stauung des Kontrastmittels mechanisch zu erzwingen. Es müssen einige
Minuten lang vor der Röntgenaufnahme die Ureteren durch einen auf das Abdomen aufgelegten Luffaschwamm stark zusammengepreßt werden; dadurch
wird die aus den Nieren ausgeschiedene Kontrastflüssigkeit in den Nierenbecken

und in den Ureteren gestaut und allmählich bis zu schattenwerfender Menge angesammelt. Einseitige Ureterkompression ist ausführbar durch eigens zu diesem Zwecke gebaute Kompressorien, z. B. das ZIEGLERsche.

Auf den Ausscheidungsurogrammen sind selten alle Calyces gleichmäßig gefüllt. Fast nie sind alle zur Zeit der Aufnahme im gleichen Kontraktionszustand. Der eine Calyx ist momentan gekrampft, der andere erschlafft. Mängel in der Calyxzeichnung sind nur dann als anatomisch bedingte Füllungsdefekte (durch Stein, Tumor usw.) auszulegen, wenn der Füllungsmangel auf mehreren Urogrammen sich immer gleich bleibt.

Ein gesunder, nicht gestauter *Ureter* ist auf dem Ausscheidungsurogramm nie in seiner ganzen Länge sichtbar. Seine Peristaltik bedingt, daß immer ein Teil von ihm während der Pyelographie in heftiger Kontraktion und deshalb leer von Kontrastmittel ist. Wird der Ureter auf dem Urogramm in ganzer Ausdehnung sichtbar, so liegt darin der Beweis einer Störung seiner Peristaltik. Deren häufigste Ursache ist die entzündliche Infiltration der Ureterwandung.

Die *Harnblase* wirft auf dem Ausscheidungsurogramm immer einen deutlichen Schatten. Dieser bietet durch seine Ausdehnung und Dichte einen klinisch brauchbaren Gradmesser der ausgeschiedenen Kontrastmittelmenge. Er gibt auch Aufschluß über die Dehnungsfähigkeit der Harnblasenwand, über Verzerrungen der Blasenwand durch entzündliche oder neoplastische Infiltrationen usw. Bei Verdacht auf Harnsteine ist es angezeigt, zwischen den einzelnen urographischen Aufnahmen die Blase entleeren zu lassen; der Blasenschatten könnte andernfalls durch seine Ausdehnung das Schattenbild eines juxtavesicalen Urtersteins verdecken.

Gegenanzeigen der *Kontrasturogramme* sind selten. Doch soll bei jedem Kranken sorgfältig überlegt werden, ob die immerhin belästigende und kostspielige Untersuchung bei ihm zum Ausbau der Diagnose nötig ist oder nicht.

Die Ausscheidungsurographie ist zu widerraten bei *beidseitiger Niereninsuffizienz.* Bei dieser besteht infolge der allzu langsamen Ausscheidung des Kontrastmittels die Gefahr einer toxischen Schädigung des Kranken, und zudem wird selten ein aufschlußreiches Schattenbild zu erhalten sein, weil infolge der Niereninsuffizienz das Kontrastmittel in ungenügender Konzentration in den Harn übergeht. Zu unterlassen ist die Ausscheidungsurographie auch bei Leberleidenden, weil die Leber an der Jodausscheidung mitbeteiligt ist und ferner bei Hyperthyreoidismus und bei ausgedehnter Lungentuberkulose.

Die *Füllungspyelographie* verbietet sich bei allen Krankheitszuständen, bei denen wegen der Gefahr der Keimverschleppung ein allfälliger pyelo-venöser Rückfluß besonders zu fürchten ist, so z. B. bei Nierentuberkulose oder bei denen ein Ureterkatheterismus wegen Verengerung der Harnröhre oder wegen Schrumpfblase gar nicht oder doch nicht ohne starke Reizung der Organe auszuführen ist.

Ob zur Abklärung der Diagnose die Ausscheidungs- oder die Füllungsurographie für den Kranken nützlicher sein wird, ist meist leicht zu entscheiden. Die beiden dienen ja verschiedenen Zwecken. Ist besonders über die Sekretionskraft der Nieren und über die Dynamik der ableitenden Harnwege Auskunft erwünscht, so ist die Ausscheidungspyelographie angezeigt. Handelt es sich aber mehr um Bestimmung anatomischer Formen des Nierenbeckens (bei Hydronephrose, bei Verdacht auf polycystische Nierendegeneration oder Nierentumor usw.), oder soll die Lagebeziehung des Nierenbeckens und des Ureters zu einem fraglichen Harnsteinschatten festgestellt werden, dann ist die Füllungsurographie dem Ausscheidungsurogramm vorzuziehen. Nur wenn gegen die Füllungspyelographie eine der oben erwähnten Gegenanzeigen besteht, dann soll sie durch die Ausscheidungsurographie ersetzt werden.

Symptomatologie.

Ganz verschiedenartige Erkrankungen der Harnorgane erzeugen manchmal gleiche Krankheitserscheinungen, bedingen trotz Verschiedenheit der ihnen zugrunde liegenden anatomischen Veränderungen sich ähnlich sehende Krankheitsbilder. Das Erkennen des wirklichen Grundleidens wird dadurch erschwert. Nur wenn sich der Untersuchende stets klare Rechenschaft von der Vieldeutigkeit der Symptome gibt, wird ihm eine rasche und richtige Diagnose möglich. Dies möge der nachfolgende Überblick über die allgemeine Symptomatologie der Krankheiten der Harnorgane erleichtern.

A. Schmerz.

Viele, wenn auch längst nicht alle Krankheiten der Harnorgane gehen wenigstens zeitweilig mit Schmerzen einher. Die vom Leidenden geschilderten Schmerzempfindungen geben selten Aufschluß über die Art der Erkrankung, wohl aber häufig Hinweise auf deren Sitz.

Dies gilt besonders für die wenig charakteristischen *Schmerzempfindungen in den unteren Harn- und in den Geschlechtsorganen.* Brennende oder schneidende Schmerzen in der Harnröhre bei der Miktion, pochende oder dumpfe Schmerzen am Damme und in den äußeren Genitalien, krampfartige Schmerzen am Blasenhalse, sie alle lassen meist mit Recht eine Erkrankung der unteren Harnwege oder Geschlechtsorgane vermuten; sie sind fast nie durch Krankheiten der oberen Harnorgane, der Ureteren oder Nieren bedingt. Nur ausnahmsweise kann ein Nierenstein reflektorisch schmerzhaften und häufigen Harndrang auslösen, ein Nierentumor durch Blutung in die Blase und Verstopfung des Blasenausgangs zu heftigen Blasenkrämpfen Anlaß geben. Aber selbst die Lage des Krankheitsherdes zeigen die Schmerzempfindungen in den unteren Harnwegen nur unvollständig an. Sie erlauben nie zu unterscheiden, ob das Leiden zur Hauptsache in der Blase oder in der Harnröhre, in der Prostata oder in den Samenblasen liegt. Der Kranke klagt z. B. oftmals fast ausschließlich über Schmerzen im äußersten Teile der Harnröhre, und doch ist die Harnröhre gesund, sind die Schmerzen einzig und allein durch einen Blasenstein verursacht; oder der Kranke klagt über Schmerzen am Blasenhals, und doch ist die Blase gesund und sitzt das Leiden in der Prostata (Carcinom oder Entzündung).

Diagnostisch aufschlußreicher sind Angaben des Kranken über *Schmerzen in den oberen Harnorganen* und besonders *der Nierengegend.* Hier sind zwei Arten von Schmerzempfindungen bei der diagnostischen Auswertung zu unterscheiden: 1. dumpfe, drückende Schmerzen, die lange anhalten, selten in Anfällen auftreten, 2. krampfartige, immer nur in Anfällen auftretende Schmerzen, meist nur einige Minuten oder Stunden andauernd.

Über *dumpfe Schmerzen* in der Nierengegend wird bei allen möglichen Leiden geklagt, nicht nur bei Leiden der Harnorgane selbst. Außerhalb der Harnorgane sich abspielende Krankheitsprozesse, wie Leber- oder Darmleiden, weibliche Genitalerkrankungen, Muskelrheumatismus usw. können solche dumpfe Schmerzen der Nierengegend auslösen. Sie sind auch nicht bestimmten Harnleiden eigen. Sie können durch jede Spannungszunahme der fibrösen Nierenkapsel, gleichgültig welchen Ursprungs hervorgerufen werden. Dumpfe Nierenschmerzen können bei allen Kongestionszuständen des Nierenparenchyms auftreten, sowohl bei entzündlichen Veränderungen der Nieren, wie auch bei kompensatorischer Hypertrophie der nach Nephrektomie verbliebenen einzigen Niere; sehr stark sind sie manchmal auch während der durch einen Tachykardieanfall ausgelösten Polyurie usw.

Diagnostisch vielsagender sind die krampfartigen, als *Nieren- und Ureterkoliken* bezeichneten Schmerzen. Sie sind immer als fast sicherer Beweis einer momentanen, hochgradigen Behinderung des Harnabflusses aus dem Nierenbecken in die Blase zu betrachten. Hinweise auf die Art des Harnwegeverschlusses, ob lediglich durch spastische Kontraktionen der Muskulatur, ob durch mechanische Verstopfung entstanden, sind aus dem Verlaufe der Kolik nicht zu ersehen. Die Schmerzempfindungen werden vom Kranken immer gleich geschildert, sei die Ursache der Kolik dieser oder jener Art. Viel zu oft wird das Auftreten einer Nierenkolik als Zeichen einer Nephrolithiasis gedeutet. Wohl leidet die überwiegende Mehrzahl aller Nierensteinkranken zeitweilig an Nierenkoliken, und oft ist ein Kolikanfall das erste, dem Kranken erkennbare Zeichen seines Steinleidens. Aber zahlreiche andere Erkrankungen bedingen Nierenkoliken, genau der gleichen Art wie die Steinkoliken, so z.B. die Hydronephrose, Nierentuberkulose, Ureterspasmen usw.

Es ist jeweilen nicht möglich, aus den Schmerzäußerungen allein die Ursache der Nierenkolik zu erkennen. Nur wenn außer einer genauen Palpation der Harn- und Geschlechtsorgane auch noch eine sorgfältige mikroskopische Untersuchung des während oder gleich nach der Kolik entleerten Harns des Kranken vorgenommen wird, ist ohne Zuhilfenahme instrumenteller Untersuchung des Patienten (Cystoskopie, Radiographie) eine wohl begründete Mutmaßung über die Ursache einer Nierenkolik möglich. Spärlicher Eiweiß- und Cylindergehalt des Harns findet sich nach jeder Nierenkolik, er gibt aber über die Ursache der Kolik keinen Aufschluß. Wenn aber neben Eiweiß und Cylinder im Harn mehr oder weniger zahlreiche, rote Blutkörperchen gefunden werden, so ist der Verdacht, es möchte ein Nieren- oder Harnleiterstein vorliegen, berechtigt. Ist der Urin sehr stark blutig, enthält er große, wurmförmige Gerinnsel, dann darf die Kolik als Folge eines blutenden Nierentumors angesprochen werden. Dabei ist allerdings nicht zu vergessen, daß ausnahmsweise Nephrosklerosen oder embolisch-infektiöse Nierenentzündungen solche starke Hämaturien mit Kolik erzeugen können.

Sind im Harn auch Eiterkörperchen in erheblicher Zahl vorhanden, so muß neben einem infizierten Nieren- oder Ureterstein auch Tuberkulose als Ursache der Kolik in Betracht gezogen werden. Von allen Infektionen der Harnorgane führt die Tuberkulose am häufigsten zur Nierenkolik, weil sie oft schon frühzeitig durch Infiltration einzelner Strecken des Ureters den Harnabfluß erheblich hemmt.

Ist der Harn nach der Nierenkolik frei von roten Blutkörperchen, frei von Leukocyten, so ist als Ursache des Schmerzanfalles in erster Linie eine Knickung oder Spornbildung des Ureters (Hydronephrose) anzunehmen; aber es ist auch nicht zu vergessen, daß ein reiner Spasmus der Nierenbecken- und Uretermuskulatur zu Nierenkoliken bei normalem Harn führen kann.

Ein Spasmus der Nierenbecken- oder Uretermuskulatur wird wohl bei keiner, auch nicht bei der durch mechanische Verstopfung der Harnwege (Stein usw.) bedingten Nieren- oder Ureterkolik fehlen. Es ist ja stets die spastische Kontraktur der Nierenbecken- und Uretermuskulatur, die durch rasche, intrapelvine Drucksteigerung den Kolikschmerz auslöst. Aber Spasmen der Nierenbecken-

und Uretermuskulatur können auch ohne Mithilfe mechanischer Verstopfung der Harnwege zu heftigen Nierenkoliken führen. Bei gesteigerter Reizbarkeit der Muskulatur kann schon die Ausscheidung kleinster Eiterfetzchen oder von Kristallen im Urin (Phosphaturie), können auch in der Nachbarschaft der Ureterwand sich abspielende Entzündungen, z. B. Appendicitis, Spermatocystitis usw., Spasmen der Uretermuskulatur und damit Koliken auslösen. Ja selbst rein psychische Erregungen können bei reizbaren Menschen Nierenkoliken durch Nierenbecken- und Ureterspasmen bedingen. Die Ungleichheiten in der Reizbarkeit der Nierenbecken- und Uretermuskulatur erklären, warum bei dem einen Patienten ein Stein im Ureter schmerzlos ertragen wird, beim anderen der Abgang eines Blutgerinnsels im Urin eine Ureterkolik auslösen kann.

B. Störungen der Harnentleerung.

1. Pollakiurie.

Eines der häufigsten Symptome, worüber Harnkranke klagen, ist ein stark vermehrtes Bedürfnis, die Harnblase zu entleeren, die sog. Pollakiurie. Während sich beim gesunden Menschen das Harnbedürfnis tags nach 4—5stündigen Pausen, nachts im Schlafe gar nicht oder höchstens ein einziges Mal einstellt, meldet es sich bei vielen Kranken 1—2stündlich, ja sogar viel häufiger tags wie nachts.

Wie entsteht das Gefühl des Harndrangs? Die frühere Meinung, Harndrang werde immer durch das Eindringen von Blaseninhalt in die hintere Harnröhre erzeugt, ist irrig. Es kann die hintere Harnröhre mit Harn gefüllt sein, ohne das Gefühl von Harndrang auszulösen.

Dies lehrt eine alltägliche Beobachtung. Wird einem an einer entzündlichen Erkrankung der unteren Harnwege leidenden Manne ein Katheter mit knopfförmigem Ende (Instillator) bis unmittelbar hinter den Sphincter externus urethrae, also in den vordersten Teil der hinteren Harnröhre eingeführt, so tropft öfter durch den Katheter, obschon er nicht in der Blase liegt, Blaseninhalt nach außen ab, ohne daß dabei der Kranke Harndrang empfindet. Es können sogar durch das hinter dem Sphincter externus liegende Katheterauge 20—30 g Flüssigkeit in die hintere Harnröhre und in die Blase eingespritzt werden, dann wieder durch eine dem Katheter aufgesetzte Spritze aus der hinteren Harnröhre und Blase aspiriert werden, ohne daß dieses Hin- und Herfließen von Flüssigkeit durch die hintere Harnröhre auch nur den leisesten Harndrang erzeugt.

Auch der Ablauf der Miktion beim Weibe lehrt, daß das Gefühl des Harndranges nicht von der Harnröhre, sondern von der Blasenwand ausgeht. Es stellt sich jedesmal Harndrang ein, wenn der Detrusor der Blase sich zusammenzieht.

Wie werden nun aber solche Detrusorkontraktionen angeregt?

Unter normalen Bedingungen wird der Detrusor zu Kontraktionen gereizt, sobald er durch den in der Blase sich ansammelnden Harn über ein gewisses Maß hinaus gedehnt wird. In einer gesunden Blase tritt die Detrusorkontraktion jeweilen ein, wenn 300—400 g Harn sich in der Blase gesammelt haben. Unter krankhaften Bedingungen verschiebt sich die Reizschwelle des Detrusors. Die Empfindlichkeit des Detrusors gegenüber Dehnung läßt bei Erkrankung seiner sensiblen Bahnen nach, z. B. bei Tabes und anderen Rückenmarksleiden oder sie vermindert sich nach einer lang dauernden, allmählich zunehmenden Überdehnung der Blase, so durch eine lange andauernde Harnverhaltung infolge Prostatahypertrophie, Striktur usw. Es stellt sich unter solchen Bedingungen die Detrusorkontraktion und damit der Harndrang erst bei einem viel höheren Füllungsgrad der Blase ein als normal. Trotzdem kann der Harndrang häufig bleiben, weil bei diesen Kranken die Blase durch die Miktion jeweilen nicht vollständig entleert wird, sondern stets so erhebliche Restharnmengen zurückbehält, daß sie durch den ständigen Harnzufluß sehr rasch wieder den Grad von Füllung erreicht, der den Kontraktionsreflex des Detrusors auslöst. Daher findet sich bei chronischer Harnverhaltung trotz der Überdehnung und verminderter Empfindlichkeit des Detrusors ein stark vermehrter Harndrang, um so mehr, als auch gleichzeitig infolge der Harnstauung eine ausgesprochene Polyurie besteht.

Ist andererseits die Elastizität der Blasenwand durch Entzündung oder durch Kongestion vermindert oder wird der Detrusor der Blase außer durch den in der Blase gestauten Harn auch noch anderswie mechanisch gereizt, so z. B. durch das Anschlagen eines Blasensteins an die Blasenwand, so stellen sich Detrusorkontraktionen schon bei geringerem Füllungsgrade der Blase ein als normalerweise. Auch Erkrankungen außerhalb der Blase können den Anlaß geben, daß schon bei geringer Blasenfüllung der Blasendetrusor sich kontrahiert. So können z. B. Nierensteine rein reflektorisch zu häufigem Blasendrang führen. Ja, es kann bei nervösen Menschen nur der Gedanke an die Miktion selbst bei wenig gefüllter Blase eine Detrusorkontraktion und damit das Gefühl des Harndranges hervorrufen.

Die Ursache der Pollakiurie kann demnach in sehr verschiedenartigen Erkrankungen liegen. Leider wird dies bei der Deutung des Symptoms Pollakiurie nicht immer genügend berücksichtigt. Viel zu oft wird aus dem Auftreten einer Pollakiurie ohne weitere Überlegung bei der Untersuchung auf das Bestehen eines Blasenkatarrhs geschlossen, weil die Pollakiurie das auffallendste Symptom dieses häufigsten aller Blasenleiden, der Cystitis, ist. Man darf wohl behaupten, daß die Mehrzahl der Kranken, die an Pollakiurie leiden, immer vom Arzt vorerst ein Harndesinfiziens erhalten, bevor nur untersucht wird, ob eine Harninfektion besteht. Und wie oft fehlt jegliche Infektion bei den Kranken mit Pollakiurie! Wie oft ist der vermehrte Harndrang nicht die Folge einer Cystitis, sondern einer chronischen, aseptischen Harnverhaltung, die, wenn nicht zeitig genug richtig behandelt, den Kranken der Gefahr der tödlichen Urämie infolge hydronephrotischer Schrumpfniere aussetzt. Dies lehrt deutlich genug, wie notwendig es ist, bei jedem einzelnen Falle die Ursache des vermehrten Harndranges genau zu erforschen und nicht gedankenlos das Symptom Pollakiurie durch irgendwelche therapeutischen Maßnahmen zu bekämpfen.

Meldet sich ein Patient mit Klagen über vermehrten Harndrang, so ist die Ursache dieser Beschwerden in ganz verschiedenen Richtungen zu suchen, je nachdem die Pollakiurie bei klarem oder bei trübem Urin auftrat.

Bei *Pollakiurie mit klarem Urin* können entzündliche Krankheiten der Harnwege als Ursache der Pollakiurie ausgeschlossen werden. Es ist mit Bestimmtheit das Bestehen einer Cystitis zu verneinen; denn eine Cystitis bringt immer Eiterbeimischung zum Harn.

Die Vermehrung des Harndrangs bei klarem Harn kann bedingt sein:

1. Durch eine *Polyurie*, durch Absonderung ungewöhnlich großer Harnmengen durch die Nieren. Diese ruft natürlich selbst bei vollständig normaler Blase eine Steigerung des Harnbedürfnisses hervor. Die Polyurie ist durch Messung der Urintagesmengen leicht zu erkennen. Sie ist verursacht entweder durch Diabetes, nephritische Prozesse, Harnstauung, Hirnleiden, vasomotorische Störungen (Polyurie bei Tachykardie, polyuria nervosa spastica usw.) oder lediglich durch ungewöhnlich große Flüssigkeitszufuhr.

2. *Nervosität* kann an sich allein, ohne begleitende Polyurie, schuld an der Pollakiurie tragen. Bei nervösen Individuen kontrahiert sich der Detrusor der Blase häufig schon bei geringer Blasenfüllung. Es wird denn auch bei jeder

Miktion nur eine ganz kleine Urinmenge entleert. Für diese rein nervöse Pollakiurie ist charakteristisch, daß sie nur tags in Erscheinung tritt, nachts, wenn
der Patient gut schläft, schwindet, einzig bei Schlaflosigkeit auch nachts
sich geltend macht. Bei einer auf den Wachzustand beschränkten Pollakiurie
ist immer ein nervöser Ursprung dieser Miktionsstörung wahrscheinlich. Bei
organischen Leiden, wie Harnretention, Cystitis usw. ist die Pollakiurie nachts
immer ebenso stark oder sogar noch stärker ausgesprochen als tags. Bei ihnen
weckt der heftige Harndrang den Kranken selbst aus tiefem Schlafe auf. Einzig
bei Blasenstein kann, wie bei Nervosität, die über Tag sehr störende Pollakiurie
nachts weichen, weil in der Ruhe der Stein die Blase weniger zu Kontraktionen
reizt als bei Bewegungen. Die Pollakiurie durch *Blasenstein* ist von der nervösen
Pollakiurie trotzdem leicht zu unterscheiden, weil bei ihr wegen der Verletzungen
der Blasenschleimhaut durch den Stein fast immer etwas Blut dem Harn beigemischt ist, was bei nervöser Pollakiurie fehlt. Eine vermeintlich rein psychisch
bedingte Pollakiurie hat ihren Grund manchmal in einem krankhaft gesteigerten
Blutdruck des Kranken (Hochdruckkrankheit). Blutdruckerniedrigende Medikamente wie längerer Gebrauch von Calcium-Diuretin, Luminal usw. mindern
die Pollakiurie..

3. Pollakiurie mit klarem Urin ist auch oft die Folge *venöser Blutstauung*
in der Blasenschleimhaut. Eine solche wird oft ausgelöst durch Krankheiten in
der Umgebung der Blase, so durch Hypertrophie oder Neubildung der Prostata,
Tumoren des Uterus oder der Adnexe, Gravidität, ferner durch Appendicitis,
Salpingitis oder eine Prostatitis, die, wenn metastatisch entstanden, ohne jegliche
Pyurie verlaufen kann. Auch Nierenleiden, z. B. *Nierensteine*, können durch
Reflexwirkung eine Pollakiurie mit klarem Harn bedingen.

Bei der Diagnosestellung ist nie zu vergessen, daß der *Coitus reservatus*
durch Hyperämie der Genitalien recht oft zur Ursache einer starken Pollakiurie
wird. Zahlreiche Patienten mit Pollakiurie werden jahrelang irrtümlich wegen
sog. chronischer Prostatitis oder Cystitis behandelt, bei denen lediglich der
Coitus reservatus die starken Beschwerden bedingt. Auf den Weg zur richtigen
Diagnose führt beim Mann der Befund von Kongestion und Druckempfindlichkeit der Prostata bei Fehlen entzündlicher Veränderungen der Urogenitalorgane. Der Heilerfolg einer Regelung der Vita sexualis bestätigt meist rasch
die Richtigkeit der Diagnose.

4. Die Blasenwand infiltrierende *Tumoren*, z. B. Carcinome, vermindern die
Dehnungsfähigkeit der Blase. Sie sind stets von gesteigertem Harndrang
begleitet. Dieses Symptom fehlt allerdings bei der häufigsten Tumorform der
Blase, bei den Papillomen, die nur die Schleimhaut, nicht aber die Muscularis
in Mitleidenschaft ziehen.

5. Die praktisch wichtigste Ursache der Pollakiurie bei klarem Urin ist die
Harnverhaltung. Wenn die Blase sich nie mehr vollkommen entleert, oft, aber
nur in kleinen Mengen Harn abgibt, so wird der Detrusor immer wieder nach
kurzen Pausen stark gedehnt und dadurch stets von neuem zu Kontraktionen
gereizt. Diese Art der Pollakiurie tritt nachts viel heftiger auf als tags. Dies
erklärt sich einerseits daraus, daß durch vermehrte Kongestion der Harnorgane
in der Nacht die bestehenden Harnabflußhindernisse, wie eine hypertrophische
Prostata, eine Striktur der Urethra, sich steigern und damit auch die Menge
des Restharns; andererseits daraus, daß bei geschwächten Leuten unter der
Wirkung der Nachtruhe die Durchströmung der Nieren gebessert und die Harnsekretion deshalb gesteigert wird.

Bei *Pollakiurie mit trübem Harn* ist ihre Ursache in einer Entzündung der
Harnorgane zu suchen, in erster Linie in einer entzündlichen Erkrankung der

Blase. Die Entzündung macht die Blasenwand gegen Dehnung sehr empfindlich; schon kleine Harnmengen lösen eine Kontraktion des Detrusors aus. Jede stärkere Cystitis ist deshalb von Pollakiurie begleitet.

Daß nicht jede Trübung des Harns durch Entzündung der Harnwege hervorgerufen ist, deshalb auch nicht bei jeder Pollakiurie mit trübem Harn auf Cystitis geschlossen werden darf, sei nochmals hervorgehoben. Stets muß bei trübem Harn chemisch (Probe mit Essigsäure) oder mikroskopisch geprüft werden, ob wirklich Eiter die Harntrübung bedingt, nicht etwa bloß Phosphaturie oder Carbonaturie. Eine Harntrübung durch Phosphate und Carbonate ist ja auch, wie die Pyurie, oft von Pollakiurie begleitet; die im Harn ausgefallenen Kristalle reizen die Blase zu häufigen Kontraktionen. Aber selbst wenn Eiter als Ursache der Harntrübung nachgewiesen ist, bleibt stets noch zu bedenken, daß außer der Entzündung noch andere, mit der Entzündung vergesellschaftete Erkrankungen der Harnorgane, wie Stein oder Harnverhaltung, die Hauptursache der Pollakiurie sein können.

2. Schmerzhafte Miktion.

Außer über Häufigkeit der Miktion klagen viele Kranke gleichzeitig über Schmerzhaftigkeit der Harnentleerung. Der gleiche Krankheitsprozeß, der die Blasenwand zu häufigen Kontraktionen reizt, macht sie auch sehr schmerzempfindlich gegen Dehnung und Druck. So wird die Miktion nicht nur häufig, sondern auch schmerzhaft bei Cystitis, bei infiltrierendem Blasentumor, bei Blasenstein usw. Sogar bei der rein nervösen Pollakiurie, bei der die Blase gesund ist, wird die Miktion vom Kranken oft schmerzhaft empfunden, weil das überreizte Nervensystem des Kranken schon auf physiologische Vorgänge, so auf jede Kontraktion des Blasenmuskels und jede Dehnung der Urethra durch den austretenden Harnstrahl mit Schmerzgefühl reagiert.

Aber auch, wenn der Harndrang nicht besonders häufig ist, kann die Miktion schmerzhaft sein. So ist bei Urethritis, die, solange der Blasenhals nicht in Mitleidenschaft gezogen ist, ohne Steigerung der Miktionsfrequenz verläuft, die Harnentleerung schmerzhaft (Chaude-pisse). Selbst bei gesunden Harnorganen und gesundem Nervensystem kann die Harnentleerung Schmerzen auslösen. Die Entleerung des spärlichen, aber hochgestellten Fieberurins kann ein starkes Brennen und Stechen in Blase und Harnröhre hervorrufen; auch bei Phosphaturie und Carbonaturie schmerzt manchmal die Harnentleerung den Kranken, weil die mit dem Harn entleerten Kristalle chemisch und mechanisch selbst die normalen Schleimhäute zu reizen vermögen.

Das Symptom „Schmerz" bei der Miktion ist also sehr vieldeutig, deshalb diagnostisch wenig bedeutungsvoll. Immerhin hilft es doch, wenn Art und Ort der Schmerzen genau beobachtet werden, zur Erkenntnis einzelner Leiden.

Der *Miktionsschmerz* tritt bald im *Beginn*, bald am *Ende* der Harnentleerung auf, andere Male hält er während der ganzen Miktionsdauer an. *Ist er initial* oder während der ganzen Miktion andauernd und ist er zudem vorzugsweise auf die vordere Harnröhre beschränkt, so weist dies auf kongestive oder entzündliche Veränderungen der Harnröhrenschleimhaut hin oder auf eine ungewöhnliche Reizwirkung des entleerten Harns, sei es durch dessen starken Kristallgehalt wie bei Phosphaturie usw. oder dessen hohe Konzentration, wie beim Fieberharn. *Terminale* Miktionsschmerzen, die tief in der Harnröhre oder am Damme empfunden werden, sind sehr charakteristisch für Erkrankungen der hinteren Harnröhre, der Prostata oder der Blase. Sie halten oft nach Entleerung der Blase an, begleitet von heftigem Blasendrang, wie wenn der letzte Tropfen Urin mit Gewalt aus der Blase ausgepreßt werden müßte. Schmerz und Drang verlieren sich erst, wenn wieder etwas Harn in der Blase angesammelt ist; bald aber stellt sich wieder, sobald die Harnmenge 40—50 g erreicht, eine neue Miktion mit nachfolgendem Schmerz und Drängen ein. Solche häufig sich wiederholende Blasentenesmen (Strangurie) sind vorzugsweise die Folgen heftiger Cystitis, sei es tuberkulöser oder banaler, oder die Folgen eines infiltrierenden Blasencarcinoms, eines in die Blasenmündung eingeklemmten Steins oder Tumors, einer Absceßbildung in der Prostata usw.

Besonders erwähnenswert ist, daß bei Blasensteinen der Kranke den Miktionsschmerz weniger in der Blase und hinteren Harnröhre als vielmehr auffällig stark an der Spitze der Eichel empfindet.

3. Anomalien in der Dauer der Miktion.

Anomalien in der Dauer des Miktionsaktes erlauben nur geringe diagnostische Schlüsse. Die Dauer der Miktion hängt normalerweise vor allem von der Menge des entleerten Harns ab. Ist wenig Harn in der Blase, so wird die Miktion rasch beendigt; ist viel Harn in der Blase, so dauert die Miktion länger.

Trotz normaler Blasenharnmenge kann aber die Miktionsdauer lang werden, entweder durch ein mühsames, zögerndes Einsetzen der Miktion oder aber durch ein sehr langsames Abfließen des Harns *(Dysurie)*.

Daß der Kranke trotz ausgesprochenen Harndranges beim Versuche der Miktion lange warten muß, bis der Harn fließt, ist ein für Prostatahypertrophie recht charakteristisches Symptom. Es ist jeweilen nachts besonders stark ausgesprochen, wenn durch die Ruhelage des Kranken die Kongestion der hypertrophischen Prostata und wohl auch der Sphinctertonus vermehrt und dadurch der Abfluß des Harns mehr als tags behindert ist. Die Kranken vermögen die Harnentleerung oft nur in Gang zu bringen durch Massieren der Blasengegend, durch Ziehen am Penis, durch Einnehmen bestimmter Körperstellungen, wie starkes Beugen des Oberkörpers oder tiefes Niederkauern usw. In ähnlicher Weise, doch weniger ausgesprochen, wird ein zögerndes Abfließen des Harns vielfach bei entzündlichen Erkrankungen der Blase, Prostata oder Harnröhre beobachtet. Bei diesen Kranken ist es, dem Kranken bewußt oder unbewußt, vorwiegend die Angst vor den Miktionsschmerzen, die den Beginn der Harnentleerung verzögert. Stark ausgesprochen ist dieses Symptom des zögernden Beginns der Miktion auch häufig bei Nervösen, selbst solchen mit ganz gesunden Harnwegen. Bei ihnen ist es immer eine rein psychische Hemmung, die den Miktionsakt nicht in Gang kommen läßt. Vor allem die Scheu, beobachtet zu werden, hemmt sie, trotz heftigen Harndrangs, den Harn in der Nähe von Drittpersonen, z. B. im Zimmer des Arztes usw., zu entleeren. Ein willkürlicher Sphincterspasmus hält den Harnstrahl zurück. Auch willkürliches Verhalten des Harns trotz öfters sich meldenden Harndrangs macht bei Gesunden und Kranken das Abfließen des Harns zeitweilig schwierig. Der lange willkürlich stark angespannte Blasenschließmuskel verfällt in einen Krampfzustand und der Detrusor wird durch die mit der willkürlichen Harnverhaltung sich einstellenden Kongestion in seiner Funktionsfähigkeit geschwächt.

Statt durch einen verzögerten Beginn wird der Miktionsakt manchmal durch ein langsames, kraftloses Abfließen des Harnstrahls oder durch Verminderung des Harnstrahlkalibers verlängert. Auch ein wiederholtes Unterbrechen des Harnstrahls, eine stoßweise Harnentleerung, kann Ursache der Miktionsverlängerung sein. Die Kraftlosigkeit des Harnstrahls hat ihren Grund in einer Schwäche des Blasendetrusors (z. B. bei spinalen Erkrankungen oder bei degenerativen Prozessen des Blasenmuskels usw.) oder in einer Verminderung des Harnröhrenvolumens (Striktur, eingeklemmter Fremdkörper) oder in zeitweiligem Urethralschließmuskelkrampf (bei Nervösen, bei Prostatikern usw.). Diese Miktionsstörung wechselt in ihrer Intensität beim einzelnen Kranken stark. Sie ist bei Prostatikern z. B. nach längerem Liegen stärker als nach Gehen, beim Blasensteinkranken hinwiederum im Liegen geringer als im Stehen.

Statt eines verlangsamten kommt manchmal auch ein *überstürztes Einsetzen* der Miktion zustande, so daß der Kranke, wenn er dem Harndrang nicht sofort nachgeben kann, sich näßt. Dies wird besonders beobachtet bei heftigen Entzündungen der Blase und der Prostata, sowie auch bei einzelnen Neurasthenikern ohne Erkrankung der Harnorgane.

Eine *Formveränderung des Harnstrahls* hat in der Regel keine wesentliche pathognomonische Bedeutung. Eine auffällig starke Abnahme des Kalibers des sonst unter kräftigem Druck stehenden Harnstrahls ist immerhin für Striktur der Harnröhre oder für enge Phimose charakteristisch. Ab und zu ist allerdings ein so dünner Strahl auch bei Nervösen zu beobachten, bei denen ein während der Miktion nicht ganz nachlassender Krampf des Harnröhrenschließmuskels den Harnstrahl verkleinert, oft sogar zeitweilig unterbricht (spastische Striktur). Spiralform, gabelige Spaltungen oder geringe seitliche Abweichungen des Harnstrahls, durch welche der Kranke häufig sehr geängstigt wird, sind diagnostisch und klinisch bedeutungslos. Sie sind meist nicht die Folge dauernder anatomischer Veränderungen, sondern entstehen durch eine teilweise Verklebung der Harnröhrenwand oder -mündung durch Schleim- und Eitermassen. Dauernde starke Richtungsabweichungen des Harnstrahls weisen auf Mißbildungen der Harnröhre hin (Hypospadie oder Epispadie).

4. Polyurie, Oligurie, Anurie.

Polyurie. Der männliche Erwachsene scheidet in 24 Stunden durchschnittlich 1500 g Urin aus, die Frau 1200 g. Nicht selten steigert sich die Harntagesmenge auf das Zwei- und Mehrfache dieser Zahlen. Dies trifft vor allem zu bei ungewöhnlich großer Flüssigkeitszufuhr. Manchmal ist aber die Zunahme der Harnmenge das Primäre, das Bedürfnis nach vermehrter Flüssigkeitseinnahme das Sekundäre. Es können außerhalb der Harnorgane ablaufende Krankheitsprozesse zu einer Polyurie von mehreren Tageslitern führen, so vor allem der *Diabetes mellitus* und *Diabetes insipidus*, ferner Tumoren, Gummata, Tuberkel oder Blutungen in der Hirnsubstanz. Sehr häufig ist eine kurz dauernde Polyurie die Folge einer rein *funktionellen Neurose* bei anatomisch ganz normalen Organen. Die bekannteste Form dieser Sekretionsstörungen ist die *Polyuria nervosa spastica*, wobei anschließend an eine psychische Aufregung, z. B. infolge Angst vor einer ärztlichen Untersuchung, plötzlich gewaltige Mengen eines stark verdünnten, fast wasserhellen Harns ausgeschieden werden. Ähnliches wird auch nach hysterischen Anfällen beobachtet, ferner auch nach Herzjagen.

Für den Urologen besonders wichtig sind die Polyurien, die sich infolge von Erkrankungen der Harnorgane einstellen. Bald sind es Nierenleiden, die zur Polyurie führen, bald Leiden, die in den unteren Harnwegen ihren ersten Sitz haben, aber sekundär die Nieren in Mitleidenschaft ziehen.

Von Nierenleiden, die eine Polyurie von 2—4 Litern hervorrufen, sind vor allem einzelne Formen der chronischen *Nephritis* zu erwähnen, so die Schrumpfniere, die Amyloidniere, dann auch die ersten Anfangsstadien der *Nierentuberkulose* oder einer *banalen*, eitrigen *Niereninfektion*.

Groß ist die Zahl der Erkrankungen der ableitenden Harnwege, die zu einer Polyurie führen. Jede lang dauernde *Harnstauung*, gleichgültig ob sie durch Prostatahypertrophie, durch Urethralstriktur oder andere Leiden verursacht sei, führt durch Steigerung des intrarenalen Druckes und durch die daraus entstehende hydronephrotische Schrumpfniere zu andauernder Polyurie. Aber auch kurz dauernde Harnstauungen durch eine vorübergehende Ureterknickung oder durch Einklemmung eines Steins in einem Harnleiter oder in der Harnröhre werden von einer oft mehrere Stunden anhaltenden Harnflut gefolgt, sobald der Harnabfluß durch Beseitigung des Hindernisses wieder frei ist. Diese Harnflut ist nicht etwa nur durch die Ausscheidung der vordem gestauten Harnmenge bedingt, sondern zur Hauptsache durch eine wahre Hypersekretion der Niere, hervorgerufen durch eine der plötzlichen intrarenalen Druckentlastung folgende, reichlichere Blutdurchströmung der Niere. Wieweit an dieser Harnflut jeweilen die vordem verstopfte, wieweit die gesunde 2. Niere beteiligt ist, steht noch in Frage.

Alle schmerzhaften Erkrankungen der unteren Harnwege, auch solche, die ohne Harnstauung verlaufen, können zeitweilig durch Reflexwirkung eine Polyurie auslösen. *Häufige Blasenentleerungen*, selbst wenn sie nicht schmerzhaft sind, rufen ebenfalls fast immer eine Steigerung der Harnsekretion hervor.

Eine lang dauernde Polyurie ist immer von starkem Durstgefühl (Polydipsie) begleitet. Daß nicht etwa die zur Befriedigung des Durstes vermehrte Flüssigkeitszufuhr die Ursache der Polyurie ist, sondern deren Folge, geht daraus hervor, daß jeweilen trotz erzwungener Einschränkung der Flüssigkeitsaufnahme die Polyurie lange Zeit unvermindert andauert.

Die *Oligurie*, eine wesentliche Verminderung der Harntagesmenge, kann bei gesunden Nieren infolge stark verminderter Flüssigkeitszufuhr oder infolge starker Wasserverluste des Körpers durch den Darm (Diarrhoe) oder durch die Atmung und die Haut (körperliche Anstrengungen, Fieber), wohl auch durch rein *nervöse Sekretionshemmungen* eintreten. Bei diesen Formen der Oligurie zeigt der in kleinen Mengen ausgeschiedene Harn ein hohes spezifisches Gewicht. Oligurie mit einem geringen spezifischen Gewicht des Harns weist auf eine Insuffizienz der Nieren hin. Nur ausnahmsweise ist diese Funktionseinbuße der Nieren lediglich bedingt durch *Herzstörungen*, meist ist sie die Folge ausgedehnter Entartungs- und Zerfallsvorgänge im Nierenparenchym.

Eine *Anurie*, das Ausbleiben jeglichen Harnabflusses durch die Ureteren, ist entweder bedingt durch ein Aufhören der Nierensekretion *(wahre oder sekretorische Anurie)* oder durch eine Verstopfung der Harnleiter *(falsche oder exkretorische Anurie)*. Beiden Formen der Anurie ist gemeinsam, daß trotz langen Ausbleibens jeglicher Miktion die Harnblase beim Katheterismus leer gefunden wird.

Die *wahre Anurie*, das völlige Versiegen der Harnsekretion der Nieren, ist meist die Folge einer weitgehenden Vernichtung des Nierenparenchyms. Sie stellt sich in den Endstadien doppelseitiger Hydro- oder Pyonephrose ein oder nach vollständigem, kavernösem Zerfall der Nieren durch Tuberkulose, nach vorgeschrittener polycystischer Degeneration des Nierengewebes, sowie bei hochgradigen nicht-eitrigen Nephritiden akuter oder chronischer Art. Der sekretorischen Anurie geht bei allen diesen Krankheiten in der Regel eine allmähliche zunehmende Oligurie voraus.

Seltener setzt eine solche wahre oder sekretorische *Anurie schlagartig*, nach bis dahin normaler oder gar gesteigerter Harnausscheidung ein. Dies geschieht manchmal vielleicht infolge einer Reizung des sekretionshemmenden Splanchnicuszweiges der Niere (z. B. bei Hysterie), oder wenn das ganze Nierenparenchym plötzlich aus der Blutzirkulation ausgeschaltet wird, sei es durch Zerreißung der großen Nierengefäße oder deren Verstopfung durch Embolie oder Thrombose, sei es durch renale Angiospasmen. Zweifelsohne kann auch schon die Verlangsamung des Blutstromes infolge Herzschwäche, z. B. beim Kollaps, zu Anurie führen.

Die *falsche oder exkretorische Anurie*, eine vollständige Behinderung des Harnabflusses aus den noch sekretionsfähigen und auch teilweise noch sezernierenden Nieren in die Blase ist meist die Folge eines doppelseitigen Harnleiterverschlusses durch Spasmen, durch *Steine* oder durch den Harnleiter umwuchernde *Geschwülste*, z. B. Gebärmutter-Blasen- oder Prostatacarcinome. Auch sie tritt bald schlagartig ein, bald allmählich nach vorausgegangener Oligurie.

Bei der sog. *reflektorischen Anurie* stockt die Harnabsonderung aus den Nieren vollständig, obschon nur der eine Harnleiter verschlossen, der andere offen ist und die zu ihm gehörige Niere noch funktionstüchtiges Parenchym hat. Das Vorkommen einer solchen reflektorischen Anurie, das Versiegen der Harnabsonderung einer funktionstüchtigen, mit der Blase in offener Verbindung stehenden Niere durch einen von der kranken Niere ausgehenden, sog. renorenalen Reflex wurde lange bezweifelt, weil bei der Mehrzahl der klinisch als reflektorisch gedeuteten Anurien die Sektion eine schwere, doppelseitige Nierenerkrankung zeigte. Es liegen jetzt aber zahlreiche zuverlässige Beobachtungen vor, welche die Zweifel an der Möglichkeit einer reflektorischen Anurie beheben. Die Tatsache, daß zur Niere aus dem Splanchnicus sekretionshemmende, aus dem Vagus sekretionsfördernde Nervenfasern übertreten, daß ferner heftige, sekretionshemmende renale Angiospasmen, z. B. als Fernwirkung eines Schmerzes auftreten können, macht das Vorkommen einer reflektorischen Anurie erklärlich. Eine reflektorische Anurie wurde beobachtet nach Verletzungen und Operationen der einen Niere, nach einseitigem, plötzlichem Verschluß des Ureters durch Einklemmung eines Steines, durch Ureterknickung oder Ligatur usw.

Folgen der Anurie. Wenn die Anurie bei einem Menschen auftritt, dessen Blut schon längere Zeit wegen ungenügender Nierenfunktion abnorme Mengen Harnstoff enthält, so führt die Anurie meist in 1—2 Tagen zum Tode. Trifft aber die Anurie einen Menschen, dessen Nierenfunktion bis dahin genügend war, so kann das Ausbleiben jeglichen Harnabganges vom Kranken mehrere Tage lang scheinbar beschwerdelos ertragen werden. Wenn z. B. ein gesunder Mensch durch eine Verletzung sein gesamtes Nierenparenchym verliert, sei es, daß er einnierig war, oder sei es, daß die Verletzung beide Nieren traf, so bedingt dies keineswegs einen raschen Tod; der Verletzte kann noch 6—8 Tage lang in leidlichem Zustande, ohne offensichtliche Erscheinung der Harnvergiftung, wie Kopfweh, Erbrechen, Krämpfe usw. leben. Wiederholt wurden Fälle beobachtet, in denen Kranke trotz 10—14tägiger Anurie noch herumzugehen vermochten; es wurde sogar nach mehr als 20tägiger Anurie noch Heilung beobachtet. In der Regel jedoch stellen sich, selbst wenn die Nieren bis zum Ausbruch der Anurie vollständig funktionstüchtig waren, 6—8 Tage nach Beginn der Anurie Zeichen schwerer Harnvergiftung ein. Diese bestehen bei Anurie infolge chirurgischer Leiden in den einen Fällen in einer großen Müdigkeit und Schläfrigkeit, die oft mit einer auffälligen Euphorie verbunden sind; andere Male wird der Kranke im Gegenteil sehr aufgeregt, zeigt beschleunigte Atmung und raschen Puls. Bald danach treten kleine Zuckungen in den Händen, in den Beinen und im Gesichte auf, leichte Cyanose, Übelkeit oder gar Erbrechen, Singultus, Verengerung der Pupille, auch ab und zu Ödeme. *Hochgradige Dyspnoe und starke Konvulsionen, die bei der Pseudourämie der Nephritiker häufig sind, fehlen bei der wahren Urämie.* Bei ihr tritt verhältnismäßig rasch nach dem Einsetzen der ersten Zeichen der Harnvergiftung tiefe Somnolenz ein, welche die Kranken gegen alle Beschwerden unempfindlich macht und ihnen den Todeskampf erleichtert, sie oft ruhig in den Todesschlaf übergehen läßt.

Die *Therapie der Anurie* muß sich natürlich dem Grundleiden anpassen. Bei Anurie durch Verschluß der Harnleiter muß das Abflußhindernis beseitigt oder durch operative Eröffnung des Nierenbeckens, Nierenspaltung oder Pyelotomie, umgangen und dadurch der Urinabfluß ermöglicht werden. Am häufigsten sind es Steine, welche eine exkretorische Anurie bedingen. Der Sitz der eingeklemmten Steine, der vorzugsweise am Ausgang des Nierenbeckens oder nahe der Blase zu suchen ist, kann durch Ureterenkatheterismus oder Radiographie bestimmt werden. Gelingt es nicht, Art und Ort des Abflußhindernisses zu erkennen, vermag auch ein doppelseitiger Ureterenkatheterismus bis ins Nierenbecken nicht den Harnabfluß wieder herzustellen, so wird ein ein- oder doppelseitiger Lendenschnitt zur Freilegung der Nieren und allfälliger Eröffnung des Nierenbeckens nötig.

Bei sekretorischer Anurie, beim völligen Ausbleiben jeglicher Harnsekretion, ist vorerst zu versuchen, durch Diuretica und Alkalitherapie (besonders Liquor kali acetici mit Natr. bicarb., intravenöse Traubenzuckerinjektionen), durch Diathermie oder tiefe Röntgenbestrahlung die Harnproduktion wieder in Gang zu bringen. Schlägt dieser Versuch fehl, so soll, wenn noch keine hochgradige Zerstörung des Nierenparenchyms anzunehmen ist, eine Dekapsulation der Nieren in Lokalanästhesie vorgenommen werden. Bei einer reflektorischen Anurie und auch bei der Anurie Hysterischer, Formen, bei denen renale Gefäßspasmen eine ursächliche Rolle spielen mögen, ist auch ein Heilversuch durch intravenöse Novocaininjektion (10 cm³ 1%ige Lösung, selbstverständlich ohne Adrenalin) oder durch die Splanchnicusanästhesie (paravertebrale Injektionen von 1% Novocainlösung auf der Höhe des XII. Dorsal- und I. Lumbalwirbels) zu machen. Bei Kranken, deren Nierenparenchym durch Schrumpfung, durch Tuberkulose usw. hochgradig zerstört ist, sind alle diese therapeutischen Versuche natürlich aussichtslos.

5. Harnverhaltung.

Ein Symptom, das oft längere Zeit bei recht verschiedenartigen Erkrankungen das ganze Krankheitsbild beherrscht und ihm seinen eigenen Stempel aufprägt, ist die Harnverhaltung.

Die Harnblase entleert sich normalerweise, sobald der Detrusor der Blase — durch den Druck des in der Harnblase angestauten Harns gereizt — sich zusammenzieht, gleichzeitig der Schluß der Blasensphincteren nachläßt und damit Blasenausgang und Harnröhre sich öffnen. Erleidet dieses Zusammenspiel zwischen Detrusorkontraktion und Sphincteröffnung eine Störung durch Innervationsmängel oder tritt zwischen der Kraft der harnaustreibenden Detrusorkontraktionen und den am Blasenausgang oder in der Harnröhre dem Austritte des Harns entgegenstehenden Hindernissen ein Mißverhältnis ein, so wird der Harnabfluß aus der Blase gehemmt. Es kann sich entweder eine *vollständige* Harnverhaltung einstellen oder eine nur *unvollständige*, wobei jedesmal, wenn das Harnbedürfnis sich einstellt, wohl etwas Urin vom Kranken entleert wird, stets aber kleinere oder größere Mengen *Restharn* in der Blase zurückbleiben.

Ist die Harnverhaltung nur vorübergehend, hält sie nur wenige Stunden oder Tage an, so wird sie als *akut* bezeichnet. Dauert sie aber über Wochen und Monate, spricht man von *chronischer Harnverhaltung*.

Es können die verschiedenartigsten Krankheiten zur Harnverhaltung führen, sei es durch rein dynamische Störungen, sei es durch Bildung mechanischer Abflußhindernisse.

I. Eine **Harnverhaltung dynamischen Ursprungs** findet sich besonders oft bei Nervenkrankheiten. Sowohl Nervenleiden rein funktioneller Art als auch solche mit anatomischer Grundlage können das Zusammenspiel zwischen Blasendetrusor und Blasensphincteren derart stören, daß die Harnentleerung gehemmt oder gar unmöglich wird.

1. Von den rein *funktionellen nervösen Störungen* der Harnentleerung ist die bekannteste das Unvermögen vieler Menschen, bei Anwesenheit von Drittpersonen den Harn spontan zu entleeren. Selbst bei heftigstem Harndrang ist es diesen Kranken, wenn sie sich beobachtet fühlen, unmöglich, auch nur die kleinste Menge Harn zu lösen. Die Blasenschließmuskeln bleiben durch psychische Hemmung des Kranken spastisch geschlossen; auch die stärkste Kontraktion des Detrusors vermag ihren Schluß nicht zu sprengen.

In ähnlicher Weise stellt sich Harnverhaltung durch funktionelle nervöse Störung nach operativen Eingriffen ein, so besonders nach Operationen im Bereiche des Beckens, z. B. nach Hämorrhoidaloperationen usw.; aber es gibt auch Kranke, die in Rückenlage, gleichgültig wo die Operationswunde liegt oder selbst wenn sie gar nicht operiert sind, keinen Tropfen Urin spontan entleeren können. Erst wenn sie am Bettrande sitzen oder sich auf die Seite drehen dürfen, können sie urinieren. In dieselbe Klasse nervöser Retention gehören auch die Harnverhaltungen nach seelischen Aufregungen.

Ob in allen diesen Fällen stets ein *Spasmus der Sphincteren* Ursache der Harnverhaltung ist, ob nicht manchmal auch eine nervöse *Hemmung der Detrusorkontraktionen* die Harnentleerung hintanhält, steht in Frage. Jedenfalls zeigen einzelne solcher Kranken einen mit dem Katheter deutlich fühlbaren Spasmus des Sphincter externus vesicae, bei anderen fehlt jede Erscheinung von Sphincterkrampf; es gleitet bei ihnen auch ein weicher Katheter spielend leicht in die volle Blase ein. Diese Kranken ohne Sphincterkrampf klagen weniger über Harndrang als die ersteren.

2. Von *anatomischen Erkrankungen des Nervensystems*, die zur Harnverhaltung durch dynamische Störungen führen, sind zu nennen:

a) *cerebrale:* Hirntumor, Apoplexia cerebri, Hirnerschütterungen, Meningitis;

b) *medulläre:* Tabes, Myelitis, Myelomeningitis, multiple Sklerose, traumatische Querläsionen des Rückenmarkes usw.;

c) *periphere Nervenleiden*, besonders *Neuritiden* infolge *Intoxikation* durch Alkohol, Blei, Arsen oder infolge lang dauernden Gebrauchs von Morphium, ferner Neuritiden durch *Infektionskrankheiten*, wie Typhus, Diphtherie, Syphilis und allgemein septische Erkrankungen. Bei diesen Arten der Harnverhaltung mögen immerhin neben neuritischen, häufig auch medulläre Störungen mitwirken. Bei allen diesen Erkrankungen des Nervensystems fehlt dem Kranken jegliches Gefühl des Harndranges; er trägt die übervolle Blase ohne Beschwerden. Nicht selten zeigt sich das *Phänomen, daß die Blase durch Druck der palpierenden Hand sich auspressen läßt.* Die Blasenstörung ist nicht selten das erste Symptom des Nervenleidens.

3. Selten führen *Erkrankungen der Blasenwand* durch Minderung der Detrusorkraft zur Harnverhaltung, allerdings fast nie zu einer vollständigen, meist nur zu einer unvollständigen. So bleibt infolge *Degeneration des Blasenmuskels* nach jeder Miktion Restharn in der Blase zurück, auch wenn kein mechanisches Abflußhindernis am Blasenausgange nachweisbar ist. Es können *chronische Entzündungen* der Blasenwand die austreibende Kraft des Detrusors derart mindern, daß die spontane Miktion jeweils nur eine unvollständige Blasenentleerung bringt.

Die bei chronischer Cystitis beobachtete Verhaltung kleiner Harnmengen in der Blase ist allerdings oft nicht durch eine Schwächung der Detrusors, sondern durch einen Sphincterspasmus bedingt, ausgelöst durch das unbewußte Bestreben des Patienten, durch vorzeitiges Unterbrechen der Miktion die bei völliger Blase auftretenden Blasenschmerzen zu vermeiden.

Auch *infiltrierende Blasentumoren* sind zeitweilig von Harnverhaltung begleitet. Die Harnretention bei akuter *Prostatitis* ist nicht immer mechanischer Natur, sondern sie ist, wie z. B. bei den der Blase benachbarten *Abscessen* im kleinen Becken, bei *Parametritis* oder *Appendicitis*, oft verursacht durch Mitbeteiligung der Blasenwand am Entzündungsprozeß, andere Male durch einen Hemmungsreflex des Detrusors.

Bei größeren *Divertikeln* der Blasenwand fehlt eine Harnverhaltung nie. Sie ist nicht die Folge einer Schwächung des Detrusors; sie entsteht vielmehr dadurch, daß bei jeder Miktion die Blase sich zum Teile in das Divertikel statt durch die Harnröhre entleert.

II. *Eine Harnverhaltung durch ein mechanisches Abflußhindernis* ist viel häufiger als eine solche dynamischen Ursprungs.

Vor allem ist es die *Prostatahypertrophie*, die häufig mechanisch zu vollständiger oder unvollständiger Harnverhaltung führt, dann aber auch das *Prostatacarcinom* oder sonstige Tumoren der Prostata, sowie auch *Prostataabscesse* gonorrhoischer wie banaler Natur. Ferner sind als mechanische Ursachen der Harnverhaltung zu nennen *narbige Strikturen der Harnröhre, enge Phimosen*, die Einklemmung von *Harnröhrensteinen*, oder das Verstopfen des Blasenausganges durch bewegliche *Blasentumoren, Blasensteine* oder durch in der Blase liegende Blutklumpen. Auch bei *Zerreißungen der Harnröhre* wird der Harnabfluß mechanisch behindert.

Eine Kompression der Harnröhre von außen her, z. B. durch Abscesse oder Tumoren ihrer Nachbarschaft, oder bei der Frau besonders durch Geschwülste und Lageveränderungen des Uterus (Fibromyom, retroflexio uteri gravidi), vermag an sich allein wohl nur selten eine vollständige Harnverhaltung zu bedingen. Fast immer, wenn in solchen Fällen eine Harnverhaltung auftritt, spielt dabei neben der Kompression der Harnröhre noch ein reflektorischer Sphincterspasmus eine Rolle, so auch bei der Harnverhaltung während der *Geburt*.

Die **anatomischen Folgen der Harnverhaltung** äußern sich

a) bei *akuter Retention* vor allem in einer abnormen Dehnung der Blasenwand, die aber bei gesunder Blase, selbst bei den höchsten Graden der Dehnung, nie zu einem Platzen der Blase führt. Die akute Harnverhaltung bedingt auch eine *Rückstauung des Harns* in die Ureteren und in die Nierenbecken mit Weitung deren Lichtung; sie führt zudem zu starker *Hyperämie des Nierengewebes* und der *Schleimhäute der Harnwege*, zu einer Hyperämie, die selbst zu einer *Hämaturie* führen kann. Alle diese Stauungsfolgen schwinden nach Beheben der kurz dauernden Harnverhaltung vollständig; sie hinterlassen keine dauernde Schädigung der Harnorgane.

b) Bei *chronischer Harnverhaltung* in der Blase sind die anatomischen Schädigungen viel schwerer; sie sind zudem bleibend. Es werden in der Blase durch die lang dauernde Dehnung ihrer Wandung die Muskelbündel des Detrusors auseinandergedrängt; einzelne von ihnen werden hypertrophisch, andere atrophisch. Die Blasenschleimhaut wird zwischen die auseinanderweichenden Muskelstränge nach außen sackartig vorgewölbt *(Balkenblase mit Divertikelbildung)*. Die *Ureteren* werden erweitert, in ihrem Verlauf oft geschlängelt. Auch die *Nierenbecken weiten* sich aus. Das Nierengewebe, erst nur kongestioniert, wird atrophisch und *schrumpft* allmählich unter der Wirkung des dauernd gesteigerten, intrapelvinen Harndruckes. Es entstehen *hydronephrotische Schrumpfnieren*.

Das **klinische Bild** und auch die **Behandlung der Harnverhaltung** ist sehr verschieden, je nachdem es sich um eine akute, vollständige, eine chronische, unvollständige oder eine chronische, vollständige Verhaltung handelt. Diese drei klinischen Arten der Harnverhaltung sollen deshalb getrennt besprochen werden.

I. **Bei akuter, vollständiger Harnverhaltung,** die fast ausschließlich bei Männern auftritt, übertrifft der *quälende Harndrang* alle anderen Beschwerden. Trotz fortwährender Versuche des Kranken, bald in dieser, bald in jener Körperstellung unter Mitwirkung der Bauchpresse die Harnblase zu entleeren, geht kein Urin ab oder doch nur so wenige Tropfen, daß keine Entspannung der Blase, kein Nachlassen des stets sich steigernden Harndranges eintritt. Die immer wieder erfolglos einsetzenden, schmerzhaften Blasenkontraktionen versetzen den Kranken allmählich in eine wahre Raserei; er springt von seinem Lager auf, rennt hin und her, wirft sich bald wieder erschöpft auf sein Bett, schnellt aber nach kurzem wieder auf, um immer und immer wieder zu versuchen, durch noch stärkeres Pressen seine Blase zu entleeren. Die volle Blase wölbt sich über der Symphyse halbkugelig gegen die Bauchdecken vor; sie fühlt sich prallgefüllt als derber Tumor an. Am After treten gespannte, dunkelblau verfärbte Hämorrhoidalknoten aus. Puls und Atmung des Patienten sind beschleunigt, sein Körper von kaltem Schweiß bedeckt.

Was soll der Arzt bei diesem Befunde tun? An der *Diagnose* akute, vollständige Harnverhaltung ist kein Augenblick zu zweifeln. Die Aussagen des Kranken, sein Anblick lassen darüber keinen Zweifel aufkommen. Eine Verwechslung der Harnverhaltung mit Anurie ist beim Fühlen einer prallgefüllten Blase ausgeschlossen. Bei Anurie sind über der Symphyse die Bauchdecken nicht gespannt und vorgewölbt, ist der Kranke nicht von ständigem Harndrang geplagt. Eine Anurie durch Einklemmung eines Uretersteins könnte ihrerseits wohl Schmerzen in der Form von Nierenkolik erzeugen, es könnte aber dabei die Blase nicht gefüllt sein, es würde auch kein so heftiger Harndrang bestehen. Die Aufgabe, die übervolle Blase zu entleeren, drängt sich dem untersuchenden Arzte sogleich auf. Die Schmerzen des Kranken, sein ungeduldiges Verlangen nach rascher Hilfe dürfen aber nicht dazu verleiten, allzu rasch zum Katheter zu greifen. Es müssen erst die Ursachen der Harnverhaltung durch eine kurze, orientierende Untersuchung einigermaßen abgeklärt werden. Denn je nach der Ursache (z. B. Zerreißung der Harnröhre) und je nach den Begleiterscheinungen der Harnverhaltung (z. B. periurethrale Harninfiltration) muß die Entleerung der Blase nicht durch den Katheter, sondern durch einen operativen Eingriff vorgenommen werden, und es muß, wenn ein Katheterismus angezeigt ist, die Wahl des Katheters sorgfältig erwogen werden.

Therapie. Weisen Anamnese und Abgang von Blut auf eine Harnröhrenzerreißung als Ursache der Harnverhaltung hin, so darf nicht unüberlegt zum Katheter gegriffen werden. Eine voreilige Sondierung könnte dem Kranken den Tod bringen.

Wenn eine subcutane Zerreißung der Harnröhre von einer Beckenfraktur begleitet ist, darf nur unter den günstigsten aseptischen Bedingungen der Katheter gebraucht werden. Denn werden durch den Katheterismus pathogene Keime von außen oder aus der vorderen Harnröhre in die Urethralwunde verschleppt, dabei gar die Wunde durch den Katheter weiter aufgerissen, so ist die Gefahr einer tödlich verlaufenden Wundinfektion außerordentlich groß. Der Katheterismus darf deshalb nur gewagt werden, wenn die äußeren Verhältnisse es erlauben, bei den ersten Anzeichen einer Katheterinfektion operativ vorzugehen und die Gefahr der Sepsis durch breite Eröffnung der Harnröhre zu beheben. Deshalb ist bei Harnverhaltung infolge Zerreißung der Harnröhre ein Versuch des Katheterismus außerhalb des Spitales in der Regel zu widerraten, statt seiner die Blasenpunktion zu empfehlen. Im Spitale dagegen ist ein vorsichtiger Versuch des Katheterismus bei zerrissener Harnröhre erlaubt; schlägt er fehl, so muß sofort vom Damme aus der Riß der Harnröhre breit freigelegt (urethrotomia externa) oder die Blase suprapubisch eröffnet werden.

Ist kein Trauma Ursache der Harnverhaltung, so ist zu bedenken, daß bei alten Kranken die Harnverhaltung am häufigsten bedingt ist durch Prostatahypertrophie, bei Männern mittleren Alters durch Striktur und bei jungen durch eine gonorrhoische Prostatitis. Die anamnestischen Angaben lehren in der Regel, ob diese oder jene Krankheit als Ursache der Harnverhaltung zu bezichten ist.

Auch nur eine bloß flüchtige Untersuchung sichert häufig die Diagnose. Ein Druck auf die Harnröhre bringt den gonorrhoischen Eitertropfen zum Austreten, eine äußere Palpation der Harnröhre läßt einen eingeklemmten Harnröhrenstein oder einen narbigen Knoten in der Harnröhrenwand, vielleicht gar ein periurethrales Harninfiltrat erkennen, das auf das Bestehen einer Striktur hinweist. Die rectale Untersuchung wird eine Vergrößerung der Prostata durch Hypertrophie oder durch harte carcinomatöse Wucherungen, durch entzündliche, druckempfindliche Schwellung erkennen lassen. Der nervöse Sphincterkrampf, der ähnliche Erscheinungen wie die Striktur macht und wie diese zu einer vollständigen Harnverhaltung führen kann, ist nur durch die urethrale Sondierung von der Striktur zu unterscheiden (s. spezieller Teil).

Bei richtiger *Wahl des Katheters* wird es bei jeder akuten Harnverhaltung, die nicht durch Zerreißung der Harnröhre bedingt ist, möglich, die Entleerung der Harnblase durch die natürlichen Harnwege zu erzielen. Ist die Ursache der Harnverhaltung nicht klar, so soll die Sondierung der Harnröhre vorerst mit einer Seidensonde Nr. 16 oder 18 mit Mercierkrümmung oder mit einem TIEMANN-Katheter versucht werden.

Stoßen solche Sonden schon im *vorderen Teile der Harnröhre*, noch bevor die Pars membranacea erreicht ist, auf ein *Hindernis*, so ist eine Striktur der Harnröhre anzunehmen. Ein eingeklemmter Harnröhrenstein, der an selber Stelle wie die Striktur dem Katheter ein Hindernis entgegensetzen könnte, wäre von außen durch die Urethralwand leicht zu fühlen. Das urethrale Hindernis muß nun mit konischen Seidenkathetern von Kaliber Nr. 12—14 zu überwinden versucht werden. Ist auch mit diesen kein Durchgang durch die Strikturstelle zu erzielen, so greift man zur Bougie filiforme. Gelingt ihre Einführung (Technik S. 20), so läßt man sie in der Harnröhre liegen und befestigt sie durch Heftpflaster. Bald wird sich aus der Blase Harn tropfenweise längs der Bougie entleeren. Die Beschwerden des Kranken schwinden und die Weiterbehandlung der Striktur kann in der später geschilderten Weise (s. spezieller Teil, Strikturen) fortgesetzt werden.

Stehen sog. Philipssonden (S. 24) zum Aufschrauben auf die Bougie filiforme zur Verfügung, so kann auch gleich nach Passage der ersten Bougie filiforme das Einführen einer aufgeschraubten Sonde Philips Nr. 12 versucht werden. Oftmals wird dank der Leitung durch die Bougie filiforme, die vordem scheinbar fast unpassierbare Striktur leicht zu sondieren sein und die Blase sich durch die Philipssonde entleeren lassen.

Mißlingt auch der Versuch der Sondierung mit Bougie filiforme, so wird zur Entleerung der Blase die Blasenpunktion oder die Urethrotomia externa nötig.

Stößt beim ersten Sondierungsversuch der gefüllten Blase der Katheter im *Bereiche des sphincter externus* auf ein *Hindernis*, nachdem er die vordere Harnröhre vollkommen glatt passiert hat, so wird als Ursache der Harnverhaltung ein Sphincterkrampf anzunehmen sein. Versuche, dünne, weiche oder halbweiche Sonden durch den gekrampften Sphincter durchzuführen, schlagen meist fehl. Bessere Aussichten auf Erfolg haben Sondierungsversuche mit dicken Metallkathetern (Nr. 22—24), da dem Metallinstrument der Krampf des Schließmuskels eher weicht als der weichen Sonde. Ein *sanftes, gleichmäßiges Anpressen* des Metallinstrumentes an den Sphincter hilft am ehesten das Hindernis überwinden. Jede gewaltsame Führung des Instrumentes muß ängstlich vermieden werden. Eine Morphiuminjektion und warme Sitzbäder erleichtern häufig die Einführung des Katheters beim Sphincterkrampf. Weicht das Hindernis auch dem Metallkatheter nicht, so sollen schwere, solide Metall-Béniqués (Nr. 53—56) einzuführen versucht werden. Der gleichmäßig auf dem Sphincter lastende Druck des Instrumentes hilft häufig den Krampf überwinden. Gelang die Einführung des Béniqué, dann wird beim Herausziehen des Instrumentes der Patient meist sofort urinieren können, oder es wird doch, nachdem einmal der Sphincterkrampf durch ein Instrument überwunden war, gleich nachher die Einführung eines Metallkatheters in die Blase gelingen.

Dringt die Sonde bis in die *prostatische Harnröhre* vor, stößt dort aber auf ein Hindernis, so ist in der Prostata der Sitz des Abflußhindernisses zu suchen. Ein Seidenkatheter mit Mercierkrümmung wird das Hindernis fast immer überwinden lassen, wenn die auf S. 442 geschilderte Technik des Katheterismus bei Prostatahypertrophie angewandt wird. Wenn nötig, ist die Seidensonde mit einem Mandrin zu versteifen, oder es ist mit einem großen, metallenen Prostatakatheter (Abb. 21) die Blasenentleerung vorzunehmen.

Zeigt sich beim ersten Sondierungsversuch mit weicher oder halbweicher Sonde in der Harnröhre *gar kein Hindernis*, weder in der vorderen noch in der hinteren Harnröhre, so ist anzunehmen, daß die Harnverhaltung durch ein Nervenleiden verursacht ist. Dies wird, wie oben erwähnt, bei totaler, akuter Harnverhaltung nur selten zutreffen; häufiger bei unvollständiger, chronischer Harnverhaltung.

Die weitere Therapie nach einmal gelungener Entleerung der Blase durch Katheterismus hängt von dem Grundleiden der Harnverhaltung ab. Nur selten wird es angezeigt sein, den eingeführten Katheter gleich nach dem ersten Katheterismus dauernd liegen zu lassen. Die Gefahr der Infektion der Blase durch Dauerkatheter ist immer groß. Wohnt aber der Arzt sehr weit ab von dem Patienten mit akuter Harnverhaltung, so ist er durch die äußeren Verhältnisse gezwungen, nach dem ersten Katheterismus einen Dauerkatheter liegen zu lassen, bis der Patient in ein Spital gebracht werden kann. Metallkatheter sollen aber nie als Dauersonden verwendet werden wegen der Gefahr der Drucknekrose. Diese stellt sich oftmals schon 24 Stunden nach dem Verweilen des Metallkatheters ein.

II. Bei der **chronischen, unvollständigen Harnverhaltung** vermag der Kranke jedesmal, wenn Harndrang sich einstellt, spontan Urin abzugeben; es bleibt aber in der Blase nach jeder Miktion dauernd eine mehr oder weniger große Menge von Restharn in der Blase zurück. Je nach der Menge des zurückgehaltenen Restharns ist die Blasenwand durch die chronische, unvollständige Harnverhaltung dauernd unter Spannung gehalten oder nicht. Man unterscheidet deshalb eine unvollständige, chronische Harnverhaltung *mit* Distension oder *ohne* Distension der Blase.

1. Die *chronische, unvollständige Harnverhaltung ohne Distension* der Blase belästigt den Kranken lange Zeit wenig. Sie wird deshalb oft übersehen und ist dadurch viel gefährlicher für den Kranken als die akute, totale Harnverhaltung. Als erstes Anzeichen der unvollständigen, chronischen Harnverhaltung fällt dem Kranken ein vermehrter Harndrang *(Pollakiurie)* auf, sowie ein Gefühl

von Druck und Schwere in der Blasengegend. Bald gesellt sich infolge Stauungshyperämie in den Nieren zu der Pollakiurie auch *Polyurie.* Die Harntagesmenge steigt auf 2000 cm³ und mehr; der Durchschnitt des spezifischen Harngewichts sinkt unter 1015. Mit Zunahme der Harnstauung in den Harnwegen nimmt die Sekretionsfähigkeit der Nieren mehr und mehr ab. Trotz der reichen Ausscheidung von Wasser bleibt die renale Sekretion harnfähiger Substanzen bald hinter den Anforderungen des Organismus zurück. Diese Insuffizienz der Nieren äußert sich in stetig zunehmenden Erscheinungen der chronischen Harnvergiftung: starkes Durstgefühl, belegte, trockene Zunge, zeitweiliger Brechreiz, Arbeitsunlust und Müdigkeit, oft verbunden mit Abmagerung. Die Blase ist, solange eine Distension ihrer Wand fehlt, trotz des Restharns nicht als scharf umgrenzter Tumor über der Symphyse fühlbar; dagegen ist immerhin in ihrem Bereiche eine vermehrte Resistenz und bei der Perkussion eine Dämpfung nachzuweisen, deren Grenzen der Form der gefüllten Blase entsprechen. Restharnmengen unter 200 cm³ sind weder durch eine Resistenz über der Symphyse, noch perkutorisch erkennbar. Erst der Katheterismus nach spontaner Miktion bringt den Beweis geringer Harnverhaltung. Bei aseptischer, chronischer Harnverhaltung kann der Harn völlig eiweißfrei sein, nicht selten aber zeigt er Spuren von Eiweiß und einzelne Cylinder. Aus dem Fehlen von Eiweiß darf nicht auf das Fehlen von Nierenfunktionsstörungen geschlossen werden. Oftmals erweisen sich die Nieren trotz eiweißfreien Harns infolge ihrer Druckatrophie durch die Harnstauung insuffizient, sowohl in der Ausscheidung von Wasser wie von Harnstoff.

Therapie. Finden sich in einer Blase mehr als 2—3 dl Restharn, so ist ein *täglicher Katheterismus* unbedingt notwendig. Denn solche Restharnmengen schädigen auf die Dauer die Nieren mit Sicherheit, gleichgültig ob die Blase distendiert ist oder nicht. Die Blase muß deshalb täglich einmal vollständig entleert werden, um der Entwicklung hydronephrotischer Schrumpfnieren vorzubeugen. Wer die allerdings schwere Verantwortung einer Katheterbehandlung nicht tragen will und aus Angst vor der Katheterinfektion den Kranken mit dauernd ungenügend entleerter Blase läßt, liefert ihn dem Siechtum der chronischen Harnvergiftung aus. Ob statt durch regelmäßigen Katheterismus die Entleerung der Blase durch Beseitigung des Abflußhindernisses erzwungen werden soll, wie bei Striktur durch Dilatation oder Urethrotomie, bei Prostatahypertrophie oder Prostatatumor durch Prostatektomie usw., ist je nach den Besonderheiten des Einzelfalles zu entscheiden.

2. Bei *chronischer unvollständiger Harnverhaltung mit Distension der Blase,* die besonders häufig bei Prostataleidenden auftritt, ist die Blase als prallelastischer, längsovaler oder kugeliger Tumor über der Symphyse durch die Bauchdecken durchzufühlen, oft sogar sichtbar (Abb. 53). Bei sehr dicken, fetten Kranken läßt besser als die abdominale die rectale Untersuchung die derb-elastische, die Rectalwand oberhalb der Prostata vordrängende, prallgefüllte Blase erkennen.

Die *Pollakiurie* ist bei Distension der Blase viel stärker ausgesprochen als bei der Verhaltung ohne Distension. Sehr oft geht der Harn zeitweilig ohne Willen des Patienten ab. Diese sog. *incontinentia paradoxa,* das Überfließen der übervollen Blase, macht sich besonders nachts geltend. Dabei ist die *Polyurie* sehr stark. In 24 Stunden werden 2—3 Liter Harn ausgeschieden mit niedrigem, spezifischem Gewicht, meist zwischen 1004 und 1008. Die Erscheinungen der *Harnintoxikation* sind bei chronischer Distension der Blase immer stark ausgesprochen (fahles Aussehen, belegte, trockene Zunge, starker Durst, Appetitmangel, träger Stuhl). Die *Insuffizienz der Nieren* infolge hydronephrotischer

Schrumpfungsprozesse läßt sich aus der Verminderung ihrer Fähigkeit, den Harn zu verdünnen und zu konzentrieren, aus der verzögerten und verminderten Ausscheidung intramuskulär einverleibter Farbstoffe (Indigocarmin, Phenolsulfophthalein), oft auch deutlich aus der gesteigerten Menge von Harnstoff im Blutserum bemessen.

Die Harnverhaltung mit Distension bedroht den Kranken durch Harnvergiftung binnen kurzer Frist.

Die *Therapie* ist schwierig. Sie verlangt, wenn sie nützen, nicht schaden soll, äußerste Vorsicht. Die Entleerung der Blase ist unbedingtes Erfordernis. Man hüte sich aber vor zu raschem Vorgehen. Eine seit langem gespannte Blase plötzlich zu entleeren, kann den Kranken töten. Die plötzliche Senkung des allgemeinen Blutdrukkes, die Störung der Blutzirkulation, welche die überstürzte Entleerung einer seit langem übervollen, gespannten Harnblase in den Nieren wie in den übrigen Abdominalorganen erzeugt, genügt, um bei dem äußerst labilen Stoffwechselgleichgewicht solcher Kranken ein plötzliches Nachlassen der Nierensekretion und eine akute, tödliche Urämie auszulösen. Die

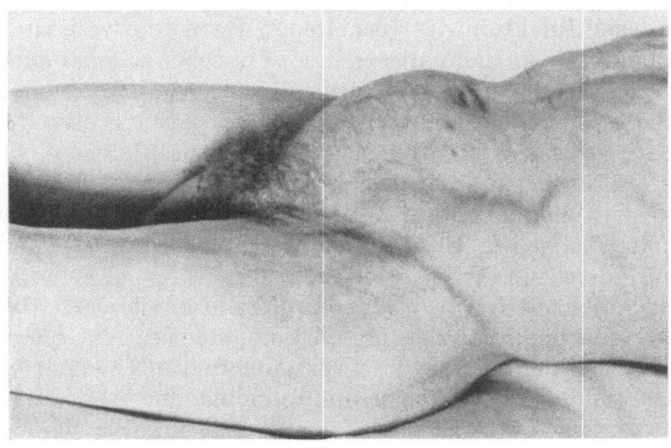

Abb. 53. Chronische Harnverhaltung mit Distension der Harnblase.

rasche Entleerung der überdehnten Blase kann zu einem raschen Absinken der Alkalireserve des Blutes führen und bringt die *Gefahr der Acidose*. Prüfung der Alkalireserve ist deshalb bei diesen Kranken angezeigt. Der Gefahr der Acidose ist durch lacto-vegetabile Kost und, wenn nötig, durch Alkaligaben (z. B. natrium bicarbonicum) zu begegnen. Daneben droht bei rascher Entleerung der chronisch überdehnten Blase auch die *Gefahr* einer *starken Blutung* aus der plötzlich entlasteten Nierenbecken- und Blasenschleimhaut (haematuria ex vacuo). Die rasche Entleerung ruft auch recht heftige, krampfartige Blasenschmerzen hervor (Entleerungstenesmen). Die überdehnte Harnblase ist außergewöhnlich stark zur Infektion disponiert. Die Infektion der durch Harnstauung stark erweiterten und geschädigten Harnwege kann dem Patienten den Tod bringen. Dies ist beim Katheterismus der überdehnten Blase zu bedenken. Er soll nur unter den allergünstigsten aseptischen Bedingungen ausgeführt werden.

Einen Kranken mit chronisch distendierter Blase außerhalb eines Spitales zu katheterisieren, ist stets ein gewagter Eingriff. Im Privathause läßt sich die Asepsis des Katheterismus schwer so peinlich genau durchführen wie im Spitale, und außerdem bleibt im Privathause die beim Kranken mit überdehnter Blase nötige Kontrolle der Diät und Lebensweise, sowie die Beobachtung der wechselnden Krankheitssymptome immer eine ungenügende.

Beim Katheterismus der distendierten Blase müssen nicht nur die verwendeten Instrumente, am besten Gummi- oder Seidenkatheter, äußerst sorgfältig durch Auskochen sterilisiert werden; es muß auch mit größerer Sorgfalt als sonst die Urethralmündung und beim Manne die ganze vordere Harnröhre durch Ausspülen mit einer antiseptischen Lösung möglichst keimfrei gemacht werden (s. S. 26). Der Harnabfluß durch den Katheter, der unter hohem Druck erfolgt, muß sorgfältig abgestuft werden. Es muß, um einen allmählichen Druckausgleich in den durch den Harnabfluß entspannten Blasenwandgefäßen zu ermöglichen und eine Blutung zu vermeiden, der Harnstrahl oftmals unterbrochen werden. Stets muß eine mit antiseptischer, ungiftiger (Chinosol, Chloramin) Lösung gefüllte, sterile Handspritze bereitgehalten werden, um mit ihr, sowie der ausfließende Harn auch nur die geringste Blutfärbung zeigt, sofort durch den Katheter Flüssigkeit in die Blase einzuspritzen und dadurch den Blasendruck wieder zu steigern und die beginnende Blutung ex vacuo zu stillen. In der Regel sollen *beim ersten Katheterismus der distendierten Blase nur 400—500 g Urin abgelassen werden.* Erscheint wegen drohender Harnvergiftung oder wegen starker Infektion des verhaltenen Harns die vollständige Entleerung des Harns angezeigt, so kann dies ohne zu rasche Entspannung der Blasenwand in der Weise geschehen, daß jeweilen nach Abfließen von 200—300 g Harn aus der Blase sofort wieder eine nicht ganz gleich große Menge der bereitgehaltenen, antiseptischen, ungiftigen Spülflüssigkeit (Chinosol, Chloramin, keinesfalls Oxycyanatlösung) in die Blase injiziert wird. Wird dieses Vorgehen öfter wiederholt, so wird allmählich der in der Blase vordem vorhandene Harn durch Spülflüssigkeit ersetzt, der Blaseninhalt nur um 3—4 dl vermindert und doch der Körper von dem infizierten und mit Vergiftung drohenden Harn befreit, ohne die schädlichen Nebenwirkungen plötzlicher Blasenentleerung. Um eine erneute starke Spannung der unvollständig entleerten Blase zu vermeiden, hat dem ersten Katheterismus der zweite innerhalb 12 Stunden zu folgen. Wohl wird nach 12 Stunden die Blasenspannung infolge der nach dem ersten Katheterismus einsetzenden Polyurie wieder merklich sein. Sie wird aber selten neuerdings so hohe Grade erreichen wie beim ersten Katheterismus. Deshalb darf beim zweiten Katheterismus die Blase etwas mehr als beim erstenmal entleert werden und noch mehr beim dritten und vierten Katheterismus, die in Intervallen von je 12 Stunden zu erfolgen haben. So wird es in 3—4 Tagen gelingen, die vordem sehr stark überspannte Blase allmählich vollkommen zu entleeren, ohne daß stärkere, bedrohliche Sekretionsstörungen der Nieren infolge der Druckschwankung in den Harnorganen oder gar heftige Blutungen aus Nieren oder Blase eintreten. Um auch eine Infektion der Blase möglichst sicher zu vermeiden, ist nicht nur jedesmal dieselbe strenge Asepsis bei Einführung des Katheters, wie oben geschildert, zu beobachten; es soll auch nach jedem Katheterismus etwas antiseptische Flüssigkeit in die Blase injiziert werden (Chloramin 1:500, Protargol 2:100). Dadurch werden Keime, die trotz aller Vorsicht in die Blase verschleppt wurden, unschädlich gemacht. Der Infektionsgefahr wegen ist das frühzeitige Einlegen eines Dauerkatheters in die allmählich entleerte, distendierte Blase zu widerraten. Eine Dauerdrainage ist erst erlaubt, wenn durch längere Zeit fortgesetzten, regelmäßigen Katheterismus die vordem durch die Harnstauung erzeugte Kongestion und Erweiterung der oberen Harnwege beseitigt und dadurch die Infektionsgefahr vermindert worden ist.

Der Kranke mit distendierter Blase wird durch diese Katheterbehandlung, auch wenn sie in mustergültiger Weise durchgeführt wird, immer vorerst recht angegriffen. Er fühlt sich davon ermüdet und geschwächt. Man darf sich aber durch diese scheinbare Verschlimmerung des Zustandes des Kranken nicht beirren lassen und soll nie die einmal begonnene Katheterbehandlung frühzeitig unterbrechen. Sie würde sonst nur Schaden, keinen Nutzen bringen. Wird die Behandlung methodisch, trotz der momentanen Unpäßlichkeit des Kranken, fortgesetzt, so wird sich nach wenigen Tagen eine Besserung im Befinden des

Kranken einstellen. Die Erscheinungen der Harnvergiftung werden nachlassen, der Durst abnehmen, der Appetit sich steigern, das spezifische Gewicht des Harns sich mehren, die Polyurie schwinden. Bald wird der ganze Organismus sich wieder kräftigen.

Ist bei distendierter Blase ein regelmäßiger Katheterismus aus dem einen oder anderen Grunde, wie z. B. wegen großer Schwierigkeit des Katheterismus, nicht möglich, dann ist, wenn auch eine 2—3malige Punktion der Blase keine Erleichterung des Katheterismus gebracht hat, eine suprapubische Fistel anzulegen oder, wenn eine Striktur den Abfluß aus der Blase behinderte, eine Urethrotomie vorzunehmen. Dabei ist aber immer den Gefahren einer raschen Entleerung der Blase (Blutung, Urämie) Rechnung zu tragen.

III. Bei der **chronischen vollständigen Harnverhaltung** kann der Kranke wochenlang, ja gar dauernd nicht mehr spontan urinieren; er muß seine Blase immer künstlich durch den Katheter entleeren.

Fast immer sind Erkrankungen der Prostata (Hypertrophie oder Neoplasma) die Ursache dieser dauernden, vollständigen Harnverhaltung. Bei anderen mechanischen Hindernissen des Harnabflusses, z. B. Urethralstriktur, fließt fast immer bei starker Blasenspannung spontan etwas Urin ab, ebenso bei Harnverhaltung infolge Erkrankung des Nervensystems, wie bei Tabes, Myelitis, Querläsionen des Rückenmarks usw.

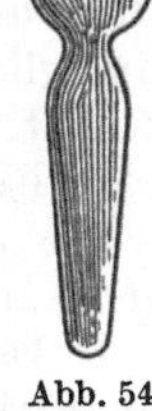

Abb. 54.
Glas-
stöpsel.

Die *Notwendigkeit eines regelmäßigen Katheterismus* ist bei den Kranken mit vollständiger Harnverhaltung offenkundig; zweifelhaft bleibt jeweilen nur, wie oft täglich die Blase entleert werden soll. Als Regel muß gelten, den Katheterismus jeweilen vorzunehmen, sobald der Kranke einigermaßen heftigen Harndrang verspürt. Wird durch Befolgung dieser Regel mehr als 3—4mal in 24 Stunden der Katheterismus notwendig, so ist es besser, einen *Dauerkatheter* in die Blase einzulegen. Der Kranke kann mit einem in die Harnröhre eingelegten Gummi- oder Seidenkatheter ohne Beschwerden stundenlang herumgehen, sobald einmal die Harnröhre sich an den Fremdkörper gewöhnt hat. Der Katheter wird durch einen Glasstöpsel (Abb. 54) geschlossen gehalten und nur jeweilen, wenn Harndrang sich äußert, wieder geöffnet. Ein Katheterwechsel muß je nach dem Reizzustand der Harnröhre und der Beschaffenheit des Harns alle 3—8 Tage stattfinden. Die Ballonkatheter sind für Dauerkatheterträger viel leichter erträglich und ein wahrer Segen. Sie reizen die Harnröhre weniger und brauchen nicht so oft gewechselt zu werden. Sobald es sich zeigt, daß auf lange Zeit hin ein regelmäßiger Katheterismus nötig wird, soll dem Kranken der Selbstkatheterismus angelernt werden. Ein solches Katheterleben ist für den Kranken natürlich immer eine schwere Plage. Wohl kann sich der Patient jahre-, ja selbst jahrzehntelang bei sorgfältiger Behandlung sein Leben fristen; er bleibt aber ein Invalider. Die beim Selbstkatheterismus nie ausbleibende Infektion der Harnwege kürzt in der Regel sein Leben. Doppelseitige Pyelonephritis oder der plötzliche Ausbruch einer allgemeinen, von den Harnwegen ausgehenden Sepsis wird meist Ursache des Todes. Wenn irgendmöglich ist das Katheterleben zu vermeiden und das Abflußhindernis der Blase, wie z. B. die hypertrophisch oder neoplastisch veränderte Prostata operativ zu entfernen. Erweist sich dies als unmöglich oder zu gefährlich, so ist, wenn der regelmäßige Katheterismus oder ein Dauerkatheter nicht oder schlecht ertragen werden, eine suprapubische Fistel anzulegen. Diese, selbst wenn sie wenig näßt, erscheint allerdings dem Kranken widernatürlicher als ein in der Harnröhre liegender Dauerkatheter; sie bedrückt seelisch mehr als letzterer.

6. Harninkontinenz.

Als Harninkontinenz wird jedes unwillkürliche Abfließen von Harn aus der Harnblase bezeichnet, erfolge es nur tropfweise oder im Strahle. Es wird unterschieden zwischen *falscher Inkontinenz* (incontinentia paradoxa), dem Überfließen einer ständig übervollen Blase, und der *wahren Inkontinenz*, dem unwillkürlichen Abfluß von Harn aus einer nur geringe Harnmengen haltenden Blase. Eine *vollständige Inkontinenz*, wobei die Blase gar keinen Harn zu halten vermag und jeweilen aller Urin, der aus den Ureteren der Blase zufließt, sofort wieder nach außen unwillkürlich abgeht, ist äußerst selten; sie kommt nur bei ganz großen Blasenwanddefekten vor. Gewöhnlich ist auch die *wahre Inkontinenz eine unvollständige*, insoweit als die Blase doch immer etwas Harn zurückbehält, trotz des ständigen, tropfenweisen, zeitweilig auch im Strahl erfolgenden, unwillkürlichen Harnabflusses.

Die *incontinentia paradoxa*, die *falsche Inkontinenz*, das Überfließen der übervollen, gespannten Blase, kommt in Verbindung mit den verschiedensten Arten chronischer Harnverhaltung vor. Weitaus am häufigsten ist sie bei Prostatahypertrophie oder bei Harnröhrenstriktur zu beobachten; sie ist aber auch bei Nervenleiden, wie Tabes, Myelitis, Querläsionen des Rückenmarks usw. nicht selten. Die starke Füllung der Blase bedingt einen so starken Zug und Druck auf die Schließmuskeln der Blase, daß der Schluß der Blase auf die Dauer unmöglich wird und deshalb der Harn zeitweilig ohne Willen des Kranken abträufelt. Im Schlafe, wenn jeder Willenseinfluß auf die Blasenschließmuskeln ausgeschaltet ist, tritt die falsche Inkontinenz stärker in Erscheinung als tagsüber.

Die *wahre Inkontinenz* der Blase, das Unvermögen erhebliche Harnmengen zurückzuhalten, wird durch sehr verschiedenartige Erkrankungen bedingt:

1. Durch *Defekte der Blasenwand*, sog. *Blasenfisteln*, welche den Harn auf unnatürlichem Wege nach außen mehr oder weniger ständig abfließen lassen. Ist der Defekt der Blasenwand klein, so geht bei Miktionsversuchen Harn auch durch die Harnröhre ab. Ist der Blasenwanddefekt aber groß, so entleert sich aller Harn durch die Fistel, und es kommt gar keine natürliche Miktion zustande. Die Harnblasenfisteln entstehen vorzugsweise durch mechanische Verletzungen der Blasenwand (Operation, Unfall, bei schwerer Geburt durch den Druck des kindlichen Kopfes usw.), seltener durch tiefgreifende, nekrotisierende Entzündungsprozesse oder durch Zerfall eines infiltrierenden Tumors der Blasenwand. Eine Inkontinenz wegen Blasenfistel kann vorgetäuscht werden durch eine angeborene anormale Ausmündung eines Ureters, z. B. im Vestibulum vaginae, wie dies bei Ureterdoppelung oder ähnlichen Mißbildungen ab und zu vorkommt. Auffällig ist in diesen Fällen, daß beständiges Harnträufeln besteht, die Kranke aber doch zeitweilig im Strahle uriniert, wenn der Harn der normal in die Blase einmündenden 2. Niere entleert wird.

2. Durch *Zerstörung des Blasenschlußrings* infolge Entzündung (z. B. bei Tuberkulose der Blase, Tuberkulose der Prostata usw.) oder infolge Durchwucherung des Blasenhalses durch Tumoren, oder infolge von Verletzungen (Quetschung durch den Kindskopf bei Geburt, Zerreißung bei Pfählungen, bei Operationen usw.).

3. Durch *Lähmungen des Blasensphincters* infolge Erkrankungen des Nervensystems oder infolge Überdehnung des Sphincters, so z. B. bei instrumenteller oder manueller Weitung der weiblichen Harnröhre. Auch eine Inaktivitätsatrophie des Sphincters kann zur Inkontinenz führen. Deshalb besteht manchmal nach operativer Heilung lange bestehender Blasenfisteln, besonders der Vesico-Vaginalfisteln, einige Zeit Harnträufeln durch die Harnröhre, bis der Blasenschließmuskel durch regelmäßige Übungen wieder einen genügenden

Tonus erworben hat. Die nach Geburten nicht so seltene Schwäche der ganzen Beckenbodenmuskulatur besonders bei nervösen Frauen, deren Willenseinfluß auf die Muskulatur oft ungenügend ist, hat auch nicht selten eine Incontinentia urinae zur Folge.

4. Durch *behinderte Auswirkung der normalen Sphincterkraft* infolge Einklemmung von Blasensteinen oder Blasentumoren im Sphincterring.

Trotz gut erhaltener Blasensphincterkraft zeigen sich Erscheinungen einer teilweisen Harninkontinenz bei *Überreizung des Detrusors der Blase* durch Cystitis, durch Phosphaturie bei allgemeiner Nervosität usw. Es wird der Blasenschluß zeitweilig durch eine plötzliche, heftige Kontraktion des Detrusors wider Willen des Kranken gesprengt; es fließt ein Teil des Blasenharns unwillkürlich ab. Der Großteil des in der Blase angesammelten Harns bleibt allerdings zurück, wird nachher vom Kranken willkürlich entleert. Auch lediglich durch mangelhaftes Zusammenspiel von Detrusor und Sphincter, ohne übermäßigen Reizzustand des Detrusors, kann Urin *ohne Willen des Kranken* abgehen. Derart erklärt sich die sog. Enuresis nocturna oder diurna, die Inkontinenz bei Epilepsie, bei Somnolenz der Kranken usw., ferner beim sog. Blasendurchbruch Nervöser oder Rückenmarksleidender, wobei trotz guter Kraft der Sphincteren die Blase sich oftmals plötzlich wider Willen des Kranken sturzweise entleert.

Nicht als Inkontinenz zu deuten ist das *Nachträufeln von Harn* nach normal verlaufener Miktion. Es macht sich dies besonders bei engen Strikturen geltend, hinter denen nach jeder Miktion etwas Harn in der Harnröhre verhalten wird, ferner bei schlaffem Bulbus der Urethra, weil in diesem wegen ungenügender Kraft seiner Austreibungsmuskulatur (des musculus bulbo-cavernosus und musculus ischio-cavernosus) Harn stagniert. Schließlich belästigt das Nachträufeln auch Nervöse, die oft den Miktionsakt zu frühzeitig, bevor die Blase ganz entleert ist, durch eine Kontraktion der Schließmuskeln abbrechen, wonach unwillkürlich vom zurückgehaltenen Harn etwas nachfließt.

Die *Therapie* der Inkontinenz ist dem Grundleiden anzupassen. Die Incontinentia paradoxa wird durch regelmäßigen Katheterismus der Blase rasch beseitigt. Die Inkontinenz durch entzündliche Überreizung des Detrusors weicht einer Cystitisbehandlung. Funktionelle Blasenstörungen, welche eine Inkontinenz bedingen, werden erfolgreich durch Psychotherapie bekämpft. Zu deren Unterstützung sind lokale Maßnahmen wie Faradisation des Sphincters oder der Blasenwand, aktive Übungen der Anal- oder Blasensphincteren durch willkürliche Kontraktionen empfehlenswert. Am häufigsten wird therapeutische Hilfe verlangt gegen die unvollständige Inkontinenz bei Frauen, die geboren haben. Bei leichtem Grade des Leidens handelt es sich nur um unwillkürlichen Abgang kleiner Urinmengen bei Lachen oder Husten, in schwereren Fällen aber fließt der Urin während des Gehens der Frauen schon bei jedem festen Auftreten ab, nach Ermüdung mehr als nach Ruhe. Nur im Liegen oder Sitzen vermögen diese Kranken ihre Blase einigermaßen zu meistern. Psychische Einflüsse auf den momentanen Grad der Inkontinenz sind unverkennbar. Hauptgrund des Leidens ist aber eine Erschlaffung der ganzen Beckenbodenmuskulatur und wohl auch der zum großen Teile muskulösen Befestigung der vorderen Harnröhrenwand an dem Schambeinbogen. Verlauf und Wirkungsrichtung der Muskelstränge am Blasenausgang werden dadurch verändert, der Blasenschluß geschwächt; zudem ist auch der Sphincter vesicae durch Geburtstraumen oft geschädigt. Durch den Descensus der vorderen Vaginalwand wird die untere Harnröhrenwand nach unten gezogen und die hintere Harnröhrenmündung zum Klaffen gebracht. Die Schwäche des Blasenschlusses kann manchmal erfolgreich bekämpft werden durch gymnastische Übungen der Rumpf- und Beckenmuskulatur und häufige willkürliche Kontraktionen des Anal- und Blasensphincters. Bringen solche Übungen keinen Erfolg, so ist vorerst zu versuchen, durch lineäre Elektrokoagulation der Blasenschleimhaut am Blasenausgang an 3—4 Stellen unter Leitung des Urethro-Cystoskops einen Narbenzug im Sphinctergebiet zu erzwingen, durch den der Harnabfluß aus der Blase erschwert wird. Genügt dieser kleine Eingriff nicht oder erscheint das Leiden von vornherein zu schwer, um dadurch gebessert werden zu können, so soll eine Colporrhaphia anterior mit Rückschieben der meist unverkennbaren Cystocele und Raffung des Sphincter vesicae vorgenommen werden. Bei ganz schweren Fällen genügt auch diese Operation nicht; es kann die Kontinenz nur durch eine größere, plastische Operation wiederhergestellt werden. Am besten hat sich dabei bewährt die GOEBEL-STOECKELsche Methode: Umschlingung des Blasenhalses mit den musculi pyramidales und einem Streifen der Rectusfascie.

C. Krankhafte Veränderungen der Harnbeschaffenheit.

1. Albuminurie.

Die Beimischung von Eiweißstoffen zum Harn in Mengen, die durch die üblichen klinischen Eiweißproben (Kochprobe, Salpetersäureprobe) deutlich erkennbar sind, ist ein wichtiges, aber außerordentlich vieldeutiges Symptom.

Die Albuminurie ist eines der beständigsten Zeichen einer Nierenerkrankung. Nur sehr ausnahmsweise verlaufen Nierenleiden längere Zeit ohne Albuminurie, so einzelne Nierentumoren und Hydronephrosen. Anatomische Gewebeveränderungen der Niere, seien es nichteitrige, nephritische Prozesse, tuberkulöse oder nichtspezifisch eitrige Nierenentzündungen, oder seien es Tumor- oder Steinbildungen, sind sonst meist von Albuminurie begleitet.

Aber trotzdem darf die Albuminurie nicht als Beweis einer Nierenerkrankung gelten.

Erstens gibt es neben der echten oder renalen Albuminurie eine sog. unechte oder akzidentelle Albuminurie, lediglich bedingt durch Beimischung zum Harn von eiweißhaltigen Trans- und Exsudaten aus den unteren Harnwegen, so bei Blasen- und Harnröhrenentzündung, bei Neubildungen der Blase (besonders hochgradig bei diffusen Papillomen) oder beim Manne durch Beimischung von Geschlechtsdrüsensekret, wie Prostatasaft usw. zum Harn.

Ferner sind selbst wirklich renale Albuminurien nicht immer Ausdruck eines Nierenleidens. Das Nierensekret kann eiweißhaltig sein, ohne daß im Nierenparenchym krankhafte Veränderungen anatomisch nachweisbar sind.

Es gibt *harmlose Albuminurien* als Folge vorübergehender Funktionsstörungen der Niere. Diese entstehen durch leichte toxische und zirkulatorische Schädigungen (Ischämie oder Blutstauung) des Nierengewebes. Sie werden je nach ihrer vermuteten Ursache als Sport- und Marschalbuminurie, als nutritive Albuminurie, als juvenile oder orthostatische Albuminurie bezeichnet. Dann aber können auch Erkrankungen des Zentralnervensystems, auch vegetativnervöse Beeinflussung der Harnsekretion Anlaß zu Albuminurie geben (Hirntumoren, epileptische und epileptoide Anfälle; auch Subarachnoidalblutungen können sehr hochgradige, allerdings rasch schwindende Eiweißausscheidungen im Harn bedingen).

Die Albuminurie darf deshalb nur unter weitgehender Berücksichtigung ihrer Begleiterscheinungen als Zeichen eines Nierenleidens gedeutet werden.

2. Phosphaturie.

Unter Phosphaturie wird nicht eine vermehrte Ausscheidung von Phosphorsäure durch den Harn verstanden, sondern ein von der Gesamtmenge der
Phosphate unabhängiges, nur durch die Harnreaktion bedingtes Überwiegen der
ungelösten gegenüber gelösten Phosphaten im Harn. Durch das Ausfallen unlöslicher Phosphate wird der Harn getrübt. Das normale Verhältnis der löslichen,
d. h. sauren Phosphate — der Monocalciumphosphate — zu den schwerlöslichen,
d. h. alkalischen, den Dicalcium- und Tricalciumphosphaten, wird im Harn
gestört durch:

1. Eine allzu reiche alimentäre Zufuhr von Alkalien oder alkalischen Erden
(Alkalinurie);

2. einen übermäßigen Salzsäureverlust durch Hyperacidität des Magens und
der dadurch verminderten Säureausscheidung durch den Urin *(Anacidurie)*;

3. eine wohl meistens unter dem Einflusse der inneren Sekretion auftretende
Störung des Kalkstoffwechsels, die eine vermehrte Kalkausscheidung durch
den Harn zur Folge hat. Diese *Kalkariurie* bindet im Harn in Form des Kalk-
phosphates sehr viel Phosphorsäure und führt durch die relative Verminderung
der Phosphorsäureionen zur Bildung unlöslicher, basischer Salze, die im Harn
ausfallen.

Stark alkalisch kann der Harn auch werden durch eine Infektion mit harnstoffzersetzenden Bakterien. Dadurch kann es auch zum Ausfallen von Phosphatkristallen (besonders
sargdeckelförmigen von Magnesium-Ammoniumphosphat) kommen; aber starke Grade der
Phosphaturie treten dabei nicht auf.

Die Phosphaturie ist demnach die Folge sehr ungleichartiger Störungen des
Organismus. Sie findet sich denn auch bei sehr verschiedenartigen Krankheitszuständen. Fast physiologisch ist sie nach fast rein vegetabilischer, an Alkalien
sehr reicher Ernährung, ferner nach übermäßigem Genuß stark alkalischer
Wässer und nach Einnahme großer Dosen doppeltkohlensauren Natrons (alimentäre Phosphaturie).

Äußerst häufig ist sie ferner bei *Nervösen,* die so oft an einer Hyperacidität
des Magens leiden. Der starke Säureverlust des Körpers durch den Verdauungs-
tractus und die dadurch verminderte Säureabgabe in den Harn wird zur Ursache
der Phosphaturie. Es mögen aber auch auf Basis der Nervosität entstandene
Störungen der inneren Sekretion und eine dadurch erzeugte Kalkariurie bei
Nervösen zu Phosphaturie führen, und ab und zu mag die Phosphaturie als eine
wahre Sekretionsneurose der Niere auftreten.

Bei der Phosphaturie, die von einer *Gonorrhoe* oder einer unspezifischen Entzündung der männlichen Genitalorgane, z. B. einer chronischen *Prostatitis*
begleitet wird, ist jeweilen schwer zu entscheiden, ob sie eine Folge der Entzündung der Genitalorgane oder der mit ihr so oft verbundenen Neurasthenie
des Patienten ist.

Da hin und wieder nur die erste Portion des bei einer Miktion entleerten Harns Phosphaturie zeigt, der übrige Teil des entleerten Harns nicht, so ist anzunehmen, daß manchmal
eine Beimischung von Sekret der Harnröhre oder Prostata das Ausfallen der Phosphate
bedingt.

Auch bei ganz gesunden, keineswegs besonders nervösen Menschen tritt hin
und wieder vorübergehend, infolge *geistiger Ermüdung* oder momentaner *psychischer Aufregung* eine Phosphaturie auf. Sie wird des weiteren auch beobachtet
bei *Tuberkulose,* bei *Diabetes,* bei verschiedenen Formen der *Ostitis* und *Osteomyelitis.*

Das hauptsächlichste *Symptom* der Phosphaturie ist die milchige Trübung
des frisch entleerten Harns und das rasche Absetzen eines weißen, kreidigen
Harnsediments, das aus amorphen Erdphosphaten und aus Sargdeckelkristallen

der phosphorsauren Ammoniakmagnesia, sowie aus phosphorsauren und kohlensauren Kalken besteht. Bei der mikroskopischen Untersuchung des Sedimentes findet sich ein Teil der Phosphate zu Kristallzylindern zusammengeballt. Dies beweist, daß die Phosphate oft schon in den Nierenkanälchen aus dem Harn ausfallen. Manchmal werden die Kristallmassen mit dem Harnstrahle in kleineren und größeren Bröckeln entleert; oft fließt am Ende der Miktion ein wahrer Phosphatbrei aus der Harnröhre aus. Diese hochgradige, meist lange anhaltende Form der Phosphaturie ist selten. Meist sind die Phosphate im Harn staubförmig verteilt und setzen sich erst beim Stehen des Harns als feinpulveriges, kreidiges Sediment ab. Oftmals fallen die Phosphate aus dem Harn erst bei dessen Erhitzen aus, z. B. bei der Vornahme der Kochprobe auf Eiweiß. Es wird dies als *latente Phosphaturie* bezeichnet. Die Phosphaturie wechselt in ihrer Intensität beim einzelnen Kranken. Sie bleibt periodisch sogar längere Zeit überhaupt aus, oder sie fehlt bei der einen Miktion und ist bei der anderen plötzlich wieder da. Selten dauert sie ununterbrochen monate- oder gar jahrelang an.

Die Reaktion des Harns ist bei der Phosphaturie alkalisch oder amphoter, nur selten schwach sauer. Bei Zusatz von Essigsäure zum Harn löst sich das Phosphatsediment; der Harn klärt sich dabei oft unter Aufbrausen vollkommen. Die Ausscheidung der ungelösten Phosphate mit dem Harn erzeugt bei den Kranken oftmals leichte Kolikschmerzen in den Nieren, häufig brennende Schmerzen bei und nach der Miktion in Blase und Harnröhre. Die mechanische Reizung der Schleimhaut durch die Kristalle führt oft auch zu vermehrtem Harndrang, manchmal sogar zu leichter Hämaturie. Durch diese Reizung der Schleimhäute und die alkalische Reaktion des Harns schafft die Phosphaturie eine erhebliche Disposition zur Infektion der Harnwege. Eine lang dauernde, starke Phosphaturie gibt auch oft Anlaß zu Steinbildung im Nierenbecken oder in der Blase.

Die *Diagnose* der Phosphaturie ist leicht. Schon der Bericht des Kranken, daß bei ihm der Harn bald stark trübe, bald vollkommen klar entleert werde, weist mit Deutlichkeit auf Phosphaturie hin. So starken Wechsel zeigt die Harntrübung durch Eiter nicht. Kommt der Kranke während eines Anfalles von Phosphaturie mit trübem Harn zur Untersuchung, so ist durch die mikroskopische Untersuchung und durch Essigsäurezusatz die Natur der Trübung leicht zu erkennen. Ist der Urin zur Zeit der Untersuchung klar, so ist aus dem Fehlen von Eiweiß und Eiter im Harn zu schließen, daß die vom Patienten zeitweilig beobachtete Harntrübung wohl sicher durch Phosphaturie bedingt sein muß; diese Annahme wird bestärkt, wenn beim Kochen des Harns eine latente Phosphaturie zutage tritt. Zur Bestätigung der Diagnose ist es immerhin zweckmäßig, den Kranken anzuhalten, den nächsten, trübe ausgeschiedenen Harn zur Kontrolluntersuchung einzusenden.

Therapie. Selbst wenn die Phosphaturie den Kranken nicht belästigt, so ist sie doch stets zu bekämpfen, da sie, wie oben erwähnt, eine Disposition der Harnwege zur Infektion schafft und sie auch leicht zum Ausgangspunkt einer Steinbildung in Nieren oder Blase wird. Stets ist zu trachten, die Ursache der Phosphaturie klarzulegen und die Behandlung gegen das Grundleiden zu richten: gegen die Störung der inneren Sekretion, die Hyperacidität des Magens oder die allgemeine Nervosität usw. Gelingt dies nicht, so wird versucht, die Phosphaturie symptomatisch zu behandeln. Am besten geschieht dies durch Verordnung von Phosphorsäure (acidum phosphoricum dilutum 1,0:20,0 3mal täglich 20 Tropfen). Diese vermindert das Ausfallen schwer löslicher, alkalischer Salze. Die Verordnung von Salzsäure ist nicht so zweckmäßig. Die Salzsäure steigert die oft vorhandene Hyperacidität des Magensaftes. Zuviel Säure geht infolgedessen durch den Darm, zuwenig durch die Nieren ab. Die Anacidurie mehrt die

Phosphaturie. Auch der Genuß organischer Säuren, z. B. von Fruchtsäuren, wie Citronensäure usw. ist zu vermeiden, weil diese in Form alkalischer Salze in den Harn übergehen und die Phosphaturie steigern. Vielfach wird Urotropin gegen Phosphaturie empfohlen; doch sah ich durch dieses bei aseptischer Phosphaturie keine bemerkenswerte Heilwirkung. Scheint bei den Kranken eine vermehrte Kalkausscheidung durch den Harn die Ursache der Phosphaturie zu sein, so soll möglichst kalkarme Nahrung genossen werden: Fleisch, Brot, Reis, Kartoffeln, Zucker, Trauben, Birnen, Äpfel. Als kalkreich sind zu meiden: Milch, Gemüse, Butter und Eier. Ist keine vermehrte Kalkausscheidung im Harn nachzuweisen, so ist gut gemischte Kost das zweckmäßigste; eine zu einseitige Ernährung durch Gemüse und Obst ist jedenfalls zu widerraten.

3. Oxalurie.

Wie die Phosphaturie entsteht die Oxalurie, nicht weil der Oxalsäuregehalt des Urins die Norm überschreitet, sondern weil wegen veränderter Löslichkeitsbedingungen eine ungewöhnlich große Zahl von oxalsauren Kristallen, vorwiegend von oxalsaurem Kalk, aus dem Harn ausfällt. Dieses Auskristallisieren von oxalsaurem Kalk wird einerseits bedingt durch abnorme Verhältnisse zwischen Magnesia- und Kalkgehalt des Harns, andererseits durch eine Verminderung der Acidität des Harns infolge des Übergehens des sauren Natriumphosphates, welches Oxalsäure in Lösung hält, in ein neutrales Phosphat des Harns. Die ausgefallenen Oxalate trüben den Harn meist nur in ganz geringem Maße; sie bilden beim Stehen des Harns ein nur leichtes, weißliches, selten bräunliches, etwas glitzerndes Sediment, das unlöslich in Essigsäure ist, löslich aber in Salzsäure. Die Kristalle zeigen eine charakteristische Briefkuvertform seltener Hantel- oder Eiform (Abb. 10).

Die Oxalurie wird bei zahlreichen Krankheiten beobachtet, so bei *Diabetes*, bei *Ikterus*, nach der Krise einer *Pneumonie*, bei *Leukämie*, besonders aber bei *Verdauungsstörungen* und *Nervosität*. Ob jeweilen die erwähnte, im Vordergrund des Krankheitsbildes stehende Erkrankung die Ursache der Oxalurie ist oder nicht, bleibt meist fraglich. Unsicher ist, ob lediglich durch überreiche Zufuhr oxalsäurehaltender Nahrung, wie von Spinat, Rhabarber, Sauerampfer, Kakao, ohne Mitwirkung einer Verdauungsstörung eine sog. *alimentäre Oxalurie* entstehen kann.

Beschwerden erzeugt die Oxalurie wenig. Immerhin vermögen ab und zu die ausgefallenen Oxalatkristalle die Schleimhäute der Harnwege bis zur makroskopisch erkennbaren Blutung mechanisch zu reizen und die Miktion schmerzhaft und häufig zu machen. Selten bewirkt die Oxalurie allein, ohne wirkliche Steinbildung Ureterspasmen und Nierenkoliken.

Therapeutisch wirkt gegen die Oxalurie am besten die Anregung der Diurese, wodurch das Harnsediment wesentlich verdünnt und die Reizung der Harnwege vermindert wird. Zweckmäßig ist der Gebrauch magnesiahaltiger Mineralwässer (Karlsbad, Marienbad, Friedrichshaller- und Tarasperwasser) und ein Meiden der oben genannten, besonders oxalsäurehaltigen Nahrungsmittel.

4. Hämaturie.

Die Hämaturie, der Abgang von Blut mit dem Harn in großer oder in kleiner Menge, ist immer eine ernste Krankheitserscheinung. Selbst wenn die Blutung dem Kranken wenig Beschwerden verursacht und ohne Störung des Allgemeinbefindens einhergeht, ist ihr doch stets größte Bedeutung zuzumessen. Immer muß möglichst rasch Quelle und Ursache der Harnblutung erforscht werden.

Dies ist oft eine der schwierigsten diagnostischen Aufgaben, die dem Urologen gestellt werden. Nicht immer ist sie befriedigend zu lösen.

Ein erheblicher Blutabgang im Harn wird nicht leicht übersehen. Das blutigrote Aussehen des Harns erschreckt den Kranken und führt ihn zum Arzte. Nur weibliche Kranke schenken selbst erheblicher Hämaturie oft längere Zeit wenig Beachtung, weil sie die Blutung lediglich als Unregelmäßigkeit ihrer Menses deuten.

Nicht selten kommt es vor, daß die braunrote Farbe eines hochgestellten Harns und das beim Stehen des konzentrierten Harns sich bildende rote Uratsediment von Kranken irrtümlich als Blutung aus den Harnwegen gedeutet wird. Ebenso gibt die Rotfärbung des Harns durch medikamentösen Gebrauch von Rhabarber, Senna, Pyridium u. a. manchmal Anlaß zu Verwechslungen mit Hämaturie. Den Kundigen schützt schon das genaue Besehen des Harns vor solchen Irrtümern. Im Zweifelsfalle erlaubt die chemische Untersuchung des Harns durch die HELLERsche Probe, die Benzidin- oder Pyramidonprobe (S. 8) den sicheren Entscheid, ob der Harn Blut enthält oder nicht. Noch einfacher gelingt der Nachweis der Hämaturie durch die mikroskopische Untersuchung des Harnsedimentes; diese ermöglicht gleichzeitig auch die Unterscheidung zwischen Hämoglobinurie und wahrer Hämaturie.

Die Hämaturie zeigt in ihrer Stärke alle möglichen Abstufungen. Sie macht manchmal den Harn in seinem Aussehen reinem Blute ähnlich, mischt ihm große Blutklumpen und Blutgerinnsel bei. Andere Male ist die Blutung eben nur an einem rötlichen Schimmer der Harnfarbe bemerkbar oder an einem rötlichen Ringe, der sich beim Stehen des Harns in der obersten Schicht des Sedimentes bildet. Häufig ist die Blutbeimischung so gering, daß sie übersehen wird, solange der Harn nicht mikroskopisch oder durch eine der erwähnten chemischen Proben auf seinen Blutgehalt geprüft wird. Ist Blut im Harn nachgewiesen, so muß, wie eingangs betont, sogleich planmäßig nach Quelle und Ursache der Blutung geforscht werden.

Über die **Lokalisation der Blutung** gibt die *Farbe* des blutigen Harns nur unsicheren Aufschluß. Eine *hellrote* Färbung des blutigen Urins ist nur möglich, wenn das Blut wenig lange mit dem Harn vermischt blieb. Ein hellroter Harn wird deshalb am häufigsten bei Blutungen aus den untern Harnwegen beobachtet; er findet sich aber immerhin auch bei sehr starker renaler Blutung und gleichzeitiger, häufiger Entleerung der Harnblase. Eine *braun- oder schwarzrote* Färbung nimmt der Harn an, wenn das mit ihm vermischte Blut längere Zeit unter der chemischen Einwirkung des Harns steht. Sie ist deshalb besonders häufig bei Nierenblutungen, entsteht aber auch, wenn der blutige Harn oder doch größere Blutgerinnsel lange in der Harnblase verhalten bleiben. Viel zuverlässiger als die Farbe weist die Art der Blutbeimischung zum Harnstrahl auf den Entstehungsort der Blutung hin. *Drei* Arten der *Hämaturie* sind zu unterscheiden, die initiale, die terminale und die totale, je nachdem das Blut im Beginne oder am Ende der Miktion im Harnstrahl sich zeigt oder ob es in der ganzen entleerten Harnmenge ziemlich gleichmäßig verteilt ist.

1. Eine *initiale Hämaturie*, bei der nur der erste Teil des Harnstrahls blutig ist, stammt immer aus den untersten Harnwegen, entweder aus der vorderen Harnröhre, wobei dann auch oft ohne Harnentleerung Blut aus der Harnröhre austropft oder aus der hinteren Harnröhre. Auch Erkrankungen der Prostata und des Blasenhalses bedingen ab und zu eine initiale Hämaturie, häufiger aber erzeugen sie die zweite Form der Blutung, die terminale Hämaturie, die sehr oft mit der initialen verbunden auftritt. Die erst- und letztentleerten Harntropfen sind blutig, während der Harnstrahl nicht blutig scheint.

2. Die *terminale Hämaturie* weist ebenfalls, wie die initiale, mit Sicherheit auf eine in den untersten Harnwegen gelegene Blutungsquelle hin. Auch sie kann bei einem Harnröhrenleiden vorkommen, weil oft die erkrankte Harnröhrenschleimhaut nur dann blutet, wenn sie, wie dies am Ende der Miktion geschieht, durch die starke Kontraktion des die Harnröhre umfassenden musculus bulbocavernosus gepreßt wird. Ebenso erzeugen oftmals Prostata- und Blasenleiden, z. B. eine Entzündung, Hypertrophie oder Neubildung der Prostata, ein Blasenkatarrh, ein Blasentumor oder Blasenstein, eine rein terminale Hämaturie, weil das Gewebe jeweilen erst durch die Schlußkontraktion der Blase, welche die letzten Harntropfen auspreßt, zur Blutung gebracht wird.

So leicht der Ausgangspunkt der Blutung bei der terminalen und der initialen Hämaturie zu bestimmen ist, so schwer wird dies bei der häufigsten Art der Harnblutung, der totalen Hämaturie.

3. Bei der *totalen Hämaturie* ist der Harnstrahl von Beginn bis zu Ende blutig rot verfärbt. Gegen das Ende der Miktion erscheint allerdings der Harn stärker blutig, weil beim Schlusse der Harnentleerung die in der Blase liegenden Blutkoagula ausgepreßt und dem Harn damit in reichlicherer Menge als vordem Blutfarbstoff und Blutkörperchen beigemischt werden, und auch weil, wenn die Blase selbst blutet, am Schlusse der Miktion fast reines, nur mit wenig Harn vermischtes Blut abgeht. Alle Erkrankungen der Harnorgane, die überhaupt zu Blutungen führen, können eine totale Hämaturie zur Folge haben. Selbst bei reinen Urethralleiden kommt sie vor, so z. B. wenn ein Papillom oder eine Verletzung der hinteren Harnröhre so stark blutet, daß in der Miktionspause das Blut aus der Harnröhre in die Blase zurückfließt und den ganzen Blaseninhalt blutig färbt. In gleicher Weise kann ein Prostataleiden bei starker Blutung statt zu initialer oder terminaler, zu totaler Hämaturie führen. Bei totaler Hämaturie ist es deshalb ganz besonders schwer, den Ausgangspunkt der Blutung zu bestimmen.

Trägt eine *Erkrankung der untersten Harnwege* Schuld an der Blutung, so läßt sich dies meist unschwer aus den bei der Sondierung der Harnröhre oder der rectalen Untersuchung nachweisbaren, krankhaften Veränderungen der Urethra oder der Prostata erkennen. Schwerer ist es, den Ausgangspunkt der Blutung herauszufinden, wenn er höher in den Harnwegen sitzt.

Auf die *Nieren als Ausgangspunkt der Blutung* weisen Nierenkoliken hin (Ureterverstopfung durch Blutgerinnsel), weisen auch hin Vergrößerung oder Druckempfindlichkeit der einen oder der anderen Niere, der Befund von Blutkörperchencylinder. Besonders charakteristisch für Nierenblutung sind dem Harn beigemischte lange, wurmförmige Blutgerinnsel, die einen Ausguß des Ureters darstellen. Sie werden beim Ausschwemmen des entleerten Urins besonders schön sichtbar. Bei Blasenblutungen finden sich nie so lang geformte Gerinnsel. Die bei diesen entleerten Blutgerinnsel sind klumpig oder, wenn zylindrisch, doch nur von sehr geringer Länge, nie wurmförmig.

Bei einer *Blasenblutung* fällt auf, daß am Ende der Miktion immer hellrotes, offenkundig ganz frisch dem Harn beigemischtes Blut entleert wird. Bei Blasenblutungen ist die Harnentleerung häufig schmerzhaft, weil die Spannung der blutenden, kranken Blasenwand Schmerzen auslöst. Den Entscheid, ob Blasen-, ob Nierenblutung, bringt oft der Blasenkatheterismus. Blutet die Blase, so wird durch den Katheter nach Abfließen des blutigen Harns fast reines, hellrotes Blut ausfließen. Es wird zudem die Blase schwer reinzuspülen sein, das Spülwasser wird immer wieder hellrot verfärbt zurückfließen. Handelt es sich um eine Nierenblutung, so wird nach Entleerung der Blase nie reines Blut, nur stark bluthaltiger Urin durch den Katheter abfließen; dieser wird

zudem nicht hellrot, sondern, weil Blut und Harn schon im Nierenbecken vermischt, braunrot sein. Zudem wird sich bei Nierenblutung die Blase, wenn sie
nicht gar zu stark mit Blutgerinnsel gefüllt ist, ziemlich rasch reinspülen lassen;
nur in bestimmten Intervallen wird die Spülflüssigkeit plötzlich wieder blutig
verfärbt abfließen, d. h. jedesmal, wenn eine Ureterejaculation frische Blutmassen in die Blase spritzt.

Blutungen aus der hinteren Harnröhre oder aus der Prostata kennzeichnen sich beim
Katheterismus der Blase dadurch, daß durch den Katheter, noch bevor dessen Spitze die
Blase erreicht hat, reines Blut abfließt.

Das sicherste Mittel, die Blasen- von der Nierenblutung zu unterscheiden,
bietet zweifelsohne die *Cystoskopie*. Ihre Anwendung wird aber bei der Hämaturie durch die Blutbeimischung zum Blaseninhalt stark behindert. Die Verwendung besonderer Spülcystoskope hilft jedoch meist über diese Schwierigkeiten hinweg und erlaubt wenigstens einen kurzen Einblick in die Blase, just

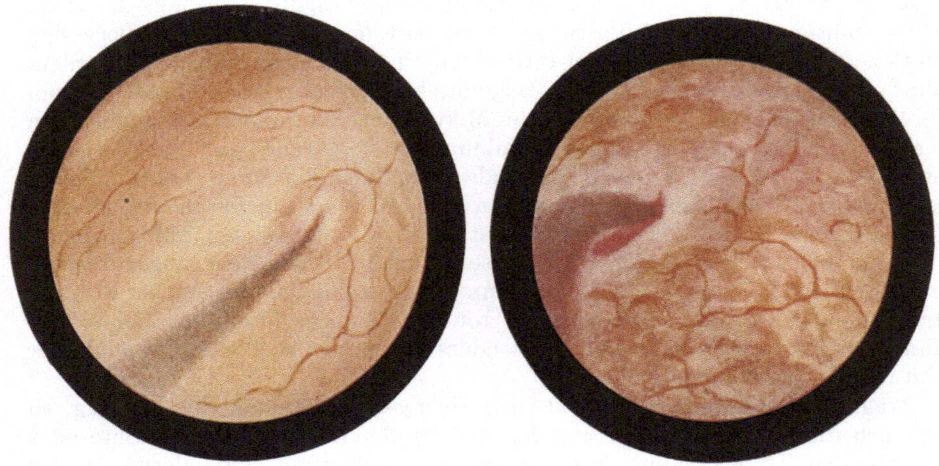

Abb. 55 und 56. Renale Hämaturie. (Nach BAETZNER.)

genug, den Ausgangspunkt der Blutung zu erkennen. Um einen möglichst vollständigen Überblick über das Blaseninnere zu erhalten, ist vor der Einführung
des Cystoskops stets zu versuchen, die in der Blase liegenden Blutgerinnsel
durch weite Katheter herauszuspülen oder mit der Spritze herauszusaugen.
Blutungen aus der Blasenwand, die die Cystoskopie stören, können durch intravesicale Injektionen von 20—30 cm³ einer Stryphnonlösung oder Füllung der
Blase mit 2—3% Tannin- oder 3—5% essigsaurer Tonerdelösung manchmal
gestillt werden. Gelingt die Blutstillung nicht, so ist trotz der Blutung ein
einigermaßen klares Blasenmedium zu erhalten durch Füllung der Blase mit
paraffinum liquidum. Wird auf die eine oder die andere Weise ein genügend
klarer Einblick in die Blase ermöglicht, so ist die Blutung aus der Niere an der
dunkelroten Verfärbung des aus dem Ureter austretenden Urinstrahls oder an
einem aus dem Ureter heraushängenden Blutgerinnsel zu erkennen (Abb. 55
und 56). Stammt die Blutung aus der Blasenwand, so ist die blutende Stelle
meist leicht zu sehen, wenn auch in der Regel nur kurze Zeit, da der Blaseninhalt meist rasch durch die Blutung getrübt wird.

Trotz dieser Schwierigkeiten muß die Cystoskopie bei Hämaturie immer
schon während der Blutung versucht werden. Wird sie verschoben bis nach
Beendigung der Hämaturie, so ist der Ursprung der Blutung, besonders wenn

es sich nicht um ein offenkundiges Blasenleiden wie einen Blasentumor handelt, häufig nicht mehr festzustellen.

Ursache der Blutung. Ist es gelungen, den Ausgangspunkt der Harnblutung zu erkennen, so bleibt dem Untersucher die weitere Aufgabe, klarzulegen, welche Krankheit die Blutung verursacht hat.

Blutungen aus Urethra und Prostata. Scheinen *Urethra* oder *Prostata* Ausgangspunkt der Hämaturie zu sein, dann ist es meist leicht, das Grundleiden nachzuweisen. Dieses ist entweder eine Verletzung, Entzündung oder Neubildung der Harnröhre oder eine Entzündung, Hypertrophie oder bösartige Neubildung der Prostata.

Die Blutung aus einer vergrößerten Prostata darf nicht voreilig als Folge einer malignen Entartung der Drüse gedeutet werden. Es ist stets zu bedenken, daß, wie carcinomatöse, so auch gutartig hypertrophische Vorsteherdrüsen bluten können. Klinisch charakteristisch für das Carcinom der Prostata ist nicht die Blutung, sondern die hölzerne Härte der Drüse.

Die Erkenntnis der Ursache der Hämaturie wird schwierig, wenn die Blutung aus der Blase oder aus den Nieren stammt.

Blasenblutungen. Bei einer *Blasenblutung* kann meistens die Cystoskopie jeden wünschbaren Aufschluß über die anatomischen Blasenveränderungen geben, die zur Blutung führen. Da aber nicht jedem Praktiker ein Cystoskop zur Verfügung steht und auch manchmal die Heftigkeit der Blasenblutung die innere Blasenbesichtigung verunmöglicht, soll kurz auseinandergesetzt werden, wieweit aus den ohne Cystoskop erkennbaren Krankheitserscheinungen die Ursache der Blasenblutung erkannt werden kann.

Die Menge des dem Harn beigemischten Blutes sagt über die Ursache der Blutung wenig aus. Immerhin ist bei den diagnostischen Untersuchungen zu beachten, daß sehr starke Blutungen häufiger bei Tumoren als bei Lithiasis oder Entzündung der Harnwege auftreten, daß andererseits die sog. mikroskopische Hämaturie, die Beimischung kleinster, nur mikroskopisch oder chemisch nachweisbarer Blutungen, besonders oft bei Lithiasis der Harnwege vorkommt, für diese fast charakteristisch ist, wenn neben dem Blut kein Eiter im Harn zu finden ist.

Enthält der Harn neben Blut auch Eiter, dann ist in einer entzündlichen Erkrankung der Blase die Ursache der Blutung zu suchen. Ob diese Entzündung banaler oder tuberkulöser Art ist, erweist die bakteriologische Untersuchung des Harns, läßt sich auch oft aus dem Befunde fühlbarer Tuberkuloseherde der Urogenitalorgane oder aus der Anamnese entnehmen. Der Hämaturie wegen Tuberkulose der Blase gehen meist Pollakiurie und Miktionsschmerzen voraus, sowie auch Störungen des Allgemeinbefindens, Abmagerung, Abnahme der Kräfte usw. Bei beginnender *Blasentuberkulose* sind die Blutungen der Blasenschleimhaut meist nur schwach, einzig am Ende der Miktion etwas stärker. Bei vorgeschrittener, ulceröser Blasentuberkulose sind Blasenblutungen aber manchmal sehr heftig; sie führen nicht selten durch Bildung gewaltiger Blutklumpen in der Blase zu Harnverhaltung und heftigen Blasenkrämpfen.

Bei der *Nierentuberkulose* sind im Gegensatz zur Blasentuberkulose heftige Blutungen, nicht im End-, sondern im Anfangsstadium zu beobachten; wenn die Niere käsig-kavernös zerfällt, treten Nierenblutungen selten auf und sind dann meist nur geringgradig.

Auch die *Aktinomykose* der Blase, meist entstanden durch das Übergreifen einer ileocöcalen Aktinomykose auf die Blasenwand, seltener durch Einschleppen der Drusen aus der Niere, führt zu Blasenblutungen bei eitrigem Urin. Ihr Vorkommen ist selten.

Ist bei einer Blasenblutung der *Harn eiterfrei,* so ist eine entzündliche Erkrankung der Blase ausgeschlossen. Als Ursache der Blasenblutung fallen dann in erster Linie in Betracht: Blasentumor oder Blasenstein.

Für *Tumor* spricht die Heftigkeit der Blutung, ihr unvermitteltes Kommen und Gehen, die vollkommene Schmerzlosigkeit der Miktion. Nach Aufhören der Harnblutung kann Albuminurie fehlen, erreicht aber oft, als Folge der Transsudation des Eiweißes durch den Tumor, sehr hohe Grade. Jeder Zweifel an der Diagnose wird behoben, wenn im Harnsediment oder, was noch öfter gelingt, im Spülwasser der Blase, mikroskopisch kleinste Tumorteilchen nachzuweisen sind, bestehend aus regelmäßig geordneten, einem bindegewebigen Stroma aufsitzenden, epithelialen Zellen.

Für *Stein* als Ursache der Blasenblutung spricht deren Beeinflussung durch Körperbewegungen: Abnahme der Blutung in Ruhe, Steigerung bei Bewegung. Gesichert wird die Diagnose, außer durch Cystoskopie, durch Steinsonde und Radiogramm.

Zu bedenken ist, daß eine starke *Phosphaturie* oder *Oxalurie* auch ohne wahre Konkrementbildung eine Hämaturie erzeugen kann. Es vermögen die feinen, in großer Menge ausgeschiedenen Harnkristalle die Schleimhaut der Harnwege mechanisch zur Blutung zu reizen.

Blasenblutungen, die sich an die rasche Entleerung einer vordem lange Zeit durch Harn überdehnten Blase anschließen, erklären sich leicht aus der plötzlichen Entlastung der prallgefüllten Blasenvenen *(Haematuria ex vacuo).* Die Blasenblutungen, die hin und wieder bei sehr engen *Strikturen der Harnröhre* beobachtet werden, sind meist die Folge einer Entzündung der Blasenschleimhaut. Daß aber auch die Harnstauung und die dadurch bedingte Kongestion der Blasenwand bei dieser Blutung eine erhebliche Rolle spielt, geht daraus hervor, daß, sobald die Blase nach einer Dilatation der Striktur sich besser entleert, die Blutung schwindet, selbst wenn die Infektion noch andauert.

Als *seltene Ursache einer Blasenblutung* sind noch zu erwähnen: eine *Cystenbildung am Blasenende der Ureteren,* ferner das ohne Pyurie einhergehende *Ulcus simplex* der Blase, die *Purpura haemorrhagica,* die seltenen sekundären *syphilitischen Erkrankungen* der Blasenschleimhaut. Ein Platzen *varicöser Venen,* das früher so häufig diagnostiziert wurde, ist nur ausnahmsweise Ursache einer Blasenblutung.

Bei Kranken, die außereuropäische Länder bewohnten, ist auch stets an Parasiten, besonders an die *Bilharziose* der Blase als Ursache der Blutung zu denken. Meist lassen sich die Eier des Distomum haematobium mikroskopisch im ungefärbten Sedimentausstrich erkennen. Fast immer ist infolge einer Sekundärinfektion dem Harn neben Eiern auch Eiter beigemischt.

Nierenblutungen. Ist eine *Nierenblutung* anzunehmen, weil Zeichen einer Blasenerkrankung fehlen, so sind, wenn keine Verletzung der Niere durch äußere Gewalt vorausging, als Ursache der Blutung in Betracht zu ziehen:

eine nichteitrige *Nephritis* oder eine eitrige, sei es *tuberkulöse* oder *nichttuberkulöse Entzündung der Niere,* eine *polycystische Nierendegeneration,* ein *Nierenstein,* ein *Nieren-* oder *Nierenbeckentumor,* eine Hydro- bzw. *Hämatonephrose* oder eine Bluterkrankung, wie z. B. *Leukämie,* die gar nicht selten heftige Nierenblutungen auslöst. Nur ausnahmsweise ist eine Nierenvenenthrombose oder ein Niereninfarkt durch Embolie, eine Bilharziose des Nierenbeckens oder eine Teleangiektasie der Nierenbeckenschleimhaut Grund der Nierenblutung.

Herauszufinden, welche dieser verschiedenen Krankheiten im vorliegenden Falle die Nierenblutung verursacht, ist häufig sehr schwer.

Wenn der blutige Harn Eiter enthält, so ist es wahrscheinlich, daß eine Infektion der Nieren die Ursache der Nierenblutung ist. Ob diese tuberkulöser oder banaler Art ist, läßt die mikroskopisch-bakteriologische Untersuchung des Harns entscheiden, oft noch schneller die Cystoskopie. Auf der Blasenschleimhaut und dort besonders in der Umgebung der einen oder anderen Harnleitermündung sind bei Tuberkulose der Harnorgane häufig spezifische Veränderungen zu sehen.

Enthält der Urin der blutenden Niere *keinen Eiter,* so wird die Diagnose viel schwieriger.

Die *mikroskopische Untersuchung* des Harns gibt wenig Aufschluß. Werden im Harnsediment Cylinder gefunden, so bestätigt dies das Vorliegen einer Nierenerkrankung; beweisend für Nephritis ist dieser Befund nur, wenn außer der Cylindrurie auch erhöhter Blutdruck, Verstärkung des 2. Aortentons, eventuell eine Dilatation des Herzens und Funktionsstörungen beider Nieren gefunden werden. Zu beachten bleibt dabei auch noch, daß alle diese Symptome auch bei polycystischer Degeneration der Nieren auftreten. Bei dieser sind aber die Nieren erheblich vergrößert und an der Oberfläche buckelig, was die Unterscheidung zwischen Nephritis und polycystischer Nierendegeneration leicht macht. Bloße Cylindrurie ohne Blutdrucksteigerung kommt bei einzelnen Nephritisformen, bei Nierensteinen, bei Nierentumoren und seltener auch bei Hydronephrose vor. Aus den epithelialen Zellen des Harnsediments sind selten zuverlässige, diagnostische Schlüsse zu ziehen. Bei Hämaturie wegen Nierentumor finden sich allerdings oft auffällig zahlreiche, verfettete, epitheliale Einzelzellen verschiedenster Form im Harn. Man muß sich aber hüten, darin einen Beweis für das Bestehen eines Nierentumors zu sehen, denn es können auch bei vielen anderen Krankheitszuständen, z. B. nach Entzündung, nach Harnstauung, sich außerordentlich reichliche Epithelien infolge starker Abschilferung des Schleimhautepithels im Harn finden. Nur wenn die epithelialen Zellen in festen, durch ein Stroma zusammengehaltenen Verbänden im Harnsediment liegen, ist auf Tumor zu schließen. Bei Nierentumoren findet sich eine solche Abstoßung kleinster Tumorteile aber selten, viel seltener als bei Blasentumoren.

Läßt die *Palpation* eine erhebliche Vergrößerung beider Nieren und an beiden Organen eine kleinhöckerige Oberfläche erkennen, so spricht dies für polycystische Nierendegeneration. Bei der ab und zu doppelseitig auftretenden Hydronephrose ist die Konsistenz der Nieren prall-elastisch, die Oberfläche grob-höckerig oder glatt. Ist nur eine Niere deutlich vergrößert, ihre Konsistenz zudem derb, die Oberfläche grobknollig, so ist ein Neoplasma der Nieren anzunehmen. Die einseitige Hydronephrose unterscheidet sich durch die elastische, wenig derbe Konsistenz der Niere (zudem meist auch durch die schlechtere Funktion) vom Nierentumor. Bei Nephrolithiasis ist die blutende Niere auch oft etwas vergrößert, jedoch selten so hochgradig wie bei Nierentumor oder Hydronephrose. Sie behält die typische Nierenform und eine glatte Oberfläche, wenn nicht der Nierenstein zu Hydronephrosebildung geführt hat. Kennzeichnend für die Nierenblutung bei Stein ist, daß sie selten sehr stark wird, bei weitem nicht so stark wie bei Nierentumor, ferner, daß sie auch nie so plötzlich schwindet wie die Tumorblutung. Sie zeigt wohl auch große Schwankungen in ihrer Stärke, aber nie schwindet sie vollkommen, immer finden sich bei Nierenstein, wenigstens nach Körperbewegungen, bei mikroskopischer Untersuchung des Harnsedimentes frische oder ausgelaugte rote Blutkörperchen in ziemlicher Zahl.

Nierenkoliken, die vor und während einer renalen Blutung sich einstellen, sind keineswegs charakteristisch für Stein; sie *können bei jeder Art von Nierenblutungen auftreten.*

Die *Cystoskopie* läßt sehen, aus welcher der Nieren die Blutung stammt. Über die Ursache der Blutung aber gibt sie keinen Aufschluß, es sei denn, die Blutung sei durch eine Tuberkulose der Niere bedingt, die absteigend in der Blase charakteristische Veränderungen erzeugte. Sonst hilft die Cystoskopie nur in Verbindung mit Funktionsprüfungen der Nieren das der Nierenblutung zugrunde liegende Leiden zu erkennen.

Geht aus den *Funktionsprüfungen der Nieren* (Chromocystoskopie, Harnseparation durch Ureterenkatheterismus) hervor, daß beide Nieren krank sind, so werden dadurch bei den diagnostischen Erwägungen Nierentumor und Hydronephrose in den Hintergrund gedrängt. Denn beide Leiden, wenn sie auch doppelseitig werden können, treten doch vorwiegend einseitig auf. Wahrscheinlicher ist bei Funktionsstörungen beider Nieren, daß eine Nephritis oder polycystische Nierendegeneration vorliegt, da diese Leiden fast immer doppelseitig sind. Zu bedenken ist auch, daß zu Nierenblutung führende Bluterkrankungen, wie Leukämie, meist beide Nieren funktionell schädigen. Die Nephrolithiasis ist nicht sehr selten doppelseitig, wenn sie auch meist momentan nur einseitig zur Harnblutung führt. Der Befund doppelseitiger Störung der Nierenfunktion spricht jedenfalls nicht gegen sie.

Die Störung der Nierenfunktion kann aber bei allen zu Nierenblutung führenden Leiden längere Zeit rein einseitig bleiben, selbst bei den doppelseitigen Nierenleiden, wie Nephritis und polycystische Nierendegeneration. Bei diesen doppelseitigen Nierenerkrankungen wird aber auch der Harn der gut funktionierenden Seite immerhin krankhafte Beimischungen, wie Albumen und Cylinder, enthalten. Normales Sekret bei guter Funktion der nichtblutenden Niere läßt als Ursache der anderseitigen Nierenblutung Tumor, Stein oder Hämatonephrose vermuten.

Schließlich ist auch noch zu erwähnen, daß selbst die blutende Niere normale Sekretionsfähigkeit zeigen kann, wenn nur kleine, funktionell wenig bedeutungsvolle Nephritisherde oder ein Hypernephrom Ursache der Nierenblutung sind. Das Hypernephrom läßt die Funktion der Tumorniere oft lange ganz normal, weil es das Nierenparenchym nicht zerstört, sondern erst nur auseinanderdrängt. Nierensteine dagegen, selbst kleine, bedingen fast immer eine, wenn auch nur leichte Funktionsstörung der ihnen zugehörigen Niere, sei es durch Harnstauung im Nierenbecken, sei es durch kongestive oder entzündliche Reizung des Nierengewebes.

Bei dem Forschen nach den Ursachen einer Nierenblutung ist nicht außer acht zu lassen, daß auch außerhalb der Harnorgane liegende Leiden den Anstoß zur Nierenblutung geben können. So erregt manchmal, wie schon erwähnt, die Leukämie nicht selten schwere Nierenblutungen, ferner auch der morbus maculosus Werlhofii, der Skorbut, die Lebercirrhose, Cholecystitis mit oder ohne Gallensteine. Auch eine akute oder chronische *Appendicitis* kann zu einer Blutung aus Niere oder Ureter führen. Diese ist entweder die Folge einer von der Appendix auf die Niere übergreifenden Infektion, wobei außer Blut auch Eiter dem Harn beigemischt wird, oder sie ist, bei eiterfreiem Harn, wohl als Folge einer Zirkulationsstörung in der Ureterwand zu deuten, erzeugt durch Verwachsungen des entzündeten Wurmfortsatzes mit dem Ureter. Die Blinddarmentzündung vermag auch durch ihre toxische Wirkung eine akute Nierenkongestion oder akute Nephritis und dadurch eine Hämaturie auszulösen. Wie häufig bei der akuten Appendicitis Nierenschädigungen vorkommen, darauf weist die Beobachtung hin, daß in den ersten Stunden der Appendicitis außerordentlich oft eine leichte Albuminurie gefunden wird, die nach der Appendektomie sofort schwindet. Ausnahmsweise ist auch eine Hämaturie bei BANGschem Fieber ohne nachweisbare Infektion der Harnorgane gefunden worden.

In einzelnen Fällen renaler Hämaturie ist trotz Anwendung aller Untersuchungsmethoden die Ursache der Blutung klinisch nicht zu finden. Bei solchen Kranken wurde früher eine sog. *essentielle Hämaturie* als Ausdruck einer Angioneurose oder einer lokalen Hämophilie angenommen. Daß man sich nicht zu rasch mit dieser Diagnose „essentielle Hämaturie" bei renaler Hämaturie begnügen darf, lehrt die Tatsache, daß bei der überwiegenden Mehrzahl der scheinbar essentiellen Hämaturien sich später doch ein Nierenstein, eine Tuberkulose oder eine nichtspezifische, herdförmige Entzündung der Niere als Grund der Nierenblutung finden ließ. Ganz besonders häufig scheinen Entzündungsherde, wenn sie in einem Kelchwinkel sitzen, Anlaß zu starken Nierenblutungen zu sein. Dies hat seinen Grund darin, daß in den Kelchwinkeln venöse Gefäße fast unmittelbar unter dem Epithel des Calyx liegen.

Therapie der Hämaturie. Eine kausale Therapie der Hämaturie wird erst möglich, wenn das Grundleiden der Blutung erkannt ist. Diese wird später im speziellen Teile bei Besprechung jedes einzelnen dieser Leiden erörtert werden. Hier mögen nur die ersten therapeutischen Maßnahmen erwähnt werden, die allfällig getroffen werden müssen, noch bevor die Ursache der Harnblutung abgeklärt ist.

Jeder aus den Harnwegen blutende Patient soll *Bettruhe* innehalten. Schon diese allein kann manchmal Stein-, sogar auch Tumorblutungen zum Stehen bringen. Die *Diät* des Kranken soll milde sein, gleichgültig ob die Blutung aus der Niere oder aus der Blase stammt. Es sollen momentan keine Fleisch- und Eierspeisen, nur schwach gesalzene Milch- und Mehlspeisen, zudem etwas Gemüse und Obst gegeben werden. Reine Milchdiät ist unnötig.

Blutstillende Medikamente sind in ihrem Erfolg stets sehr unsicher; ihre Verordnung ist aber bei starker Hämaturie trotzdem angezeigt. Als interne Medikation sind zu empfehlen die Secalepräparate, z. B. Secacornin, intern oder intramuskulär verabreicht, das extractum fluidum hamamelidis (3mal täglich 30—40 Tropfen) oder das Kombinationspräparat von Hamamelis, Secale und Hydrastis, das Erystypticum Roche in gleicher Dosis. Erst bei längerer Anwendung blutstillend wirkt das Calcium (Calcium Sandoz, sei es intramuskulär injiziert oder oral verabreicht, 3mal täglich 2 Tabletten; Calcium chloratum in 10%iger Lösung per os oder rectal 2—3mal täglich ein Eßlöffel voll). Sehr wirksam zur Stillung der Hämaturie sind die intravenösen Injektionen von 10%iger, steriler Kochsalzlösung in Mengen von je 10—20 cm³, ferner subcutane Injektionen von Gelatine von mindestens 100 g je Dosis. Das Koagulen gab mir bei Hämaturie keine günstigen Erfolge.

Erscheint die Harnblase durch Blutkoagula gefüllt und die Miktion durch diese behindert, so ist eine *künstliche Entleerung der Blase* notwendig. Der Katheterismus der Blase mit großem Katheter und die Aspiration der Gerinnsel mit Hilfe einer Wundspritze befreit den Kranken von dem quälenden Harndrang und bringt häufig auch, wenn die Blase Quelle der Blutung war, die Hämaturie zum Stehen. Besonders Blutungen der Prostata schwinden oft sofort, sowie ein Dauerkatheter den freien Harnabfluß aus der Blase sichert. Wird die Blase als Quelle der Blutung vermutet, so ist eine Blasenspülung und Blasenfüllung mit 4—5% Lösung von essigsaurer Tonerde oder mit Stryphnonlösung angezeigt.

Ist die Blutung durch keine dieser Maßnahmen zu stillen, bedroht sie durch ihre Dauer und Stärke das Leben des Kranken, so muß, wenn der Ausgangspunkt der Blutung wegen Unmöglichkeit einer erfolgreichen Cystoskopie und wegen negativem Röntgenbefund nicht festzustellen ist, die *sectio alta* der Blase vorgenommen werden. Bei offener Blase wird die Quelle der Blutung meist sichtbar. Blasenblutungen wegen Tumor, Prostatahypertrophie und anderen Leiden stehen häufig sofort infolge der Blasenwandentspannung durch die Sectio alta. Oft läßt sich bei offener Blase auch gleich das Grundleiden beseitigen (Blasentumor, Blasenstein usw.). Ist nicht in der Blase der Grund zur Blutung, sondern weist die bei offener Blase leicht zu beobachtende Ureterejaculation auf die eine Niere als Quelle der Blutung hin, so soll vorerst, wenn die Art des Nierenleidens nicht zu erkennen ist, versucht werden, ob die Blutung aus der Niere durch eine Spülung des Nierenbeckens mit 2% Arg. nitr.-Lösung zu stillen ist. Blutungen aus kleinen entzündlichen Herden der Niere wurden durch solche Spülungen wiederholt unterdrückt. Dauert die Blutung an, so muß nach funktioneller Prüfung des Schwesterorgans die *blutende Niere* freigelegt und je nach dem anatomischen Befund *entkapselt und enerviert, gespalten oder entfernt werden.*

5. Pneumaturie.

Eine seltene, aber sehr bedeutungsvolle Miktionsstörung ist das Abgehen von Luft mit dem Harnstrahle, die *Pneumaturie.* Es tritt dabei am Schluß der Miktion plötzlich Luft mit bloderndem oder zischendem Geräusch aus der Harnröhre aus und bildet an der äußeren Harnröhrenmündung mit den letzten Tropfen des entleerten Urins kleine, rasch platzende Schaumblasen. Der Kranke hört nicht nur das Abgehen der Luft, er fühlt es auch. Der Luftaustritt erzeugt ein Flattern der Harnröhrenwand und ein oft recht schmerzhaftes, brennendes Gefühl. Bei dem einen Kranken ist fast jede Miktion von Luftabgang begleitet; bei anderen fehlt das Symptom ab und zu oder setzt gar periodisch längere Zeit vollkommen aus. Zwischen den Miktionen macht sich die Pneumaturie dadurch bemerkbar, daß mit Füllung der Harnblase oberhalb der Symphyse ein helltympanitischer statt gedämpfter Perkussionsschall hörbar wird *(Tympanie der Blase).* Wird ein Kranker, der an Pneumaturie leidet, katheterisiert, so tritt Luft mit den letzten Harnspritzern in kräftigem, kurzem Stoße durch den Katheter aus.

Der Luftabgang aus der Blase ist nur beweisend für Pneumaturie, wenn der Kranke vordem längere Zeit nicht mehr katheterisiert worden ist. Denn immer kann beim Katheterismus, besonders, wenn er mit Blasenspülungen verbunden wird, Luft durch den Katheter in die Blase hineingelangen, aus der sie erst bei der nächsten Miktion oder beim nächsten Katheterismus wieder abgeht.

Bei Pneumaturie ist das Harnbedürfnis des Kranken stets gesteigert. Es ist dies offenbar nicht so sehr die Folge der Luftbeimischung zum Harn, als vielmehr die Folge der die Pneumaturie begleitenden Entzündung der Blasenwand. Daß eine solche bei Pneumaturie fast nie fehlt, der lufthaltige Urin meistens bakterien- und eiterhaltig ist, erklärt sich aus der *Entstehungsweise* des Leidens.

Zwei verschiedene Arten sind bei der Pneumaturie zu unterscheiden. Die eine, bei der die Luft aus einem Nachbarorgane in die Harnwege eindringt, die andere, bei der sich Gas innerhalb der Harnwege selbst, wohl vorzugsweise in der Blase, entwickelt.

1. *Von außen her* kann Luft durch Scheiden-Blasen- oder Scheiden-Ureterfisteln in die Blase eindringen und dadurch die Symptome der Pneumaturie erzeugen. Derart in die Blase eindringende Luftmengen sind aber immer sehr gering, machen fast keine Symptome. Am häufigsten entsteht die Pneumaturie durch *Darm-Blasenfisteln.* Durch diese dringt mit sonstigem Darminhalt auch Darmgas in die Blase ein und geht mit dem Harn ab. Der Befund von Kotpartikeln, von Pflanzen- oder Muskelfasern im Harnsediment, läßt diesen Ursprung der Pneumaturie leicht erkennen. Sollte zufällig zur Zeit der Unter-

suchung der Urin keine Kotbeimischung zeigen, weil der Fistelgang zwischen Darm und Blase momentan durch einen ventilartigen Verschluß geschlossen ist, so wird doch die Cystoskopie die Einbruchstelle des Darmes in die Blase erkennen lassen. Die Darm-Blasenfisteln sind meistens die Folge eines Dickdarm-, seltener Dünndarmcarcinoms, eines tuberkulösen Darmgeschwürs, Folge des Einbruches eines appendicitischen Abscesses in die Harnblase oder, was nicht selten ist, Folge des Durchbruchs eines kleinen Dickdarmdivertikels bei Sigmoiditis oder Diverticulitis spastica.

2. *Innerhalb der Harnwege* entwickelt sich Gas in oft recht erheblicher Menge a) durch die *Vergärung zuckerhaltigen Harns*. Dringen beim Diabetiker gärungserregende Keime in die Harnwege ein, z. B. Bacterium lactis aerogenes oder Hefepilze usw., so kann unter deren Einwirkung aus dem zuckerhaltigen Harn Kohlendioxyd (CO_2) abgespalten werden, das als freies Gas bei der Miktion mit dem Harnstrahle abgeht. Die Vergärung des Zuckers kann in der Blase so vollkommen sein, daß der entleerte Urin keine Zuckerreaktion mehr aufweist. Durch den Befund von Alkohol im Harn wird sich aber auch in diesen Fällen die Entstehungsweise der Pneumaturie richtig erkennen lassen.

b) In einzelnen, seltenen Fällen entsteht die Pneumaturie auch *durch Zersetzung eiweißhaltigen Harns*. Wiederholt wurde Pneumaturie bei Kranken beobachtet, die keine Darm-Blasenfistel, keinen Diabetes hatten, bei denen aber der mit Bacterium lactis aerogenes infizierte Harn eiweißhaltig war. Wie experimentell erwiesen ist, entwickeln einzelne Bakterienarten der Coligruppe aus dem eiweißhaltigen Harn, sowohl im Reagensglase wie in der Blase des Tieres, Gas. Es ist deshalb erlaubt anzunehmen, daß beim Menschen, der an Albuminurie leidet, das Harneiweiß durch Colibakterienarten in der Harnblase unter Gasbildung zersetzt und dadurch eine Pneumaturie erzeugt werden kann. Ganz ausnahmsweise ist auch die Bildung von Schwefelwasserstoff in der Blase, eine sog. *Hydrothionurie*, beobachtet worden.

Mit dem *Emphysem der Blasenschleimhaut* hat die Pneumaturie nichts gemein. Bei Pneumaturie erfolgt die Gasbildung außerhalb der Gewebe im Harn selbst, beim Emphysem der Harnblase aber in den Gewebespalten der Schleimhäute, wobei mit dem Harn kein freies Gas in merklicher Menge abgeht.

Die *Therapie* der Pneumaturie ist bei Kenntnis der Ursache des Symptomes gegeben. Bei Darm-Blasenfisteln wird nur ein operativer Eingriff Heilung bringen können, leider aber nicht immer. Denn oft ist das Darmleiden (Tuberkulose, Carcinom, Divertikulitis) so weit vorgeschritten, daß eine Loslösung des Darmes von der Blase nicht mehr möglich ist. Ab und zu mag durch endovesicale Elektrokoagulation der Fistelgang, besonders nach Divertikulitis, zur Vernarbung gebracht werden. Bei Pneumaturie infolge Diabetes oder infolge Albuminurie muß sowohl die Harninfektion bekämpft, als auch die Zucker- und Eiweißausscheidung vermindert werden.

6. Lipurie.

Eine Fettausscheidung mit dem Harn kann in der Form der *Lipurie*, der *Chylurie* oder der *Cholesterinurie* stattfinden.

1. Bei der *Lipurie* werden mit dem Harn feine Fetttröpfchen entleert, die sich beim Stehen des Harns an dessen Oberfläche in flüssiger, seltener in talgähnlicher Form ansammeln. Die Lipurie ist am häufigsten die Folge einer Fettembolie der Nieren, die nach Frakturen der langen Röhrenknochen oder sogar schon nach sehr heftigen Erschütterungen der Knochen, z. B. bei Verschüttungen, auftreten kann. Viel seltener ist die Lipurie die Folge von Diabetes,

Fettsucht, Phthise, von ungewöhnlich starker Fettzufuhr, sei es durch Nahrungsmittel, sei es durch intravenöse Ölinjektionen, die Folge von fettigem Zerfall
des Gewebes der Harnorgane selbst oder von Geschwulstmassen, die mit den
Harnwegen in offener Verbindung stehen. Bei verschiedenen Formen von
Nephritis und besonders bei Nephrosen finden sich im Harnsediment reichlich
doppelbrechende Lipoide. Zu hüten hat man sich vor einer Vortäuschung der
Lipurie durch ölige Substanzen, die als Gleitmittel beim Blasenkatheterismus
benutzt werden.

Der *Nachweis der Lipurie* gelingt oft schon makroskopisch durch den Befund
kleiner Fetttropfen an der Oberfläche des entleerten Harns. Bei geringen Graden
der Lipurie wird das Fett erst nachweisbar durch Ausschütteln des Harns mit
Äther, Abheben des Ätherextraktes, Abdunsten in der Glasschale. Im Rück-
stande findet sich reines Fett. Auch schon durch bloßes Erhitzen des Harns
wird manchmal dessen Fettgehalt erkennbar, da das kochende Fett den unangenehmen, schlechten Geruch des Acroleins verbreitet *(Acroleinreaktion)*.

2. Bei der *Chylurie* wird das Fett mit dem Harn in feiner, milchähnlicher
Emulsion ausgeschieden, wodurch der Harn eine gräulich-weiße Trübung erhält.
Bei der mikroskopischen Untersuchung des Harns wird dessen Fettgehalt leicht
sichtbar. Charakteristisch für die Chylurie ist zudem, daß schon bei Ausschütteln
des Harns mit Äther die vordem bestehende milchige Trübung schwindet, der
Harn sich klärt. Die Chylurie ist die Folge einer Infektion durch Filaria sanguinis
oder einzelner anderer, auch in Europa vorkommender, noch nicht näher
bekannter Infektionen (europäische und tropische Chylurie).

3. Bei der *Cholesterinurie* wird im Harn Cholesterin in typischen, rhom-
bischen Tafeln ausgeschieden. Sie setzen sich im stehenden Urin als deutlich
glitzerndes Sediment ab und bilden an der Oberfläche ein irisierendes Häutchen.
Die Cholesterinurie findet sich am häufigsten bei großen *Hydronephrosen*, die
zu starker Verfettung der Nieren- und Nierenbeckenepithelien Anlaß geben,
seltener bei eitrigen Erkrankungen der Harnorgane, die zur Verfettung von
Epithelien führen.

7. Pyurie.

Die Beimischung von Eiter zum Harn bedingt immer eine wenigstens in
durchscheinendem Lichte erkennbare Trübung des frisch entleerten Harns.
Verwechslung der Eitertrübung mit der ihr ähnlich sehenden Harntrübung
durch Bakterien, durch Urate oder Phosphate vermeiden die auf S. 8 erwähnten
chemischen Proben im Reagensglas, noch einfacher die mikroskopische Untersuchung des Harnsedimentes.

Ohne Mikroskop Eiter im Harn rasch zu erkennen, erlaubt die MÜLLERsche Abart der
Kalilaugeprobe in einfachster Weise: zu 5—10 cm³ Harn wird tropfenweise offizinelle Kalilauge zugefügt. Nach jedem Zusatz von Kalilauge wird der Harn geschüttelt. Unter dem
Einfluß des Alkali quellen die Eiterkörperchen auf und bilden eine gallertige Masse. Die
beim Schütteln des Harns in diesen eingedrungenen Luftbläschen werden durch diese feine
Gallertmasse am Aufsteigen im Harn behindert; sie bleiben bei ruhigem Halten des vordem
geschüttelten Reagensgläschens in der Flüssigkeitssäule eine Weile stehen oder steigen
doch nur sehr langsam zur Oberfläche des Harns auf.

Die Pyurie beweist stets eine entzündliche Erkrankung der Harnorgane.

Nur selten stammt der Eiter des Harns aus einem außerhalb der Harnorgane gebildeten,
sekundär in die Harnwege eingebrochenen Eiterherd, wie z. B. aus einem appendicitischen
Absceß oder aus einer Pyosalpinx. Aber auch dann sind die Harnwege, wenigstens an der
Perforationsstelle, an der Entzündung mitbeteiligt.

Nicht alle Entzündungen der Harnorgane bedingen eine Eiterbeimischung
zum Harn. Es kann ein Absceß in der Niere oder in der Nierenkapsel, ein Absceß

in der Prostata bestehen, ohne daß der Harn auch nur den geringsten Eitergehalt aufweist.

Der Sitz der Entzündung innerhalb der Harnwege ist aus der Art der Pyurie nur selten zu erkennen. Ist bei männlichen Kranken nur der erste Teil des Harnstrahls mit Eiter vermischt, der übrige Harn eiterfrei *(initiale Pyurie)*, so beweist dies eine Entzündung der vorderen Harnröhre. Diese ist in der Regel von Urethralausfluß begleitet. Mischt sich nur den letzten Tropfen des entleerten Urins Eiter bei *(terminale Pyurie)*, so ist daraus auf eine Entzündung der Prostata oder der Samenblasen zu schließen. Bei eitriger Trübung der ganzen entleerten Urinmenge *(totale Pyurie)* bleibt die Frage offen, ob die Entzündung in der Blase oder in den Nieren, bzw. Nierenbecken sitzt. Wenn aus dem in allen seinen Teilen eitrigen Harn nach kurzem Stehen ein rahmiges *Sediment* sich absetzt, so macht dies eine *Entzündung der Nieren* oder der Nierenbecken *wahrscheinlich*. Bei reiner Cystitis, auch wenn sie heftig ist, bleibt das Eitersediment des gestandenen Harns flockig und fetzig. Es wird nicht rahmig. Erhebliche *Schwankungen im Eitergehalt* des Urins lassen auf eine zeitweilige Eiterverhaltung in den Harnwegen schließen, wie sie besonders bei Pyonephrosen, dann aber auch bei Entzündung der Prostata oder bei entzündeten Blasendivertikeln so oft zu beobachten sind.

Die *mikroskopische Untersuchung* des eitrigen Harnsedimentes gibt nur wenig Aufklärung über den Sitz der Entzündung; weder die Form der Eiterzellen, noch die Form der im Eiterharn gefundenen epithelialen Zellen ist für die Lokalisation des Entzündungsprozesses wesentlich verwertbar. Der Befund kann bei Nierenbecken- wie bei Blasenentzündung genau gleich sein. Die geschwänzten, oft dachziegelartig übereinandergelagerten Epithelien sind keineswegs als Nierenbeckenepithelien anzusprechen; dieselbe Zellform findet sich auch in der Blasenschleimhaut. *Einzig der Befund typischer, kubischer Nierenzellen* aus den abführenden Harnkanälchen oder die Beimischung von *Nierencylindern* zum Harnsediment beweist eine Mitbeteiligung der Nieren am Entzündungsprozeß. Es braucht sich dabei aber keineswegs um eine eitrige Nephritis oder Pyelonephritis zu handeln; es kann auch eine rein toxische, z. B. infolge einer Prostatitis oder eitrigen Cystitis entstandene Nephritis, Cylinder- und Nierenzellenausscheidung bedingen.

Diagnostisch sehr bedeutungsvoll sind dem Eiterharn beigemischte Pflanzen- oder Muskelfasern. Solche finden sich nur bei offener Verbindung zwischen Darm und Harnwegen, wie sie besonders durch Einbruch eines Darmcarcinoms, eines tuberkulösen oder typhösen Darmgeschwürs oder eines appendicitischen Abscesses in die Blase entsteht.

Deutlicher als die Beschaffenheit des Harns weisen verschiedene die Pyurie begleitende Krankheitserscheinungen auf den Sitz der eitrigen Entzündung in den Harnwegen. So sprechen Pollakiurie, schmerzhafte Miktion und andere Reizerscheinungen der Blase für Cystitis. Eine Pyurie ohne Blasenreizung ist dagegen als renalen Ursprungs zu deuten, besonders wenn zudem die Nierengegend druckempfindlich ist oder wenn spontan Nierenschmerzen auftreten. Gesellt sich zur Pyurie Fieber, so ist stets auf Pyelitis und Pyelonephritis oder eine die Cystitis begleitende Entzündung der Genitalorgane in Prostata, Samenblasen oder Nebenhoden zu fahnden. Die Cystitis an sich allein verursacht fast nie erhebliches Fieber. Besondere Anhaltspunkte zur Lokalisation der Entzündung gibt eine *Blasenspülung*. Wird die aus der Blase zurückfließende Spülflüssigkeit trotz starker Pyurie rasch klar, so liegt darin ein Hinweis auf renalen Ursprung des Eiters. Ist dagegen die Blase schwer rein zu spülen, so ist eine Cystitis anzunehmen, da nur bei entzündeter Blasenschleimhaut Eiterfetzen und Eiterflocken der Blasenwand fest anhaften.

Den zuverlässigsten Aufschluß über den Sitz der Entzündung in den Harnwegen gibt die *Cystoskopie*; diese darf bei keiner länger dauernden Pyurie unterlassen werden. Bestehen in der Blase keine Symptome von Entzündung, kein verminderter Glanz, keine vermehrte Rötung der Schleimhaut, kein Verwischen der Gefäßzeichnung und keine eitrigen Beläge, so weist dieser negative Blasenbefund auf renalen Ursprung der Pyurie hin. Sicher erwiesen wird dieser, wenn der aus den Ureteren austretende Urin der einen oder anderen Seite eine eitrige Trübung zeigt, wenn im Harnstrahl des einen oder anderen Ureters weißliche Bröckel und Fetzen zu sehen sind, die wie Geschosse aus dem Ureter hinausgeschleudert werden, oder wenn bei Beobachtung der Harnleitermündung jeder aus dem Ureter ausgeworfene Urinstrahl durch seine starke wolkige Trübung das cystoskopische Gesichtsfeld verschleiert. Bei sehr starker Vereiterung der Niere, bei sog. Pyonephrose, tritt manchmal mit jeder peristaltischen Welle des Ureters dicker Eiter wurmförmig aus dem Harnleiter aus und rollt sich vor diesem in der Blase auf, wie Lanolin, das aus einer Zinntube ausgepreßt wird. Aber auch wenn der aus den Ureteren austretende Harnstrahl keine sichtbaren Veränderungen zeigt, so ist doch manchmal aus dem Aussehen der Harnleitermündung und deren nächster Umgebung zu erkennen, daß die Pyurie wenigstens zum Teil aus den oberen Harnwegen stammt. Sind die Lippen einer Harnleitermündung gerötet oder ödematös gequollen, mit Geschwürchen oder Belägen besetzt, oder haben sie durch eine starre Infiltration ihre normale Elastizität eingebüßt, so daß das Orificium dauernd offen steht, wie ein Krater, dann ist daraus zu schließen, daß fast sicher die zugehörige Niere oder deren Nierenbecken eitrig entzündet ist. Im Zweifelsfalle gibt der Ureterenkatheterismus vollen Aufschluß.

Bakterielle und *abakterielle* oder *aseptische Pyurie*. Die Erreger der Pyurie sind meist durch eine einfache mikroskopische *bakteriologische* Untersuchung eines Sedimentausstriches des frisch entleerten (bei Frauen durch Katheter aufgefangenen) Harns rasch festzustellen. Es genügt in der Regel die Färbung mit wäßrigen Methylenblaulösungen. Die üblichen Erreger der Pyurie (Bacterium coli, Staphylokokken, Strepto- und Diplokokken, Gonokokken, Proteus usw.) sind alle mit Methylenblau färbbar. Sie sind meist bei Pyurie in so reicher Zahl vorhanden, daß ihr Nachweis im Ausstrichpräparat rasch gelingt.

Das Fehlen von Bakterien im Methylenblaupräparat muß wegen Verdacht auf tuberkulösen Ursprung der Pyurie zur Färbung nach ZIEHL veranlassen. Die meisten dieser vorerst scheinbar „aseptischen" Pyurien werden sich als Folgen einer tuberkulösen Infektion erweisen.

Es gibt aber auch eine nichttuberkulöse „aseptische Pyurie" mit reichlichem Eitersediment des Harns. Bei dieser finden sich oft, sowohl im Nierenbecken- als auch im Blasenharn reichlich Eiterkörperchen, die Blasenschleimhaut zeigt im cystoskopischen Bilde deutlich entzündliche, manchmal sogar hämorrhagische Infiltrate. Und doch bleiben alle bakteriologischen Untersuchungen, auch die auf Tuberkulose, ergebnislos. Nicht nur die Ausstrichpräparate erscheinen mikroskopisch keimfrei, das Harnsediment erweist sich auch auf allen Kulturen steril, im Tierversuch nicht pathogen.

Wahrscheinlich sind noch unbekannte Eitererreger Ursache dieser „aseptischen Pyurie". Dafür spricht das klinische Bild und die Tatsache, daß solche aseptische Pyurien, die lange Zeit allen Lokalbehandlungen widerstehen, auf eine einzige intravenöse Neosalvarsaninjektion von 0,15 innerhalb 24—48 Stunden dauernd schwinden können.

Die *Therapie der bakteriellen Pyurie* wechselt je nach dem Ursprungsort und der Art der Eiterung; sie wird bei den einzelnen entzündlichen Erkrankungen der Harnorgane im speziellen Teile besprochen werden.

8. Bakteriurie.

Werden mit dem Harn zahlreiche Bakterien ausgeschieden, ohne daß gleichzeitig Eiter in irgendwie nennenswerter Menge dem Harn beigemischt ist, so wird dies als Bakteriurie bezeichnet.

Der Harn wird durch seinen Bakteriengehalt trotz des Fehlens von Eiter getrübt und erhält ein *opalescierendes Aussehen*. Er setzt im Gegensatz zum Eiterharn selbst nach längerem Stehen kein deutlich sichtbares Sediment ab. Beim Schütteln steigen aber immerhin im gestandenen Harn staubwolkenähnliche Gebilde vom Boden auf. Der *Geruch des Harns* ist je nach der Art der in ihm wuchernden Bakterien verschieden. Oft bleibt er dem normalen Harngeruch gleich; andere Male, besonders bei der häufigsten Form der Bakteriurie, der Colibakteriurie, ist er aufdringlich stark, fade-faulig und läßt an seinem eigenartigen Charakter sofort die Colibakterien im Harn erkennen. Die *Trübung des Harns* ist weder durch Erwärmen, noch durch Säure- oder Alkalizusatz zu beseitigen, auch nicht durch Filtrieren durch Papierfilter. Erst das Passieren des Harns durch Tonfilter beseitigt die Trübung. Bei reiner Bakteriurie fehlt Albuminurie. Die *Reaktion des Harns* ist meist sauer, selten alkalisch. Ein Tropfen des trüben Urins unter das Mikroskop gebracht, zeigt in der Regel massenhaft Bakterien, keine oder doch nur ganz vereinzelte Leukocyten. Sobald neben den Bakterien Eiterkörperchen in merklicher Zahl vorhanden sind, wird nicht mehr von Bakteriurie gesprochen, sondern von bakterieller Pyurie. Da nicht die große Zahl der Bakterien das Charakteristicum der Bakteriurie ist, sondern die Ausscheidung von Bakterien *ohne* begleitenden *Eitergehalt* des Harns, so ist auch dann von Bakteriurie zu sprechen, wenn nur verhältnismäßig wenig Bakterien im eiterfreien Harn gefunden werden.

Von allen Bakterienarten sind es weitaus am häufigsten die *Colibacillen* die eine Bakteriurie erzeugen, häufig auch während einer Typhuserkrankung die *Typhusbacillen*. Weit seltener ist die Bakteriurie durch *Staphylokokken* und *Streptokokken*. Die Ausscheidung von Tuberkelbacillen im Harn aus einem Nieren- oder Genitalherde kommt ohne Eiterbeimischung vor, ist aber selten. Sie ist zudem stets so geringgradig, daß die Bacillen nur durch den Tierversuch, nie durch die mikroskopische Untersuchung des Harnsedimentes nachgewiesen werden können.

Warum die bei der Bakteriurie ausgeschiedenen Bakterien keine Entzündung der Harnwege auslösen, ist jeweilen nicht sicher zu entscheiden. Bald liegt der Grund in der geringen Virulenz der Bakterien, bald mehr in der großen Widerstandsfähigkeit der Gewebe. Das in der Bakteriurie zum Ausdruck kommende Gleichgewicht zwischen Virulenz der Bakterien und Widerstandskraft der Gewebe kann nach kürzerem oder längerem Bestehen der Bakteriurie gestört werden. Es treten dann plötzlich, bald ohne erkennbare Ursache, bald anschließend an eine Harnverhaltung im Nierenbecken oder an eine mechanische Läsion der Schleimhäute durch Katheterismus usw. Entzündungserscheinungen der Harnorgane auf, wie Cystitis oder fieberhafte Pyelonephritis. Der Harn wird eiterhaltig, die Bakteriurie wird zur bakteriellen Pyurie. Selbst ohne therapeutische Maßnahmen schwinden die Entzündungserscheinungen oftmals in verhältnismäßig kurzer Zeit; es entsteht bald wieder eine reine Bakteriurie, die dem Kranken nur noch durch die Trübung des Harns und den üblichen Geruch auffällt, ihn sonst nicht belästigt.

Von allen Formen der Bakteriurie ist durchschnittlich die Colibakteriurie die hartnäckigste; oft sind alle therapeutischen Maßnahmen gegen sie erfolglos. Der *Verlauf der Bakteriurie* hängt nicht nur von der Art der ausgeschiedenen Bakterien ab, sondern auch von der *Entstehungsweise* des Leidens.

Zwei Formen der Bakteriurie sind in der Pathogenese zu unterscheiden, die *primäre* und die *sekundäre* Form. Als *sekundär* wird eine Bakteriurie bezeichnet, wenn sie einer eitrigen Entzündung der Harnorgane folgt, deren Heilung wohl bis zum Schwunde des Eiters, nicht aber bis zum Schwinden aller Bakterien gelingt. So kann nach einer Prostatitis, einer Pyelitis usw. eine reine Bakteriurie lange fortbestehen. Bei der *primären* Bakteriurie treten in eiterfreiem Harn Bakterien auf, ohne daß vorher eine Entzündung der Harnorgane beobachtet werden konnte. Bei dieser primären Art der Bakteriurie dringen die Bakterien offenkundig auf denselben Wegen in die Harnorgane ein wie bei den Entzündungen der Harnorgane: a) entweder instrumentell oder spontan durch die Harnröhre, oder b) von den Nieren oder der Prostata ausgeschieden, oder c) durch die Lymphbahnen in die Harnwege verschleppt. Die Colibakterien dringen vom Darme her, wenn dessen Schleimhaut irgendwie, wenn auch nur leicht geschädigt ist, besonders leicht durch die Lymphbahnen in die Harnwege ein, weil eine direkte Verbindung der Lymphgefäßnetze des aufsteigenden Dickdarms mit den Lymphbahnen des rechten Nierenbecken und Ureters besteht.

Der Infektionsweg ist im Einzelfalle meist nicht mit Sicherheit nachzuweisen; immerhin ist er bei genauer Untersuchung des Patienten mit einiger Wahrscheinlichkeit zu verfolgen. Werden z. B. die Bakterien nur im Blasenharn, nicht aber in dem aus den Ureteren aufgefangenen Nierensekret gefunden, so ist eine Infektion von der Harnröhre her, direkt von außen oder durch die Prostata bzw. Samenblasen anzunehmen. Schließt sich dagegen die Bakteriurie an eine allgemeine Infektionskrankheit an, und werden die Bakterien nicht nur in der Blase, sondern auch in Ureter und Nierenbecken gefunden, dann wird eine Ausscheidungsinfektion wahrscheinlich. Der Bakterieneinwanderung durch die Harnröhre ist jedenfalls bei der Entstehung der Bakteriurie keine ganz geringe Rolle beizumessen; denn die Bakteriurie, sogar die Typhusbakteriurie, tritt bei weiblichen Kranken, bei denen ein Eintritt von Bakterien durch die Harnröhre in die Blase besonders leicht möglich ist, weit häufiger auf als bei Männern.

In der *Therapie* der Bakteriurie muß vor allem danach getrachtet werden, die Eingangspforte der Bakterieninvasion zu schließen. Diese muß bei der Colibakteriurie vorzugsweise im Gebiete des Darmtractus gesucht werden. Deshalb ist in erster Linie durch Diät und durch Regelung der Darmfunktion, eventuell auch durch Verordnung von die Darmflora beeinflussenden Medikamenten, wie Kreosot, Ichthyol usw., durch den Gebrauch von Yoghurt oder anderen Bakterienpräparaten das Eindringen der Colibacillen in die Darmwand zu hemmen. Daneben aber sind auch Harndesinfizienzien zu verordnen, vorzugsweise solche, die sowohl auf die Harn- wie auch auf die Darmflora einwirken. Blasenspülungen und Blaseninstillationen werden bei der Bakteriurie nur dann erfolgreich angewandt, wenn die Eintrittspforte der Bakterien in den unteren Harnwegen liegt.

D. Allgemeinstörungen.

1. Harnfieber.

Eine Infektion der Harnorgane kann, wie jede infektiöse Erkrankung des Körpers, Fieber erzeugen. Sie bringt aber keineswegs immer Fieber; selbst schwere Harninfektionen verlaufen manchmal fieberlos. Das Fieber zeigt bei Harnkrankheiten nie einen so typischen Verlauf, wie z. B. bei Pneumonie, bei Abdominaltyphus, bei Scharlach, Malaria usw. Bald nähert es sich dem Typus der Febris remittens, am häufigsten dem Typus der Febris intermittens. In dieser *Unregelmäßigkeit* liegt eine gewisse *Eigenheit des Harnfiebers*. Besonders charakteristisch sind seine auffällig großen, oft ganz unvermuteten Sprünge; die Körpertemperatur kann innerhalb weniger Stunden um mehrere Grade wechseln, von normalem Stande zu den höchsten Fiebergraden ansteigen und plötzlich wieder zur Norm oder gar unter diese abfallen. Durch öftere Wiederholungen so heftiger, wenige Stunden oder Tage andauernder Fieberanfälle erhält die Fieberkurve beim Harnfieber einen einigermaßen cyclischen Typus, wobei aber die fieberfreien Intervalle sehr ungleich lang sind. Cyclische Fieber finden sich vorzugsweise bei Pyelitiden bei infizierten Steinnieren, bei Prostatitiden usw.

Der Anlaß zu den hohen Fiebersprüngen ist nicht immer deutlich zu erkennen. Manchmal liegt er offenkundig in einer Verhaltung oder Stauung von infiziertem Harn im Nierenbecken oder in der Harnblase und der dadurch bedingten Steigerung der Resorption von Bakterientoxinen. Andere Male ist der Fieberanstieg unverkennbar die Folge irgendeines instrumentellen Eingriffes in der Harnröhre, z. B. der Einführung eines Katheters. Man glaubte früher diese letztere Art von Fieber, die als „*Katheterfieber*" bezeichnet wurde, könne ohne die Mitwirkung von Bakterien schon allein durch die mechanische Katheterreizung der nervenreichen Harnröhrenwand ausgelöst werden. Da aber während des Anstieges des Katheterfiebers sehr oft Bakterien aus dem kreisenden Blute zu züchten sind, und zwar immer Bakterienarten, die bei dem Kranken gleichzeitig auch in der Harnröhre und im Harn gefunden werden, so ist doch wahrscheinlich, daß das Katheterfieber in der Regel bakteriellen, wohl nur selten oder nie nervös reflektorischen Ursprungs ist.

Bei Harnfieber muß die Verimpfung des Blutes, soll ihr Ergebnis diagnostisch verwertbar sein, immer während des Anstieges des Fiebers ausgeführt werden. Fällt die Blutentnahme bereits in die Periode des Fieberabfalls, so wird, wenn nicht ausnahmsweise eine länger dauernde Bakteriämie besteht, die Impfung negativ ausfallen. Wichtig ist auch, daß erhebliche Blutmengen, 5—10 cm³, entnommen und verimpft werden. Diese müssen in mehrere Portionen getrennt, mit einer jeweilen 20—30fach größeren Bouillonmenge vermengt werden, damit die starke Verdünnung des Blutes seine das Bakterienwachstum hemmenden Stoffe um ihre Wirkung bringt.

Die *Bakteriämie* nach Einführung eines Instrumentes durch die Harnröhre ist leicht zu erklären. Selbst wenn die Einführung des Katheters glatt, ohne Schmerz oder Blutung gelingt, erzeugt sie doch häufig oberflächliche Schleimhautschürfungen und damit Lücken im urethralen Epithelschutz gegen die Bakterien. Die kleinen Schleimhautläsionen dienen den Bakterien als Eingangspforte in die Lymph- und Blutbahnen. Besonders während der Miktion, wenn die Schleimhaut durch den bakterientragenden Harnstrahl gedehnt wird, dringen Bakterien in die Schleimhautläsionen ein. Deshalb tritt das Fieber meist nicht sofort nach Einführung des Katheters auf, sondern meist erst mehrere Stunden später, anschließend an eine Miktion.

Das Harnfieber beginnt mit einem *Schüttelfrost*. Der Kranke empfindet plötzlich ein meist am Rücken aufsteigendes Kältegefühl. Seine Haut wird kalt, blaß-cyanotisch, oft marmoriert, die Atmung unregelmäßig, der Puls beschleunigt. Der ganze Körper wird von einem heftigen Zittern und Schütteln befallen. Diesem meist nur kurz dauernden Frost folgt ein wallendes Hitzegefühl, bis unter heftigem Schweißausbruch ein Abfall der Temperatur einsetzt. Nach diesem fühlen sich die Kranken längere Zeit erschöpft; ihre Herztätigkeit ist oft noch stundenlang unregelmäßig. Wiederholt wurde gleich nach dem Einsetzen eines heftigen Schüttelfrostes *Herzkollaps* und *Exitus* beobachtet. Derartige, einem Katheterismus oder einer Strikturdilatation sich anschließende Todesfälle im Harnfieber sind aber glücklicherweise seit der Anwendung antiseptischer Maßnahmen bei allen endourethralen Eingriffen sehr selten geworden.

Beim Harnfieber finden sich immer Bakterien im Harnsediment, aber nicht immer Eiter (Bakteriurie). Nach heftigen Fieberanstiegen ist im Harn häufig auch etwas Albumen, sind auch einzelne Cylinder und rote Blutkörperchen als Folge toxischer oder bakterieller Schädigung der Nieren nachzuweisen.

Therapie. Der einzelne Anfall von Harnfieber wird am besten bekämpft durch Verabreichung reichlicher Mengen warmer Getränke, wie Lindenblütentee, Bärentraubentee usw., durch kühle oder warme feuchte Leibwickel, durch Medikation von Chininum muriaticum oral (3mal täglich 0,3 g) oder durch die intravenöse Injektion von Urotropinpräparaten (Amphotropin oder Zymarocan je 20 cm³ täglich). Sehr bewährt und für den Patienten angenehm ist die Mixtur Pyramidon 2,0 g, Urotropin 3,0 g auf 200 cm³ Wasser (mit Geschmackskorrigens) 2 stündlich 15—20 cm³. Sulfonamide und Antibiotica sind für den vereinzelten Anfall selten angezeigt. Zirkulationsstörungen müssen selbstverständlich bekämpft werden.

Nach Abwehr des momentanen Fieberabfalles muß getrachtet werden, das *Grundleiden zu beseitigen* oder doch wenigstens gegen dasselbe alle Maßnahmen zu treffen, die eine Wiederholung des Fieberanfalles zu verhindern versprechen. So muß, wenn die Stauung infizierten Harns in Blase oder Nierenbecken Anlaß des Fiebers zu sein scheint, eine regelmäßige Entleerung und Desinfektion dieser Hohlräume durch Katheterismus und antiseptische Spülungen erstrebt werden. Scheinen die wegen Harnverhaltung und wegen Blasen- oder Nierenbeckeninfektion notwendigen Katheterismen Fieber zu verursachen, so ist eine Dauerdrainage durch die Harnröhre oder, wenn diese das Fieber nicht genügend bekämpft, durch eine Blasen- oder Nieren- bzw. Nierenbeckenschnittwunde anzulegen.

2. Harnvergiftung.

Urogenitalleiden verschiedenster Art bedrohen durch Harnvergiftung das Leben der Kranken. Nicht nur Leiden, die in der Niere selbst ihren Ausgang nehmen, wie BRIGHTsche Krankheit, Nierentuberkulose, Nierensteine, Neubildungen und polycystische Degeneration der Nieren usw., sondern auch Erkrankungen anderer Teile des Urogenitalsystems vermögen die Ausscheidungsfähigkeit der Nieren so stark zu hemmen, daß sie eine Harnvergiftung des Organismus verursachen. Es können rein mechanische Abflußhindernisse des Harns in den oberen oder unteren Harnwegen, wie Ureterstenosen, Blasentumoren, Neubildungen oder Hypertrophie der Prostata, Harnröhrenstrikturen, Phimose usw. durch Harnstauung hydronephrotische Schrumpfungsprozesse in den Nieren und damit Niereninsuffizienz bedingen. Es können auch außerhalb der Niere sich entwickelnde infektiöse Leiden sekundär durch toxische oder infektiöse Schädigung der Nieren (toxische und infektiöse Nephritis) die Nierenfunktion stark beeinträchtigen.

Welches die Harngifte sind, die zu den Erscheinungen der Harnvergiftung, zur sog. *Urämie* führen, ist noch nicht sicher festgestellt. Nachgewiesen ist aber, daß beim Ausbruch der heftigen Harnvergiftungserscheinungen fast immer *Harnstoff in ungewohnter Menge im Blute* gefunden wird.

Während normalerweise in 100 cm³ Blut weniger als 60 mg Harnstoff gefunden werden, steigert sich bei Niereninsuffizienz die Menge des Harnstoffes im Blute auf 60—100 mg, nahe vor Ausbruch der Urämie auf 100—250 mg und mehr. Es werden sogar Werte von 650 mg Harnstoff in 100 cm³ Blut beobachtet. Von schlimmer Bedeutung ist vor allem der *rasche Anstieg* der Harnstoffmenge des Blutes. Ein erster und einziger Befund hoher Harnstoffwerte des Blutes darf, solange es unsicher ist, ob diese Werte langsam oder rasch erreicht wurden, noch nicht gleich als Zeichen einer unmittelbar drohenden Lebensgefahr betrachtet werden; denn es gibt Kranke, die mit hohen Harnstoffwerten des Blutes, mit 100—150 mg pro 100 cm³ Blut, noch monate-, selbst jahrelang am Leben bleiben.

Abnorm hohe Werte von Harnstoff im Blute dürfen überhaupt nicht als Beweis einer Niereninsuffizienz im Sinne einer anatomisch nachweisbaren Nierengewebeschädigung gelten. Es können durch Einfluß des Nervensystems, z. B. durch Blutung in die Hirnhäute, funktionelle Störungen der Nieren eintreten (vielleicht Spasmen der Arteriolen), die zu einer Harnstoffsteigerung im Blute führen. Es kann auch durch starke Wasserverluste des Organismus und Verarmung an Kochsalz, sog. Hypochlorurie, z. B. nach lange Zeit durchgeführter salzfreier Diät, häufigem Erbrechen und Durchfällen der Harnstoff im Blute sich steigern. Er wird durch Wasser- und Kochsalzzufuhr sofort wieder gemindert. Auch bei ungewöhnlich starkem Eiweißzerfall im Organismus, z. B. bei ausgedehnten Gewebeschädigungen durch chirurgische Eingriffe, bei Zerfall großer Tumoren, bei toxischem Eiweißzerfall infolge Infektionskrankheiten, kann der Harnstoff des Blutes bei anatomisch intakten, aber durch Zirkulationsstörungen momentan in der Funktion behinderten Nieren über die Grenzen des Normalen hinaussteigen. Erhöhter Harnstoff findet sich auch bei Leukämie, bei gelber Leberatrophie.

Bei Niereninsuffizienz und drohender Harnvergiftung wird entsprechend dem hohen Harnstoffgehalt auch der Gefrierpunkt des Blutes gegenüber der Norm tief stehen. Bei guter Nierenfunktion liegt der Gefrierpunkt des Blutes zwischen — 0,53 und — 0,56°, bei erheblicher Störung der Nierenfunktion sinkt er aber unter — 0,6 und kann einen Tiefstand von — 0,7 und gar von — 0,8° erreichen.

Ob die Harnstoffanreicherung im Blute an sich allein Urämie erzeugen kann oder nur in Verbindung mit anderen chemischen Stoffen, bleibt fraglich. Jedenfalls geht die Schwere der urämischen Krankheitserscheinungen der Menge des Blutharnstoffes nicht parallel. Nicht selten wurden klinische Zeichen der Harnvergiftung sogar vor einer merklichen Vermehrung des Harnstoffes im Blute bemerkbar, stellte sich erst viel später, kurz vor dem Tode, eine wesentliche Anreicherung des Blutharnstoffes ein.

Als Ursachen der urämischen Krankheitszeichen kommen in Frage: Darmfäulnisprodukte im Blute (z. B. Indicanämie), die Acidose des ganzen Organismus und vielleicht auch seine Dysmineralisation, eine Verschiebung im normalen Gehalt an Mineralien, wobei die Kalisalze eine besonders wichtige Rolle zu spielen scheinen.

Wenn auch die Auslegung der Pathogenese der Urämie noch sehr widersprechend lautet, so ist man doch darin einig, daß eine echte Urämie als Folge einer Niereninsuffizienz nie ohne Erhöhung des Blutharnstoffes eintritt. Solange bei einem Kranken keine Erhöhung der Harnstoffwerte des Blutes nachweisbar ist, dann sind bei ihm auftretende Krankheitserscheinungen, auch wenn sie urämischen gleichen, nicht als wirklich urämische Symptome zu deuten, sondern als pseudourämische.

Die *Pseudourämie*, ein früher akute Krampfurämie, heute Eklampsie genannter Symptomenkomplex, ist extrarenalen Ursprungs; er tritt auch ohne Niereninsuffizienz auf. Die Pseudourämie oder Eklampsie wird ausgelöst durch Angiospasmen, die zu einer Ischämie des Gehirnes mit oder ohne begleitendes Hirnödem führen.

Klinisches Hauptmerkmal der Pseudourämie oder Eklampsie sind die am ganzen Körper auftretenden, klonischen Muskelkrämpfe, die einen epileptischen Anfall vortäuschen können. Selten zeigen die Muskeln statt klonischer Krämpfe eine tonische Starre.

Vor dem Ausbruch der Krämpfe klagt der Kranke oft über Schwindel, Kopfschmerzen und Übelkeit. Manchmal ist er von häufigem Erbrechen geplagt.

Er ist stark erregt, reizbar. Die Sehnenreflexe sind gesteigert, der Puls verlangsamt.

Diese Pulsverlangsamung in Verbindung mit Kopfschmerzen und leichter tonischer Starre der Nackenmuskulatur führt leicht zur Auslegung dieser Vorboten des eklamptischen Anfalles als Anzeichen einer beginnenden Meningitis.

Mit dem Eintreten des Krampfanfalles wird der Puls wieder beschleunigt, das Bewußtsein schwindet; blitzartigen Muskelzuckungen im Gesicht und in den Extremitäten folgen langanhaltende, klonisch-tonische Muskelkrämpfe des ganzen Körpers. Die im Beginne des Anfalles stets auffallende Blässe des Gesichtes weicht einer durch Zwerchfellkrämpfe bedingten Cyanose der Gesichtshaut. Die Atmung wird tief und schwer, setzt zeitweilig aus, läßt aber den regelmäßigen Typus des Cheyne-Stokes vermissen.

Nach dem Abklingen der Krämpfe bleibt der Kranke oft noch einige Zeit benommen. Er zeigt häufig Sprachstörungen, vorübergehende Lähmungserscheinungen, nicht selten auch eine nicht nur stunden-, sondern tagelang andauernde, mehr oder weniger vollständige Blindheit.

Solche Krampfanfälle können sich in rascher Folge wiederholen; es kann sich ein Status epilepticus ausbilden, währenddessen innerhalb 24 Std 100 und mehr Anfälle zu zählen sind.

Bei der sog. *chronischen Pseudourämie* stehen statt der Krämpfe Klagen über Kopfschmerzen, hartnäckige Schlaflosigkeit trotz großem Schlafbedürfnis, Übelkeit und Erbrechen, Aphasie und Amaurose, kurz dauernde epileptiforme Zuckungen und Lähmungen im Vordergrunde des Krankheitsbildes.

Charakteristisch ist für alle diese Kranken mit Pseudourämie, daß der Harn bei ihnen oftmals ein hohes spezifisches Gewicht erreichen kann und das Blut keine Vermehrung des Harnstoffs und des Indicans zeigt.

Die klinischen Zeichen der *echten Urämie* treten fast nie unvermittelt in voller Heftigkeit auf. Selbst bei plötzlichem Verlust des gesamten funktionsfähigen Nierenparenchyms durch Operation oder Verletzung ist ein allmähliches Einsetzen und Ansteigen der Harnvergiftungserscheinungen die Regel.

Wochen-, meist monatelang vor dem tödlichen Ausgange verrät sich die wachsende Gefahr der Urämie dem Kundigen auch ohne Kenntnis der Harnstoffmenge im Blute durch die blasse, gelbgraue Gesichtsfarbe des Kranken, durch dessen müden Gesichtsausdruck, seine Klagen über Appetitlosigkeit, Ekel vor Speisen bei ständigem Durstgefühl, trockenen Mund, pappigen Geschmack. Eine Neigung zu Nasenbluten ist oft stark ausgesprochen. Der Atem der Kranken riecht unangenehm süßlich, oft ausgesprochen urinös; der Stuhl ist vorerst träge, wird erst im Endstadium diarrhoisch. Die Miktionsfrequenz wird groß wegen der die Niereninsuffizienz begleitenden hochgradigen Polyurie. Die 24stündige Harnmenge beträgt dauernd 2—3 Liter und mehr. Der Harn zeigt immer, auch bei geringer Flüssigkeitszufuhr, ein niedriges spezifisches Gewicht.

Eine genaue Kenntnis dieser klinischen Zeichen beginnender Urämie ist bei der Behandlung chirurgischer Erkrankungen der Harnorgane außerordentlich wichtig. Ihre rechtzeitige Beachtung kann lebensrettend für den Kranken sein; denn sie machen sich schon zu einer Zeit geltend, zu der sich die Störung der Nierenfunktion durch diätetische Maßnahmen und Sorge für freien Harnabfluß aus der Blase bei Prostatahypertrophie, Harnröhrenstrikturen usw. oft wieder beheben läßt. Je weiter das Nierensiechtum fortschreitet, um so unmißverständlicher werden seine klinischen Zeichen, um so geringer aber auch seine Heilungsmöglichkeit.

Die Kranken magern mehr und mehr ab, werden kachektisch. Sie zeigen große Müdigkeit, oft wahre Schlafsucht. Sie sind nur mühsam aus ihrem

Schlummer aufzuwecken und fallen sofort wieder, sobald sie ein paar Worte gesprochen oder etwas getrunken haben, in Schlaf. Durst plagt sie trotz reichlicher Flüssigkeitszufuhr. Vor fester Nahrung äußern sie Ekel. Erbrechen ist häufig, aber doch nicht so quälend wie bei der Pseudourämie. Es setzen Diarrhoen ein, oft mit Darmblutung infolge Colitis uraemica. Die vordem hochgradige Polyurie weicht einer Oligurie, stets ein Zeichen des nahenden Endes. Die Haut der Kranken zeigt oft ein blau marmoriertes Aussehen. Vasomotorenstörungen äußern sich auch in stellenweiser Leichenblässe der Haut oder in einzelnen, hochroten Flecken und kleinen Hautblutungen, in Pruritus und selten auch in Hautnekrosen. Auf der Haut des Gesichtes, besonders in der Nasolabialfalte, bilden sich manchmal feine, mehltauartige Schüppchen, die sich bei der mikroskopischen Untersuchung als Harnstoffkrystalle erweisen. Wenn Konvulsionen auftreten, so beschränken sich diese auf kleine, manchmal nur fibrilläre, kurze Muskelzuckungen an den Extremitäten, vorzugsweise an den Händen, ab und zu auch in den Gesichtsmuskeln. Eigentliche klonische Muskelkrämpfe wie bei der Eklampsie kommen bei der echten Urämie nicht vor. Die Sehnenreflexe sind gesteigert; auch Sehnenhüpfen ist zu beobachten. Häufig plagt auch ein anhaltender Singultus den Kranken. Die Pupillen werden sehr eng. Der Blick der Kranken wird dadurch oftmals stechend; er zeigt nie den leeren Ausdruck des eklamptisch Amaurotischen. Aufregungszustände fehlen meist ganz, und wenn sie auftreten, sind sie nie heftig und immer von kurzer Dauer. Meist sinkt der Kranke ohne vorhergehende Aufregung ruhig in seinen Todesschlummer.

Behandlung der Urämie. Bei der echten Urämie, die stets mit Harnstoffanhäufung im Blute einhergeht, muß die Behandlung in erster Linie auf eine Besserung der Nierenfunktion hinzielen. Ein durchschlagender, andauernder Erfolg ist nur zu erwarten, wenn noch in erheblichem Ausmaße funktionsfähiges Nierenparenchym vorhanden ist, das nur momentan wegen ungenügender Durchblutung in seinem Sekretionsvermögen behindert ist. Behebung der Harnstauung in der Blase durch Katheterismus oder Entleerung des durch eine Uretersperre stark überfüllten und unter hohem Drucke stehenden Nierenbeckens durch Pyelotomie oder durch Beseitigung des Abflußhindernisses im Harnleiter (Stein, Knickung), solche Maßnahmen können die Erscheinungen der beginnenden Urämie bei noch leidlich erhaltenem Nierengewebe gänzlich und dauernd zum Schwinden bringen. Wenn aber der Großteil des epithelialen und vasculären Anteils des Nierenparenchyms durch Schrumpfungsprozesse usw. zerstört ist, kann die Urämie nicht mehr behoben werden. Ihr Verlauf kann nur noch verlangsamt, ihr tödlicher Ausgang verzögert werden. Dies ist zu erreichen durch Steigerung der Herzkraft und Verbesserung der Abflußbedingungen der Nieren einerseits, durch weitmöglichste Einschränkung der stickstoffhaltigen Nahrungszufuhr andererseits. Die eiweißhaltigen Nahrungsmittel sind vor allem durch Kohlenhydrate zu ersetzen; Darmfäulnis und Resorption ihrer Produkte (Phenole, Indole usw.) sind durch Regelung des Stuhles, allfällig durch Darmspülungen und durch Zugabe von Tierkohle zur Nahrung zu vermeiden.

Die *Inanition* des Kranken ist durch intravenöse Dauertropfinfusionen 10%iger Traubenzuckerlösung in Mengen bis zu 1000 cm³ pro die zu bekämpfen, das durch Trinken ungenügend zu stillende *Durstgefühl* durch rectale, subcutane oder intravenöse Wasserzufuhr zu dämpfen. Das quälende *Erbrechen* kann oft durch Magenspülungen oder durch Verordnung von Cocain-Belladonnatropfen (Cocain hydrochlor. 0,6, tinct. belladonnae 6,0, aqua laurocerasi ad 20,0, 3- bis 5mal täglich 15 Tropfen), oft auch durch Vasano gemildert werden. Künstliche Niere und Peritonealdialyse können in Ausnahmefällen lebensrettend wirken.

Bei der *Pseudourämie*, die ohne Niereninsuffizienz verläuft, bei der vor allem die Hirn-Ischämie zu beseitigen ist, sind die wirksamsten therapeutischen Maßnahmen: *Lumbalpunktion* und *Aderlaß*.

Die *Lumbalpunktion* erzwingt durch den Liquorabfluß einen vermehrten Blutzustrom in die Schädelhöhle und eine Erweiterung der Blutbahnen des Gehirns. Sie beseitigt dadurch häufig die Ischämie des Gehirns, die dem eklamptischen Anfalle zugrunde liegt. Sie befreit den Kranken zudem meist, wenn auch oft nur vorübergehend, von den heftigen Kopfschmerzen. Bei der Lumbalpunktion ist sorgfältig auf ein sehr langsames Abfließen des Liquors durch die Punktionsnadel zu achten; denn eine rasche Entlastung des Gehirns vom gesteigerten Liquordruck könnte zur Hirnblutung oder zu einem Einpressen der medulla oblongata in das foramen magnum führen. Es soll nur Liquor abgezapft werden, bis der Lumbaldruck im Liegen des Patienten auf 200—150 mm abgesunken ist.

Bei hohem Blutdruck werden die eklamptischen Erscheinungen durch einen reichlichen Aderlaß (400—600 cm³) oft rascher und dauernder beseitigt als durch Lumbalpunktion. Ob es zweckmäßig ist, der Blutentnahme eine intravenöse Infusion 5%iger Traubenzuckerlösung folgen zu lassen, wird verschieden beurteilt.

Lumbalpunktion und Aderlaß können oft den Anfall von Eklampsie verhüten, wenn sie vorgenommen werden, sobald ein rascher Anstieg des Blutdruckes dessen Ausbruch vermuten läßt. Auch eine mehrtägige Hunger- und Durstkur scheint manchmal den Ausbruch einer Eklampsie verhindern zu können.

Daneben ist zur Besserung der Hirndurchblutung die Verordnung antispasmodischer Medikamente angezeigt (Calcium-Diuretin 3mal täglich 0,5, Luminaletten 2—3 Stück täglich, Adalintabletten 2mal täglich).

Spezieller Teil.

Nierenkrankheiten.

A. Mißbildungen der Niere.

Durch embryonale Entwicklungsstörungen können Form, Lage, Zahl und Gewebeaufbau der Nieren krankhaft verändert werden. Im allgemeinen treffen solche Mißbildungen häufiger die linke als die rechte Niere. Anomalien der Lage und der Zahl sind fast immer mit Formverbildungen des Organs verbunden.

Ein Fortbestehen der **fetalen Lappung der Niere** ist die häufigste angeborene Formanomalie. Die Niere zeigt statt der gewohnten glatten Oberfläche eine ausgesprochene Lappung, bedingt durch teils seichte, teils ziemlich tiefe Furchen in der Nierenoberfläche. Diese Furchung läßt den Aufbau der Niere aus verschiedenen Renculi erkennen. Die fetale Lappung der Niere ist klinisch bedeutungslos. Daß sie, wie früher angenommen wurde, die Niere zur Erkrankung disponiere, ist nicht erwiesen.

Durch frühzeitiges *Verschmelzen* der sonst sich getrennt entwickelnden Anlagen beider Nieren entsteht die **Hufeisenniere** (Ren arcuatus, Abb. 57). Eine solche Verschmelzung des Nierenblastems wurde schon bei ganz kleinen Feten von kaum 3 cm Länge beobachtet. Ihre Ursache ist unbekannt. Die verschmolzenen Nierenanlagen liegen wie ein Querriegel unterhalb der Abgangsstelle der Arteria mesenterica. Ihr Hinaufrücken im Körper ist durch die Mesenterialarterie verhindert. Deshalb bleibt das Mittelstück der verschmolzenen Nierenanlage immer tief unten im Abdomen quer zur Wirbelsäule gelagert; ihre seitlichen Teile können rechts und links von der Arteria mesenterica nach oben wachsen. Es kann sich auf beiden Seiten ein *Ren elongatus* bilden, der mit seinem oberen Pol die normale Nierennische erreicht. Dadurch erhält die verschmolzene Niere eine Hufeisenform. Die Verschmelzungsstelle der beiden Nieren ist immer an deren unterem Pole gelegen. Die Konkavität der Hufeisenniere ist deshalb immer nach oben gerichtet. Die Verbindungsbrücke der beiden Nieren ist bald schmal, bald breit; sie besteht das eine Mal nur aus Bindegewebe, das andere Mal auch aus Nierenparenchym. Die Hufeisenniere hat zwei voneinander vollständig getrennte Nierenbecken, die statt nach innen, nach vorne gerichtet sind. Die Harnleiter laufen über die ventrale Seite der Niere herab und münden an normaler Stelle in die Harnblase ein. Die Nierengefäße treten gewöhnlich direkt von der Aorta in den Nierenhilus ein; selten umkreisen sie von hinten die Niere und treten, deren äußeren Rand umfassend und tief furchend, vorne in den Nierenhilus ein. Die beiden Nierenhälften sind oft von ungleicher Größe und ungleichem Sekretionswert. Eine solche *unsymmetrische Verschmelzungsniere* kann *unilateral* gelegen sein, wenn die eine Harnleitersprosse frühzeitig die Mittellinie des Rumpfes kreuzt und auf der anderen Seite Anschluß an das Nierenblastem findet.

Die Hufeisenniere ist kein seltenes Leiden. Sie findet sich ungefähr auf 700 Leichen 1mal.

Sie hat schon dieser Häufigkeit wegen ein klinisches Interesse; dann aber auch, weil sie eine ausgesprochene Neigung zu mancherlei Erkrankungen zeigt.

Von 320 Hufeisennieren, über die genauere Angaben vorliegen, waren 16,25%
erkrankt.

In der Hufeisenniere bildet sich besonders häufig eine Hydro- oder Pyonephrose; sehr oft entwickeln sich in ihr auch Steine oder Tuberkuloseherde,
selten dagegen Neubildungen oder Nephritiden.

Die *Symptome* der Hufeisenniere werden durch Begleiterkrankungen natürlich
sehr stark beeinflußt. Es kann die Hufeisenniere unter dem Bilde der Hydro-
oder Pyonephrose, der Steinniere, der Nierentuberkulose zur Beobachtung
kommen.

Die Hufeisenniere an sich allein, ohne anderweitige Erkrankung, belästigt
den Kranken manchmal gar nicht, andere Male aber durch Drücken und Spannen

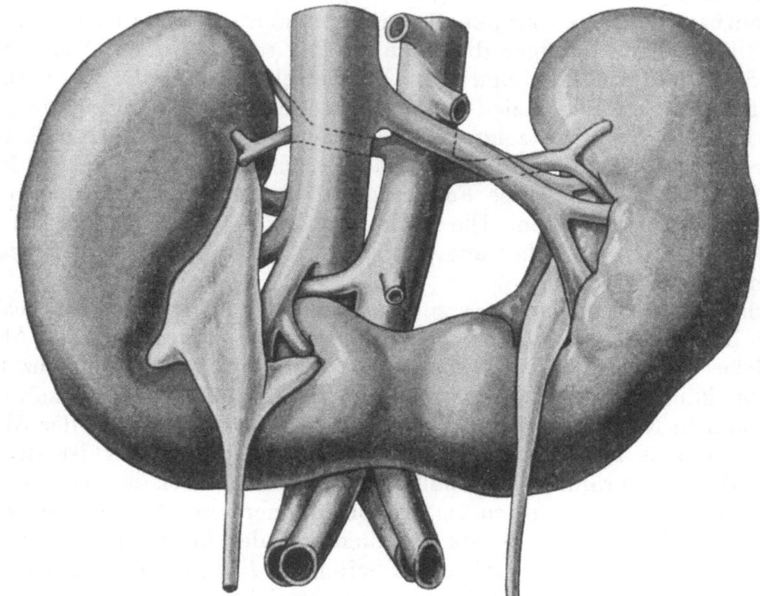

Abb. 57. Hufeisenniere. Nierenbecken nach vorne gerichtet. (Pathol. Institut Basel.)

in Kreuz und Unterleib, Beschwerden, die sich weniger in der Ruhe, mehr bei
körperlichen Anstrengungen, besonders bei Rückwärtsbeugen des Rumpfes,
geltend machen. Daneben leidet der Kranke oft an Verdauungsstörungen und
allerlei nervösen Beschwerden. Sie sind wahrscheinlich verursacht durch den
Druck der Hufeisenniere auf die großen Gefäße und auf die sie begleitenden
Nervengeflechte.

Diagnose. Die Hufeisenniere kann bei sorgfältiger Palpation des Abdomens
oft mit ziemlicher Sicherheit erkannt werden. Wird ein quergestellter, derber,
wegen fetaler Lappung etwas höckeriger Tumor in der unteren Hälfte des
Abdomens gefühlt, so muß eine Hufeisenniere vermutet werden, ebenso, wenn
eine tief gelagerte Niere median nicht abgrenzbar erscheint. Die Diagnose wird
bestätigt, wenn nach Palpation des fraglichen Tumors im vorher normalen
Harn Eiweiß auftritt (Palpationsalbuminurie). In schönster Weise läßt sich
die Hufeisenniere mit der abnormen Form und Lage ihrer beiden Nierenbecken
durch die Pyelographie darstellen. Da bei mißbildeten Nieren die retrograde
Füllung des Nierenbeckens nicht selten heftige Reizerscheinungen auslöst, ist
zur Darstellung der Hufeisenniere die Ausscheidungs-Pyelographie der retrograden vorzuziehen.

Zur *Behandlung* des Leidens ist bei starkem Druckschmerz in der sonst gesunden Hufeisenniere eine mediane Spaltung der verschmolzenen Nieren anzuraten, wenn deren Verbindungsbrücke nicht allzu breit ist. Die beiden Nierenhälften sinken nach ihrer Trennung rechts und links von der Wirbelsäule zurück; jeder Druck auf die großen Gefäße ist damit behoben. Bei Erkrankung der einen Hälfte einer Hufeisenniere, z. B. bei einseitiger Tuberkulose oder einseitiger Hydronephrose, wird die halbseitige Resektion der Hufeisenniere mit gutem Erfolge ausgeführt.

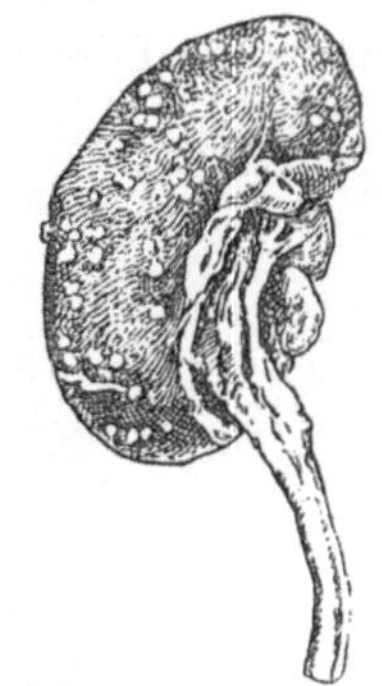

Abb. 58. Hypoplasie einer Niere (natürliche Größe).

Weitere durch Verschmelzung der Nierenanlagen entstandene Mißformen der Niere sind die **einseitige Langniere** und die sog. **Kuchenniere.** Bei der *Langniere* liegen die beiden Nierenanlagen auf derselben Körperseite übereinander. Bald sind ihre Nierenbecken nach derselben Seite gerichtet (Ren elongatus simplex), bald nach entgegengesetzten Seiten (Ren sigmoideus). Die *Kuchenniere* liegt, wie die Hufeisenniere, median unten im Abdomen, bildet dort eine unförmige Masse. Diese beiden Mißbildungen sind wegen ihrer Seltenheit klinisch ziemlich bedeutungslos.

Alle diese durch Verschmelzung beider Nierenanlagen entstandenen Mißformen der Niere dürfen nicht als *Solitärnieren* bezeichnet werden. Als solche sind nur die Mißbildungen zu bezeichnen, bei denen die eine Nierenanlage ganz fehlt oder sich doch so wenig entwickelt, daß sie funktionell bedeutungslos ist.

Die vollkommene **Aplasie** einer der beiden Nieren ist relativ selten. Sie wird einmal auf ungefähr 1000 Sektionen gefunden. Bei Männern ist sie doppelt so häufig als bei Frauen. Bei vollkommener Aplasie des Organs fehlt nicht nur jede Spur von Nierengewebe, es fehlen auch die Nerengefäße. Manchmal fehlt auch der zugehörige Harnleiter und ist das Trigonum in der Blase verformt. Aber es kann trotz Aplasie der Niere deren Harnleiter gut entwickelt sein, weil er embryologisch anderer Herkunft als die Niere ist. Diese Tatsache ist klinisch von erheblicher Bedeutung; sie warnt davor, aus dem cystoskopisch gelungenen Nachweise zweier Uretermündungen auf das Vorhandensein zweier Nieren zu schließen. Die Aplasie der einen Niere ist oft, besonders beim Weibe, mit Aplasie und Mißbildung einzelner Geschlechtsorgane verbunden. Die vorhandene Einzelniere ist in der Regel infolge kompensatorischer Hypertrophie auffällig groß. Sie scheint infolge ihrer starken funktionellen Inanspruchnahme verhältnismäßig oft zu erkranken. Ihr häufigstes

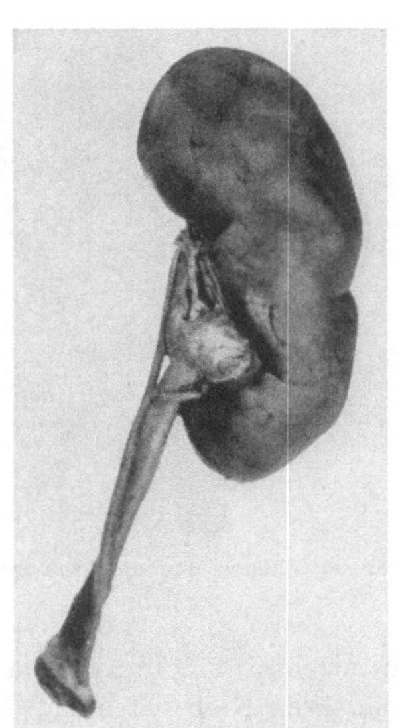

Abb. 59. Niere mit Doppelureter und Doppelnierenbecken.

Leiden ist die Nephritis; seltener erkrankt sie an Lithiasis, Pyo- oder Hydronephrose, sowie an Tuberkulose oder Tumoren.

Eine **Hypoplasie** oder **rudimentäre Entwicklung** einer Niere findet sich viel öfters als die Aplasie. Es kann dabei das Nierengewebe, abgesehen von seiner Schmächtigkeit, in allen seinen Teilen gut entwickelt sein (Abb. 58). Andere Male aber, wenn die Entwicklungsstörung schon frühe im fetalen Leben einsetzte, fehlen einzelne Teile des Nierenparenchyms, so z. B. die Glomeruli, und

sind nur Harnkanälchen entwickelt, oder es fehlt das Parenchym vollständig
und das Organ besteht nur aus Bindegewebe, durchsetzt von einzelnen kleinen
Cysten. Solche hypoplastische Nieren erreichen manchmal nur eine Länge von
2—4 cm. Das Nierenbecken ist, entsprechend der Hypoplasie des Nierengewebes,
meist ebenfalls verkleinert. Andere Male ist es normal groß und erscheint dann

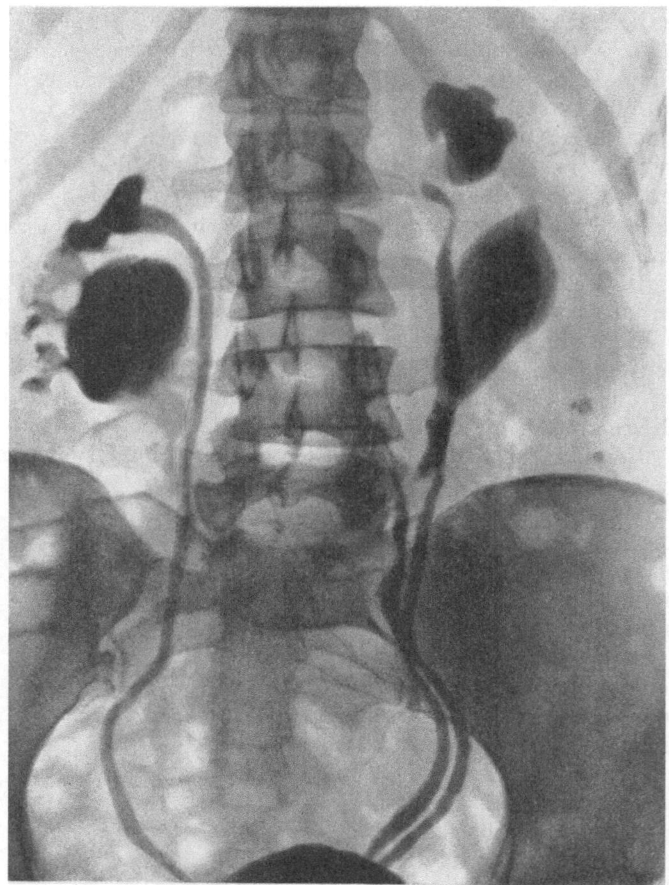

Abb. 60. Füllungsurogramm von Doppelureter und Doppelnierenbecken, links mit großem Nierenbeckenstein
im caudalen Teile.

im Verhältnis zur hypoplastischen Niere viel zu groß. Der Harnleiter der rudimentären Niere ist meist dünn und fein. Bald ist er durchgängig, bald ist er ein
solider Bindegewebsstrang ohne Lumen oder zeigt doch nur auf einzelnen
Strecken, z.B. in seiner unteren Hälfte, eine offene Lichtung. Die freie Durchgängigkeit eines Ureters in seinem untersten Teile darf deshalb nie als Beweis
für die Existenz einer zugehörigen, normal entwickelten Niere gelten. Die rudimentäre Niere erkrankt nicht besonders oft. Dagegen scheint ihr Funktionsausfall leicht zur funktionellen Überlastung der anderen Niere zu führen. Die
neben einer rudimentären Niere arbeitende zweite Niere ist in der Regel kompensatorisch hypertrophisch und erkrankt auffällig häufig. Es finden sich in dieser
Hinsicht bei der Hypoplasie einer Niere die gleichen Verhältnisse wie bei der
einseitigen Aplasie. Bei beiden Zuständen ist jeder operative Eingriff an der
einzigen, gut funktionierenden Niere gefährlich. Konservative Eingriffe, wie

Nephrotomie oder Pyelotomie, sind allerdings oft mit gutem Erfolge ausgeführt worden. Dagegen würde eine operative Entfernung der einzigen, gut funktionierenden Niere natürlich sicher zum Tode führen. Die Gefahr, ohne Kenntnis des Fehlens oder der mangelhaften Entwicklung der zweiten Niere eine erkrankte Solitärniere operativ zu entfernen, ist schon durch die Chromocystoskopie, die jeder Nephrektomie vorauszuschicken ist, sicher zu vermeiden. Weitgehenden Aufschluß über die anatomischen und funktionellen Verhältnisse bei

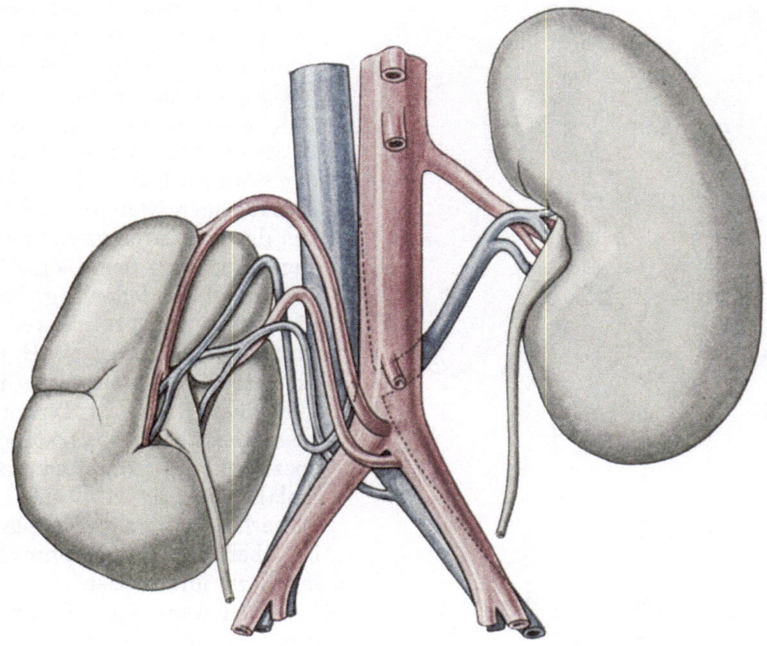

Abb. 61. Dystope Niere mit Gefäßanomalie. (Pathol. Institut Basel.)

Nierenmißbildungen geben Ausscheidungsurogramme. Besonders durch den Vergleich von ventro-dorsal aufgenommenen Bildern mit seitlichen Aufnahmen am stehenden Patienten werden die anatomischen Eigenheiten der Mißbildung einwandfrei abgeklärt. Bei Notoperationen, z. B. bei schwer blutenden Verletzungen, die weder Cystoskopie noch vorherige Urographie erlauben, darf eine auffällig große Niere nie, auch nicht wegen starker Blutung, entfernt werden, bevor durch intraabdominale Palpation festgestellt ist, ob eine zweite Niere überhaupt vorhanden ist.

Eine **Vermehrung der Nierenzahl,** wodurch drei oder sogar vier Nieren im Organismus sich bilden, ist außerordentlich selten. Es handelt sich bei den sog. Doppelnieren nicht um wirklich überzählige Nierenanlagen, sondern um unvollständig verschmolzene. Die unvollständig vereinigte Niere hat zwei getrennte Nierenbecken, zwei getrennte Ureteren, deren einer nicht immer in der Blase, sondern manchmal außerhalb dieser ausmündet. Die beiden Nierenteile sind oft durch eine mehr oder weniger tiefe Furche voneinander getrennt, meist aber so breit verbunden, daß sie, äußerlich betrachtet, ein einziges Organ bilden, wenn sie auch innerlich ein vollständig getrenntes Harnsystem und häufig auch getrennte Blut- und Lymphbahnen haben (Abb. 59). Die Vermehrung der Nierenzahl oder die unvollständige Verschmelzung einer Nierenanlage, die sog. Doppelnierenbildung verlangt therapeutische Maßnahmen nur,

wenn einer der Nierenteile erkrankt ist oder wenn ein Harnleiter außerhalb
der Blase mündet und dadurch zu ständigem Harnträufeln führt. Die diagnostische Klarlegung der Mißbildung bietet oft einige Schwierigkeiten, die aber mit
Hilfe der Cystoskopie, der Uretersondierung und der Radiographie überwunden

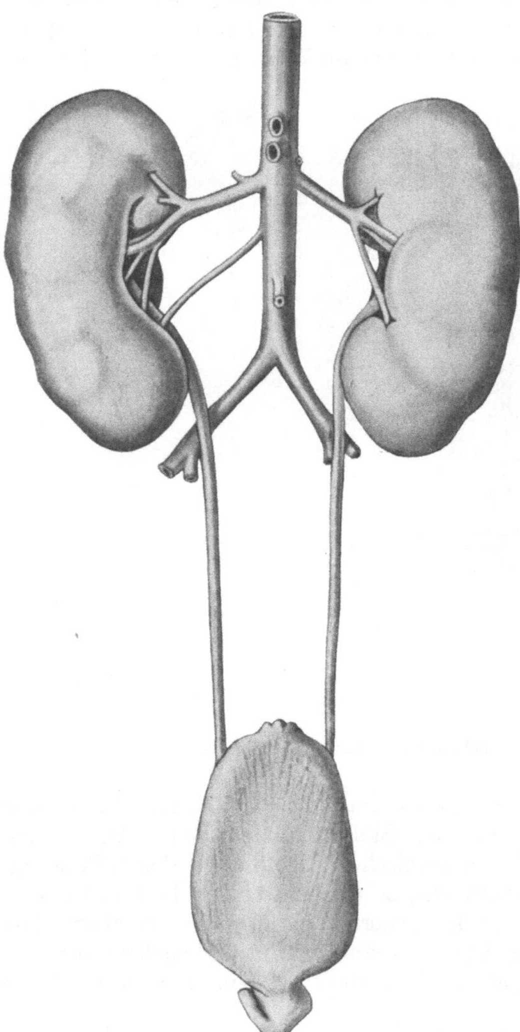

werden können (Abb. 60). Wenn
eine überzählige Niere oder der
eine Teil einer sog. Doppelniere
derart erkrankt ist, daß die operative Entfernung nötig wird,
dann soll natürlich der gleichseitig gelegene, gesunde Nierenteil, wenn irgend möglich, dem
Kranken erhalten werden. Bei
den seltenen Fällen einer wirklich
überzähligen Niere ist dies leicht.
Bei der nur durch unvollständige
Verschmelzung der einen Nierenanlage entstandenen sog. Doppelniere ist dies oft schwer oder
unmöglich. Die sog. Heminephrektomie ist aber immerhin zu
versuchen, wenn nur Hydroneph-
rose- oder Steinbildung oder nichtspezifische Entzündungsprozesse
Anlaß des Eingriffs sind. Bei
Tuberkulose und Neoplasmen
ist aber die Heminephrektomie
meist zu unterlassen.

Auch wenn eine Furchenbil-
dung die Lage der Trennungs-
schicht der beiden Nierenanteile
scheinbar deutlich macht, sollen
immer vor dem Anlegen des
Trennungsschnittes die zum kranken Nierenteile führenden Gefäßstränge am Hilus unterbunden
werden. Die dadurch entstehende
Gewebeverfärbung im kranken
Nierenteile läßt die Trennungs-
fläche deutlich sichtbar werden;
die Trennung der beiden Nierenteile gelingt dann oft ohne wesentliche Blutung. Ist die überzählige

Abb. 62. Akzessorische Nierenarterien. (Pathol. Institut Basel.)

Niere gesund, mündet ihr Harnleiter aber außerhalb der Blase, so kommen
konservative Operationen (Einpflanzung des abnorm verlaufenden Ureters in
die Blase oder in den normalen Ureter) in Frage.

Eine angeborene Verlagerung, eine **Dystopie der Niere,** wird nicht selten
beobachtet. Sie ist von Bedeutung, weil sie leicht zu diagnostischen Irrtümern,
zu Mißdeutung der dystopen Niere als andersartiger Abdominaltumor, führt.
Die Dystopie der Niere ist meist nur einseitig, selten beidseitig. Links wird sie
häufiger beobachtet als rechts. Die verlagerte Niere liegt am Promontorium
(dystopia abdominalis) oder aber im Bereiche der linea innominata (dystopia

abdomino-pelvica) oder gar im kleinen Becken (dystopia pelvica). Sehr selten besteht eine Verlagerung auf die andere Körperseite. Die verlagerte Niere ist in der Regel abnorm in ihrer Gestalt und in Anordnung, Verlauf und Länge ihrer Gefäße (Abb. 61). Sie erkrankt sehr häufig. Von 58 dystopen Nieren, über die in der Literatur berichtet wurde, waren 31% krank. Besonders häufig entwickelt sich in der dystopen Niere eine Hydronephrose. Die dystope Niere kann schon durch ihre anormale Lage allein, ohne Erkrankung ihres Gewebes, Beschwerden verursachen. Ihr Druck auf die Nachbarorgane ist wegen ihrer derben Verwachsungen oft erheblich und kann Erscheinungen von Darmstenose, starker Obstipation, Blasenbeschwerden, Kreuzschmerzen verursachen. Wiederholt bildete eine in das Becken verlagerte Niere ein Geburtshindernis. Eine schwer erkrankte oder durch Druck auf die Nachbarorgane beschwerlich werdende dystope Niere wird am besten exstirpiert, wenn die andere Niere normal ist. Konservative Eingriffe an dystopen Nieren sind prognostisch in der Regel ungünstig. Eine Rücklagerung des Organs in die Nierennische ist wegen starker Verwachsungen, abnorm kurzen Ureters und abnorm gebildeter Nierengefäße meist unmöglich.

Anomalien der Nierengefäße sind nicht nur bei mißbildeten oder verlagerten Nieren außerordentlich häufig; sie sind auch bei normal geformten und gelagerten Nieren nicht selten (Abb. 62). Besonders eine getrennt von den Hilusgefäßen direkt in den oberen Pol der Niere eintretende Arterie, die sog. obere Polarterie, hat praktisch bei Operationen an der Niere eine erhebliche Bedeutung. Sie kommt bei 20% aller Nieren zur Beobachtung. Abnorm verlaufende Nierengefäße können durch ihren Druck den Harnleiter schnüren (s. Hydronephrose).

B. Bildungsfehler von Nierenbecken und Harnleiter.

Mißbildungen der Niere haben meist auch Bildungsfehler des Nierenbeckens und des Harnleiters zur Folge. Bei Aplasie oder Hypoplasie einer Niere sind zugehöriges Nierenbecken und Ureter meist klein und schmächtig, mit stark vermindertem Lumen, nur selten von normaler Form. Dystopie oder Verschmelzung der Nieren bedingen ihrerseits Anomalien des Verlaufes und der Länge der Ureteren. Bei überzähligen oder unvollständig verschmolzenen Nierenanlagen ist die Zahl der Harnleiter vermehrt. Aber auch bei normal geformten und gelagerten Nieren können Harnleiter und Nierenbecken verbildet sein. Es kann das Nierenbecken, statt vom Nierenparenchym breit umfaßt zu sein, selbst mit seinen Calyces außerhalb des Nierenhilus liegen (*mehrästiges Nierenbecken*, Abb. 63).

Die häufigste Mißbildung der Harnleiter und damit auch des Nierenbeckens sind deren *Gabelungen* und *Doppelbildungen*. Der Ureter ist in den einen Fällen nur in seinem oberen Teile verdoppelt, bildet unten ein einziges Rohr *(Ureter bifidus)*, andere Male ist er in seiner ganzen Länge verdoppelt *(Ureter duplex)*.

Bei dem *Ureter bifidus*, der als Einzelrohr aus der Blase aufsteigt, erst weiter oben sich gabelt und als Doppelrohr mit dem meist gedoppelten Nierenbecken in Verbindung steht (Abb. 64), handelt es sich um keine wahre Doppelbildung. Die Anomalie ist aufzufassen als Folge einer frühzeitigen Spaltung des erst einfach aufsprossenden Harnleiters. Die Spaltung kann in seinem obersten Teile auftreten oder aber schon weit unten nahe der Blase beginnen. Beim *Ureter duplex*, wobei vom Nierenbecken bis zur Blase zwei Harnleiter nebeneinander vollkommen getrennt verlaufen, handelt es sich um eine wahre Doppelbildung. Sie entsteht durch Bildung zweier getrennter Ureterknospen der primären Harnleiteranlage einer Körperseite.

Entwickeln sich diese beiden Ureterknospen einer Seite bis zum Nierenbecken hinauf, so entsteht die vollständige Ureterdoppelung. Bleibt aber die eine oder die andere der Ureterknospen während ihrer Sprossung nach oben unterwegs stecken, so bildet sich neben einem normalen ein zweiter, am oberen Ende blind endender Ureter *(Ureterdivertikel)*. Es kann dieser Ureterdivertikel nach der Blase zu ohne Verbindung sein; er kann überhaupt vollständig abgeschlossen werden, wenn die Öffnung dieses zweiten Ureters nach seiner Trennung vom WOLFFschen Gange mit keiner Körperhöhle in Verbindung tritt.

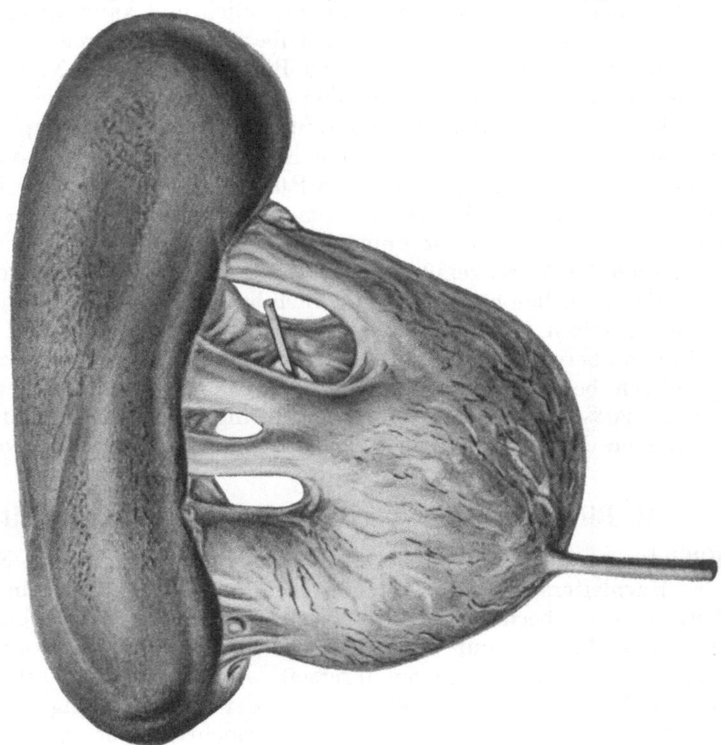

Abb. 63. Mehrästiges Nierenbecken hydronephrotisch erweitert.

Gabelung und Doppelung des Harnleiters können ein- oder doppelseitig vorkommen. Ab und zu wurde auf der einen Seite Gabelung, auf der anderen Seite wahre Doppelbildung gefunden.

Gabelung und Doppelung des Harnleiters sind fast immer mit einer *Zweiteilung des Nierenbeckens* verbunden. Die beiden Nierenbecken liegen nie auf der gleichen Höhe nebeneinander, sondern immer eines über dem anderen. Das obere Nierenbecken ist meist kleiner; es umfaßt nur ein Drittel, sogar nur ein Viertel der Nierenpapillen. Das untere Nierenbecken nimmt die Hauptzahl der Nierenpapillen in sich auf.

Bei bloßer *Gabelung* mündet der Harnleiter meist an normaler Stelle in die Blase ein, nur selten mehr medianwärts im Trigonum. Ganz selten mündet er außerhalb der Blase.

Bei *Doppelung* des Harnleiters sind auf der Seite der Mißbildung zwei Harnleitermündungen. Bei beidseitiger Harnleiterdoppelung können sich also vier Harnleitermündungen in der Blase finden. Von den beiden Mündungen eines gedoppelten Harnleiters liegt die eine an normaler Stelle im Basiswinkel des

Trigonums, die andere liegt immer nach innen unten von ihr, nach dem Blasenausgang zu. Der an abnormer Stelle medial und caudal vom normal gelegenen Ureter ausmündende Harnleiter gehört immer zur kleineren, kranialen Nierenbeckenhälfte (WEIGERT-MEYERsches Gesetz). Dieser Ureter verläuft in der Regel median vom normal gelagerten Harnleiter. Selten kreuzt er sich im Verlaufe mit diesem, tritt aber oben immer wieder median neben ihn.

Der überzählige Harnleiter mündet nicht immer in der Blase. Er mündet manchmal

a) beim weiblichen Geschlechte in der Harnröhre oder im Vestibulum vaginae, meist in der Nähe der normalen Urethralmündung, selten in der Vagina selbst;

b) beim männlichen Geschlechte in der hinteren Harnröhre, in einer Samenblase oder im Bereiche der Prostata, sei es in dem Sinus prostaticus, in einem Ductus ejaculatorius oder einem Vas deferens. Nur bei nichtlebensfähigen Monstren wurde die Mündung auch in der Haut, im Darm oder in einer gemeinsamen Kloake gefunden. Eine extravesicale Ausmündung des überzähligen Harnleiters ist besonders bei männlichen Individuen sehr oft mit völligem Mangel oder nur rudimentärer Entwicklung einzelner Teile des Geschlechtsapparates verbunden.

Die Gabelung und Doppelung des Harnleiters und die damit verbundenen Anomalien seiner Ausmündung sind klinisch sehr bedeutungsvoll. Bei *Gabelung* des oberen Harnleiterteiles kann ein von der Blase her in diesen Ureter eingeführter Ureterkatheter, je nachdem er in den einen oder anderen der oberen Ureterarme eindringt, bald normalen, bald krankhaft veränderten Urin zum Abfluß bringen, wenn nicht beide zum gegabelten Harnleiter gehörende Nierenbecken oder Nierenteile erkrankt sind. Die diagnostischen Schwierigkeiten, die daraus entstehen, können sehr erheblich sein.

Bei *vollständiger Doppelung* des Harnleiters sind die anatomischen Verhältnisse leichter zu überblicken. Liegen beide Harnleitermündungen der mißbildeten Seite in der Blase, so sind sie bei der Cystoskopie sichtbar. Daß ihre zugehörigen Nierenbecken getrennt sind, ist aus dem ungleichen Rhythmus der Ureterejaculationen zu erkennen. Mündet der überzählige Harnleiter außerhalb der Blase, so wird die Mißbildung wegen des ständigen Harnträufelns meist frühzeitig auffällig.

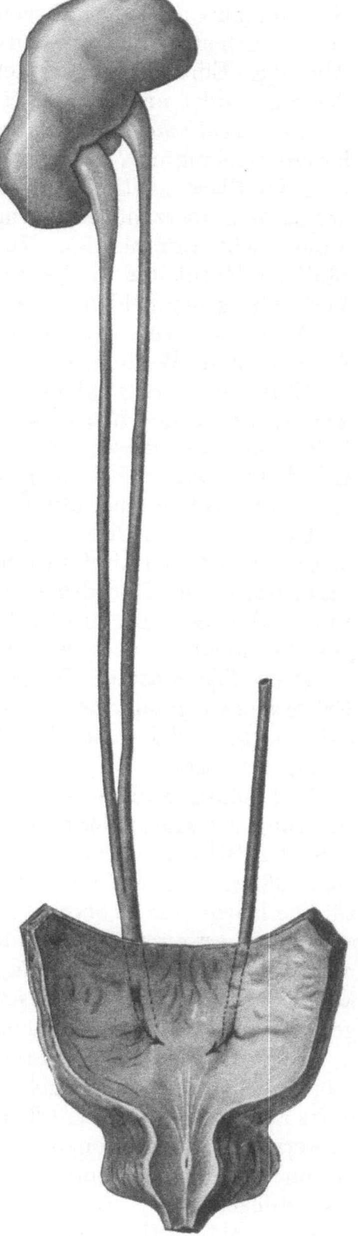

Abb. 64. Gabelung des Ureters mit Doppelung des Nierenbeckens. (Pathol. Institut Basel.)

Gabelung und Doppelbildung des Harnleiters lassen sich sowohl durch Ausscheidungs- als durch Füllungsurogramme sichtbar machen (Abb. 60). Da ein Füllungspyelogramm von allfällig vier Nierenbecken eine erhebliche Reizung der Schleimhäute und des Nervensystems des Kranken bringt, so ist stets vorerst zu versuchen, durch ein Ausscheidungsurogramm Aufklärung zu bekommen. Allfällige Einzelfragen können immer noch nachher durch ein Füllungsbild des einen oder anderen Teiles der Harnwege gelöst werden.

Therapeutische Maßnahmen verlangt die Harnleitergabelung nie, die Harnleiterdoppelung nur, wenn der überzählige Harnleiter durch Ausmündung außerhalb der Blase zu ständigem Harnträufeln führt. Es ist dann meist die Excision des zu dem überzähligen Harnleiter gehörenden Nierenteils angezeigt, auch wenn dieser nicht erkrankt ist. Nur selten ist der Versuch gerechtfertigt, den überzähligen Harnleiter in die Blase einzusetzen oder nach seiner Resektion eine Verbindung der beiden Nierenbeckenteile zu schaffen.

Abgesehen von der Lage zeigt die Mündung der Harnleiter häufig auch Anomalien in Weite und Form.

Eine angeborene **abnorme Weite der Harnleitermündung**, wodurch jeder Abschluß zwischen Blase und Harnleiter verlorengeht, wurde nur in vereinzelten Fällen und bei diesen immer doppelseitig beobachtet. Die Erweiterung des Harnleiters war dabei nicht auf die Ausmündungsstelle beschränkt, sondern erstreckte sich immer auf seine ganze Ausdehnung bis in das Nierenbecken.

Ob es sich bei dieser ungewöhnlichen Weite des Harnleiters um die Folge einer angeborenen Ureteratonie handelt, wobei allmählich die schlaffe Ureterwand durch den Harndruck mehr und mehr gedehnt wird, oder ob eine wahre Entwicklungsstörung des Ureters im Sinne der Hyperplasie vorliegt, ist klinisch jeweilen nicht zu entscheiden.

Diese Riesenureter (Megalureter oder Hydroureter) erreichen oftmals die Größe eines Dünndarms. Sie sind manchmal von einer Hydronephrose begleitet (Abb. 153), andere Male ist die zugehörige Niere klein, ihr Nierenbecken nur wenig erweitert.

Viel häufiger als eine ungewöhnliche Weite kommt eine **angeborene Verengerung der Harnleitermündung** vor. Es haben fast alle überzähligen, außerhalb der Blase ausmündenden Harnleiter ein enges Orificium oder münden in enge Gänge ein, die dem Harnaustritt ein Hindernis entgegenstellen. Der überzählige Harnleiter ist oberhalb dieser Stenose, oft nur auf eine kurze Strecke hin, sehr stark erweitert, so daß dadurch auf dem Radiogramm des mit Kontrastmittel gefüllten Harnleiters die Bildung einer zweiten Blase vorgetäuscht werden kann. Andere Male macht sich die Harnstauung bis ins Nierenbecken hinauf geltend und wird die zum überzähligen Harnleiter gehörige Niere hydronephrotisch.

Nicht nur an abnormer Stelle ausmündende Harnleiter, auch normal gelagerte zeigen nicht selten eine angeborene Verengerung ihrer Ausmündung. Die Stenose führt auch hier, wenn sie erheblich ist, durch Harnstauung zur Erweiterung des Ureters und zu Hydronephrosenbildung. Sie führt auch nicht selten zu einer cystenartigen Ausweitung des unter der Blasenschleimhaut liegenden Harnleiterstückes.

Eine **cystenartige Erweiterung des vesicalen Ureterendes** kommt ein- oder doppelseitig vor (Abb. 65). Anatomisch ist sie charakterisiert durch Bildung einer im Bereiche der Harnleitermündung liegenden, kugelig oder länglich-oval in das Blaseninnere vorragenden, mit Urin gefüllten Cyste. Die Cystenwand ist manchmal papierdünn, andere Male ziemlich dick und von derber Konsistenz. Sie ist außen mit Blasenepithel, innen mit Ureterepithel bekleidet. Die Wand selbst besteht aus Bindegewebe, in das nur einzelne Muskelfasern, selten zusammenhängende Muskelschichten eingelagert sind. Sie ist infolge chronischer Entzündung oft mit kleinen Infiltrationsherden durchsetzt. Die Cysten sind meist fingerbeergroß, erreichen aber in anderen Fällen Apfelgröße, so daß sie fast die ganze Blase ausfüllen. Sie sind gegen die Blase selten vollständig abgeschlossen, nur dann, wenn sie sich an einem überzähligen Ureter einer mißbildeten Niere entwickeln. In der Regel steht die Cyste durch eine, wenn auch nur feine Öffnung (die verengte Ureteröffnung) mit der Blase in Verbindung. Ausnahmsweise wurde sogar eine ziemlich breite Verbindung zwischen Cyste und Blase gefunden. Es weist dies darauf hin, daß die cystische Erweiterung des Blasenendes der Harnleiter nicht nur durch eine angeborene Stenose der Harnleitermündung, sondern meist auch noch durch andere Bildungsfehler bedingt sein muß. Von solchen scheint vor allem eine abnorme Verlaufsrichtung des Harnleiters durch die Blasenwand von Einfluß auf die Cystenbildung zu sein. Wenn der Harnleiter sehr schräge die Blasenwand durchdringt, und wenn er dabei auf eine außerordentlich lange Strecke auch submukös verläuft, so ist dadurch an dem Ureterende eine

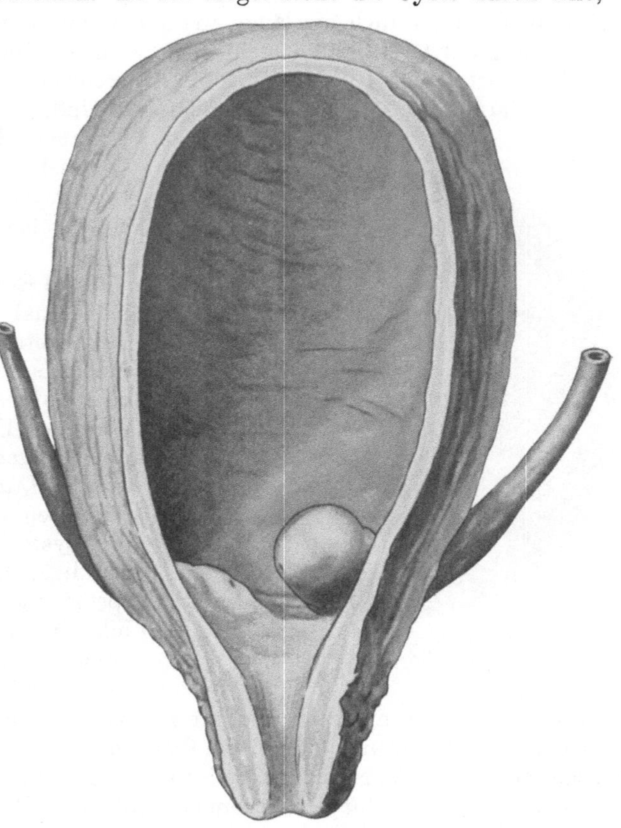

Abb. 65. Cystenartige Erweiterung des vesicalen Ureterendes. (Pathol. Institut Basel.)

ausgesprochene Neigung zur Cystenbildung geschaffen. Der mit Kraft aus dem Harnleiter in die Blase getriebene Harn wird den submukös verlaufenden, sehr muskelschwachen Ureterteil, der immer je nach der Enge der Uretermündung mehr oder weniger als Windkessel dient, erweitern.

Klinische *Symptome* können bei diesen Cysten vollkommen fehlen oder in mannigfaltiger, wenig charakteristischer Form auftreten. Häufig bedingt die Uretercyste durch Verlagerung des Blasenausganges Miktionsstörungen; sie vermindert die Kraft und Größe des Urinstrahles, unterbricht ihn zeitweilig oder führt gar zu Anfällen vollständiger Harnverhaltung. Sie verursacht manchmal durch ihr Eindringen in die Blasenmündung heftigen, länger dauernden Harndrang, ab und zu auch Inkontinenz. Bei Frauen kann die Uretercyste durch die Harnröhre vorfallen und durch den stark kontrahierten Blasensphincter abgeschnürt und nekrotisch werden. Dies führte in einzelnen Fällen zu einer spontanen Heilung der Uretercyste. Regelmäßiger als zur Harnstauung in der Blase führt die Cyste zur Urinstauung in dem ihr zugehörigen Ureter und bei langem

Bestehen auch zu hydronephrotischer Schrumpfniere. Dadurch wird besonders bei Kindern die Uretercyste zu einem gefährlichen Leiden. Bei ihnen führt wegen der noch geringen Entwicklung der Ureter- und Nierenbeckenmuskulatur die Rückstauung des Harns sehr bald zu hydronephrotischen Nierenschädigungen. Die Harnstauung löst nicht immer Ureter- und Nierenkoliken aus; sie bleibt deshalb oft unerkannt. Sie disponiert immer zur Infektion der Harnwege; diese bleibt denn auch nie lange aus und wenn einmal eingetreten, ist sie ohne Abtragung der Cyste kaum mehr zu beseitigen. Die Hartnäckigkeit der Harninfektion ist oftmals das erste klinische Zeichen der Uretercyste. Dies weist wieder darauf hin, wie wichtig, auch bei Kindern, bei jeder lange dauernden Infektion der Harnorgane eine cystoskopische Untersuchung ist. In den Uretercysten sich bildende Harnsteinchen geben häufig Anlaß zu Hämaturie.

Daß Entzündung und Steinbildung manchmal statt der Folge die Ursache der Uretercystenbildung sein mögen, indem sie sekundär zu entzündlicher oder traumatischer Stenose der vordem normalen Uretermündung führen, wird nicht allgemein anerkannt.

Die *Diagnose* der vesicalen Uterencysten ist am leichtesten mit Hilfe des Cystoskops zu stellen. Das glattwandige, kugelig in die Blase vorspringende, meist durchscheinende Gebilde im Gebiete einer Harnleitermündung ist kaum mit einem Blasentumor zu verwechseln. Eine Täuschung ist

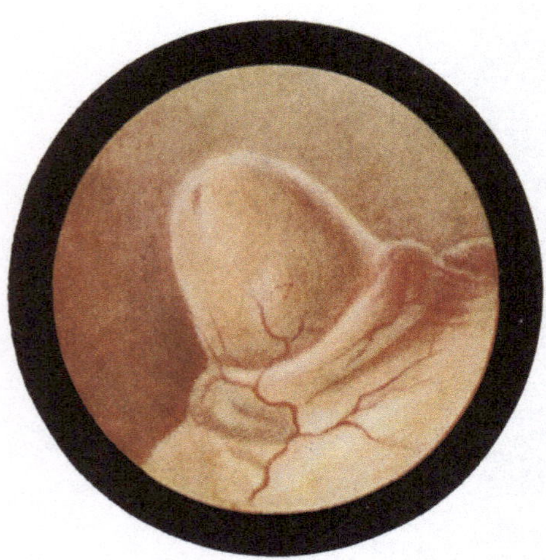

Abb. 66. Cystische Erweiterung des Blasenendes eines Ureters. (Nach BAETZNER.)

ausgeschlossen, wenn, wie dies oft zu beobachten ist, durch den wechselnd starken Urinabfluß und -zufluß die Cyste bald sich gewaltig dehnt, bald wieder zusammenzieht. Sehr oft ist auf der medialen Seite nahe der Kuppe der Cyste die feine Uretermündung zu erkennen (Abb. 66). Der seltene *Vorfall der Ureterwand* in die Blase unterscheidet sich von der Uretercyste durch seine unregelmäßige, wulstige Form und durch die zentrale Lage der Uretermündung im vorgefallenen Schleimhautwulst.

Die Uretercyste führt bei längerem Bestande durch Harnstauung immer zu hydronephrotischer Schrumpfniere. Sie gefährdet dadurch bei Doppelseitigkeit das Leben des Trägers. Ihre Beseitigung ist deshalb dringlich, selbst wenn die Cyste momentan noch keine Beschwerden verursacht, auch noch nicht mit Infektion oder Steinbildung verbunden ist.

Die *Behandlung der Cyste* durch Dilatation der verengten Uretermündung mit Sonden unter Leitung des Cystoskops bringt keinen oder nur vorübergehenden Nutzen. Die einzig richtige Behandlung ist die leicht ausführbare, endovesicale Zerstörung der Cyste durch Hochfrequenzströme (Elektrokoagulation). In der Cyste gelegene Steinchen, oft auch Steinchen des Nierenbeckens, gehen nach Eröffnung der Cyste spontan ab. Es bleibt nach Zerstörung der Cystenwand am Boden der Cyste eine meist sehr weite Uretermündung zurück, die keine Neigung zur Verengerung zeigt. Sollte eine endovesicale Operation der Uretercyste aus irgendwelchem Grunde nicht möglich sein, z. B. weil die Cyste zu nahe der Blasenmündung sitzt, um im Cystoskope überblickt zu werden, dann muß die Cyste vom hohen Blasenschnitte aus reseziert werden. Rezidive wurden weder nach der einen, noch nach der anderen Behandlungsart beobachtet.

C. Polycystische Fehlbildung der Niere.

(Angeborene Cystenniere.)

Durch die sog. polycystische Fehlbildung entstehen im Nierengewebe, meist über dessen ganze Ausdehnung zerstreut, selten nur auf einige Bezirke beschränkt, zahlreiche Cysten von Hanfkorn- bis Nußgröße. Diese ragen, dicht aneinandergedrängt, wie Beeren einer Weintraube, halbkugelig über die Nierenoberfläche vor (Abb. 67). Die Mehrzahl der Cysten ist durchscheinend und hat

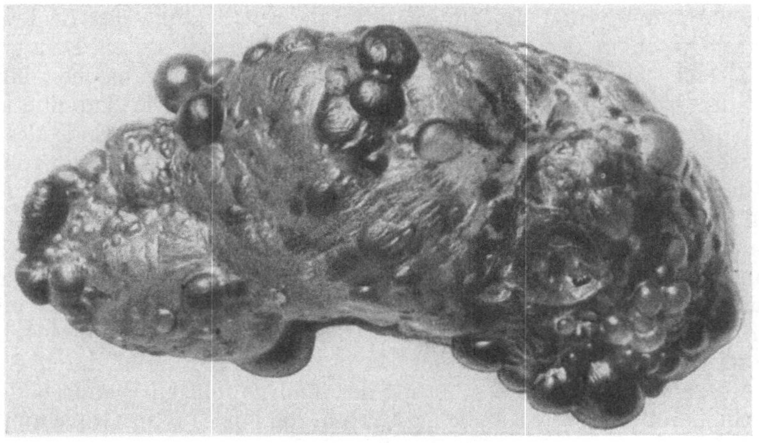

Abb. 67. Polycystische Fehlbildung einer Niere.

einen wasserhellen Inhalt, andere enthalten eine eitrig getrübte oder durch Blut verfärbte Flüssigkeit, die bei den einen wäßrig ist, bei den anderen in ihrem chemisch-physikalischen Verhalten mehr dem Kolloid einer Struma ähnelt. Im *Cysteninhalt* sind chemisch nachweisbar: Harnstoff, Harnsäure, Chloride, Hippursäure, Leucin u. a., sowie Eiweiß; mikroskopisch: Epithelien, rote und weiße Blutkörperchen, Cholesterinkristalle, Detritus und eigentümliche, rosettenförmige Gebilde, entstanden aus zusammengeballten roten Blutkörperchen und aus mit Harnsäure dicht durchsetzten Cystenepithelien. Auf einem Längsschnitt der Niere erweist sich die Verteilung der Cysten als nicht gleichmäßig. Diese sind an einzelnen Stellen, vorzugsweise in der Markschicht und besonders am Hilus, weniger dicht gelagert als in den peripheren Teilen der Niere; es liegen zwischen ihnen schmälere oder breitere Streifen oder gar kleinere und größere Inseln normalen Nierengewebes, die aber bei fortschreitender Entwicklung des Leidens auch mehr und mehr von Cysten durchsetzt werden.

Durch die multiple Cystenbildung wird die Niere, wenn auch nicht immer, so doch in der Regel stetig vergrößert, bis sie schließlich *gewaltige*, das Abdomen ausfüllende *Tumoren* von mehreren Kilogrammen Gewicht bildet. Trotz dieser mächtigen Vergrößerung geht die charakteristische Nierenform nicht verloren.

Die polycystische *Fehlbildung trifft fast immer beide Nieren*; rein einseitig ist sie selten, doch kann sie oft in den beiden Nieren so ungleich stark entwickelt sein, daß klinisch die eine Niere von der Krankheit als verschont erscheinen mag. Wie bei der Mehrzahl der Mißbildungen ist bei der polycystischen Fehlbildung die linke Niere durchschnittlich stärker beteiligt als die rechte.

Neben der Cystenbildung in den Nieren bestehen beim Kranken recht oft auch noch andere Mißbildungen außerhalb und innerhalb der Harnorgane. Bei einem Fünftel der Kranken finden sich, außer in den Nieren, auch multiple Cysten im pararenalen Gewebe, dann vor allem *Cysten* in der *Leber*, ferner im *Pankreas*, im Plexus chorioideus usw. Die Cystenniere wird ab und zu bei Neugeborenen, gar schon bei Feten, vorwiegend häufig aber bei Erwachsenen, besonders zwischen dem 40. und 50. Lebensjahre, seltener im hohen Alter, beobachtet. Sie tritt ausgesprochen *familiär* auf.

Pathogenese. Die häufige Verbindung der Cystenniere mit mannigfaltigen Mißbildungen in- und außerhalb der Harnorgane legt die Annahme nahe, sie möchte, gleich wie die sie begleitenden Mißbildungen, eine Hemmungsbildung sein. Für diese Auffassung spricht auch das meist beidseitige Auftreten, das familiäre Vorkommen und die oft schon fetale Entwicklung des Leidens. Die zahlreichen Cysten in der Niere entstehen unverkennbar durch Dehnung von Harnkanälchen. Der Grund dieser Ausweitung von Harnkanälchen läßt sich leicht in der Entwicklungsgeschichte der Niere finden. Die Tubuli recti der Niere entspringen dem zum Nierenbecken erweiterten, oberen Ende des Harnleiters. Sie vereinigen sich unter normalen Bedingungen mit den, von ihnen unabhängig, aus dem Nierenblastem gebildeten Tubuli contorti. Diese zur normalen Entwicklung der Niere notwendige Verbindung zwischen Harnkanälchen und Sammelröhren kann, weil der Vorgang ein sehr komplizierter ist, schon infolge geringfügiger Störungen unterbleiben. Die Glomeruli und die Harnkanälchen entwickeln sich trotz des Fehlens ihrer Verbindung mit den Sammelröhren; ihr Sekret findet keinen Abfluß. Es weitet sich der Hohlraum der BOWMANNschen Kapseln und der Harnkanälchen. Sowohl durch Stauung des Sekretes, als auch durch Wucherung der bindegewebigen Wände bilden sich aus den Glomeruli und den Kanälchen Cysten, die langsam an Größe zunehmen und durch ihren stetig wachsenden Druck auch den Abfluß von mit den Sammelröhren in normaler Verbindung stehenden Glomeruli und Harnkanälchen verschließen. So werden immer größere Gebiete der Niere funktionell ausgeschaltet und von Cysten durchsetzt. Ob außer durch solche Entwicklungshemmungen die Cystenniere auch noch durch andere, im späteren Leben erworbene Krankheiten entstehen kann, ist noch umstritten. Nach der Auffassung einzelner Autoren ist die Cystenniere der Erwachsenen manchmal als ein wahres Neoplasma, ein cystisches Adenom aufzufassen, nach anderen als die Folge entzündlicher Veränderungen des Nierenparenchyms, die entweder durch epitheliale oder durch interstitielle Veränderungen zu einem Verschlusse der Sammelröhren und zur Urinstauung führen (Nephropapillitis nach VIRCHOW). Darin gehen aber die Anschauungen einig, daß die Cystennieren in ihrer Mehrzahl den Mißbildungen zuzuzählen sind.

Symptome. Die polycystische Fehlbildung der Niere bedingt, solange sie noch nicht große, von außen fühlbare Nierentumoren bildet, das *gleiche Krankheitsbild* wie die *chronische Nephritis*, so daß sie von dieser klinisch kaum zu unterscheiden ist.

Der Kranke klagt über Verminderung der körperlichen Leistungsfähigkeit, über Herzklopfen und Beklemmungen, über Kopfschmerzen, Schwindel, öfter auftretendes Nasenbluten; sein Blutdruck ist erhöht, das Herz oft dilatiert. Manchmal treten vorübergehende, leichte Ödeme, nicht nur an den Knöcheln, sondern auch an den Augenlidern auf. Der Urin ist in der Regel klar, dauernd von geringem spezifischem Gewicht bei stark gesteigerter Tagesmenge (2 bis 3 Liter). Fast nie fehlt Albuminurie; meist ist sie gering, erreicht aber bei einzelnen Kranken hohe Grade. Im *Harnsediment* sind nur ausnahmsweise die für

Cystenniere charakteristisch geltenden, kolloiden, rosettenförmigen Gebilde zu sehen, die aus roten Blutkörperchen und Cystenepithelien entstanden sind. Daneben enthält das Harnsediment der Cystenniere die gleichen Formelemente wie bei chronischer Nephritis: Cylinder, Epïthelien, vereinzelte Leukocyten und oft auch spärliche rote Blutkörperchen. Bei mehr als einem Drittel der Kranken stellt sich zeitweilig eine stärkere *Hämaturie* ein, durch welche der Urin dunkelrot, fast rein blutig wird. Diese Hämaturie erfolgt meist ohne äußeren Anlaß, andere Male anschließend an eine körperliche Anstrengung. Sie ist in der Regel begleitet von *Nierenkoliken*. Ziehende oder kolikartige Schmerzen sind auch ohne Blutung ein häufiges Symptom der Cystenniere. Beide Nieren, die eine meist stärker als die andere, zeigen Einbuße ihrer Sekretionsfähigkeit: Verminderung des Konzentrationsvermögens, verzögerte und abgeschwächte Indigoausscheidung usw.

Dieses einer Nephritis entsprechende Krankheitsbild ändert sich, sobald die Cystenniere fühlbar vergrößert wird. Es wird meist beiderseits, andere Male lange nur auf einer Seite, ein *Nierentumor* fühlbar, an dem sehr oft die *kleinhöckerige Oberfläche* auffällt. Die Cystennierengeschwulst kann allmählich bis in das Becken hinabreichen. Bei Doppelseitigkeit des Leidens füllen die Tumoren den ganzen Bauch aus und bedingen Druckerscheinungen verschiedener Art: Atmungs- und Zirkulationsstörungen, Behinderung der Darmtätigkeit, selbst Ileuserscheinungen. Starke Verdrängungen und Verzerrungen des Colon sind sowohl bei Luftfüllung auffällig als auch bei Kontrastaufnahmen des Darms.

Durch Infektion der Cystenniere entsteht eine *Pyonephrose* mit allen ihren Folgen.

Gleichgültig unter welchen Symptomen die Cystenniere in Erscheinung tritt, ob als Nierentumor mit Hämaturie oder Kolik, ob als Pyonephrose mit Eiterharn oder unter dem Bilde der chronischen Nephritis, das Schlußbild ist immer dasselbe: Eine langsam oder rasch sich steigernde *Urämie* richtet den Kranken zugrunde. Wie rasch dieses Ende den ersten, klinisch erkennbaren Symptomen der Cystenniere folgt, läßt sich nie mit Sicherheit vorhersagen. Manchmal ist der tödlich verlaufende Urämieanfall das erste beachtete Krankheitszeichen der Cystenniere. Andere Male bleiben die Kranken trotz beiderseits fühlbarem, großem polycystischem Tumor noch 10—20 Jahre lang in leidlichem Wohlbefinden. Den besten Anhaltspunkt für die Bestimmung der *Prognose quoad vitam* bildet eine öfter wiederholte Prüfung der Nierenfunktion. Zeigt sich eine rasche Abnahme der Sekretionsfähigkeit der Nieren, findet sich zudem eine wesentliche Zunahme des Reststickstoffes im Blute, dann ist der schlimme Ausgang nahe. Auch eine plötzliche Oligurie nach lange bestehender Polyurie weist auf das nahende Ende hin. Statt Urämie kann auch ein durch den erhöhten Blutdruck bedingter *apoplektischer Insult*, können Herzstörungen oder Vereiterung der Nierencysten zum Tode führen. Mit großer Cystenniere Geborene sterben schon unter der Geburt oder wenige Tage später.

Diagnose. Die Diagnose der Cystenniere ist nur dann sicher zu stellen, wenn wenigstens eine der Nieren fühlbar vergrößert ist. Wohl kann vordem schon der Befund von *rosettenförmigen Gebilden* in einem *nephritischen Harn* an die Möglichkeit einer polycystischen Fehlbildung der Niere denken lassen; aber dieser Befund an sich allein ist doch nicht beweisend für die Diagnose Cystenniere. Die Cystenniere wird deshalb, bevor ein Nierentumor fühlbar wird, fast immer mit chronischer *Nephritis* verwechselt. Sowie aber durch die Cystenbildung die eine oder die andere Niere fühlbar vergrößert wird, ist dieser diagnostische Irrtum zu vermeiden; denn die reine Nephritis bedingt fast nie eine fühlbare Vergrößerung der Niere.

Die bei der chronischen Nephritis oft beidseitig in den Nieren auftretenden Retentionscysten werden nie von außen fühlbar. Sie kommen deshalb nur bei der anatomischen, nie
bei der klinischen Untersuchung in der Differentialdiagnose gegenüber der Cystenniere in
Betracht.

Bildet die Cystenniere einen *fühlbaren Nierentumor*, so wird, wenn der Urin
nicht eitrig ist, die Diagnose schwanken zwischen Neubildung der Niere, Hydronephrose und Cystenniere. Ist die Tumorbildung doppelseitig, sind gar an der
Oberfläche der vergrößerten Nieren kleine Höcker zu fühlen, zeigt zudem auch
die Leber eine kleinhöckerige Ober-
fläche, dann ist· an der Diagnose
Cystenniere nicht zu zweifeln.

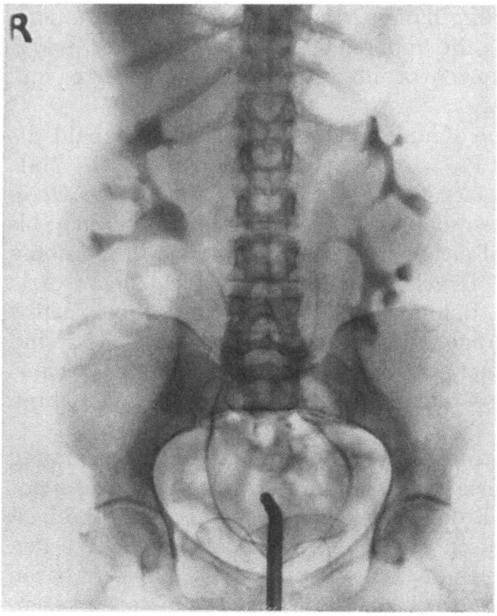

Neubildungen der Niere treten,
im Gegensatz zur polycystischen
Fehlbildung, nur sehr selten doppelseitig auf, bilden wenigstens nur selten beiderseits fühlbare Tumoren.
Ihre Oberfläche ist zudem, statt
feinhöckerig, wie bei Cystenniere,
glatt oder grobwulstig.

Eine *Hydronephrose* kann doppelseitig auftreten; sie bildet dann
aber nur selten große Nierentumoren,
da hochgradige Harnstauung in beiden Nieren frühzeitig zum Tode
führt. Doppelseitige Stauungsgeschwülste der Niere wären zudem
von der Cystenniere durch die bei
der Palpation erkennbare Fluktuation zu unterscheiden, im Zweifelsfalle durch den Nachweis von Harnverhaltung im Nierenbecken (Nierenbeckensondierung und Pyelographie).

Abb. 68. Cystennieren (retrogrades Pyelogramm).

Ist bei der Cystenniere nur einseitig ein Nierentumor zu fühlen, so wird,
wenn nicht die kleinhöckerige Form des Tumors dessen wahre Natur richtig
deuten läßt, am ehesten der Nachweis von nephritischen Veränderungen an der
zweiten Niere die richtige Diagnose nahelegen; denn bei einseitiger Nierenneubildung oder bei einseitiger Hydronephrose finden sich wohl ab und zu im
Urin der zweiten Niere Albuminurie, nur selten aber andere Zeichen von Nephritis
wie Cylinder, Leukocyten oder rote Blutkörperchen.

Vereitert die Cystenniere, so kann sie, wenn die Infektion beidseitig ist, von
doppelter *Pyonephrose* kaum zu unterscheiden sein. Die dabei auftretenden
perirenalen Entzündungsprozesse verwischen die charakteristischen, kleinen,
engstehenden Höcker an der Oberfläche der Cystenniere.

Sehr wertvolle Hilfe zur frühzeitigen Erkenntnis der polycystischen Fehlbildung der Nieren bringt die *Urographie*. Das Nierenbecken und seine Kelche
erleiden durch Druck und Zug der im Nierengewebe sich bildenden und stetig
wachsenden Cysten frühzeitig einsetzende und ständig zunehmende Formveränderungen. Diese werden auf Füllungsurogrammen meist wesentlich deutlicher sichtbar als auf Ausscheidungsurogrammen. Die Schädigung der Nierensekretion durch die Cystenbildung erlaubt keine hohe Konzentration des
Kontrastmittels im Urin und deshalb auch keine sehr deutlichen Schattenbilder
bei der Ausscheidungspyelographie.

Die Verformung von Nierenbecken und Kelchen ist sehr verschiedenartig. Auffällig ist immer, daß beidseitig ungewöhnliche Schattenrisse zu sehen sind. Das Nierenbecken ist übergroß, nie stark erweitert, aber stark, oft spinnenartig verzerrt. Die Calyces sind durch Druck der Cysten an einzelnen Stellen hochgradig verengt, ja scheinbar ganz geschlossen, an anderen Stellen auffällig verlängert. Immer sind die Grenzlinien der Kelche sehr scharf im Gegensatz zu Schattenbildern entzündlich veränderter Nieren, wo die Schatten häufig verwischt sind (Abb. 68).

Therapie. Das vorwiegend doppelseitige Auftreten der Cystenniere verpflichtet zu möglichst *konservativer Behandlung*.

Die Exstirpation einer Cystenniere ist selten angezeigt. Sie kommt nur in Frage, wenn durch starke Blutung oder Vereiterung einer Cystenniere das Leben des Kranken gefährdet oder durch andauernde, heftige Nierenschmerzen fast unerträglich geworden ist. Die Nephrektomie ist aber natürlich nur erlaubt, wenn eine genügende Leistungsfähigkeit der zweiten Niere durch die verschiedenen Funktionsprüfungen sichergestellt ist. Lange dauernden Nutzen bringt die Nephrektomie dem Kranken selten. Fast immer wird nach wenigen Jahren die zweite Niere durch stets zunehmende Cystenbildung funktionsuntüchtig, selbst wenn sie zur Zeit der Operation noch gesund schien.

Deshalb ist bei Blutung, Eiterung, sehr starker Schmerzhaftigkeit einer Cystenniere, vor der Nephrektomie ein Heilversuch mit *konservativen, operativen Eingriffen* zu machen. Anschneiden oder teilweise Resektion der größten Nierencysten, noch besser Ignipunktur oder Elektrokoagulation der Cystenwände erwiesen sich oft als sehr wirksam zur Bekämpfung von Blutung und Schmerzen bei Cystenniere. Solche Eingriffe sollen, wenn irgend möglich, in Paravertebral- oder Periduralanästhesie ausgeführt werden, um die bei doppelseitigen Nierenleiden nie gefahrlose Narkose zu vermeiden.

Fehlen die genannten schweren Komplikationen der Cystenniere, so hat sich die Behandlung des Kranken auf die gleichen *Maßnahmen wie bei chronischer Nephritis* zu beschränken. Körperliche Schonung und reizlose Diät sind das Wichtigste. Allzu streng dürfen die Diätvorschriften bei der langen Dauer des Leidens nicht lauten. Die Nahrung sei schwach salzhaltig, aber nicht ungesalzen; sie soll auch fleisch- und eierarm sein. Sehr stickstoffreiche Fleischspeisen, wie Milken, Leber, Niere, Schaffleisch, Wildbret usw. sind ganz zu vermeiden. Dagegen sind Rindfleisch, Kalbfleisch, Geflügel, Fisch in geringer Menge zu gestatten. Fleischbrühe ist zu verbieten. Trotz Fehlen von Herzstörungen sind periodisch kleine Digitalisgaben angezeigt, da durch diese die Nierengefäße erweitert und damit eine bessere Durchblutung des noch funktionsfähigen Nierengewebes erzielt wird. Bei starker Steigerung des Blutdruckes und gar bei urämischen Symptomen wirkt ein Aderlaß momentan heilsam.

D. Cysten der Niere.

I. Multiple Cysten.

Bei chronischen Nephritiden entstehen nicht selten durch Abschnürung von Harnkanälchen infolge interstitieller Bindegewebswucherung kleine Retentionscysten im Nierenparenchym, bald vereinzelt, bald in großer Zahl. Sie liegen vorzugsweise in der Nierenrinde und ragen zum Teil halbkugelig über die Nierenoberfläche vor. Ist die Zahl dieser stets transparenten Cysten groß, so entsteht ein Bild, das an die Cystenniere mahnt. Die Cysten sind aber nie so zahlreich und stehen nie so dicht und zahlreich nebeneinander wie bei der polycystischen Fehlbildung.

Außer solchen Retentionscysten bei Nephritis sind auf einen Pol der Niere beschränkte multiple Cysten beobachtet worden, die wahrscheinlich kongenitaler Natur waren oder durch lokale entzündliche Prozesse in der Niere entstanden schienen. Ihre Wand zeigt keine Entzündungserscheinung und ihre ableitenden Harnwege keine Stenose.

Die infolge Nephritis auftretenden Cysten sind ohne klinisches Interesse, da sie das Krankheitsbild der chronischen Nephritis nur insoweit beeinflussen, als sie eine gewisse Disposition zu Blutung und zu Schmerzen in der entzündeten

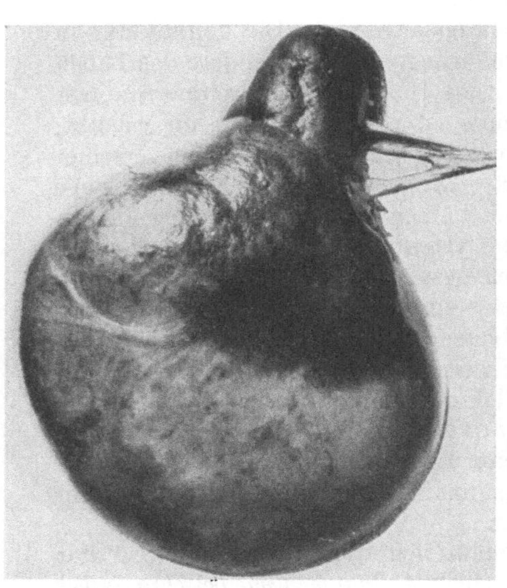

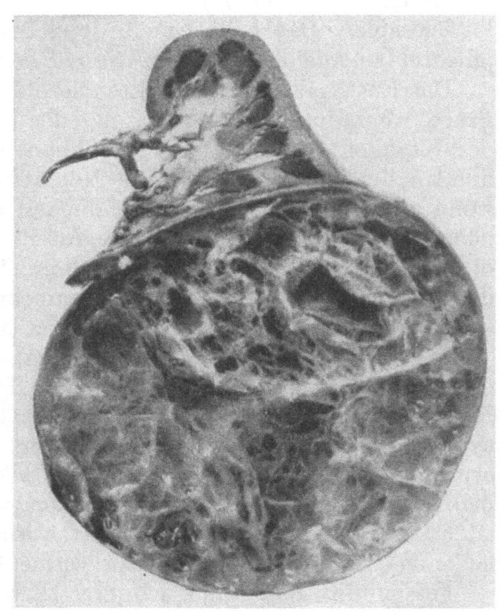

Abb. 69a. Solitäre, chronisch entzündete Nierencyste.   Abb. 69b. Durchschnitt des Präparates.

Niere bilden. Die auf einen Pol der Niere beschränkten Cysten können durch ihre Größe den Kranken belästigen.

Vereinzelte Beobachtungen lassen annehmen, daß auch aus Hypernephromen durch Einschmelzen des Tumorgewebes multiple Cysten in der Niere entstehen können.

II. Solitäre Cysten.

Viel seltener als multiple sind solitäre Cysten in der Niere. Sie treten fast immer nur einseitig auf; sie liegen an einem der Nierenpole, häufiger am unteren (Abb. 69a und b), nur ausnahmsweise an der Konvexität der Niere. Sie sind meist nuß- bis apfelgroß, erreichen aber in einzelnen Fällen Kindskopfgröße. Die Wandung der Cyste ist immer dünn und besteht aus Bindegewebe, das ohne scharfe Grenze in das interstitielle Gewebe des Nierenparenchyms übergeht. Der Inhalt der Cyste ist serös; er enthält Eiweiß und Chloride, sowie Spuren von Harnsäure. Die Entstehung dieser solitären Cysten ist noch unklar. Wahrscheinlich handelt es sich bei den einen um angeborene Mißbildungen, bei den anderen um Retentionscysten, die erst im späteren Leben sich entwickeln. Außer serösen Cysten werden auch solitäre Blutcysten beobachtet. Von diesen sind die einen wohl ursprünglich seröse Cysten gewesen, in welche sekundär eine Blutung erfolgte. Andere entstanden durch eine Blutung, die zu Gewebezerfall führte. Von diesen sind die bei Zerfall eines bösartigen Tumors sich bildenden, blutgefüllten Höhlen zu unterscheiden.

Symptome. Diese solitären Cysten der Niere machen klinisch meist keine Symptome oder nur solche wechselnder und unbestimmter Art, wie *ziehende Schmerzen* in der Nierengegend, die nach dem Becken und dem Oberschenkel oder in das Scrotum ausstrahlen, Schmerzen, die nur *selten* den Charakter einer leichten *Nierenkolik* annehmen. Große Solitärcysten können einen fühlbaren Nierentumor bilden und durch Druck auf die Nachbarorgane Beschwerden verursachen. Der Urin kann dabei ganz normal sein oder kleine Mengen Albumen, manchmal gar etwas Blut, enthalten. Die sekretorische Funktion der Niere wird durch die Einzelcyste fast gar nicht beeinträchtigt.

Die *Diagnose* ist bei diesen unklaren Krankheitserscheinungen nie sicher zu stellen. Bei großen, fühlbar werdenden Cysten wird die Differentialdiagnose schwanken zwischen Neubildungen der Niere und Hydronephrose. Die Pyelographie wird gelegentlich die Unterscheidung ermöglichen (Abb. 70).

Eine *Behandlung* der Nierencysten ist bei diesen geringen Krankheitserscheinungen manchmal gar nicht nötig; andere Male erweist sich ein operativer Eingriff wegen den oft sich wiederholenden, schwer zu deutenden Schmerzen oder wegen Blut- und Eiterabgang

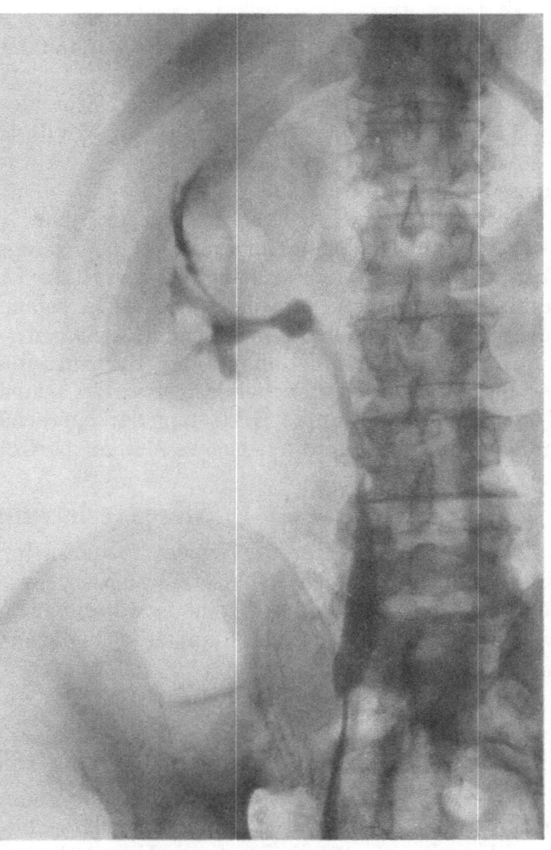

Abb. 70. Pyelogramm einer Solitärcyste am obern Pol der rechten Niere, eine Unterscheidung von Hypernephrom ist unmöglich.

aus der Niere angezeigt. Wird bei der Operation eine solitäre Cyste gefunden, so ist, wenn irgend möglich, die Nephrektomie zu vermeiden; es ist zu versuchen, die Cyste aus dem Parenchym zu excidieren. Wenn aber der bei Blutcysten stets gerechtfertigte Verdacht besteht, die Cyste möchte durch Erweichung einer bösartigen Neubildung entstanden sein, ist die Nephrektomie angezeigt.

Ganz vereinzelt sind auch wahre *Dermoidcysten* der Niere beobachtet worden. Bei diesen seltenen Fällen ist die Nephrektomie anzuraten; die bloße Incision der Cyste führt nicht zu befriedigenden Resultaten.

Außer im Nierengewebe selbst bilden sich auch Cysten in den Nierenhüllen außerhalb der Capsula fibrosa, die sog. *pararenalen Cysten.* Sie sind sehr verschiedenen Ursprungs. Es lassen sich 3 Arten unterscheiden:

a) Pseudohydronephrotische Cysten, die sich aus einem nach Nierenverletzung entstandenen, pararenalen Harnerguß entwickeln und deren Inhalt des traumatischen Ursprungs wegen oft blutig ist, oder, wenn serös geworden, doch oft noch Überreste von Blut enthält;

b) Cysten, die durch eine, wahrscheinlich schon im Fetalleben einsetzende Ausbuchtung oder Abschnürung des Nierenbeckens entstanden sind und die oft noch durch ganz feine Gänge mit dem Nierenbecken in Verbindung stehen;

c) Cysten, die mit den Harnwegen gar nicht verbunden sind und die entstanden sind

1. durch Entartung von Lumbaldrüsen,
2. durch Stauung der Lymphbahnen am Hilus,
3. durch perirenale Blutungen,
4. aus versprengten Fetalkeimen (Dermoidcyste),
5. aus Resten der Primordialniere, bzw. aus dem WOLFFschen Gange.

Am oberen Pol der Niere bilden sich ab und zu auch Cysten durch Zerfall eines Nebennierentumors.

Diese pararenalen Cysten erzeugen sehr unbestimmte Krankheitserscheinungen: Druck und Schmerzen in der Nierengegend. Der Urin ist meist normal. Erst wenn ein Tumor fühlbar wird, kann das Leiden erkannt werden. Daß der gefühlte Tumor im pararenalen Gewebe seinen Sitz hat, muß in Erwägung gezogen werden, sobald bei einer Geschwulst, die offenbar mit der Niere im Zusammenhang steht, keine oder nur unbedeutende Funktionsstörungen an der dem Tumor entsprechenden Niere zu beobachten sind. Diese pararenalen Cysten lassen sich unter Erhaltung der Niere häufig sehr leicht, und besonders die Cysten aus dem WOLFFschen Gange, fast ohne Blutung entfernen.

E. Nierenverletzungen.

Die Nieren sind durch Wirbelsäule und Rippenbogen gegen äußere Gewalteinwirkungen ziemlich geschützt. Trotzdem werden sie keineswegs selten verletzt. Je nach der Art der Gewalteinwirkung auf den Körper entstehen

a) subcutane Nierenverletzungen (Quetschungen, Zerreißungen der Niere), oder

b) offene Nierenwunden (Stich-, Schnitt- und Schußwunden).

I. Subcutane Nierenverletzungen.

Die *subcutanen Nierenverletzungen* sind immer die Folge stumpfer Gewalt die entweder direkt durch die weichen Bauchdecken hindurch auf die Nieren einwirkt oder aber indirekt durch Vermittlung der Rippen an den Nieren zur Auswirkung kommt. Trifft z. B. eine stumpfe, äußere Gewalt das Abdomen von vorne unten her, wie z. B. ein Fußtritt, der Stoß einer Wagendeichsel oder dgl., so kann die Niere von der Gewalt direkt getroffen, an die Wirbelsäule angepreßt und zerrissen werden. Wirkt aber die äußere Gewalt nicht direkt auf die Nieren, sondern auf die sie schützende Wandung des Thorax ein, z. B. durch breites Aufschlagen des Körpers bei Sturz aus großer Höhe oder beim Zusammendrücken des Thorax durch zwei zusammenstoßende Wagen usw., so kann die Niere durch Anpressen der untersten Rippen gegen die Wirbelsäule zwischen Rippen und Wirbelsäule eingeklemmt und verletzt werden. Sogar eine Gewalt, die fernab von den Nieren den Körper trifft, kann die Niere verletzen, so z. B. ein Fall aus großer Höhe auf die Füße oder das Gesäß. Ob dabei die Verletzung dadurch entsteht, daß beim Aufschlagen des Körpers die an ihrem Stiele pendelnde Niere an die Wirbelsäule geschlenkert und zerrissen wird oder dadurch, daß die durch den Fall reflektorisch ausgelösten, heftigen Kontraktionen der Rumpf- und Zwerchfellmuskulatur die Niere zwischen Rippenbogen und Wirbelsäule quetschen, ist fraglich. Jedenfalls vermag die Kontraktion der Thoraxmuskulatur an sich allein zu Zerreißungen der Niere zu führen. Es wurden solche Verletzungen beobachtet, z. B. beim plötzlichen Zurückreißen einer fallenden Last, wobei keine andere Gewalt als die heftige, plötzliche Anspannung der Rumpf- und Zwerchfellmuskulatur für die Nierenverletzung verantwortlich gemacht werden konnte.

Die Risse, die bei subcutanen Verletzungen in der Niere entstehen, strahlen fast immer radiär vom Nierenhilus aus (Abb. 71). Dies weist darauf hin, daß die verletzende Gewalt in der Regel eine *hydraulische Sprengwirkung* in der Niere auslöst. Die prall mit Blut gefüllte, von einer fibrösen Kapsel umgebene Niere platzt unter der Einwirkung der stumpfen Gewalt.

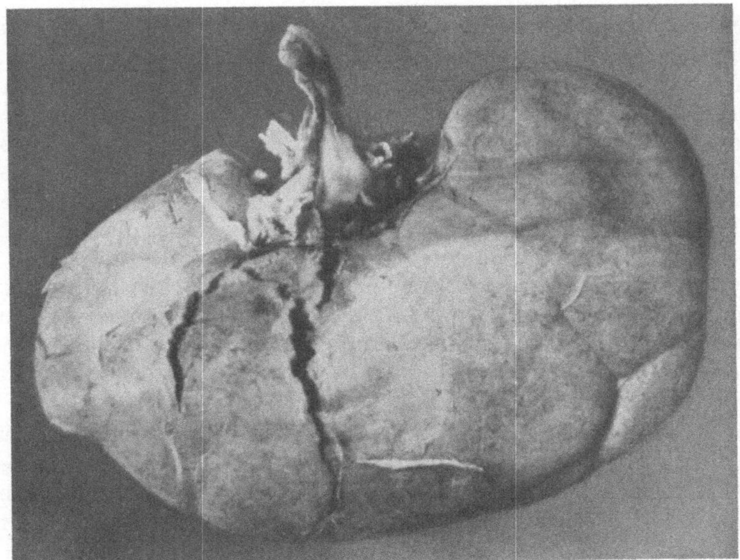

Abb. 71. Nierenruptur.

Aber nicht alle subcutanen Verletzungen der Niere sind die Folge solcher hydraulischer Sprengwirkungen. Einzelne Verletzungsformen, wie die Ablösung der Nierenkapsel durch einen subkapsulären Bluterguß ohne gleichzeitige Zerreißung des Nierenparenchyms oder ein Abriß der Niere am Hilus vom Harnleiter und den großen Gefäßen, sowie auch ein querer Abriß des einen oder anderen Nierenpols entstehen sicherlich ohne Mitwirkung hydraulischer Pressung. Sie sind die Folge einer die Niere nur tangential treffenden Gewalt.

Pathologische Anatomie. Je nach der Lage und der Ausdehnung der subcutanen Nierenverletzung sind zu unterscheiden:

1. *Zerreißungen der Nierenhüllen allein* ohne Mitverletzung des Nierengewebes. Die Fettkapsel ist blutig durchtränkt, stellenweise durchrissen und in mehr oder weniger großer Ausdehnung von der fibrösen Nierenkapsel abgehoben. Zwischen der Fettkapsel und der fibrösen Hülle der Niere, seltener zwischen letzterer und der Nierenrinde, bildet sich ein Bluterguß. Ist dieser groß, so bleibt seine Resorption unvollkommen. Es entsteht an seiner Stelle eine cystenartige Höhle, gefüllt mit allmählich klarer werdendem, flüssigem Inhalt. Einzelne braunschwarze, krümelige Blutgerinnsel, die in ihm herumschwimmen, weisen noch lange auf den traumatischen Ursprung der Höhle hin.

2. *Oberflächliche Nierenrisse.* Diese reichen durch die Nierenrinde bis in das Mark, eröffnen aber weder Nierenkelche, noch Nierenbecken. Aus solchen nicht

durchgehenden Parenchymwunden der Niere fließt kein Harn in die Nierenhüllen aus. Sie erzeugen meist auch nur geringe Blutungen, da sie abseits der
großen Nierengefäße liegen. Dagegen hinterlassen sie doch immer mehr oder
weniger ausgedehnte Nierenrindeninfarkte.

3. *Durchgehende Nierenrisse*, von der Nierenoberfläche bis in die Nierenkelche
und das Nierenbecken reichend, verlaufen meist radiär zum Nierenbecken;
sie sind oft multipel und zerstückeln die Niere in zahlreiche Teile. Nicht selten
ist der obere und der untere Nierenpol von dem übrigen Nierengewebe völlig
losgetrennt. Durchgehende Längsrisse, welche die Niere wie durch einen
Sektionsschnitt aufklappen, sind viel seltener als quer oder radiär verlaufende.

Die Nierenblutung ist bei diesen durchgehenden Rissen immer stark; sie
drängt die einzelnen, abgerissenen Nierenteile, wie z. B. den einen oder anderen
Pol, von der Hauptmasse der verletzten Niere oft weit ab. Ein mächtiges,
perirenales Hämatom infiltriert die Nierenhüllen und breitet sich gegen die
Nachbarorgane aus. Oben eingedämmt durch das Zwerchfell, die Leber oder
die Milz, hinten aufgehalten durch die Lendenmuskulatur, drängt der Bluterguß nach vorne und innen gegen das Peritoneum und Colon vor, wobei er das
retroperitoneale Gewebe oft bis tief in den Mesenterialansatz hinein durchtränkt.
Mehr noch dehnt sich das Hämatom in der Richtung des geringsten Widerstandes, vorzugsweise längs des Ureters nach unten gegen das Becken aus, senkt
sich oft durch den Leistenkanal in das Scrotum bzw. die großen Labien hinab.
Diese Ausbreitung des Hämatoms nach unten äußert sich klinisch in einer fühlbaren Resistenz der Nierengegend und in Blutunterlaufungen der Haut der
Leisten-, sowie der Scrotal- bzw. Labialgegend.

Da die durchgehenden Nierenrisse Nierenkelche und Nierenbecken eröffnen,
dringt aus ihnen mit dem Blut auch Harn in das perirenale Gewebe ein. Ist
die Niere stark zertrümmert, deshalb das Nierenparenchym nur noch wenig
sekretionsfähig, so ist der Harnaustritt gering; bleiben aber neben den zerrissenen
noch große Bezirke des Nierengewebes unverletzt, so ist das Harninfiltrat stark.
Es sammeln sich dann manchmal recht erhebliche Harnmengen rings um die
Niere an.

War die Niere zur Zeit des Traumas infiziert, so vereitert der perirenale
Harn- und Bluterguß sehr rasch. Er kann auch vereitern, selbst wenn der Harn
zur Zeit der Nierenverletzung aseptisch war; denn sowohl hämatogen, wie
aufsteigend aus den unteren Harnwegen, oder lymphogen vom Darme her,
können nachträglich Infektionserreger in das perirenale Hämatom einwandern.

Der aus der verletzten Niere in die Blase abfließende Harn ist meist stark
bluthaltig. Jeder Harn- und damit auch jeder Blutabfluß nach der Blase kann
aber verhindert sein, wenn der Ureter durch die Verletzung quer durchrissen
oder durch die starke Quetschung verengt, vielleicht auch zeitweilig durch ein
Blutkoagulum verstopft ist. Deshalb kann trotz schwerer Nierenverletzungen
eine Hämaturie vollkommen fehlen.

4. Ein vollständiger oder teilweiser *Abriß des Nierenstiels* ist bei schweren
Nierenparenchymverletzungen keineswegs selten. Nur ganz ausnahmsweise
entsteht er ohne Mitverletzung des Nierengewebes. Es kann die Niere vollständig von allen Gefäßen und dem Ureter abgetrennt werden. Ist der Abriß
unvollständig, so bleiben einzelne der Gefäße oder der Ureter in Verbindung
mit der Niere. Der Abriß des Ureters hindert, wie erwähnt, jeden Harnabgang
in die Blase. Der Abriß der Gefäße hat Infarktbildung in der Niere und starke
Verminderung der Sekretion der Niere zur Folge: das perirenale Harninfiltrat
um die Niere wird gering bleiben, der perirenale Bluterguß aber groß sein.

Nebenverletzungen. Das Trauma, das die Niere zerreißt, verletzt nicht selten gleichzeitig auch andere, der Niere benachbarte Organe. Es sind die subcutanen Nierenrisse nicht selten begleitet von einem Peritonealriß, einem Darm-, Leber- oder Milzriß, oder verbunden mit Rippenbrüchen mit oder ohne Verletzung von Pleura und Lunge, gar mit Einrissen des Zwerchfells.

Heilungsvorgänge setzen selbst bei durchgehenden Nierenrissen rasch ein. Nierenrisse können deshalb in verhältnismäßig kurzer Zeit vernarben. In ihrer bindegewebigen Narbe finden sich zahlreiche neugebildete, feine Gefäße, nie aber neugebildete Glomeruli oder Harnkanälchen. Diese sind einer Regeneration nicht fähig. Es stellt sich dagegen nach traumatischer Zerstörung einzelner Parenchymbezirke oft eine deutliche Hypertrophie der unverletzt gebliebenen Nierengewebe ein. Der perirenale Blut- und Harnerguß resorbiert sich immer ziemlich langsam. Er hinterläßt nicht selten dauernd eine derbe Schwarte rings um die Niere (Sklerose des Nierenlagers). Bleibt die Resorption des Ergusses unvollkommen, so entsteht der Niere angelagert eine mit Harn und Blutresten gefüllte, durch bindegewebige Wände begrenzte Cyste, eine sog. *Pseudohydronephrose.*

Symptome. Die Folgen einer subcutanen Nierenverletzung machen sich nicht nur in lokalen, sondern auch in allgemeinen Symptomen geltend.

Die auffälligsten *Allgemeinsymptome* sind der *traumatische Schock* und die *Anämie.* Der Schock ist ungleich stark; manchmal ist er gering, andere Male ist er heftig, führt zu Bewußtlosigkeit des Verletzten, äußert sich auch durch fliegenden, schwachen Puls, kalten Schweiß, Blässe des Gesichts und Erbrechen. Im allgemeinen ist der Schock um so stärker und um so länger dauernd (12 bis 24 Std), je schwerer die Verletzung der Niere ist; doch wurde ausnahmsweise trotz schwerer Nierenverletzung, selbst trotz durchgehender Zerreißung einer oder gar beider Nieren, ein Fehlen des traumatischen Schocks beobachtet. Es konnten die Verletzten gleich nach dem Unfalle ohne erhebliche Beschwerden größere Strecken fahren oder sogar gehen.

Hat das Trauma eine starke Nierenblutung zur Folge, so macht sich diese recht bald nach der Verletzung in einer *Blässe* der *Schleimhäute* geltend. Die Blässe des Gesichts ist nicht immer Folge der Anämie; sie tritt zuweilen ohne starke Blutung lediglich als Folge des Schocks auf.

Die *lokalen* Symptome der Nierenverletzung sind *Hämaturie, Schmerz* und *Tumor* in der *Nierengegend.*

Die *Hämaturie* wird in der Regel sofort nach dem Unfall am entleerten Harn sichtbar; viel seltener ist die sog. Späthämaturie, ein Übertreten von Blut in den Harn erst ein oder mehrere Tage nach dem Unfall. Ab und zu ist die Hämaturie gleich nach dem Unfall recht erheblich, schwindet dann aber eine Weile fast vollkommen, kehrt jedoch nach mehreren Tagen, ganz ausnahmsweise sogar erst nach Wochen wieder zurück (remittierende Hämaturie). Ein völliges Fehlen der Hämaturie ist bei Nierenverletzungen selten; es wird nur beobachtet, wenn der Harnleiter der verletzten Niere quer durchrissen oder irgendwie verschlossen ist, oder wenn die Nierengefäße infolge des Traumas thrombosieren und jede Harnabsonderung aus der verletzten Niere dadurch versiegt.

Bei geringen Nierenverletzungen kann die Hämaturie so unbedeutend sein, daß sie nur bei mikroskopischer oder chemischer Untersuchung des Harns bemerkt wird. Bei irgendwie erheblicher Verletzung der Niere fällt sie aber sofort durch die hochrote Verfärbung des entleerten Urins auf. Nicht selten ist der Harn reinem Blute ähnlich und mit mehr oder weniger zahlreichen Blutgerinnseln vermischt. Große Blutklumpen können die Blasenentleerung hindern und ein Auspumpen des Blaseninhaltes mit der Blasenspritze nötig machen.

Nicht nur während der Hämaturie besteht Albuminurie. Diese überdauert die Hämaturie häufig um Tage oder Wochen. Im Harn finden sich neben Eiweiß granulierte und mit roten Blutkörperchen besetzte Cylinder. Die Tagesmenge des Urins bleibt meist normal. Eine auffällige Oligurie durch einen traumatischen, renorenalen Reflex erklärbar, ist selten, noch seltener eine reflektorische. Anurie.

Schmerzen in der Nierengegend fehlen bei Zerreißung der Niere fast nie, selbst auch dann nicht, wenn das Trauma fernab von der Nierengegend den Körper traf (z. B. Nierenzerreißung durch Gegenstoß bei Sturz auf die Füße usw.). Ist durch die verletzende Gewalt die Nierengegend direkt betroffen, so ist der wirkliche Nierenschmerz gegenüber dem Quetschungsschmerz der die Niere umgebenden Weichteile gekennzeichnet durch seine tiefe Lage, sowie durch sein Ausstrahlen längs des Harnleiters in die Blase, in die Hoden und den Oberschenkel. Nierenschmerzen haben oft auch ein Hochziehen des Hodens der verletzten Körperhälfte zur Folge. Die erst heftig schneidenden Schmerzen, durch welche die Atmung des Verletzten häufig gehemmt wird, lassen schon nach wenigen Stunden nach, werden dumpfer und schwächer. In geringem Grade halten sie aber doch tagelang an, allerdings schließlich nur noch als schmerzhaftes Druckgefühl. Eigentliche Nierenkoliken treten nur bei Verstopfung des Ureters durch Blutgerinnsel oder bei Ureterknickung, z. B. durch Narbenzug, auf. Bestanden Koliken, so ist später immer sorgfältig auf die Entwicklung einer traumatischen Hydronephrose zu achten.

Außer der Hämaturie weist am deutlichsten auf eine Nierenverletzung hin die nach dem Trauma einsetzende *Tumorbildung* im Bereiche der Niere. Eine solche wird manchmal vorgetäuscht durch eine heftige Spannung der Lenden- und Bauchdeckenmuskulatur. Der Irrtum wird aber bald offenkundig. Sowie die Muskelspannung nachläßt, wird das Fehlen einer Infiltration in der Nierenloge unverkennbar. Besteht ein Hämatom rings um die verletzte Niere, so wird es, sobald die Spannung der Bauchdecken nachläßt, ziemlich scharf begrenzt fühlbar. Besonders deutlich bemerkbar ist sein vorderer Rand; sein Tieferrücken nach unten bei starker Blutung ist deshalb leicht zu verfolgen. Die Schnelligkeit seines Vorrückens bietet besser als die Stärke der Hämaturie einen Maßstab für die Heftigkeit der Nierenblutung. Wird außer der Niere auch das Bauchfell zerrissen, so ist dem perirenalen Bluterguß ein Abfluß in die Bauchhöhle geöffnet. Das fühlbare Hämatom wird deshalb trotz erheblicher Nierenblutung nie sehr groß. Die Stärke der Blutung läßt sich in solchen Fällen trotzdem leicht ermessen am Wachsen des freien Flüssigkeitsergusses im Abdomen und an der Zunahme der allgemeinen Anämie.

Gleichgültig, ob nur Blut allein oder Blut mit Harn vermischt ein perirenales Infiltrat erzeugt, immer ruft das Infiltrat Reizerscheinungen am Peritoneum hervor. Diese äußern sich an den Bauchdecken, besonders stark im Bereiche der verletzten Niere, in einer Druckempfindlichkeit, oft auch in einem deutlichen Entspannungsschmerz, ferner in einem, erst nur auf die Umgebung der verletzten Niere beschränkten, bald aber auf das ganze Abdomen ausgedehnten Meteorismus, in Behinderung von Wind- und Stuhlabgang, ja oft in ausgesprochenen Zeichen eines Darmverschlusses. Es sind dies Erscheinungen, wie sie nach jeder Nierenoperation vorkommen können, Folgen einer Colonparese, erzeugt durch das im Mesocolon sich ausdehnende Blutinfiltrat.

Stärker sind diese Reizerscheinungen im Abdomen, wenn mit der Niere auch das Peritoneum zerrissen ist. Die Bauchdecken sind dann meist in ganzer Ausdehnung straff gespannt, auf Druck und auf Entspannung sehr empfindlich. Zudem bildet sich, weil durch den Peritonealriß das perirenale Hämatom mit der Bauchhöhle in offener Verbindung steht, ein freier Erguß im Abdomen.

Er besteht aus Blut allein, wenn an den Nieren nur das Parenchym, keiner der Calyces verletzt ist; er besteht dagegen aus einem Gemisch von Blut und Harn, wenn auch das Nierenbecken und die Calyces eingerissen sind. Seltener ist der Erguß rein urinös, wenn Nierengefäße und Nierenparenchym nur leicht verletzt, das Nierenbecken aber breit eröffnet wurde.

Ob das perirenale Hämatom mit Harn vermischt sei oder nicht, ist sowohl bei extraperitonealer wie bei intraperitonealer Lage des Infiltrates ohne Einfluß auf den Verlauf des Krankheitsbildes, solange keine Infektion hinzutritt. Infiziert sich aber das Hämatom, sei es, daß die Verletzung eine infizierte Niere traf, oder sei es, daß nachträglich aus der Blutbahn oder aus dem Darme durch die Lymphbahnen oder aufsteigend aus der Blase, z. B. anschließend an einen unsauberen Katheterismus, Keime in das Hämatom eindringen, dann entwickelt sich bei Vermischung des Hämatoms mit Harn eine bösartig verlaufende, eitrige *Epinephritis*, die, wenn ein Peritonealriß besteht, bald zu ausgedehnter schwerer Peritonitis führt.

Wenn das Trauma, das die Niere zerriß, auch noch andere Organe des Abdomens verletzte, die Leber, die Milz, den Darm usw., so können diese Nebenverletzungen dem Krankheitsbilde ihr eigenes Gepräge geben.

Diagnose. Besteht nach einem Trauma Hämaturie, und läßt das Fehlen von Miktionsstörungen, sowie das Ausbleiben von Druckempfindlichkeit und Infiltration der Harnröhren- und Blasenregion eine Verletzung der Blase oder Harnröhre ziemlich sicher ausschließen, so ist ein Nierenriß als Ursache der Blutung anzunehmen. Jeder Zweifel am Bestehen einer Nierenverletzung schwindet, wenn in der Nierengegend eine Druckempfindlichkeit und ein vom Rippenbogen rasch nach vorne unten vorstoßendes Infiltrat auftritt. Diese beiden letzten Symptome lassen selbst dann eine Nierenverletzung mit Sicherheit annehmen, wenn die Hämaturie wegen Abriß oder Verstopfung des Ureters der verletzten Niere ausblieb.

Ob die Verletzung der Niere momentan das Leben des Verletzten bedroht, ist nicht aus der Stärke der Hämaturie, sondern aus der Mächtigkeit des perirenalen Blutergusses, sowie dem Grade der Anämie und der Qualität des Pulses des Kranken zu ermessen. Denn der Verletzte verblutet sich nie durch die Harnwege; es ist die Blutung in das perirenale Gewebe, die ihm die Gefahr der Verblutung bringt. Bei der Abschätzung der Mächtigkeit des perirenalen Hämatoms ist stets zu bedenken, daß vielleicht die verletzte Niere nicht nur in das perirenale Gewebe, sondern durch einen offenen Peritonealriß auch in die freie Bauchhöhle blutet, deshalb trotz starker Blutung das perirenale Hämatom klein bleiben kann.

Ob neben dem Nierenriß eine Peritonealverletzung besteht oder nicht, ist ohne operative Eröffnung der Bauchhöhle schwer oder gar nicht zu entscheiden. Dieselben Reizerscheinungen wie der Peritonealriß ruft im Abdomen auch eine Nierenruptur ohne Peritonealriß hervor. Und das andere wichtige Merkmal des Peritonealrisses bei Nierenruptur, die Bildung eines freien Ergusses im Abdomen, kann statt durch Blut aus der Niere durch Blutung eines anderen verletzten Abdominalorgans, der Milz, der Leber, des Darmes usw. entstehen. Aus dem Orte des ersten Auftretens dieses Ergusses läßt sich allerdings häufig dessen Ausgangspunkt bestimmen. Liegt die erste Dämpfungszone weitab von der verletzten Niere, so spricht dies gegen den Ausgang des Abdominalergusses von der Niere. Sammelt sich aber der Erguß zuerst vorwiegend im Bereiche der verletzten Niere, so spricht dies für seine Herkunft aus der blutenden Niere.

Therapie. Ist bei einem Kranken eine subcutane Nierenzerreißung festgestellt, so erhebt sich sofort die Frage: Soll zur Abwehr schlimmer Unfallfolgen das gerissene Organ operativ freigelegt werden oder nicht.

Die Hauptgefahren, die dem Kranken aus der Verletzung der Niere erwachsen, sind: Verblutungstod und Infektion, Urämie nur dann, wenn die zweite, vom Trauma verschonte Niere durch Erkrankung oder Mißbildung funktionsuntüchtig ist.

Zeigt der Verletzte eine beängstigende Anämie und bildet sich im Bereiche der verletzten Niere ein großer und rasch zunehmender Tumor, so ist, gleichgültig, ob durch die Harnwege viel oder wenig Blut abgeht, sofortige operative Hilfe angezeigt. Trotz Fehlens einer starken Blutung ist die Freilegung der verletzten Niere ebenfalls dringlich, wenn sich Erscheinungen von Infektion des perirenalen Hämatoms einstellen; denn ohne dessen breite Drainage hat die Infektion immer schlimme Folgen (Peritonitis, allgemeine Sepsis).

Daß die Mitverletzung des Peritoneums nicht unbedingt ein operatives Vorgehen bei Nierenruptur verlangt, ist, im Gegensatz zu früheren Lehren, jetzt allgemein anerkannt. Es können die intraperitonealen Nierenverletzungen so gut wie die extraperitonealen unter konservativen Maßnahmen ausheilen, wenn die Infektion ausbleibt und der Blut- und Harnerguß aus der verletzten Niere nicht sehr groß ist. Denn nicht nur Blut, sondern auch Harn kann, wenn aseptisch und nicht in allzu großer Menge vorhanden, vom Peritoneum ohne andere Folgen als eine vorübergehende Reizung des Peritoneums aufgesogen werden. Ein großer Harnerguß in der Abdominalhöhle brächte allerdings, wenn resorbiert, seines großen Stickstoffgehaltes wegen die Gefahr der Urämie.

Ein operativer Eingriff ist unbedingt angezeigt bei Mitverletzung der Bauchorgane, besonders bei Verletzungen des Magen-Darmtractus. Selbst wenn solche nur zu vermuten, nicht ganz sicher nachweisbar sind, soll operiert werden. Es ist besser unnötig, als zu spät das Abdomen zu eröffnen.

Erlaubt der geringe Grad der Blutung, das Fehlen von Infektion und von Nebenverletzungen eine Operation zu unterlassen, so muß der Kranke doch unter sehr sorgsamer Beobachtung bleiben. Es muß alles getan werden, die Blutung aus der Niere zu stillen und das perirenale Hämatom vor Infektion zu schützen. Erstes Erfordernis ist vollkommene Ruhelage, um die Loslösung von Thromben aus den Nierengefäßen zu vermeiden. Ferner ist durch Auflegen einer Eisblase auf das Epigastrium der verletzten Seite, durch Injektion oder interne Medikation von Hämostyptica, allfällig auch durch eine Bluttransfusion, die Blutung zu bekämpfen. Der Infektion wird vorgebeugt durch Verabreichen von Harnantiseptica, durch Sorge für regelmäßige Darmentleerung, Verordnung reizloser, leicht verdaulicher Nahrung bei mäßiger Flüssigkeitszufuhr. Auch bei günstigem Verlaufe der Heilung soll der Kranke das Bett nicht verlassen, bevor der Harn blut- und fast völlig eiweißfrei geworden und das perirenale Infiltrat geschwunden ist.

Dauert trotz dieser Maßnahmen die Hämaturie tagelang unvermindert an oder verstärkt sie sich wieder nach vorübergehendem Nachlassen, dann wird es notwendig, neuerdings die operative Freilegung der Niere in Erwägung zu ziehen. Der Rat, in diesen Fällen durch die Cystoskopie den Entscheid zu suchen, ob operiert werden soll oder nicht, scheint mir schlecht. Die Cystoskopie zeigt wohl, welche der Nieren blutet; darüber ließ aber meist schon die äußere Palpation keinen Zweifel. Über das, was unklar ist, die Ausdehnung der Verletzung, den Grad der Funktionseinbuße der verletzten Niere, darüber gibt die bloße Cystoskopie wenig Auskunft. Die Hämaturie macht die Farbstoffausscheidungsprobe mit Indigo unzuverlässig. Zur Kryoskopie der getrennten

Nierensekrete oder zu ähnlichen Funktionsprüfungen durch die Separation der Nierenharne wird man sich bei einem Schwerverletzten ungern entschließen. Es würden die Ergebnisse dieser Untersuchung zudem sehr unsichere Schlüsse auf die Ausdehnung der Nierenverletzung erlauben; denn die Blutung wäre auch hier störend. Daß, wie behauptet wird, der Ureterenkatheterismus ersehen läßt, ob der Weg von der Blase zur Niere frei, ob das Nierenbecken verletzt ist oder nicht, ist unrichtig. Gleitet der Ureterkatheter weit in den Ureter hinauf, so beweist dies nicht, daß er wirklich ins Nierenbecken eindrang, der Ureter also unverletzt ist. Der Katheter kann sehr wohl durch einen Ureterriß ausgetreten und in die perirenale Wundhöhle geglitten sein. Auch wenn durch ihn blutiger Harn abfließt, bleibt unsicher, ob dieser direkt aus dem Nierenbecken oder durch einen Riß der Ureterwand aus einem perirenalen Harnerguß aufgefangen wurde. Bleibt der Katheter im Harnleiter stecken, so weist dies wieder nicht auf ein Zerreißen des Ureters hin; ein mit der Verletzung in keinem Zusammenhang stehendes Hindernis kann den Katheter aufgehalten haben. Neben diesem zweifelhaften Nutzen bringt der Ureterenkatheterismus der verletzten Niere sicher die Gefahr der Infektion, auch wenn sorgfältig alle aseptischen Maßnahmen getroffen werden. Man wird deshalb, wenn bei Nierenruptur die Hämaturie längere Zeit andauert, den Entscheid, ob operiert werden soll oder nicht, weniger von dem Ergebnis der Funktionsprüfungen der Nieren, als vielmehr von dem Allgemeinbefinden des Kranken abhängig machen, besonders von dem Grade der Anämie und der Herzstörungen. Auch dabei gilt die Regel, lieber einmal unnötig die Niere freizulegen, als durch ein Versäumen des Eingriffs das Leben des Kranken zu gefährden. Die Röntgenuntersuchung hilft in frischen Fällen nur wenig zur Indikationsstellung. Die retrograde Füllung des Nierenbeckens vermag wohl unter Umständen ein klares Bild zu geben, die damit verbundene Infektionsgefahr ist aber so groß, daß von ihr in frischen Fällen formell abzuraten ist.

Eine intravenöse Kontrastdarstellung der verletzten Niere mißlingt meistens. Am meisten Aussicht bietet noch eine Ausscheidungsurographie in den ersten Stunden nach der Verletzung.

Hört die Hämaturie völlig auf, so darf, selbst wenn das perirenale Hämatom zurückgeht, die Frage einer Freilegung der verletzten Niere nicht ganz außer acht gelassen werden. Denn es kann das Ausbleiben der Blutung in das perirenale Gewebe und in die Harnwege statt durch Verklebung und Vernarbung der Wundränder, durch eine ausgedehnte Nekrose der verletzten Niere bedingt sein. Eine derart ausgedehnte Nierennekrose würde immer über kurz oder lang den Kranken durch Infektion gefährden, zudem auch ohne Infektion schädigen durch die Resorption der durch die Nekrose entstehenden Eiweißzerfallprodukte (Allgemeinintoxikation und besonders toxische Nephritis). Eine derart ausgedehnte, gefahrbringende Nekrose der Niere ist nach Aufhören der Blutung durch die vordem beim Verletzten gemiedene Chromocystoskopie zu erkennen. Scheiden beide Nieren das Indigo gut aus, so ist eine erhebliche Gewebezerstörung ausgeschlossen, eine Operation ist nicht nötig. Zeigt aber die verletzte Niere, die jetzt nicht mehr blutet, keine Indigoausscheidung, so wird dadurch das Bestehen ausgedehnter Nekrosen der Niere wahrscheinlich und ein operativer Eingriff ratsam. Selbst wenn die Sekretionshemmung nicht durch eine Nekrose des Parenchyms bedingt wäre, sondern nur durch mechanische Verlegung der ableitenden Harnwege, so wäre der Eingriff trotzdem von Nutzen, da ohne ihn eine traumatische Hydronephrose entstehen möchte.

Ist die Frage, ob operiert werden soll, bejaht, so bleibt noch die zweite Frage, wie zu operieren ist.

Sicherlich ist es fast immer am besten, die Niere durch einen Lumbalschnitt extraperitoneal freizulegen. Erweist der Operationsbefund eine Eröffnung des Peritoneums als nötig, so ist der lumbale Schnitt leicht so weit nach vorne zu verlängern, als es nötig ist, um genügend freien Zugang zur Versorgung allfälliger Nebenverletzungen der Abdominalorgane zu erhalten. Ein besonderer Abdominalschnitt wird nur nötig werden, wenn Verdacht besteht auf Verletzung von Bauchorganen auf der der verletzten Niere entgegengesetzten Seite. Die verletzte Niere ist natürlich, wenn irgend möglich, zu erhalten. Sind aber ihre großen Gefäße zerrissen oder ihr Parenchym sehr arg zerstückelt, so ist die Nephrektomie unbedingt angezeigt. Ist die Verletzung nicht so schlimm, so muß stets versucht werden, durch Umstechung der blutenden Nierengefäße und durch eine Tamponade rings um die Niere die Blutung zu stillen, gleichzeitig auch eine breite Drainage nach außen zu sichern. Wunden des Nierenbeckens und Ureters brauchen nicht dicht geschlossen zu werden; es genügt, ihre Ränder durch einige Knopfnähte, welche die Schleimhaut nicht mitfassen, zu vereinen. Bei schlechtem Allgemeinbefinden des Kranken, besonders bei großer Herzschwäche, ist kurze Dauer des Eingriffes Lebensfrage. Deshalb soll bei ausgebluteten Kranken nicht durch wiederherstellende Nähte und durch andere Maßnahmen Zeit verloren werden. Es ist besser, den Eingriff möglichst einfach zu gestalten: rasch zu tamponieren oder, wenn die Blutstillung unsicher scheint, die Niere zu entfernen.

Vor der Entlassung des ohne Nephrektomie geheilten Kranken soll stets durch Chromocystoskopie oder Röntgen kontrolliert werden, ob die verletzte Niere wieder normal ausscheidet oder nicht. Ist die Ausscheidung verspätet, so muß der Kranke wiederholt zur Kontrolluntersuchung bestellt werden, um die Entwicklung einer traumatischen Hydronephrose nicht zu übersehen und zeitig genug die nötigen operativen Maßnahmen gegen diese treffen zu können.

II. Offene Nierenwunden

durch Stich-, Schnitt- oder Schußverletzungen sind in Friedenszeiten viel seltener als die subcutanen Nierenrisse. Sie sind diesen im klinischen Bilde und in ihrem Heilverlaufe so ähnlich, daß das, was über die subcutanen Nierenverletzungen gesagt wurde, auch für die offenen Nierenwunden gilt. Beizufügen ist nur, daß bei den offenen Nierenwunden die Infektionsgefahr ganz wesentlich größer ist als bei den subcutanen. Das die Niere verletzende Geschoß oder Instrument reißt häufig Infektionskeime mit sich in die Nierenwunde, und zudem dringen oft noch nach der Verletzung Keime von der Körperoberfläche in die Nierenwunde ein. Da sie dort im angesammelten Gemisch von Blut und Harn besonders günstige Wachstumsbedingungen finden, bleibt bei offener Nierenwunde eine Eiterung kaum je aus, wenn nicht zeitig genug dem Wundsekret ein völlig freier Abfluß nach außen geschaffen wird.

Eine frühzeitige operative Freilegung der verletzten Niere von einem extraperitonealen Lumbalschnitte aus ist deshalb erstes Erfordernis in der Behandlung offener Nierenverletzungen. Ob bloß eine Tamponade der verletzten Niere und breite Drainage der Wunde nach außen, oder ob die Exstirpation der verletzten Niere angezeigt ist, entscheidet der Operationsbefund. Ist die Wunde der Niere nicht tief, hat sie vielleicht nicht einmal das Nierenbecken oder die Calyces eröffnet, so wird häufig die Erhaltung des Organs gelingen. Hat aber ein Schuß durch seine hydraulische Sprengwirkung die Niere stark zerrissen oder hat eine Stichverletzung die großen Nierengefäße durchtrennt, dann ist die Nephrektomie notwendig.

Jedes Trauma, ob Stich oder Schuß, das zu einer offenen Verletzung der Niere führt, verletzt häufig auch die Pleura oder eines der Bauchorgane. Auf solche Nebenverletzung ist natürlich bei der operativen Versorgung der offenen Nierenwunden stets genügende Rücksicht zu nehmen. Sie können eine primäre Laparotomie nötig machen. ·

Auf eine offene Verletzung der Niere weist hin, abgesehen von der Lage der Wunde, der Blutabgang im Harn und andererseits die Beimischung von Harn zum blutigen Wundsekret. Streifwunden der Niere, die weder Nierenkelche noch Nierenbecken trafen, erzeugen allerdings nur Hämaturie, nicht aber Harnaustritt aus der Wunde. Bei den offenen Nierenverletzungen ist das perirenale Hämatom durchschnittlich viel geringer als bei den subcutanen Verletzungen. Zwar blutet die Nierenwunde stark; aber bei der offenen Verletzung fließt ein großer Teil des Blutes durch den Wundkanal nach außen ab.

Mit Verletzungen der Niere sind oft *Ureterverletzungen* verbunden; die gegen sie zu treffenden Maßnahmen sind S. 313 besprochen.

F. Die bewegliche Niere.

(Wanderniere, Ren mobilis.)

Die menschliche Niere liegt normalerweise nicht unbeweglich in ihrem Lager. Sie senkt sich mit jedem Atemzuge dem Drucke des Zwerchfelles folgend und gleitet mit jeder Exspiration wieder in ihre höhere Lage zurück. Diese respiratorische Verschiebung der Niere ist bei den einzelnen Menschen ungleich stark. Es werden 3 Grade unterschieden:

1. Die Niere bleibt trotz tiefer Respiration ständig hinter dem Rippenbogen verborgen oder tritt jeweilen bei der Inspiration nur so weit unter ihm hervor, daß ihr unterer Pol oder ihre untere Hälfte bei bimanueller Palpation fühlbar wird.

2. Die Niere senkt sich mit jedem tiefen Atemzuge so stark, daß bei ihrem tiefsten Stande die palpierende Hand zwischen ihrem oberen Pole und dem Rippenrande eingepreßt werden kann. Sie gleitet aber regelmäßig bei der Exspiration wieder unter den Rippenbogen zurück.

3. Die Niere ist so beweglich, daß sie nicht nur bei jeder tiefen Inspiration, sondern auch bei jeder starken Spannung des Zwerchfells, so beim Aufrichten des Oberkörpers, bei jedem Hustenstoße usw., vollständig vor den Rippenbogen zu liegen kommt und sich durch leichten Zug oder Druck sogar in das Becken hinab und auch quer über die Medianlinie des Abdomens verschieben läßt. Die derart stark bewegliche Niere gleitet in der Atempause nicht mehr spontan hinter den Rippenbogen zurück; es bedarf eines äußeren Druckes, sie wieder in die Nierennische zurückzubringen.

Selbst die höchsten Grade von Beweglichkeit der Niere verursachen nicht immer Beschwerden. Es wird oft eine ausgesprochene Wanderniere zufällig bei Menschen gefunden, die über keine unangenehmen Empfindungen im Abdomen klagen und deren Nierentätigkeit keine Störungen zeigt. Weil die Beweglichkeit der Nieren bei scheinbar ganz gesunden Menschen so verschieden ist, wird es schwer zu entscheiden, wieweit die Beweglichkeit der Niere als physiologisch, wann als krankhaft zu bezeichnen ist. Viele Ärzte halten jede Niere, die bei tiefer Inspiration bis zur Hälfte fühlbar wird, für abnorm beweglich. Andere sprechen erst von krankhafter Beweglichkeit der Niere, wenn das Organ bei jedem tiefen Atemzuge vollkommen umgriffen und im Abdomen verschoben werden kann. Die statistischen Angaben für die Häufigkeit der Wanderniere lauten deshalb außerordentlich verschieden.

Klinisch beobachtete eine bewegliche Niere

      ROLLET   bei 5500 Kranken 22mal = 0,4%
      GOLOWIN   ,,   765   ,,   87 ,, = 11%
      KÜSTER   ,, 1733   ,,   44 ,, = 2,53%

An Leichen beobachteten eine bewegliche Niere

      LANDAU unter 6000 Sektionen 4mal = 0,036%
      HELLER   ,,   100   ,,   17 ,,
      ALGLAVE ,,   100   ,,   44 ,,

Wurden nur Frauen untersucht, so war der Prozentsatz der beweglichen Nieren immer größer als bei gemischtem Material.

      LINDNER und KITTNER fanden klinisch bei Frauen 20% bewegliche Nieren
      GLÉNARD   22%   ,,   ,,
      GODARD, DEMBRIEUX und VERHOOGEN   46%   ,,   ,,
      SENATOR   nur 0,7%   ,,   ,,
      ALGLAVE fand bei 50 männlichen Leichen 6% bewegliche Nieren
                     50 weiblichen   ,,   38%   ,,   ,,
      KÜSTER fand klinisch bei 0,48% der Männer,
                    ,, 4,4 % ,, Frauen bewegliche Nieren.
Von seinen Nephropexien trafen 94,1% Frauen, nur 5,9% Männer.

Es läßt sich aus diesen verschieden lautenden Angaben das eine mit Sicherheit entnehmen, daß eine große Beweglichkeit der Niere beim Manne nur selten, beim Weibe dagegen außerordentlich häufig zu beobachten ist. 85% der beobachteten Wandernieren fallen auf das weibliche Geschlecht, nur 15% auf das männliche.

Die Wanderniere ist fast eine Eigenheit des weiblichen Geschlechtes. Sie entwickelt sich vorzugsweise im Alter zwischen 20 und 40 Jahren; sie ist aber auch schon bei Mädchen zwischen 10 und 20 Jahren, ausnahmsweise sogar bei ganz kleinen Kindern beoba htet worden.

Beim weiblichen Geschlechte ist es vorzugsweise die rechte Niere, die starke Beweglichkeit zeigt. Es wird die Wanderniere ungefähr 15mal häufiger rechts als links konstatiert. Ungefähr gleich oft wie rein linksseitig ist sie beidseitig. Bei Männern ist die Wanderniere rechts wie links gleich selten zu beobachten.

Um zu verstehen, warum die Niere bei den einzelnen Menschen so ungleich beweglich ist, wird es notwendig, sich darüber Rechenschaft zu geben, wie die Niere in ihrem Lager befestigt ist. Sie erhält einen ersten Halt durch die sie umhüllende Fascia peri- oder retrorenalis, einen zweiten durch die nach unten sich verengernde Form der paravertebralen Nierennische. Des weiteren ist sie gehalten durch die Hilusgefäße, und schließlich auch noch rein dynamisch durch den abdominalen Druck.

a) Die *fascia retro-* oder *perirenalis* bildet nur dorsalwärts von der Niere ein derbes, fibröses Blatt. Ventral besteht sie nur aus einem sehr dünnen Blatte, das dem Peritoneum eng anliegt und von diesem kaum zu trennen ist. Diese so ungleich starke Fascie umschließt außer der Niere und deren Fettkapsel auch noch die Nebenniere (Abb. 72). Sie bildet nach oben einen vollkommen geschlossenen Sack, der fest am Zwerchfell angeheftet ist. Nach unten ist dieser Sack offen; es vereinigen sich die beiden Fascienblätter nicht vollständig. Sie gehen beide allmählich in das Bindegewebe der fossa iliaca über. Diese Lücke unten in der Fascientasche wird normalerweise durch das dort besonders stark entwickelte, perirenale Fett verstopft, das wie ein Polsterkissen den unteren Pol der Niere stützt. Außerdem wird die Niere in der Fascientasche zurückgehalten durch feine, die Fettkapsel der Niere durchziehende Bindegewebsfasern, welche die perirenale Fascie mit der capsula propria der Niere verbinden. Es sind diese Bindegewebszüge um so fester gespannt und halten die Niere um so besser befestigt, je massiger zwischen capsula propria und fascia perirenalis das peri-

renale Fett entwickelt ist. Schwindet dieses Fett, so werden die Bindegewebszüge zwischen Niere und Fascia perirenalis locker. Die Niere kann, dem Gesetze
der Schwere und dem Zwerchfelldrucke folgend, tiefer
als normal nach unten sinken, um so leichter, als auch
bei Abmagerung des Körpers gleichzeitig mit der Fettkapsel das die Fascientasche nach unten abschließende
Fettkissen schwindet. Dabei folgt die Nebenniere der
sich senkenden Niere nie; der obere Pol der Niere rückt
immer weiter von ihr ab.

b) Die *paravertebrale Nische* ist, wie WOLKOW und
DELITZIN an zahlreichen Gipsabzügen nachwiesen, in
der Regel tief gehöhlt und nach unten verengt. Diese
oben weite, unten enge Form der Nierennische hemmt
die Senkung der in ihr liegenden Niere (Abb. 73).

c) Der *Gefäßstiel* der Niere setzt dem Hinabgleiten
des in seinen Verbindungen gelockerten Organs feste
Grenzen. Die Gefäße lassen sich nur in beschränktem
Grade dehnen und zwingen die sich senkende Niere
zu einer Pendelbewegung um die Abgangsstelle des
Gefäßstiels. Die Niere wird dabei um ihre sagittale
Achse gedreht; ihr Hilus richtet sich nach oben, ihre
Konvexität nach unten.

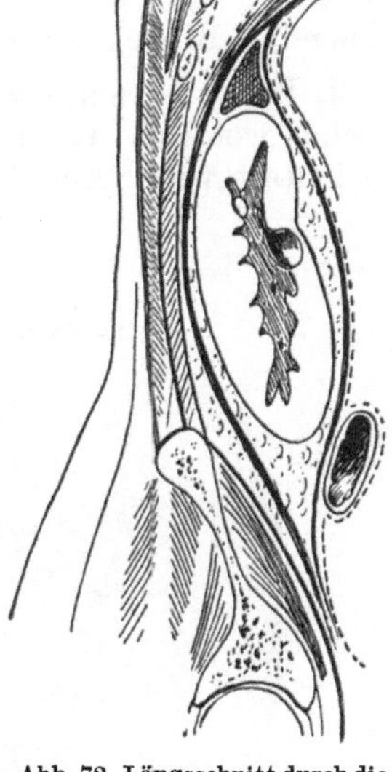

Abb. 72. Längsschnitt durch die Niere nach GEROTA.

d) Neben diesen mechanischen Befestigungsmitteln
hilft der *intraabdominale Druck* dynamisch, die Niere
in ihrer Nische zu halten. Die Wirkung des abdominalen Druckes auf die Lage
der Niere ist nicht nur klinisch, sondern auch experimentell nachweisbar. An
einer aufrecht stehenden Leiche
senken sich die Nieren, sobald die
Bauchhöhle eröffnet oder wenn
unter Schonung des Peritoneums
der intraabdominelle Druck durch
Excision der Bauchmuskeln vermindert wird.

Pathogenese. Die Kenntnis der
Befestigungsmittel der Niere erleichtert es, die Ursachen einer
ungewöhnlichen Beweglichkeit des
Organs zu erkennen. Unter diesen
Ursachen sind angeborene von
erworbenen zu unterscheiden.

*I. Angeborene Anlagen zur Wan-
derniere.* Beim Neugeborenen wird
nie eine ausgesprochene Wanderniere gefunden.

Die beim Neugeborenen ins Becken
oder an andere Stellen des Abdomens
verlagerten sog. dystopen Nieren sind

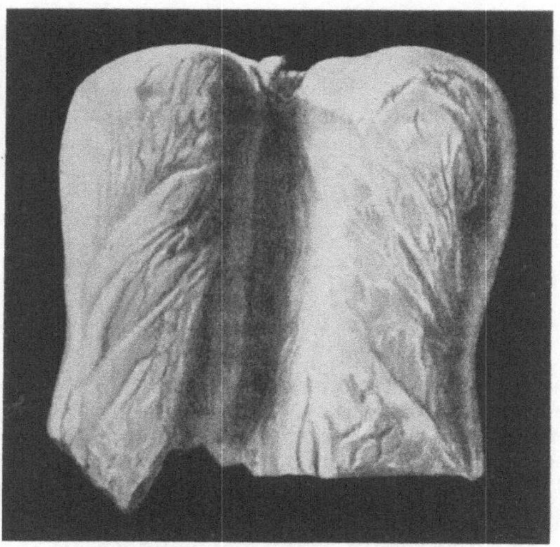

Abb. 73. Tief gehöhlte, unten verengte Nierennische.
(Gipsabguß nach WOLKOW und DELITZIN.)

im Gegensatz zur Wanderniere nicht beweglich, sondern fest an ihrer Lagerstelle gehalten.

Aber wenn auch Wandernieren nie angeboren sind, so werden sie doch,
allerdings ausnahmsweise, schon bei Kindern in den allerersten Lebensjahren
beobachtet. Dieses frühzeitige Auftreten wäre ohne angeborene Anlagen zur
Wanderniere nicht zu erklären. Solche Anlagen sind zu sehen in:

1. Ungewöhnlich langen oder außergewöhnlich tief aus der Aorta entspringenden arteriellen Nierengefäßen (Abb. 74).

2. Einer schwachen Entwicklung der bindegewebigen Befestigungsmittel der Niere, d. h. der Fascia perirenalis und der von ihr zu der Capsula propria ziehenden Bindegewebsstränge.

3. Einer flachen, nach unten breit offenen Form der paravertebralen Nierennische, wodurch das Hinabgleiten der Niere gegen das Abdomen wesentlich erleichtert wird (Abb. 75).

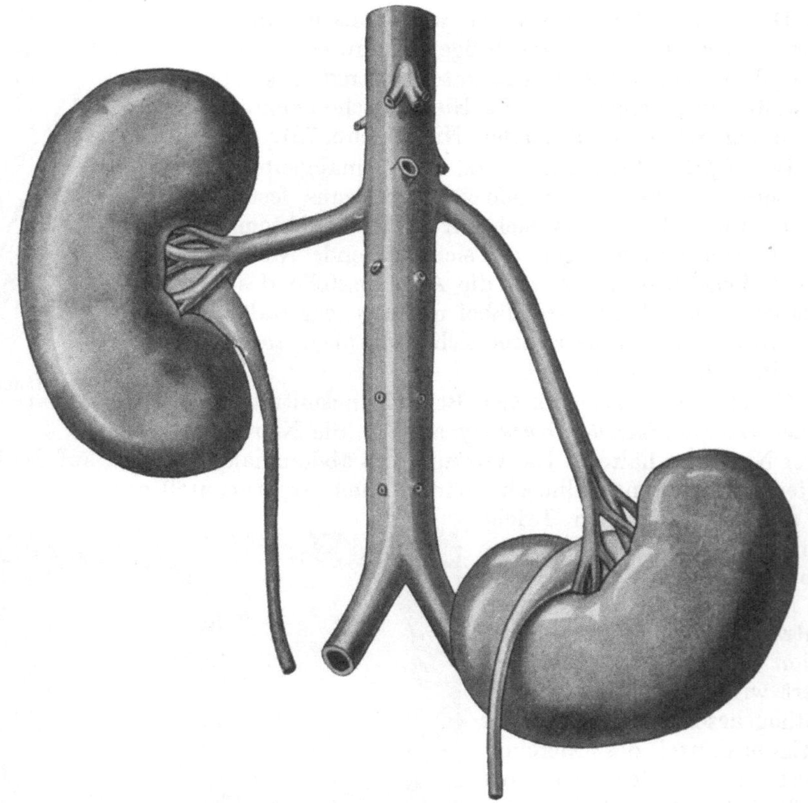

Abb. 74. Wanderniere mit verlängerter Arterie. (Pathol. Institut Basel.)

Diese flache, nach unten offene Form der Nierennische findet sich fast nie bei kurzem gedrungenem Körperbau, sondern fast ausnahmslos nur bei Individuen mit schlankem langem Thorax und verhältnismäßig breiten Hüften, bei Menschen, die außerdem auch eine ungewöhnliche Beweglichkeit der 10. Rippe haben (STILLERsches Zeichen). Die Spitze der 10. Rippe ist entweder ohne jede Verbindung mit dem Rippenbogen, oder doch, statt wie üblich durch eine Knorpelbrücke, nur durch lose Bindegewebsstreifen mit ihm verbunden.

Daß die rechte Niere viel häufiger als die linke eine ungewöhnliche Beweglichkeit zeigt, erklärt sich aus ihren angeborenen Eigenheiten. Sie liegt normalerweise mindestens fingerbreit tiefer als die linke Niere; sie ist zudem wegen ihrer Überlagerung durch die schwere Leber stark dem Zwerchfelldrucke ausgesetzt. Ferner ist die paravertebrale Nische rechts immer seichter und nach unten breiter offen als links.

Daß Frauen häufiger als Männer an Wanderniere leiden, hat seinen Grund in dem zur Wanderniere disponierenden langen, schmalen weiblichen Thorax, in dem breiten Becken des Weibes und der dadurch bedingten flachen, nach unten offenen Form der paravertebralen Nierennische.

Nur das Bestehen angeborener Anlagen zur Wanderniere erklärt das familiäre Auftreten des Leidens und dessen nicht selten beobachtete Vererblichkeit. Die Wanderniere ist sicherlich meist die Folge einer konstitutionellen Schwäche der Bindegewebsapparate.

II. Erworbene Ursachen der Wanderniere. Wenn auch unverkennbar angeborene Anlagen die Hauptschuld am Entstehen einer Wanderniere tragen, so können doch auch im späteren Leben erworbene Schädigungen des Körpers eine ungewöhnliche Beweglichkeit der Niere nach sich ziehen.

Besonders oft hat die Erniedrigung des intraabdominalen Druckes die Bildung einer Wanderniere zur Folge. So entsteht die Wanderniere sehr oft wegen einer Erschlaffung der Bauchdecken oder des Beckenbodens nach Geburten, nach rascher Entleerung eines Ascites, nach operativer Entfernung großer Bauchgeschwülste, nach Lähmungen der Bauchmuskulatur usw.

Auch eine starke Abmagerung des Körpers scheint oft zu großer Beweglichkeit der Nieren zu führen. Schuld daran trägt einerseits die mit dem Schwunde der perirenalen Fettkapsel eintretende Lockerung und Schwächung der die Niere haltenden Bindegewebe, andererseits die der raschen Abmagerung oft folgende Verminderung der Bauchdeckenspannung.

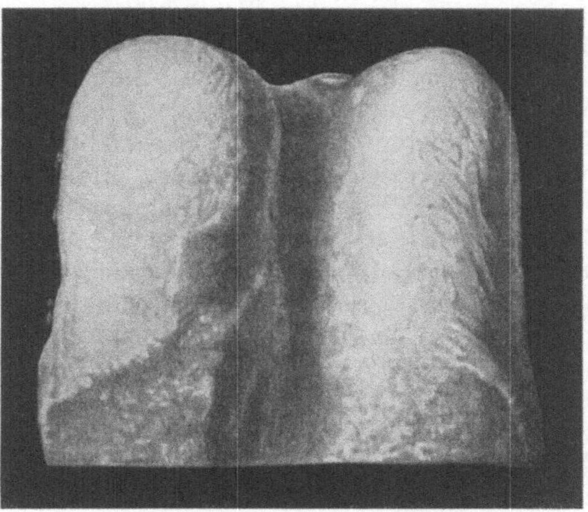

Abb. 75. Flache, nach unten weit offene Nierennische. (Gipsabguß von WOLKOW und DELITZIN.)

Daß skoliotische Verkrümmungen der Wirbelsäule die Niere aus ihrer Nische verdrängen und sie dadurch ungewöhnlich verschiebbar machen können, ist leicht verständlich. In ähnlicher Weise mag auch das jahrelange Tragen schnürender Korsette eine Wanderniere erzeugen. WOLKOW und DELITZIN konnten an der Leiche nachweisen, wie das Schnüren der Taille die Nierennische verflacht und zudem durch Druck auf die letzten Rippen die Niere aus ihrem Lager hinausdrängt.

Daß einmalige Traumen eine Wanderniere zur Folge haben können, ist nicht erwiesen. Wohl führen Kranke das Auftreten ihrer Wandernierenbeschwerden sehr oft auf eine Verletzung zurück und glauben durch einen Unfall ihre Niere „losgesprengt" zu haben. Es scheint sich damit aber ähnlich wie mit den Unfallhernien zu verhalten. Der Unfall steigert die Erscheinungen eines vordem schon bestehenden Leidens.

Ausgeschlossen ist es nicht, daß eine Gewalteinwirkung, welche die untersten Rippen plötzlich sehr heftig gegen die Wirbelsäule preßt, eine Niere in ihrem Lager lockern und nach unten drängen kann. Unwahrscheinlicher aber ist es, daß die Niere durch das Trauma sofort eine erhebliche Beweglichkeit erhält. Kann unmittelbar nach einem Unfalle eine Wanderniere festgestellt werden, so darf diese jedenfalls nicht als Unfallfolge angesprochen werden. Dagegen ist ein Zusammenhang zwischen Trauma und Wanderniere nicht sicher zu verneinen, wenn mehrere Wochen oder Monate nach dem Unfall eine abnorme Beweglichkeit der Niere beobachtet wird, während eine zufällig kurz vor dem Unfalle vorgenommene Untersuchung keine Wanderniere hatte erkennen lassen. An einen traumatischen Ursprung der Wanderniere ist aber dabei auch nur dann zu denken, wenn die Art des

Traumas die Annahme eines Einflusses auf die Beweglichkeit der Niere überhaupt zuläßt, so z. B. ein Fall auf beide Füße mit Gegenstoß auf die Nieren, ein plötzliches Anpressen der Rippen gegen die Wirbelsäule durch äußere Gewalt oder durch Muskelzug.

Eher als ein einmaliges Trauma vermögen oft sich wiederholende, die Nieren nach unten drängende Stöße, wie häufiger starker Husten, fast tägliches Heben schwerer Lasten, zu einer ungewöhnlichen Beweglichkeit der Nieren zu führen. Auch die Bildung einer Hydronephrose oder eines Nierentumors mag nach dem Gesetze der Schwere eine Nierensenkung und damit eine ungewöhnliche Beweglichkeit des Organs nach sich ziehen.

Von einzelnen Autoren, besonders GLÉNARD, wird die Wanderniere nicht als selbständiges Leiden anerkannt, sondern stets als Teilerscheinung einer Enteroptose, einer Senkung aller Baucheingeweide, betrachtet. Nach dieser Auffassung senkt sich in der Regel zuerst die Colonflexur, die dann allmählich die Niere nach sich zieht. Wenig später senken sich auch die anderen Abdominalorgane: Magen, Leber, Milz usw.

Gegenüber dieser Deutung ist immerhin zu betonen, daß, wenn auch die Wanderniere sehr oft als Teilerscheinung einer allgemeinen Enteroptose besteht, sie andererseits doch nicht selten für sich allein, als einzige Lageanomalie auftritt, ohne begleitende Senkung von Magen und Darm usw.

Symptome. Wie bereits eingangs erwähnt, bedingt eine ungewöhnlich große Beweglichkeit der Niere nicht immer Krankheitserscheinungen. Die hochgradigste Wanderniere kann vollständig beschwerdelos ertragen werden./ Es ist deshalb davor zu warnen, schwer zu deutende Abdominalbeschwerden ohne weiteres auf eine bei der Untersuchung nachgewiesene Wanderniere zurückzuführen. Diese Warnung ist um so mehr gerechtfertigt, als die Wanderniere auffällig oft bei Neurasthenikern gefunden wird, die sowieso häufig, auch ohne Wanderniere über vielerlei, in ihrer Art wechselnde Abdominalbeschwerden klagen, über Ziehen im Leibe, Druck und Krämpfe in Magen und Darm, Meteorismus, Verdauungsstörungen aller Art. Diese Beschwerden und die oft daneben bestehende Schwäche im Rücken, sowie die allgemeine Müdigkeit, sind meist nicht die Folge der nachweisbaren Wanderniere, sondern, wie die Wanderniere selbst, die Folge einer schwächlichen Konstitution.

Die häufige Verbindung von Neurasthenie und Wanderniere ist nicht zufällig. Der Asthenische hat nicht nur ein wenig widerstandsfähiges Nervensystem; er hat gleichzeitig auch einen schwächlichen, grazilen Körperbau, der zur allgemeinen Enteroptose disponiert und alle Eigenschaften aufweist, die eine ungewöhnliche Beweglichkeit der Niere leicht zulassen (flache Nierennische, bewegliche 10. Rippe, lockere Bindegewebefixation der Niere).

Natürlich kann die Wanderniere Mitschuld an den Abdominalbeschwerden Nervöser tragen. Die bei der ungewöhnlich starken Beweglichkeit der Niere unfehlbaren Zerrungen am Nierenstiel und der Druck der beweglichen Niere auf die Nachbarorgane werden von einem Menschen mit gesunden Nerven kaum beachtet, von einem mit krankhaft gereiztem Nervensystem aber schmerzhaft empfunden. Die Wanderniere kann die nervösen Beschwerden des Kranken steigern. In ihr liegt aber nicht der Hauptgrund der Beschwerden; dieser ist im kranken Nervensystem und dem schwächlichen Körperbau zu suchen. Das Hauptobjekt der Behandlung müssen deshalb die Nerven des Patienten, nicht seine bewegliche Niere sein.

Aber Kranke mit Wanderniere zeigen doch neben den erwähnten, in ihrer Art sehr wechselnden Abdominalbeschwerden, deren Zusammenhang mit dem Nierenleiden sehr oft fraglich ist, häufig ganz bestimmte Krankheitserscheinungen, die unbedingt lediglich auf die große Beweglichkeit der Niere, nicht auf eine begleitende Neurasthenie zurückzuführen sind. Es sind dies schmerzhafte Nierenkrisen, die nicht nur bei nervenschwachen, sondern auch sehr robusten Menschen zur Beobachtung kommen. Die lange Zeit beschwerdelos ertragene Wanderniere kann ganz plötzlich zu den heftigsten Schmerzanfällen führen. Nach einer starken körperlichen Anstrengung, wie nach dem Heben einer schweren Last oder nach häufig wiederholtem Emporheben der Arme, z. B. beim Wäschehängen oder dgl. setzen im Bereiche der beweglichen Niere plötzlich kolikartige Schmerzen ein. Sie strahlen unter rascher Steigerung ihrer Heftigkeit in den Rücken, in die Leiste und längs dem Harnleiter auch nach der Blase zu aus, nicht selten verbreiten sie sich auch auf den Oberschenkel. Sie sind begleitet von Herzklopfen, Pulsbeschleunigung, Schweißausbruch, Ohnmachtsgefühl, Übelkeit oder gar Erbrechen. Der Kranke hat häufigen Harndrang; die Harnausscheidung ist aber gering. Der Leib wird aufgetrieben, die Bauchmuskulatur gespannt. Die bewegliche Niere ist oft wegen der Spannung der Bauchdecken nicht deutlich zu fühlen. Ist sie zu fühlen, so scheint sie vergrößert; sie ist auf Druck derart empfindlich, daß der Kranke eine längere Palpation gar nicht zulassen will. Nach kurzer, manchmal aber erst nach stunden-, selbst tagelanger Dauer hört der Schmerzanfall plötzlich, wie er gekommen, wieder auf. Der vordem geringe Urinabfluß wird nach dem Anfall sehr reichlich, steigert sich zu einer wahren Harnflut.

Diese Polyurie ist nur zum kleinsten Teile bedingt durch die rasche Entleerung vordem im Nierenbecken gestauter Harnmengen. Sie ist vielmehr die Folge einer gewaltig gesteigerten Sekretion des Nierenparenchyms, ausgelöst durch die nach der Druckentlastung der Nieren auftretende aktive Hyperämie des Nierenparenchyms.

Es finden sich im Urin, auch wenn er vordem normal war, nach der Schmerzkrise Eiweiß, oft auch Cylinder und Blut. Die Hämaturie ist fast immer gering, nur sehr selten hochgradig.

Die Ursachen *dieser Nierenkrisen* ist wohl nur ausnahmsweise einzig in einer Zerrung der im Nierenstiel verlaufenden Nerven zu suchen; häufiger liegt sie in einer Urinverhaltung im Nierenbecken. Durch eine starke Senkung der Niere wird der Harnleiter, wenn er durch entzündliche Adhäsionen streckenweise in seiner Biegsamkeit behindert ist, manchmal plötzlich geknickt. Der Urinabfluß wird gehemmt, das Nierenbecken prall mit Urin gefüllt. Heftige Kolikschmerzen sind die Folge. Für die Richtigkeit dieser Erklärung des Schmerzanfalles spricht, daß eine Entleerung des Nierenbeckens durch den Katheter oft die Schmerzkrisen sofort beendigt. Andere Male gibt eine starke Blutanstauung in der Niere, bedingt durch die bei der Senkung und Pendelbewegung der Wanderniere unausbleibliche Dehnung und Drehung der Gefäße des Nierenstiels, den Anlaß zu den heftigsten Schmerzen (Stieldrehung). Die regelmäßig prämenstruell auftretende Hyperämie der Nieren ist der Grund, weshalb bei weiblichen Kranken die Schmerzen in der Wanderniere vorzugsweise zu Beginn der Menses sich geltend machen. Daß die schmerzhaften Krisen der Wanderniere andererseits während der Schwangerschaft oft ausbleiben, erklärt sich daraus, daß der wachsende, gravide Uterus die gesenkte Niere in ihre normale Lage zurückdrängt und dadurch die vordem durch die Nierensenkung bedingte Blut- und Harnstauung beseitigt.

Durch öftere Wiederholung der Anfälle von Harnverhaltung in der Wanderniere wird deren Nierenbecken allmählich erweitert. Es entwickelt sich manchmal aus der Wanderniere eine Hydronephrose. Bei vielen, selbst hochgradigen Wandernieren ist der Urin ganz normal. Aber die kongestive Hyperämie der Wanderniere bedingt immerhin häufig, selbst wenn sie nicht Schmerzen auslöst, eine Albuminurie. Diese ist bald andauernd, bald nur nach längerem Stehen des Kranken zu beobachten. Ab und zu entwickeln sich infolge der stets wiederkehrenden Zirkulationsstörungen in der Wanderniere nephritische Prozesse.

Die kongestive Schwellung und Harnverhaltung veranlagen die Niere zur Infektion. Erkrankungen der Wanderniere an eitriger Pyelonephritis und schließlich an Pyonephrose sind deshalb häufig. Es wird dabei durch perinephritische Prozesse die vordem bewegliche Niere oft in abnorm tiefer Lage fixiert.

Die Niere kann durch ihre Senkung und Drehung, entweder rein mechanisch oder durch Auslösen nervöser Reflexe, Funktionsstörungen ihrer Nachbarorgane bedingen. Eine gesenkte Niere kann durch ihren Druck auf das Colon den Durchpaß des Darminhaltes behindern; sie kann auch durch Zug am Lig. hepatoduodenale oder durch direkten Druck auf die Gallengänge den Gallenabfluß hemmen und dadurch Ikterus erzeugen. Die bei Kranken mit Wanderniere oft beobachtete Verzögerung der Magenentleerung ist wohl meist die Folge einer die Wanderniere begleitenden Enteroptose und einer allgemeinen Nervosität, nicht die Folge einer mechanischen Verengerung des Magenausgangs oder des Duodenums durch die gesenkte Niere.

Die **Diagnose** der Wanderniere bietet in der Regel keine Schwierigkeiten. Das Leiden findet sich vorzugsweise bei Kranken mit schlaffen Bauchdecken, also unter Verhältnissen, die ein Abtasten der Niere leicht machen. Man prüft die Niere auf ihre Beweglichkeit am besten in Rückenlage des Patienten. Nur selten ist es vorteilhafter, den Kranken in Seitenlage oder gar im Stehen zu untersuchen. Wohl sinkt im Stehen die Wanderniere tiefer herab; aber die Bauchdecken sind in dieser Körperlage stärker gespannt als in Seiten- oder Rückenlage, das Abtasten der Niere wird dadurch erschwert. Um die Niere deutlich zu fühlen, ist stets eine bimanuelle Palpation nötig. Mit der einen, flach geöffneten Hand, hinten in der Lende längs der 12. Rippe angelegt, wird die Körperwand im Lumbocostalwinkel eingepreßt, mit der anderen, von vorne her, die Fingerspitzen nach dem Rippenrand gerichtet, das Hypochondrium abgetastet (Abb. 1). Einer solchen bimanuellen Palpation entgeht die Wanderniere nur bei außerordentlich fetten oder ungewöhnlich stark gespannten Bauchdecken. Meist wird die bewegliche Niere bei jeder tiefen Inspiration unter dem Rippenbogen deutlich fühlbar. Sinkt sie stark herab, so kann die palpierende Hand zwischen oberem Nierenpol und Rippenrand eingepreßt und die Niere am Zurückgleiten während der Exspiration verhindert und, so festgehalten, genau abgetastet werden. Bei sehr schlaffen Bauchdecken ist der Hilus der Niere, ja sogar die Pulsation der dort eintretenden Nierengefäße deutlich fühlbar. Sowie die bewegliche Niere durch die palpierenden Hände nicht mehr festgehalten wird, gleitet sie während der Exspiration meist wieder nach oben in die Nierennische zurück, oder sie kann, wenn ihre Senkung so hochgradig ist, daß ein spontanes Hinaufgleiten ausbleibt, doch sehr leicht durch einen leisen Druck unter den Rippenbogen zurückgeschoben werden. Dieses *plötzliche Hinaufgleiten des betasteten Organs in die Nierennische* ist ein sehr charakteristisches Merkmal der Wanderniere; es läßt diese meist leicht von anderen Bauchtumoren unterscheiden. Wenn aber dieses Symptom infolge Verwachsungen der gesenkten Niere verloren geht, oder sein Nachweis durch fette oder stark gespannte Bauchdecken erschwert ist, dann kann es schwierig werden, die Wanderniere von anderen im Hypochondrium gelegenen Tumoren sicher zu unterscheiden. Über diese Schwierigkeiten hilft die Pyelographie leicht hinweg. Diese zeigt deutlich die Lage der Niere, die Beweglichkeit des Organs beim Wechsel vom Liegen zum Stehen, gibt auch Aufschluß über Verformung des Ureters und Drehung des Nierenbeckens durch die abnormen Lagewechsel der Niere.

Differentialdiagnose. Einer rechtsseitigen Wanderniere ähnlich fühlt sich die prallgefüllte *Gallenblase* an. Vor Verwechslungen schützt die Beobachtung, daß die prallgefüllte Gallenblase, selbst wenn sie stark nach außen verschiebbar ist, bei Nachlassen des Druckes immer wieder, ganz besonders aber bei linker Seitenlage des Patienten, medianwärts zurücksinkt und nie, wie die Wanderniere, nach oben außen in die Nierennische gedrängt werden kann. Im Gegensatz zur Wanderniere ist die Gallenblase auch immer leichter seitlich, als von unten nach oben verschiebbar. An ihr ist zudem fast immer ein gegen die Leber zu führender Stiel zu erkennen.

Auch ein *Schnürlappen* der *Leber* kann bei der Palpation eine Wanderniere vortäuschen, wenn er statt der meist platten eine rundliche Form annimmt. Er ist, wie die Wanderniere, respiratorisch verschieblich und zeigt bei bimanueller Palpation ein starkes Ballotement. Es wird aber die palpatorische Unterscheidung des Leberschnürlappens von einer Wanderniere bei sorgfältiger Untersuchung in Seitenlage des Kranken doch meist gelingen. Es wird in der Regel möglich, die Verbindung zwischen der Leber und ihrem Schnürlappen zu fühlen, oft auch hinter dem Schnürlappen der Leber die Niere deutlich abzutasten. Besteht, was nicht so sehr selten ist, neben einem Schnürlappen der Leber gleichzeitig auch eine Wanderniere, so kann der die Niere überlagernde Leberlappen die Größe der herabgesunkenen Niere überschätzen lassen und dadurch zur Annahme einer Hydronephrose oder eines Nierentumors verleiten. Der Irrtum ist durch Beachtung des quer über die Niere verlaufenden Leberrandes zu vermeiden, sowie durch Funktionsprüfungen und Röntgenaufnahmen der Niere.

Die *Wandermilz* ist durch ihre typische Form, durch die an ihrem scharfen Vorderrand gelegene, tiefe Einkerbung von der linksseitigen Wanderniere leicht zu unterscheiden.

Nicht selten werden *Colontumoren*, besonders die verhältnismäßig stark beweglichen Tumoren des Coecums, irrtümlich als Wanderniere gedeutet. Vor diesem diagnostischen Fehler bewahrt die Überlegung, daß der Colon- oder Coecumtumor keine respiratorische Verschieblichkeit zeigt, sich auch nicht, wie die Wanderniere, stark von unten nach oben, sondern fast ausschließlich nur seitlich hin und her, jedenfalls nie in die Nierennische verschieben läßt. Der Dickdarmtumor wird außerdem durch die in seiner Folge auftretenden Darmstörungen und den Blutgehalt der Faeces charakterisiert, sowie auch durch das Radiogramm des mit Barium gefüllten Darms. Natürlich werden andererseits cystoskopisch nachweisbare Funktionsstörungen der Niere, wie z. B. eine verspätete Indigoausscheidung, eher bei Nierenleiden als bei Darmtumor zu finden sein. Schließlich können die letzten Zweifel durch ein Pyelogramm behoben werden.

Pankreascysten, Pyloruscarcinome, Mesenterialcysten sind im Gegensatze zur Wanderniere nie gänzlich in die Nierengegend zurückschiebbar; sie fallen stets wieder an ihren ursprünglichen Standort zurück, auch wenn sie, wie z. B. eine Cyste im Pankreasschwanz, stark beweglich sind. *Ovarialcysten* lassen sich durch ihre Verbindung mit den Beckenorganen von der Wanderniere unterscheiden. Bleibt es zweifelhaft, ob ein im Abdomen gefühlter Tumor eine Wanderniere ist oder nicht, so soll immer wieder die Nierennische bei tiefer Atmung abgetastet werden. Wird das eine oder andere Mal neben dem fraglichen Abdominaltumor der untere Pol der Niere fühlbar, so ist dadurch die Frage, ob der gefühlte Bauchtumor eine Wanderniere ist, sofort in negativem Sinne entschieden.

Die akuten Nierenkrisen bei Wanderniere können zu Verwechslungen der Wanderniere mit *Appendicitis, Cholecystitis* oder *Gallensteinen,* auch zur fälschlichen Annahme von *Nieren-* oder *Uretersteinen* führen. Die genaue Beachtung der Schmerzlokalisation und des ganzen Verlaufes der Krise wird aber meist die richtige Diagnose stellen lassen. Speziell der Appendicitis gegenüber unterscheidet sich die Schmerzkrise der Wanderniere durch das Fehlen eines auffälligen Entspannungsschmerzes am Peritoneum.

Schwerer als die Wanderniere zu erkennen, ist zu entscheiden, ob die vom Kranken geklagten Beschwerden wirklich durch die starke Beweglichkeit der Niere, oder aber durch andere krankhafte Veränderungen bedingt sind. Am sichersten sind die in der Folge von Harnverhaltung und Hyperämie auftretenden Nierenkrisen als direkte Folgen der allzu großen Beweglichkeit der Niere zu deuten. Immerhin ist auch da stets zu bedenken, daß, wie gesagt, Nierensteine, Nierentuberkulose, Nephritis ähnliche Schmerzanfälle auslösen können, und diese Krankheiten zudem ab und zu mit einer Wanderniere vergesellschaftet sind. Es ist deshalb, wenn auch nach Abklingen eines Schmerzanfalles bei Wanderniere Albuminurie, Hämaturie und Pollakiurie längere Zeit fortbestehen, jedenfalls immer genau zu untersuchen, ob die ungewöhnliche Beweglichkeit die einzige Krankheit der Niere ist, oder ob das Organ noch anderweitige Veränderungen zeigt, die mehr noch als die Beweglichkeit Schuld an dem vom Patienten geklagten Nierenbeschwerden tragen. Fehlen Zeichen von Stein, Tuberkulose oder Nephritis, so ist immer auch noch zu prüfen, ob nicht in der beweglichen Niere dauernd, auch zwischen den Nierenkrisen, Harn im Nierenbecken verhalten bleibt, die Wanderniere hydronephrotisch zu entarten beginnt. Eine stärkere Harnstauung würde sich durch die auffällige Größenzunahme der Niere geltend machen. Eine geringe Harnstauung ist aber nicht durch Palpation, sondern erst durch die bei der Chromocystoskopie bemerkbare Verspätung der Farbstoffausscheidung aus dem Ureter zu erkennen, sicherer durch Sondierung des Nierenbeckens und durch Pyelographie.

Ob die von Kranken mit Wanderniere häufig geklagten Magen- und Darmbeschwerden oder die das Krankheitsbild so oft beherrschenden nervösen Erscheinungen auf die abnorme Beweglichkeit der Niere zurückzuführen sind oder nicht, ist meist recht schwierig zu entscheiden. Nur eine sehr genaue Prüfung des Magen- und Darmtractus und vor allem des Nervensystems wird ein richtiges Urteil erlauben. Recht oft wird sich zeigen, daß mehr als die Veränderungen an der Niere, eine allgemeine Enteroptose oder eine ausgesprochene Neurasthenie Ursache der geklagten Beschwerden sind.

Therapie. In der Behandlung der Wanderniere ist Vielgeschäftigkeit vom Übel. Macht eine Wanderniere keine Beschwerden, so soll sie auch nicht behandelt werden, selbst wenn ihre Beweglichkeit sehr groß ist. Am besten wäre, dem Kranken von seiner Lageanomalie gar nicht Kenntnis zu geben. Da aber sicher einer der nächstkonsultierten Ärzte sich nicht wird enthalten können, den Kranken auf das Bestehen einer Wanderniere hinzuweisen, ist es angezeigt, die Lageanomalie der Niere dem Kranken nicht zu verheimlichen. Sie muß aber als etwas Alltägliches und Harmloses hingestellt werden. Andernfalls wird der Kranke, durch den Gedanken an die in seinem Leibe wandernde Niere erschreckt, von der Stunde ab allerlei vordem nie beachtete Beschwerden in der Nierengegend empfinden.

Ist ein Kranker mit stark beweglicher Niere von Abdominalbeschwerden geplagt, so ist, bevor therapeutische Maßnahmen empfohlen werden, genau zu prüfen, ob die bewegliche Niere irgendwelche Funktionsstörungen zeigt, ob Harnverhaltung im Nierenbecken, ob Albuminurie besteht. Ferner muß genau erwogen werden, ob nicht nur scheinbar die Wanderniere, in Wahrheit aber andere krankhafte Veränderungen der Bauchorgane oder Erkrankungen des Nervensystems die vom Kranken geklagten Beschwerden verursachen.

Erst wenn eine sorgfältige Untersuchung die Krankheitssymptome wirklich als Folge der Wanderniere erscheinen läßt, soll ein Festhalten der beweglichen

Niere versucht werden. Dies soll vorerst durch *orthopädische* und allgemein *hygienisch-diätetische* Maßnahmen geschehen. Von allen Faktoren, die zur Fixation der Niere beitragen, ist der intraabdominale Druck am leichtesten durch nichtoperative Hilfsmittel zu beeinflussen. Er ist bei schlaffen Bauchdecken, wie sie bei Wanderniere meist gefunden werden, am raschesten zu steigern durch das Tragen einer Leibbinde, wodurch ein gleichmäßiger, allseitiger Druck auf die Bauchdecken ausgeübt wird. Bei kahnförmigem Bauche ist das Tragen einer Bandage wertlos.

Zahlreiche Modelle von Leibbinden entsprechen diesem Zwecke: Binden aus mit Gummi durchzogenem Stoff, wie die vielverwendete GLÉNARD-Binde, oder Binden aus elastischem trikotartigem Gewebe. Der feste Sitz der Leibbinde muß außer durch einen dem Kranken gut angepaßten Schnitt auch durch die Oberschenkel umgreifende Riemen gesichert werden oder durch die Befestigung der Binde an den Strümpfen oder die Verarbeitung der Binde mit dem Korsett zu einem Stück. Die Binden sollen immer im Liegen angelegt werden.

Der breit auf das Abdomen einwirkende Druck der *Leibbinde* hält die Wanderniere viel zuverlässiger und besser in ihrer Nische zurück als die früher empfohlenen, noch jetzt nicht ganz aus dem Gebrauch verschwundenen, harten oder elastischen Pelotten, die, an der Leibbinde befestigt, die Niere festhalten sollen. Wird der Pelottendruck so stark gesteigert, daß er wirklich die Niere zurückdrängt, so wird er vom Kranken nicht lange ertragen. Wird aber der Druck vermindert, so schlüpft die bewegliche Niere unter der Pelotte hindurch und wird dann von dieser, statt an richtiger, an unrichtiger Stelle zurückgehalten, meist auch nicht unerheblich gezerrt und dadurch geschädigt.

Den intraabdominalen Druck durch irgendwie von außen auf die Bauchdecken wirkende Gewalt zu steigern, ist stets ein Notbehelf. Besser ist es, den intraabdominalen Druck durch physiologische Hilfsmittel normal zu gestalten. Dazu dient vor allem die *Kräftigung* der schlaff gewordenen Bauchmuskulatur. Diese ist zu erreichen durch gymnastische Übungen der Bauchmuskeln, z. B. durch regelmäßig geübtes Aufrichten des Oberkörpers aus horizontaler Körperlage bei verschränkten Armen und flach auf dem Boden ausgestreckten Beinen, oder durch andere geeignete Rumpfturnübungen.

Der Wanderniere kann außer durch Steigerung des intraabdominalen Druckes auch durch *Mehrung* des *perirenalen Fettgewebes* Halt gegeben werden. Je mächtiger die perirenale Fettschicht ist, um so mehr werden die sie durchlaufenden bindegewebigen Fixationsstränge der Niere gespannt und um so besser der untere Ausgang der Nierennische durch ein Fettpolster verlegt. Bei mageren und schwächlichen Individuen, die an Wanderniere leiden, ist deshalb eine reichliche Ernährung mit Fett und Kohlenhydraten, der medikamentöse Gebrauch von Malzpräparaten u. dgl. ganz am Platze.

Bei den meisten Kranken mit Wanderniere ist neben allen diesen Maßnahmen die *psychische Behandlung* von größtem Belang. Es muß ihnen immer wieder klar gemacht werden, daß eine Wanderniere keine schlimme Krankheit ist und daß die ihr zugeschriebenen Beschwerden zum großen Teile die Folge allzu ängstlicher Selbstbeobachtung sind. Diese Versicherung, verbunden mit den geschilderten orthopädischen und diätetischen Maßnahmen, macht viele der Kranken beschwerdefrei.

Bei anderen aber mißlingen diese Heilversuche. Die Klagen über die bewegliche Niere verstummen nicht. Der Kranke ist an längerem Stehen oder Gehen behindert; er wird häufig von ziehenden Schmerzen in der Nierengegend, die sich anfallsweise zu heftigen Nierenkrisen steigern, befallen. Da drängt sich natürlich schließlich die Frage auf, ob nicht durch operatives Festheften der Niere, durch die *Nephropexie*, das Leiden bekämpft werden soll. Trotz des Fehlschlagens der bisherigen Behandlung ist aber die Indikation zur Operation auch jetzt nur nach sehr reiflicher Überlegung zu stellen. Die Gefahr des Eingriffes ist ja wohl klein. Aber leider sind auch die Heilerfolge bei nicht sorgfältiger Wahl der Fälle gering. Die Nephropexie behebt nur die rein mechanischen Folgen der großen Nierenbeweglichkeit; sie beseitigt die Zerrungen am Nierenstiel und die Harnstauung im Nierenbecken. Das Nervensystem des Kranken wird aber durch den operativen Eingriff nicht gebessert, meist geschädigt. Wenn nicht zufällig der Chirurg einen stärkeren psychischen Einfluß auf den Kranken ausübt als der vorher das Leiden unblutig behandelnde Arzt, so werden die Klagen der nervösen Kranken, trotz guter Fixation der Niere, nach dem Eingriff nicht schwinden. Sie werden vielleicht ihre Art, nicht aber ihre Stärke wechseln.

Einen gewichtigen Beleg für den großen Anteil des psychischen Faktors bei der operativen Heilung der Wanderniere bringt ungewollt GRECHEN, ein Verfechter weitgehend operativer Behandlung der Wanderniere. Er teilt mit, daß die besten Operationserfolge erzielt werden, wenn die Kranken nach der Operation noch monatelang vom Chirurgen weiterbehandelt werden, daß dagegen häufige Mißerfolge zu verzeichnen sind, wenn die Nachbehandlung der Operierten einem anderen Arzt überlassen wird.

Besonders bei den Kranken mit allgemeiner Enteroptose bringt die Nephropexie nur selten eine wesentliche Besserung. Die Klagen über die Wanderniere werden nach der Nephropexie abgelöst durch Klagen über den tiefstehenden Magen, über den vorgefallenen Uterus oder über andere gesenkte Organe. Wehe der Psyche des Kranken, wenn ein Chirurg durch diese endlosen Klagen verleitet, sich auf Raffung und Haftung dieser Organe einläßt. Zur Zurückhaltung in der operativen Behandlung der Wanderniere mahnt auch die Beobachtung, daß bei den meisten Patienten mit Vorschreiten des Alters die Wandernierebeschwerden spontan schwinden, selbst wenn die Beweglichkeit der Niere nicht nachläßt. Meines Erachtens ist deshalb die Nephropexie bei Wanderniere nur angezeigt, wenn eine erhebliche Harnstauung im Nierenbecken oder eine andere merkliche Funktionsstörung der beweglichen Niere (Albuminurie, Cylindrurie usw.) vorhanden ist. Die Pyelographie darf nicht dazu verleiten, bei der geringsten Verbreiterung des Nierenbeckenschattens eine Wanderniere festzunähen. Erst wenn deutliche Funktionsstörungen der Niere sich geltend machen, ist die Nephropexie am Platze.

Zur operativen Fixation der Niere ist eine unendliche Zahl von *Operationsverfahren* angegeben worden. Der Grund des häufigen Fehlschlagens der operativen Therapie wurde irrigerweise immer wieder in technischen Mängeln der Operationsmethode, statt in der fehlerhaft gestellten Operationsanzeige gesucht. Eine Nephropexie, die wegen Anfällen von Harnstauung vorgenommen wird, bringt fast immer guten Heilerfolg, wenn sie sachgerecht, gleichgültig ob nach dieser oder jener der mitgeteilten Operationsmethoden, ausgeführt wurde. Wird aber wegen allgemeiner Enteroptose oder nur wegen nervöser Beschwerden die Wanderniere festgenäht, dann geben alle Operationsmethoden unbefriedigende Resultate.

Es sind unter den vielen Operationsverfahren 3 Gruppen zu unterscheiden:

1. Befestigung der Niere durch *Nähte*, die das *Nierenparenchym durchgreifen*.

Bei dem früher gebräuchlichsten GUYONschen Verfahren wird die Wanderniere durch 3—4 die Niere quer durchbohrende Nähte an der untersten Rippe und der Muskelwand angenäht.

2. Festheftung der Niere ohne Verletzung des Nierenparenchyms. Die *Fixationsnähte* fassen nur die *fibröse Nierenkapsel*.

Bei diesem Verfahren wird die Niere mehr oder weniger ausgedehnt entkapselt, die Kapsel in mehrere, nur im Gebiete des Hilus noch festhaftende Lappen getrennt, mit Nähten gefaßt und an die Rippen und die Muskulatur befestigt, oder aber es werden Nierenkapselstreifen um die 12. Rippe geschlungen oder die 12. Rippe durch die Nierenkapsel durchgespießt und derart die Niere mittels ihrer eigenen Kapsel an der 12. Rippe aufgehängt.

3. *Fixation* der *Niere* durch *transplantierte Fascienlappen* oder ihrer Nachbarschaft entnommene *Muskelzügel*.

Dabei werden der fascia lata femoris größere Lappen oder Streifen entnommen und um den unteren Teil der Niere geschlungen und teils an der Nierenkapsel, teils an der Muskulatur, sowie am Rippenbogen befestigt. Die Niere hängt im transplantierten Fasciengewebe wie in einer Hängematte. Bei anderen Verfahren wird die Niere mit einem vom unteren Ansatze gelösten Streifen des musculus ileopsoas oder des quadratus lumborum umschlungen und an der 12. Rippe aufgehängt.

Alle diese Arten der Nephropexie werden extraperitoneal, von einem Lumbalschnitt aus, vorgenommen; nur ausnahmsweise wurde ein transperitoneales Vorgehen empfohlen. Immer ist sorgfältig darauf zu achten, die Niere in einer Lage zu befestigen, durch welche eine Knickung des Harnleiters vermieden und der Urinabfluß aus dem Nierenbecken gesichert wird. Andernfalls hat die Nephropexie die Bildung einer Hydronephrose zur Folge.

G. Die nichttuberkulösen, eitrigen Entzündungen der Niere und des Nierenbeckens.

I. Pyelitis.

Die Pyelitis entsteht durch das Eindringen von Bakterien in das Nierenbecken. Wohl gibt es auch Entzündungen des Nierenbeckens, die ohne Mitwirkung von Bakterien auftreten, die lediglich die Folge chemischer Reizung der Schleimhäute durch medikamentösen Gebrauch von Canthariden, Copaivabalsam usw. sind. Diese letzteren Formen der Pyelitis sind aber so selten und klinisch von so geringer Bedeutung, daß sie neben den bakteriellen Pyelitiden praktisch außer Betracht fallen.

Pathogenese. Die entzündungserregenden Bakterien können auf 3 verschiedenen Wegen in das Nierenbecken gelangen:

1. durch die Harnleiter aus der Blase aufsteigend *(ascendierende* oder *urogene Infektion)*,

2. durch den Blutkreislauf in die Niere verschleppt und von dieser in das Nierenbecken ausgeschieden (*descendierende* oder *hämatogene Infektion*, Ausscheidungsinfektion),

3. durch die Lymphbahnen in die Wand des Nierenbeckens eindringend *(lymphogene Infektion)*.

Die *ascendierende* oder *urogene Infektion* des Nierenbeckens schließt sich meist einer infektiösen Erkrankung der unteren Harnwege an. Sie kann aber auch ohne vorausgehende Entzündung der Blase oder Harnröhre zustande kommen.

Die Schleimhäute der Blase und der Harnröhre sind eindringenden Keimen gegenüber widerstandsfähiger als die Nierenbeckenschleimhaut; es können deshalb in die unteren Harnwege eingedrungene Bakterien unter Umständen erst nach ihrem Aufstieg ins Nierenbecken Infektionserscheinungen auslösen.

Die Erklärung, wieso Entzündungserreger gegen den Harnstrom durch den Harnleiter aus den unteren Harnwegen in das Nierenbecken aufsteigen können, ist für die Bakterien mit starker Eigenbewegung, z. B. für die Colibakterien gegeben. So wie der Fisch stromaufwärts zu schwimmen vermag, so vermögen sich auch bewegliche Bakterien gegen den Harnstrom von der Blase in das

Nierenbecken hinaufzuarbeiten. Natürlich wird ihr Aufstieg durch jede Verlangsamung des Harnstroms im Harnleiter erleichtert. Strikturen der Harnröhre, Prostatahypertrophie, überhaupt alle zur Harnstauung führenden Erkrankungen schaffen deshalb besonders günstige Verhältnisse zur Entwicklung einer aufsteigenden Nierenbeckeninfektion.

Schwieriger zu erklären ist, wie bewegungslose Bakterien, z. B. Staphylokokken und Gonokokken, aus der Blase in das Nierenbecken hinaufgelangen. Daß sie aus der Ureterschleimhaut allmählich von der Blase zur Niere hinaufwuchern, ist jedenfalls selten. Sonst würde die Ureterschleimhaut nicht so häufig, trotz gleichzeitig bestehender Cystitis und Pyelitis, ohne Entzündung gefunden werden. Aus klinischen und experimentellen Beobachtungen ist zu schließen, daß die Bakterien meist rein passiv von der Blase in das Nierenbecken verschleppt werden. Ein momentaner Wechsel der Harnstromrichtung durch retrograde Ureterperistaltik kann dies bewirken.

Es ist in Tierversuchen nachgewiesen, daß plötzliche, heftige Kontraktionen des Blasendetrusors bei mäßig gefüllter Blase zeitweilig den Ureterverschluß zu überwinden vermögen und den Blaseninhalt stoßweise durch die Ureteren in das Nierenbecken hinauftreiben können. Ähnliches kommt wohl auch beim Menschen vor, besonders wenn bei entzündeter, krampfartig sich zusammenziehender Blase der Harn vom Kranken willkürlich in der Blase zurückgehalten wird. Derart erklären sich die oft stoßweise auftretenden Nierenschmerzen, welche Kranke bei willkürlicher Harnverhaltung während eines heftigen Harndranges empfinden. Ein Rückfluß des Blaseninhaltes in die Ureteren läßt sich auch manchmal cystoskopisch erkennen. Man sieht im Blasenmedium schwimmende Eiterfetzen in die Ureteren hineinschlüpfen. Den untrüglichsten Beweis eines zeitweiligen Rückflusses von Blaseninhalt in die Ureteren geben aber Radiogramme der mit Kontrastflüssigkeit gefüllten Blase. Auf diesen ist manchmal, wenn während der photographischen Aufnahme Harndrang sich einstellt, ein Aufsteigen des Blaseninhaltes bis zum Nierenbecken deutlich sichtbar (sog. vesicoureteraler Reflux, Abb. 51).

Die *hämatogene Infektion* oder *Ausscheidungsinfektion* des Nierenbeckens ist in ihrer Entwicklung leicht zu überblicken. Bei jeder Infektionskrankheit des Körpers können zeitweilig Bakterien im Blute kreisen. Sie werden durch das Blut in die Niere verschleppt und können von dieser mit dem Harn in das Nierenbecken ausgeschieden werden. Wohl läßt ein funktionell und anatomisch vollständig intaktes Nierenparenchym die durch das Blut ihm zugeführten Bakterien nicht in den Urin übertreten. Aber es scheint nur sehr geringer funktioneller Schädigungen der Nierenzellen durch Bakterientoxine oder durch Störungen der Blutzirkulation in der Niere zu bedürfen, um den Bakterien den Durchtritt durch die Niere ins Nierenbecken zu ermöglichen. Jedenfalls lassen sich in Nieren, deren Sekret Bakterien enthält, nicht immer anatomische Veränderungen des Gewebes nachweisen. Es besteht auch bei vielen Infektionskrankheiten eine Ausscheidung von Bakterien durch den Harn, ohne daß Zeichen einer Nierenkrankheit vorliegen. In der Regel aber verursachen die mit dem Blutstrome in die Nieren gebrachten und von dieser in das Nierenbecken ausgeschiedenen Bakterien während ihrer Durchwanderung durch die Niere in deren Gewebe deutliche Entzündungserscheinungen. Die hämatogene Pyelitis ist deshalb außerordentlich oft mit einer Entzündung der Niere verbunden (Pyelonephritis). Von Infektionskrankheiten, die besonders oft zu Pyelitis Anlaß geben, sind zu erwähnen Enteritiden aller Art, Dysenterie, Cholera, Variola, Angina, Diphtherie, Erysipel, Scharlach, Abdominaltyphus, Masern, Influenza. Es tritt die Pyelitis zudem häufig auf nach Furunkel, Panaritien, Parotitis, Osteomyelitis, nach Kieferhöhlen- und Zahnwurzeleiterungen.

Ob eine *lymphogene Infektion* des Nierenbeckens vorkommt, ist noch umstritten. Daß eine die Umgebung des Nierenbeckens befallende Entzündung, z. B. eine retroperitoneal, von der Appendix oder den Parametrien aufsteigende

Entzündung auf das Nierenbecken übergreifen kann, ist unzweifelhaft. Ob aber durch Vermittlung der Lymphbahnen auch metastatisch, ohne Erkrankung des zwischenliegenden Gewebes, so z. B. aus der entzündeten Harnblase längs des Ureters oder aus dem katarrhalisch gereizten Darme durch die perirenalen Lymphgefäßnetze Bakterien in das Nierenbecken einzudringen vermögen, ist noch nicht sicher erwiesen. Zahlreiche Beobachtungen machen das Vorkommen einer solchen Infektionsweise wahrscheinlich. Besonders bei der rechten Niere scheint ein Überwandern der Keime vom Darme her leicht, weil zwischen Dickdarm und der rechten Niere eine direkte Lymphgefäßverbindung besteht.

Auf welchem Wege auch immer die Entzündungserreger in das Nierenbecken gelangen, ihr Eindringen an sich allein genügt noch nicht, um eine Pyelitis zu erzeugen. Sehr oft ist eine starke Ausscheidung von Colibakterien durch die Nieren (Colibakteriurie) oder eine Ausscheidung von Typhusbacillen (Bacillurie bei Typhuskranken) ohne begleitende Entzündung des Nierenbeckens zu beobachten. Demnach bedarf es offenbar zur Entwicklung einer Pyelitis außer der Invasion von Bakterien auch noch irgendeiner *Schädigung des Nierenbeckenepithels*, wodurch dessen natürliche Abwehrkraft gegen Bakterien vermindert und das Festhaften und Eindringen der Bakterien in die Nierenbeckenwand erleichtert wird. Diese Schädigungen brauchen allerdings nicht hochgradig zu sein. Es genügt eine *Auflockerung* des Epithelbelages, eine *venöse Blutüberfüllung* der Schleimhaut, wie sie als Folge einer Erkältung des Körpers oder eines in der Nachbarschaft der Niere sich abspielenden, entzündlichen Prozesses, z. B. einer Enteritis, sich einstellt, wie sie auch regelmäßig vor den Menses und während der Gravidität auftritt. Besonders hochgradig wird das Nierenbecken zur Infektion disponiert durch jede, auch nur geringgradige *Harnstauung*, gleichgültig welchen Ursprungs sie ist. Ferner wird eine Disposition zur Infektion geschaffen durch Stein- oder Tumorbildung im Nierenbecken oder durch Eindringen von Parasiten oder Parasiteneiern (Echinococcus, Filaria sanguinis, Eier des Distomum haematobium) in das Nierenbecken. Auch alle Erkrankungen, welche zu einer Schwächung des Gesamtorganismus und damit zu einer Verminderung der Widerstandsfähigkeit der Schleimhäute führen, wie Tuberkulose, Anämie usw. leisten der Entwicklung einer Pyelitis Vorschub.

Auf welchem Wege die Infektion das Nierenbecken erreicht, ist im Einzelfalle *schwer zu erkennen*. Das klinische Bild gibt dafür keine zuverlässigen Anhaltspunkte. Selbst wenn die Pyelitis anschließend an Cystitis oder Urethritis entstand, ist damit noch keineswegs ein Aufsteigen der Infektion durch die Harnwege erwiesen. In der Harnblase oder in der Harnröhre wuchernde Keime können sehr wohl statt durch Aufstieg in den Harnwegen durch Vermittlung des Blutkreislaufes in die Niere gelangen und, von dieser in das Nierenbecken ausgeschieden, eine Pyelitis erzeugen.

Wenn z. B. der Sondierung einer Harnröhrenstriktur oder dem Katheterismus einer infizierten Blase eine akute Pyelitis auf dem Fuße folgt, so ist dabei eher an eine hämatogene als an eine durch die Harnwege aufsteigende Infektion des Nierenbeckens zu denken. Denn es lassen sich bei solchen Kranken im Beginne des sog. Katheterfiebers, noch bevor die Zeichen der Pyelitis auftreten, im Blute dieselben Bakterien wie im Harn kulturell nachweisen.

Ebenso unsicheren Aufschluß über den Infektionsweg wie das klinische Bild gibt der anatomische Befund am entzündeten Nierenbecken. Bei jeder Infektionsweise, ob ascendierend, ob descendierend, ist die Nierenbeckenschleimhaut gerötet und gequollen, bedeckt mit Schleim oder fibrinös-eitrigen Belägen, durchsetzt von kleinen knotigen Infiltraten. War die Infektion sehr heftig, so finden sich oberflächliche Erosionen oder tiefreichende Geschwüre der Nierenbeckenschleimhaut. Trüber, eitriger Urin füllt das Nierenbecken. Die Niere selbst kann dabei, ebensowohl bei der hämatogenen Ausscheidungsinfektion, wie bei der urogenen, aufsteigenden Infektion einige Zeit vollständig frei von Entzündungserscheinungen sein. Aber auch wenn die Niere an der Entzündung teilnimmt, lassen sich aus deren anatomischen Veränderungen keine sicheren Rückschlüsse auf den Weg der Infektion ziehen (s. eitrige Nephritis S. 174). Ob neben dem Nierenbecken auch die unteren Harnwege entzündet sind oder nicht, ist ebenfalls ohne Beweiskraft für den Infektionsweg.

Als *Entzündungserreger* finden sich bei Pyelitis weitaus am häufigsten, d. h. bei 70—80% aller Fälle, Bakterien aus der Gruppe der Coli, dann die verschiedenen Arten von Staphylo- und Streptokokken, der Bacillus Friedländer, viel seltener der Proteus Hauser, die Typhus- oder Paratyphusbacillen, Influenzabacillen, der Bacillus pyocyaneus, der Gonococcus, Pneumococcus, Micrococcus lanceolatus.

Der Befund von Colibakterien sagt über den Ausgangspunkt der Infektion nichts aus. Colibakterien kommen unter normalen Verhältnissen in der Vulva der Frau, beim Manne im Präputialsack und in der Harnröhre vor. Bei ihrer starken Eigenbewegung wäre es erklärlich, daß sie unter Mithilfe begünstigender, mechanischer Bedingungen oftmals durch die Harnröhre in die Blase und von dort in das Nierenbecken aufsteigen. Es scheinen aber auch die im Darme in unendlicher Menge wuchernden Colibakterien schon bei verhältnismäßig geringer Läsion der Darmschleimhaut die Darmwand durchwandern zu können und mit dem Blut- oder Lymphstrom in die Nieren oder in das Nierenbecken zu gelangen.

Auch alle anderen Erreger der Pyelitis können sowohl auf dem Blut- wie dem Lymphwege oder durch die Harnwege in das Nierenbecken verschleppt werden. Daß auch die Gonokokken nicht immer nur aufsteigend aus der Blase in das Nierenbecken eindringen, sondern auch hämatogen zur Infektion des Nierenbeckens führen, ist erwiesen.

Hin und wieder werden scheinbar *aseptische Pyelitiden* beobachtet: Es finden sich mikroskopisch wohl zahlreiche Leukocyten, aber keine Bakterien im Nierenbeckenharn. Oftmals liegt dieser aseptischen Pyelitis eine bis dahin unerkannt gebliebene Tuberkulose der Harnwege zugrunde; jedenfalls ist beim Befund bakterienfreien aber eiterhaltigen Harns stets nach Tuberkelbacillen als Ursache des Leidens zu forschen.

Manchmal sind aber sicher nichttuberkulöse aseptische Pyelitiden zu beobachten, die möglicherweise durch noch unbekannte Entzündungserreger bedingt sind (vgl. aseptische Pyurie S. 110).

Häufig ist eine aseptische Pyelitis vorgetäuscht durch außerordentliche Bakterienarmut des Harns. Die durch die üblichen Eitererreger entstandene Pyelitis nimmt dank geringer Virulenz der Bakterien oder ungewöhnlich guter Resistenz des Organismus einen günstigen Verlauf. Die Bakterien mindern rasch in Zahl, schwinden so weit, daß sie nicht mehr mikroskopisch, nur noch kulturell nachweisbar sind; die Leukocytendurchwanderung der infizierten Schleimhaut hält aber unter der Nachwirkung der Infektion noch längere Zeit an. Mit dieser Erklärung stimmt überein, daß die aseptische Pyurie des Nierenbeckens, wenn keine Tuberkulose vorliegt, manchmal durch selbst schwach antiseptische Nierenbeckenspülungen sehr rasch zum Schwinden zu bringen ist.

Alle Formen der Pyelitis können *ein- oder beidseitig* auftreten. Ein bloß einseitiges Auftreten wird häufiger rechts als links beobachtet.

Pathologische Anatomie. Die Infektion des Nierenbeckens erzeugt je nach der Heftigkeit der Gewebereaktion verschiedenartige anatomische Bilder. Manchmal zeigt die Schleimhaut des Nierenbeckens lediglich Schwellung, Rötung und Abschilferung der Epithelien (pyelitis simplex catarrhalis), andere Male aber auch stark eitrige Sekretion (pyelitis purulenta) und Bildung einzelner Geschwüre (pyelitis ulcerosa). Durch Bildung oberflächlicher Nekrosen kommt es manchmal zum Abstoßen großer Membranen (pyelitis membranacea). Nicht immer bleibt die Entzündung auf die Mucosa und Submucosa beschränkt (pyelitis superficialis), sie greift oft auch auf die Muscularis des Nierenbeckens über (pyelitis interstitialis), wodurch sie zu schwerer Schädigung der harnaustreibenden Kräfte des Nierenbeckens und dadurch zu Harnstauung führt.

Bei langem Bestande der Entzündung bilden sich in der Schleimhaut des Nierenbeckens oft zahlreiche, über die Schleimhaut vorragende, grau-weißliche Lymphknötchen (pyelitis granularis) oder durch Wucherung und drüsenartige Verzweigung BRUNNscher Epithelnester in das Nierenbecken vorragende Zöttchen (pyelitis polyposa). Durch Bildung kleiner Hohlräume in abgeschnürten BRUNNschen Epithelnestern entstehen manchmal zahlreiche kleine Cystchen auf der Nierenbeckenschleimhaut (pyelitis cystica). Sowohl die pyelitis granularis als die pyelitis cystica sind als Folge einer unspezifisch entzündlichen Gewebereaktion auf die verschiedenartigsten Infektionserreger aufzufassen.

Klinisch bedeutungsvoll ist, daß durch starke Entwicklung polypöser Wucherungen und Cystenbildung an der Abgangsstelle des Ureters eine Abflußhemmung des Urins entstehen kann.

Durch lange dauernde, entzündliche, nicht spezifische oder tuberkulöse Reizung der Nierenbeckenschleimhaut kann ausnahmsweise eine Metaplasie des Nierenbeckenepithels in verhorntes Plattenepithel entstehen, eine *Leukoplakie* des Nierenbeckens. Viel seltener entsteht eine solche Leukoplakie ohne vorgehende Entzündung.

Symptome. Die Pyelitis bildet kein sehr scharf umschriebenes Krankheitsbild. Ihre Krankheitserscheinungen finden sich zum Teil auch bei anderen infektiösen Erkrankungen der Harnorgane. Da die Pyelitis außerdem außerordentlich oft mit entzündlichen Veränderungen in der Niere oder mit Entzündungen der unteren Harnwege verbunden ist, so vermischen sich ihre Symptome häufig fast untrennbar mit den Krankheitserscheinungen der sie begleitenden Nieren- und Blaseninfektion.

Drei *Hauptsymptome* sind für die Pyelitis besonders charakteristisch:
1. *Pyurie* mit Bakteriengehalt des Urins,
2. *Schmerzen in der Nierengegend* und
3. *Fieber* in unregelmäßig sich wiederholenden Anfällen.

Eiter und *Bakterien* fehlen im Harn bei Pyelitis nur bei einem momentanen Verschluß des zum erkrankten Nierenbecken gehörigen Harnleiters. Sie sind sonst immer so reichlich, daß sie den Harn deutlich trüben. Dieser setzt beim Stehen im Glas ein eitriges Sediment ab, das auch bei nur mäßiger Pyurie massiger und dichter ist als das Harnsediment bei Cystitis. Wie bei allen heftigen Entzündungen der Harnwege sind bei Pyelitis neben Eiter und Bakterien oft rote Blutkörperchen im Harn. Die früher allgemein gültige Meinung, der Pyelitisharn zeichne sich gegenüber dem Harn bei Cystitis durch die Beimischung geschwänzter, ziegelartig übereinander geschichteter Epithelien aus, hat sich als unrichtig erwiesen. *Es gibt keine typischen Nierenbeckenepithelien.* Die als solche geschilderten, geschwänzten Epithelien finden sich auch in den tiefen Schichten der Blasenschleimhaut, nicht nur im Nierenbecken. Für eine Mitbeteiligung der Nieren am Entzündungsprozeß spricht cytologisch einzig der Befund von kubischen Nierenzellen oder von Cylindern.

Der *Eiweißgehalt* des Harns ist bei bloßer Pyelitis in der Regel nicht hochgradig. Er beträgt höchstens $^1/_4{}^0/_{00}$. Größere Eiweißmengen sind meist die Folgen einer die Pyelitis begleitenden Nephritis (Pyelonephritis).

Die *Urinmenge* ist im Beginne der Pyelitis vermindert; später wird sie vermehrt unter gleichzeitigem Sinken des spezifischen Gewichtes. Die Wasserausscheidungsproben sowie die übrigen Funktionsprüfungen der Niere geben bei Pyelitis einen normalen Befund. Eine nachweisbare Einbuße der Nierenfunktion findet sich nur, wenn die Niere selbst miterkrankt ist, oder wenn eine erhebliche Harnstauung im Nierenbecken besteht.

Über *Schmerzen in der Nierengegend* klagt der Kranke bei Pyelitis fast immer; selten verläuft die Krankheit völlig schmerzlos. Die Schmerzen sind verschiedener Art. Meist beschränken sie sich auf ein andauerndes Druck- oder Spannungsgefühl oder gar nur auf eine Druckempfindlichkeit im Bereiche der Niere. Andere Male aber kann durch entzündliche Schwellung der Nierenbeckenschleimhaut der Harnabfluß zeitweilig so stark gehemmt werden, daß dadurch *Nierenkoliken* ausgelöst werden, die ähnlich verlaufen wie Steinkoliken, ohne aber je deren Heftigkeit zu erlangen. Die Bauchdecken- und Lendenmuskulatur ist auf der Seite des erkrankten Nierenbeckens immer stärker gespannt als auf der gesunden Seite. Eine Vergrößerung der erkrankten Niere ist nicht immer wahrnehmbar. Da die Pyelitis sehr oft mit Cystitis verbunden ist, klagen die Kranken außer über Schmerzen in der Nierengegend auch über solche in der Blase und Harnröhre, ferner auch über *vermehrten* und heftigen *Harndrang*. Letzterer wird hin und wieder auch bei Fehlen einer Cystitis beobachtet. Er scheint rein reflektorisch durch die Entzündung des Nierenbeckens ausgelöst werden zu können.

Fieber fehlt im Verlaufe des Leidens fast nie, wenn es auch bei wenig virulenter Infektion und chronischem Verlaufe manchmal nur kurz dauernd und geringgradig ist. In der Regel setzt es mit Beginn der Pyelitis heftig, sogar unter Schüttelfrost ein, hält sich einige Tage durch hoch, meist über 39^0 und sinkt plötzlich oder allmählich ab. Dieser über mehrere Tage sich erstreckenden Fieberpause folgt aber plötzlich wieder ein neuer, starker Anstieg der Temperatur, der, wie der erste, wieder nach kurzem schwindet. Dadurch, daß solche Rückfälle mehrere Male in ungleichen Zwischenräumen sich wiederholen, erhält die Fieberkurve der Pyelitis etwas Charakteristisches (Abb. 76). Werden während des Fieberanstieges Blutimpfungen vorgenommen, so sind nicht selten kulturell im Blute Bakterien nachweisbar, und zwar solche gleicher Art wie im Harn. Die Wiederkehr des Fiebers ist oft durch ein Aufflackern der Infektion bedingt, durch eine vermehrte Bakterieninvasion oder eine Ausbreitung der Entzündung auf bis dahin noch gesunde Gebiete, so z. B. durch das Übergreifen vom einen auf das andere Nierenbecken. Andere Male aber sind die Schwankungen der Temperatur wahrscheinlich lediglich bedingt durch Schwankungen des Druckes im infizierten Nierenbecken.

Wird der Harnabfluß behindert, so steigt das Fieber an; ist der Abfluß frei, so sinkt die Temperatur. Deshalb ist auch oft zu beobachten, daß kurz vor oder während des Fieberanstieges der Harn klarer wird (Behinderung des Eiterabflusses), daß mit seiner erneuten Trübung das Fieber abfällt (Entleerung des Nierenbeckens von Eiter). Jedenfalls scheint die Nierenbeckenschleimhaut Bakterientoxine leicht zu resorbieren und die Bakterienleiber verhältnismäßig leicht in die Lymphbahnen aufzunehmen. Beobachtungen an Pyelogrammen lassen keinen Zweifel, daß bei gefülltem Nierenbecken nicht selten ein pyelo-venöser Rückfluß stattfindet, Bakterien aus dem Nierenbecken direkt in die Venenbahnen eindringen können.

Durch die starke Resorption von Bakterientoxinen aus dem Nierenbecken und durch das zeitweilige Eindringen der Bakterien in den Kreislauf wird das *Allgemeinbefinden* des Kranken *geschädigt*. Die Gesichtsfarbe bekommt trotz der durch das Fieber geröteten Haut einen graugelben Unterton; die Zunge wird trocken, rissig, die Atmung oberflächlich, rasch, der Puls beschleunigt und oft klein. Nicht selten treten an den Herzklappen Geräusche auf als Zeichen beginnender *Endokarditis*. Dabei machen sich auch Magen- und Darmstörungen geltend, Appetitlosigkeit, Erbrechen, Verstopfung oder Durchfall. Dauert die Toxinschädigung lange an, so entwickelt sich eine Myokarditis, eine trübe

Schwellung von Nieren, Leber, Milz, und es geht der Kranke unter den Erscheinungen der Sepsis zugrunde. Vermögen die Bakterien aus dem Nierenbecken in das Blut einzudringen, so kann sich eine letal endende *Pyämie* mit Endokarditis und mit zahlreichen metastatischen Abscessen entwickeln. Häufiger als eine allgemeine Pyämie schließt sich der Pyelitis eine lokale, eitrige Entzündung des Nierengewebes, eine Pyelonephritis an, welche, wenn doppelseitig, durch Bildung zahlreicher Abscesse in beiden Nieren oder durch Entwicklung einer beidseitigen Schrumpfniere das Leben durch Urämie bedroht.

Ein so bösartiger Verlauf der Pyelitis ist aber die Ausnahme. Er findet sich fast nur bei Pyelitiden, die durch Staphylo- oder Streptokokken verursacht sind. Die viel häufigeren Coliinfektionen verlaufen meist gutartiger. Die Colibakterien haben geringere Fähigkeit in das Gewebe einzudringen, sie gehen auch in der Blutbahn rasch zugrunde.

Bei allen milderen Infektionen bessert sich nach den ersten stürmischen Erscheinungen das Allgemeinbefinden des Kranken. Die Temperatur bleibt nach mehreren Fieberanfällen normal. Der Harn klärt sich. Vollkommen bakterienfrei wird er aber erst nach längerer Zeit, bei Coliinfektion oft überhaupt nicht mehr. Es bleiben bald nur vereinzelte, bald zahlreiche Colibakterien dauernd im Harn zurück, oft in Begleitung von spärlichen Eiterkörperchen, andere Male ohne solche (reine Bakteriurie). Die Bakterien vegetieren oft wie bloße Saprophyten, ihre Angriffskraft und die Abwehrmacht des Körpers halten sich die Waage, bis durch irgendwelche Schädigung der Harnorgane das Gleichgewicht gestört wird, die Bakterien wieder die Übermacht erlangen und neuerdings einen Anfall von Pyelitis auslösen. Bei Frauen

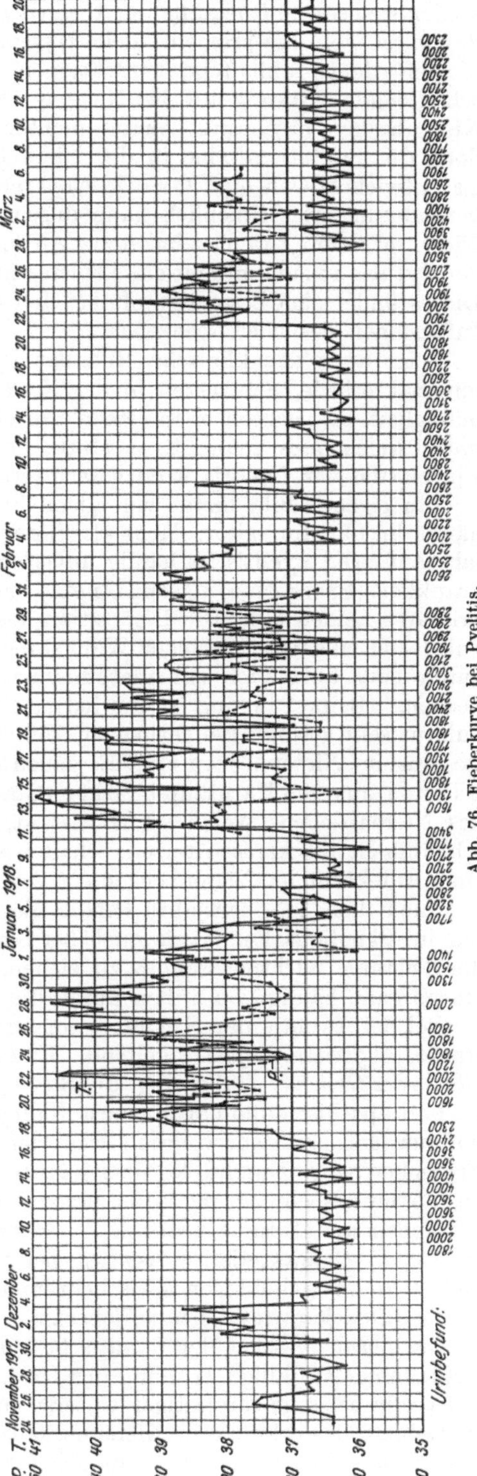

Abb. 76. Fieberkurve bei Pyelitis.

stellen sich solche Rückfälle der Pyelitis besonders vor den Menses ein. Ursache davon ist wohl die prämenstruelle Hyperämie der Schleimhäute.

Sehr lange anhaltende Infektionen des Nierenbeckens bleiben nie ohne schädigende Wirkung auf das Nierengewebe. Wenn auch die Infektion auf das Nierenbecken beschränkt bleibt, nicht auf die Niere übergreift, so vermögen doch die Bakterientoxine in der Niere Degenerationsprozesse zu verursachen. Es entwickelt sich eine *toxische Nephritis* mit Blutdrucksteigerung und Herzveränderungen. Schließlich kann durch zunehmende Störung der beidseitigen Nierensekretion Urämie eintreten. Ab und zu bleibt die akute Anfangsperiode der Pyelitis aus und nimmt das Leiden von vornherein einen chronischen Verlauf. Dieses findet sich besonders oft bei den aus unteren Harnwegen aufsteigenden Infektionen des Nierenbeckens.

Zeigt auch das klinische Bild der Pyelitis in seinen Grundzügen: Pyurie mit Bakteriurie, Schmerzen in der Nierengegend, Fieber, eine gewisse Gleichmäßigkeit, so wechselt es in seinen Einzelheiten je nach den Begleitumständen, unter welchen es entsteht, so stark, daß die Beschreibung einiger typischer Einzelarten der Pyelitis wohl gerechtfertigt ist.

Ein eigenes Bild bietet vor allem die **pyelitis infantum**. Sie ist besonders häufig im Säuglingsalter. Mehr als $^3/_4$ der Kinderpyelitiden treten im 1. Lebensjahr auf. Die Pyelitis ist häufig unverkennbar Folge einer anderen Infektionskrankheit (Pneumonie, Masern, Angina usw.). Andere Male tritt sie als scheinbar primäres Leiden auf. Die Disposition des Säuglings zu Pyelitiden beruht wohl auf dessen allgemein geringer Widerstandskraft gegen jede Infektion, zu einem guten Teile aber auch auf anatomischen Verhältnissen des kindlichen Nierenbeckens. Beim Säugling ist die harnaustreibende Kraft der Nierenbeckenmuskulatur sehr gering. Bei geringster Abflußbehinderung stellt sich deshalb Harnstauung im Nierenbecken ein. Es geben schon die bei Säuglingen so oft beobachteten, aus dem Harnsäureinfarkt entstandenen kleinen Harnsäurekonkremente des Nierenbeckens Anlaß zu Harnstauung. Da sie zudem die Nierenbeckenschleimhaut mechanisch reizen, schaffen sie günstige Bedingungen zum Haften einer Infektion im Nierenbecken.

Nach dem 3. Lebensjahre befällt die Pyelitis fast ausschließlich Mädchen; nur im Säuglingsalter ist sie auch bei Knaben häufig. Daraus ist wohl der für die Therapie wichtige Schluß zu ziehen, daß bei Mädchen die Infektion der Harnorgane häufig von außen durch die Harnröhre eindringt.

Bei der Pyelitis der Kinder, besonders der Säuglinge, machen sich immer starke *Allgemeinsymptome* geltend. Eines der auffälligsten ist die *wachsartige Blässe des Gesichts*. Dabei zeigt die Blutuntersuchung keine Anämie. Die Kinder sind oft apathisch und haben eine auffällige Steifigkeit des Rückens, des Nackens und der Extremitäten, wodurch leicht der Verdacht auf Meningitis erweckt wird. Erbrechen und Durchfälle sind häufig, seltener Konvulsionen mit Cyanose und Atmungsbehinderung. Bei besonders schweren Pyelitiden werden Hautblutungen und Ikterus beobachtet. Hohes Fieber im Beginne des Leidens ist die Regel. Charakteristisch ist, wie bei der Pyelitis der Erwachsenen, daß das Fieber in unregelmäßigen Zwischenräumen lange Zeit immer wieder plötzlich heftig aufflackert (cyclisches Fieber).

Die *Lokalsymptome* der Pyelitis beschränken sich bei den Kindern auf eine nicht immer auffällige Trübung des Urins durch Eiter und Bakterien und eine meist nur bei sehr sorgfältiger Untersuchung erkennbare Druckempfindlichkeit im Gebiete des erkrankten Nierenbeckens. Wenn neben der Pyelitis auch eine Cystitis besteht, so weisen die häufigen Miktionen und die Schmerzäußerungen der Kleinen beim Harnen auf eine Erkrankung der Harnwege hin. Solche

Blasensymptome fehlen aber häufig während der ganzen Dauer des Leidens. Deshalb wird dann auch die Pyelitis bei Kindern oft übersehen. Davor schützt nur die Regel, bei jedem unregelmäßigen Fieber kleiner Kinder den Urin nicht nur ein-, sondern mehrere Male genau auf seinen Eiter- und Bakteriengehalt zu prüfen. Auch bei unmerklicher Trübung des Urins ist dies nicht zu unterlassen.

Bei der pyelitis infantum werden fast ausschließlich Colibakterien als Entzündungserreger gefunden, nur äußerst selten Staphylokokken, Streptokokken oder andere Eitererreger.

Die Pyelitis ist bei Säuglingen ein sehr ernstes Leiden; sie führte vor der Ära der modernen Chemotherapie in 5—8% der Fälle zum Tode. Bei den Überlebenden heilt sie in der Regel vollständig aus, ohne wie so oft bei den älteren Kindern und den Erwachsenen, eine Bakteriurie und damit eine Disposition zu häufigen Rückfällen zu hinterlassen. Es dauert allerdings manchmal auch bei Kindern lange, bis nach Abklingen der akuten Symptome der Harn wieder vollkommen eiter- und bakterienfrei wird.

Eine zweite, besonders erwähnenswerte Art der Pyelitis ist die **Deflorationspyelitis**. Bei ihr geht die Infektion des Nierenbeckens von Hymenalrissen aus. Sie setzt bei frisch verheirateten Frauen meist mit sehr hohem Fieber und recht starken, an eine Peritonitis mahnenden Abdominalbeschwerden ein. Cystitissymptome sind manchmal nur angedeutet, andere Male stark ausgesprochen. Die vorgefaßte Meinung, es handle sich um eine gonorrhoische, ascendierende Infektion des Unterleibes, läßt den Arzt die Pyelitis oft verkennen. Die richtige Diagnose ist aber leicht. Eine Druckempfindlichkeit der Niere fehlt fast nie. Im Harn finden sich, statt der erwarteten Gonokokken, meist Colibakterien, selten andere, banale Eitererreger. Auch Urethral- und Vaginalsekret wird gonokokkenfrei gefunden.

Die Deflorationspyelitis nimmt trotz der im Beginne oft schweren Erscheinungen fast stets einen günstigen Verlauf. Sie hinterläßt aber häufig latente Entzündungsherde in den Harnwegen und gibt dadurch später oft Anlaß zum Auftreten einer Schwangerschaftspyelitis.

Die **Schwangerschaftspyelitis** wird weitaus am häufigsten während der ersten Schwangerschaft beobachtet, und zwar in der Regel in deren zweiten Hälfte. Intravenöse Pyelogramme lassen keinen Zweifel mehr, daß während der Schwangerschaft in beiden Nierenbecken und Ureteren häufig Harnstauung sich einstellt. Als Ursache sind hormonale Veränderungen zu betrachten, die lähmend auf Nierenbecken- und Uretermuskulatur einwirken. Außerdem bedingt aber auch der Druck des graviden Uterus auf die Ureteren Störungen des Harnabflusses. Die Schwangerschaftspyelitis tritt weit häufiger rechts als links auf, wohl weil infolge der Dextroversio des Uterus, dessen Druck sich mehr am rechten als am linken Ureter in Harnstauung auswirkt. Daß wirklich der Druck des graviden Uterus im Ureter den Harn staut, geht daraus hervor, daß der Ureter bei Schwangerschaftspyelitis immer erst oberhalb seiner Kreuzungsstelle mit der Linea innominata, wo er dem Drucke des Uterus nicht ausweichen kann, erweitert und mit Stauharn gefüllt gefunden wird. Daß diese Harnstauung neben der in der Schwangerschaft nie fehlenden Auflockerung und Kongestion der Schleimhäute die Disposition zur Pyelitis bedingt, ist unzweifelhaft.

Bei Sondierung des infizierten Nierenbeckens fließt der Urin nicht nur in rascher Tropfenfolge durch den Ureterkatheter aus, sondern oft im Strahle. Urinabgang unter Druck erfolgt meist schon, sobald der Katheter im Ureter die Höhe der Linea innominata überschreitet.

Bei der Graviditätspyelitis wiegen, wie bei der Kinderpyelitis, die Allgemeinsymptome vor den lokalen vor. Das Fieber ist meist hoch und anhaltend, die

Atmung beschleunigt, die Zunge trocken, die Gesichtsfarbe leicht cyanotisch, der Puls rasch und häufig klein. Nach der Geburt, die nicht selten zu frühzeitig eintritt, schwindet die Harnstauung und damit gehen alle heftigen Erscheinungen der Pyelitis zurück. Das Nierenbecken bleibt aber meist noch längere Zeit eiter- und bakterienhaltig. Zur Bekämpfung der Schwangerschaftspyelitis ist heute der Abort oder die künstliche Frühgeburt fast nie mehr nötig.

Wenn die modernen Harnantiseptica versagen, genügt meist ein einziger Katheterismus des Nierenbeckens, um durch Entleerung des im Ureter und im Nierenbecken unter hohem Drucke stehenden Stauharns die heftigen Symptome, wie Fieber, septisches Aussehen, Schmerzen usw. zu beseitigen. Andere Male sind mehrmalige Nierenbeckenspülungen dazu nötig.

Bei *Männern* tritt die Pyelitis vorzugsweise nach Erkrankungen auf, die zu Harnstauung führen. Besonders häufig entwickelt sie sich bei Harnröhrenstrikturen, bei Prostatahypertrophie und bei Nierensteinen. Auch im Gefolge der Gonorrhoe stellt sie sich hin und wieder ein. Sie ist dabei selten durch die Gonokokken, viel öfter durch eine Mischinfektion erzeugt.

Diagnose. Hat ein Kranker eitrigen Harn, hohes Fieber, Schmerzen in der Nierengegend, zudem gar noch eine fühlbare Anschwellung der einen Niere, dann ist bei ihm am Bestehen einer Pyelitis oder Pyelonephritis kaum zu zweifeln. Schon der Nachweis von Fieber mit Pyurie macht, selbst wenn Schmerz und Druckempfindlichkeit in der Nierengegend fehlen, eine Infektion der oberen Harnwege wahrscheinlich. Eine bloße Cystitis, selbst heftigster Art, führt sozusagen nie zu wesentlichen Temperatursteigerungen. Auf die Mitbeteiligung der Niere am Entzündungsprozeß des Nierenbeckens weist ein hoher Eiweißgehalt des Urins hin, zuverlässiger noch eine klinisch merkbare Funktionsstörung des erkrankten Organs (s. S. 177). Fehlen aber, wie das bei akuter sowohl wie bei chronischer Pyelitis oft der Fall ist, bei einem Kranken mit Pyurie klinisch nachweisbare Veränderungen an der Niere, fehlen Nierenschmerzen, sind auch, wie in den chronischen Fällen so häufig, die Anfälle von Fieber unbedeutend und kurz dauernd, so daß sie ohne regelmäßige, in kurzen Pausen wiederholte Messungen der Beobachtung entgehen, dann ist die Pyelitis schwerer zu erkennen.

Zu entscheiden, ob der im Harn ausgeschiedene Eiter aus dem Nierenbecken stammt oder nur die Folge einer Erkrankung der unteren Harnwege ist, wird schwer, ohne Cystoskopie sogar unmöglich.

Der früher so oft als charakteristisch für Pyelitis geschilderte Befund von geschwänzten Epithelien im Harnsediment ist, wie schon betont, diagnostisch bedeutungslos. Solche Epithelien können sowohl aus den tiefen Schichten der Blasenschleimhaut, wie aus dem Nierenbecken stammen. Dagegen sind im Harnsediment beobachtete Nierencylinder oder typische kubische Nierenzellen ein untrügliches Zeichen einer Nierenerkrankung. Sie beweisen aber nicht, daß es sich um eine Infektion der Niere oder des Nierenbeckens handelt. Cylinder und kubische Nierenzellen können auch ohne Pyelitis oder eitrige Pyelonephritis bei heftiger Cystitis und bei anderen eitrigen Erkrankungen der unteren Harnwege als Folge rein toxischer Reizung der Niere dem Urin sich beimischen. Die bei schwerer Pyelitis ab und zu beobachtete Erscheinung, daß bei Blasenspülungen das nach und nach klarer abfließende Spülwasser zeitweilig plötzlich wieder stark eitrig-trübe wird oder daß nach der Blasenspülung durch den in der Blase liegen gelassenen Katheter sehr rasch wieder trüber Harn abfließt, ist auch kein zuverlässiger Beweis für das Bestehen einer Pyelitis. Es kann die rasche Trübung des kurz vordem sauberen Blaseninhaltes statt durch Zufluß von eitrigem Nierenharn erzeugt sein durch Einfließen von Eiter aus einem

Blasendivertikel oder aus einer vereiterten Prostata oder aus einem in die Blase durchgebrochenen Absceß der Adnexe, des Blinddarms usw. Den sicheren Nachweis der Pyelitis erlaubt nur die Cystoskopie, oft sogar erst, wenn sie mit Uretersondierung verbunden wird.

Damit soll keineswegs empfohlen werden, bei jeder akuten, eitrigen Infektion der Harnwege, die einen Verdacht auf Pyelitis erweckt, sofort die Cystoskopie zur Klärung der Diagnose vorzunehmen. Es ist im Gegenteil vor einer voreiligen Anwendung des Cystoskopes bei akuter Pyurie zu warnen. Sehr leicht wird durch diesen diagnostischen Eingriff eine noch akute Urethritis, Prostatitis oder Cystitis verschlimmert und eine Epididymitis ausgelöst. Noch gefährlicher ist die Nierenbeckensondierung im Beginne der Pyelitis. Sie kann durch mechanische Läsion der Schleimhäute von Ureter oder Nierenbecken oder durch das Auslösen eines pyelo-venösen Reflux Anstoß zur Bakteriämie geben. Andererseits darf aber nicht aus Scheu vor allfälliger Reizung der Harnorgane mit der Cystoskopie gar zu lange gezögert werden. Wenn die übliche interne Therapie die Pyurie nicht schwinden macht, Blasenspülungen erfolglos sind, der Verdacht auf Pyelitis oder Pyelonephritis sich deshalb verstärkt, dann muß unbedingt zur Sicherung der Diagnose und zur Ermöglichung einer richtigen lokalen Therapie (Nierenbeckenspülungen usw.) vorerst eine Cystoskopie, später allfällig auch ein Ureterenkatheterismus ausgeführt werden, trotz der Gefahr einer momentanen Reizung der akut entzündeten Harnwege.

Ohne jegliches Zaudern muß die Cystoskopie bei jeder chronischen Pyurie vorgenommen werden. Hier soll nie die Behandlung begonnen werden, bevor durch Cystoskopie festgestellt ist, ob die oberen Harnwege an der Infektion mitbeteiligt sind oder nicht.

Die Cystoskopie läßt manchmal an der deutlich sichtbaren Trübung des aus dem Harnleiter ausgespritzten Harns den renalen Ursprung der Pyurie erkennen. Oft aber wird erst durch die Ureterensondierung und die mikroskopische Untersuchung des aus dem Harnleiter oder dem Nierenbecken aufgefangenen Urins der Nachweis einer Infektion des Nierenbeckens möglich. Den Entscheid, ob außer dem Nierenbecken auch das Nierengewebe erkrankt ist, bringt nur eine mit der Cystoskopie und Uretersondierung verbundene Funktionsprüfung der Nieren. Bei der reinen Pyelitis, ohne Miterkrankung der Niere, werden alle Prüfungen der Nierenfunktion normale Werte geben. Wenn sich auf der Seite des infizierten Nierenbeckens eine Verminderung der Sekretionsfähigkeit der Niere zeigt (verzögerte Farbstoffausscheidung, geringer Harnstoffabgang), so darf daraus auf das Bestehen einer Pyelonephritis oder Pyonephrose geschlossen werden. Wohl bedingt auch eine Harnstauung im Nierenbecken, die mit Pyelitis nicht selten verbunden ist, eine Störung der Nierenfunktion. Aber diese Verbindung von Harnstauung mit Pyelitis wird wohl immer sehr rasch zur Infektion der Niere führen, so daß aus der Funktionsstörung wohl meist mit vollen Recht auf eine Mitbeteiligung der Niere am Entzündungsprozeß geschlossen werden darf.

Mit der Feststellung des Bestehens einer Pyelitis ist die diagnostische Aufgabe nicht erledigt. Es bleibt den Ausgangspunkt der Infektion, die Ursache der Pyelitis herauszufinden und die Begleitumstände klarzulegen, welche die Heilung der Pyelitis erschweren mögen. Wie dies zu geschehen hat, kann nicht in allen Einzelheiten geschildert werden. Jeder Krankheitsfall stellt neue Aufgaben. In erster Linie ist stets die Art der Infektionserreger zu bestimmen. Dazu genügt bei akuter Pyelitis in der Regel eine Methylenblaufärbung des Sedimentausstriches von frisch- entleertem Harn. Bei chronischen Pyelitiden ist dagegen nie zu versäumen, nach Tuberkelbacillen im Harnsediment zu forschen; denn nicht selten ist hinter der scheinbar banalen Infektion des Nierenbeckens eine Tuberkulose der Harnorgane verborgen. Ferner ist ein Radiogramm angezeigt, da nicht selten ein Nierenstein die Infektion unterhält. Genügen diese Untersuchungen nicht zur Abklärung des Krankheitsbildes, so ist ohne Zögern ein Pyelogramm zu machen. Oftmals werden Veränderungen in der Form des Nierenbeckens oder Störungen seiner Dynamik das hartnäckige

Haftenbleiben der Eiterkeime im Nierenbecken erklären. Die intravenöse Pyelographie bietet auch bei infiziertem Nierenbecken keine Gefahren, wohl aber, selbst bei Gebrauch völlig reizloser Kontrastmittel, die Füllung des Nierenbeckens durch den Ureterkatheter. Die Verschleppung von Keimen aus dem Nierenbecken in die Blut- oder Lymphbahnen ist bei der Füllungspyelographie nie sicher zu vermeiden.

Schließlich sei auf die leider alltägliche Erfahrung hingewiesen, daß Symptome der Pyelitis recht oft irrtümlich als Zeichen einer Appendicitis oder gar einer Cholecystitis mißdeutet werden.

Die Gefahr der Verwechslung von Pyelitis mit Appendicitis ist besonders groß, wenn die Pyelitis ohne Blasenbeschwerden verläuft, auch ohne auffällige Harnveränderungen und deshalb eine mikroskopische Untersuchung des Harns unterlassen wird. Bei jedem Appendicitisverdacht ist zu bedenken, daß die Pyelitis ähnliche Schmerzen und einen gleichen Fieberverlauf wie die beginnende Appendicitis auslösen kann, es deshalb zum Schutze vor diagnostischen Irrtümern nötig ist, stets eine genaue Urinuntersuchung vorzunehmen, sowie auch eine genaue Palpation der Nierengegend. Bei Pyelitis ist immer Eiter im Harn zu finden und oft ein Druckschmerz, der, wenn auch am MacBurney-Punkte auszulösen, doch immer am stärksten im Gebiete der Niere sein wird. Bei Cholecystitis fehlt Eiter im Harn und ist der Punkt der größten Druckempfindlichkeit nicht in der Nierengegend, sondern mehr median im Bereiche der Gallenblase.

Therapie. Die Einführung der Sulfonamide und der Antibiotica hat die Behandlung der Harninfektion wirksamer, gleichzeitig aber auch verantwortungsvoller und schwieriger gemacht. Es gelingt mit großer Regelmäßigkeit, Schleimhautinfektionen der Harnorgane durch genügend dosierte Sulfonamidgaben zu heilen (90% in unserem Material). Dies hat zu dem weit verbreiteten Reflex geführt, bei jeder Pyurie sofort diese hochwirksamen Substanzen zu verschreiben, um bei Mißerfolg den Patienten dann mit Antibiotica zu überschwemmen. Dies ist aus später angeführten Gründen nicht zulässig.

Die Großzahl der akuten Pyelitiden ist durch diätetische Maßnahmen und Verabreichung banaler Desinfizienzien zu heilen. Der fiebernde Kranke muß Bettruhe halten, und zwar immer mehrere Tage über die Entfieberung hinaus. Seine Nahrung soll reizlos sein. Fleisch ist vorerst zu vermeiden; zu unterlassen ist auch der Genuß von Fleischbrühe, alkoholischen Getränken, starken Gewürzen und reinen Eierspeisen. Die Nahrung soll bestehen aus Suppen ohne Bouillon, Gemüse, Obst und vor allem Milch und Mehlspeisen, zu deren Zubereitung eine kleine Beigabe von Eiern immerhin erlaubt ist. Auf Regelung der Darmtätigkeit ist sorgfältig zu achten. Wichtig ist eine genügende Flüssigkeitszufuhr, besonders zwischen den Mahlzeiten. Der Gebrauch von Mineralwassern ist meist unnötig. Am zweckmäßigsten ist es, die nötige Flüssigkeitsmenge entweder in Form von reinem Quellwasser oder besser noch in Form des den Magen wenig belästigenden Teeaufgusses von Lindenblüten oder des durch seinen Arbutingehalt die Entzündung hemmenden Decoctes von Bärentraubenblättern (je ein Kaffeelöffel voll zu einer Tasse Tee 3—4 Minuten kochen und weitere 5 Minuten ziehen lassen). Es genügt zur Ausspülung des Nierenbeckens eine Flüssigkeitszufuhr von 2—3 Litern in 24 Stunden. Die vielfach empfohlene Verordnung von täglich 5—6 Liter Getränk ist besonders bei herzschwachen Kranken nicht ohne Gefahr, schädigt zudem den Appetit und Verdauung selbst bei robusten Personen.

Dem Kranken sind anfänglich milde Harnantiseptica zu verordnen: Salol (3mal täglich 1 g), Urotropin (= Hexamethylentetramin) 3mal täglich 0,5—1 g, und dessen Kombinationspräparate Hexal, Helmitol, Borovertin, Amphotropin,

Zymarocan usw. Diese Kombinationspräparate haben gemeinsam in Verbindung mit Urotropin eine ansäuernde Substanz wie Camphersäure, Borsäure usw. Das Urotropin wirkt durch Abspaltung von Formaldehyd, die nur in saurem Milieu stattfindet. Es ist bei alkalischem Urin also unwirksam, während das Salol bei saurem und alkalischem Urin gleich stark wirkt. Das Salol in genügender Dosierung bewirkt eine gräuliche Verfärbung des Urins. Nicht besser wirken die Präparate der Pyridinreihe, Neotropin, Pyridium, Pyridacil, die dem Patienten durch starke Verfärbung des Urins oft etwas lästig fallen.

Ist der Patient hochfieberhaft oder ist sein Allgemeinzustand deutlich gestört, ist eine kräftigere medikamentöse Wirkung erwünscht, als sie die genannten Präparate geben können. Da treten die intravenösen Injektionen von Urotropin in ihr Recht. Zu empfehlen ist vor allem camphersaures Urotropin (Zymarocan, Amphotropin), das in 40% Lösung eingespritzt wird und so die momentane Verabreichung von 8 g (20 cm³) gestattet. Allerdings wirken diese Substanzen in dieser Konzentration oft reizend auf die Schleimhäute der Harnorgane und können sogar zu leichten Blutungen Anlaß geben. Es ist deshalb bei der ersten Injektion Vorsicht am Platz. Sehr bewährt hat sich uns eine Mixtur von Urotropin und Pyramidon (2 g Pyramidon und 3 g Urotropin auf 200 cm³ Wasser mit Corrigens eventuell auch Säure, 5mal täglich 20 g). Diese Mixtur wirkt oft ebenso prompt wie die neuen Präparate und wird von den Kranken sehr gerne genommen, da sie, im Gegensatz zu den Sulfonamiden, sofort eine subjektive Besserung des Allgemeinzustandes bringt.

Ist mit den genannten Maßnahmen kein genügender Erfolg zu erzielen oder wird aus irgendeinem Grund eine sofortige Wirkung gewünscht, ist die Verabreichung von Sulfonamiden am Platz. Der Sulfonamidpräparate sind Legion, die Übersicht ist schwierig geworden, da nicht nur eine Unzahl von verschiedenen chemischen Verbindungen existiert, sondern dieselben Präparate oft verschiedene Firmennamen tragen. Jeder Arzt hat darunter wohl sein Lieblingspräparat und erzielt damit gute Erfolge. Verlangt muß werden, daß zur Bekämpfung der Harninfektion das Präparat rasch und gut durch die Harnorgane ausgeschieden wird und dort eine wirksame Konzentration erreicht, ohne daß die acetylierte, schwer lösliche und therapeutisch unwirksame Form einen zu hohen Prozentsatz erreicht, und daß es gegen möglichst viele Bakterienstämme wirksam ist und nicht zu viele Nebenwirkungen aufweist. Ein Mittel, das alle diese Vorzüge vereint, scheint mir das Sulfothiazol (Cibazol, Eleudron) zu sein und ich ziehe es zur Behandlung der Harninfektion allen anderen Sulfonamiden vor. Ich lege der Dosierung das DURELsche Schema zugrunde:

```
3 Tage 3 × 3 Tabletten zu 0,5 g
3  ,,   3 × 2    ,,     ,, 0,5 g
3  ,,   3 × 1 Tablette  ,, 0,5 g
```

also eine Gesamtdosis von 27 g. Es ist selbstverständlich, daß man sich nicht sklavisch an dieses Schema halten darf. Wichtig vor allem ist daran zu denken, daß bei gestörter Nierenfunktion, das Sulfonamid nur in geringer Menge ausgeschieden wird, und daß bei zu hoher Dosierung eine unerwünscht hohe Blutkonzentration auftreten kann. Bei gesunden Nieren sollte mit der oben erwähnten Dosierung für mehrere Tage eine Urinkonzentration von 200 mg-% erreicht werden, was zur Bekämpfung fast aller banalen Bakterienarten genügt.

Unerwünschte Nebenerscheinungen sind häufig. In mehr als einem Drittel der Fälle empfindet der Patient als Folge der Medikation ein Müde- und Unlustgefühl, meist verbunden mit ausgesprochener Appetitlosigkeit. Albuminurie und leichte Hämaturien, die nach Sulfonamidmedikation leicht auftreten sind bei der Harninfektion meist von den Symptomen der Erkrankung überdeckt.

Schwere Komplikationen sind seltener: Erbrechen, Exantheme, Arzneimittelfieber. Rezidive treten nach Abbruch der Medikation und anscheinender Heilung in 10% der Fälle auf, was mit den früher üblichen Harnantiseptica kaum je beobachtet wurde. In der Literatur findet sich eine ganze Reihe von Todesfällen beschrieben, die auf Sulfonamidmedikation zurückzuführen sind. Sie teilen sich in zwei Gruppen: Agranulocytosen und Todesfälle durch Veränderungen in den Nieren. In den Nieren findet sich Kristallbildung mit Verstopfung der ableitenden Harnwege und Herdnekrose der Tubulusepithelien mit interstitiellem Ödem. Der Kristallbildung wird wirksam vorgebeugt durch genügende Diurese und starke Alkalinisierung des Urins, da die meisten Sulfonamide in alkalischem Milieu fast unbegrenzt löslich sind. Nierenbeckenspülungen und Anregung der Diurese, vor allem in Form von intravenösen Dauertropfinfusionen mit alkalischen Lösungen sind auch die Behandlung der eingetretenen Kristallbildung.

Die einige Zeit zur Bekämpfung der Coliinfektion beliebte Mandelsäuretherapie ist in den Hintergrund gedrängt worden. Sie war sehr wirksam, aber nur bei außerordentlich starker Ansäuerung des Urins, die im konkreten Fall jeweilen schwer zu erreichen war.

Widersteht die Pyelitis der bis jetzt angegebenen Behandlung, ist eine genaue Durchuntersuchung am Platz, um den Grund der Therapieresistenz zu erforschen. Die dazu nötigen Maßnahmen sind unter dem Abschnitt Diagnose bereits besprochen worden. Zeigt die Durchuntersuchung, daß es sich wirklich nur um eine banale, unspezifische Pyelitis oder höchstens um eine milde Pyelonephritis handelt, ist anzunehmen, daß die vorhandenen Bakterien gegen die angewandte Therapie resistent sind. Eine Urinkultur und eine Resistenzprüfung wird darüber Auskunft geben. Je nach ihrem Resultat kann eines der modernen Antibiotica angewendet werden.

Das Penicillin, ein Specificum gegen Kokken, vor allem Staphylokokken, hat in der Urologie eher etwas enttäuscht. So hervorragend es verwendbar ist als Prophylacticum nach urologischen Operationen, so gering sind oft seine Resultate bei chronischen Harninfektionen. Immerhin muß es unbedingt bei schweren Kokkenaffektionen verwendet werden, da es, auch wenn die völlige Heilung ausbleibt, entgiftend und entfiebernd wirkt. Es ist klug, hoch zu dosieren, 200000—300000 Einheiten täglich während mehrerer Tage, da toxische Nebenwirkungen des Medikamentes sehr selten und benign sind.

Bei chronischen Staphylokokkeninfektionen ohne Allgemeinerscheinungen, die monatelang aller Therapie trotzen können, ist das Neosalvarsan das Mittel der Wahl. Einige intravenöse Injektionen von 0,15 g jeden dritten Tag vermögen Wunder zu wirken. Bei der Dosierung ist hier Vorsicht am Platz, da diese Kranken das Medikament oft auffallend schlecht vertragen.

Von größerem Wert als das Penicillin ist dem Urologen das Streptomycin, als Specificum gegen gramnegative Stäbchen, vor allem Coli. Es finden sich in dieser Gruppe einige Bakterienarten die früher außerordentlich schwer zu bekämpfen waren, wie z. B. der bacillus proteus oder der bacillus pyocyaneus. Bei banalen Infektionen ist es klug, ziemlich kurze Kuren mit ziemlich hohen Tagesdosen zu verabreichen, z. B. 2 g während je 5 Tagen, in intramuskulären Injektionen alle 6 Stunden. Die Dosierung ist je nach der Empfindlichkeit der zu bekämpfenden Bakterien zu wählen.

Bei Mischinfektionen werden die genannten Präparate zweckmäßig kombiniert, wobei ihre Wirkung oft nicht nur addiert, sondern potenziert wird.

Die neuesten Antibiotica Aureomycin, Chloromycetin, Terramycin verbinden Breite der Wirkung mit guter Verträglichkeit. Ihrer allgemeinen Verwendung steht einstweilen noch der hohe Preis entgegen. Sie werden in der Dosis von 2 g täglich ($^1/_2$ g per os alle 6 Stunden) während 10 Tagen verordnet. Wunder sind auch von ihnen in der Behandlung der Harninfektion nicht zu erwarten.

Widersteht die Pyelitis unserer Behandlung während längerer Zeit, ist ein regelmäßiger Wechsel der Harnantiseptica angezeigt. Die Harnbakterien erwerben durch Angewöhnung eine gesteigerte Widerstandsfähigkeit gegen das im Harn ausgeschiedene Antisepticum. Wird mit dem Wechsel des Medikamentes gleichzeitig die Reaktion des Harns stark verändert, so steigert sich die keimschädigende Wirkung. Dies ist ganz besonders bemerkbar bei der Coliinfektion. Es bewährt sich sehr, 10 Tage lang den Urin anzusäuern durch Camphersäure, verbunden mit Urotropin, am einfachsten in der Form eines käuflichen Kombinationspräparates, dann während 10 Tagen zur Alkalisierung des Harns täglich 8 g Kalium citricum in 1 Liter Wasser gelöst in kleineren Portionen tagsüber trinken zu lassen, schließlich wieder wie in der ersten Periode den Urin stark anzusäuern. Anzuraten ist, daß dem Medikamentenwechsel die Diät angepaßt wird. In der Ansäuerungsperiode soll der Kranke vorzugsweise Fleisch, Eier, Käse, Hafer und Reis essen, kein Obst, kein Gemüse, auch nicht Kartoffeln. Zur Alkalisierung des Harns ist dagegen reichlicher Kartoffel- sowie Gemüse- und Obstgenuß zu empfehlen, Eiweißnahrung ganz zu verbieten. Es ist zweckmäßig, die Auswirkung der diätetisch-medikamentösen Verordnungen durch regelmäßige Kontrollen des p_H zu bestimmen und eventuell durch Anwendung stärker ansäuernder Medikamente zu verändern, wie z. B. Ammoniumchlorid. Die Alkalisierung macht kaum je Schwierigkeiten. Bei Patienten, die schon erfolglos große Mengen Sulfonamide und Antibiotica bekommen haben, ist oft nach einer solchen Säure-Alkalikur einem mittelstarken Sulfonamidstoß voller Erfolg beschieden.

Bei häufigen Rezidiven ist gelegentlich ein Erfolg mit der Autovaccinetherapie zu erzielen, bei Coliinfektion auch durch Veränderung der Darmflora mit Hilfe von Yoghurtkuren. Diese Therapie mag auch bei sonst unbeeinflußbaren Fällen versucht werden.

Auf Änderung des p_I beruhen wohl auch die hin und wieder unverkennbaren Heilerfolge durch Trinkkuren in Wildungen, Karlsbad, Passugg, Vichy, Vittel, La Preste usw. Solche Kuren sind erst nach Abklingen aller heftigen Entzündungserscheinungen anzuraten.

Ist durch die interne Therapie eine akute Pyelitis nicht im Verlaufe von einigen Wochen zum Abklingen zu bringen, so soll nicht länger mit einer *Lokalbehandlung* gezögert werden. Vorerst sind tägliche Blasenspülungen vorzunehmen. Diese sind angezeigt, weil die Pyelitis sehr oft mit einer Cystitis verbunden ist, die zu aufsteigender, wiederholter Reinfektion des Nierenbeckens führen kann. Die Blasenspülungen sind aber auch bei reiner Pyelitis heilsam, weil sie durch wiederholtes, rasches Dehnen und Leeren der Harnblase das Nierenbecken zu kräftigen Kontraktionen seiner Wandung und dadurch zu völliger Entleerung anregen. Zu den Blasenspülungen eignen sich am besten Lösungen von Hydrargyrum oxycyanatum 1:5—10000, von Argentum nitricum 0,5—1:1000, von Chloramin 0,5—1:1000. Besteht infolge Prostatahypertrophie, Striktur oder anderen Abflußhindernissen eine Harnverhaltung in der Blase, so muß ein Dauerkatheter eingelegt werden. Durch Beseitigung der Harnstauung in der Blase wird der Abfluß des Harns aus dem Nierenbecken erleichtert und damit die Pyelitis günstig beeinflußt.

Führt auch diese Behandlung nicht bald zu erheblicher Besserung der Pyelitis, klärt sich der Urin nur ungenügend und bleibt das Fieber fortbestehen, dann ist es unbedingt angezeigt, das infizierte Nierenbecken durch einen Ureter-katheter zu entleeren und mit 0,25% Argentum nitricum, 2%iger Protargol-, $2^0/_{00}$iger Chloramin- oder 10%iger Cibazollösung zu spülen. Dabei sollen aber nie mehr als 5 cm³ auf einmal injiziert werden, damit eine Überdehnung der Nieren-beckenwand sicher vermieden wird. Dieser therapeutische Eingriff erlaubt gleichzeitig auch den diagnostisch wichtigen Aufschluß zu erhalten, ob im Nieren-becken Harnstauung besteht oder nicht und ermöglicht zudem durch Trennung der beiden Nierensekrete eine genaue Funktionsprüfung der beiden Nieren. Oft genügt die Entleerung des im Nierenbecken unter starkem Drucke gestauten Harns und die einmalige Spülung des Nierenbeckens, um die Pyelitis zu heilen. Andere Male sind Wiederholungen der Nierenbeckenspülung notwendig, weil sich der Harn immer wieder im Nierenbecken staut, in ihm die Keime sich rasch wieder vermehren und neue Schübe heftiger Entzündung auftreten. Bei solchen Kranken ist der Versuch gerechtfertigt, 2—3 Tage lang die Uretersonde im Nierenbecken liegen zu lassen und das dadurch trocken gelegte Nierenbecken regelmäßig alle 12 Stunden zu spülen. Eine solche Dauerdrainage beschleunigt oft die Heilung der Pyelitis. Läßt sich die Harnstauung im Nierenbecken nicht beseitigen oder bestehen andere Komplikationen, wie Stein- oder Tumorbildung im Nierenbecken, so vermögen weder Nierenbeckenspülungen noch Nierenbecken-drainage die Pyelitis zu heilen.

In solchen Fällen werden operative Eingriffe, die bei reiner Pyelitis nicht in Frage kommen, notwendig. Die Art des Eingriffs ergibt sich aus den anatomi-schen Verhältnissen. Manchmal wird auch eine Operation empfehlenswert zur Unterdrückung der Infektionsquelle der Pyelitis, z. B. einer chronischen Appen-dicitis oder Cholecystitis usw.

II. Eitrige Nephritis.

Auf den gleichen Wegen wie in das Nierenbecken können Bakterien auch in das Nierengewebe eindringen und dort eine Entzündung verursachen. Beide, Nierengewebe und Nierenbecken, werden ihrer engen Beziehung wegen sehr häufig fast gleichzeitig oder in kurzer Aufeinanderfolge infiziert, gleichgültig, wie die Infektion erfolgt, auf dem Blut-, dem Harn- oder dem Lymphwege. Nur selten besteht längere Zeit eine Pyelitis ohne eitrige Nephritis oder eine eitrige Nephritis ohne Pyelitis; fast immer entwickelt sich bald eine Verbindung beider, eine *Pyelonephritis*.

Wie die Infektionserreger vom Nierengewebe in das Nierenbecken übertreten, liegt klar. Ob das Nierengewebe auf dem Blut- oder dem Lymphwege infiziert worden ist, ob sich in ihm die Bakterien zuerst in den Glomeruli oder im interstitiellen Gewebe angesiedelt haben, stets brechen sie über kurz oder lang in die Harnkanälchen ein und werden mit dem Harn in das Nierenbecken ausgeschieden. Seltener werden sie infolge Durchbruchs eines Nierenabscesses direkt ins Nierenbecken ausgeschüttet.

Wie die Eiterkeime entgegen dem Harnstrome aus dem Nierenbecken in das Nieren-gewebe eindringen, findet verschiedene Erklärungen. Alle Bakterien, bewegliche und un-bewegliche, können wohl durch Drucksteigerungen im Nierenbecken, z. B. durch heftige Kontraktionen der Nierenbeckenwand, bei durch Spasmus oder Stein usw. verschlossenem Ureter, aus dem Nierenbecken in die Harnkanälchen eingepreßt werden. Sie können auch, statt in die Tubuli *(tubulärer Reflux)*, bei plötzlicher Harnstauung und rascher Steigerung des intrapelvinen Druckes durch Einrisse der Schleimhaut an den Fornices in die Lymph-bahnen (pyelo-lymphatischer, bzw. *interstitieller Reflux*) oder direkt in venöse Gefäße der Niere *(pyelo-venöser Reflux)* eindringen und sich in denselben über das ganze Organ aus-breiten. Schließlich können Bakterien aus dem infizierten Nierenbecken durch die ent-zündete Wandung in die perivasculären Lymphbahnen oder in Gefäßcapillaren gelangen und, wie die Bildung perivasculärer Infiltrate vermuten läßt, längs den Gefäßen in das Nierengewebe emporsteigen. Ein derartiges Überwandern der Keime aus dem Nierenbecken in das Nierengewebe findet am häufigsten in den Nierenkelchnischen statt. Von dort können die Keime im interstitiellen Nierengewebe bis unter die Nierenkapsel vordringen, meist aber brechen sie vom interstitiellen Gewebe aus nach Einschmelzung der Kanalwand hier oder dort ins Harnkanalsystem ein und breiten sich in diesem aus.

Der Grad entzündlicher Reaktion im Nierengewebe hängt einerseits ab von der Zahl und Virulenz der in das Nierengewebe eingedrungenen Bakterien und andererseits von der Widerstandskraft des Nierengewebes gegen Infektion. Dringen Bakterien in eine vollständig gesunde Niere ein, so können sie, wenn sie nicht hoch virulent und sehr zahlreich sind, diese durchwandern, ohne anatomisch bemerkbare Veränderungen zu erzeugen. Treffen sie aber eine Niere, die durch Trauma, durch Harnstauung, durch Störungen der Blutzirkulation in ihrer Widerstandskraft gegen Infektion geschwächt ist, so bewirken die Bakterien selbst bei geringer Virulenz und Zahl eine eitrige Entzündung der Niere.

Die bakterielle Entzündung der Niere äußert sich bei nur geringer Heftigkeit *anatomisch* durch die Bildung mehr oder weniger zahlreicher leukocytärer Infiltrationsherde im interstitiellen Gewebe und in einzelnen Glomeruli, sowie durch eine auf umschriebene Bezirke oder über die ganze Niere verbreitete Degeneration der Nierenepithelien. Die Infiltrationsherde schmelzen nicht eitrig ein, sondern heilen unter Bindegewebsbildung und nachheriger narbiger Schrumpfung aus. Sind solche fibröse

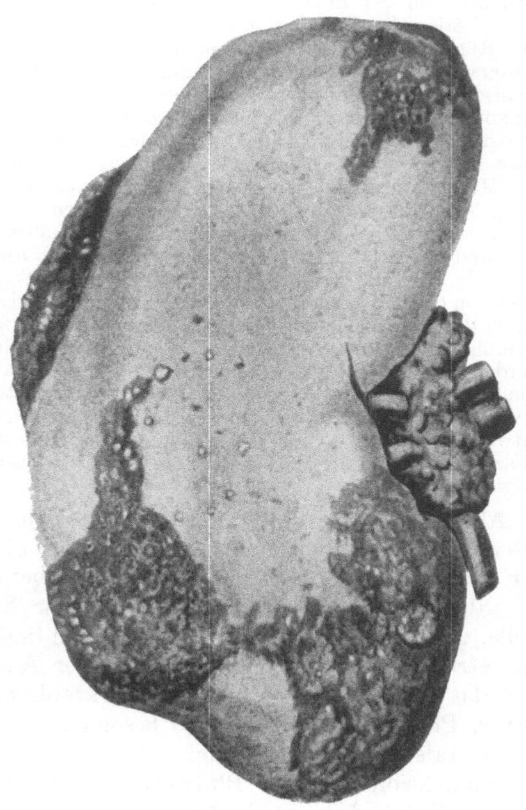

Abb. 77. Miliare Rindenabscesse der Niere bei Staphylokokkeninfektion. (Pathol. Institut Basel.)

Herde zahlreich, so wird die Nierenrinde schmal, die ganze Niere dadurch verkleinert, und an ihrer Oberfläche bilden sich zahlreiche narbige Einziehungen *(pyelonephritische Schrumpfniere)*. Wird die Entzündung heftiger, so nehmen die Infiltrationsherde und die Degenerationserscheinungen zu, das Gewebe wird an einzelnen Stellen nekrotisch und schmilzt eitrig ein; es bilden sich Nierenabscesse. Diese sind bald mehr in der Rinde gelegen *(miliare Rindenabscesse)*, bald mehr auf die Markschichten und die Papillen beschränkt. Miliare Rindenabscesse der Niere finden sich besonders bei der embolischen Infektion der Niere, wie sie bei Staphylomykosen so häufig beobachtet wird (Abb. 77). Mark- und Papillenabscesse dagegen entwickeln sich vorzugsweise bei der eitrigen Ausscheidungsnephritis oder bei der urogenen, ascendierenden Niereninfektion. Statt multipler kleiner Abscesse bildet sich ab und zu bei hämatogener Infektion der Niere durch einen kleinen Embolus ein einzelner, umschriebener, meist ziemlich großer Eiterherd, ein *Nierenkarbunkel*. Ein solcher wurde besonders oft anschließend an einen Hautfurunkel oder an eine andere

Staphylokokkeninfektion der Haut beobachtet. Eigenartig für ihn ist die geringe Neigung zu Einschmelzung und die scharfe Umgrenzung, die ihm ein tumorartiges Aussehen gibt.

Wenn auch Art und Weg der Infektion auf das anatomische Bild der eitrigen Nephritis einen gewissen Einfluß haben, z. B. bei hämatogener Infektion sich vorzugsweise in der Rinde Abscesse bilden, bei urogen aufsteigender Infektion viel häufiger das Mark und die Papillen von der Entzündung betroffen werden, so darf andererseits keineswegs aus der Lokalisation der Entzündungs- und Eiterherde in der Niere mit irgendwelcher Sicherheit ein Rückschluß auf die Entstehungsweise der Infektion gezogen werden. Experimentelle Untersuchungen haben erwiesen, daß bei hämatogener Infektion genau die gleichen anatomischen Bilder der Niere entstehen können wie bei urogener oder lymphogener Infektion. Es können Infektionserreger mit geringer Virulenz, die auf dem Blutwege in die Niere gelangen, durch die Glomeruli und die Harnkanälchen ausgeschieden werden, ohne in der Rinde sichtbare Entzündungserscheinungen zu hinterlassen. Sie können dagegen in den Sammelröhren der Markpapillen oder gar erst im Nierenbecken, wo sie sich anstauen, eine eitrige Entzündung verursachen. Die oft als sichere Zeichen einer ascendierenden Infektion der Niere gedeuteten, auf dem Durchschnitt der Markpapillen sichtbaren, radiären, gelben Streifen, entstanden durch Füllung der Sammelröhren mit Rundzellen oder gebildet durch Infiltrate längs der Gefäße des Zwischengewebes, können Folge einer hämatogenen Ausscheidungsinfektion oder einer ascendierenden, urogenen Infektion der Niere sein. Andererseits können durch die unteren Harnwege in das Nierenbecken aufgestiegene Keime durch die Blut- oder Lymphbahnen (interstitieller oder pyelo-venöser Reflux) bis in die Nierenrinde verschleppt werden und dort Eiterherde bilden, ohne daß sie auch in der Markschicht Abscesse erzeugen. Ein Beispiel dafür ist die sog. ascendierende Nephritis apostematosa bei Steineinklemmung usw. Trotzdem die Bakterien durch die unteren Harnwege und das Nierenbecken eindringen, entwickeln sie infolge ihrer Verschleppung durch pyelo-venösen Rückfluß zahlreiche corticale Abscesse, während die Markschicht der Niere wenig oder keine entzündlichen Veränderungen zeigt.

Als *Infektionserreger* wirken bei der eitrigen Nephritis dieselben Bakterienarten wie bei der Pyelitis. Es sind dies aber nicht so überwiegend häufig wie bei der Pyelitis die Colibakterien. Es spielen bei der eitrigen Nephritis, besonders bei Nierenabscessen, Staphylokokken oder Streptokokken eine weit größere Rolle, weil sie leichter als die Colibakterien in das Gewebe eindringen und dieses zur eitrigen Einschmelzung bringen. Der Ausgangspunkt der Niereninfektion liegt das eine Mal in entzündlichen Erkrankungen der unteren Harnwege (Urethritis, Prostatitis, Cystitis), die besonders in Verbindung mit Harnverhaltung oft zu aufsteigender Infektion der Niere führen; das andere Mal erfolgt die Niereninfektion auf dem Blutwege von einem außerhalb der Harnorgane gelegenen Entzündungsherde her, z. B. ausgehend von einem Erysipel, einem Hautfurunkel, einer Angina, einem Zahnabsceß, einer Enteritis, einer Osteomyelitis usw.

Die *eitrige Nierenentzündung* tritt *bald beidseitig, bald einseitig* auf. Daß aus den unteren Harnwegen die Infektion oft nur durch den einen Harnleiter zur Niere aufsteigt, ist verständlich. Wieso aber Bakterien, die im Blute kreisen, nicht immer beide Nieren infizieren, ist nicht so leicht verständlich. Am ehesten erklärt sich die Einseitigkeit der hämatogenen Infektion, wenn in der einen der beiden Nieren durch Harnstauung, subcutane Verletzung, Stein- oder Tumorbildung usw. das Haften der Keime offensichtlich erleichtert ist. Fehlt aber eine solche Lokaldisposition, so ist die Einseitigkeit hämatogener Infektion am ehesten dadurch zu erklären, daß in der Blutbahn kreisende Bakterien wohl sicher in beide Nieren gelangen, aber nicht in beide in gleicher Zahl. In die eine Niere dringen sie nur vereinzelt oder in so kleinen Verbänden ein, daß sie das Capillarsystem der Niere ungehindert passieren, ohne irgendwo auch nur kurze Zeit stecken zu bleiben. Sie vermögen deshalb das Gewebe nicht zu entzünden. In die andere Niere aber werden Bakterien in großen Verbänden verschleppt oder eingebettet in einen organischen Embolus, so daß sie kleinste Nierenarterien verstopfen. Im Bezirke dieser verstopften Gefäße wird das Gewebe in seiner Ernährung derart beeinträchtigt, daß es unter der Wirkung der Bakterientoxine stellenweise eitrig einschmilzt.

Das **klinische Bild** der Pyelonephritis ist in seinen leichten Fällen von der Pyelitis nur durch genaue Untersuchungen zu unterscheiden. Es gibt einen fließenden Übergang von der Pyelitis über die leichten Fälle zur schweren, lebensbedrohenden eitrigen Nephritis. Diese zeigt ähnliche Züge wie die Pyelitis, die Hauptmerkmale sind aber viel ausgesprochener. Dies gilt besonders für die *septischen Allgemeinerscheinungen.* Der Kranke mit eitriger Nephritis sieht schwerleidend aus. Seine Gesichtsfarbe hat einen fahlgrauen Ton; seine Zunge ist belegt, trocken, oft rissig, der Puls rasch, die Atmung beschleunigt. Es besteht vollkommene Appetitlosigkeit. Das Fieber ist andauernd, schwindet nicht, wie bei Pyelitis, tagelang vollständig, zeigt trotzdem häufig ungewöhnlich hohen Anstieg unter Schüttelfrost.

Auch die *lokalen Symptome* sind heftiger als bei der Pyelitis. Der Schmerz in der Niere ist bei eitriger Nephritis sowohl spontan wie auf Druck häufig recht quälend, die Muskelspannung im Bereiche der erkrankten Niere zudem stark ausgesprochen. Die Infektion des Nierengewebes verbindet sich oft mit einer Entzündung der Nierenhüllen, einer Para- oder Epinephritis. Es geht dadurch die respiratorische Beweglichkeit der Niere verloren. Es entwickelt sich eine unscharf begrenzte Infiltration der ganzen Nierengegend, oft auch ein Ödem der Lende. Durch ein Überwandern von Keimen aus dem infizierten, perirenalen Gewebe durch die Lymphbahnen des Zwerchfells in die Pleura entsteht nicht selten auf der Seite der kranken Niere eine Pleuritis.

Die Harnveränderungen sind bei der eitrigen Nephritis gleich wie bei der Pyelitis. Es sind dem Harn Eiweiß, Eiterkörperchen und Bakterien beigemischt, und zwar meist in recht erheblicher Menge. Ausnahmsweise ist der Harn trotz eitriger Nephritis makroskopisch klar, nur mit wenigen Bakterien und Eiterkörperchen untermischt. Dies wird am ehesten beim sog. Nierenkarbunkel beobachtet. Fast immer sind bei eitriger Nephritis auch einzelne rote Blutkörperchen im Harn zu finden, sowie auch Harncylinder.

Ein wichtiges Kennzeichen der eitrigen Nephritis gegenüber der Pyelitis sind klinisch erkennbare Funktionsstörungen der erkrankten Niere. Während bei der reinen Pyelitis die Farbstoffausscheidung durch die Niere normal bleibt, der Harn der erkrankten Niere gleichen Harnstoffgehalt, gleichen Gefrierpunkt hat, wie der Harn der gesunden Seite, ist bei eitriger Nephritis eine Verlangsamung und meist auch Verminderung der Farbstoffausscheidung auf der kranken Seite deutlich nachweisbar. Der Harn der infizierten Niere zeigt auch eine geringere Harnstoffmenge, einen weniger tiefen Gefrierpunkt als der Harn der gesunden Seite. Bei doppelseitiger eitriger Nephritis erweist die Verdünnungs- und Konzentrationsprobe das Unvermögen der Nieren, den Anforderungen der Diurese sich anzupassen.

Neben den Nierensymptomen auftretende Blasenbeschwerden, vermehrter Harndrang und Schmerzen bei der Miktion, sind meist die Folge einer die Niereneiterung begleitenden Cystitis. Selten werden solche Blasenstörungen ohne eine Entzündung der Blase, lediglich als Folge renovesicaler Reflexwirkung der eitrigen Nephritis gefunden.

Diagnose. Die zur Erkennung der eitrigen Nephritis nötigen Anhaltspunkte sind durch die Schilderung der Symptomatologie des Leidens gegeben. Nur darauf ist ergänzend hinzuweisen, daß eine akute, eitrige Infektion der rechten Niere, besonders wenn sie hämatogen entsteht, noch leichter als die Pyelitis zu Verwechslungen mit Appendicitis oder Cholecystitis Anlaß gibt. Dies trifft besonders für die Anfangsstadien des Nierenleidens zu, wenn der Urin noch wenig Eiter enthält und die heftigen, von der Niere längs des Ureters zum MAC BURNEY-Punkt ausstrahlenden Schmerzen, sowie die Störung des Allgemeinbefindens im Vordergrunde des Krankheitsbildes stehen. Zur richtigen Diagnose verhilft die genaue Untersuchung des Urins und die Beobachtung, daß der größte Druckschmerz bei eitriger Nephritis, im Gegensatz zur Appendicitis und Cholecystitis, stets hinten in der Lende, im Costovertebralwinkel, oder vorne deutlich lateral von der Gallenblase unter dem Rippenbogen sitzt.

Die **Prognose** der eitrigen Nephritis ist wesentlich von den anatomischen Verhältnissen abhängig, die in der Niere zur Zeit der Infektion vorlagen, ferner von der Art der Infektionserreger. Trifft die Infektion eine vordem normale Niere, so sind die Heilungsaussichten günstiger, als wenn sie eine Niere befällt, die durch Harnstauung wegen Ureterstenose, Prostatahypertrophie oder anderer Abflußhindernisse geschädigt oder die durch Nierensteine, Parasiten oder Parasiteneier gereizt und kongestioniert ist. Andererseits ist der Verlauf der eitrigen Nephritis im allgemeinen ein milderer, wenn Colibakterien, nicht Staphylo- oder Streptokokken deren Ursache sind. Es führt der Staphylo- oder Streptokokkenabsceß der Niere oft zu eitriger Epi- oder Paranephritis, sogar zu Peritonitis und schließlich zu akuter Pyämie. Im günstigsten Falle entwickelt sich aus ihm eine chronische Pyonephrose mit allen ihren Gefahren (chronische Sepsis, Amyloidose, Urämie). Da die Art der Infektionserreger bei eitriger Nephritis von so großem Einfluß auf den Verlauf des Leidens ist, muß auf die bakteriologische Untersuchung des Harns Gewicht gelegt werden. Ihr Ergebnis gibt wichtige Richtlinien für unser therapeutisches Handeln.

Therapie. Die Pyelonephritis ist vorerst in gleicher Weise zu behandeln wie die Pyelitis. Die größeren Möglichkeiten der modernen Therapie erlauben ein viel häufigeres konservatives Verhalten wie früher und haben die Zahl der schweren septischen Fälle erheblich reduziert. Unterstützend bei chronischem milden Verlauf wirkt intensive Kurzwellendiathermie der Nieren. Halten aber die septischen Allgemeinerscheinungen lange an, weisen häufige Schüttelfröste und andauernd starke Druckempfindlichkeit der Niere, sowie eine immer deutlicher werdende Einbuße der Nierenfunktion auf die Bildung von Abscessen in der erkrankten Niere hin, so wird ein operativer Eingriff notwendig. Das Vertrauen auf die geringe Pathogenität der Colibakterien darf nicht dazu verleiten, bei heftigen Allgemeinerscheinungen allzu lange mit unblutiger Behandlungsweise sich zu begnügen.

Was operativ mit der eitrig infizierten Niere zu geschehen hat, ist nicht immer leicht zu entscheiden. Das sicherste und radikalste Heilmittel ist die *Nephrektomie*. Sie beseitigt mit einem Schlage den Infektionsherd, der den Organismus bedroht. Sie hinterläßt auch günstige Wundverhältnisse, die eine rasche Heilung der Operationswunde ohne Eiterung erlauben. Sie bringt aber den unwiederbringlichen Verlust eines lebenswichtigen Organes. Die bloße Spaltung der infizierten Niere, die *Nephrotomie*, dagegen hilft wohl manchmal durch Entleerung der Eiterherde und durch Beseitigung der Harnstauung im Nierenbecken die Infektion unter Erhaltung der erkrankten Niere zu überwinden. Aber ihr haftet immerhin, besonders bei Strepto- und Staphylokokkeninfektion, die Gefahr septischer, lebensbedrohender Nachblutungen aus der Nierenwunde an. Bei ihr bleibt auch die große Unsicherheit, ob durch den einen Nierenschnitt, selbst wenn er das Organ von Pol zu Pol spaltet, die Eiterentleerung genügend ist, ob nicht vielmehr neben der Schnittfläche uneröffnet gebliebene Abscesse des Nierenparenchyms die Infektion unterhalten und trotz des operativen Eingriffes eine allgemeine Sepsis bedingen können. Die *Wahl zwischen Nephrektomie und Nephrotomie* muß deshalb bei jedem Einzelfalle unter sorgfältigem Abwägen aller Vor- und Nachteile dieser Operationen getroffen werden. Wegleitend sollen dabei sein: das Allgemeinbefinden des Kranken, Ein- oder Doppelseitigkeit der Infektion, Art der Infektionserreger, Funktionszustand der Nieren. Wohl eine Insuffizienz, nicht aber jede Funktionseinbuße der 2. Niere verbietet die Nephrektomie. Wenn die Funktionsstörung nur Folge einer toxischen Nephritis ist, nicht Ausdruck einer Infektion der 2. Niere, so wird die Entfernung der eitrigen Niere häufig die toxische Schädigung und Funktionsstörung der 2. Niere rasch beheben und dadurch die Gefahr der Urämie beseitigen.

Bei doppelseitigen Nierenabscessen kommt meist nur die Nephrotomie in Frage. Immerhin kann es ausnahmsweise bei großer Ungleichheit des Erkrankungsgrades der beiden Nieren ratsam sein, die eine, besonders stark vereiterte Niere zu entfernen, statt nur zu spalten.

Auch bei einseitiger eitriger Nephritis ist die Nephrotomie trotz der Unsicherheit ihres Erfolges der Nephrektomie vorzuziehen, wenn das Nierengewebe durch die Eiterung noch nicht ausgedehnt zerstört ist, die Infektion verhältnismäßig wenig virulent erscheint, zudem das Allgemeinbefinden so gut ist, daß eine genügende Widerstandsfähigkeit der Gewebe gegen die nach der Nephrotomie noch zurückbleibenden Infektionsherde zu erhoffen ist.

Die Nephrektomie dagegen ist anzuraten, wenn die erkrankte Niere durch den Entzündungsherd in größerer Ausdehnung zerstört oder doch hochgradig in ihrer Funktion beeinträchtigt ist. Auch wenn der ganze Krankheitsverlauf und der Befund von Strepto- oder Staphylokokken im Nierensekret auf eine erhebliche Virulenz der Infektion hinweisen und den Ausbruch einer allgemeinen Sepsis befürchten lassen, ist die Nephrektomie geboten.

Günstige Heilerfolge sind bei eitriger Nephritis hin und wieder sogar durch bloße *Dekapsulation der Niere* erzielt worden. Dies ist begreiflich. Hyperämie und Ödem der entzündeten Niere hemmen durch Steigerung des intrarenalen Druckes die Blutzirkulation in der Niere und vermindern dadurch die Widerstandsfähigkeit des Nierengewebes gegen die Infektion. Wird nun durch die Dekapsulation das entzündete Nierengewebe von dem starken Kapseldruck befreit, so bessern sich die Zirkulationsverhältnisse wieder und damit auch die Widerstandskraft des Nierengewebes. Ist die Infektion nicht zu massig und nicht zu virulent, so vermag dadurch die Dekapsulation zur Heilung einer eitrigen Nephritis zu verhelfen. Der Erfolg ist aber immer zweifelhaft. Beruht die Schwere des Krankheitsbildes auf einer Stauung in der Niere, so ist diese selbstverständlich zu beseitigen. Ist die Stauung bedingt durch ein Hindernis in der Harnröhre (Prostatahypertrophie, Striktur) wird ein Dauerkatheter eingelegt, eventuell durch eine Blasenfistel. Bei eitrigen Hydronephrosen ist eine Nephrostomie, eine Dauerdrainage des Nierenbeckens nach außen am Platz.

III. Die Entzündungen der Nierenhüllen.

(Para-, Epi- und Perinephritis.)

Die Niere ist von mehreren, teils fibrösen, teils adipösen Hüllen umgeben. Sie ist zunächst umhüllt von der ihr straff anliegenden dünnen capsula fibrosa, außerhalb dieser von der lockeren, aber viel dickeren capsula adiposa. Diese ist wiederum, wie bereits S. 147 im Kapitel Wanderniere geschildert wurde, umschlossen von einer als Verdichtung des retroperitonealen Bindegewebes zu deutenden fascia renalis, die allerdings nur dorsalwärts der Niere ein derbes, fibröses Blatt bildet (fascia retrorenalis), ventralwärts nur in sehr dünner

Schicht die Niere vom Peritoneum trennt. Außerhalb der fascia renalis als äußerster Hülle der Niere liegt das retroperitoneale Fett, das, wie die fascia renalis, nur dorsalwärts in mehr oder weniger mächtiger Schicht sich entwickelt, ventralwärts fast völlig fehlt.

Je nachdem sich nun eine Entzündung in dieser oder jener Schicht der Nierenhüllen entwickelt, spricht man von Para-, Epi- oder Perinephritis. Breitet sich ein entzündlicher Prozeß in der äußersten Schicht, im retroperitonealen Fett aus, so wird die Erkrankung als *Paranephritis* bezeichnet, als *Epinephritis* dagegen, wenn die Entzündung innerhalb der fascia renalis in der capsula adiposa sich ausbreitet. Ist die Entzündung auf die dünne capsula fibrosa beschränkt, was nur selten zutrifft, so ist dies nach ISRAEL als Perinephritis zu bezeichnen.

Die Unterscheidung dieser verschiedenen Lokalisationen der Entzündung ist wohl anatomisch oftmals möglich, klinisch aber nur äußerst selten.

Die *Perinephritis*, eine auf die capsula fibrosa beschränkte Entzündung, wird selten beobachtet. Wohl noch am häufigsten tritt sie als diffuse oder auf einzelne Teile der Kapsel beschränkte, durch Infektion oder manchmal vielleicht auch als Folge eines stumpfen Nierentraumas entstandene Sklerose der capsula fibrosa auf. Sie führt durch den Verlust der Kapseldehnbarkeit zu Schnürung des Nierenparenchyms, oft wohl zu venöser Stauung in der Niere. Sie bedingt dadurch häufig lange dauernde, dumpfe, drückende Schmerzen, andere Male kolikartige, kurz dauernde Schmerzanfälle, meist begleitet von Albuminurie und Beimischung roter Blutkörperchen zum Harn. Nur selten hat die Perinephritis eine seröse oder eitrige Ausschwitzung zwischen die einzelnen Lamellenschichten der capsula fibrosa oder zwischen fibröser Kapsel und Nierenrinde zur Folge. Es entsteht eine Geschwulst im Bereiche der Niere, die sich von der Anschwellung durch eine Epi- oder Paranephritis durch scharfe Begrenzung und eine gute respiratorische Verschieblichkeit unterscheidet. Charakteristisch ist für diese perinephritis serosa oder purulenta ein öfters auftretender Größenwechsel der Geschwulst infolge Resorption und erneuter Bildung des Exsudates. Eine spontane Ausheilung ist kaum zu erwarten. Punktion oder Incision genügt nicht; nur breite Eröffnung und Drainage des Entzündungsherdes bringt Heilung.

Viel häufiger als eine Perinephritis ist eine *Epi- oder Paranephritis*, eine Entzündung innerhalb oder außerhalb der fascia renalis. Die Unterscheidung dieser beiden ist klinisch schwierig, meist unmöglich; sie zeigen ziemlich die gleichen klinischen Krankheitserscheinungen.

Praktisch wichtiger als die Trennung zwischen Epi- und Paranephritis ist die Scheidung nichteitriger und eitriger Entzündung der Nierenhüllen. Bei der *nichteitrigen Form* entsteht in den Nierenhüllen ein Leuko- und Lymphocyteninfiltrat und eine allmähliche Neubildung von Bindegewebe *(Sklerose der Nierenhülle)*, oft auch eine Wucherung von derbem Fettgewebe, wodurch die Nierenhüllen wesentlich verdickt und derb werden *(fibro-lipomatöse Schwartenbildung)*. Oftmals setzt sich diese Entzündung der Nierenhüllen über größere Strecken der Ureterhüllen fort *(ureteritis fibrosa-lipomatosa)*. Bei der eitrigen Entzündung dagegen schmilzt das infiltrierte Gewebe stellenweise unter der Toxinwirkung der Infektionserreger ein; es bilden sich epi- und pararenale Abscesse. Diese liegen vorzugsweise dorsalwärts der Niere, seltener am oberen oder unteren Pole des Organs, nur ausnahmsweise an der ventralen Nierenfläche. Bald sind diese Abscesse klein und treten einzeln oder multipel auf, bald bilden sie gewaltige Eiteransammlungen in unregelmäßig gebuchteten, oft weit verzweigten Höhlen.

Alle diese Entzündungsformen der Nierenhüllen entwickeln sich entweder:

a) anschließend an entzündliche Erkrankungen der Niere (Nierenabscesse, infizierte Nierensteine, Pyonephrose, Nierentuberkulose usw.), oder aber

b) ohne Miterkrankung der Niere als Folge einer retroperitoneal sich ausbreitenden Entzündung, ausgehend von der Appendix, dem Pankreas, den weiblichen Geschlechtsorganen usw., oder aber

c) als scheinbar selbständiges Leiden durch eine hämatogene (metastatische) Infektion der Nierenhüllen.

Daß eine Entzündung der Nierenhüllen durch infektiöse Erkrankungen der Niere zustande kommen kann, ist bei den zahlreichen Verbindungen zwischen renalem und epirenalem Lymphgefäßnetz leicht erklärlich. Zur Ausbreitung der Infektion von der Niere auf die Nierenhüllen ist nicht einmal der Durchbruch eines in der Nierenrinde liegenden Eiterherdes durch die capsula fibrosa renis nötig; die Infektionserreger können ohne einen solchen Durchbruch entweder in den Lymphbahnen direkt durch die Nierenkapsel hindurch oder aber längs den Gefäßen zum Hilus und von dort in die Nierenhüllen überwandern.

Klar liegt auch die Entstehungsweise para- und epirenaler Entzündungen im Anschluß an eine Appendicitis, Parametritis usw. Das retroperitoneale Fett der Nierengegend ist durch die Lymphbahnen eng mit dem retroperitonealen Gewebe der Bauch- und Beckenorgane verbunden. Das perirenale Fett kann deshalb leicht durch eine im Bereiche der Appendix oder der Beckenorgane entstandene retroperitoneale Entzündung in Mitleidenschaft gezogen werden. Dabei entsteht vorerst lediglich eine Entzündung des Paranephriums, des besonders dorsalwärts der Niere reichlich entwickelten retroperitonealen Fettgewebes. Durch einen nachträglichen Einbruch der pararenalen Eiterung durch die fascia renalis in die wahre capsula adiposa renis kann sich aber zu der erst reinen Paranephritis eine Epinephritis zugesellen.

Die klinisch wichtigste Form der Entzündung der Nierenhüllen ist die meist als scheinbar selbständiges Leiden auftretende hämatogene Epi- oder Paranephritis. Klinisch scheint ihr keine Infektion der Niere, keine entzündliche Erkrankung benachbarter Organe vorauszugehen. Diese Art der Para- oder Epinephritis führt fast immer zur Absceßbildung und zu schweren Allgemeinerscheinungen. Sie entwickelt sich ab und zu im Anschluß an eine Infektionskrankheit, wie Angina, Scharlach, Influenza, Typhus usw., viel häufiger aber anschließend an eine scheinbar unbedeutende, umschriebene Infektion, wie ein Panaritium, einen Furunkel, eine eiternde Hautwunde usw. Nicht immer ist ein solcher Infektionsherd nachweisbar; die Para- oder Epinephritis erscheint als primäres Leiden. Aber es ist in allen diesen Fällen die Entzündung der Nierenhüllen trotzdem als metastatischen Ursprungs zu deuten, entstanden durch Verschleppung von Eitererregern durch die Blutbahn aus irgendeinem Infektionsherd. Ein stumpfes Trauma der Lendengegend, ein pararenales Hämatom oder dgl. mag dem Haften von im Blute kreisenden Bakterien Vorschub leisten. Eine wirklich primäre Infektion der Nierenhüllen entsteht nur in den seltenen Fällen, in denen durch eine offene Verletzung (Schuß- oder Stichwunden) Infektionskeime von außen direkt in die Nierenhüllen gebracht werden.

Die Zahl der hämatogen-metastatischen Eiterungen der Nierenhüllen mag bei rein klinischer Untersuchung größer erscheinen, als sie in Wirklichkeit ist. Wahrscheinlich ist oftmals ein kleiner, unerkannt bleibender metastatischer Nierenrindenabsceß der unmittelbare Ausgangspunkt der Nierenhüllenentzündung, die also nicht direkt hämatogen entstanden ist, sondern lymphogen, von einem allerdings metastatisch-hämatogenen Nierenabsceß aus.

Jedenfalls ist bei eitriger Epinephritis, auch wenn die Niere intakt erscheint, immer an die Möglichkeit zu denken, daß ein kleiner, unerkannt gebliebener, metastatischer Nierenrindenabsceß der Ausgangspunkt des Leidens sein könnte.

Als Erreger der eitrigen Entzündung der Nierenhüllen wurden am häufigsten Staphylokokken gefunden, seltener Streptokokken und Colibakterien. Die bei Nierentuberkulose auftretenden epirenalen Abscesse sind meist durch Tuberkelbacillen, selten durch banale Eitererreger erzeugt. Nur ausnahmsweise wurden in epinephritischen Abscessen Pneumokokken, Aktinomycespilze und andere Infektionserreger gefunden.

Das klinische Bild der Para- oder Epinephritis ist wechselnd, je nachdem es sich um die chronisch-fibröse oder die akute Form des Leidens handelt.

Die *chronische Form* der Epi- und Paranephritis, die öfter zu fibromatöser Verdickung der Nierenhüllen als zu Absceßbildung führt, findet sich besonders als Begleiterscheinung chronischer, eitriger Nierenerkrankungen: der Nierentuberkulose, der banalen Pyonephrose, der infizierten Steinniere usw. Die Entzündung der Nierenhüllen tritt neben den Erscheinungen des Nierenparenchymleidens wenig vor. Sie wird klinisch bemerkbar durch die Behinderung der respiratorischen Verschieblichkeit der Niere und durch die Zunahme und unscharfe Begrenzung des im Gebiete der kranken Niere fühlbaren Tumors. Sie verursacht durch Druck auf die Niere häufig Schmerzen und Zirkulationsstörungen in der Niere, dadurch auch Albuminurie und allerdings oft nur mikroskopisch wahrnehmbarer Hämaturie.

Die *akute Form* der Epi- oder Paranephritis setzt mit heftigen Krankheitserscheinungen ein. Der Kranke, von einer Infektionskrankheit eben genesen und scheinbar wieder in voller Gesundheit, wird plötzlich von hohem Fieber, von großer Müdigkeit und Schwäche befallen. Lokalsymptome fehlen zuerst oft vollständig, so daß der Gedanke an Typhus, Miliartuberkulose oder allgemeine Sepsis naheliegt. In der Regel aber machen sich schon im Beginne des Leidens oder doch kurz danach, Schmerzen in der Lendengegend geltend. Ihre Deutung fällt aber oft schwer. Bevor noch andere Symptome auf eine Erkrankung der Nieren oder deren Hüllen hinweisen, tritt manchmal als Folge der Paranephritis ein pleuritisches Reiben oder ein pleuritisches Exsudat auf. Dadurch wird die Diagnose leicht irregeleitet. Die unverkennbare Pleuritis wird als Grundleiden und als Ursache der Lendenschmerzen gedeutet, die Paranephritis übersehen. Es bleibt allerdings der Widerspruch zwischen der schweren Störung des Allgemeinbefindens und den verhältnismäßig geringgradigen Veränderungen der Pleura oder der Lunge auffällig. Häufig läßt eine Druckempfindlichkeit in der Nierengegend und eine Resistenzvermehrung unter dem Rippenbogen erkennen, daß nicht in der Pleura, sondern im Bereiche der Niere der Hauptsitz des Leidens zu suchen ist. Bildet sich gar im Bereiche der Niere eine unscharf begrenzte Anschwellung, werden die untersten Intercostalräume verstrichen oder etwas vorgewölbt, zeigt sich in der Lende ein leichtes Ödem der Weichteile, so ist das Bild des epinephritischen Abscesses nicht mehr zu mißdeuten. Die Ausscheidung eines klaren und eiweißfreien Urins darf an der Diagnose nicht zweifeln lassen. Es darf das normale Aussehen des Urins auch nicht dazu verleiten, eine genaue Harnuntersuchung zu unterlassen. Denn in dem scheinbar normalen Urin werden sich bei genauer, mikroskopischer Untersuchung meist wertvolle Anhaltspunkte für die Diagnose einer Erkrankung der Nieren oder deren Hüllen finden lassen. Im zentrifugierten Harnsedimente finden sich bei der Epinephritis fast immer vereinzelte Cylinder, einige rote und weiße Blutkörperchen. Besonders charakteristisch ist aber, daß recht häufig im zentrifugierten Sedimente des frisch entleerten Urins neben

vereinzelten roten Blutkörperchen auffallend zahlreiche Bakterien nachzuweisen sind. Eine Bakteriurie, besonders eine Staphylokokkurie, wurde wiederholt in den ersten Tagen einer eitrigen Entzündung der Nierenhüllen beobachtet, noch bevor im Harn irgendwelche andere Krankheitssymptome auf-
traten. Dieselbe Bakterienart wie im Urin fand sich bei diesen Kranken nachher
im Eiter des epirenalen Abscesses.

Verlauf. Para- und epinephritische Abscesse können, wenn sie nur klein
sind, spontan resorbiert werden. Meist aber suchen sie, wenn nicht zeitig operativ
eröffnet, spontan ihren Durchbruch nach außen. Entsprechend ihrem häufigen
Sitze dorsalwärts der Niere brechen sie am häufigsten durch die Lendenmuskulatur in das lumbale Unterhautgewebe durch, vorzugsweise an den muskelschwachen Stellen unter der 12. Rippe, im spatium tendineum lumbale (rhombus
Leshaftii) oder über dem Darmbeinkamm im trigonum Petiti. Andere Male
senkt sich der epinephritische Absceß retroperitoneal ins Becken hinab. Er
erzeugt dadurch oft eine Flexionskontraktur des Oberschenkels, die zu Verwechslungen des Leidens mit Coxitis oder spondylitischem Senkungsabsceß
Anlaß geben kann. Vom Becken aus drängt sich der epi- oder paranephritische
Senkungsabsceß schließlich hinter dem Ligamentum Pouparti ins Schenkel-
dreieck und unter die Haut vor; seltener bricht er in die Harnblase, die Vagina
oder das Rectum durch.

Epinephritische Abscesse über dem oberen Nierenpole haben die Neigung,
durch das im Bereiche der Niere oft sehr dünne Zwerchfell in Pleura und Lunge
einzubrechen und sich durch einen Bronchus zu entleeren. Abscesse, die ventralwärts der Niere in der dort dünnen Kapsel sich entwickeln, entleeren sich nicht
selten in den Dickdarm, ausnahmsweise in die Peritonealhöhle.

Hat sich der Absceß irgendwo Durchbruch nach außen verschafft, so kann
er spontan ausheilen. Aber das Durcharbeiten des Abscesses nach außen vollzieht sich manchmal langsam. Der Kranke kann durch die Toxinwirkung des
lange verhaltenen Eiters kachektisch werden oder einer allgemeinen Sepsis
erliegen, bevor der Spontandurchbruch des Abscesses erfolgt ist.

Therapie. Bei der nichteitrigen, der fibrösen Para- oder Epinephritis genügt
zur Behandlung meist eine lokale Wärmeanwendung (Diathermie, heiße Wickel
usw.), wenn nicht das der Entzündung der Nierenhüllen zugrunde liegende
Nierenleiden (Pyonephrose, Tuberkulose usw.) einen operativen Eingriff verlangt. Nur selten ist wegen der Schnürwirkung der fibrösen Nierenkapsel eine
breite Excision der perirenalen Schwarte zur Beseitigung der Schmerzen und
der Stauungserscheinungen in der Niere nötig.

Sobald aus den Symptomen: Fieber, Bakteriengehalt des Urins, unscharf
begrenzte Resistenz und Druckempfindlichkeit in der Nierengegend, die Diagnose
des epi- oder paranephritischen Abscesses gestellt ist, muß die operative Eröffnung des Abscesses in Frage gezogen werden. Ist das fühlbare Infiltrat in den
Nierenhüllen noch gering, ist das Allgemeinbefinden nur wenig gestört, dann
darf mit dem Eingriff wohl einige Tage gezögert werden. Es ist abzuwarten, ob
vielleicht eine spontane Resorption des Eiters erfolgt. Während dieser Beob-
achtungszeit ist durch Wärmeapplikation auf die Nierengegend die Resorption
zu befördern, die Infektion durch Verabreichung geeigneter Präparate, vor
allem Penicillin, zu bekämpfen. Lassen die Entzündungserscheinungen im
epirenalen Gewebe nicht rasch nach, dann muß der diagnostizierte Eiterherd
operativ freigelegt werden, selbst wenn eine Probepunktion keinen Eiter finden
läßt. Es ist ein extraperitonealer, lumbaler Schnitt anzulegen, wie zur Nephrektomie. Stößt man nach Spaltung der Nierenkapsel nicht sogleich auf einen
Absceß, so ist zu bedenken, daß die Eiterung auf den oberen oder unteren Pol

der Niere, seltener auf die ventrale Fläche der Niere beschränkt geblieben sein kann, deshalb auch an diesen Stellen gesucht werden muß. Bei Eröffnung größerer Abscesse ist stets darauf zu achten, alle ihre oft recht unregelmäßig verlaufenden Seitentaschen genügend zu spalten, um dem Eiter völlig freien Abfluß zu schaffen. Natürlich ist auch nachzuforschen, ob an der Niere selbst Eiterherde sich entwickelt haben. Dabei ist aber sorgfältig zu vermeiden, die fibröse Nierenkapsel in größerer Ausdehnung abzulösen und die Nierenrinde in breiten Kontakt mit dem Absceßinhalt zu bringen. Es genügt, die Niere durch die fibröse Kapsel durchzuuntersuchen. Die Genesung des Kranken erfolgt nach operativer Eröffnung des Abscesses meist rasch. Nur wenn der Absceß schon lange bestanden hatte, die Wandung der Absceßhöhle deshalb derbsklerotisch geworden war, bleiben lange Zeit eitrig sezernierende Wundfisteln bestehen. Diathermie hilft am besten zur Resorption der epirenalen Schwarten und zum Fistelschlusse.

H. Massenblutungen in das Nierenlager und Niereninfarkt.

Die hin und wieder ganz plötzlich auftretenden Massenblutungen in das Nierenlager, die ihres schlagartigen Beginnes wegen auch als epirenale Apoplexie bezeichnet werden, sind vielfach die Folge entzündlicher Prozesse in den Nierenhüllen. Doch nicht nur Entzündung der Nierenhüllen oder der Nieren werden als Ursache solcher Massenblutungen beobachtet, oft auch Neoplasmen der Niere, sowie Aneurysmen der Aorta, der Nieren- oder Nebennierenarterien. Bei einzelnen Kranken scheint eine Hämophilie oder doch eine hämorrhagische Diathese zu bestehen. Nimmt die Blutung in der Niere ihren Ausgang, so hebt sie die fibröse Nierenkapsel in weiter Ausdehnung ab und durchbricht sie schließlich. Die extrakapsuläre Blutung breitet sich in den Bindegewebszügen aus, drängt die Fettläppchen auseinander, die sich oft noch lange als gelbe Klumpen in den dunkelroten Blutmassen erhalten. Nicht selten zerreißt die Blutung auch die fascia renalis und breitet sich im retroperitonealen Fett nach oben bis ans Zwerchfell aus, nach unten bis in das Becken.

Die Blutung setzt ein mit heftigen Schmerzen in der Nierengegend und erzeugt rasch die Erscheinungen einer zunehmenden allgemeinen Anämie (Blässe der Haut und Schleimhäute, kleinen Puls, Ohnmachtsgefühl) und Bildung eines unscharf begrenzten Tumors der Nierengegend. Fast immer stellt sich, wohl infolge blutiger Durchtränkung des Mesenterialansatzes eine Parese der Därme mit starkem Meteorismus ein, so daß oft die Kranken wegen dieser Ileuserscheinungen zur Operation kommen. Es kann auch eine Oligurie oder Anurie eintreten, die irrtümlich als Folge mechanischen Verschlusses der Ureteren ausgelegt werden kann. Kleinere Blutergüsse kommen durch Resorption zur Selbstheilung. Bei stärkerer Blutung kann nur ein operativer Eingriff den Kranken heilen. Oft wird zur Lebensrettung vorerst eine Transfusion nötig sein. Ob danach eine breite Öffnung und Ausräumung des Hämatoms mit Tamponade der blutenden Stelle genügt, ob eine Nephrektomie nötig wird, hängt von der Ursache der Blutung ab. Die Mortalität ist bei diesen Blutungen auch bei zeitigem operativem Eingriff recht groß.

Niereninfarkt. Ein embolischer, hämorrhagischer Niereninfarkt kann mit ähnlichen klinischen Erscheinungen einsetzen, wie die Massenblutung ins Nierenlager: heftige Schmerzen in der Nierengegend, aufgetriebener Leib durch Darmparese, Kollapserscheinungen und anämisches Aussehen. Es fehlt aber das Auftreten eines fühlbaren perirenalen Hämatoms, dagegen geht Blut mit dem Urin ab. Die Cystoskopie läßt die Hämaturie als einseitig erkennen. Nur in den ersten Tagen der Infarktbildung zeigt die betroffene Niere immer eine Funktionsstörung, später kann trotz des Ausfalles eines erheblichen Teiles des Nierenparenchyms durch die Infarzierung die Funktion wieder normal werden. Die Infarktnarbe kann jahrelang heftige Schmerzanfälle auslösen.

I. Nierentuberkulose.

Die Nierentuberkulose ist eine der häufigsten chirurgischen Erkrankungen der Niere. Bei 2—5% aller Leichen werden Tuberkel in den Nieren gefunden.

Es sind 2 Hauptarten des Leidens zu unterscheiden:

1. Die *akute* oder *subakute* Miliartuberkulose der Nieren, die nie als selbständiges Leiden, sondern stets nur als Begleiterscheinung allgemeiner Miliartuberkulose oder als prämortales Leiden auftritt. Sie ist deshalb klinisch von geringer Bedeutung.

2. Die *chronische Nierentuberkulose,* deren Hauptform die *käsig-ulceröse* oder *kavernöse* Nierentuberkulose, auch Nierenphthise genannt, ist.

Nur die chronische Nierentuberkulose bedingt ein eigenes Krankheitsbild. Sie tritt oft als scheinbar primäres tuberkulöses Leiden des Körpers in Erscheinung. Eine genaue klinische Untersuchung läßt aber meist erkennen, daß tuberkulöse Erkrankungen der Lungen oder der Lymphdrüsen ihr vorausgingen oder noch neben ihr fortbestehen. Ob eine primäre sog. protopathische Nierentuberkulose überhaupt vorkommt, ist fraglich. Möglich ist ihr Vorkommen. Denn Tuberkelbacillen können in den Körper eindringen und durch die Blutbahn in die Nieren gelangen, ohne an ihrer Eintrittsstelle spezifisch tuberkulöse Gewebeveränderungen zu erzeugen. ·

Die chronische Nierentuberkulose befällt beide Geschlechter ungefähr gleich häufig. Sie entwickelt sich vorzugsweise zwischen der Pubertät und den vierziger Jahren, verschont aber auch Kinder und höhere Lebensalter nicht. Die rechte Niere scheint etwas häufiger zu erkranken als die linke, doch ist der Zahlenunterschied gering.

Pathogenese der Nierentuberkulose. Die miliare Nierentuberkulose ließ frühzeitig erkennen, daß die Infektion des Nierengewebes auf dem Blutwege erfolgt. Ihr anatomisches Bild, ihr klinischer Verlauf erlaubte keine andere Auslegung. Nicht so die chronische Nierentuberkulose. Bei ihr äußert sich das Leiden in der Regel zuerst in Blasenbeschwerden, verhältnismäßig selten in Nierenschmerzen und spät in fühlbaren Veränderungen der Nieren. Es lag deshalb nahe, in der Blase und nicht in den Nieren den Ausgangspunkt des Leidens zu suchen, um so mehr, als auch die anatomischen Befunde an tuberkulösen Nieren für eine aufsteigende Infektion zu sprechen schienen. Denn in den chronisch tuberkulösen Nieren finden sich jeweilen die tuberkulösen Herde nicht, wie bei der hämatogenen Miliartuberkulose, zur Mehrzahl in der Rinde, sondern vorzugsweise, in Frühfällen sogar ausschließlich, im Mark, häufig sogar nur in den Papillen und in den Calyces des Nierenbeckens.

Die Cystoskopie, die eine genaue klinische Beobachtung der Ausbreitung der Harnorgantuberkulose ermöglicht, sowie die Heilerfolge der Nephrektomie wegen Tuberkulose, lassen aber deutlich erkennen, daß *die Tuberkulose der Harnorgane ihren Ausgang fast ausnahmslos in den Nieren, nicht in der Blase nimmt.*

Auf die Niere als Ausgangspunkt der Tuberkulose der Harnorgane wies vor allem die Tatsache hin, daß anatomisch nicht selten einzig die Niere, kein anderes der Urogenitalorgane tuberkulös erkrankt gefunden wird. Beweisend sind auch die cystoskopischen Befunde, die deutlich verfolgen lassen, wie oft von der einen Niere die Tuberkulose auf die Blase übergreift, erst nur rings um die Einmündungsstelle des Harnleiters, nachher Schritt für Schritt auf die ganze Blasenschleimhaut, dann aber wieder, nachdem die tuberkulöse Niere exstirpiert wurde, in der Blase sich zurückbildet und schließlich ausheilt. Diese

Beobachtung läßt unverkennbar die Niere als ersten Sitz der Harnorgantuberkulose erscheinen und gibt den Hinweis, daß die Niere jeweilen auf dem Blutwege tuberkulös infiziert wurde.

Mit der Annahme einer hämatogenen Entstehung der chronischen Nierentuberkulose war aber die Tatsache schwer in Einklang zu bringen, daß meist nur eine Niere, selten gleichzeitig beide, an Tuberkulose erkranken. Es schien bei der engen Nachbarschaft der beiden Nierenarterien schwer verständlich, warum in die Aorta geschleuderte Bacillen nicht häufiger gleichzeitig beide Nieren statt nur eine tuberkulös infizieren. Wohl läßt sich die bloß einseitige, hämatogene Erkrankung der Niere in einzelnen Fällen erklären aus einer durch Trauma, Urinstauung, Mißbildung, Steinentwicklung bedingten verminderten Widerstandsfähigkeit der einen Niere. Aber längst nicht immer sind bei einseitiger Nierentuberkulose solche, die eine Niere zur tuberkulösen Infektion disponierende Schädigungen zu finden; es bleibt dann fraglich, warum die hämatogene Tuberkulose nur eine Niere ergriff, das Schwesterorgan gesund ließ. Einzigartig in der Pathologie ist das Auftreten einer hämatogenen, rein einseitigen Nierentuberkulose nicht. Parallelen dazu sind zahlreich. Es finden sich hämatogene Tuberkuloseherde sehr oft einseitig im Körper, besonders bei den Knochen- und Gelenktuberkulosen. Wie bei diesen, gelang es auch für die Nierentuberkulose, experimentell eine Erklärung für die Einseitigekit zu finden.

Nach den Tierversuchen von PELS-LEUSDEN scheinen im Blute kreisende Tuberkelbacillen, wenn ihre Virulenz nicht sehr stark ist, nur dort im Gewebe haften zu bleiben, wo ihre Ansiedelung durch einen mit ihnen in die Blutbahn eingebrochenen Gewebeembolus erleichtert wird. Da sehr oft nur ein einziger Gewebeembolus mit den Bacillen in den Blutkreislauf gelangt, wird es auch erklärlich, warum trotz der großen Zahl von im Blute kreisenden Bacillen nur eben an einer einzigen Stelle, z. B. nur in einer Niere, ein tuberkulöser Infektionsherd entsteht.

Daß die tuberkulöse Infektion der ersterkrankten Niere oft durch die Lymphbahnen von tuberkulösen, retroperitonealen Drüsen her vermittelt wird, wie dies TENDELOO behauptete, ist nicht wahrscheinlich. Es müßten sonst bei der Gleichwertigkeit des oberflächlich und des tiefliegenden Lymphbahnnetzes der Niere in den Frühstadien der Nierentuberkulose die ersten Tuberkuloseherde ebenso oft in der Rinde als im Mark gefunden werden, was, wie bereits betont, nicht der Fall ist.

Es ist fraglich, ob überhaupt je, was früher als Regel galt, statt der Niere die Blase den ersten Herd der Harnorgantuberkulose birgt. *Anatomische Beweise einer primären Blasentuberkulose liegen bis jetzt nicht vor.* Ab und zu mag eine Tuberkulose der männlichen Geschlechtsorgane, ganz ausnahmsweise auch der weiblichen, auf die Blase übergreifen und mag sich derart eine Tuberkulose der Blase ohne begleitende Nierentuberkulose entwickeln. Aber dieses Vorkommnis ist sehr selten; in der Praxis soll jedenfalls immer, wenn eine Blasentuberkulose gefunden wird, sofort nach der Nierentuberkulose geforscht werden.

Ob, nachdem von der einen Niere her die Blase tuberkulös infiziert ist, eine ascendierende Tuberkulose der anderen Niere entstehen kann, ist noch umstritten. In den Tierversuchen v. BAUMGARTENs breitete sich die Tuberkuloseinfektion nie *gegen,* sondern stets *mit* dem Sekretstrome aus. Eine durch den Ureter aufsteigende Tuberkuloseinfektion der Niere schien BAUMGARTEN nur möglich, wenn der Urinstrom zwischen Niere und Blase dauernd gestaut ist. Meine Tierversuche haben dies aber nicht bestätigt. Nach diesen kann ohne dauernde Urinstauung im Harnleiter, lediglich durch eine momentane, retrograde Ureterperistaltik und gleichzeitige Kontraktion der Blase der tuberkulöse Harn aus der Blase in das Nierenbecken hinaufgetrieben werden und dadurch eine ascendierende tuberkulöse Infektion der Niere erzeugen. Anatomische Untersuchungen weisen auch auf die Möglichkeit hin, daß die Tuberkulose der Blase längs den Lymphbahnen des Ureters zur Niere aufsteigt. Es wurde wiederholt neben einer descendierenden Nieren- und Uretertuberkulose der einen Seite und einer sekundären Blasentuberkulose eine ascendierende Tuberkulose des zweiten Ureters nur in dessen unterstem Teile gefunden, während seine oberen Teile sowie die zugehörige Niere und ihr Nierenbecken nicht den kleinsten Tuberkuloseherd aufwiesen. Eine aufsteigende Tuberkuloseinfektion der Niere scheint demnach möglich. Wahrscheinlich wird auch in der Tat nach hämatogener Infektion der ersten Niere die zweite Niere nicht so gar selten von der tuberkulösen Blase her ascendierend infiziert. Es kann aber natürlich die zweite Niere, gleich wie die erste, von einem außerhalb des Harnsystems gelegenen Tuberkuloseherd oder von der ersterkrankten Niere her durch die Blutbahn infiziert werden.

Wenn auch unsicher ist, auf welchem Wege jeweilen die Tuberkelbacillen auf die zweite Niere überwandern, das eine steht jedenfalls fest, daß in der Mehrzahl der Kranken nach der ersten Niere, früher oder später, auch die zweite Niere tuberkulös erkrankt, wenn nicht zeitig genug operativ eingegriffen wird. Nur selten widersteht die zweite Niere der Infektion bis zum Tode des an einseitiger Nierentuberkulose Leidenden. Scheinbar von Beginn ab doppelseitig tritt die chronische Nierentuberkulose etwa bei 15% der Fälle auf.

Pathologische Anatomie. Die *Miliartuberkulose* der Nieren ist immer beidseitig. Bei ihr sind die Tuberkel in der Nierenrinde zahlreicher als im Mark. Die Rindentuberkel sind bald gleichmäßig zerstreut, bald auf das Ausbreitungsgebiet einzelner Arterien beschränkt, wobei sich typische Infarkte bilden, an deren Spitze ein tuberkulös erkranktes Gefäß zu finden ist. Im Mark entwickeln sich die Tuberkel gleich zahlreich im Bereiche der Grenzschicht wie in den Papillen und in den Calyxnischen.

Die miliaren Nierentuberkel haben in ihrem Zentrum nekrotisches Gewebe, Riesenzellen und epitheloide Zellen, an ihrer Peripherie einen Saum von Lymphocyten. Sie liegen nicht selten rings um tuberkelbacillenhaltige Glomeruli oder rings um kleine Blutgefäße, deren Wandung tuberkulös ist. Gefäßwandtuberkel sind besonders in den Venen häufig. Zu ausgedehnter Einschmelzung des Nierengewebes kommt es nie trotz der großen Zahl von Tuberkeln. Das Leiden führt zu rasch zum Tode.

Ganz anders ist das anatomische Bild der *chronischen Nierentuberkulose.* Hier bleibt im Beginne der Infektion die Rinde vollständig frei von tuberkulösen Veränderungen. Die ersten Tuberkuloseherde sitzen immer in der Grenzschicht oder im Mark, dort vorzugsweise nahe den Calyces oder in den Papillen. Im Gegensatz zu der rasch tödlich endenden Miliartuberkulose führt die langsam verlaufende, chronische Nierentuberkulose zu ausgedehnter Verkäsung des Nierenparenchyms mit Höhlenbildung und Sklerosierung des die Höhle begrenzenden Gewebes. Dieser Verkäsung und Höhlenbildung wegen wird die chronische Nierentuberkulose auch als käsig-ulceröse oder käsig-kavernöse Form der Nierentuberkulose bezeichnet.

Ausnahmsweise unterbleibt bei der chronischen Nierentuberkulose der kavernöse Zerfall, sogar ab und zu auch die Verkäsung des tuberkulösen Gewebes. Dadurch entstehen ungewöhnliche Formen der chronischen Nierentuberkulose, die als disseminierte Knotenform und als fibröse, indurative Form bezeichnet werden.

Die sog. *disseminierte Knotenform* der chronischen Nierentuberkulose (Abb. 78 und 79) ist gekennzeichnet durch das Fehlen entzündlicher Höhlenbildung trotz Entwicklung zahlreicher Konglomerattuberkel in Mark und Rinde der tuberkulösen Niere. Diese Konglomerattuberkel bilden von bloßem Auge sichtbare, gelblich-weiße Knoten, die in großer Zahl bald nur auf einen umschriebenen Teil der Niere beschränkt, bald über das ganze Organ ausgestreut sind. Die Knoten bleiben dauernd massig, schmelzen nicht ein; nirgendswo zeigen sich ausgedehnte Verkäsungen des tuberkulösen Gewebes, die Verkäsung fehlt sogar ausnahmsweise vollkommen. Diese anatomische Form der chronischen Nierentuberkulose ist selten, sie findet sich auf 1000 wegen chronischer Nierentuberkulose Nephrektomierte nur 6—7mal. Die Knotenform verläuft keineswegs, wie früher befürchtet wurde, immer bösartig wie die Miliartuberkulose, sie verläuft im Gegenteil bei der Mehrheit der Kranken langsam und eher gutartig.

Einen noch milderen Verlauf als die disseminierte Knotenform nimmt die sog. *fibröse oder indurative Form* der chronischen Nierentuberkulose. Das Merkmal dieser Form von chronischer Nierentuberkulose ist, daß alle ihre Tuberkuloseherde nicht nur keinen kavernösen Gewebszerfall zeigen, sondern auch eine Verkäsung vermissen lassen. Auffällig bei dieser indurativen Form der Nierentuberkulose ist, daß nicht nur in der Umgebung der meist nur spärlichen Tuberkel

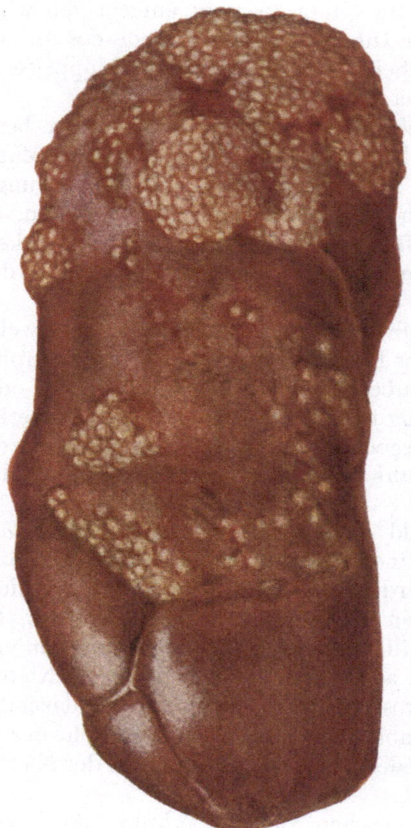 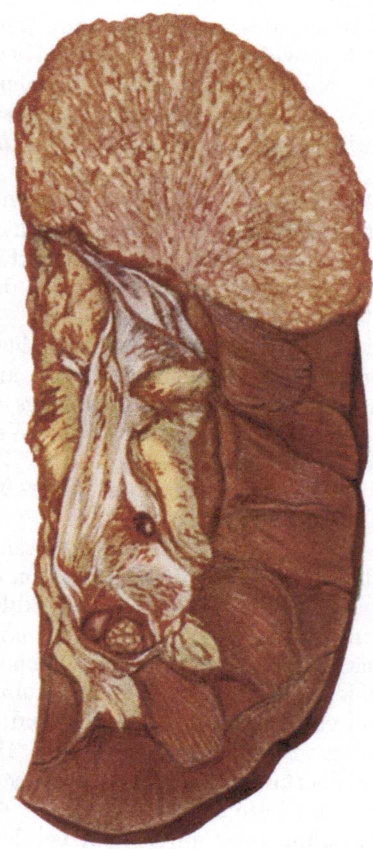

Abb. 78. Knotenform der Nierentuberkulose.   Abb. 79. Knotenform der Nierentuberkulose.
                                                    (Durchschnitt der Niere von Abb. 78.)

eine ungewöhnlich reiche Bindegewebswucherung auftritt, sondern auch rings um scheinbar unspezifische Entzündungsherde, die keine Tuberkel, keine Riesenzellen enthalten. Der Bindegewebswucherung folgt vielerorts Schrumpfung, durch welche an zahlreichen Stellen des Organs die epithelialen Gebilde des Parenchyms zugrunde gehen und sich ausgedehnte, fibröse Narbenherde bilden. Es entsteht dadurch das Bild der Schrumpfniere.

Ob es schließlich als mildeste Form der chronischen Nierentuberkulose auch noch eine *tuberkulöse Nephritis* gibt, wobei die in die Niere eingedrungenen Tuberkelbacillen mehr oder weniger zahlreiche, wohl entzündliche, interstitielle Infiltrate und parenchymatöse Degeneration, nirgends aber Tuberkel zu erzeugen vermögen, ist noch umstritten.

Tuberkulöse Nephritiden rein toxischen Ursprungs gibt es sicher. Tuberkuloseherde in und außer der Harnorgane erzeugen durch die von ihnen in den

Blutkreislauf eingedrungenen toxischen Substanzen häufig parenchymatöse und interstitielle Entzündungserscheinungen im Nierengewebe. Charakteristisch für diese toxischen tuberkulösen Nephritiden ist, daß der Harn dieser Nieren wohl Eiweiß und Cylinder, vereinzelte rote und auch weiße Blutkörperchen, nie aber Leukocyten in erheblicher Zahl, nie Tuberkelbacillen enthält.

Vieles spricht dafür, daß es neben diesen tuberkulösen Nephritiden auch bacilläre Nephritiden gibt. Ihr Entstehen wird dadurch erklärt, daß durch die Blutbahn in das Nierengewebe eingedrungene Tuberkelbacillen dort unspezifische, entzündliche Gewebsveränderungen erzeugen, aber keine Tuberkel und daß auch Tuberkelbacillen aus der Niere mit dem Harn ausgeschieden werden können ohne Pyurie hervorzurufen. Der Harn enthält wohl Eiweiß und spärliche, vereinzelte Leukocyten, nicht aber in Gruppen stehende Eiterkörperchen. Die ausgeschiedenen Tuberkelbacillen sind bei der tuberkulösen Nephritis an Zahl so gering, daß sie kaum je einmal mikroskopisch im Sedimentausstrich, meist nur durch den Tierversuch oder die Kultur nachweisbar sind.

Die Annahme des Bestehens solcher bacillärer Nephritiden ist sicher berechtigt. Denn in verschiedenen Organen des menschlichen Körpers sind ausgedehnte bacilläre Entzündungen ohne Tuberkelbildung (Tuberkulose ohne Tuberkel) festgestellt worden, so in den Lungen, in den serösen Häuten, in der Leber, im Nebenhoden usw.

Das Vorkommen bacillärer Nephritiden mit Ausscheidung von Tuberkelbacillen im Harn, ohne daß im Nierengewebe sich Tuberkel bilden, ist demnach unbedingt als möglich anzuerkennen. Einzelne, scheinbar beweisende Beobachtungen einer bacillären Nephritis ohne Tuberkel liegen im Schrifttum vor. Aber wenn auch bei diesen Kranken die renale Herkunft der im Harn gefundenen Tuberkelbacillen sicher verbürgt schien und die Autopsie in der Niere trotzdem nur unspezifische Entzündungsherde, aber keine Tuberkel finden ließ, so bleibt doch der Einwand berechtigt, daß bei mikroskopischer Durchsicht einer noch größeren Zahl von Gewebeschnitten sich doch noch Tuberkel im Gewebe hätten finden lassen. Aus den vorliegenden Mitteilungen geht ja auch wirklich hervor, daß je genauer die anatomische Untersuchung durchgeführt wurde, um so seltener der Fund spezifisch tuberkulöser Gewebsveränderungen in der Tuberkelbacillen ausscheidenden Niere mißlang.

Daß Tuberkelbacillen, die auf dem Blutwege zur Niere gelangen, von dieser in den Harn ausgeschieden werden können, und zwar in erheblicher Zahl, ohne daß dabei das Nierengewebe spezifisch oder unspezifisch entzündlich erkrankte *(tuberkulöse Bacillurie)*, das muß einstweilen als außerordentlich selten, ja überhaupt als fraglich gelten. Einzelne Forscher glauben, eine solche tuberkulöse Bacillurie zwar oft beobachtet zu haben. Aber das beigegebene Beweismaterial ist so ungenau verarbeitet, daß es nicht überzeugend wirkt.

Für das ärztliche Handeln muß jedenfalls bis auf weiteres unbedingt die Regel zu Recht bestehen bleiben, daß, sobald bei einem Kranken im sauber aufgefangenen Harn Tuberkelbacillen nachweisbar sind, bei ihm eine, wenn auch vielleicht sehr wenig ausgedehnte tuberkulöse Erkrankung der Harn- oder Geschlechtsorgane angenommen werden muß.

Im anatomischen Verlaufe der praktisch fast ausschließlich in Betracht fallenden Form der käsig-kavernösen Nierentuberkulose kann man 3 Stadien unterscheiden:

1. das Frühstadium,
2. das Stadium der vollen Entwicklung und
3. das Schlußstadium.

Im *Frühstadium* ist die käsig-tuberkulöse Niere äußerlich vollständig normal. Nur auf dem Durchschnitt läßt sie tuberkulöse Veränderungen erkennen, und zwar fast ausschließlich im Bereiche der Papillen. Eine oder mehrere Papillen haben ein glasiges Aussehen und eine plumpere Form als die anderen. Oft enthalten sie mit bloßem Auge sichtbare gelbliche Knötchen oder sie zeigen gar schon einen geschwürigen Zerfall. Nur sehr selten ist der Tuberkuloseherd in der Papille durch gesundes Gewebe vom Nierenbecken abgeschlossen (Abb. 80); meist reicht die Papillentuberkulose bis an das Nierenbecken hinan. Statt in der Papille liegen die ersten Tuberkel manchmal in der Nische eines Nierenkelches und ergreifen unter geschwürigem Zerfall teils die Papille (Abb. 81), teils die Calyxwand (Abb. 82). *Die vom Urin bespülte Oberfläche der Papillar- oder Kelchnischen-Geschwüre enthält in ihrer nekrotischen Schicht häufig wahre Rasen von Tuberkelbacillen* (Abb. 83). Nach der Tiefe des Gewebes mindert die Zahl der Tuberkelbacillen rasch.

Diese *Papillartuberkulose* ist die typische Frühform der chronischen Nierentuberkulose. Zu den Papillenherden gesellen sich allmählich in den zugehörigen Markkegeln strahlenförmig angeordnete Knötchengruppen. Nur selten wird auch die Rinde schon in diesem Frühstadium von der tuberkulösen Erkrankung ergriffen, dabei meist in Form kleiner, keilförmiger, von Tuberkeln durchsetzter Infarkte (Abb. 84). Meist aber bleibt die Rinde im Frühstadium der chronischen Nierentuberkulose vollständig gesund oder zeigt

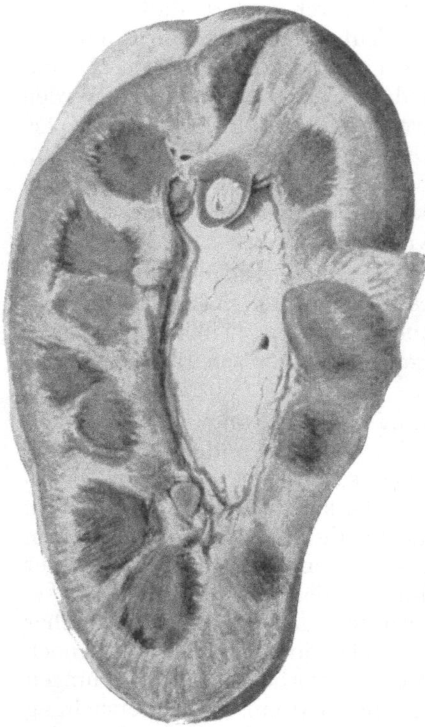

Abb. 80. Frühstadium der Nierentuberkulose. Käseherd in einer Papille. (Pathol. Institut Bern.)

nur einzelne kleine Leukocyteninfiltrate, die vorzugsweise in der Umgebung hyalin degenerierter Glomeruli liegen.

Bei *voller Entwicklung* der käsig-kavernösen Nierentuberkulose greift der Gewebezerfall im Mark um sich. Es entstehen dort größere Kavernen mit unregelmäßiger, zerfressener, käsig-eitrig belegter Wandung. Zwischen ihnen liegen kleinere oder größere Käseherde, oft radiär zum Nierenbecken angeordnet.

Die meisten Kavernen stehen in offener Verbindung mit dem Nierenbecken; nur wenige sind von ihm vollkommen getrennt.

Die Wandung der Kavernen besteht aus zwei Schichten, einer inneren nekrotisch-käsigen Schicht und einer äußeren, gebildet aus einem dichten Granulationsgewebe mit mehr oder weniger starker Bindegewebsbildung. Das an die Höhlenwand angrenzende Gewebe ist von Tuberkeln dicht durchsetzt.

Breitet sich der tuberkulöse Prozeß auch auf die Nierenrinde aus, so zeigen sich in dieser immer in den über den erkrankten Markkegeln liegenden Bezirken die stärksten tuberkulösen Veränderungen. An einzelnen Stellen greift die Höhlenbildung vom Mark direkt auf die Rinde über; an anderen Stellen entwickeln sich vorerst in der Rinde peripher vom erkrankten Markkegel miliare, dicht zusammenstehende Tuberkel, die häufig deutlich auf das Verbreitungs-

gebiet einer Arterie beschränkt sind (tuberkulöser Infarkt). Infolge der Miterkrankung der Rindenschicht zeigt die Niere jetzt, im Gegensatz zu den Frühstadien der Nierentuberkulose, äußerlich erkennbare Veränderungen. Es liegen

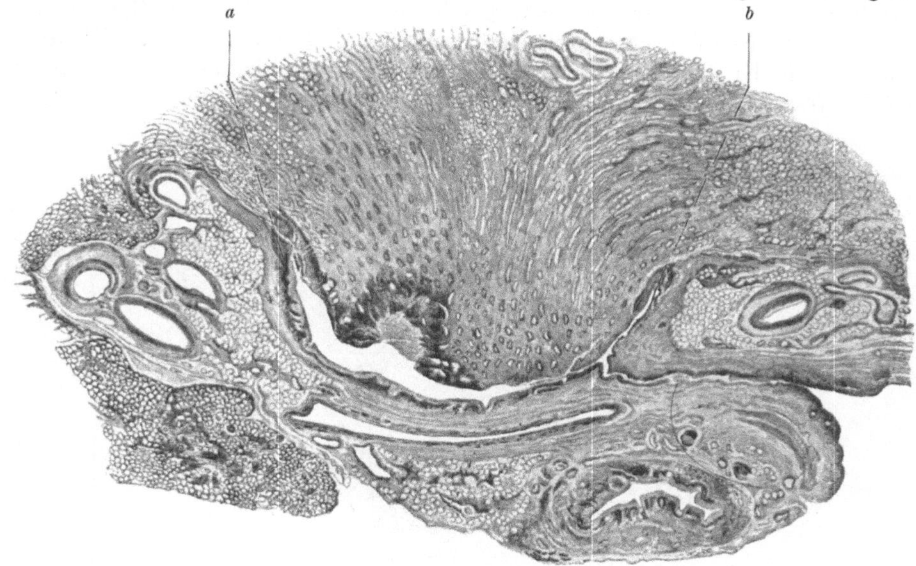

Abb. 81. Schnitt durch eine Papille und des zugehörigen Calyx. Beginnende Tuberkulose der Papille. Kleine
Ulceration mit käsigem Grund und Tuberkeln. In den Calyxnischen bei *a* und *b* vereinzelte Tuberkel
(Lupenvergrößerung).

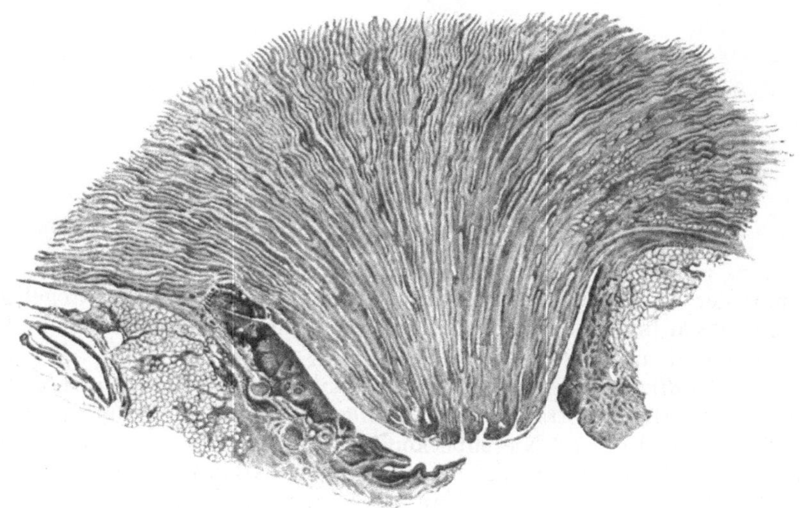

Abb. 82. Nur in der Calyxnische Tuberkel, besonders an der Oberfläche der Nierenbeckenschleimhaut.
Papille normal (Lupenvergrößerung).

an ihrer Oberfläche gelbliche Tuberkel, zerstreut oder eng zusammenstehend
(Abb. 85). An einzelnen Stellen ist die Nierenrinde durch prall gefüllte Kavernen
bucklig vorgewölbt, an anderen Stellen infolge der Bildung tuberkulöser Infarkte in breiten Streifen oder in ganz unregelmäßigen, aber scharf umschriebenen Bezirken eingezogen. Unter den tuberkulös erkrankten Rindenteilen
finden sich im Mark immer viel vorgeschrittenere Gewebeveränderungen. Es

weist dies darauf hin, daß die Markpartie früher als der zugehörige Rindenbezirk von der Tuberkulose befallen wurde (Abb. 86).

Die *Ausbreitung des tuberkulösen Prozesses* von den ersten Herden in den
Papillen und Calyces bis zu den geschilderten, ausgedehnten Zerstörungen
erfolgt teils durch Verschleppung der Bacillen in den Harnkanälen, teils durch
Ausbreitung der Bacillen durch die Blut- oder Lymphbahnen. Das von Tuberkeln frei gebliebene Nierengewebe weist nur in unmittelbarer Umgebung der

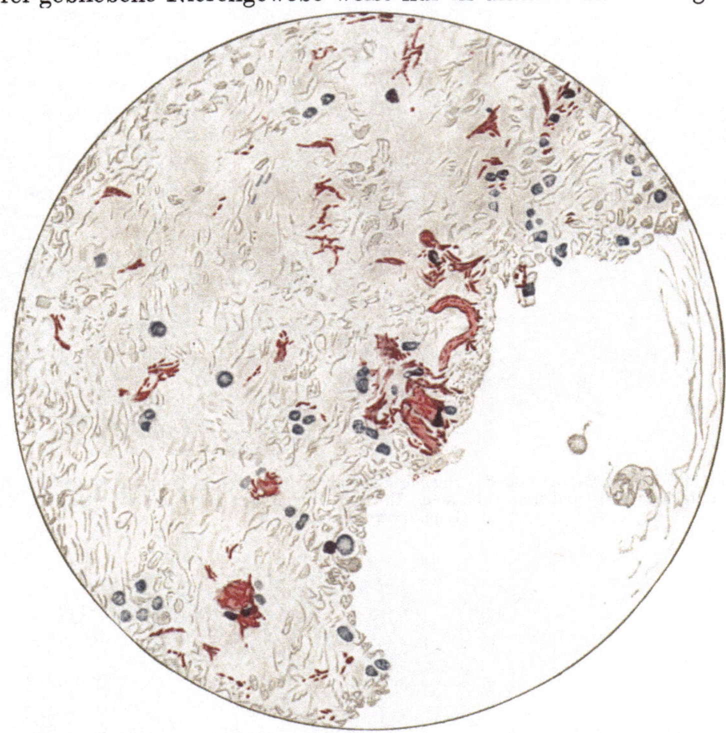

Abb. 83. Nekrose einer Papille mit sehr zahlreich eingelagerten Tuberkelbacillen.
(Eigene Beobachtung.)

Tuberkuloseherde erhebliche Infiltrationsherde auf. Im weiter abgelegenen
Nierenparenchym finden sich meist keine solchen mehr, nur noch hier und dort
hyaline Glomeruli und hyaline Cylinder.

Im *Schlußstadium* der chronischen Tuberkulose verliert die Niere ihre charakteristische, zierliche Form; sie wird massig und breit. Sie kann durch Stauung von Harn und Eiter im Nierenbecken und in den Kavernen das 4—5fache
ihrer normalen Größe erreichen. Bleibt aber der Abfluß der Sekrete frei, so
nimmt ihre Größe nicht zu, die Niere schrumpft sogar eher zusammen. Ihre
Oberfläche wird durch die Bildung der Kavernen unregelmäßig bucklig. Ihre
Farbe wird blaß, an einzelnen Stellen schimmert der eitrig-käsige Kaverneninhalt durch die verdünnte, prall gespannte Rindenschicht durch (Abb. 87).
Tuberkel sind an der Oberfläche der kavernösen Niere nur noch an wenigen
Stellen zu erkennen, nur dort, wo die Rinde in erheblicher Schichtdicke erhalten
blieb. Die mit eitrigem Urin oder käsig-rahmiger, oft sogar kittartiger Detritusmasse gefüllten Kavernen sind durch bindegewebige Scheidewände voneinander
getrennt (*Kittniere*, Abb. 88). Parenchym ist nur noch in kleinen Bezirken
erhalten und zudem von Tuberkeln stark durchsetzt. In den Wänden der

Kavernen lagert sich Kalk in Krümeln oder Platten ab. Im Nierenbecken bilden sich manchmal *Nierensteine* oder flächenhafte Inkrustationen, die zur Hauptsache aus kohlensaurem und phosphorsaurem Kalk bestehen.

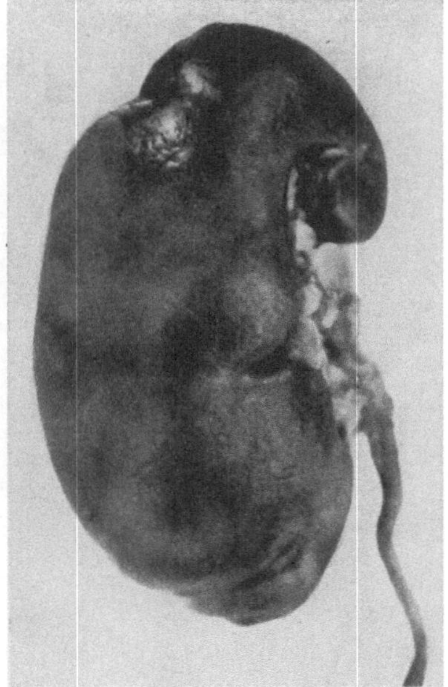

Nierensteine kommen auch in früheren Stadien der Nierentuberkulose nicht sogar selten im selben Organe neben dem tuberkulösen Entzündungsprozeß vor. Meist handelt es sich deutlich um sog. sekundäre Nierensteine, die sich durch Kristallablagerungen in nekrotischen Gewebeteilen der tuberkulösen Niere gebildet haben. Andere Male aber scheint es sich um primäre Steine zu handeln, die sich vielleicht schon vor der Tuberkulose der Niere entwickelten und durch mechanische lokale Schädigungen des Nierengewebes zum Festhaften der Tuberkelbacillen Anlaß gab. Für diese letztere Möglichkeit spricht die Tatsache, daß wiederholt die ersten tuberkulösen Veränderungen der Niere ringsum einen Nierenstein gefunden wurden.

Nicht selten finden sich neben den käsig-eitrigen Kavernen auch Höhlen mit klarem, wäßrigem Inhalt und glatter, glänzender Wand. Solche Höhlen entstehen nicht durch Gewebezerfall wie die anderen, sondern durch Urinstauung in einer ableitenden Sammelröhre. Sie unterscheiden sich von den durch Gewebezerfall entstandenen Kavernen durch ihre gut erhaltene Epithelauskleidung.

Sobald die Tuberkulose auf die Nierenrinde übergreift, werden auch die *Hüllen der Niere* in den entzündlichen Prozeß einbezogen. Erst wird die capsula propria ent-

Abb. 84. Niere mit tuberkulösem Infarkt im oberen Drittel.

zündlich verdickt und der Nierenrinde fest anhaftend. Bald aber wird auch die Fettkapsel entzündlich infiltriert. Sie verschmilzt mit der capsula propria

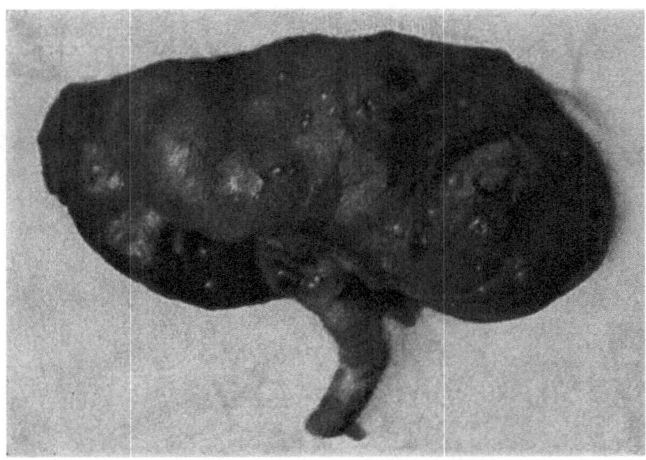

Abb. 85. Nierentuberkulose mit zahlreichen Rindentuberkeln. (Eigene Beobachtung.)

in eine einzige, mehrere Zentimeter dicke, bindegewebige Schwarte, in der das Fett bis auf wenige, stark fibröse Lappen zugrunde geht. Einzig im Gebiete des Hilus bleibt das Fettgewebe in größerer Menge erhalten und dringt von dort, den Nierengefäßen folgend, in knolligen Strängen in die

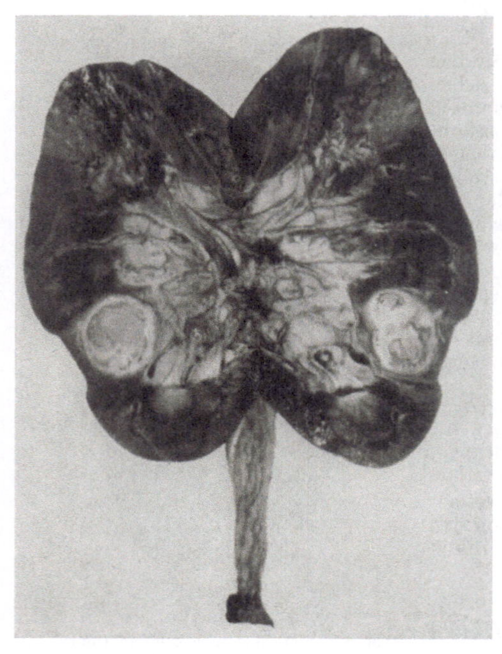

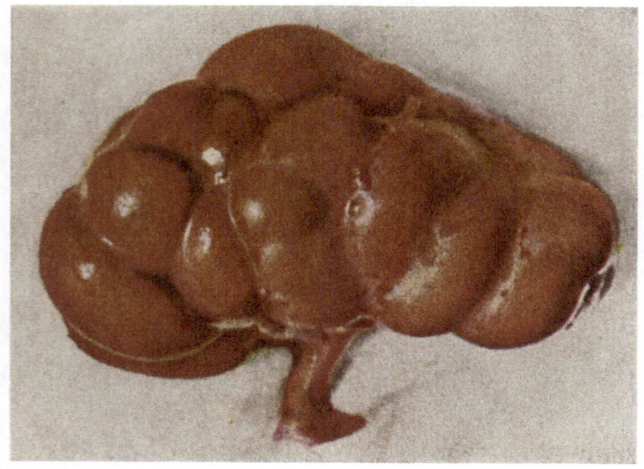

zerfallen teilweise geschwürig. Durch Zusammenfließen kleiner Geschwürchen bilden sich ausgedehnte Geschwürsflächen von unregelmäßiger Form. Allmählich dringt der tuberkulöse Prozeß in die Tiefe der Harnleiterwand. Erst wird die Submucosa, dann aber auch die Muskelschicht von tuberkulösen Infiltraten durchdrungen und allmählich durch ein Granulationsgewebe ersetzt. Früher als in der Muskelschicht entwickelt sich in der Bindegewebsscheide des Ureters eine Infiltration mit Neubildung von Bindegewebe. Der Harnleiter wird dadurch verdickt und derb (Abb. 90). Er wird auch durch narbige Schrumpfung des in der adventitiellen Scheide neugebildeten Bindegewebes verkürzt und deshalb zwischen Niere und Blase straff gespannt. Er vermag häufig die Blase an seiner Einmündungsstelle zipfelförmig auszuziehen und die Niere aus ihrer Nische herabzuziehen. Durch die tuberkulösen Veränderungen seiner Wand wird der Harnleiter seiner peristaltischen Kraft beraubt und in seiner Lichtung stellenweise verengt. Der Urinabfluß aus dem Nierenbecken wird infolgedessen gehemmt und ein Anlaß zur Bildung einer Hydronephrose gegeben. Geht die Niere durch tuberkulösen Gewebezerfall ihrer Fähigkeit, Harn abzusondern, verlustig, so verliert der funktionslos gewordene Harnleiter seine Durchgängigkeit. Dabei schwindet seine Lichtung selten in ganzer Ausdehnung; sie bleibt vielmehr zwischen einzelnen Verschlußstellen erhalten, erweitert sich dort sackartig und füllt sich mit käsigem, oft verkalktem Detritus (Empyem des Ureters).

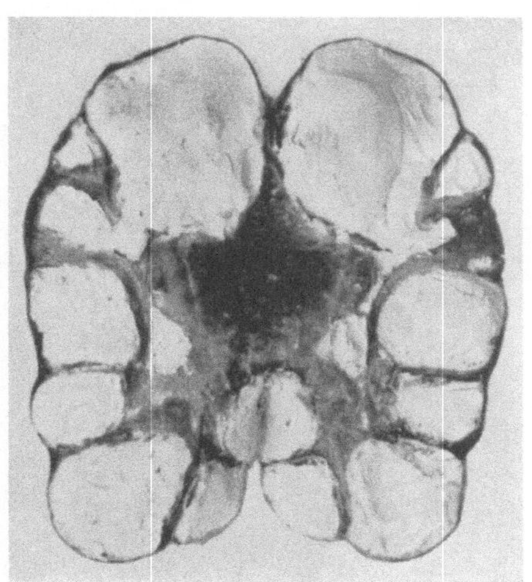

Abb. 88. Tuberkulöse Kittniere.

Symptomatologie. Die Nierentuberkulose macht in ihren Anfangsstadien geringe klinische Symptome. Diese sind zudem so unbestimmter Art, daß sie, wenn überhaupt beachtet, selten als Merkmale eines Nierenleidens gedeutet werden. Sie bestehen in beständiger Müdigkeit des Kranken, in verminderter Arbeitslust und Arbeitskraft, manchmal auch in leichter Abmagerung. Nichts weist auf ein Harnleiden hin. Eine Harnuntersuchung wird deshalb oft unterlassen, und so entgeht nicht selten die auch im frühesten Stadium der Nierentuberkulose nachweisbare *Pyurie* und die fast nie fehlende, geringe *Albuminurie* der Beobachtung. Ausnahmsweise erzeugt die Nierentuberkulose frühzeitig starke *Nierenblutungen* (initiale Hämaturie) oder *Nierenkoliken*. Diese Koliken, bedingt durch eine momentane Harnstauung infolge Verlegung des Harnleiters durch Blut- oder Eitergerinnsel, gleichen in ihrem Verlaufe, in der Art des schneidenden, längs des Harnleiters in die Blase und oft auch in die Geschlechtsteile ausstrahlenden Schmerzes, einer Nierensteinkolik. Aber bei ungefähr 90% der Kranken wird die Nierentuberkulose nicht durch Blutungen oder Koliken, sondern durch die sekundäre Cystitis und die damit verbundenen *Störungen der Harnentleerung* klinisch auffällig.

Die Miktion wird häufig. Der Kranke wird auch nachts mehrmals genötigt, seinen Harn zu entleeren. Der Harndrang ist zudem, sobald er sich einstellt, sofort heftig und löst, wenn nicht sogleich befriedigt, krampfartige Schmerzen in der Blase aus. Manchmal folgt dem Urindrang ungewollt die Harnentleerung so rasch, daß der Kranke, besonders nachts, sich näßt. Eine *nächtliche Inkontinenz* bei früher bettreinen und jugendlichen Individuen fällt ab und zu als *erstes Krankheitssymptom* auf.

Die *Harnentleerung* wird nicht nur häufig, sie wird auch *schmerzhaft*; ein Brennen im Beginne und mehr noch am Ende der Miktion plagt den Kranken. Manchmal schwindet der Schmerz mit Entleerung der Blase, andere Male hält er noch einige Zeit an, begleitet von einem krankhaften Drängen in der Blase, als ob zurückgebliebener Urin ausgepreßt werden sollte.

Bei den einen Kranken stellt sich die Steigerung und Schmerzhaftigkeit des *Harndranges* ganz *allmählich* ein, mehrt sich nach und nach im Laufe von

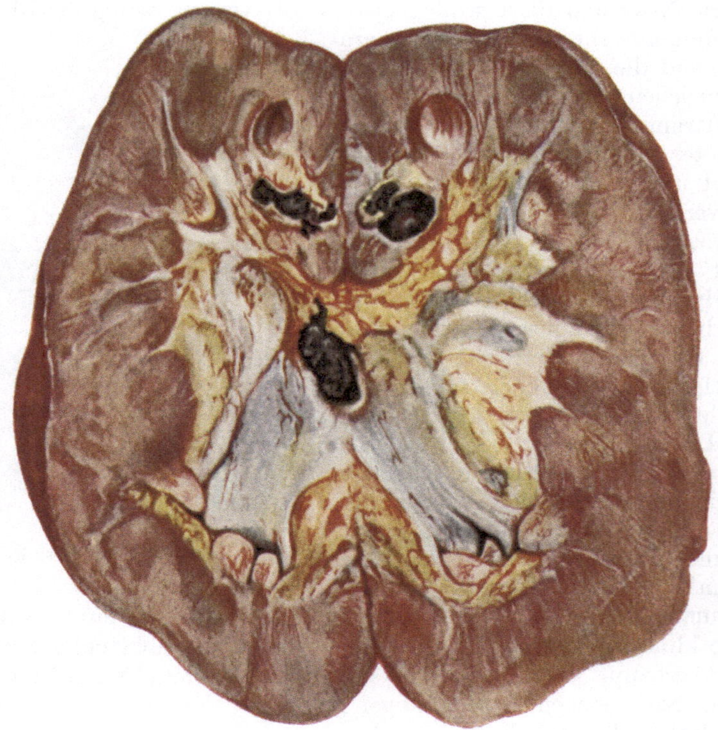

Abb. 89. Inkrustiertes Nierenbeckengeschwür neben kleiner Markkaverne mit ähnlichen Kalkbelägen. Verhältnismäßig frühes Stadium der Nierentuberkulose. (Eigene Beobachtung.)

Wochen und Monaten. Bei anderen Kranken aber *beginnen die Blasenbeschwerden ganz plötzlich* mit voller Heftigkeit, wie bei einer akuten Cystitis.

Wird der Kranke genauer untersucht, so bietet sich bei ihm folgender Befund: Sein *Allgemeinzustand* ist, wie eingangs schon erwähnt, meist nur wenig gestört; es besteht bei ihm nur eine gewisse Müdigkeit und Mattigkeit, oft auch eine *Abmagerung*. Die Gesichtsfarbe ist dabei noch frisch; ja nicht selten erscheinen die Kranken trotz der tuberkulösen Infektion der Harnorgane geradezu als Bild blühender Gesundheit. Immerhin ist eine *Anämie*, eine Verminderung des Hämoglobins auf 40—60% nicht selten. *In der Regel fehlen selbst subfebrile Temperatursteigerungen bei der reinen Tuberkulose der Harnorgane.* Höheres Fieber ist fast stets Folge einer Mischinfektion, selten ist es durch Verhaltung rein tuberkulösen Eiters bedingt.

An der Niere selbst verursacht die Tuberkulose im Beginne keine von außen fühlbaren Veränderungen. Das Organ wird erst merklich vergrößert, wenn sein Sekret im Nierenbecken oder in Nierenkavernen sich staut oder wenn sich rings

um die Niere entzündliche, derbe Schwarten bilden. Dann kann die tuberkulöse
Niere zu einem großen, bis zum Becken hinabreichenden Tumor anwachsen.
Ihre respiratorische Verschieblichkeit und ihr Ballotieren bei bimanueller Untersuchung kann selbst bei starker Vergrößerung des Organs erhalten bleiben.
Aber sie schwinden, sobald sich entzündliche perirenale Bindegewebswucherungen einstellen. Selbst wenn die Niere noch keine Formveränderungen zeigt,
macht sich ihre Erkrankung bei der Palpation bemerkbar, und zwar durch eine
Abwehrspannung der die Niere umgebenden Bauchwandmuskulatur, oft auch
dadurch, daß bei Druck auf die Niere reflektorisch Harndrang in der Blase
auftritt. Bei der Deutung des Palpationsbefundes an der Niere ist stets zu
berücksichtigen, *daß die gesunde Niere infolge ihrer kompensatorischen Hypertrophie vergrößert und druckempfindlich sein*
kann, während vielleicht gleichzeitig die
kranke, kavernöse Niere nicht fühlbar und
nicht schmerzhaft ist.

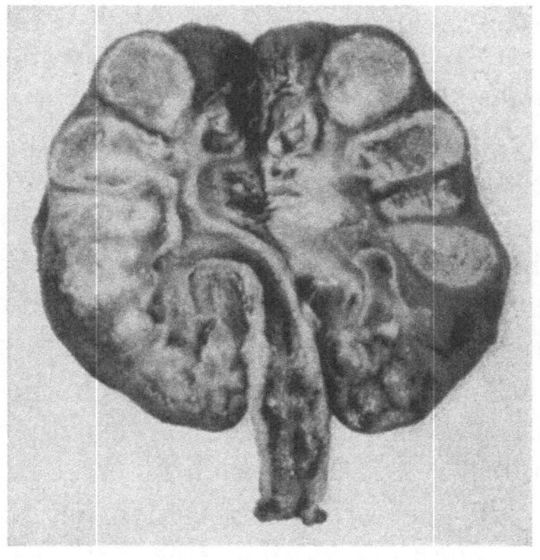

Abb. 90. Kavernöse Nierentuberkulose mit
ausgedehnter Harnleitertuberkulose bei einem
Knaben von 13 Jahren.

Die Tuberkulose der Niere wird *nicht selten
in Verbindung mit anderen Nierenkrankheiten*
gefunden. Eine Tuberkulose kann sich in
einer Wanderniere, in einer hydronephrotischen Niere oder neben Tumoren der Niere
entwickeln. Auffällig oft wurden in tuberkulösen Nieren *Nierensteine* gefunden. Es
sind häufig nach Entzündung und Gewebe-
nekrose sekundär entstandene Phosphat-
und Carbonatsteine, seltener primäre, mit
oder vor der Tuberkulose gebildete oxalsaure
und harnsaure Steine.

Bemerkenswert ist, daß nicht selten im Verlaufe einer Nieren- und Blasentuberkulose die
zweite, nichttuberkulöse Niere hydronephrotisch wird. Die Ursache der Harnstauung in
der nichttuberkulösen Niere liegt meist, wie Ausscheidungspyelogramme zeigen, in einer
Stenose ihres Harnleiters an der Blasenmündung. Diese Verengerung kann dynamisch
durch die heftigen Blasenkrämpfe oder mechanisch durch tuberkulöse Infiltrate des Harnleiters vor allem an seinem Ostium bedingt sein.

Eine häufiger befürchtete als wirklich eintretende Begleiterkrankung der
Nierentuberkulose ist die *Nephritis*. Bei längerer Dauer einer einseitigen Nierentuberkulose sondert häufig die zweite Niere, auch wenn sie von Tuberkulose
verschont bleibt, einen eiweißhaltigen Harn ab. Daß diese Albuminurie der
zweiten, von Tuberkuloseinfektion verschonten Niere nicht gleich als Zeichen
einer wirklichen Nephritis aufzufassen ist, sondern als Erscheinung einer leichten
toxischen Nephrose, ergibt sich aus dem Fehlen von roten Blutkörperchen im
eiweißhaltigen Harn und aus der Beobachtung, daß trotz langer Fortdauer
der Albuminurie keine Veränderungen des Gefäßsystems (Blutdrucksteigerung,
Verstärkung des zweiten Aortentons, Erweiterung des Herzens), keine Nieren-
insuffizienzerscheinungen und Ödeme sich einstellen und daß nach Entfernung
der tuberkulös erkrankten Niere die Albuminurie der zurückgelassenen Niere
nach verhältnismäßig kurzer Zeit schwindet.

Nur bei 2—3% der Fälle verbindet sich die einseitige Nierentuberkulose
mit einer ernsten Nephritis. Es finden sich dann im Sekret beider Nieren Cylinder,
im Urin der nichttuberkulösen Niere sogar reichlicher als im Urin der tuberkulösen. Der Blutdruck wird allmählich gesteigert, der zweite Aortenton verstärkt, das Herz erweitert. Die Nephritis bedingt im Gegensatz zu der toxischen
Nephrose erhebliche Funktionsstörungen auch der zweiten, nichttuberkulösen

Niere, eine verminderte Ausscheidungsfähigkeit für Kochsalz und Stickstoff, sowie oft auch für Indigo und andere Farbstoffe. Bei Nephritis der zweiten Niere schwindet die Albuminurie nach Exstirpation der tuberkulösen Niere nicht oder doch nur langsam.

Es kann sich infolge einer käsig-eitrigen, einseitigen Nierentuberkulose allmählich ein Amyloid der anderen Niere, sogar eine allgemeine *Amyloidose* entwickeln.

Das Übergreifen der Nierentuberkulose auf den *Ureter* macht sich klinisch manchmal durch das Auftreten von *Ureter- oder Nierenkoliken* geltend. Die Uretertuberkulose hemmt den Abfluß des Urins durch Bildung entzündlicher und narbiger Verengerungen der Harnleiterlichtung oder aber durch den Wegfall jeglicher Ureterperistaltik infolge der derben Infiltration der Ureterwandung.

Palpatorisch deutlich nachweisbar wird die Uretertuberkulose nur bei Frauen. Der tuberkulöse Ureter ist im vorderen Scheidengewölbe als derber, oft etwas druckempfindlicher Strang zu fühlen. Bei den männlichen Kranken läßt die rectale Untersuchung tuberkulöse Veränderungen des Ureters fast nie erkennen.

Bei der abdominalen Palpation der Kranken ist der Ureter kaum je zu fühlen, doch äußert sich seine tuberkulöse Erkrankung manchmal in seiner ausgesprochenen Druckempfindlichkeit, besonders an seiner Abgangsstelle aus dem Nierenbecken und an seiner Kreuzungsstelle mit der linea innominata.

Am deutlichsten läßt sich die Uretertuberkulose durch die cystoskopische Untersuchung feststellen. Darüber wird im Kapitel „Diagnose der Nierentuberkulose" (S. 204) berichtet werden.

Blasenbeschwerden fehlen bei Nierentuberkulose selten dauernd; *schmerzhafte, ungewöhnlich häufige Harnentleerungen* sind meist die ersten auffälligen Krankheitserscheinungen. Sie werden durch Ruhe und Bewegung wenig beeinflußt; sie sind deshalb nachts ebenso stark wie tags. Zeitweilig stellt sich ein fast anhaltender, krampfhafter Urindrang ein, der den Kranken am Gehen und Stehen hindert. Diese Blasenbeschwerden lassen sowohl im Beginne, wie im späteren Verlaufe des Leidens oft längere Zeit ohne erkennbare Ursache hochgradig nach. Dadurch wird oft die Hoffnung auf eine beginnende Ausheilung des Leidens erweckt. Leider sind die Perioden der Besserung meist kurz; sie werden bald von Rückfällen unterbrochen.

Nicht immer entspricht der Heftigkeit der Blasenbeschwerden der anatomische Blasenbefund. Trotz starker und sehr schmerzhafter Pollakiurie finden sich manchmal nur wenige, eng umschriebene tuberkulöse Infiltrate in der Blasenschleimhaut und andere Male besteht bei geringen Blasenbeschwerden eine sehr ausgedehnte Blasentuberkulose.

Die übrigen Symptome der tuberkulösen Cystitis, die starke Empfindlichkeit der Blasenschleimhaut auf Berührung und auf Dehnung, die hochgradige Verminderung der Blasenkapazität, wodurch oftmals Inkontinenzerscheinungen bedingt werden, sind, wie auch das cystoskopische Bild der tuberkulösen Blase, in dem Kapitel „Tuberkulöse Cystitis" (S. 365) beschrieben.

Bei Männern ist die Nierentuberkulose außerordentlich häufig mit einer Tuberkulose der Geschlechtsorgane verbunden.

Bei an Nierentuberkulose leidenden Frauen erkrankt, wie die anatomischen Untersuchungen zeigen, die Uterusschleimhaut wahrscheinlich häufiger an Tuberkulose, als nach den klinischen Symptomen zu vermuten wäre. Bei beiden Geschlechtern erkrankt manchmal auch die *Harnröhre* nach längerem Bestehen einer Nierentuberkulose tuberkulös, bei weiblichen Kranken viel seltener als bei männlichen (s. Tuberkulose der Harnröhre).

Urinbefund bei Nierentuberkulose. Bei Nierentuberkulose ist der Urin nie normal. Schon ganz im Beginne des tuberkulösen Nierenleidens tritt *Albuminurie* auf. Bei Kindern wurde wiederholt monatelang, bevor die Nierentuberkulose klinisch erkennbar wurde, eine leichte Albuminurie ohne Pyurie beobachtet. Ob diese sog. *prämonitorische Albuminurie* durch kleine Tuberkuloseherde der Niere bedingt wurde oder nur durch die Toxinwirkung außerhalb der Harnorgane liegender Tuberkuloseherde, sie vielleicht sogar vollkommen unabhängig von der Tuberkulose war, ließ sich jeweilen natürlich nicht entscheiden.

Der *Grad der Albuminurie* ist in der Regel sowohl im Beginne der Nierentuberkulose, wie im späteren Verlaufe nur gering. Der Eiweißgehalt schwankt zwischen eben kaum nachweisbaren Spuren bis zu $^1/_4\,^0/_{00}$; selten steigt er bis $^1/_2\,^0/_{00}$. Die bei Praktikern noch viel verbreitete Meinung, eine tuberkulöse Infektion der Niere bedinge immer einen ziemlich hohen Eiweißgehalt des Urins, ist irrig. Eine starke Albuminurie bei Nierentuberkulose, ein Eiweißgehalt des Harns von $1-2\,^0/_{00}$ muß immer den Verdacht erwecken, daß neben der Tuberkulose noch eine Nephritis besteht. Dasselbe gilt vom Befunde gekörnter und epithelialer Harncylinder. Bei reiner Nierentuberkulose werden im Urin meist keine Cylinder im Harnsediment gefunden oder doch, wenn sie ausnahmsweise vorkommen, nur hyaline in geringer Zahl.

Die *Tagesmenge* des Urins ist bei der Nierentuberkulose in der Regel normal. Nur in den Anfangsstadien des Leidens ist sie oft bis über 2 Liter vermehrt. Diese wegen der geringen Eiterbeimischung sog. „klare" Polyurie ist manchmal mit Schmerzen in der Niere oder in der Blase verbunden. Bei ihr ist das spezifische Gewicht des Urins gering; dieses bleibt während des weiteren Verlaufes der Nierentuberkulose normal, wird erst, wenn die Tuberkulose beidseitig das Nierenparenchym in großer Ausdehnung geschädigt hat, dauernd niedrig. Die *Reaktion des tuberkulösen Urins ist sauer*; sie bleibt dies auch auffällig lange, selbst beim Stehen des entleerten Harns. Nur ganz selten vermag eine Mischinfektion mit harnstoffzerlegenden Bakterien den tuberkulösen Harn zu zersetzen und alkalisch zu machen.

Solange die tuberkulöse Niere mit der Blase in offener Verbindung steht, enthält der Urin immer *Eiter*. In den Frühstadien des Leidens ist die Eiterbeimischung gering. Sie trübt den Urin kaum merklich und bildet auch bei längerem Stehen des Urins nur ein spärliches, wolkiges Sediment. Der Eiter wird deshalb vom Kranken oft lange übersehen. Mit der Zunahme des tuberkulösen Prozesses in der Niere steigert sich die Pyurie. Durch Kavernenbildung in der Niere wird das Eitersediment rahmig-eitrig. Charakteristisch für den tuberkulösen Harn ist seine auffallend *blaß-graugelbe Farbe,* der zeitweilig durch eine leichte Blutung ein rosaroter Ton beigemischt wird. Nur selten behält der Harn das normale strohgelbe oder dunkelgelbe Kolorit.

Die **Diagnose** der Nierentuberkulose stellt an den Arzt recht erhebliche Anforderungen. Es genügt nicht, lediglich die tuberkulöse Infektion der Harnorgane zu erkennen. Es muß auch immer zuverlässig klargelegt werden, wieweit jede einzelne der beiden Nieren an dem Krankheitsprozesse mitbeteiligt ist.

Die allgemeine Diagnose einer Tuberkulose der Harnorgane zeitig zu stellen und damit den wichtigsten Teil der diagnostischen Aufgabe zu lösen, ist jedem praktischen Arzte ohne Mithilfe spezialistischer Technik möglich. Die Harntuberkulose würde fast nie übersehen werden, wenn immer sorgfältig nach ihr gesucht würde, sobald ein Katarrh der Harnorgane einer sachgemäßen Therapie nicht innerhalb weniger Wochen weicht. Nie sollte sich der Arzt mit der nichtssagenden Diagnose „chronischer Blasen- oder chronischer Nierenbeckenkatarrh" begnügen oder gar mit der Feststellung zeitweilig auftretender

Nierenkoliken. Stets muß die Ursache des Katarrhs, die Ursache der Kolik genau erforscht werden. Dann wird sich oft als Grund der Nierenkolik statt des vermuteten Nierensteins eine Nierentuberkulose finden und werden sich als Urheber des chronischen Nierenbecken- und Blasenkatarrhs Tuberkelbacillen nachweisen lassen.

Diese Untersuchungen auf Tuberkulose müssen planmäßig durchgeführt werden, wenn sie ein zuverlässiges Ergebnis bringen sollen.

Der *Allgemeinzustand* des Kranken bietet nicht immer Anhaltspunkte für die Diagnose einer Tuberkulose der Harnorgane. Das schwere Harnleiden verbirgt sich oft lange hinter einem guten Allgemeinbefinden. Wenn aber ein Kranker mit chronischer Infektion der Harnwege außerhalb der Urogenitalorgane Tuberkuloseherde aufweist oder wenn seine Anamnese auf eine Belastung mit Tuberkulose hinweist, dann muß dies den Verdacht erwecken, sein hartnäckiges Harnleiden sei tuberkulöser Natur.

Die *Palpation* der Urogenitalorgane klärt die Diagnose oft wesentlich. Eine Vergrößerung und Druckempfindlichkeit der Niere weist auf einen renalen Ursprung des Harnleidens hin. Einen Beweis für eine tuberkulöse Infektion bildet sie nicht. Sie kann auch bloß Folge einer banalen Entzündung sein. Das gleiche gilt für die bei Tuberkulose häufige Empfindlichkeit der Blase auf äußeren Druck oder auf Berührung ihrer Schleimhaut mit Kathetern, auf Dehnung ihrer Wand bei Blasenspülungen.

Einigermaßen charakteristisch für die tuberkulöse Blase ist ihre große Empfindlichkeit auf Injektionen oder Spülungen mit Silbernitratlösungen.

Viel beweisender für Tuberkulose ist bei weiblichen Kranken eine im vorderen Scheidengewölbe fühlbare, *derbe Infiltration des Ureters.* Fast nie finden sich ähnliche Veränderungen des Ureters bei banaler Infektion. Ein von der Vagina aus fühlbar verdickter, derber Ureter ist stets als bedeutungsvolles Zeichen einer tuberkulösen Niereninfektion zu deuten. Bei männlichen Kranken ist die tuberkulöse Erkrankung des Harnleiters durch Rectaluntersuchung selten nachweisbar. Dagegen weist die Untersuchung der Geschlechtsorgane bei den an Harntuberkulose erkrankten Männern den Weg zur richtigen Diagnose. Finden sich in der Prostata, den Samenblasen oder den Nebenhoden derbe, knotige Infiltrate, die als tuberkulös aufzufassen sind, dann ist es naheliegend, daß eine daneben bestehende eitrige Entzündung der Harnorgane auch tuberkulöser Natur ist.

Mehr als eine Wahrscheinlichkeitsdiagnose ermöglicht die Palpation der Urogenitalorgane aber nie. Erst die *genaue Untersuchung des Harns* läßt sicher erkennen, ob eine Tuberkulose der Harnorgane vorliegt oder nicht.

Bei der Untersuchung des Harns ist vor allem festzustellen, ob dieser *Eiweiß* und *Eiter* enthält; *fehlen beide,* dann darf eine *Tuberkulose der Harnorgane ausgeschlossen* werden.

Bei vollständigem Verschlusse des Harnleiters einer durch Tuberkulose stark zerstörten Niere kann der Urin ausnahmsweise trotz einer bestehenden Nierentuberkulose normal sein. In ganz vereinzelten Fällen kann sogar trotz offener Verbindung einer tuberkulösen Niere mit der Blase der Harn eiter- und eiweißfrei gefunden werden, wenn der Tuberkuloseherd des Nierengewebes vom Nierenbecken völlig abgeschlossen ist. Aber derartige Beobachtungen sind so selten, daß sie an der Gültigkeit der Regel, ohne Pyurie und Albuminurie keine Nierentuberkulose, nichts ändern.

Wenn auch eine *Eiterbeimischung* zum Harn bei Tuberkulose der Harnorgane fast nie vollkommen fehlt, so ist sie doch häufig geringgradig trotz vollentwickelter Infektion. Der tuberkulöse Harn ist deshalb oft nur schwach getrübt. Dies ist bei der Untersuchung auf Tuberkulose der Harnorgane nicht zu vergessen. Nie darf der nur unbedeutende Eitergehalt des Harns von dem Verdacht auf Tuberkulose ablenken, besonders dann nicht, wenn der Harn die bei Tuberkulose so oft beobachtete *blaß-graugelbe Färbung* zeigt und in ihm der Eiter eine gleichmäßige, ganz feinflockige Trübung bildet, nur langsam als lockeres Sediment sich absetzt. Ein rahmig-eitriges Sediment findet sich erst, wenn die Tuberkulose zu Kavernenbildung in den Nieren geführt hat. Daß eine statt runde, längliche und zackige Form der Eiterkörperchen des Harnsedimentes auf eine Tuberkulose der Harnorgane hinweist, hat sich nicht bewahrheitet; dieselbe Formveränderung der Eiterkörperchen des Harns findet sich auch bei banaler wie bei gonorrhoischer Infektion. Die bei Tuberkulose der Harnorgane fast nie fehlende, allerdings oft nur mikroskopisch erkennbare *Blutbeimischung* zum Harn zeugt dafür, daß sich ein heftiger Entzündungsprozeß in den Harnwegen abspielt; sie ist aber nicht charakteristisch für Tuberkulose. Die Hämaturie ist bei Tuberkulose, im Gegensatz zu der Lithiasis, unabhängig von der Körperbewegung.

Ausschlaggebend für die Diagnose einer Tuberkulose der Harnorgane ist die *bakteriologische Untersuchung des Urins*. Ein Ausstrich einiger Tropfen des frischen Harnsedimentes auf den Objektträger, Lufttrocknen und Fixation über der Flamme, Übergießen mit wäßriger Methylenblaulösung, Abspülen mit Wasser, erlaubt schon in wenigen Minuten diagnostisch äußerst wichtige Feststellungen zu machen. Finden sich im Sedimente des frisch entleerten Harns sehr zahlreiche banale Eitererreger, so wird, wenn das Harnleiden erst von kurzer Dauer ist, eine Harnorgantuberkulose unwahrscheinlich. Spärliche banale Eitererreger sprechen nicht für, nicht gegen Tuberkulose.

Sind dagegen im Harnsediment durch Färben mit Methylenblau *keine* Bakterien nachweisbar, so wird dadurch eine Tuberkulose der Harnorgane wahrscheinlich. Ein geringer Leukocytengehalt eines bakterienfreien Harns findet sich allerdings recht oft, z. B. bei nichtinfizierten Nierensteinen, hier offenbar als Folge mechanischer, vielleicht auch chemischer Reizung der Harnwege. Aseptische Pyurien mit reichlichem, eitrigem Sediment sind aber in ihrer überwiegenden Mehrzahl tuberkulösen Ursprungs. Wohl kommen auch ab und zu „aseptische Pyurien" zur Beobachtung, die wahrscheinlich durch färberisch und kulturell schwer nachweisbare Eitererreger bedingt sind (s. S. 110). Aber sie stehen an Zahl hinter den tuberkulösen „aseptischen" Pyurien so weit zurück, daß jede Pyurie, bei der durch Methylenblaufärbung keine Bakterien zu finden sind, in erster Linie der Tuberkulose verdächtig erscheinen muß.

Weitgehend gesichert wird die Diagnose einer Tuberkulose der Harnorgane durch den Nachweis von *Tuberkelbacillen* im eitrigen Harnsediment.

Dazu genügt eine einfache und wenig zeitraubende Technik. Das zentrifugierte Urinsediment, besonders seine sichtbaren Eiterbröckel, werden auf einem Objektträger dünn ausgestrichen, an der Luft getrocknet, in der Flamme fixiert, mit Carbolfuchsin übergossen und während 2—3 Minuten über einer kleinen Flamme erwärmt. Darauf wird das Präparat mit 3%igem Salzsäurealkohol entfärbt, nach dem Abspülen mit Wasser kurz mit Methylenblaulösung überfärbt und, nach einem letzten Abspülen mit Wasser, getrocknet. Die ganze Färbung kostet 4—5 Minuten Zeit, und meist gelingt es, in dem gefärbten Präparate schon nach wenigen Minuten eine oder mehrere Gruppen rotgefärbter Tuberkelbacillen zu finden (Abb. 91).

Sind im ersten Präparat keine Tuberkelbacillen zu finden, so ist es ziemlich zwecklos, vom selben Urinsediment weitere Präparate zu machen; viel besser ist es, das Sediment einer anderen Urinportion neuerdings zu untersuchen. Denn *der Bacillengehalt der einzelnen Urinportionen ist außerordentlich verschieden*. Während der eine Harn Bacillen in großer Menge enthält, hat ein anderer, bald darauf entleerter, derer nur ganz wenige. Es ist deshalb viel zweckmäßiger, von mehreren Urinportionen je ein Präparat zu färben, statt mehrere vom gleichen Harnsediment.

Das zum Untersuchen von Sputum und Gewebe so wertvoll gewordene Antiforminverfahren ist beim Suchen der Tuberkelbacillen im Urinsediment entbehrlich und dem Praktiker nicht anzuraten. Auch die Färbung der Muchschen Granula hat bei der bakteriologischen Untersuchung des Urinsedimentes keine praktische Bedeutung erlangt.

Der mikroskopische Nachweis der Tuberkelbacillen im Ausstrich des Harnsedimentes gelingt bei 80—90% der Kranken schon im 1. oder 2. Präparate, wenn diese technisch richtig hergestellt sind.

Sind im eitrigen Harn Tuberkelbacillen mikroskopisch sichtbar, so ist eine Kontrolle des Bacillenbefundes durch den *Tierversuch* oder die *Kultur* auf künstlichen Nährböden nicht nötig. Denn eine Verwechslung von Smegmabacillen mit Tuberkelbacillen ist leicht zu vermeiden, wenn auch deren Form und färberisches Verhalten ähnlich sind. Es muß nur die Lagerung der Bacillen beachtet werden. Die Smegmabacillen liegen im Präparate nur vereinzelt oder doch nur in losen Verbänden, wie durcheinandergeworfene Streichhölzer (Abb. 92). Die Tuberkelbacillen dagegen liegen wegen ihrer lipoiden Hülle aneinandergeklebt in dichten Gruppen oder zu Zöpfen geordnet (Abb. 91).

Eine Tierimpfung mit Harnsediment oder dessen *Kultur* wird aber unbedingt notwendig, wenn klinische Zeichen einer Harnorgantuberkulose bestehen, sich aber mikroskopisch keine Tuberkelbacillen im Harn nachweisen lassen.

Der Nachweis von Tuberkelbacillen durch *Kultur* des Harnsedimentes auf künstlichen Nährböden ist bei Benutzung der Eiernährböden leicht geworden. Erscheint das Harnsediment im Ausstrichpräparat keimfrei, so kann es, wenn steril gewonnen, ohne Vorbehandlung auf die Eiernährböden verimpft werden. Ist es durch Mischinfektion verunreinigt, so muß

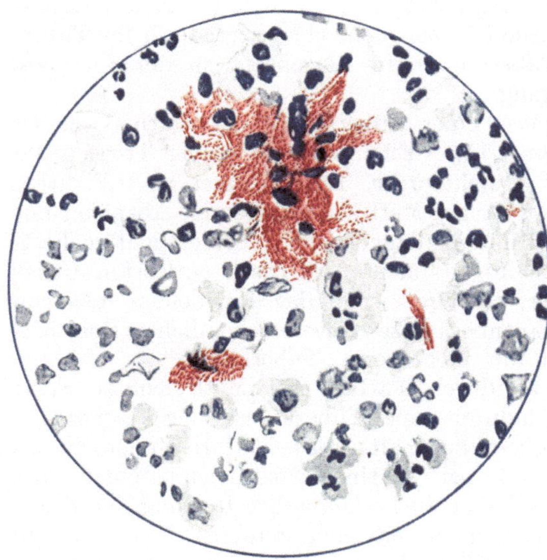

Abb. 91. Tuberkelbacillen im Ausstrich des Harnsedimentes mit Carbolfuchsin gefärbt.

es zur Abtötung der banalen Eitererreger im Verhältnis von 1:5 mit 6—10% Schwefelsäure (je nach dem Bakteriengehalt) während 20 Minuten vermischt und geschüttelt, nachher nochmals zentrifugiert werden. Die Schwefelsäure tötet die banalen Bakterien ab, nicht aber die Tuberkelbacillen. Diese sprießen auf den Eiernährböden in kleinen, trockenen, borkigen Kolonien auf; mikroskopisch lassen sie sich in der Kultur oft schon nach 10—14 Tagen nachweisen, makroskopisch werden die Kolonien in der Regel erst nach 3—4 Wochen sichtbar.

Die üblichste Methode der *Tierimpfung* mit tuberkuloseverdächtigem Urin ist, das ausgewaschene Harnsediment unter die Haut des Unterbauches oder des Oberschenkels eines Meerschweinchens einzuspritzen. Diese Methode hat aber den Nachteil, erst nach 6—8 Wochen ein brauchbares Untersuchungsresultat zu liefern. Deshalb wurde von BLOCH empfohlen, die im Bereiche der subcutanen Impfung gelegenen Lymphdrüsen, z. B. die Inguinaldrüsen der Versuchstiere, unter der Haut zu quetschen, sie dadurch zur Infektion besonders empfänglich zu machen und das Wachstum der Tuberkelbacillen in ihnen wesentlich zu beschleunigen. OPPENHEIM suchte ein racheres Ergebnis der Tierimpfung zu erzielen durch Injektion des Harnsedimentes in die Leber und die Milz. Beide Verfahren sind empfehlenswert.

Fallen Kultur- und Tierversuch negativ aus, so wird das Bestehen einer Harntuberkulose unwahrscheinlich. Doch ist stets zu bedenken, daß trotz eines virulenten Tuberkuloseherdes in den Nieren der Harn zeitweilig bacillenfrei sein kann. Die Impfversuche mit dem Harnsediment sind deshalb zu wiederholen, wenn klinische Symptome den Verdacht auf das Bestehen einer Harntuberkulose wach halten.

Der Befund von Tuberkelbacillen im Urin beweist an sich allein noch nicht eine tuberkulöse Erkrankung der Harnorgane. Der Harn kann ohne

Tuberkulose der Harnorgane Tuberkelbacillen enthalten, die ihm aus einer tuberkulösen Prostata oder einer tuberkulösen Samenblase beigemischt werden.

Es darf deshalb die Diagnose „Nieren- oder Blasentuberkulose" durch den positiven Bacillenbefund im Harn nur dann als ganz gesichert gelten, wenn auch die Cystoskopie entzündliche Veränderungen der Harnblase und die Ureter-sondierung eine Funktionsstörung und Pyurie einer Niere feststellen läßt.

Die biologischen Tuberkulosereaktionen (allergische Tuberkulinreaktionen, Komple-mentbindungserscheinungen am Blutserum) fördern die Diagnose der Nieren- bzw. Harn-organtuberkulose nur wenig. Ihr positiver Ausfall kann ebensowohl durch einen außerhalb,

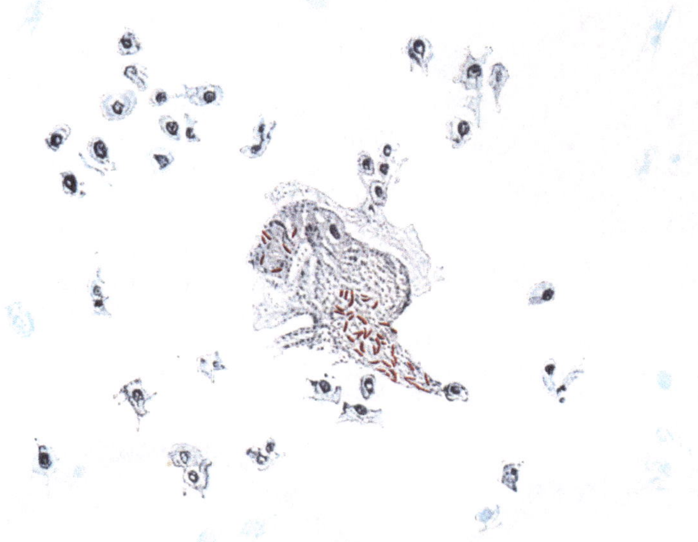

Abb. 92. Smegmabacillen im Harnsediment.

als einen innerhalb der Harnorgane liegenden Tuberkuloseherd bedingt sein. Durch In-jektion relativ hoher Tuberkulindosen eine Herdreaktion innerhalb der tuberkulösen Harn-organe hervorzurufen und dadurch die Diagnose zu festigen, ist verwerflich. Die Reaktion kann den Kranken schwer schädigen, und zudem ist ihr Ausfall nur selten diagnostisch zuverlässig. Auch der *Antigennachweis* im Urin, sei es durch die Methode der Komple-mentablenkung oder durch die wohl zuverlässigere *Eigenharnreaktion* ist nur mit großer Vorsicht zur Diagnose der Nierentuberkulose zu verwenden. Denn Tuberkuloseantigene werden nicht nur bei einer Tuberkulose der Harnorgane im Urin gefunden, sondern bei jeder aktiven Tuberkulose des Organismus, gleichgültig, wo sie lokalisiert ist. Bei gestörter Nierenfunktion, z. B. bei doppelseitiger Nierentuberkulose, können zudem diese Reaktionen negativ ausfallen, trotz der tuberkulösen Erkrankung des Organismus.

Spezielle Diagnose der Nierentuberkulose. Ist eine tuberkulöse Erkrankung der Harnorgane festgestellt, so ist damit erst der leichtere Teil der diagnosti-schen Aufgabe erfüllt. Um zweckmäßige, therapeutische Maßnahmen gegen das Leiden treffen zu können, muß auch *Sitz und Ausdehnung* der in der Harn-organe gelegenen *Tuberkuloseherde* bestimmt werden. Einen Kranken mit Tuberkulose der Harnorgane irgendwelcher Kur, z. B. einer Tuberkulin-, Strepto-mycin oder Höhenkur zu unterwerfen, bevor eine in die Einzelheiten gehende Diagnose zu stellen versucht wurde, ist unverzeihlich.

Die erste und wichtigste Frage, ob beide Nieren tuberkulös erkrankt sind oder ob nur eine und welche der beiden, dies ist durch die äußere Untersuchung des Kranken nie aufzuklären. Die fühlbare Vergrößerung einer Niere oder eine *Schmerzhaftigkeit* derselben, die, wenn gering, sich manchmal nur durch eine vermehrte Spannung der Bauchdeckenmuskulatur im Gebiete der Niere geltend macht, erweckt wohl den Verdacht auf eine Erkrankung dieser Niere. Aber

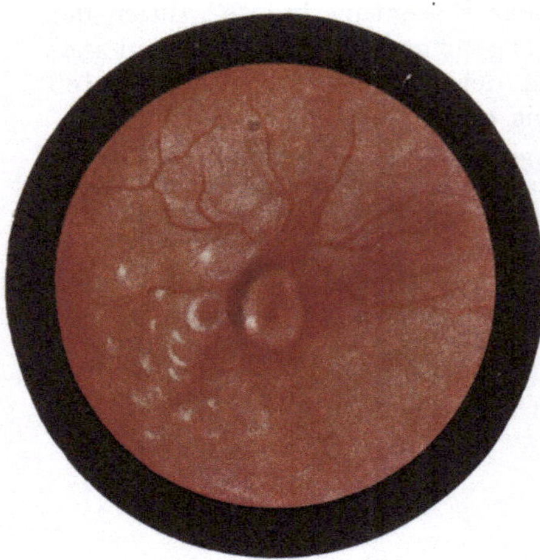

Abb. 93. Ödeme der Uretermündung bei Nierentuberkulose. (Nach BAETZNER.)

es ist nicht zu vergessen, daß gar nicht selten die gesunde Niere infolge kompensatorischer Hypertrophie und Hyperämie vergrößert und schmerzhaft und die tuberkulöse, zerstörte Niere daneben klein und schmerzlos ist. Einzig wenn bei der Palpation die vergrößerte und schmerzhafte Niere mit der Atmung sich nicht mehr verschiebt, sie von perirenalen Schwarten umgeben erscheint, dann läßt sich an ihrer Erkrankung nicht mehr zweifeln. Ob aber nur die fühlbar veränderte Niere, nicht auch die andere tuberkulös erkrankt sei, das läßt die Palpation nie ermessen; darüber gibt nur die cystoskopische Untersuchung des Kranken Auskunft.

Die *Cystoskopie* ist bei jedem Kranken mit Tuberkulose der Harnorgane zur Lokalisation der Infektionsherde unbedingt notwendig.

Sie ist bei tuberkulöser Blase für den Kranken allerdings oft peinlich. Sie reizt die empfindliche Blase; sie kann, wie schon ein bloßer Katheterismus, heftige Schmerzen und

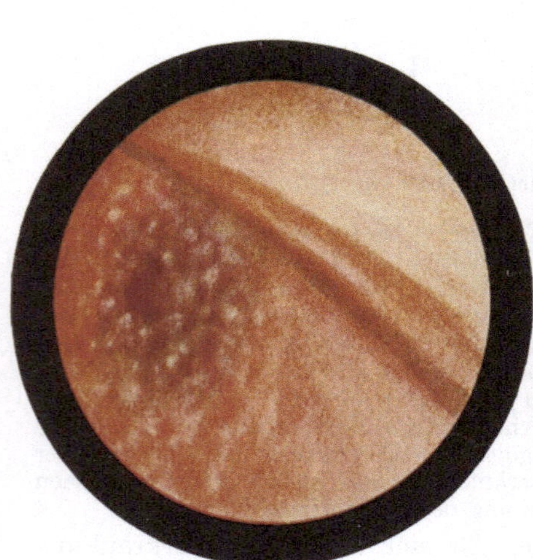

Abb. 94. Lochartig klaffender Ureter mit Tuberkelaussaat. (Nach BAETZNER.)

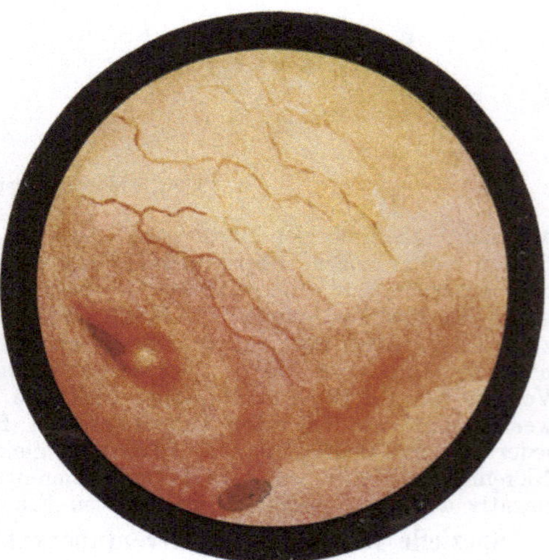

Abb. 95. Klaffender Ureter mit geschwollenen Lippen und einem Tuberkel. (Nach BAETZNER.)

Tenesmen in der Blase, ja auch Fieber erzeugen. Dauernden Schaden bringt eine schonend ausgeführte Cystoskopie dem Kranken aber nur sehr selten. Am ehesten ist dies möglich bei tuberkulöser Infiltration der Harnröhre. Die Einführung des starren Cystoskopes kann die tuberkulös infiltrierte Schleimhaut der Harnröhre verletzen und dadurch zum Einbruch von Tuberkelbacillen in die Blut- oder Lymphbahnen Anlaß geben. Bei sehr empfindlichen Blasen mit kleiner Kapazität ist es angezeigt, die Cystoskopie in *Sacralanästhesie* vorzunehmen. Die Untersuchung wird dadurch schmerzlos und die Kapazität der Blase fast um die Hälfte vermehrt; damit wird auch die Gefahr mechanischer Verletzungen der Schleimhäute und des Einbruches von Tuberkelbacillen in den Kreislauf vermindert.

Bei der Cystoskopie werden auf der Blasenschleimhaut nicht selten Gruppen typischer Schleimhauttuberkel mit gelblich-weißem, verkästem Zentrum und rotem Hof sichtbar. Andere Male charakterisiert sich die Tuberkuloseinfektion der Blase nur durch das Auftreten umschriebener, von gesunden Schleimhautbezirken scharf abgegrenzter, entzündlicher, oft granulös-ödematöser Infiltrationen mit oder ohne Ulcerationen. Die ersten tuberkulösen Entzündungsherde in der Blase finden sich in der Umgebung der Harnleiter und im Scheitel der Blase (s. Blasentuberkulose, S. 366).

Die Cystoskopie läßt an den krankhaften Veränderungen der Harnleitermündungen und aus dem Sitze der tuberkulösen Herde in der Blasenschleimhaut oft erkennen, von welcher der Nieren die tuberkulöse Infektion in die Blase abgestiegen ist.

Nur ausnahmsweise bleibt die vesicale Harnleitermündung einer an Tuberkulose erkrankten Niere lange normal. Meist entwickeln sich an ihr verhältnismäßig frühzeitig nach tuberkulöser Infektion der Niere entzündliche Veränderungen. Sie beschränken sich erst auf eine leichte Rötung und ödematöse Quellung der Mündungslippen (Abb. 93); allmählich wird die Infiltration stärker, die Lippen verlieren ihre Schmiegsamkeit, sie werden unregelmäßig wulstig und bleiben dauernd geöffnet. Schließlich wird die Harnleitermündung kraterförmig (Abb. 94 und 95). *Finden sich solche Veränderungen der Harnleitermündung nur einseitig,* sind zudem nur in der entsprechenden Blasenhälfte tuberkulöse Schleimhautinfiltrate, so ist eine *einseitige tuberkulöse Nierenerkrankung* wahrscheinlich. Eine tuberkulöse Erkrankung der anderen Niere ist aber nicht ausgeschlossen. Eine gesunde Harnleitermündung ist kein Beweis für das Fehlen einer Infektion der zugehörigen Niere.

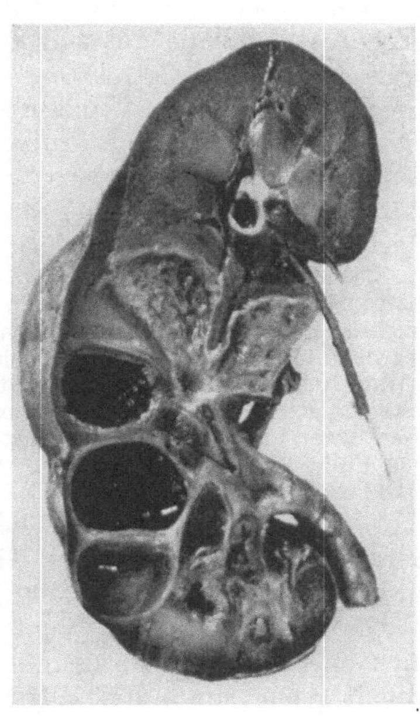

Abb. 96. Niere mit doppeltem Nierenbecken; nur untere Nierenhälfte tuberkulös, obere gesund.

Um folgenschwere diagnostische Irrtümer zu vermeiden, ist stets genau zu beachten, ob keine Doppelbildung eines Ureters vorliegt. Bei Nieren mit doppeltem Nierenbecken ist oft nur der eine Teil krank, der andere, gesunde, gibt durch den gesunden Harnleiter normalen Harn in die Blase ab (Abb. 96).

Eine *tuberkulöse Erkrankung beider Harnleitermündungen* beweist ihrerseits nicht immer eine beidseitige tuberkulöse Niereninfektion. Es kann sehr wohl das Orificium auf der einen Seite durch eine von der Niere absteigende Tuberkulose ergriffen sein, das andere durch eine von der Blase auf den Ureter übergreifende Infektion erkrankt, aber die zugehörige Niere dieser zweiten Seite noch gesund sein. Es wurde wiederholt bei Sektionen nur der unterste Teil des zweiten Harnleiters tuberkulös erkrankt gefunden, seine obere Hälfte dagegen, sowie Nierenbecken und Niere vollkommen frei von Tuberkulose.

Schon die einfache Cystoskopie läßt also häufig ein Urteil zu, welche der Nieren an Tuberkulose erkrankt ist. Einen viel zuverlässigeren Aufschluß über die Mitbeteiligung der Nieren am tuberkulösen Prozeß gibt aber die Verbindung der Cystoskopie mit intramuskulärer Indigoinjektion, die sog. *Chromocystoskopie.* Werden einem Kranken 3—4 cm³ einer 4%igen Lösung von Indigocarmin in physiologischer Kochsalzlösung im oberen, äußeren Quadranten des

Gesäßes oder an der Vorderfläche des Oberschenkels in den Quadriceps intramuskulär injiziert, so setzt eine gesunde Niere nach 8—10 Minuten mit der Ausscheidung dieses Farbstoffes ein. Zeigt bei dem an Tuberkulose der Harnorgane leidenden Kranken die eine Niere cystoskopisch eine normale Indigoausscheidung, während die andere Niere die Farbe erst 15—20 Minuten nach der Injektion, dabei auch noch in vermindertem Maße, auszuscheiden beginnt, dann darf eine rein einseitige Nierentuberkulose als wahrscheinlich angenommen werden; sie darf aber noch nicht als sicher erwiesen gelten. Zeigen beide Nieren eine verspätete Ausscheidung, so liegt darin kein zwingender Beweis einer doppelseitigen Nierenerkrankung. Die doppelseitige Verspätung der Ausscheidung mag lediglich die Folge nervöser Sekretionsstörungen sein. Dies zu entscheiden dient eine Kontrollprobe: es muß die Schnelligkeit der Farbstoffausscheidung durch die Nieren ohne begleitende Cystoskopie geprüft werden (s. allgemeiner Teil). Aus dem Grade der einseitigen Verzögerung und Verminderung der Farbstoffausscheidung ist die Ausdehnung der tuberkulösen Nierenveränderungen einigermaßen zu bemessen. Es wird meistens, je ausgedehnter der Prozeß in der Niere ist, um so stärker auch die Hemmung der Farbstoffausscheidung sein; Ausnahmen dieser Regel sind selten.

Das Indigo statt intramuskulär intravenös (0,01—0,02 in 5 cm³ Wasser) einzuspritzen, bietet mehr Nachteile als Vorteile. Wohl ist die Einspritzung weniger schmerzhaft und erscheint der Farbstoff rascher, schon 2—3 Minuten post injectionem im Harn, aber die intravenöse Injektion bringt der Niere ein so massiges Farbstoffangebot, daß feine Unterschiede in der Ausscheidungskraft der beiden Nieren, wie sie z. B. im Anfangsstadium der einseitigen Nierentuberkulose bestehen, verwischt werden. Die frisch tuberkulös erkrankte Niere zeigt manchmal bei der Chromocystoskopie nach intramuskulärer Farbeinspritzung eine Einbuße der Farbausscheidungsfähigkeit, die nach intravenöser Indigoinjektion nicht merkbar ist.

Eine ganz normale Ausscheidung des Indigocarmins durch eine Niere ist kein Beweis für das Freisein der Niere von Tuberkulose; sie ist nur eine Gewähr für ihre Funktionstüchtigkeit.

Die Chromocystoskopie gibt deshalb wohl einen guten vorläufigen Überblick über Sitz und Ausdehnung der tuberkulösen Herde, sie bietet aber *nicht* Anhalt genug, um auf sie allein gestützt zu entscheiden, ob beide Nieren tuberkulös erkrankt sind oder nur eine.

Eine genaue Lokalisation und zuverlässige Beurteilung der Ausdehnung des tuberkulösen Prozesses in den Nieren ermöglicht erst die *Separation der beiden Nierensekrete*. Diese erlaubt nicht nur eine mikroskopisch-chemische Untersuchung der getrennten Nierenharne, sondern auch eine zuverlässige Funktionsprüfung jeder der beiden Nieren.

Eine wirklich vollkommene und unbedingt zuverlässige Trennung der beiden Nierensekrete wird nur durch den *Ureterenkatheterismus* möglich.

Hat die vorausgeschickte Chromocystoskopie keinen deutlichen Unterschied in der Ausscheidung der beiden Nieren gezeigt, so wird zur Diagnose ein doppelseitiger Ureterenkatheterismus nötig. Erwies sich aber schon bei der Cystoskopie die eine der Nieren durch die sichtbaren, tuberkulösen Veränderungen ihrer Uretermündung und die verzögerte Farbstoffausscheidung als sicher tuberkulös, dann genügt es, den *Ureter der gesunden Niere zu sondieren,* den Urin der tuberkulösen Niere in der Blase aufzufangen.

Recht oft ist man zum bloß einseitigen Ureterenkatheterismus gezwungen, weil die tuberkulösen Gewebeveränderungen am Blasenende des Harnleiters der tuberkulösen Niere das Einschieben des Ureterkatheters verunmöglichen.

Die Sondierung des vermutlich gesunden Ureters von der tuberkulös erkrankten Blase aus birgt natürlich immer die Gefahr einer aufsteigenden Infektion. Große Vorsicht bei der Sondierung ist deshalb notwendig. Der Ureterkatheter soll, bis er in den Harnleiter eintritt, immer von außen her mit einer antiseptischen Flüssigkeit (z. B. Hg oxycyanat.

1 : 5000) durchspült werden, damit er sich nicht mit infektiösem Blaseninhalt füllen kann. Seine Durchführung durch die Blase muß zudem rasch geschehen. Seine Spitze darf die Blasenwand nur am orificium uretericum selbst berühren. Der Ureterkatheter darf danach nicht länger als 30—40 Minuten im Ureter liegengelassen werden. Er soll auch in der Regel nicht bis in das Nierenbecken, sondern nur 8—10 cm hoch in den Harnleiter eingeführt werden.

Die Untersuchung der getrennten Nierensekrete soll den Nachweis erbringen

1. ob beide Nieren tuberkulös erkrankt sind oder ob nur eine und welche der beiden Nieren;

2. ob die nichttuberkulöse Niere funktionstüchtig genug ist, ohne Gefahr der Urämie die Gesamtarbeit der Harnsekretion zu übernehmen, wenn die andere tuberkulöse Niere entfernt würde;

3. in welcher Ausdehnung das Parenchym der kranken Niere durch die Tuberkulose zerstört ist.

Zur Beantwortung aller dieser Fragen ist folgender Gang der Untersuchung empfehlenswert:

Es wird von jeder der beiden Nieren in 2—3 Portionen von je 2—4 cm³ der Harn in sterilen Gläschen aufgefangen, dann alle diese kleinen Harnmengen getrennt zentrifugiert und ihr Sediment einzeln mikroskopisch untersucht. Findet sich der Harn der einen Niere in allen Portionen ohne Eiterkörperchen, so darf diese Niere als frei von Tuberkulose erachtet werden.

Eine geringe Blutbeimischung zum Harnsediment ist diagnostisch nicht verwertbar; sie kann die Folge einer leichten Verletzung der Harnleiterschleimhaut durch den Ureterkatheter sein. Das Verweilen des Katheters im Ureter bedingt immer eine Abschilferung von Ureterepithelien und eine vermehrte Leukocytendurchwanderung der Schleimhaut. Deshalb enthält der durch den Ureterkatheter aufgefangene Harn einer Niere, selbst wenn sie gesund ist, neben zahlreichen Epithelien oft vereinzelte Leukocyten. Diese liegen im Ausstrichpräparat immer nur in Einzelexemplaren, nie zu kleinen Gruppen zusammengeballt wie bei Entzündung der Harnwege.

Enthält das direkt aus dem Harnleiter aufgefangene Sekret einer Niere in Gruppen stehende Eiterkörperchen, zudem gar auch noch Tuberkelbacillen, so weist dies auf eine tuberkulöse Erkrankung der Niere hin.

Ein ganz sicherer Beweis für eine tuberkulöse Erkrankung der Niere ist dieser Eiter- und Bacillenbefund zwar nicht. Es kann ganz ausnahmsweise einmal der Eiter- und Bacillengehalt des Harnleiterharns durch eine ascendierende, reine Uretertuberkulose bei intakter Niere bedingt sein. Eine Funktionsprüfung der Niere wird in Zweifelsfällen die richtige Diagnose stellen lassen. Nimmt der Eitergehalt des durch den Ureterkatheter aufgefangenen Harns von Portion zu Portion ab, ist zudem die Nierenfunktion ungestört, dann darf trotz des Eiter- und Bacillengehaltes ihres Sekretes die Niere als gesund, nur der Ureter als tuberkulös erkrankt erachtet werden. Zu beachten ist auch die Möglichkeit, daß aus der infizierten Harnblase durch Blasenkontraktionen während der Untersuchung eitrige und bacillenhaltige Spülflüssigkeit neben dem Ureterkatheter in den Ureter hinaufgepreßt werden kann (vesico-ureteraler Reflux). Sofortiges Entleeren der Harnblase nach Einführen des Ureterkatheters in den Ureter schützt einigermaßen vor diesem Fehler.

An den aus beiden Nieren getrennt aufgefangenen und auszentrifugierten Nierensekreten wird der Gefrierpunkt oder der Harnstoffgehalt bestimmt, daneben auch, wenn der Harnseparation eine Indigoinjektion vorausging, ihr Farbgehalt verglichen. Aufregung und Ängstlichkeit des Kranken kann während der Cystoskopie eine Störung der Nierenfunktion bringen. Deshalb soll, wenn die Farbe aus beiden Nieren verzögert ausgeschieden wird, stets noch eine Kontrollprüfung der Indigoausscheidung ohne Verbindung mit Cystoskopie gemacht werden und zwar bei Ruhelage des Patienten im Bett. Durch diese Untersuchungen läßt sich entscheiden, ob die von Tuberkulose frei befundene Niere funktionstüchtig genug ist, um nach Exstirpation der tuberkulösen Niere die gesamte Nierenarbeit zu leisten. Ferner gibt die Funktionsbestimmung auch Aufschluß über die Frage, in welchem Maße die kranke Niere durch den tuberkulösen Prozeß zerstört ist.

Ob neben der Gefrierpunktsbestimmung (Kryoskopie) und der Bestimmung des Harnstoffgehaltes und der Indigoprobe noch andere Funktionsprüfungen der Niere mit Hilfe der Urinseparation vorgenommen werden sollen (Alkaliprobe, Phlorrhizinprobe usw.) wird verschieden beurteilt. Ich persönlich halte weitere Proben nicht für nötig. Die Indigocarminprobe in Verbindung mit Kryoskopie der beiden Nierensekrete oder Harnstoffbestimmung haben mich immer die oben erwähnten Fragen mit einer für die Praxis vollkommen genügenden Sicherheit beantworten lassen.

Schließlich ist nach der Gefrierpunktsbestimmung der beiden Nierensekrete auch deren Eiweißgehalt zu prüfen. Die tuberkulöse Niere wird in der Regel einen eiweißhaltigen Harn absondern, doch ist, wie bereits erwähnt, die Eiweißmenge meist nicht sehr erheblich. Auch der Urin der tuberkulosefreien Niere enthält meist etwas Eiweiß, teils weil durch die Uretersondierung häufig eine leichte Blutung aus der Ureterschleimhaut verursacht wird, dann aber auch, weil selbst die tuberkelfreie Niere durch die Toxine der anderen, der tuberkulösen Niere, gereizt wird (toxische Albuminurie). Die Albuminurie der zweiten Niere hat keine ungünstige Bedeutung; sie ist nur bedenklich, wenn neben Eiweiß auch Cylinder im Harn gefunden werden (Nephritis!).

Leider ist die Trennung der beiden Nierensekrete nicht immer möglich. Es können die Harnleitermündungen im cystoskopischen Bilde unsichtbar sein, es kann gar die Cystoskopie wegen zu großer Reizbarkeit und zu geringer Kapazität der Blase trotz Sacralanästhesie unmöglich werden. Bei solchen Kranken muß man sich vor allem Rechenschaft geben, ob überhaupt eine Wahrscheinlichkeit besteht, daß nur eine Niere krank ist und eine Nephrektomie dem Kranken noch Nutzen bringen kann. Erweist sich die totale Nierensekretion als sehr schlecht, besteht eine abnorme Anhäufung von Harnstoff im Blute Harnstoff über 60 mg in 100 cm³ Blut), ist die Farbausscheidung der Nieren, geprüft bei Bettruhe des Kranken nach Einlegen eines Blasenkatheters stark verzögert und gering, fällt auch die Verdünnungs- und Konzentrationsprobe schlecht aus, dann ist das tuberkulöse Nierenleiden des Kranken als ziemlich hoffnungslos, einer Heilung kaum mehr zugänglich zu erachten.

Zu bedenken ist zwar auch dann noch, daß die starke Funktionseinbuße der Nieren, die zur allgemeinen Niereninsuffizienz führt, nicht immer bei beiden Nieren durch eine tuberkulöse Erkrankung bedingt ist. Ausnahmsweise kann die zweite Niere statt durch Tuberkulose durch ein operativ heilbares Leiden, Hydronephrose, Nieren- oder Ureterstein usw. bedingt sein.

Ein Urogramm, besonders ein Ausscheidungspyelogramm gibt darüber manchmal recht weitgehenden Aufschluß. Die intravenöse Pyelographie ist allerdings bei beidseitiger, schwerer Funktionsstörung der Nieren nicht ganz gefahrlos, deshalb nur im Notfalle zu benutzen (Intoxikationsgefahr).

Lassen die allgemeinen Funktionsprüfungen annehmen, daß eine Niere des Kranken noch funktionstüchtig ist, setzt z. B. die Indigoausscheidung innerhalb 10 Minuten nach der intramuskulären Injektion kräftig ein und fallen auch die Verdünnungs- und Konzentrationsproben des Harns günstig aus, dann muß, wenn die Cystoskopie unmöglich ist, getrachtet werden, mit anderen Hilfsmitteln zu erfahren, welche der Nieren die funktionsfähige ist und wieweit sie von der tuberkulösen Infektion verschont blieb.

Für solche Kranke haben wir in der Röntgenuntersuchung ausgezeichnete diagnostische Hilfsmittel. Die Möglichkeit der röntgenologischen Frühdiagnose werden häufig überschätzt. Es ist falsch, von einer Methode das zu verlangen, was nicht in ihr steckt. Sie ist nicht dazu berufen, den Nachweis der Erkrankung zu erbringen, sondern sie soll ihre Ausdehnung und dadurch die uns zur Verfügung stehenden therapeutischen Möglichkeiten aufzeigen. Schon aus der Leeraufnahme können wir gelegentlich Aufschlüsse erhalten, wenn die tuberkulösen Herde alt sind und ihre Verkalkung als Schatten erkennbar (Abb. 97). Die Füllungspyelographie ist wegen der Gefahr der Verbreitung der Tuberkulose nur ganz ausnahmsweise zulässig und als routinemäßige Untersuchung zu verwerfen. Die wertvollsten Aufschlüsse gibt uns die Ausscheidungspyelographie. Verschiedentlich wird versucht die Cystoskopie durch sie zu ersetzen. Davor kann nur gewarnt werden. Es gibt kein röntgenologisches Zeichen, das für Tuberkulose pathognomonisch wäre, alle können auch bei banalen Leiden vorkommen. Charakteristisch sind im allgemeinen isolierte Kelchveränderungen, Infiltrate des Ureters und Kavernenbildung (Abb. 98—102). Um grobe diagnostische Irrtümer zu vermeiden, ist neben dem charakteristischen Röntgenbefund wenigstens noch der Bacillennachweis nötig. Als ergänzende Untersuchung kann die Ausscheidungspyelographie aber die wertvollsten Dienste leisten und ist aus unserem diagnostischen Rüstzeug bei Nierentuberkulose nicht mehr wegzudenken. Sie hat die früher ausgeübten Eingriffe zur Feststellung der erkrankten Seite, Lombotomie, diagnostische Nierenspaltung, Eröffnen der tuberkulösen Harnblase, um einen sonst unmöglichen Ureterkatheterismus auszuführen, überflüssig gemacht.

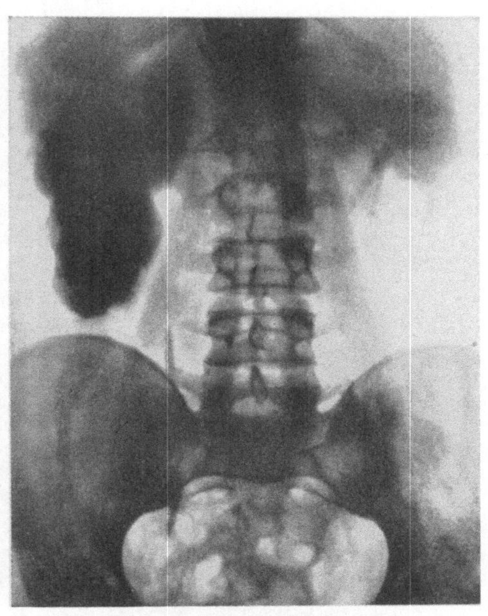

Abb. 97. Leeraufnahme einer tuberkulösen Kittniere bei sog. Autonephrektomie. Kittausguß des Ureters. Blasenharn klar und eiterfrei.

Differentialdiagnose. Verwechslungen der Nierentuberkulose mit anderen Krankheiten sind nicht selten. Beginnt das Nierenleiden, was meist der Fall ist, mit den Symptomen einer hartnäckigen Cystitis, so wird eine *banale Cystitis* statt der Nierentuberkulose diagnostiziert. Und doch ist diese Verwechslung leicht zu vermeiden. Wird die Regel befolgt, bei jedem länger dauernden Katarrh der Harnwege nach Tuberkulose zu forschen, dann wird es durch eine sorgfältige bakteriologische Untersuchung des Harns, wenn nötig unter Beiziehung des Tierversuches, leicht gelingen, die tuberkulöse Infektion der Harnorgane von der banalen zu unterscheiden.

Schwieriger ist es, die tuberkulöse Natur des Nierenleidens zu erkennen, wenn die Nierentuberkulose mit einer *initialen Nierenblutung* in Erscheinung tritt und eine erhebliche Bakterien- und Eiterbeimischung zum Harn vorerst noch fehlt. Der Entscheid, ob es sich in einem solchen Falle um eine Nierenblutung infolge Tuberkulose oder um eine Blutung infolge Nephritis, Nierenstein oder Nierentumor handelt, wird oft nur möglich unter Beiziehung aller diagnostischen Hilfsmittel: der Impfung des Urins, Cystoskopie und Radiographie. Ist auf dem Radiogramm ein Nierenstein sichtbar, so ist nicht zu vergessen, daß Nierensteine ab und zu mit Nierentuberkulose vergesellschaftet vorkommen. Auch Geschwülste wurden wiederholt gleichzeitig mit Tuberkulose in einer Niere beobachtet.

Sind die ersten auffälligen Symptome der Nierentuberkulose *Ureterkoliken,* dann führen sie leicht zur Fehldiagnose *Nierenstein,* oder, wenn die Kolik rechtsseitig ist, zur Verwechslung mit *Appendicitis*. Die vorstechendsten Symptome sind bei diesem Leiden gleich: Heftiger Schmerz in der Nieren- oder Ileocöcalgegend, Auftreibung des Abdomens, Behinderung des Windabganges, Erbrechen, rascher Puls.

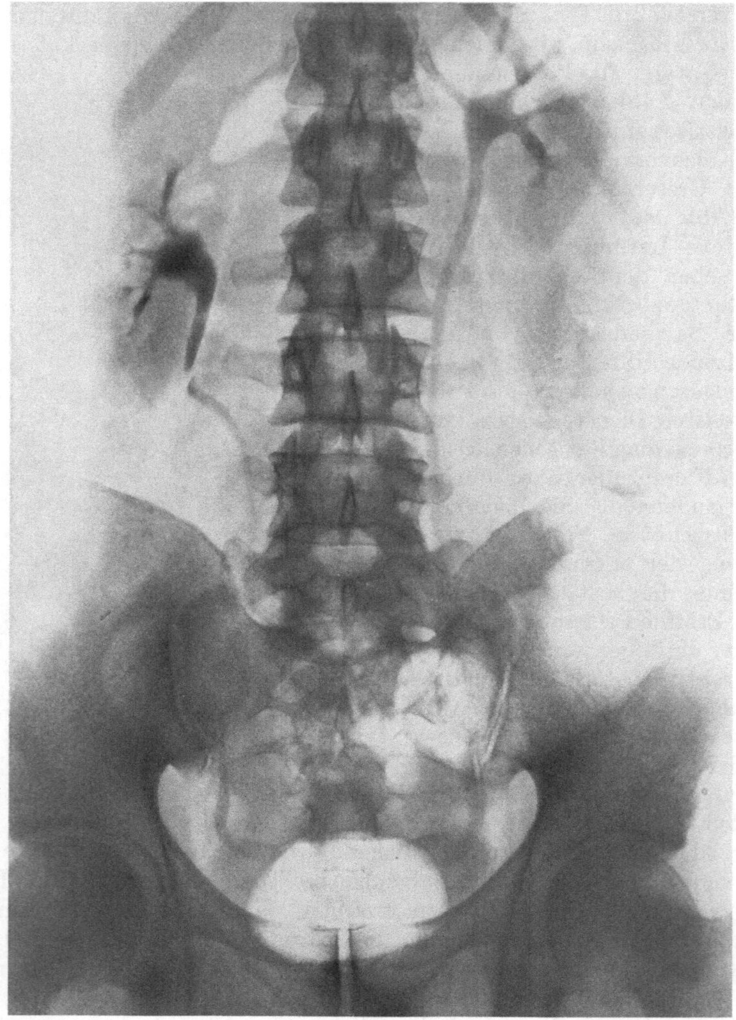

Abb. 98. Infiltrierter Ureter als röntgenologisches Frühsymptom einer Nierentuberkulose.

Es fehlt aber bei der Ureterkolik wegen Tuberkulose oder wegen Stein das allerdings auch beippendi Acitis nicht ständige ROVSINGsche Symptom (Schmerzsteigerung bei Füllung des Coecums durch Rückstreichen des Dickdarminhaltes). Dagegen zeigt sich bei Ureterkolik im Gegensatz zur Appendicitis immer eine Druckempfindlichkeit der Niere, und es sind die peritonealen Reizerscheinungen bei Ureterkolik geringer als bei Appendicitis. Der Entspannungsschmerz am Peritoneum fehlt bei Ureterkolik oder ist doch nur gering. Am deutlichsten unterscheidet sich die Ureterkolik von der Appendicitis durch den Harnbefund. Bei Ureterkolik wegen Tuberkulose oder Stein enthält der Harn Eiweiß, Blut oder Eiter, während bei Appendicitis der Harn meist normal ist oder doch nur geringste Spuren Eiweiß enthält. Schwierig wird die Differentialdiagnose, wenn ausnahmsweise die Appendicitis durch Hyperämie der Harnorgane oder durch eine auf diese übergreifende Coliinfektion zu Hämaturie und leichter Pyurie führt. Ob die Ureterkolik durch Stein oder

Tuberkulose bedingt ist, läßt das Radiogramm und die genaue bakteriologische Untersuchung des Urins entscheiden.

Der **Verlauf** der Nierentuberkulose gestaltet sich im ganzen immer recht gleichartig. Er erstreckt sich meist über mehrere Jahre. Die Krankheitssymptome zeigen, selbst wenn sie erst heftig einsetzen, einige Wochen oder

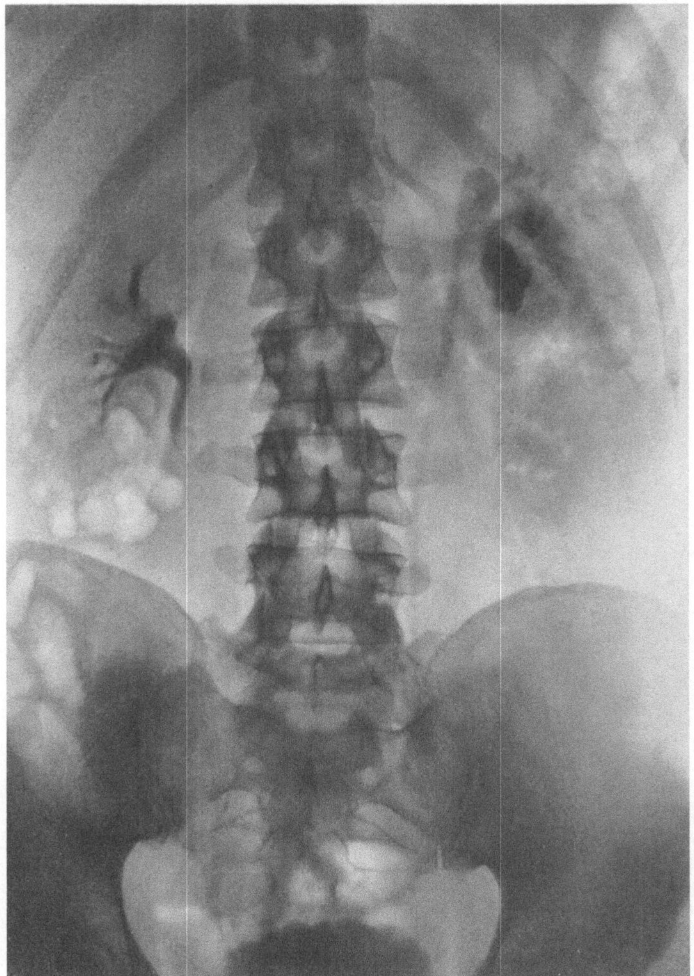

Abb. 99. Derselbe Fall 6 Monate später. Ausgedehnte Kavernenbildung.

Monate nach Beginn fast regelmäßig, auch ohne therapeutische Beeinflussung, eine deutliche Milderung. Selbst eine sehr akut beginnende tuberkulöse Cystitis klingt meist nach wenigen Wochen spontan ab. Diese Besserung hält aber meist nicht lange an. Nach wenigen Monaten mehren und steigern sich die Beschwerden, und wenn auch Perioden auffälliger Besserung sich wiederholen, so nehmen die Krankheitserscheinungen doch im ganzen von Jahr zu Jahr zu. Das Allgemeinbefinden des Kranken leidet immer stärker. Der Urindrang wird häufiger und schmerzhaft; schließlich stellt sich infolge tuberkulöser Zerstörung der Blasenschließmuskeln und infolge Schrumpfung der Blase eine Harninkontinenz ein. Das Tragen eines Urinals wird nötig.

Nur ausnahmsweise tritt im Verlaufe des Leidens eine scheinbare *Spontanheilung* ein. Es wird nach jahrelanger Krankheitsdauer der vordem eitrige Harn allmählich eiweiß- und eiterfrei; es schwinden alle Nieren- und Blasenbeschwerden. Die genaue Untersuchung des scheinbar geheilten Kranken läßt

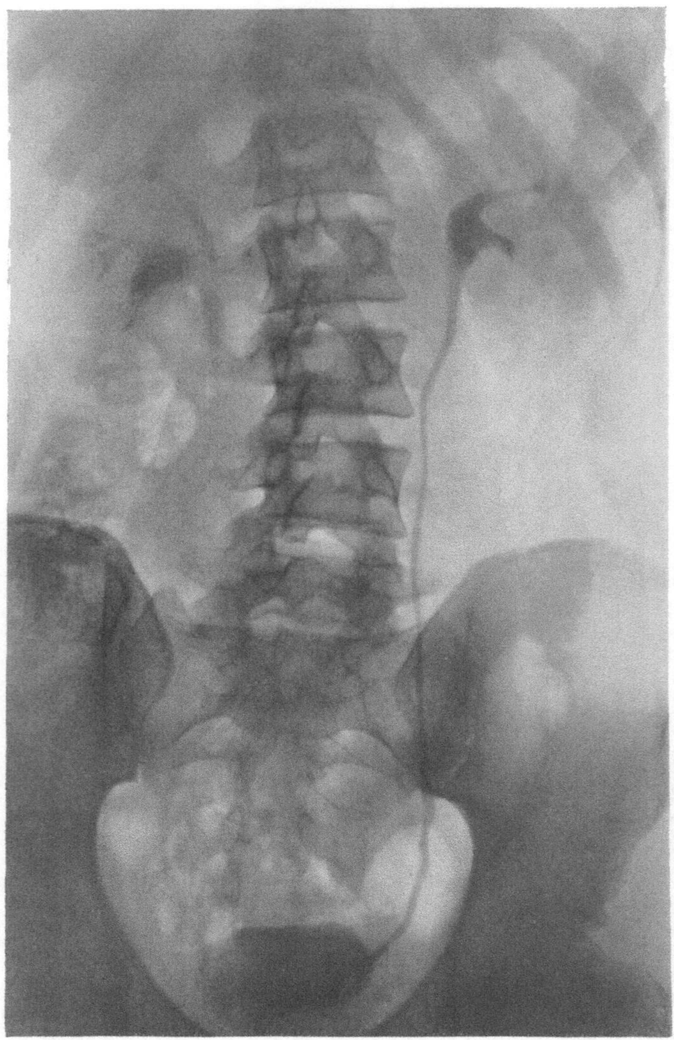

Abb. 100. Infiltrierter Ureter als röntgenologisches Frühsymptom einer Nierentuberkulose.

aber erkennen, daß keine wirkliche Heilung eingetreten ist. Die Krankheitsherde in der Niere sind nicht vernarbt; sie treten einzig deshalb nicht mehr so stark in Erscheinung, weil die verkäste und kavernöse Niere durch narbigen Verschluß ihres Harnleiters oder ihres Nierenbeckens von der Blase vollständig abgetrennt ist und nur noch der Urin der gesunden Niere in die Blase fließt. Diese spontane Ausschaltung der kranken Niere *(Autonephrektomie)* hat, gleich wie die operative Entfernung der tuberkulösen Niere, eine Ausheilung der Blasentuberkulose zur Folge. Eine wirkliche Heilung des Nierenleidens ist in ihr aber nicht zu sehen. In der aus dem Harnstrom ausgeschalteten Niere bleiben virulente Tuberkuloseherde fortbestehen. Sie schädigen durch ihre Toxine den Organismus, führen zu Myokarditis, Nephritis usw., und sie können auch stets wieder zum Ausgangspunkt eines frischen Schubes von Tuberkulose werden.

Bei einigen wenigen Kranken bleibt die tuberkulöse Infektion immer, vom Beginn bis zur käsig-kavernösen Zerstörung der Niere, auf dieses Organ beschränkt und verschont die unteren Harnorgane vollkommen. Bei solchen Kranken können selbst ohne Verschluß des Ureters und ohne Obliteration des Nierenbeckens der kranken Niere die Symptome des Leidens dauernd äußerst gering bleiben; es kann die Erkrankung lange, trotz der ausgedehnten tuberkulösen Zerstörung der einen Niere, vollständig übersehen werden, bis schließlich die kavernöse Niere zufällig bei einer wegen eines anderen Leidens nötig gewordenen Untersuchung des Kranken als scharf umschriebener Tumor im Hypochondrium fühlbar oder auf dem Radiogramm sichtbar wird (Abb. 97). Bei den meisten als *Spontanheilung* der Nierentuberkulose mitgeteilten Fällen handelte es sich um eine bloße *Scheinheilung*, um eine Ausschaltung der kavernösen Niere. Ausnahmsweise wird nicht die ganze Niere ausgeschaltet, sondern es schließt sich nur der tuberkulöse Nierenbezirk ab *(partielle Nierenausschaltung)*. Trotz ausgedehnter Tuberkuloseherde kann eine solche Niere zeitweilig eiterfreien Harn absondern (Abb. 103). Eine Vernarbung aller tuberkulösen Herde einer Niere, die klinisch bei vereinzelten Kranken wahrscheinlich schien, ist anatomisch bis jetzt nur in zwei Fällen erwiesen worden. Wenn also die Möglichkeit der Ausheilung aller Tuberkuloseherde einer Niere nicht zu leugnen ist, so stellt sich die Heilung unverkennbar so außerordentlich selten ein, daß mit ihr praktisch nicht zu rechnen ist.

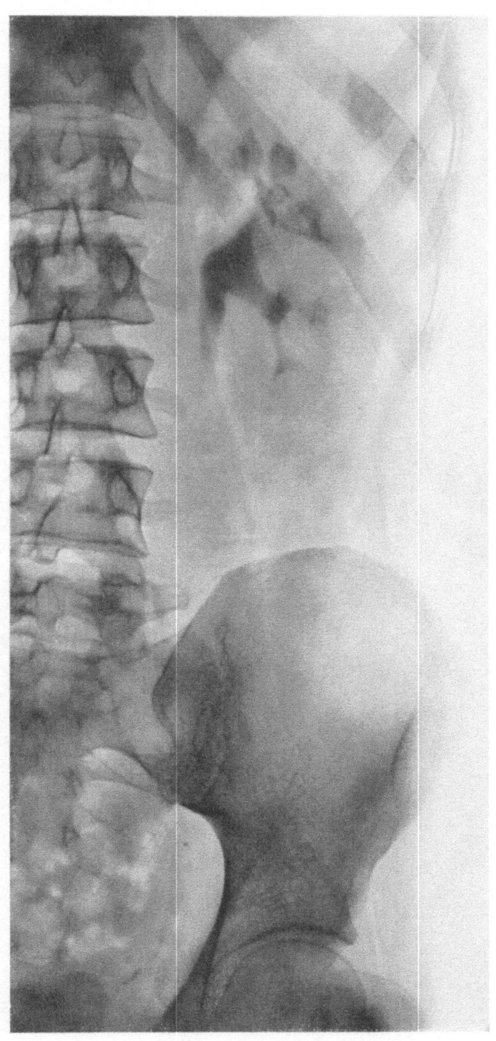

Abb. 101. Derselbe Fall 3 Jahre später. Kavernös veränderte Calyces.

Die Lebensdauer der an Nierentuberkulose Erkrankten ist in der Regel ohne operative Therapie eng beschränkt. Wohl sterben einzelne Kranke erst 10 oder gar 20 und mehr Jahre nach den ersten sicheren Zeichen einer Nierentuberkulose. Die Mehrzahl aber, ungefähr 60%, erliegen ihrem Leiden schon innerhalb 5 Jahren.

Zur unmittelbaren *Todesursache* wird meist die *Urämie* oder eine allgemeine Kachexie mit Amyloid; andere Male führt eine außerhalb der Harnorgane sich entwickelnde Tuberkulose, vor allem die Lungentuberkulose, zum Tode. Auffällig oft erliegen die Kranken mit Urogenitaltuberkulose einer tuberkulösen *Meningitis.*

Therapie. Klinische und anatomische Untersuchungen beweisen, daß die natürlichen Heilungstendenzen der Nierentuberkulose sehr gering sind. In

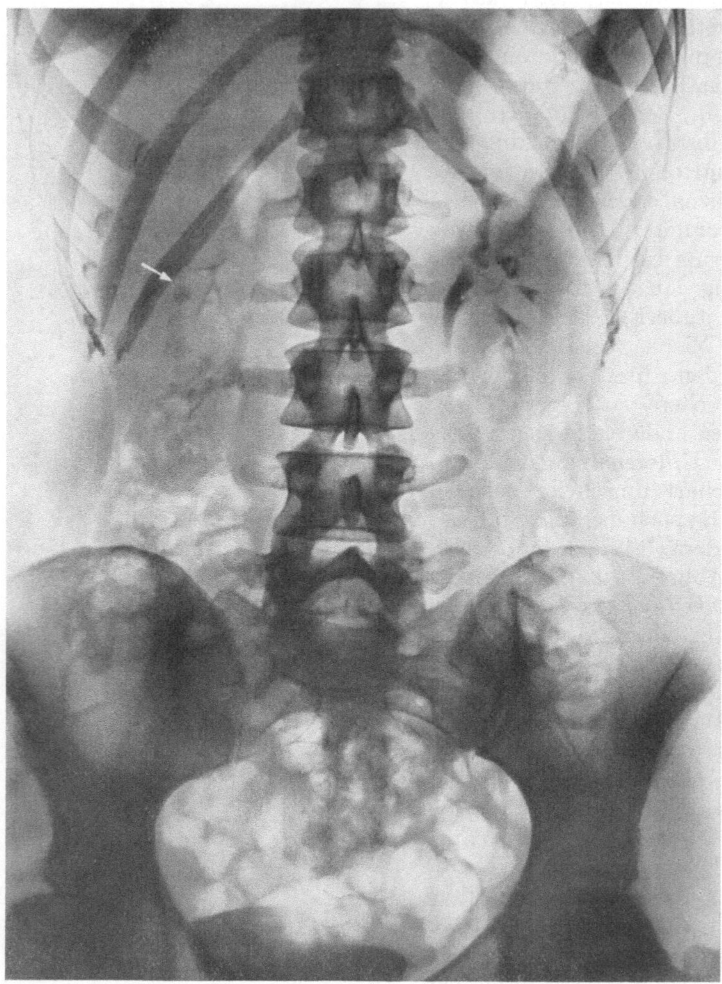

Abb. 102. Isolierte Kavernenbildung. Im Urin dieser Niere sind Eiter und Tuberkelbacillen vorhanden.

Übereinstimmung damit sind die Erfolge aller unblutigen Heilverfahren bei Nierentuberkulose klein.

Neue Hoffnungen erweckt die in den letzten Jahren aufgekommene moderne Chemotherapie. Es ist aber noch zu früh, Endgültiges über das in voller Entwicklung befindliche Gebiet aussagen zu wollen. Was heute gilt, kann morgen falsch sein. Übertriebene Hoffnungen sind sicher nicht am Platz. Schwere fortgeschrittene Zerstörungen in der Niere mit Chemotherapie heilen zu wollen, wird nie gelingen, da der Wirkstoff nicht in genügender Konzentration an den Krankheitsherd gebracht werden kann. Wir dürfen aber mit gutem Grund hoffen, daß es uns gelingen wird, beginnende Zerfallsherde zur Ausheilung zu bringen.

Der erste Wirkstoff, der uns zur Verfügung stand und auch heute noch einer der wichtigsten ist, ist das Streptomycin und Dihydrostreptomycin. Über die Dosierung ist noch keine Einigkeit erzielt worden, Komplikationen der Behandlung sind häufig. Diese gehen von Parästhesien und vorübergehenden Exanthemen zu Störung der glatten Muskulatur, die sich in Verstopfung und Harnretentionen äußern, bis zu oft irreversiblen Gleichgewichtsstörungen, Verlust der Hörfähigkeit und schwerer dermatitis exfoliativa. Unter den schweren

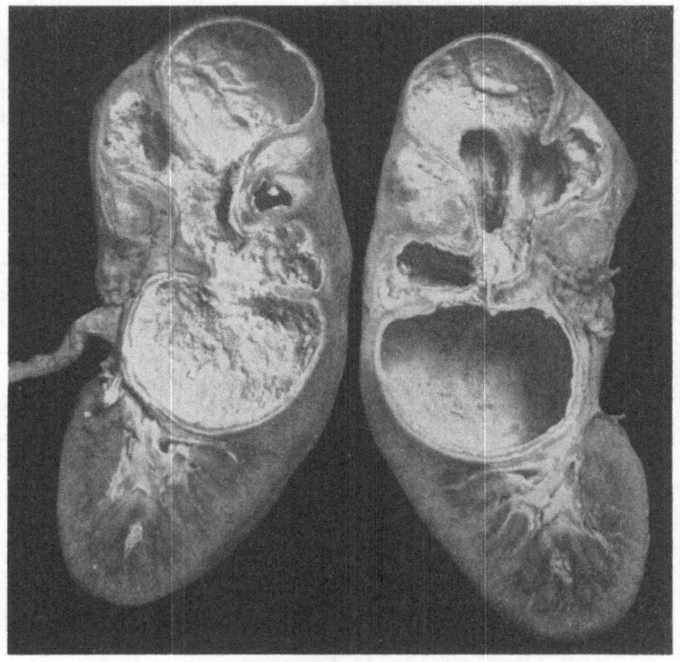

Abb. 103. Partielle Autonephrektomie. Vollständiger Abschluß der oberen tuberkulösen Nierenhälfte vom Nierenbecken. Harn dieser Niere klar, mit nur vereinzelten Leukocyten.

Komplikationen sind die Gleichgewichtsstörungen durch Schädigung des nervus vestibularis bei weitem die häufigsten. Die Tendenz geht deshalb zur Verwendung immer kleinerer Tagesdosen, was zur Verhütung von Komplikationen wichtiger zu sein scheint als die Gesamtdosis.

Ich erhielt die besten Resultate mit einer Kombination von Streptomycin und Chaulmoograöl. Die Gesamtdosis des Streptomycins beträgt normalerweise 30 g bei einer Tagesdosis von 1 g. Während 8 Tagen vor und während der ganzen Streptomycinkur wird täglich 1—2 cm³ Moogrol gespritzt. Der Urin muß alkalisch gehalten werden. Harmloser als das Streptomycin ist die Paraminosalicylsäure (PAS). Sie eignet sich vor allem zur Dauerbehandlung in einer Tagesdosis bis zu 12 g per os. Die einzige Erschwerung der Kur sind Verdauungsstörungen durch die Einnahme von so großen Mengen des Medikamentes, so daß gelegentlich die Zufuhr unterbrochen werden muß.

Im großen klinischen Versuch steht das deutsche Präparat Tb I. Eine erhebliche Wirkungssteigerung, in Form einer Potenzierung scheint erreicht zu werden durch Kombination mehrerer Chemotherapeutica.

Die Helio- und Klimatherapie, sei es im Gebirge oder an der See erzielt für sich allein nie wirkliche Heilungen, oft allerdings längere Zeit anhaltende Besserung des Leidens. Zur Behandlung nach Operation und zur Unterstützung

der Chemotherapie ist sie wünschenswert, ja sogar unentbehrlich. Gelegentlich
muß sie auch zur Hebung des Allgemeinzustandes vor der Operation verordnet
werden. Die spezifische Behandlung der Nierentuberkulose mit Tuberkulin
wird auch heute gelegentlich noch anempfohlen und Heilungen damit gemeldet.

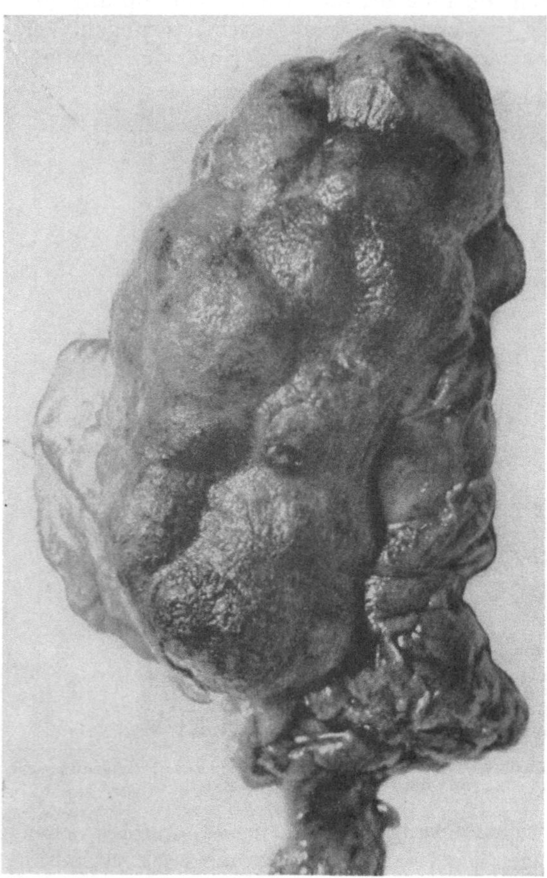

Diese Tuberkulinheilungen erscheinen aber bei kritischer
Prüfung in einem zweifelhaften
Lichte. Die großen Zusammen-
stellungen der Erfolge der
Tuberkulintherapie bei Nierentuberkulose enthalten keinen
einzigen klinischen Beweis für
die wirkliche Ausheilung einer
Nierentuberkulose durch Tuberkulin. Bei den meisten als
geheilt gemeldeten Kranken
waren noch unverkennbare
Zeichen fortbestehender Nierentuberkulose vorhanden, und
in den vereinzelten Fällen,
bei denen nach den vorliegenden Angaben eine Heilung
überhaupt in Frage gezogen
werden dürfte, war die Beobachtung der Scheinheilung
kurz oder wenig genau.

Eine Illustration dazu bietet beistehendes Bild. Es stellt
die tuberkulöse Niere einer
Kranken dar, die in der Literatur als besonders schöner
Beweis einer Heilung der Nierentuberkulose durch Tuberkulin aufgeführt ist (Abb. 104).

Ebenso haben die Partial-
antigen- und Serumbehand-
lungen versagt. Durch Röntgenbestrahlung oder durch

Abb. 104. Enderfolg einer „Tuberkulinheilung". Niere ganz kavernös, von der Blase fast abgeschlossen. Präparat durch Nephrektomie
gewonnen nach mehrjähriger Tuberkulinkur.

Kurzwellen die Nierentuberkulose zur Vernarbung zu bringen, muß als aussichtslos erscheinen.

Viel bessere Erfolge als alle die unblutigen Heilverfahren zeigt die *operative
Therapie* der Nierentuberkulose. Auch sie verspricht aber nur dann Erfolg,
wenn die tuberkulös erkrankte Niere als Ganzes geopfert wird. Ihre Anwendung
ist deshalb leider auf die einseitige Nierentuberkulose beschränkt.

Alle Versuche, durch partielle Resektion oder durch die Spaltung der
tuberkulös erkrankten Niere eine Ausheilung des Leidens zu erzielen, schlugen
fehl. Beide Eingriffe sind zudem nicht ungefährlich. Sie ziehen nicht nur eine
tuberkulöse Infektion der Operationswunde nach sich, sie können durch die Spaltung tuberkulösen Nierenparenchyms zu einer miliaren Aussaat der Tuberkulose
Anlaß geben. Die *partielle Resektion* ist deshalb nur bei Hufeisenniere angezeigt, dort trägt sie allerdings mehr den Charakter der Totalexstirpation einer von
zwei Nieren. Möglicherweise kann die Chemotherapie hier Änderung bringen.

Die *Nierenspaltung* ist stets nur eine palliative Maßnahme. Sie findet einzig noch Verwendung zur Beseitigung einer fiebererzeugenden Eiterverhaltung in der Niere, wenn die Nephrektomie aus diesem oder jenem Grunde nicht durchführbar ist. Dabei soll die Nierenspaltung, um das Anfachen einer Miliartuberkulose möglichst zu vermeiden, unter sorgfältigster Schonung des tuberkulösen Nierengewebes ausgeführt werden. Die Niere soll bei der Operation in situ gelassen werden, nur ihre Konvexität durch einen Lumbalschnitt freigelegt werden. An einer Stelle weitgehendster Einschmelzung der Nierenrindenschicht, die sich aus der weichen Fluktuation erkennen läßt, wird die Eiterniere eröffnet. Die wenn auch nur teilweise Entleerung des in Kavernen unter hohem Drucke stehenden Eiters bringt eine weitgehende Toxinentlastung des Organismus. Ein solcher Eingriff, der allerdings fast stets zur tuberkulösen Infektion der Operationswunde führt, kann eine toxische Nephritis der zweiten, nichttuberkulösen Niere so weit bessern, daß wenige Monate später die vordem wegen doppelseitiger Niereninsuffizienz verbotene Nephrektomie nun mit Erfolg ausführbar wird.

Die *Nephrektomie* erzielt bei einseitiger Nierentuberkulose in durchschnittlich 55—60% aller Fälle dauernde Heilung, bei den Frühfällen des Leidens sogar in 80—90%. Um die Bedeutung dieser Heilungsziffern richtig zu ermessen, ist es notwendig zu bedenken, daß die unblutigen Heilmethoden selten eine dauernde Heilung der Nierentuberkulose bringen und nicht verhindern, daß die Mehrzahl der Behandelten vor Ablauf des 5. Krankheitsjahres ihrem Leiden erliegen.

Die *Gefahren* der *Nephrektomie* sind klein geworden, die Mortalität ist auf 3—5% gesunken. Die meisten *Operationstodesfälle* sind durch Pneumonie, Embolie, Myokarditis bedingt, eine kleinere Zahl durch tuberkulöse Meningitis. Die früher gefürchtete Urämie tritt, dank der Zuverlässigkeit der heutigen funktionellen Nierendiagnostik, fast nie mehr als Operationsfolge auf. Größer als die Zahl der operativen Todesfälle ist die Zahl der sog. *Spättodesfälle* nach Nephrektomie. Nach Exstirpation der tuberkulösen Niere bleiben bei dem Kranken mit einseitiger Nierentuberkulose meist noch Tuberkuloseherde hier und dort im Organismus zurück. Der Nephrektomierte bleibt ein tuberkulöses Individuum; 15—20% der momentan mit Erfolg Operierten erliegen denn auch trotz der Nephrektomie im Verlaufe der nächsten Jahre einer Tuberkulose. Todesursache ist meist ein Fortschreiten der Urogenitaltuberkulose, eine schon zur Zeit der Operation bestehende Erkrankung der zweiten Niere, auch nicht selten eine Miliartuberkulose. In späteren Jahren wird die Lungentuberkulose zur häufigsten Todesursache der wegen Tuberkulose Nephrektomierten.

Die *Heilwirkung der Nephrektomie* macht sich bald nach dem Eingriffe geltend, vor allem in einer *Milderung der Blasenbeschwerden*. Schon in den allerersten Tagen nach der Operation, noch bevor eine anatomische Rückbildung des tuberkulösen Blasenprozesses möglich ist, lassen die Blasenbeschwerden erheblich nach. Der Grund davon liegt wohl im Wegfall der Reizwirkung der tuberkulösen Niere auf die Blase, ausgelöst durch das toxinhaltige Nierensekret oder durch einen nervösen Reflex. In der Regel steigern sich die Blasenbeschwerden wieder etwas, sobald der Operierte das Bett verläßt. Erst nach Monaten schwinden sie endgültig, um so später, je ausgedehnter und tiefgreifender der tuberkulöse Prozeß vor der Operation in der Blase war. In einzelnen Fällen bleibt trotz vollständiger Heilung der Blasentuberkulose dauernd eine Pollakiurie infolge einer narbigen Schrumpfung der Blasenwandung zurück. (Therapie siehe unter ,,tuberkulöse Cystitis".)

Neben der Milderung der Blasenbeschwerden fällt nach der Exstirpation der tuberkulösen Niere die *Klärung des eitrigen Urins* auf. War die Infektion auf die Niere beschränkt oder hatte sie die unteren Harnwege doch nur in geringem Maße mitergriffen, so klärt sich der Urin schon in den ersten Tagen nach der Operation. Waren aber neben der Niere auch die unteren Harnwege stark erkrankt, dann schwindet trotz der Nephrektomie der Eitergehalt des Urins nur langsam im Verlaufe von Monaten oder Jahren. Einzelne Leukocyten bleiben im makroskopisch klar gewordenen Urin oft dauernd zurück, selbst wenn wiederholte Tierimpfungen völlige Heilung der Harntuberkulose beweisen.

In den ersten Tagen nach der Operation stellt sich ab und zu eine *Blutung* aus der einzig verbliebenen Niere ein. Diese renale Hämaturie ist nicht als Zeichen einer tuberkulösen Erkrankung der verbliebenen Niere aufzufassen. Sie ist meist die Folge einer kompensatorischen Hypertrophie und der damit verbundenen Hyperämie des Nierengewebes. Ruhe und stickstoffarme, milde Diät bringen die Blutung rasch zum Stehen. Ab und zu treten bei den Nephrektomierten starke Harnblutungen erst monate- oder jahrelang nach der Operation auf. Die Ursache dieser Spätblutungen ist meist ein tuberkulöses Geschwür der Blase; selten eine entzündliche Erkrankung der Niere.

Der *Eiweißgehalt* des Urins mehrt sich vorerst nach der Nephrektomie trotz Abnahme des Eitergehaltes fast immer. Schuld daran tragen die nie ganz zu vermeidenden Operationsschädigungen der verbliebenen Niere (toxische Wirkungen, Narkotica, Zirkulationsstörungen usw.) und die plötzlich vermehrten Sekretionsansprüche an die Niere nach Wegfall des Schwesterorgans. Aber meist sinkt innerhalb 3—4 Wochen nach der Operation der Eiweißgehalt des Harns allmählich unter die vor der Operation beobachtete Menge. Er schwindet im Verlaufe weniger Monate manchmal ganz, selbst wenn die verbliebene, nichttuberkulöse Niere vor der Nephrektomie eine erhebliche Albuminurie aufwies (rein toxische Albuminurie der zweiten Niere). Andere Male aber bleibt dauernd eine Albuminurie zurück, ohne daß später eine Nephritis oder irgendwelche Infektion der Niere nachweisbar würde. Es mag in solchen Fällen die kompensatorische Hypertrophie der zweiten Niere das Andauern der Albuminurie bedingen. Die kompensatorische Hypertrophie der verbliebenen Niere macht sich zudem auch durch eine fühlbar werdende Vergrößerung des Organs und durch im zweiten oder dritten Monat nach der Operation auftretende, dumpfe Schmerzen geltend. Es ist notwendig, den Nephrektomierten das Auftreten von Schmerzen in der verbliebenen Niere vorherzusagen und deren Harmlosigkeit zu erklären; andernfalls sehen die Kranken in diesem Nierenschmerz das Zeichen einer Erkrankung ihrer einzigen Niere und werden dadurch unnötig verängstigt.

Der auf der Seite der Nephrektomie zurückgelassene tuberkulöse *Ureterstumpf* vernarbt meist im Verlaufe des ersten Jahres nach der Operation. Recht häufig gibt er aber Anlaß zur Bildung einer tuberkulösen *Fistel* in der Operationsnarbe, ausnahmsweise sogar zur Entwicklung eines Ureterempyems, das sich zeitweilig nach der Blase zu entleert. Cystoskopisch ist dies an dem Austritt dicken Eiters aus dem Ureterstumpf zu erkennen (Abb. 105).

Nicht nur in den Harnorganen, auch in den die Nierentuberkulose begleitenden Tuberkuloseherden der *Sexualorgane* macht sich ein heilsamer Einfluß der Nephrektomie geltend. Besonders die Herde in der Prostata und in den Samenblasen bilden sich nach Exstirpation der tuberkulösen Niere nicht selten spontan wesentlich zurück. Leider ist dieser Erfolg nicht die Regel. Die Tuberkulose der Sexualorgane schreitet oftmals trotz Nephrektomie weiter und gefährdet deren Dauererfolg.

Die Beeinträchtigung des Heilerfolges der Nephrektomie durch die Tuberkulose der Sexualorgane tritt in den Operationsstatistiken deutlich zutage. RAFIN beobachtete bei seinen wegen Tuberkulose nephrektomierten männlichen Kranken eine Spätmortalität von 25%, wenn neben der Nierentuberkulose eine Tuberkulose der Geschlechtsorgane bestand, dagegen eine Spätmortalität von nur 13%, wenn keine Genitaltuberkulose vorlag. An meinem eigenen Materiale sind die Unterschiede noch größer. Bei Nephrektomie ohne

Genitaltuberkulose betrug die Spätmortalität der Männer nur 6,6% gegenüber 27% bei
den Nephrektomierten mit Tuberkulose der Sexualorgane. Und während von den Kranken
ohne Genitaltuberkulose 86% nach der Nephrektomie vollständig heilten, betrug die
Heilungsziffer nur 43,2%, wenn die Nierentuberkulose mit Genitaltuberkulose vereint war.

Die verhängnisvolle Wirkung der Genitaltuberkulose äußert sich auch deutlich im
Unterschied der Heilungsziffern bei männlichen und weiblichen Kranken. Bei Frauen, die
sehr viel seltener als die Männer eine Verbindung der Nierentuberkulose mit Genitaltuberkulose zeigen, sind auch die Dauerheilungen nach der Nephrektomie viel häufiger als bei
den Männern. SUTER erzielte bei seinen weiblichen Patienten doppelt so viele Heilungen
durch die Nephrektomie als bei Männern, und ganz ähnliches beobachteten auch ISRAEL
und ich.

Nach der Entfernung der tuberkulösen Niere bessert sich auch der *Allgemeinzustand* des Kranken. Schon in der 2.—3. Woche nach der Operation wird das
Frischerwerden der Gesichtsfarbe, das
Schwinden des septischen, grauen Un-
tertones auffällig, im 2. oder 3. Monat
nach der Operation eine starke Gewichtszunahme. Eine sorgfältige *Nachbehandlung* der Operierten ist das
ganze erste Jahr nach der Operation
notwendig. Der Kranke bleibt nach
der Nephrektomie vorerst noch ein
tuberkulöses Individuum. Es ist ihm
deshalb eine kräftige, aber reizlose
Nahrung und eine zweckmäßige, die
Körperkräfte schonende Lebensweise
zu verordnen; der wiederholte Gebrauch
von Kreosot- und Guajacolpräparaten,
von Lebertran oder dgl. ist zu empfehlen. Ein längerer Landaufenthalt,
wenn möglich im Gebirge oder an
der See, ist dringend empfohlen.

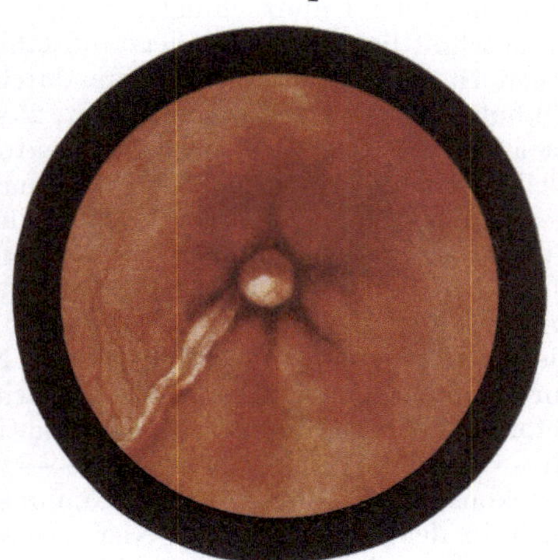

Abb. 105. Tuberkulöses Ureterstumpfempyem und
Eiterabfluß in die Blase. (Nach BAETZNER.)

Die äußeren Lebensbedingungen, unter denen der Kranke nach der Operation
lebt, haben auf die Dauerresultate der Nephrektomie wegen Tuberkulose einen
wesentlichen Einfluß.

Bei den sozial gutgestellten Operierten erzielte ich 78,8% Dauerheilungen, bei den
Kranken ärmerer Stände nur 37,7%. ISRAEL sah bei seinen Privatpatienten 4,8% Spät-
mortalität gegenüber 12,7% bei seinen Hospitalpatienten. Bei ZUCKERKANDEL stand die
Spätmortalität der beiden Patientenklassen sogar im Verhältnis von 16,4 : 6,4.

Widerstandsfähigkeit der Nephrektomierten. Heilt bei dem Nephrektomierten
sein Grundleiden, die Tuberkulose, aus, so kann er trotz des Verlustes einer
Niere körperlich wieder sehr leistungsfähig werden. Selbst schwere Berufe, wie
Landwirt, Schmied, Metallarbeiter usw. kann er wieder aufnehmen. Wegen
Tuberkulose nephrektomierte Frauen können nach der Operation ohne Schaden
für sich oder ihren Nachwuchs wieder gebären.

Eine Schwangerschaft bleibt aber bei einer wegen Tuberkulose Nephrektomierten immer
gefährlich, solange nicht alle klinischen Zeichen der Tuberkulose geschwunden sind. Der
kleinste Tuberkuloseherd der Harnorgane kann in der Schwangerschaft zu einem schweren
Rückfall des Leidens führen. Den wegen Nierentuberkulose Nephrektomierten soll die
Heiratserlaubnis nicht gegeben werden, bevor mindestens 3 Jahre lang die Harntuberkulose
geheilt scheint, der Urin bei Tierimpfung keimfrei ist. Verheiratete Frauen sollen bis dahin
eine neue Gravidität vermeiden. Nephrektomierten Männern, die in ihrer Mehrheit nach
der Operation noch längere Zeit an Prostata- und Samenblasentuberkulose leiden, ist große
Zurückhaltung im Geschlechtsverkehr anzuraten. Sexuelle Reizungen können bei ihnen
den Anstoß zur Miliartuberkulose geben.

Selbst bei scheinbar vollkommen wiederhergestellter Gesundheit ist der durch Nephrektomie Geheilte in seiner Widerstandsfähigkeit dem gesunden Doppelnierigen nicht mehr gleichzusetzen. Die zurückgebliebene Niere wird durch Kompensationsprozesse vergrößert, ihre Gewebe durch vermehrte Blutfüllung wohl auch meist praller gespannt als beim paarigen Organ. Schon wegen dieser vermehrten Gewebespannung und auch weil die Einzelniere oft unter dem Rippenbogen vorragt, ist sie schweren Verletzungen viel mehr ausgesetzt als eine normale Niere. Jede Verletzung der Einzelniere bringt dem Kranken Lebensgefahr.

Die Einzelniere scheint auch durch alle Zirkulationsstörungen rascher geschädigt zu werden als eine paarige Niere. Einnierige sind außerdem, wie experimentelle Untersuchungen zeigen, gegen Intoxikationen und Infektionen durchschnittlich weniger widerstandsfähig als Doppelnierige. In Versicherungsfällen ist der Verlust einer Niere durch Tuberkulose deshalb immer als eine Einbuße an Erwerbsfähigkeit von 25—30% einzuschätzen. Bemerkenswert ist auch, daß sich nach einer Nephrektomie wegen Tuberkulose in der zurückbleibenden, tuberkelfreien Niere hin und wieder Nierensteine entwickeln.

Obschon die Wegnahme einer Niere für den Menschen sicher einen erheblichen Verlust bedeutet, müssen die *Indikationsgrenzen der Nephrektomie* bei einseitiger Nierentuberkulose doch recht weit gesteckt werden. Dazu zwingt die Erfolglosigkeit der unblutigen Behandlungsmethoden der Nierentuberkulose. Für die Fälle vorgeschrittener, einseitiger Nierentuberkulose wird die Indikation zur Nephrektomie von niemandem bestritten; dagegen wird von einzelnen Seiten gefordert, wenigstens die *Frühfälle* einseitiger Nierentuberkulose vorerst konservativ — mit Helio- und Chemotherapie — zu behandeln und nur bei Fehlschlagen der konservativen Therapie die Nephrektomie vorzunehmen. Da aber bis jetzt auch in den Frühfällen der Nierentuberkulose die konservative Therapie nur selten einen dauernden Heilerfolg erzielt hat, ein längeres Fortbestehen des Tuberkuloseherdes in der einen Niere aber immer die andere Niere in hohem Maße der Gefahr der Infektion aussetzt, so ist es sicher gerechtfertigt, auch in Frühfällen einseitiger Nierentuberkulose die Nephrektomie zu diskutieren. Es ist zu hoffen, daß die Chemotherapie hier eine Änderung bewirken kann. Die Diagnose muß natürlich vorerst unbedingt sichergestellt sein. *Der Nachweis von Tuberkelbacillen im Ureterharn einer Niere darf nie für sich allein als Beweis einer chronisch-käsigen Nierentuberkulose gelten.* Stets ist zu bedenken, daß eine zufällige Verschleppung der Bacillen aus den Geschlechts- oder unteren Harnorganen den Bacillenbefund im Ureter bedingen könnte. Eine chronische, käsige Tuberkuloseerkrankung der Niere darf erst als erwiesen gelten, wenn neben den Tuberkelbacillen im Ureterharn auch Leukocytenhäufchen zu finden sind und zudem die zugehörige Niere eine, wenn auch geringe *Funktionseinbuße* zeigt.

Diese Trias von Symptomen: Eiter, Bacillen und functio laesa der Niere findet sich meist auch schon, wenn nur kleinste Käseherde in einer Niere bestehen. Sie ist, wenn nur einseitig, eine Anzeige zur Nephrektomie.

Eine *Gegenindikation* der Nephrektomie ist bei einseitiger Nierentuberkulose fast nur zu sehen in Funktionsstörungen der zweiten Niere, z. B. durch Nephritis, Hydronephrose usw., Erkrankungen, welche die Gefahr der Urämie nach einseitiger Nephrektomie mit sich bringen.

Daß solche Erkrankungen der zweiten Niere manchmal heilbar sind und demnach die Exstirpation der tuberkulösen Niere erfolgreich möglich wird, ist früher schon vermerkt worden.

Ein schlechter Allgemeinzustand des Kranken verbietet die Nephrektomie nicht, wenn er durch das Nierenleiden erzeugt erscheint. Denn er wird sich nur heben können, wenn die tuberkulöse Niere entfernt wird. Ist dagegen das schlechte Allgemeinbefinden durch außerhalb der Harnorgane liegende Tuberkuloseherde, z. B. eine vorgeschrittene Phthise oder durch andere, eine schwere Operation verbietende Leiden bedingt, dann natürlich muß die Nephrektomie unterbleiben.

Eine Verschiebung der Nephrektomie und eine Klimakur empfiehlt sich unter Umständen, wenn die Primärinfektion erst kurze Zeit zurückliegt und multiple tuberkulöse Herde vorliegen. In diesen Fällen sind die Erfolge der Nephrektomie deutlich schlechter. Allerdings darf die Verschiebung nicht zu lange dauern, um das Auftreten einer schweren Blasen- oder Genitaltuberkulose zu verhüten.

Die Haltung gegenüber der operativen Behandlung der doppelseitigen Nierentuberkulose ist gegenwärtig einer Wandlung unterworfen; solange uns keine erfolgversprechenden unblutigen Heilverfahren zur Verfügung standen, war die Operation nur ausnahmsweise indiziert. In seltenen Fällen waren wir gezwungen, wenn eine Seite durch Eiterverhaltung und Fieber den Allgemeinzustand des Patienten stark gefährdete, die Nephrektomie vorzunehmen. Eine operative Entfernung der stärker erkrankten Seite war sonst nicht imstande das Leben zu verlängern, sondern bewirkte höchstens eine vorübergehende Besserung des Allgemeinzustandes.

Da hat die moderne Chemotherapie eine Wendung zum Bessern gebracht. Es besteht die Hoffnung, wenn auch keineswegs die Sicherheit, einen beginnenden Prozeß zur Ausheilung zu bringen, so daß es jetzt gerechtfertigt ist, die schwer erkrankte Niere zu entfernen und zu versuchen, den im Beginne stehenden Prozeß in der Restniere durch Chemotherapie und Klimakuren zur Ausheilung zu bringen.

K. Syphilis der Nieren.

Die Syphilis erzeugt oft krankhafte Veränderungen der Nieren. Schon im 1. Stadium der Syphilis ist manchmal das Auftreten einer leichten Albuminurie ohne sonstige Erscheinungen eines Nierenleidens zu beobachten. Im weiteren Verlaufe der Lues stellt sich nicht selten das vollentwickelte Krankheitsbild einer *Nephrose* ein.

Bald beginnt diese als akute Nephrose mit starken Ödemen, ungewöhnlich hochgradiger Albuminurie ohne Blutdrucksteigerung, im Harnsediment mit zahlreichen verfetteten Epithelien und Leukocyten, sowie Cylindern, aber keinen oder nur sehr spärlichen roten Blutkörperchen. Diese akute syphilitische Nephrose ist manchmal eine der ersten visceralen Krankheitserscheinungen der Lues. Sie kann schon im 2.—3. Monat nach dem Primäraffekt einsetzen.

Andere Male, besonders im 3. Stadium der Syphilis, beginnt die Nephrose schleichend und verläuft chronisch, verbindet sich ab und zu schließlich mit einer Amyloidose.

Daß die Syphilis statt zu Nephrose zu einer herdförmigen oder diffusen, mit Blutdrucksteigerung einhergehenden Nephritis führen kann, ist noch nicht allgemein anerkannt. Ob diese nephritischen Veränderungen auf Fernwirkung der Toxine oder auf direkte Einwanderung von Spirochäten in die Niere zurückzuführen sind, ist noch unsicher. Der Nachweis von Spirochäten im Nierengewebe ist bis jetzt nie gelungen.

Nicht sehr selten entwickeln sich in der Niere auch gummöse Prozesse. Diese sind chirurgisch-urologisch von Interesse, weil sie wiederholt zu diagnostischen Irrtümern und unnötigen chirurgischen Eingriffen verleiteten.

Sie können sowohl in einer bis dahin vollständig gesunden Niere, als auch in einem vordem schon nephrotisch erkrankten Organe sich entwickeln. Bald sind diese Syphilome ohne scharfe Begrenzung über die ganze Niere verbreitet, in Form eines ausgedehnten Granulationsgewebes mit einzelnen Skleroseherden, bald sind sie auf einzelne Stellen beschränkt, wo sie gummöse Knoten bilden. Sowohl die gummösen Knoten, die teilweise in erheblicher Zahl sich entwickeln, als auch die diffusen gummösen Prozesse können die Niere stark vergrößern und ein Neoplasma vortäuschen. Diese Täuschung ist um so eher möglich, als die Gummata oftmals nur einseitig auftreten oder doch nur die eine Niere fühlbar vergrößern, sie außerdem oft mit Hämaturie verbunden sind und der Patient stark gestörtes Allgemeinbefinden zeigt. Die gummöse Nierenentzündung ist in der Regel von einer erheblichen Infiltration und ödematösen Durchtränkung der Nierenhüllen begleitet. Diese erzeugt eine Verminderung der Verschieblichkeit der Niere, gleichzeitig auch starke Schmerzen im Bereiche des erkrankten Organs. Der Harn bleibt im Anfang klar, dann wird er zeitweilig, schließlich dauernd trübe und schmutzig-braun. Im Sediment finden sich Leukocyten, rote Blutkörperchen, Cylinder, und, was für das syphilitische Leiden einigermaßen charakteristisch ist, sehr reichlich Detritus. Der Eiweißgehalt des Urins ist bei der gummösen Nierensyphilis im Gegensatz zur syphilitischen Nephrose gering.

Die *Diagnose* der gummösen Nierensyphilis ist schwierig; sie wird sich aber doch in Zukunft häufiger als bis jetzt richtig stellen lassen, wenn bei allen unklaren Nierenleiden auf Syphilis als Ursache geforscht wird. Jedenfalls muß eine derbe, schmerzhafte Anschwellung der Niere, begleitet von Ausscheidung nekrotischer Fetzen durch den Harn bei einem Kranken, der früher an Syphilis gelitten hat, stets daran denken lassen, daß es sich um einen gummös-syphilitischen Prozeß handeln könnte. Dieser diagnostische Verdacht wird verstärkt, wenn die Wa.R. positiv ausfällt, die Schwellung der Niere unter spezifischer Behandlung zurückgeht. Chirurgische Eingriffe sind wohl stets zu vermeiden; sie werden nur selten zur Entleerung von zerfallenen Gummata im Nierengewebe nötig werden.

L. Parasiten der Niere.

I. Der Echinococcus.

Der Echinococcus oder Hülsenwurm, die Finne der vorzugsweise im Hundedarm lebenden Taenia echinococcus, entwickelt sich beim Menschen nur selten in der Niere. Selbst in den Ländern, wo die Taenia echinococcus häufig vorkommt, wie in Pommern, Mecklenburg, Südrußland, Island, Argentinien, ist der Nierenechinococcus selten. Er ist nur bei höchstens 4% aller Echinococcuskranken beobachtet.

Mit Speisen oder Getränken verschluckte Eier der Tänie zerfallen in den Verdauungsorganen, der Embryo wird frei, und er wird entweder passiv in die Blutbahn verschleppt oder aber er durchbohrt die Darmwand und kommt derart in 'die Blutbahn des Pfortadergebietes oder wird mit den Lymphbahnen verschleppt. Auf dem einen oder anderen Weg kann der Parasit in die Niere gelangen und diese infizieren. Ausnahmsweise entsteht der Nierenechinococcus sekundär durch Verwachsung der Niere mit einer in der Peritonealhöhle sich entwickelnden Echinococcuscyste.

Am ehesten der Infektion mit Echinococcus ausgesetzt sind Menschen, die sich mit Schäfer- und Metzgerhunden abgeben, mit Hunden, die oft Gelegenheit haben, Abfälle echinococcuskranker Tiere (Rinder, Schafe, Schweine) zu fressen und dadurch in ihrem Maul und Fell Träger von Parasiteneiern werden.

Pathologische Anatomie. In den Harnorganen des Menschen ist fast ausschließlich der Echinococcus hydatidosus beobachtet worden, der Echinococcus alveolaris nur ganz ausnahmsweise. Die Echinococcuscyste entwickelt sich meist im Innern des Nierenparenchyms, vorzugsweise in einem der Nierenpole. Seltener geht sie vom subepithelialen Gewebe des Nierenbeckens oder von der Nierenoberfläche aus. Das Nierengewebe neben der Cyste bleibt zum großen Teile lange gut erhalten und funktionstüchtig. Nur allmählich atrophiert es, ähnlich wie das Nierenparenchym bei der Hydronephrosenbildung durch die Druck- und Zugwirkung der wachsenden Cyste und wird so dünn wie die Wandung der Cyste. Wenn die Cyste nicht breit mit der Niere verbunden ist, sondern ihr nur gestielt anhängt, so ist daraus zu schließen, daß die Echinokokkencyste außerhalb der Niere ihren Ausgang nahm, erst sekundär mit dieser in Verbindung trat. Der Nierenechinococcus bricht bei mehr als der Hälfte der Kranken früher oder später in das Nierenbecken durch. Viel seltener erfolgt sein Durchbruch in den Darm, in die Peritonealhöhle oder in die Lungen und die Bronchien. Ein solcher Durchbruch der Cyste kann seine Ursache in einer Vereiterung oder Verletzung der Cyste haben; meist aber ist er die Folge des stetig zunehmenden Innendruckes der Cyste durch Bildung zahlreicher Tochterblasen in ihrem Innern.

Die Cystenwand besteht auch zwei Schichten, einer äußeren, weißen, in feinen Lamellen geschichteten, festen Membran (cuticula) und einer inneren, zarten Parenchym- oder Teilschicht, von der aus zahlreiche Brutkapseln mit Scolices sich entwickeln. Diese Brutkapseln, zu einer bestimmten Größe angewachsen, lösen sich allmählich von der Cystenwand ab und schwimmen in mehr oder weniger großer Zahl als Tochterblasen frei im Cysteninhalt herum. Viel seltener entwickeln sich die Tochterblasen nicht nach dem Innern der Cysten, sondern stülpen sich nach außen vor und erzeugen neben der Mutterblase gelegene Tochterblasen (exogene Bildung der Tochterblasen). In den Brutkapseln sind an den Scolices Saugnäpfe und ein Hakenkranz deutlich zu erkennen. Die Cystenwand ist vom Nierengewebe nicht scharf abgegrenzt, mit diesem vielmehr durch eine aus dem Nierengewebe stammende, derbe Bindegewebsschicht verbunden, so daß eine stumpfe Auslösung der Echinococcuscyste aus dem Nierenparenchym im Bereiche dieser Bindegewebsschicht unmöglich ist. Der Versuch einer Ausschälung wird immer zu starken Zerreißungen des Nierenparenchyms und daher zu Blutungen führen. Der Cysteninhalt ist farblos oder leicht gelblich. Er enthält Kochsalz, etwas Traubenzucker, oft auch geringe Mengen Harnstoff und, was diagnostisch von Bedeutung werden kann, Spuren von Bernsteinsäure. Eiweiß ist in ihm nur bei Zerfall der Parasiten zu finden. Der gewöhnlich dünnflüssige Cysteninhalt nimmt oft durch reichliche Bildung von Tochterblasen in der Cystenniere eine gallertige Konsistenz an.

Unter den **Symptomen** die der Nierenechinococcus hervorruft, ist als auffälligstes zu nennen die Tumorbildung im Bereiche der Niere, als das charakteristischste die Ausstoßung von Scolices oder von einzelnen Echinococcushaken oder Membranfetzen mit dem Harn.

Solange der Nierenechinococcus von geringer oder mittlerer Größe ist, läßt sich seine Zugehörigkeit zu der Niere leicht erkennen. Dieselben Kennzeichen, wie sie bei Nierentumor usw. erwähnt wurden, weisen auf den Sitz der Geschwulst hin. Die Echinococcuscyste erscheint, solange sie nicht groß ist, wegen der starken Spannung und der erheblichen Dicke ihrer Kapsel derb wie ein Neoplasma. Große Cysten aber zeigen deutliche Fluktuation. An ihnen ist das sog. Hydatidenschwirren auch bei stoßweiser Palpation nur selten zu fühlen. Wird der Nierenechinococcus so groß, daß er die benachbarten Organe stark verdrängt, so ist sein Ausgangspunkt palpatorisch nicht mehr festzustellen. Er läßt

sich nur noch aus der cystoskopisch nachweisbaren starken Funktionsstörung
der einen Niere erkennen.

Die Cystenbildung in der Niere erfolgt häufig so symptomlos, daß die Nierengeschwulst ganz zufällig entdeckt wird. Merkliche Krankheitserscheinungen
macht die Cyste erst, wenn sie durch ihre Größe und ihren Druck auf die Nachbarorgane den Kranken belästigt, wenn sie vereitert oder wenn sie in das Nierenbecken, die Peritonealhöhle, den Darm, die Lungen usw. durchbricht. Im
Moment des Durchbruchs der Cyste hat der Kranke oft das Gefühl, als ob etwas
in seinem Innern platze. Der Kranke wird in seinem Allgemeinbefinden durch
den Cystendurchbruch aber nur vorübergehend gestört. Hin und wieder tritt
eine als anaphylaktische Erscheinung zu deutende Urticaria auf. Ein Durchbruch in das Peritoneum oder die Lungen wird von Schockerscheinungen gefolgt.

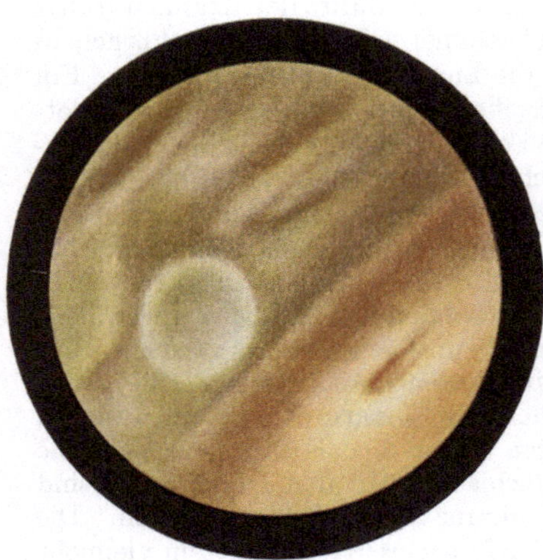

Abb. 106. Echinococcusblase. (Nach BAETZNER.)

Der Durchbruch der Cyste in die Harnwege macht sich durch den Abgang
von Scolices im Harn bemerkbar. Dieser Abgang von Scolices ist vielfach
begleitet von *Nierenkoliken*, die nicht
so stark und lang dauernd sind wie
bei Nephrolithiasis, dafür aber viel
rascher aufeinanderfolgen als diese.
Die durch den Ureter ausgestoßenen
Scolices können sich in großer Zahl in
der Harnblase ansammeln und durch
Verstopfung der Harnröhre zu Anfällen von Harnverhaltung führen.
Ihre Ausstoßung ist nicht, wie der
Steinabgang, von Hämaturie gefolgt;
der Harn bleibt meist klar, seltener
wird er leicht trübe, seifenwasserartig.
In ihm sind Tochterblasen als trans-
parente, gallertige Gebilde von bloßem

Auge zu erkennen (Abb. 106). Statt ganzer Scolices finden sich im Harn sehr
häufig nur Teilstücke solcher, besonders Echinococcushaken und einzelne
Fetzen der lamellös geschichteten Membran. Diese Bruchstücke sind mikroskopisch durch ihre charakteristische Form leicht kenntlich und deshalb für
die Diagnose außerordentlich wertvoll.

Die **Diagnose** ist bei offenem Nierenechinococcus, dessen Blaseninhalt wenigstens teilweise in den Harn entleert wird, leicht zu stellen aus dem Befund
von Tochterblasen oder dem mikroskopischen Nachweis einzelner geschichteter
Membranfetzen oder typischer Echinococcushäkchen. Bei geschlossener Echinococcuscyste ist die Diagnose viel schwerer. Durch die Palpation allein ist sie
nicht zu stellen. Die sog. WEINBERGsche Reaktion, bei welcher vermittelst
der Komplementablenkung am hämolytischen System die vom Echinococcus
ins Blut des Kranken abgegebenen spezifischen Stoffe nachgewiesen werden
sollen, ist nicht ganz zuverlässig. Ob die intracutane Reaktion nach CASONI
(Injektion filtrierten Cysteninhaltes in die Haut) sicherere Hinweise gibt, ist
noch fraglich. Ein diagnostisch verwertbares, aber leider vieldeutiges Merkmal
ist auch die beim Echinococcus nur selten fehlende *Eosinophilie* des Blutes
(4% und mehr eosinophile Zellen), sowie auch der Befund von *Bernsteinsäure*
in der durch Punktion gewonnenen Flüssigkeit.

Die **Prognose** des Leidens quoad vitam ist in der Regel nicht schlecht. Nur
wenn die Cyste, was allerdings nicht selten ist, vereitert, treten stürmische,

lebensbedrohende Erscheinungen auf, ähnlich wie bei einer Pyonephrose. Bei der aseptischen Cyste ist die Entwicklung langsam und gutartig. Die Nierenfunktion wird erst nach langer Dauer des Leidens beeinträchtigt. Das Allgemeinbefinden des Kranken wird durch die zunehmende Größe der Cyste gestört, auch durch die dem Durchbruch der Cyste in das Nierenbecken folgenden Nierenkoliken, welche den Kranken jahre- und jahrzehntelang quälen können. Eine spontane Heilung erfolgt nie.

Eine aussichtsreiche **Therapie** bieten nur operative Eingriffe. Ist die Niere durch den Druck der Echinococcusblase stark geschädigt, so wird sie am besten mitsamt dem Echinococcussack exstirpiert. Ist noch reichlich sekretionstüchtiges Nierengewebe erhalten, so ist die Nephrektomie zu unterlassen und muß die Niere bei der Operation möglichst geschont werden. Wenn der Echinococcus nur durch eine schmale Brücke mit der Niere verbunden ist, so wird er am besten mit dem ihn tragenden Nierenteil reseziert. Ist aber die Cyste breit mit der Niere verbunden, eine partielle Resektion der Niere deshalb nicht durchführbar, dann muß die Cyste ausgeschält werden. Dabei ist sorgfältig darauf zu achten, die lamellöse Membran der Cyste, die Cuticula, vollständig zu entfernen (Marsupialisation). Die Wundränder der Cyste werden in die Bauchdecke eingenäht und die Wundhöhle einige Tage durchdrainiert. Vor Eröffnung des Echinococcussackes soll in diesen zur Zerstörung der in seinem Innern herumschwimmenden Tochterblasen eine 1%ige Formol- oder 1‰ige Sublimatlösung injiziert werden.

II. Aktinomykose.

Eine Aktinomykose der Niere wurde bis jetzt nur ganz vereinzelt beobachtet. Der Strahlenpilz kann z. B. aus cariösen Zähnen durch kleine Verletzungen der Mundschleimhaut auf dem Blutwege in die Niere gelangen oder aber aus einem der Niere benachbarten, an Aktinomykose erkrankten Organ, z. B. dem Colon, der Pleura usw. auf die Niere übergreifen. Irgendwie charakteristische Symptome verursacht die Aktinomykose der Niere nicht; sie bedingt eine schmerzhafte Schwellung in der Nierengegend und Eiterbeimischung zum Urin, ganz ähnlich wie eine Pyelonephritis. Nur wenn im Urin Mycelfäden abgehen oder die Aktinomykose der Niere auf die Umgebung des Organs übergreift und Fisteln bildet, in deren Sekret Drusen zu finden sind, wird die Diagnose leicht. Andernfalls ist die Unterscheidung der Aktinomykose von Pyelonephritis kaum zu machen. Der Verlauf der Aktinomykose ist immer ein bösartiger. Nur die frühzeitige Nephrektomie, allfällig in Verbindung mit hohen Jodkalidosen und Antibioticis und Tiefenbestrahlung der Lendengegend, kann den Kranken heilen.

III. Sporotrichose, Bilharziose usw.

Die *Sporotrichose*, sowie die *Bilharziose* der Niere werden in unseren Breiten nur so selten beobachtet, daß ihre eingehende Beschreibung hier nicht nötig ist. Sie verlaufen unter dem Bild einer Nephritis oder einer eitrigen Pyelonephritis und sind begleitet von Hämaturie. Ganz ausnahmsweise ist auch ein Eindringen des *Eustrongylas gigas* in die Niere festgestellt worden. Unter der Einwirkung des Wurmes zerfällt das Nierenparenchym und verkalkt stellenweise. Durch Verschluß des Nierenbeckens entsteht eine eitrige Stauungsgeschwulst. Die *Filaria sanguinis* nistet sich nur bei in den Tropen lebenden Menschen in den Lymphbahnen der Harnorgane ein und verursacht Chylurie.

M. Nierensteine.

Die Steinkrankheit der Niere, die *Nephrolithiasis*, war schon im Altertum
den Ärzten bekannt. Jahrhunderte durch mühten sich immer und immer wieder
ärztliche Forscher, ihre Entstehung zu ergründen, und suchten klarzulegen,
was zur Steinbildung den Anlaß gibt und wie die Steine im Harn sich weiter-
bilden. Trotz unablässig fortgesetzter Forscherarbeit sind diese Fragen bis heute
noch nicht befriedigend gelöst.

Das in den verschiedenen Ländern der Erde ungleich häufige Auftreten des
Steinleidens (siehe nähere Angaben bei den Blasensteinen) legte den Gedanken
nahe, *klimatischen und tellurischen* Einflüssen, wohl auch Rasseneigentümlich-
keiten der Bewohner, einen Einfluß auf die Steinbildung beizumessen. Dem
widersprach aber die Beobachtung, daß die Gegenden, in welchen vor Jahrhunderten wahre Steinendemien herrschten, wie in Holland, Lothringen und
anderswo, heute die Harnsteine nicht mehr häufig sind, obschon sich Boden-
beschaffenheit und Klima dieser Gebiete oder die Rassenmischung ihrer Bewohner nicht wesentlich geändert haben. Ebensowenig ist in Eigenheiten der
Ernährungsweise die Ursache des gehäuften Auftretens des Steinleidens in
bestimmten Ländern zu finden. Jedenfalls ist kein gesetzmäßiger Zusammenhang zwischen Ernährungsweise und Häufigkeit der Steinbildung zu gewahren.
Steinendemien kommen sowohl bei fast rein vegetarisch lebenden Völkern als
auch bei solchen mit vorwiegender Fleischkost vor. Auch Völker mit gut ge-
mischter Kost sind von Steinendemien heimgesucht. Die unverkennbare Abnahme der Häufigkeit des Harnsteinleidens in einzelnen Landstrichen, wie
Lothringen u. a. läßt sich auch nicht auf einen Wechsel der Ernährungsweise
zurückführen. Denn die Art der gebräuchlichsten Nahrungsmittel hat in diesen
Ländern seit den Steinendemien keinen prinzipiellen Wechsel erfahren. Dagegen
fiel die Abnahme der Steinendemien zeitlich zusammen mit einem Anstieg der
ganzen Lebenshaltung. Es scheinen demnach mehr als die Art der Nahrungsmittel, deren Zubereitung und Genußweise und vielleicht damit auch ihr *Vitamin-
mangel* (besonders des A-Vitamins) wohl auch ganz allgemein die hygienischen
Verhältnisse der Lebensführung von Einfluß auf die Steinbildung zu sein.

Möglicherweise hängt damit die vielfach gemeldete Zunahme der Harnsteine zusammen,
die in den während und nach dem ersten Weltkriege besonders stark notleidenden Ländern
beobachtet wurde.

Ob das unverkennbare *familiäre Auftreten* des Steinleidens darauf zurückzuführen ist, daß auf die einzelnen zusammenwohnenden Familienglieder die
gleichen äußeren, der Steinbildung Vorschub leistenden Schädigungen einwirken,
oder ob das familiäre Auftreten des Leidens vielmehr auf einer allgemeinen
konstitutionellen Eigentümlichkeit der betreffenden Familie beruht, ist nicht
zu entscheiden.

Ein Hinweis auf die Ätiologie der Nierensteine liegt vielleicht in der Tatsache, daß, abgesehen von den *Harnsäuresteinen der Säuglinge*, deren Bildung
zweifelsohne auf den in den ersten Lebenstagen so häufigen Harnsäureinfarkt
der Niere zurückzuführen ist, die Nieren- und Uretersteine weitaus am häufigsten
zwischen dem 20. und 40. Lebensjahre auftreten. Es ist dies die Zeit, in der
der Organismus durch den Kampf ums Dasein am stärksten in Anspruch
genommen wird und gleichzeitig auch die Geschlechtstätigkeit am regsten ist.
Die zu dieser Zeit mehr als in anderen Lebensperioden den Organismus treffenden
Schädigungen aller Art scheinen offenbar der Steinbildung in den Harnwegen
Vorschub zu leisten. Auf welche Weise dies geschieht, ist noch nicht klargelegt.

Bloß in einer sog. *Diathese* des Körpers, in Gicht, Arthritismus, Fettsucht usw.
den Anlaß zur Steinbildung zu suchen, geht jedenfalls nicht an. Wohl weist

das häufige Zusammentreffen von Gicht und harnsauren Nierensteinen, sowie auch die Beobachtung, daß bei der Bildung von Cystinsteinen der Niere gleichzeitig auch in anderen Organen reichlich Cystin zu finden ist, darauf hin, daß einzelne Diathesen des Organismus den Anstoß zur Steinbildung geben können.

Aber solche allgemeine Diathesen sind sicher nicht immer oder doch wenigstens nicht ausschließlich die Ursache der Steinbildung. Es müßte sonst das Steinleiden sehr häufig gleichzeitig, wenn auch ungleich stark, in beiden Nieren auftreten, da eine allgemeine Diathese beide Nieren in ihrer Tätigkeit in ähnlicher Weise beeinflussen muß. Nun aber ist die Nephrolithiasis meist nur einseitig, sie tritt nur bei der Minderheit der Kranken doppelseitig auf. Gegen die Annahme, daß eine allgemeine Diathese die Steinbildung auslöst, spricht auch die Tatsache, daß, wie die Statistik lehrt, angeborene Mißbildungen der Niere, also typisch lokale Veränderungen, auffällig hochgradig zur Entwicklung von Nierensteinen disponieren, spricht ferner auch die Beobachtung, daß bei doppelseitigem Nierensteinleiden die chemische Zusammensetzung der Steine in beiden Nieren keineswegs immer gleich ist, sich vielmehr chemisch ganz verschiedenartige Steine in den beiden Nieren entwickeln können.

Es ist deshalb, außer in einer allgemeinen Diathese, auch in einer *lokalen Schädigung der Niere* die Ursache der Nierensteinbildung zu suchen. Worin diese lokale Schädigung liegt, ist noch nicht sicher festzustellen. Die neuesten kolloidchemischen Untersuchungen scheinen die Lösung dieser Frage näherzurücken. Die Entdeckung von EBSTEIN, wonach in jedem Harnstein ein organisches Gerüst aus eiweißartiger Substanz die aufeinander gelagerten Kristalle verbindet, ließ vermuten, daß eine nur im krankhaft veränderten Harn auftretende organische Gerüstsubstanz Vorbedingung zur Bildung eines Steines sei. Die frühere Lehre vom steinbildenden Katarrh der Harnwege als Ursache der Nierensteinbildung schien ihre Bestätigung gefunden zu haben. Als später aber nachgewiesen wurde, daß im ganz normalen Harn jeder einzelne, auch der feinste Harnkristall, ein organisches Gerüst besitzt, war die Lehre des steinbildenden Katarrhs nicht mehr aufrechtzuhalten. Es lag klar, daß zur Bildung der Harnsteine keine dem normalen Harne fremde Bestandteile nötig sind, daß die Steinbildung ohne Mithilfe katarrhalischer Veränderungen vor sich gehen kann.

Der Harn ist eine stark übersättigte Salzlösung. Die Übersättigung ist unvergleichbar hochgradiger als die einer übersättigten, rein wäßrigen Lösung. Diese gewaltige Übersättigung des Harns wird ermöglicht durch Kolloide, die, im Harn fein verteilt, als *Schutzkolloide* das Ausfallen der kristalloiden Substanzen hemmen. Diese fein verteilten Schutzkolloide können in Gerinnung oder in Gel übergehen. Dies äußert sich selten in einer wirklich gelatinösen Beschaffenheit des Harns (s. S. 8), meist nur in der Bildung der Nubecula oder von Harncylindern. Flocken die vordem im Harn fein verteilten Kolloide aus, so verlieren sie einen Teil ihrer Hemmwirkung auf das Ausfallen der kristalloiden Substanzen.

Es vermindert sich im Bereiche der Kolloidfällung die Lösungsfähigkeit des Harns für kristalloide Substanzen. Diese kristallisieren infolgedessen aus und schlagen sich in den Kolloidflocken nieder; sie bilden mit dem Kolloid als organisches Gerüst einen kristallinischen Körper, der zum Steinkern werden kann. Das Ausfallen von Harnkristallen ist nicht so sehr die Folge einer allzu starken Konzentration der kristalloiden Substanzen, als vielmehr eine Folge verminderter Schutzwirkung der Kolloide des Harns. Fallen gleichzeitig zahlreiche Steinkerne aus, so können diese durch Zusammenballen und Zusammenkleben einen strukturlosen Harnstein bilden.

Auch die Entstehung konzentrisch geschichteter Harnsteine läßt sich durch ähnliche Vorgänge erklären. Rings um den sich bildenden Steinkern vermindert sich infolge des Ausfällens der kristalloiden Substanzen die Konzentration der Lösung. In diese Schicht geringerer Konzentration diffundieren rasch aus der Umgebung neue kristalloide Substanzen, die sich an dieser Stelle in kurzem wieder so stark anreichern, daß neuerdings rings um den Steinkern eine Schicht kristallinischer Substanzen ausfällt und sich ihm anlagert. Durch öftere Wiederholung dieses Prozesses kann sich allmählich ein Stein von deutlich konzentrischer Schichtung bilden.

Wie die radiäre Streifung entsteht, die in den Harnsteinen häufig zu beobachten ist, entzieht sich noch unserer Kenntnis. Vielleicht ist sie dadurch bedingt, daß die zuerst amorph ausfallenden Versteinerungsmassen an einem Punkte kristallinisch werden und von dort ein Wachstum der Kristalle in der Richtung des Diffusionsstromes erfolgt (LICHTWITZ).

Die *Ausflockung der Kolloide*, durch welche die Lösungsfähigkeit der kristallinischen Harnbestandteile vermindert wird, kann ihrerseits veranlaßt werden:

1. Durch *Fremdkörper*, die in die Harnwege eindringen, so z. B. Seidenfaden, Geschoßteile, Parasiteneier (Bilharzia), ferner durch Blutgerinnsel, Eiterballen, Bakterienhaufen usw. Auffällig häufig wurden im Kern von Nierensteinen Staphylokokken gefunden, auch selbst bei Steinen in momentan aseptischem Harn. Alle diese genannten Gebilde haben eine „dem Harn fremde Oberfläche“. An ihrer Grenzfläche zum Harn reichern sich die Kolloide an und gerinnen; sie gehen in den Gelzustand über. Die Kolloide büßen dadurch einen Teil ihrer die Lösungsfähigkeit der kristalloiden Substanzen steigernden Wirkung ein. Eine Sedimentierung von Kristallen in und um die gefällten Kolloide ist die Folge. Den Anstoß zur Steinbildung gab also in diesen Fällen eine anatomische Erkrankung in Niere oder Nierenbecken. Die derart entstandenen Steine werden als sog. *sekundäre Nierensteine* bezeichnet.

Eine Ausflockung der Kolloide des Harns kann aber auch entstehen:

2. *Ohne anatomisch nachweisbare Erkrankung*, lediglich *infolge* einer *Sekretionsstörung* der Nierenzellen, die keine andere klinische Veränderung des Harns erzeugt, als eine Neigung zur Sedimentierung, bedingt durch Änderung der Kolloidverteilung. Die Nierenzellen scheinen nicht nur Kolloide aus dem strömenden Blute in den Harn überzuleiten, sie scheinen auch selbständig Kolloide bilden und in den Harn absondern zu können. Eine Störung dieser Nierenzellenfunktion, wodurch die übliche Menge und Verteilung von Kolloiden im Harn geändert und dadurch die Bildung sog. *primärer Nierensteine* ermöglicht wird, kann wahrscheinlich durch *Infektionskrankheiten* erzeugt werden. Ähnliches bewirken wohl auch Änderungen der Blutbeschaffenheit, wie sie gewisse *Diathesen*, z. B. die gichtische zur Folge zu haben scheinen. Damit würde sich erklären, warum eine Steinbildung so oft im Gefolge von Gicht und anderen Diathesen auftritt, sowie nach Infektionskrankheiten, z. B. nach Typhus, Erysipel, Osteomyelitis, selbst wenn diese zu keiner Infektion des Harns geführt haben.

Die außerordentlich häufige Entwicklung von Nierensteinen nach *Rückenmarksverletzungen* oder bei bestimmten *Rückenmarkskrankheiten*, wie Syringomyelie, ist vielleicht ebensooft durch trophoneurotische Schädigungen der Nierenzellen, als durch die infolge des Rückenmarkleidens auftretende Infektion des Nierenbeckens zu erklären.

Der Unterschied zwischen den primären und den sekundären Nierensteinen, auf den soviel Gewicht gelegt wurde, verwischt sich bei der Erklärung der Steinbildung durch Wechsel in der Kolloidmenge und -verteilung im Harn.

Einen fördernden Einfluß auf die Entwicklung von Steinen hat natürlich jede *Harnstauung*. Sie hemmt das Ausstoßen kleinster Steinkerne und erleichtert dadurch ihr Anwachsen zu größeren Steinen. Daß aber die Harnstauung an sich allein nicht zur Steinbildung führt, geht daraus hervor, daß sich nur in wenigen Hydronephrosesäcken Steine finden. Wie die Harnstauung, so wird auch jede *Verminderung* der *Diurese* einer Steinbildung Vorschub leisten; denn sie erschwert das Ausschwemmen der gebildeten Steinkerne. (Ich beobachtete bei einer Gefangenen die Bildung eines Nierensteines anschließend an ihren Hungerstreik.) Auch die entzündliche Lockerung der Schleimhäute in den Harnwegen, das Abschilfern des Epithelbelages usw. können zum Haftenbleiben der gebildeten Steinkerne und damit zur Bildung von Nierensteinen verhelfen.

Pathologische Anatomie der Nephrolithiasis. Die in der Niere sich bildenden Steine sind chemisch sehr verschiedener Art. Es sind hauptsächlich zu unterscheiden: die Oxalat-, die Phosphat- und Carbonat-, sowie die Uratsteine. Daneben sind noch als seltene Steinarten zu nennen: Steine aus Cystin, Xanthin, Indigo, Schwefel, Cholesterin, Chitin. Auch Eisen- und Magnesiumsalze finden sich in Harnsteinen, aber nie rein, stets nur anderen Salzen beigemischt. Die Steine bestehen überhaupt nur ganz selten aus einer einzigen chemischen Substanz. Eine solche Gleichmäßigkeit der Zusammensetzung findet sich am ehesten bei den Steinen aus oxalsaurem Kalk und bei den seltenen, stets nur kleinen Indigo- und Xanthinsteinen. In der Regel

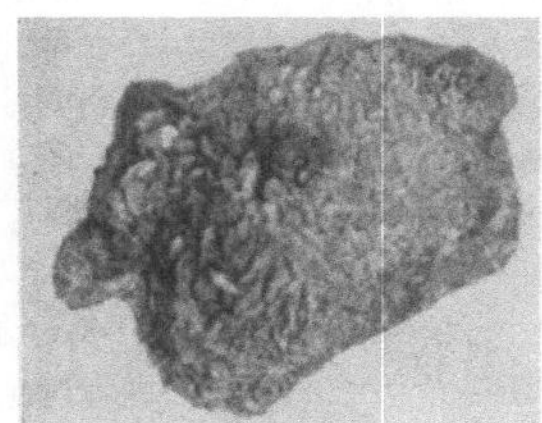

Abb. 107. Oxalatstein aus dem Nierenbecken.

ist der Kern des Steines chemisch verschieden von der Hülle, oder es wechselt gar die chemische Beschaffenheit des Steines schichtweise. Recht oft besteht der ganze Stein in allen seinen Teilen aus einer Mischung verschiedener chemischer Körper.

Die *Oxalatsteine* bestehen zur Hauptsache aus oxalsaurem Kalk und oxalsaurem Ammonium; es sind ihnen aber oft phosphorsaure und kohlensaure Kalke beigemischt. Sie sind von harter Konsistenz, für Röntgenstrahlen wenig durchlässig und haben eine stachelige, rauhe Oberfläche, wodurch ihr Abgang durch die Harnwege sehr erschwert wird. Die Oxalatsteine verhaken sich oft in der Schleimhaut und bleiben deshalb im Ureter manchmal unverrückbar stecken. Ihre rauhe Oberfläche verursacht häufig Blutungen der Schleimhaut. Die Beimischung von Blutfarbstoff zu den Kristallen des Steins gibt diesen eine dunkle, allmählich fast schwarze Färbung. Die dunkle schwärzliche Farbe und die höckerig-stachelige Oberfläche machen den Stein einer Maulbeere ähnlich, weshalb die Oxalatsteine auch als Maulbeersteine bezeichnet werden (Abb. 107).

Die *Phosphatsteine* bestehen aus phosphorsaurem Kalk, dem in ungleicher Menge phosphorsaure oder Ammoniak-Magnesia, kohlensaurer Kalk, ab und zu auch schwefelsaure Salze zugemischt sind. Ihre Form ist sehr mannigfaltig. Bald sind die Steine rundlich und zeigen, wenn mehrere Steine gleichzeitig im Nierenbecken liegen, etwas abgeschliffene Flächen. Bald bilden sie einen dreieck- oder herzförmigen Ausguß des Nierenbeckens, oder sie verzweigen sich vom Nierenbecken in die zugehörigen Nierenkelche. Diese stark verzweigten, sog. Korallensteine brechen während ihres Wachstums nicht selten an den Verzweigungsstellen. Dort bilden sich durch gegenseitiges Abschleifen der Bruchflächen gelenkartige Verbindungen der einzelnen Steinteile. Die Farbe der Phosphatsteine ist grauweiß, seltener bräunlich. Ihre Oberfläche ist rauh, doch nicht stachelig, mehr krümelig. Ihr Aussehen ist matt; nur selten liegen an ihrer Oberfläche schöne, glänzende Kristalle, wie bei den Oxalatsteinen. Die Konsistenz der Steine kann ziemlich hart sein, ist in der Regel aber bröckelig. Nur selten sind die Steine teigig-weich und füllen als ungeformte Masse das Nierenbecken aus.

Reine Carbonatsteine, von weißer Farbe und kreidiger Beschaffenheit, werden außerordentlich selten beobachtet. Kohlensaurer Kalk findet sich aber den Phosphatsteinen sehr oft in größeren oder kleineren Mengen beigemischt.

Die *harnsauren Steine* bestehen selten aus *reiner Harnsäure*. Meist sind sie aus einem Gemisch von harnsaurem Ammoniak, harnsaurem Kalk, Kalium oder Natrium gebildet. Neben harnsauren Salzen sind in ihnen manchmal Oxalate und besonders bei infizierter Niere in ihren oberflächlichen Schichten auch Phosphate zu finden. Die harnsauren Steine haben vorzugsweise rundliche oder durch gegenseitiges Abschleifen facettierte Formen. Die Oberfläche ist meist glatt, nur selten stachelig, wie bei den Oxalatsteinen. Ihre rundliche Form und glatte Oberfläche sind der Grund, warum bei ihnen häufig ein spontaner Abgang durch die Harnwege beobachtet wird. Die harnsauren Steine bilden nie Ausgüsse des Nierenbeckens wie die Phosphatsteine. In ihrer Härte stehen sie zwischen den Oxalaten und Phosphaten. Ihre Farbe ist gelblich-rot. Auf dem Durchschnitt zeigen sie meist eine schöne konzentrische Schichtung.

Reine Xanthinsteine sind nur sehr selten, und zwar als weiche Masse in der Niere gefunden worden. Dagegen können kleine Mengen von Xanthin allen Arten von Nierensteinen beigemischt sein.

Die *Cystinsteine* sind von gelber Farbe und fast transparent, leicht zerdrückbar. Bei mikroskopischer Untersuchung zeigen sie deutlich die hexagonalen, für Cystin charakteristischen Kristalltafeln.

Die seltenen, immer nur kleinen *Indigosteine* sind durch ihre blaue Farbe gekennzeichnet; ihr Gehalt an Indigo entstammt wahrscheinlich dem im Harn ausgeschiedenen Indican oder ist die Folge einer Zersetzung von Eiweiß in den Harnwegen.

Eine einfache, chemische Analyse der Nieren- und Blasensteine ist ohne besondere Vorkenntnisse möglich.

Nach Feststellen der Farbe und Konsistenz wird der Stein, oder ein Teil davon, im Mörser zu Pulver zerstoßen.

1. *Urate (Murexidprobe)*. Ein Teil des Pulvers wird in einer Porzellanschale mit rauchender Salpetersäure angefeuchtet, dann langsam verdampfen gelassen. Bleibt ein roter Rückstand übrig, sind Urate vorhanden. Volle Sicherheit wird erreicht, wenn durch Zufügen von Ammoniak der Rückstand purpurrot, durch Zufügen von Kalilauge violett gefärbt wird.

2. *Xanthin*. Wie bei Nr. 1. Im Falle der Rückstand gelb wird, Zusatz von konzentrierter Natronlauge. Es entsteht rote Farbe bei Anwesenheit von Xanthin.

3. *Cystin*. Kleine Menge pulverisierten Steines, Zusatz von 5—10 cm³ Ammoniak 20%, einige Minuten schütteln, dann filtrieren. Einen Tropfen Filtrat mikroskopieren: man erkennt die typischen Cystinkristalle.

4. *Carbonate*. Ein Teil des Steinpulvers wird in einem Reagensglas mit 10%iger Salzsäure vermischt. Bei Anwesenheit von Carbonaten braust die Mischung auf.

5. *Oxalate*. Die von der Carbonatreaktion (Nr. 4) herrührenden Lösung wird filtriert, 1—2 Tropfen Phenolphthalein als Indicator zugegeben, dann 25%iges Ammoniak beigefügt bis eine rötliche Farbe der Flüssigkeit deren alkalische Reaktion anzeigt. Durch Zugießen von Essigsäure 10%, wird wiederum saure Reaktion herbeigeführt, was sich durch ein Farbloswerden der Mischung zu

erkennen gibt. Das Ganze wird geschüttelt, mindestens $^1/_2$ Stunde stehen gelassen, dann zentrifugiert. Bei Vorhandensein von Oxalaten finden sich bei mikroskopischer Untersuchung im Sediment die charakteristischen Oxalatkristalle in Briefkuvert- und Hantelform. Die Kristallisation erfolgt nicht immer zuverlässig.

6. *Phosphate.* Kleine Mengen pulverisierten Steines, Zusatz von etwa 5 cm³ Ammoniummolybdatreagens und etwa 5 cm³ konzentrierter Salzsäure. Erhitzen bis zum Siedepunkt. Es entsteht ein gelber Niederschlag bei Anwesenheit von Phosphaten.

Wiederholt wurden in eitrigen Stauungsgeschwülsten der Niere *Eiweiß- und Fibrinsteine* gefunden, rundliche, zum Teil facettierte Gebilde von Erbsen- bis Weinbeergröße, von weicher Konsistenz, weißlicher oder dunkelbrauner Farbe mit konzentrischer Schichtung bald mit, bald ohne Einlagerung von Calciumphosphaten.

Auch weiche sog. *Bakteriensteine* wurden in Nieren beobachtet: erbsen- bis kirschgroße, graugelbe, weich-elastische Körper mit glatter Oberfläche, ovaler oder rundlicher Form. Sie sind konzentrisch geschichtet, wie die Eiweiß- und Fibrinsteine und bestehen zur Hauptsache aus zusammengeballten Colibakterien. Als seltene Steinform sind noch die *Urostealithe* zu nennen, Nierensteine, die aus einer weichen, an der Luft erstarrenden, wachsartigen Masse bestehen. Sie sind in Äther und Benzin löslich, schmelzen beim Erwärmen und geben, auf Papier getropft, einen Fettfleck.

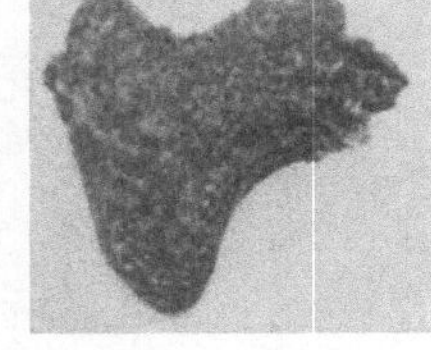

Abb. 108. Oxalatstein mit Nierenbeckenform.

In der *Häufigkeit* des Auftretens stehen unter den operativ behandelten Steinen unbedingt die Oxalatsteine in erster Linie, in zweiter Linie die Phosphat- und erst in dritter Linie die Uratsteine. Bei nichtoperierten Steinen mögen die harnsauren Steine verhältnismäßig größer an Zahl sein, da gerade sie, wie bereits erwähnt, wegen ihrer meist rundlichen Form, ihrer mäßigen Größe und glatten Oberfläche besonders häufig spontan abgehen. Aber selbst bei Berücksichtigung dieser Tatsachen müssen doch die Oxalat- und Phosphatsteine als weitaus die häufigsten Steine betrachtet werden.

Neben diesen drei Hauptarten kommen die anderen Steine wegen ihrer Seltenheit praktisch wenig in Betracht.

Je nach der Größe der in der Niere gebildeten Konkremente unterscheidet man *Nierensand, Nierengrieß* und wirkliche *Nierensteine.* Die als wahre Steine bezeichneten Konkremente können erhebliche Größe erreichen. Es wurden nicht nur eigroße, sondern selbst faustgroße Nierensteine beobachtet mit einem Gewicht von 500—1000 g. Die Steine passen sich in ihrem Wachstum der Form der Hohlräume an, in denen sie liegen (Abb. 108). Die großen Steine sind selten ganz rund, wie der umstehend in natürlicher Größe abgebildete (Abb. 109); häufiger bilden sie unregelmäßige, klumpige Massen. Oft auch bilden sie Ausgüsse des stark erweiterten Nierenbeckens und der erweiterten Kelche, wobei sie die mannigfaltigsten Formen annehmen können (Abb. 110). Fast an allen größeren Steinen sind Eindrücke einer oder mehrerer Nierenpapillen oder gar direkte Aushöhlungen durch den von den Papillen abtropfenden Harn zu sehen (Abb. 109).

Die gleichen Steinarten, wie in der Niere, finden sich auch im Ureter. Nur selten sind die *Uretersteine* vom Kerne ab im Harnleiter entstanden. Sie stammen in der Regel aus der Niere bzw. dem Nierenbecken, von wo sie in den Harnleiter übertraten und dort auf ihrem Abstieg gegen die Blase an einer verengten Stelle

stecken blieben. Die Uretersteine zeigen häufig eine Längsrinne, gebildet durch
den zwischen Stein und Ureterwand durchfließenden Harn. In den Ureter eintretende Steine sind naturgemäß meist von geringer Größe. Ihr Wachstum
innerhalb des Ureters ist langsam. Deswegen werden nur ausnahmsweise sehr
große Uretersteine beobachtet; immerhin wurden solche von 10 cm Länge
gefunden.

Die *Zahl* der in einer *Niere* gleichzeitig gefundenen Steine schwankt zwischen
eins und hundert (Abb. 111), ja wiederholt sind gegen tausend kleine Steine
in einer einzigen Niere gefunden worden. Immerhin sind Einzelsteine etwas
häufiger als multiple Steine (ungefähr 60% solitäre, 40% multiple Steine).
Unter den multiplen Steinen finden sich meist ein oder zwei besonders große,
neben denen zahlreiche ganz kleine
Steinchen liegen, wodurch die operative

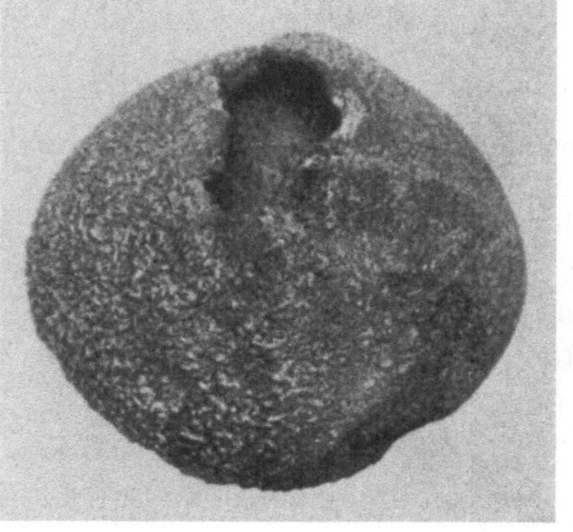

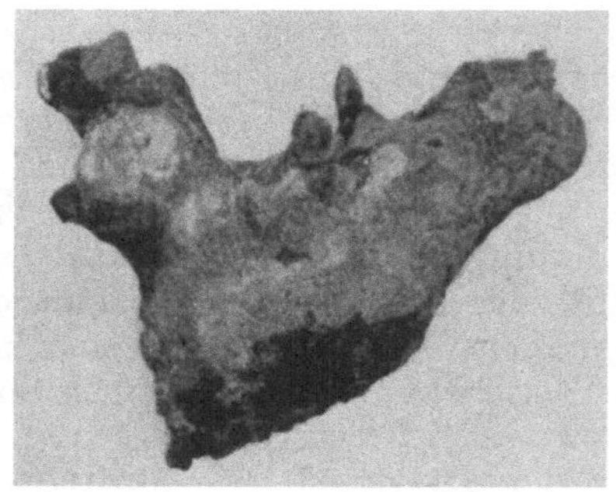

Abb. 109. Großer Nierenbeckenstein mit Aushöh-
lung durch den aus der Papille abtropfenden Harn.

Abb. 110. Korallenstein des Nierenbeckens,
bestehend aus Phosphaten und Carbonaten.

Ausräumung der Niere sehr erschwert wird. Im *Harnleiter* sind fast stets nur
Einzelsteine; viel seltener liegen in ihm mehrere kleine Steine hintereinander,
gleichsam in Kettenform angeordnet (Abb. 112 und 113).

Als *Sitz* der *Steine* steht das *Nierenbecken* an erster Stelle. Immerhin bilden
sich die Steine auch nicht selten in den Nierenkelchen; sehr selten liegen sie im
Nierenparenchym, ohne eine mit bloßem Auge sichtbare offene Verbindung mit
dem Nierenbecken oder dessen Kelchen. Solche *Parenchymsteine* entstehen in
den Harnkanälchen und liegen meist in der Nierenrinde, oft nahe der Nierenoberfläche.

Im *Harnleiter* bleiben die Steine am häufigsten an den physiologischen Ureter-
engen stecken, entweder an der Abgangsstelle aus dem Nierenbecken, an der
Kreuzung des Harnleiters mit der linea innominata, und besonders oft nahe
der Eintrittsstelle des Ureters in die Blase (juxtavesicaler Ureterstein). Im
vesicalen, submucösen Ureterteile werden die Steinchen nur selten lange aufgehalten. Sie werden von dort meist bald spontan in die Blase ausgestoßen.

Klinisch von Bedeutung ist die Unterscheidung der *unbeweglichen* von den
beweglichen Nierensteinen. Während die einen, die festgehaltenen Steine, bei
Körperbewegungen und Erschütterungen ihren Platz gar nicht oder kaum
wechseln, werden die beweglichen hin- und hergeschoben und ändern ihre Stellung
im Nierenbecken häufig, was sich im Radiogramm durch die wechselnde Form
und Lage des Steinschattens erkennen läßt. Sie können zwischen Calyces und
Nierenbecken hin- und herwandern. Solange ihre Größe noch gering ist, können
die beweglichen Steine auch aus dem Nierenbecken in den Ureter eintreten
und nach einiger Zeit wieder in das Nierenbecken zurückgleiten. Einige Male

wurde auch ein Auf- und Abgleiten der Steine innerhalb des Ureters bei jedem Lagewechsel des Körpers beobachtet. Natürlich ist ein derartiges Wandern nur im stark erweiterten Ureter möglich.

Die Schnelligkeit des *Wachstums* der Steine ist, wie Radiogramme und die Beobachtungen an nach der Steinoperation neu sich bildenden Steinen lehren, sehr ungleich. Phosphat- und Carbonatsteine scheinen durchschnittlich wesentlich rascher zu wachsen als andere Steinarten. Ich beobachtete das Anwachsen erbsengroßer infizierter Phosphatsteine des Nierenbeckens in etwas mehr als

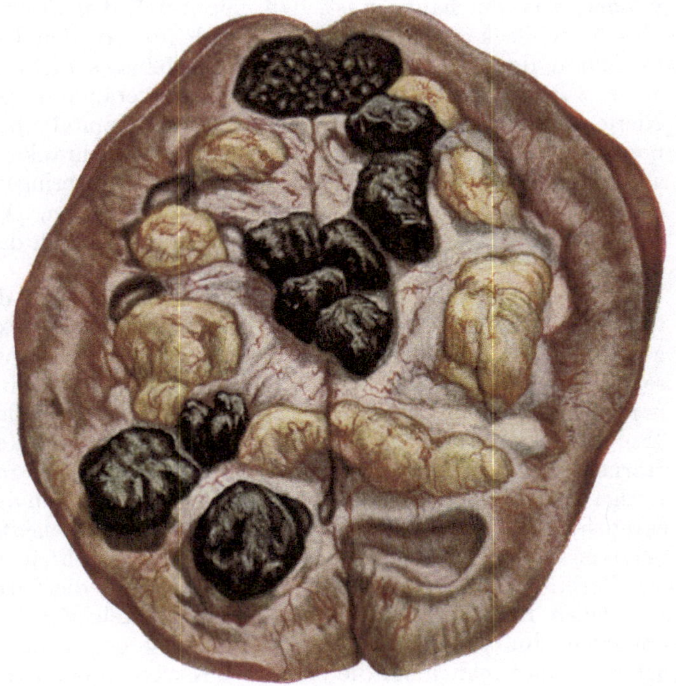

Abb. 111. Infizierte Steinniere mit multiplen großen und kleinen Steinen. Wucherung des Fettgewebes.

Monatsfrist zu Hühnereigröße. Im Ureter steckende Steine wachsen in der Regel sehr langsam.

Der Beginn der Steinbildung ist fast nie zu verfolgen, und wir wissen deshalb auch nicht sicher, in welchem Lebensalter er vorzugsweise einsetzt. Immerhin lassen klinische und anatomische Untersuchungen feststellen, daß nach einem gehäuften Auftreten von kleinen, meist spontan abgehenden, harnsauren Steinchen in den ersten Lebensjahren Neubildung von Steinen im ersten und zweiten Lebensjahrzehnt selten ist, dagegen besonders häufig wird zwischen dem 20. und 40. Lebensjahre; nach dem 40. Lebensjahre läßt die Steinbildung wieder sehr stark nach.

Wie oft die Nierensteine *doppelseitig* auftreten, ist nicht mit Sicherheit festzustellen, da längst nicht alle Steinkranke durch Radiogramm daraufhin genau untersucht wurden. Sicher steht aber, daß das Leiden viel häufiger einseitig als doppelseitig auftritt, jedenfalls nicht mehr als in 20—30% der Fälle doppelseitig wird. Auf die beiden *Geschlechter* verteilt sich das Steinleiden ungefähr gleichmäßig.

Nieren- und Uretersteine verursachen verschiedenartige *anatomische Veränderungen in Niere und Nierenbecken*. In *aseptischen Nieren* kommt nur eine mechanische Wirkung der Nierensteine zur Geltung. Druck und Reibung des Steines erzeugen im Nierenbecken eine Schwellung und Hyperämie der Schleimhaut; das Epithel wird an einzelnen Stellen abgeschilfert; es entstehen Erosionen oder gar Druckgeschwüre. Solche Schleimhautdefekte bleiben in der Regel nur oberflächlich, führen nur ganz ausnahmsweise zu einem Durchbruche der Nierenbeckenwand.

Das Nierenbecken und dessen Kelche werden zudem durch die Steine allmählich erweitert, sei es, daß der wachsende Stein die Wandungen direkt auseinanderdrängt oder, was viel häufiger ist, daß eine durch den Stein bedingte Harnstauung das Nierenbecken und dessen Kelche dehnt. In den Ureter eintretende Steine führen durch Behinderung des Harnabflusses nicht selten zu einer wahren Hydronephrose. Die Gewebeveränderungen in der Niere entsprechen in diesen Fällen den im Kapitel über Hydronephrose geschilderten. Ohne Harnstauung beschränken sie sich auf leichte nephritische Prozesse, wie Hyperämie, geringe Mehrung des Zwischengewebes mit interstitieller Infiltration, Abstoßung von Epithelien der Harnkanälchen und Exsudation in das Lumen der Kanäle mit Bildung von Cylindern.

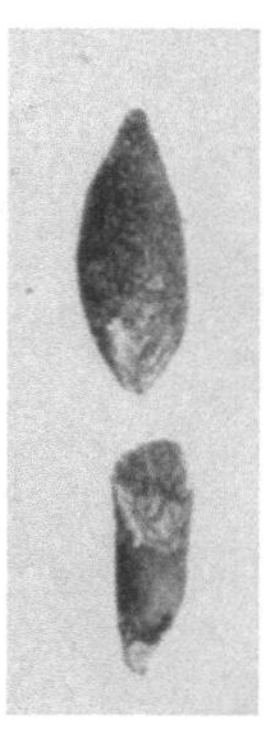

Abb. 112.
Gegenseitig
abgeschliffene
Uretersteine.

Viel schwerer sind die anatomischen Veränderungen der Niere, wenn dem Nierenstein eine *Infektion* sich zugesellt, sei es hämatogen oder aufsteigend aus den unteren Harnwegen. Besteht bei Einsetzen der Infektion keine Harnstauung, so entsteht eine *Pyelonephritis*, manchmal verbunden mit kleinen Nierenabscessen. Trifft aber die Infektion eine Niere, deren Nierenbecken durch Harnstauung bereits erweitert ist, so entwickelt sich rasch eine eitrige Stauungsgeschwulst, eine *Pyonephrose*. Je nach der Widerstandsfähigkeit der columnae Bertini gegen den gesteigerten intrapelvinen Druck stehen die erweiterten Calyces breit mit dem Nierenbecken in Verbindung oder nur durch schmale Gänge, die flaschenhalsartig von den Kelchen in das Becken führen. Einzelne Kelche können sich, ähnlich Absceßhöhlen, im Nierenparenchym vollständig gegen das Nierenbecken abschließen, so daß manchmal die einzelnen Kavernen der Pyonephrose nicht den gleichen Inhalt aufweisen. Die einen sind angefüllt mit einer noch deutlich urinösen, oft ammoniakalisch zersetzten Flüssigkeit, andere mit stinkenden, dickeitrigen Massen. Manchmal ist das Nierenbecken bei der eitrigen Steinniere weniger erweitert als die zugehörigen Kelche, ja es ist sogar verkleinert und geschrumpft. Charakteristisch für die *infizierte Steinniere* ist die enorme Wucherung ihres interstitiellen Fettes (Abb. 111 und 114), das oft in klumpigen Massen vom Nierenbecken aus längs den Gefäßen in das Parenchym eindringt. Die ganze Niere kann in eine fettig-klumpige Masse verwandelt werden, in der nur ganz geringe Reste drüsigen Gewebes übrigbleiben. Das Fett der Steinniere zeichnet sich durch derbe Konsistenz aus; es ist von fibrösen Bindegewebssträngen dicht durchflochten.

Eine starke Wucherung derber Fettmassen macht sich nicht nur innerhalb der Steinniere, sondern auch in den Nierenhüllen geltend. Die Steinniere wird von einer immer dicker werdenden, derben, knolligen Fettkapsel umgeben, die, mit der capsula propria der Niere fest verbunden, der Niere allmählich jede Beweglichkeit nimmt. Die Fettkapsel kann an Mächtigkeit die Niere weit übertreffen, so daß diese schließlich in den derben Fettmassen schwer zu finden ist. In den Nierenhüllen entwickeln sich häufig pararenale Abscesse, sei es infolge des Durchbruches eines Nierenabscesses, sei es infolge Durchwanderung von Bakterien aus der Niere durch die Lymphbahnen. Die pararenalen Abscesse

entleeren sich selten in die Peritonealhöhle; öfter durchbrechen sie die retro-
renale Fascie und dringen unter die Haut der Lendengegend. Auf diese Weise
können Nierensteine durch die Lendenmuskulatur ausgestoßen werden. Immerhin sind Nierensteindurchbrüche, die statt nach der Lende auch in das Colon
erfolgen können, selten. Die Durchbruchstelle in Niere oder Nierenbecken kann

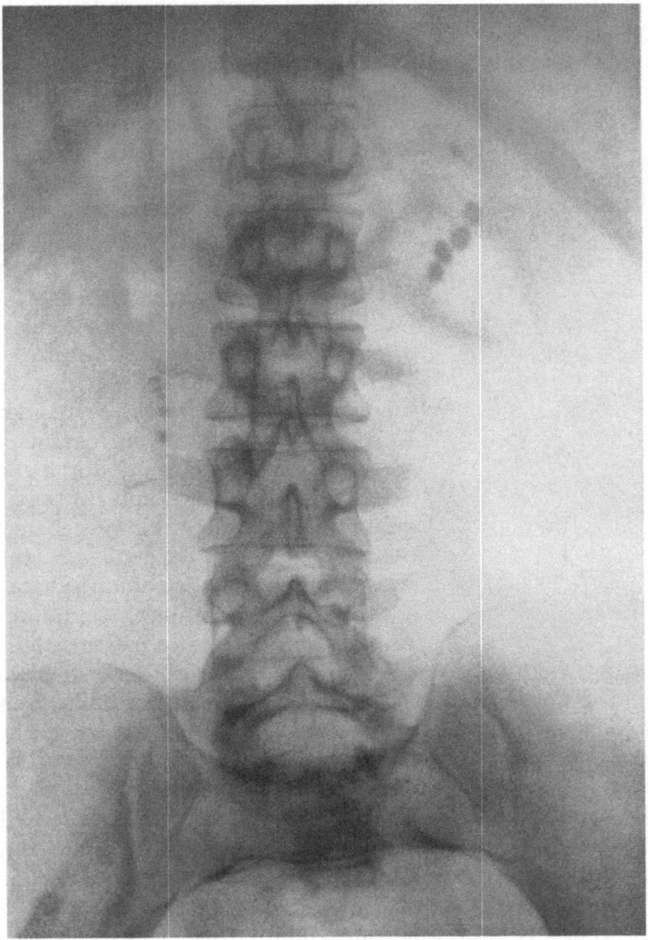

Abb. 113.

sich nach Durchtreten des Steines wieder schließen und dadurch später unnach-
weisbar werden.

Anatomische Veränderungen des Ureters. Bei Harnleitersteinen zeigt die
Harnleiterwandung manchmal trotz lang dauernder Einklemmung eines Steins
keine wesentliche Veränderung, nur leichte Abschilferung des Epithels und
geringe Gewebeinfiltrate im Bereich des Steines. Andere Male bewirkt der ein-
geklemmte Ureterstein durch Stauung des Harnstromes eine starke Schlängelung
und Erweiterung des Harnleiters bis auf Daumendicke und mehr, manchmal
auch eine Hypertrophie der Uretermuskulatur oberhalb des Steins.

Bei infizierten Uretersteinen wird die Harnleiterwandung häufig durch
die entzündliche Infiltration stark verdickt und derb; es wuchert auch das

periurethrale Fett- und Bindegewebe und bildet eine schwartige Schicht rings um den Harnleiter (periureteritis fibro-adiposa).

Im Bereiche des Harnleitersteines bildet sich manchmal ein Dekubital-geschwür, das zum Durchbruch der Ureterwandung und zur Ausstoßung des Uretersteines in das retroperitoneale Bindegewebe führen kann.

Verbindung von Nierensteinen mit Tuberkulose oder Tumor. Wie bereits erwähnt, finden sich Nieren- und Harnleitersteine nicht selten in Verbindung mit anderen Nierenleiden, besonders mit Nephritis, Hydro- oder Pyonephrose, wobei sehr oft nicht zu entscheiden ist, ob die Hydronephrose oder die Nephritis zur Steinbildung Anlaß gab, oder ob umgekehrt der Stein das erste Leiden war.

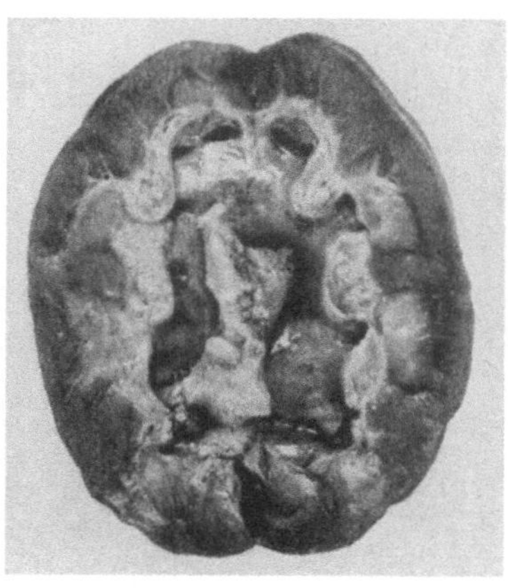

Abb. 114. Infizierte Steinniere mit starker Fett- und Bindegewebsbildung rings um Nierenbecken.

Für unser therapeutisches Handeln ist wichtig, daß auch die Verbindung von *Nieren-* und *Harnleitersteinen* mit *Tuberkulose der Harn-organe* keineswegs selten ist, in 1—2% der Nierentuberkulose vorkommt. Es wurden in dieser Verbindung nicht bloß Phosphat- und Carbonatsteine, sondern ebensooft Urat- und Oxalatsteine gefunden. Dabei entwickelt sich das Steinleiden das eine Mal in der gleichen Niere wie die Tuberkulose, das andere Mal in der tuberkulosefreien Niere der anderen Körperseite. Nicht selten scheint der Nieren-stein primär zu sein und durch mechanische Schädigung der Niere zum Haften einer tuber-kulösen Infektion Anlaß gegeben zu haben; denn wiederholt werden die tuberkulösen Nierenherde auf die unmittelbare Nachbar-schaft des Nierensteins beschränkt gefunden. Andere Male scheint im Gegenteil die tuber-kulöse Infektion der Niere zum Ausgangspunkt der Steinbildung geworden zu sein. Dies erklärt sich dadurch, daß Eiterbröckel oder abgestoßene, nekrotische Gewebe-teile, vielleicht auch kleine Ballen von Tuberkelbacillen eine dem Harn fremde Oberfläche bilden und zur Ausflockung von Kolloiden und zum Niederschlag von Kristalloiden Anlaß geben. Es kann aber auch eine Stoffwechselstörung oder Nierenzellenschädigung durch Tuberkulotoxine die Harnkolloide so weit vermindern, daß Kristalle im Harn ausfallen und Steinkerne bilden. Bei einseitiger Nierentuberkulose mag die Bildung von Steinen in der zweiten tuber-kulosefreien Niere auch dadurch zustande kommen, daß diese Niere wegen der tuberkulösen Erkrankung und Funktionseinbuße des Schwesterorgans abnorm reichlich harnfähige Stoffwechselprodukte ausscheiden muß.

Symptome. Nieren- und Uretersteine verursachen ungefähr die gleichen Krankheitserscheinungen: Nierenschmerz, Harnblutung und Abgang von Steinen mit dem Harn.

Der *Nierenschmerz* äußert sich als *dumpfer Druck* in der Lendengegend, häufiger als *Kolik*, die plötzlich und heftig einsetzt, rasch bis fast zu unerträg-lichem Grade sich steigert und in wenigen Stunden wieder abklingt.

Diese *Steinkolik* wird oft durch körperliche Bewegungen, durch vieles Bücken bei der Arbeit, durch Reiten, Turnen, Tanzen usw. ausgelöst, stellt sich aber manchmal auch bei vollkommener Ruhe, selbst im Schlafe ein. Sie befällt den Kranken meist unerwartet, ohne irgendwelche Vorboten; selten geht ihr ein längere Zeit anhaltender dumpfer Schmerz, eine leichte Hämaturie oder eine merkliche Verminderung der Harnmenge voraus. Der Kolikschmerz nimmt seinen Ausgang in der erkrankten Niere, bleibt aber nicht lange auf diese beschränkt. Er strahlt bald längs des Harnleiters in die Blase und in die äußeren Genitalien aus. Dort ist er meist rein einseitig, bei der Frau z.B. auf eine Scham- lippe, beim Mann auf eine Seite des Penis, den einen Samenstrang und den einen durch Schmerzkontraktur des Cremaster hochgezogenen Hoden beschränkt. Außerdem breitet sich der Schmerz oft auch nach dem Oberschenkel, seltener bis in den Unterschenkel aus, wo er sich dann besonders im Gebiete des malleolus externus geltend macht. Regelmäßig strahlt der Kolikschmerz von der Niere nach dem Rücken aus, gar bis in die Schulter hinauf, wie bei der Gallenstein- kolik. Er verbreitet sich auch über das Abdomen, das in seiner ganzen Aus- dehnung so gleichmäßig schmerzhaft wird, daß der Kranke oft nicht anzugeben weiß, wo der Schmerz am stärksten ist, ob links, ob rechts. Ab und zu ist vom Beginne der Kolik ab der Schmerz nicht in der steinhaltenden Niere am heftig- sten, sondern im gesunden Schwesterorgan; ja manchmal macht sich der Schmerz einzig und allein in der gesunden Niere geltend und läßt die Steinniere frei. Diese Schmerzlokalisation in der gesunden statt in der kranken Niere *(kontra- laterale Schmerzempfindung)* gibt leicht zu diagnostischen Irrtümern Anlaß.

Im Verlaufe der Steinkolik wird das Abdomen aufgetrieben. Übelkeit und Erbrechen plagen den Kranken. Wind- und Stuhlabgang unterbleiben infolge reflektorischer Parese der Därme. Es kann sich das Bild des *Ileus* entwickeln. Darmsteifungen, wie sie für den Obturationsileus charakteristisch sind, fehlen jedoch. Auf eine Erkrankung der Harnwege als Ausgangspunkt der Darm- störungen weist der fast nie fehlende, allerdings oft nur bei mikroskopischer Untersuchung erkennbare Blutgehalt des Harns hin und zudem auch *Störungen* der *Harnentleerung*. Während des Schmerzanfalles geht trotz des häufigen und heftigen, fast schmerzhaften Harndranges nur wenig Harn ab, und zwar nur in unterbrochenem Strahle oder gar nur tropfweise. Manchmal tritt sogar eine vollständige Anurie ein. Diese wird aber fast ausschließlich bei Einnierigen beobachtet oder bei Kranken mit doppelseitiger Nephrolithiasis, die auf der einen Seite zu vollständiger Zerstörung der Sekretionskraft der Niere geführt hat. Sehr selten werden während der Steinkolik große Mengen wasserhellen Harns ausgeschieden (polyuria spastica). In der Regel wird erst mit Abnahme der Kolikschmerzen die Harnabsonderung wieder reichlich, steigert sich gar vorübergehend zu einer wahren Harnflut.

Infolge der starken Spannung der Bauchdecken ist die Steinniere während der Kolik sehr selten deutlich abzutasten. In ihrem Bereich besteht aber eine ausgesprochene Druckempfindlichkeit. Diese weist auch bei Vorherrschen von Ileussymptomen deutlich auf die Niere als Ausgangspunkt der Beschwerden hin. Mit dem Abklingen der Kolikschmerzen läßt die Muskelspannung nach. Es wird die steinhaltende Niere fühlbar; sie erscheint stets, sei es durch Harn- verhaltung im Nierenbecken oder durch starke Kongestion auch nach dem Kolikanfall etwas vergrößert.

Die Dauer dieser Nierenkoliken beschränkt sich meist auf Minuten oder doch nur wenige Stunden, selten hält der Schmerz viele Stunden lang mit nur kurzen Unterbrechungen an. Oft folgen mehrere solche Kolikanfälle in kurzen, nur tage- oder wochenlangen Zwischenräumen; andere Male liegen Jahre zwischen den Schmerzanfällen.

Die Ursache der Nierenkolik ist in einer starken Steigerung des intrarenalen Druckes zu suchen. Diese Drucksteigerung ist die Folge einer Harnstauung im Nierenbecken, bedingt durch einen im Harnleiter steckengebliebenen oder dem Nierenbeckenausgang vorgelagerten Nierenstein. Der Stein verschließt den Harnweg allerdings selten rein mechanisch durch sein Volumen. Die Unregelmäßigkeit seiner Oberfläche oder seine geringe Größe würden meist bei schlaffer Ureterwandung dem Harn freien Durchfluß zwischen Stein und Ureterwand erlauben. Aber das Konkrement, ob klein oder groß, reizt oft durch seine Bewegung die Uretermuskulatur zu spastischen Kontraktionen, Nierenbecken- und Ureterschleimhaut durch Hyperämie zu plötzlicher Schwellung, wodurch der Harndurchfluß gehemmt und eine Kolik ausgelöst wird.

Ein *dumpfer Schmerz* in der Nierengegend, der wohl in seiner Stärke wechselt, aber sich doch nie zur Kolik steigert, wird vorwiegend bei den größeren Nierensteinen beobachtet, die nicht mehr leicht im Nierenbecken verschoben werden, auch nicht mehr in den Harnleiter einzudringen vermögen. Dieser dumpfe Schmerz strahlt, wie der Kolikschmerz, längs des Ureters aus. Die Blase kann während der Schmerzen stark gereizt sein und wahre Tenesmen zeigen, so daß der Sitz des Leidens, statt in der Niere oft irrtümlich in der Blase gesucht wird.

Eigene Beobachtung: Eine Dame litt jahrelang an äußerst heftigen, schmerzhaften Blasenkrämpfen bei schwach eitrigem Harn; lang dauernde lokale Behandlung der vermeintlichen Cystitis brachte keine Besserung. Patientin war der Schmerzen wegen fast dauernd bettlägerig bis sie durch Pyelotomie von einem großen Nierenstein befreit wurde, der offenbar rein reflektorisch die heftigen Blasenbeschwerden ausgelöst hatte, ohne je auffällige Schmerzen in der Niere selbst erzeugt zu haben.

Auch Ausstrahlungen des dumpfen Nierenschmerzes in das Abdomen, den Rücken und den Oberschenkel kommen vor und führen leicht zu Verwechslungen des Nierenleidens mit chronischer Appendicitis, Magen- oder Duodenalgeschwür oder mit Ischias. Wie die Nierenkolik, so kann auch der dumpfe Nierenschmerz vom Kranken statt in der Steinniere in der gesunden Niere empfunden werden.

Die Ursache des dumpfen Nierenschmerzes liegt wohl einerseits in Zerrungen und Verletzungen der Nierenbeckenwand durch den Stein, andererseits in kongestiver Schwellung der Niere und starker Kapselspannung.

Die dumpfen Schmerzen in der Niere mit ihren Ausstrahlungen werden, mehr als die Nierenkoliken, durch Erschütterungen und starke Bewegungen des Körpers ausgelöst und durch Ruhe des Kranken beseitigt. Sie werden aber auch ohne Körperanstrengungen, gleich wie die Koliken, durch irgendwelche zur Hyperämie der Harnorgane führende Einwirkungen, wie langes Stehen und Sitzen, reichlichen Genuß von Alkohol oder von scharfen Speisen, Erkältungen, sexuelle Reizungen, bei der Frau auch durch die Menstruation usw. hervorgerufen.

Das zweite Merkmal des Nierensteinleidens, die *Hämaturie*, zeigt sich in zwei verschiedenen Formen:

1. als anfallsweise auftretende, mit bloßem Auge sichtbare, meist von Nierenschmerzen begleitete Harnblutung, und

2. als fast andauernde geringe, nur durch mikroskopische oder chemische Untersuchung erkennbare Blutbeimischung zum Harn. Bei dieser „mikroskopischen Hämaturie" sieht der Harn mit bloßem Auge betrachtet hell und klar aus. Aber in seinem Sediment finden sich bei mikroskopischer Untersuchung fast in jeder einzelnen Harnportion mehr oder weniger zahlreiche rote Blutkörperchen. Diese schwinden nur nach längerer Körperruhe des Kranken vollständig aus dem Harnsediment, treten aber sofort wieder auf, sowie sich der Kranke außer Bettes bewegt, und nehmen deutlich mit Steigerung der Körperbewegung an Zahl zu. Auch rein passive Erschütterungen des Körpers, z. B. bei Wagenfahrten usw., mehren die Zahl der roten Blutkörperchen im Harnsediment. Solche Beziehungen zwischen Körperbewegung und Hämaturie sind viel ausgesprochener bei Nieren- als bei Uretersteinen. Bei letzteren können sie völlig fehlen.

Neben guterhaltenen Blutkörperchen finden sich im Harn immer auch ausgelaugte, bizarr geformte, sog. Blutschatten. Im eiterfreien Harn wird die Blutbeimischung bei mikroskopischer Untersuchung des Harnsedimentes wohl nie übersehen. Anders bei eitriger Steinniere. Da treten die roten Blutkörperchen an Zahl so weit hinter den Eiterkörperchen zurück, daß die geringe Hämaturie leicht unbeachtet bleibt, wenn nicht sorgfältig nach ihr geforscht wird. Sie ist zudem bei eitrigem Harn nicht mehr ein so deutliches Merkmal für Nierenstein wie bei eiterfreiem Harn, da sie ebensowohl als Folge der Schleimhautentzündung, wie als Folge des Nierensteins gedeutet werden kann. Immerhin wird auch hier eine regelmäßige Steigerung der Blutung durch Körperbewegungen als Zeichen eines Harnsteines gelten müssen.

Das untrüglichste Symptom der Nephrolithiasis ist

3. *der Abgang kleiner Nierensteine* mit dem Harn. Diese sind von den meist bräunlich gefärbten, glatten, glänzenden Prostatasteinen oft schon durch Form und Farbe, von Blasensteinen meist durch die ihrem Abgang vorausgegangenen Nierenkoliken zu unterscheiden.

Kolikschmerzen fehlen beim Durchgang der Nierensteine durch den Harnleiter fast nie. Der Kranke empfindet manchmal das allmähliche Hinabgleiten des Steines in die Blase durch Tiefertreten des heftigsten Schmerzpunktes. In den Hoden ausstrahlende Schmerzen sind immer als Zeichen der Annäherung des Steines an die Kreuzungsstelle von Ureter und Vas deferens zu deuten. Wird der Stein aus dem Harnleiter in die Blase ausgestoßen, so schwinden die Kolikschmerzen. Dafür tritt manchmal ein schmerzhafter und häufiger Blasendrang auf, der mit dem Abgang des Steinchens durch die Harnröhre endet. Andere Male wird das Steinchen längere Zeit ohne Beschwerden in der Blase zurückgehalten, geht erst Tage oder Wochen nach der Kolik mit dem Harn ab. Der Durchtritt durch die Harnröhre ist schmerzlos, wird vom Kranken nur bemerkt an der plötzlichen leichten Hemmung des Harnstrahls. Manchmal bleibt der Stein sehr lange in der Blase liegen und wächst dort zu einem größeren Blasenstein heran, oder er klemmt sich in die Harnröhre ein und bedingt eine Harnverhaltung.

Leider endigt nur die Minderzahl der Nierensteinkoliken mit dem Abgange eines Steines. Die Kolik findet ihr Ende meist durch Zurückgleiten des in den Harnleiter eingetretenen Steins ins Nierenbecken oder mit dem Steckenbleiben des Steins im Harnleiter in einer Lage, die dem Harnstrome Abfluß neben dem Stein durch gewährt, solange die Ureterwandung nicht durch Spasmen dem Steine fest angepreßt wird.

Außer den drei Hauptsymptomen, dem Nierenschmerz, dem Blutharnen und dem Steinabgang begleiten noch andere Krankheitserscheinungen das Nierensteinleiden. Von diesen Krankheitszeichen ist aber keines charakteristisch für das Steinleiden; sie finden sich ebensooft wie bei Lithiasis auch bei anderen Erkrankungen der Harnorgane.

So fehlt nie eine *Größenzunahme der steinhaltenden Niere*, wenigstens nicht während eines Kolikanfalles. Diese ist aber während der Kolik wegen der starken Spannung der Bauchdecken nicht immer von außen fühlbar, dagegen fast ausnahmslos unmittelbar nach der Kolik. Häufig wird die Niere bei längerem Bestehen des Steinleidens dauernd vergrößert, sei es infolge Harnstauung im Nierenbecken und allmählicher Bildung einer Hydronephrose, sei es infolge massiger Verdickung der derb-knollig werdenden Fettkapsel der Niere. Eine Druckempfindlichkeit besonders der infizierten Steinniere ist oft auch in den kolikfreien Intervallen bemerkbar.

Im Harn finden sich, wenn die Steinniere nicht infiziert ist, außer der diagnostisch so bedeutungsvollen Blutbeimischung sehr oft spärliche, hyaline oder gekörnte *Cylinder*, vereinzelte *Leukocyten*, meist ziemlich zahlreiche Epithelien verschiedenster Formen, selten typische kubische Nierenzellen.

Diese nephritischen Veränderungen sind die Folge der durch den mechanischen Reiz des Nierensteins lange unterhaltenen Nierenkongestion oder der Druckwirkung des im Nierenbecken gestauten Harns. Sie schwinden, sobald der Stein aus dem Nierenbecken entfernt wird; nur wenn auch infektiöse Prozesse oder hydronephrotische Schrumpfungen im Nierengewebe sich entwickelt haben, bleiben die nephritischen Prozesse fortbestehen.

Harnmenge und *Harngewicht* bleiben bei einseitigen, nichtinfizierten Nierensteinen meist normal. Die zeitweilige oder dauernde Funktionseinbuße der Steinniere wird durch gesteigerte Arbeitsleistung der anderen Niere ausgeglichen. Bei *Doppelseitigkeit* des Steinleidens mehrt sich in der Regel die Durchschnittstagesmenge des Urins unter gleichzeitiger Minderung ihres spezifischen Gewichtes. Bei weitgediehener Schädigung der beiden Nieren durch Druckatrophie oder durch nephritische Prozesse kann plötzlich, ohne vorausgehende Oligurie und ohne Kolik eine vollständige, rasch zum Tode führende *Anurie* einsetzen. Die Anurie ist aber häufiger dadurch erzeugt, daß nach allmählicher Zerstörung der einen Niere durch das Steinleiden im Harnleiter der anderen, einzig harnabgebenden Niere ein Stein sich einklemmt, eine Kolik erzeugt und jeglichen Harnabfluß verhindert.

Ausnahmsweise wurde eine Anurie bei rein einseitigem Steinleiden und gesunder zweiter Niere beobachtet. Eine solche *reflektorische Anurie*, deren Vorkommen früher stark bestritten wurde, ist durch den Nachweis von sekretionsfördernden und sekretionshemmenden Nervenbahnen in der Niere erklärlich geworden. In der überwiegenden Mehrzahl der Fälle von Anurie bei Nephrolithiasis ist die Ursache des Sekretionsmangels aber nicht in einer Reflexhemmung, sondern in der Doppelseitigkeit des Leidens zu suchen.

Die Anurie wird von den Steinkranken verschieden lange beschwerdelos ertragen. Ich beobachtete Kranke, die 5 und 6 Tage lang keinen Tropfen Harn absonderten, ohne merkliche Zeichen einer Störung ihres Allgemeinbefindens zu zeigen. Häufiger aber stellen sich schon nach 1—2tägiger Anurie urämische Symptome ein: Kopfschmerzen, Übelkeit und Erbrechen, Singultus, Aufregungszustände, die bald einer Unbesinnlichkeit und Somnolenz Platz machen. Dabei wird die Atmung vertieft und langsam, die Exspirationsluft wird oft deutlich urinös riechend. Starke Krämpfe in den Extremitäten sind selten, kleine, kurze Zuckungen aber fehlen fast nie. Der Tod erfolgt meist am 8.—10. Tage der Anurie, in Ausnahmefällen aber auch erst nach 20—28tägiger Dauer der Anurie.

Die *aseptische Nephrolithiasis* führt nur, wenn sie doppelseitig ist und auch dann erst nach langem Bestande, zu solchen lebensbedrohenden Erscheinungen. Einseitig bringt sie dem Kranken selten Lebensgefahr. Sie droht aber durch hydronephrotische Schrumpfungsprozesse die von der Steinbildung befallene Niere zu zerstören. Ein Ausbleiben der Kolikschmerzen darf nicht als Zeichen der Beseitigung dieser Gefahr, als Folge einer Heilung des Leidens gedeutet werden. Die Schmerzen bleiben oft weg, nicht weil der Stein abgegangen ist, sondern weil er sich momentan in einer Nierennische gefangen hat oder seiner vermehrten Größe wegen im Nierenbecken sich nicht mehr frei bewegen kann. Wenn auch der Stein nicht mehr zu Kolikanfällen Anlaß gibt, so kann er doch durch dauernde Harnstauung und durch Kongestion des Nierenparenchyms die Arbeitsfähigkeit des Organs weiterhin schädigen und schließlich zur funktionellen Vernichtung der Niere führen.

Einen viel schwereren Verlauf nimmt die *eitrige Nephrolithiasis*.

Jeder Nierenstein begünstigt das Haftenbleiben in das Nierenbecken eingedrungener Infektionskeime. Er bietet den Bakterien durch die Unregelmäßigkeit seiner Oberfläche zahlreiche Schlupfwinkel und erleichtert ihnen durch seine mechanische Schädigung der Nierenbeckenwände, verbunden mit einer Harnstauung im Nierenbecken, das Ansiedeln im Gewebe. In der Steinniere entwickelt sich deshalb außerordentlich oft eine eitrige Entzündung. Dadurch ändert sich jeweilen das Krankheitsbild der bis dahin aseptischen Nephrolithiasis wesentlich. Der Harn wird trübe; er setzt beim Stehen ein dickes, oft fast rahmiges Eitersediment ab. Zeitweilig wird der aus der Blase entleerte Harn infolge Verlegung des Harnleiters der kranken Niere plötzlich wieder ziemlich klar; dauernd eiterfrei wird er aber nie mehr, solange der Stein in der Niere sitzt. Die vordem für den Nierenstein so charakteristische Blutbeimischung bleibt bestehen, aber sie tritt hinter dem reichen Gehalt des Harns an Eiterkörperchen und Bakterien sehr stark zurück; sie wird deshalb leicht übersehen.

Die Steinniere wird durch die Infektion oft, wenn auch nicht immer, auf Druck empfindlich. Rings um sie bilden sich derbe, entzündliche, *perirenale Schwarten*, in denen sich häufig *perirenale Abscesse* entwickeln. Die Blase vermag manchmal trotz des ständigen Zuflusses eitrigen, infektiösen Urins aus der Niere monate-, selbst jahrelang der Infektion zu widerstehen. In ihr sind oft trotz der starken Pyurie nur Hyperämie, keine Entzündungserscheinungen zu sehen.

Durch die Infektion der Steinniere werden fast immer *Temperatursteigerungen* ausgelöst, bald länger dauernde, bald nur anfallsweise auftretende. Die Fieberanfälle sind bald nur geringgradig, von einem leichten Frösteln und Unbehagen begleitet, bald sind sie stärker, verlaufen mit heftigen Schüttelfrösten und septischen Allgemeinerscheinungen. Während der starken Temperaturanstiege sind im Blute kulturell Bakterien nachweisbar, ein Beweis, daß es sich um wahre pyämische Erscheinungen handelt. Wie bei allen Harninfektionen fällt auch bei der eitrigen Nephrolithiasis das Fieber nach plötzlichem, starkem Anstieg oft in steiler Kurve wieder ab. Bestehen in den perirenalen Schwarten der eitrigen Steinniere Abscesse, so dauert das hohe Fieber bis zu deren Durchbruch oder Entleerung an.

Entwickeln sich Nierensteine in Verbindung mit *Tuberkulose oder Carcinom* der Niere, so treten ihre Symptome hinter dem klinischen Bilde dieser Begleiterkrankungen häufig stark zurück.

Die **Diagnose** der Nephrolithiasis ist leicht, wenn Steinchen mit dem Harn abgehen oder wenn, was nur außerordentlich selten möglich wird, in der Niere durch die Bauchdecken durch Steine fühlbar sind. Fehlt dieser greifbare Nachweis der Nierensteine, was für die überwiegende Mehrzahl der Fälle zutrifft, dann stellen sich der Diagnose oft recht erhebliche Schwierigkeiten entgegen.

Die Uretersteine, die naturgemäß meist klein sind, werden durch die Bauchdecken durch nie fühlbar. Dagegen sind bei der Frau selbst sehr kleine Uretersteine, wenn sie im untersten Teile des Ureters stecken, nicht selten bei *vaginaler* Untersuchung als kleines, hartes Knötchen im Fornix zu fühlen. Beim Manne sind solche juxta-vesicale Uretersteine nur ausnahmsweise rectal zu tasten. Immerhin werden sie öfters bei der rectalen Palpation bemerkbar durch eine ungewöhnliche Druckempfindlichkeit des untersten Ureterteils und der ihm naheliegenden Samenblase.

Es sind meistens *Schmerzen* in der Nierengegend, entweder dumpfer Art oder anfallsweise auftretende Koliken, die den Steinkranken zum Arzte führen. Für die Diagnose bilden diese Schmerzen nur unsichere Hinweise. Dumpfe Schmerzen in der Lendengegend lassen die mannigfaltigste Deutung zu. Sie sind ja nicht einmal immer Zeichen eines Nierenleidens; sie können auch die Folge einer

Erkrankung der Genitalorgane, einer rheumatischen Allgemeinerkrankung, eines Wirbelleidens, eines Magen- oder Darmgeschwürs oder verschiedener anderer Leiden sein. Dagegen weisen Kolikschmerzen in der Nierengegend auf ein Nierenleiden mit Harnstauung hin; sie beweisen aber nicht das Bestehen eines Nierensteines. Nierenkoliken werden nicht nur von Nierensteinen ausgelöst, auch von Hydronephrose, Nierentuberkulose, banaler, eitriger Pyelonephritis usw. Zudem ist zu beachten, daß Koliken in der Gallenblase oder im Darme oftmals Nierenkoliken vortäuschen können.

Viel bedeutungsvoller für die Diagnose als das Auftreten von Nierenschmerzen ist die bei Nierensteinen so häufige *Hämaturie*. Wie bereits betont ist vor allem eine geringe, nur durch mikroskopische Untersuchung bemerkbare, aber fast andauernde Blutbeimischung zu einem eiterfreien Harn charakterisiert für Nieren- und Uretersteine. Wenn gar die Blutung deutlich durch Körperbewegung vermehrt, durch Ruhe vermindert wird, so darf daraus fast mit Sicherheit auf das Bestehen eines Harnsteins geschlossen werden. Eine heftige Hämaturie, durch die der Harn dunkelrot wird, ist bei Nierensteinen nicht häufig. Sie ist auch weniger wegleitend für die Diagnose, weil sie eine Begleiterscheinung vieler Nierenleiden ist, auch bei Nephritis, bei Nierentumoren und anderen Erkrankungen vorkommt.

Den raschesten Aufschluß über die Frage, ob ein Nieren- oder Ureterenstein vorhanden ist, gibt ein Radiogramm der Harnorgane. Aber die Radiographie ist dem Praktiker nicht immer sogleich zugänglich. Bevor auf deren diagnostischen Wert bei Nierensteinen eingegangen wird, soll deshalb kurz besprochen werden, wieweit auf Grund einfacher, klinischer Untersuchungsmethoden es dem Arzte möglich wird, die Differentialdiagnose zwischen Nierenstein und anderen, unter ähnlichen Symptomen auftretenden Leiden richtig zu stellen.

Differentialdiagnose. Beim Auftreten einer *Steinkolik* sind differentialdiagnostisch recht verschiedenartige Leiden neben der Nephrolithiasis in Betracht zu ziehen.

Bei klarem, eiterfreiem Harn kommen als Ursache der Kolik außer einer Nephrolithiasis in Frage: Nephritis, Hydronephrose, Nieren- und Nierenbeckentumor, außerdem von außerhalb der Niere auftretenden Erkrankungen Appendicitis, Salpingitis und vor allem Cholelithiasis.

Bei *Nephritis* gehen dem Schmerzanfall in der Regel Störungen im Allgemeinbefinden des Kranken voraus: Müdigkeit, Beklemmungen, Herzklopfen, Übelkeit, Kopfschmerzen usw. Der Nierensteinkranke wird dagegen von der Kolik oft bei vollem Wohlbefinden befallen. Die Nephritis ist zudem im Gegensatze zur Lithiasis oft von vasculären Störungen begleitet: erhöhtem Blutdruck, verstärktem zweitem Aortenton, zeitweiligen Ödemen. Bei beiden Leiden ist aber der Harnbefund gleichartig: Albumen, Cylinder und rote Blutkörperchen im Sediment. Bei der sehr schmerzhaften Nephritis ist allerdings der Eiweißgehalt des Harns in der Regel größer als bei der Lithiasis. Eine cystoskopische Untersuchung des Kranken läßt renale Sekretionsstörungen bei Nephritis fast ausnahmslos doppelseitig nachweisen, und zwar beiderseits ungefähr gleichgradig und gleichartig, während bei Nierenstein das Leiden häufiger einseitig und, wenn doppelseitig, in beiden Nieren ungleich stark entwickelt ist und deshalb große Verschiedenheiten in der Funktion der beiden Nieren bedingt. Als Seltenheit wurde allerdings auch eine rein einseitige Nephritis mit einseitiger Hämaturie beobachtet. Solche einseitige Nephritiden sind von der Nephrolithiasis klinisch ohne Radiogramm nicht zu unterscheiden. Ebenso können auch *Niereninfarkte* sehr heftige Kolikanfälle mit leichter oder starker Hämaturie auslösen und ein Steinleiden vortäuschen.

Bei der *Hydronephrose*, die mit genau den gleichen Schmerzanfällen wie
ein Nierenstein einhergehen kann, ist eine Hämaturie längst nicht so häufig zu
finden wie bei einer Nephrolithiasis; zudem ist sie bei Hydronephrose nicht, wie
beim Stein, deutlich von Körperbewegungen abhängig. Die hydronephrotische
Niere zeigt viel stärkere Größenschwankungen als die Steinniere, wenn diese
nicht etwa auch hydronephrotisch erkrankt ist. Eine sichere Unterscheidung
der beiden Leiden ist trotz dieser Unterschiede nur durch ein Radio- und
Pyelogramm möglich. Hier schon sei darauf hingewiesen, daß Spasmen der
Ureter- und Nierenbeckenmuskulatur zu heftigen Koliken führen können bei
nur sehr geringer Harnstauung im Nierenbecken. Bei solchen Anfällen von
Ureterspasmen ist auf dem Pyelogramm keine ausgesprochene Hydronephrose,
keine Erweiterung, sondern eher eine heftige Kontraktion des Nierenbeckens
nachzuweisen. Natürlich fehlt auch ein Steinschatten.

Eine starke *Oxalurie*, sowie auch die reiche Ausscheidung anderer Harnkristalle kann zu Ureterkolik und Hämaturie führen, selbst wenn sich kein
Konkrement gebildet hat.

Beim *Nierentumor* werden an Nierenstein mahnende Schmerzanfälle ausgelöst, wenn eine Nierenblutung zur Verstopfung des Harnleiters durch geron-
nenes Blut führt. Nierenkoliken wegen Tumor sind jedenfalls immer vom Abgang großer, wurmförmiger Blutgerinnsel begleitet (Ureterausgüsse). Die Blutung
ist bei Nierentumor im allgemeinen viel stärker als beim Nierenstein. Charakteristisch für Nierentumor ist, daß die Blutung wochenlang vollständig schwindet, so daß selbst bei mikroskopischer Untersuchung im Harnsedimente gar
keine roten Blutkörperchen mehr zu sehen sind. Beim Nierenstein dagegen
sind, wenigstens tagsüber, wenn der Patient herumgeht, auch in den schmerzfreien Zeiten ständig wenigstens vereinzelte rote Blutkörperchen im Harn zu
finden. Der Nierentumor unterscheidet sich bei der Palpation durch seine
Höcker- und Knotenbildung von der aseptischen Steinniere, bei der die Oberfläche meist regelmäßig geformt bleibt. Die eitrige Steinniere dagegen ist in
ihren Formen einem Nierentumor oft ähnlich, aber ihrer perirenalen, entzündlichen Schwarten wegen weniger beweglich als dieser. Bei ihr ist der Urin eitrig,
beim Nierentumor nicht.

Die seltenen *Papillome* des Nierenbeckens, die durch Kolikschmerzen und
Blutungen mit zeitweiliger Anschwellung der Niere infolge Harnstauung ebenfalls
ein der Nephrolithiasis ähnliches Krankheitsbild erzeugen, sind manchmal an
der Ausscheidung feinster Zottenteilchen mit dem Harn oder an der cystoskopisch
nachweisbaren Papillombildung an der Uretermündung zu erkennen.

Eine *Cholelithiasis* ohne Ikterus, eine *Appendicitis*, eine *Salpingitis* oder ein
Magen- und Darmgeschwür verursachen zeitweilig ähnliche Beschwerden, wie
die Nephrolithiasis; sie unterscheiden sich von dieser jedoch deutlich durch das
Fehlen der bei Nephrolithiasis immer auftretenden Harnveränderungen, besonders durch das Fehlen der Hämaturie, ferner durch das Ausbleiben von Schmerz-
ausstrahlungen in die äußeren Genitalien. Einzig bei Appendicitis ist eine wenigstens mikroskopisch merkbare Hämaturie keine Seltenheit. Deshalb ist dieses
Leiden oft besonders schwer von der Nephrolithiasis zu unterscheiden. Es wird
dies aber doch in der Regel möglich durch die Lage der größten Druckempfindlichkeit in der Ileocöcalgegend und durch die bei Appendicitis auftretende
Leukocytose und Miterkrankung des Peritoneums.

Bei der *eitrigen* Steinniere wird das bei der aseptischen Steinniere diagnostisch so wertvolle Merkmal, die von Körperbewegungen deutlich beeinflußte,
mikroskopische Hämaturie, durch den starken Eitergehalt des Harns etwas

verwischt. Zudem ist die Blutbeimischung zum Harn zweideutig; die Blutung kann ebenso als Folge der Infektion, wie als Folge des Steins ausgelegt werden.

Deshalb kann eine banale *Pyonephrose* in allen ihren Symptomen der eitrigen Steinniere gleichsehen: deutliche Anschwellung der allmählich ihre respiratorische Verschieblichkeit einbüßenden Niere, Fieber, Kolikschmerzen, Störungen des Allgemeinbefindens durch die eitrige Entzündung in der Niere. Die Unterscheidung beider Leiden ist ohne Radiogramm oft unmöglich, es sei denn, ein Steinabgang kläre den wahren Sachverhalt auf. *Deshalb muß immer*, soll nicht häufig die Nephrolithiasis übersehen werden, *bei jeder lang dauernden Pyelonephritis oder Pyonephrose*, bei Kindern sowohl wie bei Erwachsenen, *ein Radiogramm gemacht werden*. Dies wird in der Regel die Steindiagnose klären.

Auch die *Nierentuberkulose*, die besonders in ihren Anfangsstadien recht oft Nierenkolikanfälle auslöst, ist schon wiederholt als Nephrolithiasis mißdeutet worden. Sie ist aber durch das cystoskopische Bild und durch den bakteriologischen Harnbefund leicht vom Nierenstein zu unterscheiden. Zu beachten bleibt immerhin, daß, wie oben erwähnt, nicht gar so selten Tuberkulose und Stein in derselben Niere nebeneinander vorkommen.

Nierensteine rufen ab und zu durch Reflexwirkung starken Harndrang hervor. Es mag deshalb, wenn Nierenschmerzen und deutlich fühlbare Veränderungen der Niere fehlen und die reflektorische Blasenreizung ausgesprochen ist, die infizierte Steinniere eine bloße *Cystitis* vortäuschen. Die Cystoskopie mit funktioneller Nierenprüfung wird aber vor solchen Irrtümern schützen.

Die Berücksichtigung aller der erwähnten Merkmale mag die Diagnose Nephrolithiasis häufig ohne Radiogramm ziemlich zuverlässig stellen lassen. Eine völlige Sicherung der Diagnose bringt aber, wenn keine Steine mit dem Harn abgehen, doch nur die *Radiographie*. Erst seitdem uns diese zu Gebote steht, ist die früher so häufig notwendige, diagnostische, operative Freilegung der Niere bei Nephrolithiasis überflüssig geworden.

Röntgendiagnostik der Nierensteine. Die große Mehrzahl aller Nierensteine nennenswerter Größe kann auf dem Röntgenbilde sichtbar gemacht werden. Immerhin entgehen noch ungefähr 10% der Harnsteine dem radiographischen Nachweise. Den stärksten Schatten auf dem Röntgenfilm geben die Oxalatsteine, einen geringeren die Phosphat- und Carbonatsteine; schwieriger sind Uratsteine radiographisch darzustellen. Cystin- und reine Harnsäuresteine geben meist gar keinen Schatten (siehe allgemeiner Teil, S. 12).

Unbedingt notwendig ist bei Verdacht auf Harnsteine, den *ganzen* Harnapparat des Kranken zu photographieren, nicht etwa nur die eine auf Stein verdächtige Niere. Es ist zweckmäßig, vorerst ein Gesamtbild beider Nieren und beider Harnleiter auf einem einzigen, großen Film zu vereinen, statt mehrere Teilbilder des Harnapparates auf kleinen Filmen aufzunehmen.

Bei einem Kranken wurden z. B. 4 Teilaufnahmen der Harnorgane gemacht, beiderseits ein gesondertes Bild für die Niere und je eines für den Ureter. Es fand sich kein Stein. Ein wegen erneuter Kolik später aufgenommenes 5. Bild, das die Blase mit der Einmündungsstelle des Harnleiters umfaßte, zeigte tief unten im Ureter den deutlichen Schatten eines Steines.

Bei einem Jüngling, der an zeitweiliger Hämaturie und Schmerzen in der rechten Niere litt, wurde der rechte Ureter und die rechte Niere radiographiert. Da kein Steinschatten zu sehen war, wurde statt Nephrolithiasis eine Tuberkulose der rechten Niere angenommen. Der Kranke wurde mir zur Nephrektomie geschickt. Eine radiographische Gesamtaufnahme des Harnapparates ließ mich einen Stein in der bis jetzt nie schmerzhaften, bei der ersten radiographischen Untersuchung deshalb außer acht gelassenen linken Niere erkennen. Die Entfernung des Steines durch Pyelotomie behob alle Krankheitserscheinungen.

Als Merkmal einer gut gelungenen Aufnahme des Harnapparates sind zu verlangen: Sichtbarkeit des Psoasschattens und auch des Schattens wenigstens der unteren Nierenhälfte. Fehlt auf einem derart gelungenen Bilde jeglicher Steinschatten, so darf darin noch kein Beweis für das Fehlen eines Nieren- oder Harnleitersteines gesehen werden. Es können nicht nur winzige Steine aller Art, die den Kranken durch Kolik stark quälen, dem photographischen Nachweis entgehen, sondern auch größere Steine, wenn sie aus reiner Harnsäure bestehen.

Strahlendurchlässige Steine sind oft im Pyelogramm als Aussparung sichtbar (Abb. 115). Kleine Steine kommen bei Füllung der Harnwege mit Sauerstoff zur Darstellung (Vorsicht wegen Luftembolie!).

Ist auf einem Radiogramme im Bereiche der Nieren oder der Harnleiter ein als Abbild eines Konkrementes zu deutender Schatten sichtbar, so bleibt immer nachzuprüfen, ob dieses Schattenbild wirklich durch einen Harnstein erzeugt ist, nicht durch ein anderes, für Strahlen undurchlässiges Gebilde.

Die Nierensteinschatten liegen auf dem Radiogramm seitlich der Querfortsätze des 1. oder 2. Lendenwirbels, nur bei krankhaft gesenkter Niere natürlich dementsprechend tiefer. Oft sind sie vom deutlich begrenzten Nierenschatten umgeben (Abb. 116).

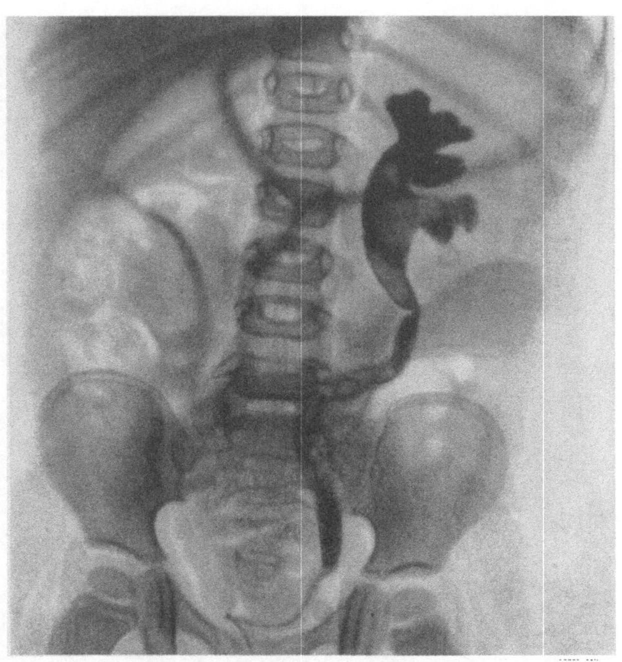

Abb. 115. Füllungs-Ureteropyelogramm bei 4jährigem Knaben. Schattenaussparungen durch multiple Steine (Uratkern und Phosphatschale).

Manchmal ergibt sich schon aus ihrer Form, daß sie wirklich durch Nierensteine erzeugt sind. Dreieckförmige Schatten mit einem in der Harnleiterrichtung gelegenen Uretersporn oder korallenförmig verzweigte Schatten sind untrügliche Merkmale eines Nierenbeckensteins, bzw. eines sog. Ausgußsteines (Abb. 49). Rundliche oder ganz unregelmäßig geformte Schatten im Nierenbereich sind dagegen viel schwieriger zu deuten (Abb. 117). Sie können bedingt sein durch Verkalkung nekrotischer Nierengewebsteile, so z. B. bei Nierentuberkulose, sie können auch bedingt sein durch Kalkablagerungen in retroperitonealen Drüsen, ferner durch kalkhaltige Gallensteine oder gar durch Fremdkörper in Kotballen. Auch ein verkalktes Atherom der Lendengegend hat durch seinen Schatten auf dem Röntgenbild einen Nierenstein vorgetäuscht.

Verkalkungsherde in- und außerhalb der Nieren werfen in der Regel unscharf begrenzte und auch ungleichmäßig dichte, fast wabenartig gezeichnete Schatten, die Harnsteine dagegen scharf begrenzte und, wenn das Bild bei völligem Atemstillstand des Kranken aufgenommen wurde, auch gleichmäßig dichte Schatten. Ob der sichtbare Schatten einem innerhalb der Niere oder einem außer dieser gelegenen Gebilde (z. B. einer verkalkten Lymphdrüse, Gallensteinen) entspricht,

läßt sich nach Sgalitzer leicht feststellen, wenn nach der Röntgenaufnahme
von vorne nach hinten auch noch ein Bild von der Seite her in der Frontal-
richtung gemacht wird. Auf letzterem werden die Schatten von Nierensteinen
infolge der anatomischen Lage der Niere in der Lendennische auf die Wirbel-
körperschatten projiziert. Schatten von Gallensteinen oder von verkalkten
Mesenterialdrüsen aber liegen ventral vom Wirbelsäulenschatten. Aus dem
Radiogramm ist auch oft herauszulesen, ob der gefundene Nierenstein im
Nierenbecken oder in einem seiner Kelche liegt. Zeigt der Steinschatten die

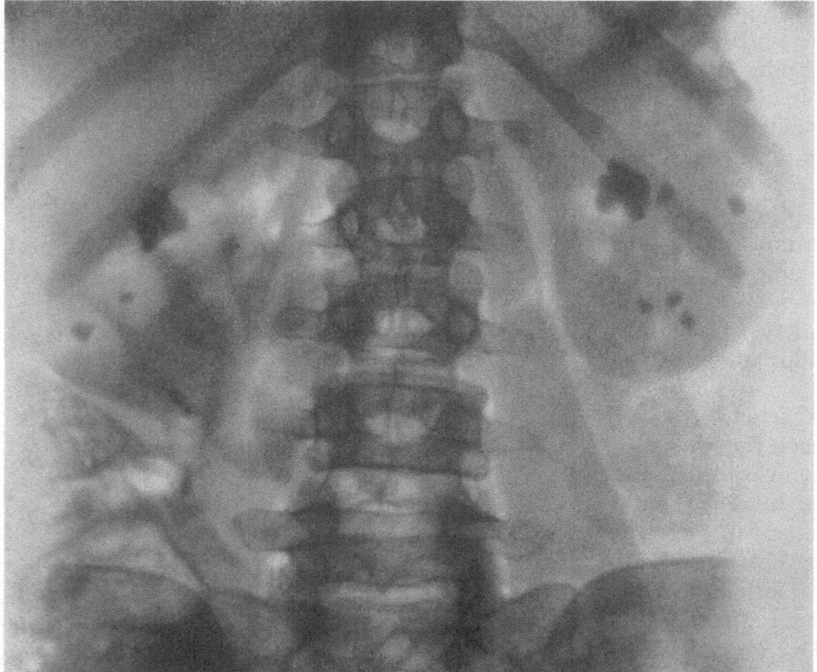

Abb. 116. Doppelseitige Nierensteine in hydronephrotischen Nieren. Links deutlicher Nierenschatten.

oben erwähnte Dreieckform mit dem kleinen Harnleitersporn, dann liegt der
Stein sicher im Nierenbecken. Ist der Schatten korallenförmig, dann ist an
einem Hineinwachsen des Steins in die Nierenkelche nicht zu zweifeln. Sind auf
dem Radiogramm auch die Grenzlinien des Nierenparenchyms deutlich sichtbar,
so kann selbst bei uncharakteristischer Form des Nierensteins, dessen Lage aus
den Beziehungen des Steinschattens zum Nierenschatten oft richtig beurteilt
werden. Weit sicherer ist die Lage des Steins innerhalb der Niere durch ein
Pyelogramm zu bestimmen (Abb. 118). Selbst wenn auf diesem der Steinschatten nicht mehr sichtbar ist, so wird ein Vergleich der Leeraufnahme der
Niere mit dem unter den gleichen Belichtungsbedingungen aufgenommenen
Pyelogramm die Lage des Steins innerhalb der Niere beurteilen lassen.

Außer der Lage läßt das Radiogramm auch Größe und Zahl der Steine
bestimmen, ja sogar oft auch die chemische Zusammensetzung der Steine vermuten.

Bei der Größenschätzung muß berücksichtigt werden, daß der Steinschatten
auf dem Film größer ist als der Stein. Denn dieser liegt bei der Bildaufnahme,
besonders bei Verwendung der Buckyblende, einige Zentimeter vom Film
entfernt.

Die Zahl der Steine ist durch das Radiogramm nur dann sicher zu bestimmen, wenn die einzelnen Steine nicht so eng aufeinanderliegen, daß sich ihre Schatten überdecken.

Über die chemische Zusammensetzung der Steine gibt Form und Stärke des Schattens einige, allerdings nur unsichere Hinweise. Glattrandige, rundliche, aber wenig starke Schatten finden sich besonders bei Uratsteinen, zackige, sehr dichte Schatten bei Oxalatsteinen; Korallensteine werden fast nur aus kohlensauren und phosphorsauren Salzen gebildet.

Kotschatten sind auf dem Radiogramm meist leicht von Nierensteinschatten zu unterscheiden. Sie sind nie so scharf begrenzt, nie so gleichmäßig dicht wie diese. Sie wechseln zudem rasch ihre Form und Lage, besonders wenn zwischen den einzelnen Aufnahmen die Darmtätigkeit angeregt wird. Zu beachten ist, daß Nierensteine bei stark erweitertem Nierenbecken und Harnleiter die Lage zwar auch wechseln und dabei die Form ihrer Schatten ändern können, aber ihr Lagewechsel bleibt doch, im Gegensatz zu den Kotballen, an den Verlauf der Harnwege gebunden.

Die Schatten der Harnleitersteine sind fast nie in Lage und Form so charakteristisch, daß aus dem Radiogramm allein, ohne Mitberücksichtigung anderer klinischer Zeichen, die Diagnose Ureterstein mit Sicherheit gestellt werden könnte. Steine im lumbalen Teile der Harnleiter können auf dem Radiogramm vorgetäuscht werden durch Schatten verkalkter, mesenterialer oder retroperitonealer Lymph-

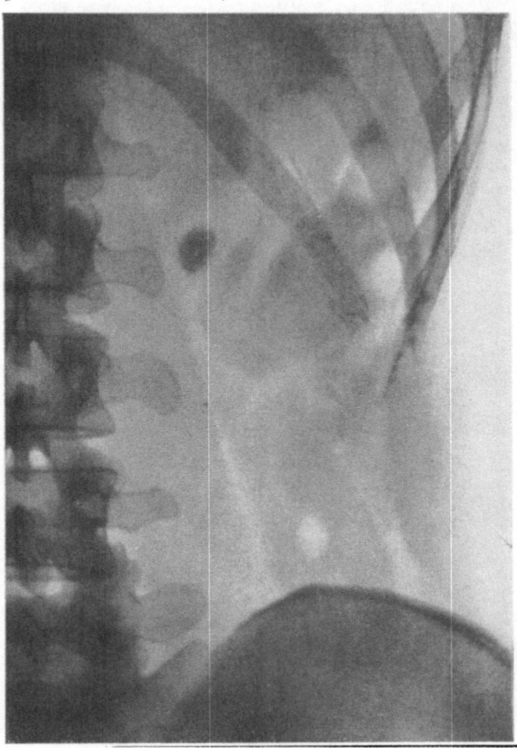

Abb. 117. Runder Nierenbeckenstein.

drüsen (Abb. 119), pelvine Uretersteine durch die sog. Beckenflecke. Diese Beckenflecke sind scharf begrenzte, rundliche, ziemlich dichte Schatten, die oft beidseitig symmetrisch in der Beckenapertur, vorzugsweise im Bereiche der Spina ischii liegen. Sie sind Schatten von Phlebolithen, verkalkten Schleimbeuteln oder von Verkalkungsherden in den Ligamenten oder in Lymphdrüsen des Beckens. Form, Dichtigkeit und Lage einzelner dieser Beckenflecke entsprechen häufig so vollkommen einem Uretersteinschatten, daß ihre wahre Natur nur durch sorgfältige Kontrolluntersuchungen abgeklärt werden kann. Diese Überprüfung geschieht am besten durch ein Radiogramm nach Einlegen einer schattenwerfenden Sonde in den Harnleiter. Wenn der Sondenschatten und der vermeintliche Uretersteinschatten bei Aufnahmen aus zwei verschiedenen Richtungen auf dem Radiogramm zusammenfallen, dann ist die Harnsteindiagnose gesichert. Fallen die beiden Schatten nicht zusammen, so ist die Annahme eines Harnleitersteines widerlegt. Noch besser wird die Diagnose abgeklärt durch Vornahme eines Uretero-Pyelogrammes. Dieses stellt, besonders bei Steinen in verlagerten Nieren, wie Wandernieren, angeborenen, Beckennieren, Hufeisennieren usw. die anatomischen Verhältnisse besser klar

als das Radiogramm mit eingelegter opaker Uretersonde. Zudem geben die
Uretero-Pyelogramme, besonders ein Ausscheidungspyelogramm, auch Aufschluß, ob oberhalb des Steines eine Harnstauung und Erweiterung der Harnwege besteht oder nicht, was für die Wahl der Therapie von Bedeutung ist.

Der Beckenfleck auf beistehendem Radiogramm (Abb. 120) verleitete einen Chirurgen
bei einer Kranken mit leichter Hämaturie, Albuminurie und Cylindrurie die Diagnose auf
Ureterstein zu stellen, die operative Entfernung des Steines anzuraten. Die Überprüfung
erwies aber, daß der fragliche Becken-
schatten weit neben dem Schatten
der in den Ureter eingelegten Sonde
lag, also nicht durch Ureterstein, sondern wahrscheinlich durch eine verkalkte Drüse bedingt war. Eine chronische Nephritis war die Ursache der
vermeintlichen Steinsymptome.

Aus Abb. 121 war nicht zu ersehen,
ob die im Bereiche des untersten
Ureterteils sichtbaren Schatten lauter
,,Beckenflecke" sind oder ob einer
der Schatten einem Ureterstein ent-
spräche. Ein Ausscheidungsurogramm
(Abb. 122) klärte die Frage durch
Zusammenfallen eines der Steinschatten mit dem Ureterverlauf, sowie durch
die sichtbare Harnstauung oberhalb
des Uretersteins. Befund operativ
bestätigt.

Selbst nach dem sicher gelungenen radiographischen Nachweise eines Nieren- oder Uretersteines muß die Untersuchung
des Harnsteinkranken durch eine
Prüfung der *Nierenfunktion* er-
gänzt werden, durch eine Chromocystoskopie, allfällig verbunden mit Ureterenkatheterismus;
sonst ist die Wegleitung in der
Wahl der therapeutischen Maßnahmen ungenügend.

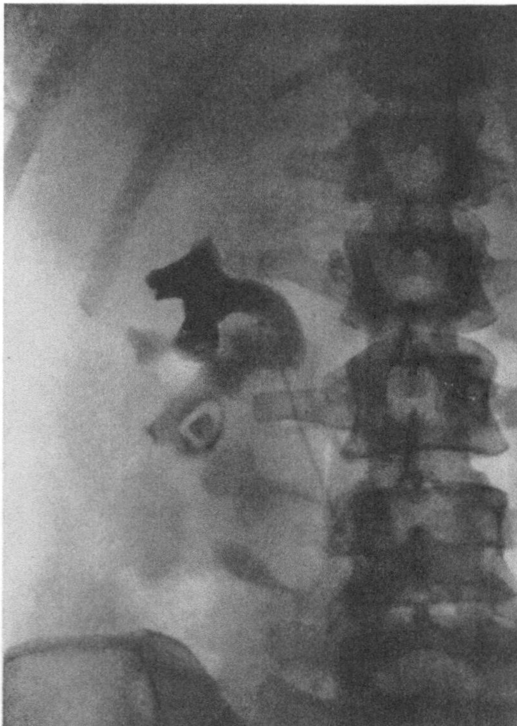

Abb. 118. Füllungspyelogramm. Nierenstein im unteren Calyx
umgeben von heller Zone infolge Schleimumhüllung.

Die *Chromocystoskopie* läßt aus der Schnelligkeit und Stärke der Indigoausscheidung schließen, ob die Steinniere in ihrer Funktion wesentlich gehemmt
und ob ihr Schwesterorgan funktionstüchtig ist. Bei aseptischer Nephrolithiasis
mag dieser Aufschluß genügen, um in Verbindung mit dem Radiogramm die
Wahl der operativen Therapie richtig zu treffen. Bei infizierter Steinniere
dagegen, wobei stets die Nephrektomie erwogen werden muß, ist es unerläßlich,
neben der Chromocystoskopie auch eine *Urinseparation* durch Ureterenkatheterismus vorzunehmen. Wir müssen sicher wissen, ob die zweite Niere von der
Infektion verschont geblieben und wieweit sie in ihrer Leistungsfähigkeit der
Steinniere überlegen ist.

Cystoskopie und Ureterenkatheterismus müssen uns aber auch häufig die
Diagnose eines Nieren- bzw. Uretersteins sichern helfen, wenn das Radiogramm
noch diagnostische Zweifel bestehen läßt.

Das Radiogramm erlaubt ja wohl die überwiegende Mehrzahl aller Nieren-
und Harnleitersteine auf dem photographischen Film darzustellen. Trotzdem
stoßen wir immer noch auf Kranke, deren Krankheitserscheinungen: Nierenkoliken, ausstrahlende, neuralgische Schmerzen, zeitweilige Hämaturie, keine

andere Deutung als die Annahme eines Nieren- oder Harnleitersteines zulassen, bei denen aber selbst einwandfreie Radiogramme keinen Steinschatten zeigen. Bei diesen Kranken geben uns häufig erst die cystoskopischen Untersuchungsmethoden die Möglichkeit des Steinnachweises.

Schon die Cystoskopie allein läßt manchmal am Bilde der Harnleitermündung erkennen, daß ein Steinkonkrement nahe dem Harnleiterausgang liegt. Es sind bei solchem Tiefstand des Harnleitersteines die Mündungslippen ödematös gequollen und gerötet, die Ureterpapille ragt ungewöhnlich stark ins Blaseninnere vor, ist oft von flekkigen Ekchymosen umgeben trotz des Fehlens anderer Entzündungserscheinungen in der Blase. Manchmal wird, wenn auch oft nur während der Harnejaculation in der Harnleitermündung ein kleiner, auf dem Radiogramm vorher nicht bemerkter Stein sichtbar (Abb. 123). Andere Male zeigen kleine Einrisse in der gequollenen Schleimhaut der Harnleitermündungslippen, daß vor kurzem ein Harnleitersteinchen abgegangen war, wenn auch vom Patienten unbemerkt (Abbildung 124).

Stößt der Ureterkatheter im steinverdächtigen Harnleiter auf ein unüberwind-

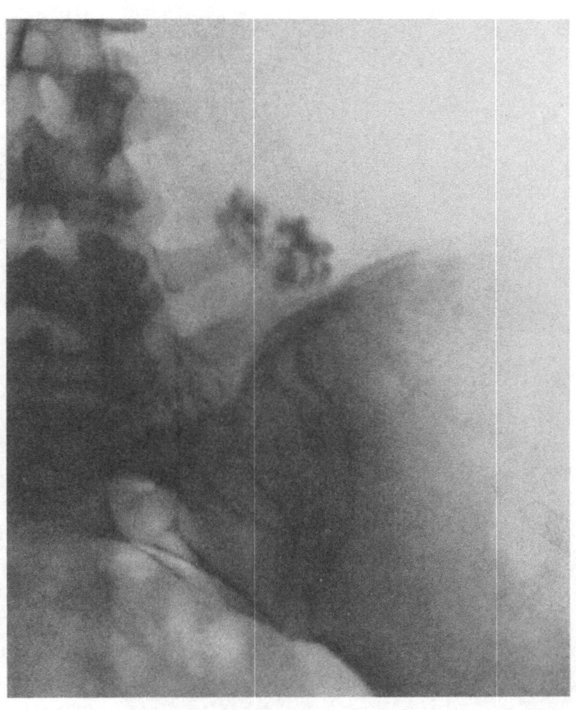

Abb. 119. Verkalkte Mesenterialdrüsen, die durch Verwachsungen mit dem Ureter zu Harnstauung und Nierenkolik führen.

liches Hindernis, so ist dies an sich noch kein Beweis für das Vorliegen eines Steins, selbst dann nicht, wenn außerdem an der Stelle des Hindernisses auf dem Radiogramm ein auf Steinbildung verdächtiger Schatten zu sehen ist. Wie ein Stein kann auch eine Schleimhautfalte oder eine Striktur des Ureters das Vorschieben des Katheters behindern. Nur wenn ein deutliches Reiben der Uretersonde an einem harten Körper fühlbar wird, was öfter beim Herausziehen als beim Einschieben der Sonde neben dem Stein durch zutrifft, nur dann wird schon durch die Harnleitersondierung allein die Steindiagnose gesichert.

Läßt sich ein Ureterkatheter ohne Hindernis durch den Harnleiter ins Nierenbecken hinaufschieben, erlaubt dies andererseits keineswegs das Bestehen eines Uretersteines auszuschließen. Denn es kann bei schlaffer Harnleiterwandung eine Uretersonde neben einem Harnleiterstein reibungslos durchgleiten. Das Überziehen des Katheters mit Wachs, um selbst feinste Reibungen des Instrumentes am Stein erkennbar zu machen, hat sich als sehr trügerisches Hilfsmittel erwiesen.

Die **Behandlung** der Nephrolithiasis ist verschieden je nach der Größe, dem Sitz, der Zahl der Steine, auch je nachdem die Harnwege infiziert sind oder nicht, die Funktion der Nieren durch die Steine bereits geschädigt ist oder nicht.

Wesentlich ist auch, ob das Leiden ein- oder doppelseitig ist. Die richtige Wahl der Behandlungsweise ist daher nur möglich, wenn alle diese Teilfragen der Diagnose durch Radiographie und funktionelle Nierenprüfungen geklärt sind.

Nie darf man sich durch den Abgang eines oder mehrerer Nierensteine und den danach, oft folgenden Schwund vor dem bestehender Beschwerden zur Annahme verleiten lassen, das Leiden sei mit dem Steinabgang geheilt. Es ist vielmehr trotz dieses scheinbar glücklichen Verlaufes des Leidens durch Radiographie und Cystoskopie stets zu überprüfen, ob nicht doch noch andere Steine in den Harnwegen des Kranken zurückgeblieben sind, oder Folgen der früheren Steinbildung, die weiterhin die Nierenfunktion stören.

Sind bei einem Kranken Nieren- oder Uretersteine nachgewiesen, so ist zu bedenken, daß ein völliges Auflösen oder auch nur ein merklicher Abbau dieser Harnsteine weder durch Medikamente, noch durch Trinkkuren zu erzielen ist. Ein *Spontanzerfall* größerer Konkremente in mehrere kleine ist sehr *selten*. Er erfolgt meist unter Einwirkung von Bakterien und fast ausschließlich bei Phosphat- und Carbonatsteinen. Auf ihn ist in der Behandlung des Steinkranken nicht zu hoffen. Eine Heilung der Nephrolithiasis ist nur zu erwarten nach mechanischer Entfernung der Steine. Dabei bleibt die Dauer des Heilerfolges allerdings immer fraglich, da uns weder eine medikamentöse noch eine diätetische Behandlungsweise zu Gebote steht, die mit irgendwelcher Zuverlässigkeit die Neubildung von Nierensteinen zu verhindern vermag.

Ob der zur Heilung des Leidens notwendige Abgang der Steine operativ erzwungen werden muß oder ob er auf natürlichem Wege möglich ist, hängt in erster Linie von der Größe und Form der Steine ab. Ist ein Nierenstein so groß oder so zackig

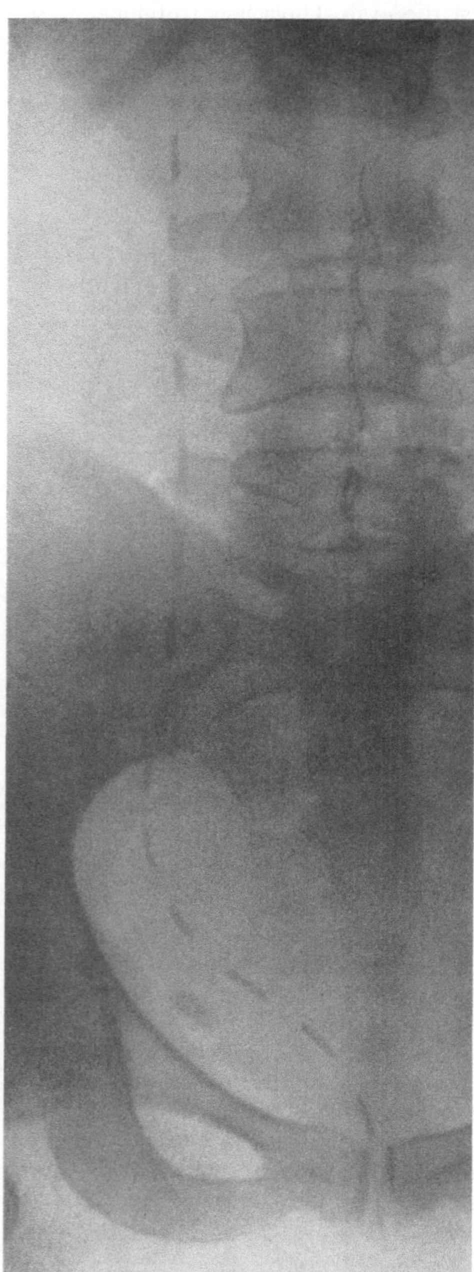

Abb. 120. Beckenflecke durch verkalkte Lymphdrüsen.

geformt, daß er aus dem Nierenbecken nicht mehr in den Ureter eintreten oder doch, wenn dort eingetreten, ziemlich sicher nicht die engste Stelle des Ureters am Übergang zur Blase passieren kann, dann ist es zwecklos, dessen Abgang durch die Harnwege abzuwarten. Nur ein operativer

Eingriff vermag ihn zu beseitigen. Ist aber der Nierenstein klein, erscheint sein Durchtritt durch den Harnleiter möglich, so sind vorerst unblutige Heilmethoden zu seiner Entfernung zu versuchen.

Da Form und Größe eines Steins auf dem Radiogramm nie ganz sicher zu erkennen sind, also oft Unsicherheit besteht, ob der Stein auf natürlichem Wege abzugehen vermag oder nicht, so müssen in Zweifelsfällen wiederholte Kontrollphotographien in größeren Intervallen gemacht werden, um festzustellen, ob unter Einfluß der eingeschlagenen Therapie der Stein allmählich tiefer in die Harnwege hinabtritt oder ob er vielmehr stets an selber Stelle verweilt und dort allmählich an Größe zunimmt.

A. Unblutige Heilverfahren. Der Abgang kleiner Steine oder von Harnsand und Harngrieß wird durch Trinkkuren erleichtert, die vor allem ein Ausschwemmen der Harnwege zum Zwecke haben. Um durch diese Kur die Verdauung

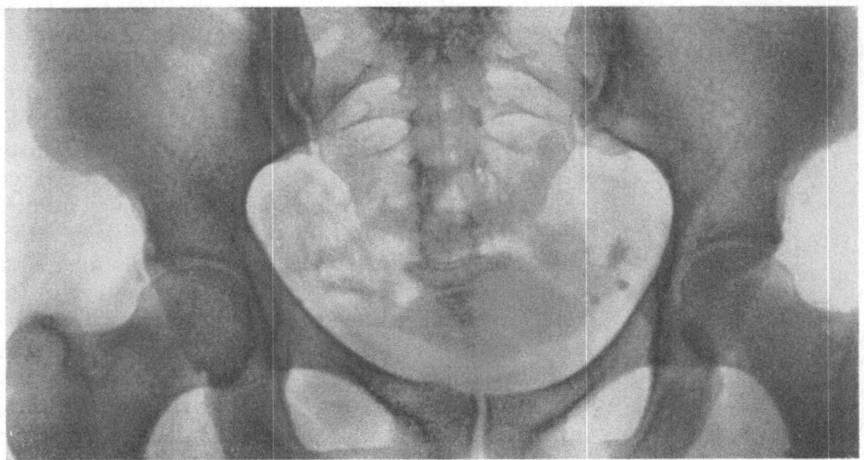

Abb. 121. Ureterstein und Beckenflecke.

nicht zu stören, soll der Kranke nicht während der Mahlzeiten, sondern zwischen diesen reichlich trinken, 2 dl morgens nüchtern, die gleiche Menge im Laufe des Vor- und Nachmittags und ebensoviel abends vor dem Zubettgehen.

Solche *Trinkkuren* sind zu widerraten, wenn das Steinleiden mit Nephritis oder Hydronephrose verbunden ist oder wenn der Kranke unter Störungen seines Blutkreislaufes leidet.

Zeitweilig darf man den Kranken auch veranlassen, täglich 2—3 Liter Flüssigkeit zwischen den Mahlzeiten einzunehmen, um einen Stein zum Abgang zu bringen. Aber nur wenige Tage ist dies erlaubt und nur bei gesundem Gefäßsystem. Andernfalls sind solche Kuren für das Herz des Kranken nicht ohne Gefahr.

Ist die chemische Beschaffenheit der in den Harnwegen gebildeten Steine unbekannt, so werden zu diesen Trinkkuren am besten neutrale Wässer oder Aufgüsse von Lindenblüten, Birkenblättern, Schachtelhalmen usw. verordnet. Dieselben Getränke sind empfehlenswert, wenn phosphorsaure oder oxalsaure Steine vorhanden sind. Handelt es sich aber bei dem Kranken um harnsaure Steine, dann werden besser alkalische Mineralwässer oder mit Natriumbicarbonat versetztes gewöhnliches Quellwasser empfohlen. Die alkalischen Wässer vermögen wahrscheinlich durch Verminderung der Acidität des Harns und vielleicht auch durch Beeinflussung der Schutzkolloide des Harns das Anwachsen der Steine zu verhindern oder doch zu verlangsamen. Die Trinkkuren, die zweckmäßig mehrmals jährlich während 3—4 Wochen durchzuführen sind,

machen nicht unbedingt das Aufsuchen eines Kurortes nötig. Auch zu Hause
werden sie gute Erfolge geben können, wenn sie mit einer zweckmäßigen Regelung der Lebensweise verbunden werden. Auch zwischen den einzelnen Trink-
kuren soll der Steinkranke immer darauf achten, durch genügende Flüssigkeitszufuhr eine starke Konzentration seines Urins zu vermeiden. Als Kurorte kommen in Frage in der Schweiz Passugg, in Deutschland vor allem Wildungen, in Italien Fiuggi, in Frankreich Evian und Vittel, sowie Vichy bei Harnsäurekonkrementen.

Wieweit die Nahrung die Bildung und das Wachstum der Harnsteine beeinflußt, ist noch eine offene Frage. Die Diätvorschriften lauten deshalb außerordentlich verschieden. Nur in einzelnen Verordnungen herrscht Einigkeit: bei harnsauren Steinen soll die Nahrung zur Hauptsache aus Mehlspeisen, Gemüse, Kartoffeln, Obst, Milch und Butter bestehen; Fleisch und Eierspeisen sind nur in geringem Maße zu genießen. Sehr nucleinreiche Fleischspeisen, wie Leber, Nieren, Milken, Hirn, Wildbret, sind ganz zu meiden. Ebenso sind Wurstwaren und Geräuchertes zu verbieten wegen ihres meist erheblichen Gehaltes an Zersetzungsprodukten des Eiweiß, welche den Gehalt des Harns an harnsauren Salzen steigern würden. Noch strenger ist bei *Cystinsteinen* der Eiweißgehalt der Nahrung auf ein Mindestmaß zu beschränken. Zudem ist starke Alkalisierung des Harns durch hohe Dosen von Natriumbicarbonat angezeigt, da Cystin in alkalisierter Flüssigkeit löslich ist.

Bei *oxalsauren* Steinen, die sowohl im alkalischen wie im sauren Harn sich bilden können, ist auf gut gemischte, leicht verdauliche Kost zu achten. Ob der Genuß von oxalsäurereichen Nahrungsmitteln, wie Spinat, Rhabarber, Sauerampfer, Kakao, Tee wirklich zum Ausfall von Oxalaten im Harn führt, ist noch umstritten. Man soll aber jedenfalls ohne Zögern den unnötigen Tee- und Schokoladegenuß verbieten, vor allzu reichlichem Genuß von frischem Obst warnen, dem Kranken dagegen ruhig erlauben, den oxalatreichen Spinat in mäßiger Menge zu genießen. Der medikamentöse Gebrauch von Mag-

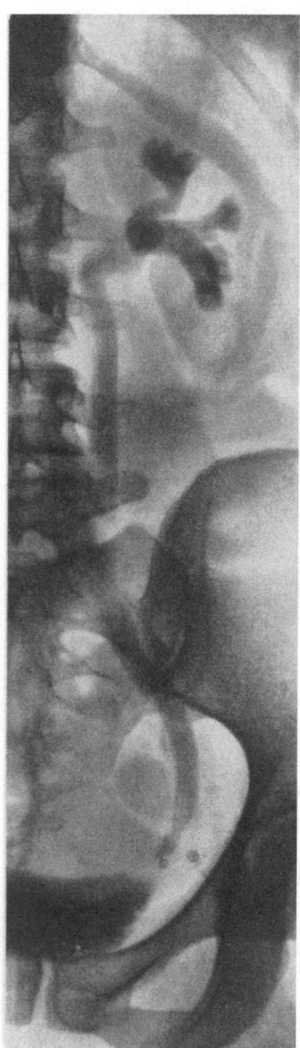

Abb. 122. Ureterstein und Beckenflecke.

nesia usta oder carbonicum 2 g pro die scheint manchmal das Ausfallen von
Oxalaten im Harn zu vermindern.

Bei *phosphorsauren* und *kohlensauren* Steinen ist zum Ansäuern des Harns
Fleisch- und Eierkost, sowie reichliche Ernährung mit Cerealien zu empfehlen;
bei ihnen ist die Gemüse- und Obstkost einzuschränken und sind alkalische
Wässer zu verbieten, um eine Steigerung der Harnalkalescenz und ein reichliches
Ausfallen von phosphorsauren und kohlensauren Harnsalzen zu vermeiden.

Wenn auch der Steinkranke in der Ruhe am wenigsten von seinem Leiden
belästigt wird, so muß ihm doch aus Rücksicht auf seinen Stoffwechsel genügend

körperliche Bewegung, allerdings unter Vermeidung starker Erschütterungen
des Körpers, angeraten werden. Der Stuhl ist sorgfältig zu regeln.

Ob *Medikamente* den Abgang von Steinen zu beschleunigen vermögen, ist
zweifelhaft. Wenn spastische Kontrakturen der Nierenbecken- und Uretermuskulatur den Steinabgang zu hindern scheinen, so sind Opium und Bella-
donnapräparate, besser noch Syntropan, Eupaverin, Papaverin oder Papavydrin
(3mal täglich 1 Tablette) zu verordnen, um durch Lösung der spastischen Kontrakturen den Durchgang der Steine durch den Ureter zu erleichtern. Das
vielfach empfohlene Lithium carbonicum (0,1—0,25 mehrmals täglich) und das
Piperazin (0,5—2,0 pro die) scheinen für den Abgang der Steine von geringem

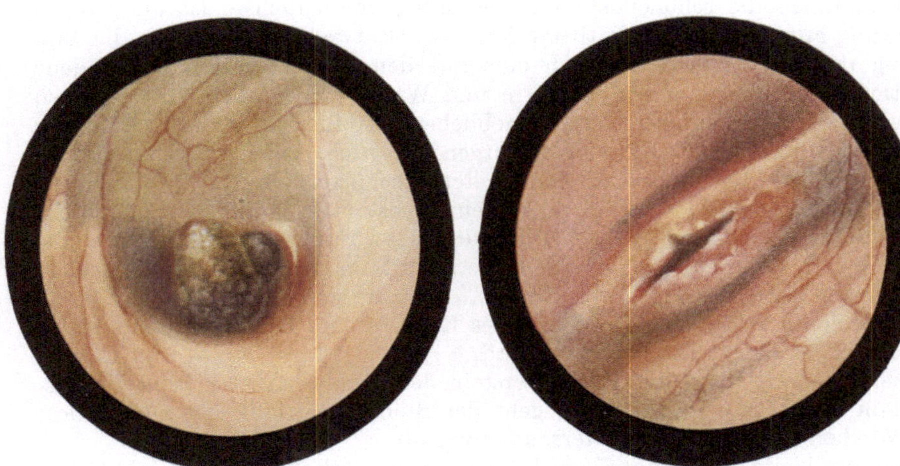

Abb. 123. Eingekeilter Blasenureterstein.
(Nach BAETZNER.)

Abb. 124. Uretermündung nach Steindurchtritt.
(Nach BAETZNER.)

Nutzen; ob sie das Wachstum der Steine hemmen, ist fraglich. Oft von Steinabgang gefolgt ist der innerliche Gebrauch von Glycerin (2mal täglich 15 g,
allfällig mit Zusatz einiger Tropfen Tinctura amara). Es darf aber das Glycerin
nicht länger als 4—6 Wochen eingenommen werden, da sein langer Gebrauch
zu Hämoglobinurie führen kann. Sind die Nierensteine von einer Infektion
der Harnwege begleitet, so sind Harndesinfizienzien, allfällig auch Blasen- und
Nierenbeckenspülungen angezeigt. Eine erneute Steinbildung, die ihren Ausgang in der bakteriellen Zersetzung des Harns nimmt, wird durch diese Behandlung hintangehalten.

Bei Steinkoliken sind zur Linderung der Schmerzen erhebliche Dosen von
Morphium 0,02 oder Pantopon 0,04 in subcutanen Injektionen in Verbindung
mit Atropin, Bellafolin usw. angezeigt. Noch wirksamer und scheinbar ohne
lähmende Wirkung auf die Ureterperistaltik ist das Novalgin, das besonders
intravenös injiziert (1—2,0 cm³ 2—3mal täglich) dem Patienten sehr rasch
Schmerzfreiheit bringt und den Steinabgang zu fördern scheint.

Rascher als Medikamente beendigt oft die Uretersondierung die Steinkolik.
Wenn auch die Einführung des Ureterkatheters nur selten sofort zum Steinabgang führt, so vermag sie doch häufig einen Lagewechsel des Steines zu
erzielen und dadurch dem oberhalb des Steines im Ureter gestauten Harn
Abfluß zu verschaffen. Der Kolikschmerz hört damit sofort auf.

Der Abgang von Uretersteinen ist offenbar auch durch das sog. *subaquale
Darmbad* zu fördern. Ob diese großen Darmspülungen im warmen Bade durch

Anregung der Harnleiterperistaltik oder durch Steigerung der Diurese die Steinaustreibung bewirken, ist fraglich. Kranken mit ernsten Kreislaufstörungen, mit Hypertonie oder Nephritis, sowie mit ulcerösen Darmleiden ist das subaquale Darmbad zu widerraten.

Unblutige instrumentelle Eingriffe. Instrumentell, ohne blutige Operation, den Abgang eines Steines aus den oberen Harnwegen zu beschleunigen oder zu erzwingen, ist nur bei Harnleiter-, nicht aber bei Nierensteinen möglich.

Besonders Steine, die im unteren Teile des Harnleiters stecken, können oftmals durch transvesicale Eingriffe rasch zum Abgang in die Blase gebracht werden. Verschiedene Methoden sind dazu verwendbar.

Unter ihnen die schonendste und deshalb gebräuchlichste ist die Uretersondierung mit einem Seidenkatheter Nr. 5—6. Entweder schon durch die Einführung des Katheters oder durch eine mit dem Katheterismus verbundene Injektion einer Mischung von Glycerin und Wasser zu gleichen Teilen in den sondierten Ureter kann der steckengebliebene Stein aus seiner Verhakung gelöst und verschoben werden. Wenn irgend möglich, soll der Ureterkatheter am Stein vorbei nach oben in den Ureter geschoben werden. Die dadurch erzielte Entleerung des oberhalb des Steines gestauten Harns beseitigt nicht nur Kolikschmerzen und die schädigende Rückwirkung des Steines auf die Niere, sondern sie belebt auch die Ureterperistaltik und schafft dadurch günstige Bedingungen zur Austreibung des Steines. Diese bessern sich noch mehr, wenn der Ureterspasmus durch Liegenlassen des Katheters im Ureter während 12 bis 24 Stunden gemildert und beseitigt wird.

Ausnahmsweise folgt der Harnleiterstein dem Ureterkatheter beim Herausziehen in die Blase. In der Regel geht der Stein bestenfalls erst einige Tage oder Wochen nach der Harnleitersondierung ab.

Sehr oft bleibt der Eingriff, auch wenn er wiederholt wird, erfolglos. Der Stein bleibt im Harnleiter stecken.

Für solche Fälle wurde empfohlen, statt nur einen zwei Ureterkatheter in den steintragenden Harnleiter einzuführen oder aber den Harnleiter durch immer größer gewählte Sonden oder Bougies (Oliven) zu erweitern, den Stein im erweiterten Harnleiter mit einem Steinfänger (am besten Schlingenkatheter) zu fassen und herauszuziehen.

In sehr erfahrenen Händen geben solche Verfahren oftmals erfreuliche Heilerfolge. Aber alle diese sinnreichen Methoden einer unblutigen, aber doch immerhin recht gewaltsamen Extraktion eines Steines aus dem engen Harnleiter führen doch leicht zu ungewollten Verletzungen. Diese werden nicht selten von Infektion gefolgt und erzeugen manchmal den Harnstrom hemmende Narben an der Harnleitermündung, andere Male hinterlassen sie Insuffizienz des Ureterverschlusses. Intramural oder gar nur submukös steckengebliebene Harnleitersteine werden am sichersten aus ihrer Verklemmung befreit und zum Abgehen gebracht durch Schlitzung der Uretermündung mit Hochfrequenzstrom.

B. Blutige Operationen. Bei einer großen Zahl von Steinkranken wird ein blutiger Eingriff zur Entfernung ihrer Harnsteine nötig. Als solcher kommt in Frage: Ureterotomie, Pyelotomie, Nephrotomie, Nephrektomie.

Die Ureterotomie, ein kleiner Längsschnitt in den Harnleiter zur Entfernung eines in diesem steckengebliebenen Steines, kann transperitoneal von einem Laparotomieschnitt oder aber extraperitoneal ausgeführt werden.

Die *transperitoneale Ureterotomie* wird nur wenig geübt. Bei sorgfältigem Operieren und gutem Abdichten des Operationsfeldes wird das Ausfließen einiger Tropfen allfällig infizierten Harns in die Peritonealhöhle selten bedenklichere Entzündungserscheinungen auslösen. Gefährlich aber ist, die trotz des

Nahtschlusses nie sicher gedichtete Ureterwunde hinter dem Bauchfell ohne Drainage zurückzulassen. Die meisten Chirurgen ziehen deshalb den extraperitonealen Ureterschnitt, der genügende Drainage erlaubt, zur Beseitigung der Uretersteine vor.

Zur *extraperitonealen Ureterotomie* gibt der lumbo-abdominale Schrägschnitt nach ISRAEL guten Zugang bis hinab zum juxtavesicalen Ureterteil. Es muß allerdings der Rectus eingekerbt werden, um auch bei männlichen Kranken ohne allzu große Schwierigkeit bis an die Blasenwand den Harnleiter verfolgen zu können. Das Einlegen eines Katheters in den Harnleiter vor der Ureterotomie ist unnötig. Ureter und Ureterstein sind ohne diese Hilfe leicht zu finden.

Ist der Ureterstein beweglich, so darf von der Wunde aus bei juxtavesicalen Steinen ein digitales Heraufschieben des Uretersteins in höhere, leichter zugängliche Ureterteile versucht werden. Gewalt darf aber nicht angewandt werden; allzu leicht bricht der Stein und bleiben unbemerkte Bruchstücke im Harnleiter zurück. Mißlingt eine Verschiebung des Steines nach oben und ist wegen Korpulenz und engem Becken des Kranken der juxtavesicale Ureterteil nicht gut sichtbar zu machen, so muß allfällig der Ureter oberhalb des Steines eingeschnitten werden und durch diese Öffnung mit einer Zange der tiefsitzende Ureterstein herausgeholt werden. Besser ist es aber, die Freilegung des Ureters bis zur Blase zu erzwingen, um den Ureter auf dem Steine spalten zu können.

Freieren Zugang zu juxtavesicalen Uretersteinen gibt nach Ansicht einzelner Chirurgen ein suprapubischer Medianschnitt oder ein PFANNENSTIELscher Querschnitt über der Symphyse, von dem aus längs der Seitenwand der Blase, wenn nötig nach Experitonisierung der ganzen Blase, auf den untersten Ureterteil eingegangen wird.

Nach Entfernung des Konkrementes durch die Ureterotomie ist von der Wunde aus der freie Durchgang durch den Ureter zur Blase zu prüfen. Ist der Durchgang in die Blase frei, so heilt die Ureterwunde ohne Naht. Aber eine feine Catgutnaht ohne Mitfassen der Mucosa kürzt den Heilungsverlauf doch merklich ab. Oft wird dadurch eine Heilung per primam erzielt. Trotzdem ist das Einlegen eines Drains in die Operationswunde bis nahe zur Ureternaht anzuraten. Ureterfisteln entstehen nach der Ureterotomie nur, wenn der Harnabfluß aus dem Ureter nach der Blase zu gehemmt ist. Zur Verhütung von Ureterstrikturen nach Ureterotomie sind regelmäßige Sondierungen des operierten Ureters in den ersten Monaten nach der Operation zu empfehlen. Die Mortalität der Ureterotomie ist fast Null; Rezidive der Uretersteine sind nicht selten.

Die *Pyelotomie* wird stets extraperitoneal ausgeführt. Es wird die Niere durch einen schrägen Lumbalschnitt parallel und unterhalb der 12. Rippe freigelegt. Nur soweit die Freilegung des Ureters und Nierenbeckens es erfordert, ist die Niere aus dem perirenalen Gewebe auszulösen. Je weniger ausgedehnt die Narbe, um so weniger schwer wird eine wegen Steinrezidiv später vielleicht nötige zweite Operation. In der Regel soll das Nierenbecken an seiner dorsalen Fläche eröffnet werden, weil diese nicht wie die ventrale von Gefäßen gekreuzt wird. Nur selten verlangt die Lage des Steines oder eine Anomalie des Gefäßverlaufs die ventrale Pyelotomie. Am raschesten werden die anatomischen Verhältnisse des Nierenbeckens klargelegt, wenn zuerst der Ureter in seinem obersten Teile angeschlungen und nach oben bis zu seinem Übergang ins Nierenbecken verfolgt wird. Dieses Verfahren ist besonders empfehlenswert, wenn das Nierenbecken nur zum kleineren Teil extrarenal liegt. Oft ist der Stein durch die Nierenbeckenwandung durch zu fühlen, wenn nicht, soll das Nierenbecken in der Mitte seiner sichtbaren Fläche eröffnet werden. Der Schnitt darf bis nahe an das Nierenparenchym hinanreichen, soll aber den Arterienast, der zwischen Hilusrand des Parenchyms und Nierenbeckens verläuft, vermeiden. Der Schnitt soll auch nicht zu nahe an die Abgangsstelle des Ureters hinanreichen; er führt sonst leicht zu Verengerungen des Nierenbeckenausgangs und zur Bildung einer Hydronephrose. Bei sehr großen Nierenbeckensteinen wird der Schnitt statt median besser lateral angelegt, nahe der Umschlagsstelle der Nierenbeckenwand von der dorsalen zur ventralen Seite. Von einem solchen lateralen Schnitte aus sind selbst große Steine leicht aus dem Nierenbecken ohne Quetschung dessen Wundränder herauszuziehen. Eine quere Pyelotomie ist nur angezeigt, wenn der extrarenale Teil des Nierenbeckens ungewöhnlich klein ist.

Kleine Steine werden am besten mit gefensterten Löffelchen oder mit einer feinen Zange aus dem Nierenbecken hervorgeholt; zur Herausnahme größerer Steine sind immer Zangen nötig. Beim Hervorhebeln oder Hervorziehen der Steine ist sorgfältig ihr Zerbrechen und ist auch eine Quetschung der Wundränder zu vermeiden. Die Länge des Schnittes ist der Größe des Steines anzupassen. Ausspülen der Wunde mit physiologischer Kochsalzlösung, um allfällig zurückgebliebene Steinbröckel zu entfernen, ist immer ratsam, ebenso eine Sondierung des Ureters blasenwärts zur Prüfung ungehinderten Harnabflusses.

Ein völliger Nahtverschluß der Nierenbeckenwunde ist bei fehlender Infektion stets anzuraten; ein Mitfassen der Schleimhaut ist zu vermeiden. Wohl heilt die Nierenbeckenwunde bei freiem Urinabfluß durch den Ureter auch ohne Naht, die Heilung wird aber durch die Naht um mehrere Tage beschleunigt. Drainage des Nierenbeckens durch die Wunde ist nur angezeigt bei infiziertem Harn; sie gibt nie Anlaß zu Fisteln, wenn der Ureter frei durchgängig ist. Der Drain soll nach 5—7 Tagen entfernt werden. Nach der Pyelotomie sind Harndesinfizienzien zu verordnen; bei Drainage des infizierten Nierenbeckens sind tägliche Spülungen angezeigt.

Die *Nephrotomie*, früher die häufigste Operation bei Nierensteinen, wird heute viel seltener als die Pyelotomie ausgeführt. Im Gegensatz zur Pyelotomie ist sie stets mit einer Verletzung einzelner Nierenbezirke und mit Narbenbildung im Nierenparenchym verbunden. Ihr haftet zudem die Gefahr der Bildung erheblicher Niereninfarkte, sowie von lebensbedrohenden Nachblutungen aus dem Nierenparenchym an. Bei der Nephrotomie ist zur Auffindung der Steine selten ein Sektionsschnitt des Organs nötig. Durch Radiographie kann vor der Operation Lage und Form der Nierensteine klargelegt werden; der zur Entfernung der Steine notwendige Parenchymschnitt läßt sich deshalb meist auf wenige Zentimeter Länge beschränken. Der Schnitt soll nicht genau in die Medianlinie gelegt werden, sondern ungefähr 1 cm dorsalwärts, weil die allerdings unregelmäßig verlaufende Grenzfläche zwischen ventralem und dorsalem Anteil des Gefäßbaumes der Niere meistenorts dorsalwärts von der Mittellinie liegt. Das Nierenbecken gleich mit dem ersten Längsschnitt durch das Nierengewebe zu eröffnen, wird dadurch erleichtert, daß von einem kleinen Nierenbeckenschnitte aus eine Metallsonde in den steintragenden Calyx eingeschoben und gegen die Nierenrinde angepreßt wird. Der von außen fühlbare Sondenknopf gibt die Richtlinie für den Nierenschnitt. Nach der Extraktion der Steine sind die auf den Flächen des Nierenschnittes blutenden Gefäße zu umstechen, die Wundflächen durch Catgutknopfnähte zu vereinen. Die Nähte dürfen nicht stark angezogen werden wegen der Gefahr der Parenchymnekrosen. Sie müssen die capsula fibrosa mitfassen. Ein Unterpolstern der Nähte mit Fett oder Muskelstücken verhindert ihr Durchschneiden und hilft auch die Blutung stillen. Ein Wunddrain soll nur nahe an die Nierenwunde hinan, nicht in diese hinein gelegt werden. Die modernen resorbierbaren blutstillenden Gazen (wie Oxycel zum Beispiel) sind eine erhebliche technische Erleichterung der Nephrotomie.

Die *Nephrektomie* verlangt bei der Steinniere nur insoweit eine besondere Technik, als die bei infizierten Steinnieren immer sehr derben perirenalen Verwachsungen und fibromatösen Schwarten große Sorgfalt bei der Ausschälung der Nieren verlangen, um Nebenverletzungen von Peritoneum, Darm, Gefäßen zu vermeiden.

Operationsindikationen. Wann das eine, wann das andere der geschilderten blutigen oder unblutigen Heilverfahren bei einem Nieren- und Harnleiterstein in Anwendung gezogen werden soll, läßt sich nicht in starren Regeln vorschreiben. Die Heilversuche müssen den Eigenheiten jedes Kranken sorgfältig angepaßt werden. Richtlinien mögen die folgenden Angaben bieten.

Finden sich bei einem Kranken Harnsteine, deren Größe ihren Abgang durch die natürlichen Wege unmöglich erscheinen läßt, dann sind unblutige Heilversuche zwecklos. Eine Auflösung der Steine ist nicht zu erzielen; auf ihren Spontanzerfall ist nicht zu hoffen. Nur durch die blutig-operative Behandlung ist der Kranke zu heilen.

Sind aber die nachweisbaren Steine so klein, daß sie durch die natürlichen Wege abgehen können, so ist ihre Beseitigung vorerst durch intern-medikamentöse und diätetische Behandlung, allfällig auch durch subaquale Darmbäder zu versuchen. Sind die Steine von einer noch wenig bedrohlichen, zu keiner Funktionsstörung der Niere führenden Infektion der Harnwege begleitet, so ist die medikamentös-diätetische Behandlung zu verbinden mit Blasenspülungen und allfällig mit einigen vorsichtigen Nierenbeckenspülungen. Ist ein Abgang der Steine nicht zu erzielen, zeigt ein Kontrollradiogramm, daß die Konkremente wochen-, ja gar monatelang an derselben Stelle steckenbleiben, dann ist, wenn ein oder mehrere Steine im Harnleiter sitzen, zu versuchen, diese instrumentell zur Ausstoßung zu bringen. Es ist in erster Linie eine Sondierung des steintragenden Ureters mit 1—2 Ureterkatheter, verbunden mit Injektion von verdünntem Glycerin zu empfehlen, oder wenn ein Stein am Ausgang des Ureters im submukösen Ureterteile sitzt, die Uretermündung zu schlitzen. Eine Zangenextraktion des steckengebliebenen Uretersteins oder eine mechanische Erweiterung des untersten Ureterstückes durch Dilatatoren ist nur bei sorgfältigster Technik erlaubt und auch dann unbedingt nur be aseptischen Steinen. Bei infizierten Harnwegen sind solche Eingriffe zu widerraten. Nierenbeckensteine sind durch Sondierung des Harnleiters nicht zum Abgang zu bringen. Der Ureterenkatheterismus ist bei ihnen nur angezeigt zu momentaner Beseitigung von Harnstauung im Nierenbecken. Es kann z. B. ein am Ausgang des Nierenbeckens eingeklemmter Stein durch den Ureterkatheter ins Nierenbecken zurückgeschoben, dadurch dem gestauten Urin Abfluß verschafft und die Kolik sofort beseitigt werden.

Wie lange beim Steinkranken diese unblutigen Heilversuche fortzusetzen sind, wann statt ihrer blutige Eingriffe und welche in Anwendung zu ziehen sind, hängt davon ab, ob die Steine infiziert sind oder nicht. Aseptische Steine brauchen nicht unbedingt aus dem Körper entfernt zu werden, solange sie weder eine Harnstauung noch heftige Schmerzen verursachen. Ein Zuwarten ohne operative Entfernung der Steine ist allerdings nur gefahrlos, wenn die Kranken unter regelmäßiger, ärztlicher Beobachtung bleiben. Die Harnsteine führen nach längerem Verweilen in den Harnwegen fast immer durch Harnstauung zur Druckatrophie der Nieren oder zu deren Infektion. Leider entwickeln sich diese Schädigungen oft fast unmerklich bis zu bedrohlichem Grade und suchen die Kranken häufig chirurgische Hilfe zu spät auf, um die Niere vor Zerstörung durch Stauung oder Infektion zu retten.

Beispiel: Einer meiner Kranken, der die operative Entfernung eines fingerbeergroßen Steines der Niere nicht zulassen wollte, fühlte nach der ersten Kolik keine Beschwerden mehr; er stellte sich nie zu einer Kontrolluntersuchung. Mehrere Jahre nach meiner ersten Untersuchung wurde ich zu ihm gerufen wegen Ileus. Die Ursache der Darmparese war eine große Hydronephrose mit vollkommener Zerstörung des Nierenparenchyms. Im Ureter der excidierten Niere fand sich ein eingeklemmter Oxalatstein.

Anzeige zu sofortiger Entfernung der aseptischen Steine geben 1. häufige Nierenkoliken, 2. starke Nierenblutungen, 3. andauernde Harnstauung und dadurch bedingte Funktionsstörung in der Steinniere. Diese letzte Indikation ist die dringlichste. Wird ihr nicht nachgelebt, so geht die Niere ziemlich rasch hydronephrotisch zugrunde. Sehr dringlich ist die Anzeige zur operativen Entfernung aseptischer Nierensteine auch, wenn sie sich in einer Einzelniere entwickeln oder wenn eine doppelseitige Steinbildung besteht. Um Anurie und Urämie zu vermeiden, muß wenigstens eine Niere bei guter Funktion erhalten werden.

Zur blutig-operativen Entfernung aseptischer Steine aus einer noch funktionstüchtigen Niere soll ein Eingriff gewählt werden, der die Beseitigung aller Steine und Steintrümmer erlaubt, ohne das Nierengewebe zu schädigen. Diesen Anforderungen entspricht die Pyelotomie. Sie läßt das Nierenparenchym unverletzt, gibt weder zu Nachblutungen noch zu Infarktbildung Anlaß, und erlaubt doch eine saubere Ausräumung des Nierenbeckens. Wohl haftet ihr der Nachteil an, das Innere des Nierenbeckens nicht überblicken zu lassen. Es war deshalb früher die Furcht berechtigt, trotz des scheinbar guten Gelingens des Eingriffs möchten im Nierenbecken oder in den Calyces Steine zurückgelassen werden. Durch die Radiographie ist diese Unsicherheit der Pyelotomie fast vollkommen behoben worden. Die radiographische Feststellung von Zahl, Lage, Form und Größe der Steine ermöglicht es fast immer, von dem Nierenbeckenschnitte aus ohne langes Suchen alle Steine aus dem Nierenbecken und dessen Kelchen zu entfernen. Deshalb sind selbst multiple Steine keine Gegenanzeige der Pyelotomie.

Den höchsten Grad von Sicherheit, bei der Operation keinen Stein zurückzulassen, bietet die Vornahme eines Radiogramms oder einer Durchleuchtung der Niere während der Operation. Diese Röntgenkontrolle intra operationem ist sehr zu empfehlen.

Die Pyelotomie eignet sich ganz besonders für alle im Nierenbecken noch frei beweglichen Steine. Wieweit sie auch für Korallensteine verwendbar ist, hängt von der technischen Fertigkeit des Chirurgen und vom Ausmaße der extrarenalen Teile des Nierenbeckens ab. Nicht allzu stark verästelte Korallensteine können bei vorsichtiger Technik ohne Bruch durch den Nierenbeckenschnitt entfernt werden. Stark verästelte Korallensteine brechen fast immer; bei ihnen wird neben der Pyelotomie oft eine Nephrotomie nötig, um alle Fragmente entfernen zu können.

Die großen Vorzüge der Pyelotomie: Schonung des Nierenparenchyms, Vermeidung der Gefahr von Fistel oder Nachblutung, machen die Pyelotomie zur Methode der Wahl bei allen aseptischen Steinen, deren Form und Größe die Entfernung durch eine Schnittwunde des Nierenbeckens überhaupt zulassen. Gegenanzeige der Pyelotomie sind: 1. völlig intrarenale Lage des Nierenbeckens, 2. starke perirenale Verwachsungen, besonders bei Rezidivoperation, durch welche die Freilegung des Nierenbeckens verunmöglicht wird, 3. starke Verästelung von Korallensteinen, die es unmöglich macht, alle Konkremente und deren Bruchstücke vom Nierenbeckenschnitt aus allein zu entfernen.

Die *Nephrotomie* ist bei aseptischen Nierensteinen statt der Pyelotomie angezeigt 1. bei den seltenen, reinen Parenchymsteinen, 2. bei ganz intrarenaler

Lage des Nierenbeckens, 3. bei Calyxsteinen, die nur durch einen sehr engen Kelchhals mit dem Nierenbecken in Verbindung stehen, so daß die Extraktion der Steine ohne Bruch des Konkrementes und ohne Zerreißung des Kelchhalses nicht möglich ist, 4. bei starken perirenalen Verwachsungen, durch welche eine operative Freilegung des Nierenbeckens verunmöglicht oder doch sehr erschwert wird.

Die *Ureterotomie* ist immer angezeigt, wenn ein Ureterstein zu Harnstauung und Nierenfunktionsstörung führt und sich nicht innerhalb weniger Wochen ohne blutigen, operativen Eingriff zum Abgang bringen läßt.

Die *Nephrektomie* bei aseptischen Nierensteinen ist, gute Funktion der zweiten Niere vorausgesetzt, angezeigt 1. wenn das Parenchym der Steinniere hochgradig durch hydronephrotische Schrumpfungsprozesse zerstört ist, 2. wenn so zahlreiche Steine vorhanden sind, daß es unwahrscheinlich erscheint, alle Steine ohne schwere Schädigung des Nierengewebes entfernen zu können und zudem eine baldige Neubildung von Steinen erwartet werden muß, 3. wenn nach wiederholten Rezidivoperationen ein konservativer Eingriff der Steinniere der Verwachsungen wegen nicht mehr möglich ist, oder doch nicht mehr aussichtsvoll erscheint, 4. wenn nach einer konservativen Operation eine Harnfistel zurückblieb. Die Nephrektomie ist auch bei reinen Uretersteinen angezeigt, wenn die zum Ureter gehörige Niere kein oder nur noch wenig funktionstüchtiges Parenchym enthält. Die starke Dilatation des Harnleiters an sich ist dagegen beim Ureterstein noch keine Anzeige zur Nephrektomie, da auch starke Erweiterungen des Harnleiters nach Entfernung der Steine sich zurückbilden.

Bei *infizierten Nierensteinen* ist viel radikaler als bei aseptischen vorzugehen. Die infizierten Nierensteine bilden immer eine große Gefahr für den Kranken, besonders wenn nicht nur Colibakterien, sondern Strepto- oder Staphylokokken im Harn sind. Die Steine sollen deshalb möglichst rasch entfernt werden, gleichgültig ob sie groß oder klein seien. Die konservativen, operativen Eingriffe, Nephrotomie und Pyelotomie, sind bei ihnen viel gefährlicher als bei den aseptischen Nierensteinen. Bei eitriger Steinniere beträgt die Mortalität der Nephrotomie ungefähr 15%, während sie bei aseptischer Steinniere nur 7—8% beträgt; die Pyelotomie gibt bei infizierten Nierensteinen eine Mortalität von etwa 6%, bei aseptischen Steinen von 1—2%. Was die Nephrotomie und Pyelotomie bei der stark infizierten Niere gefährlich macht, ist die Nachblutung, die besonders bei Spaltung einer eitrigen Niere häufig ist. Oft führt auch eine von der operierten, infizierten Niere ausgehende Allgemeininfektion zu letalem Ausgang. Nach Nephrotomie und Pyelotomie soll an einer infizierten Steinniere das Nierenbecken stets mehrere Tage nach außen drainiert werden.

Bei heftiger Infektion der Niere, bei geringem Funktionswert des Organs, bei großer Zahl oder stark verzweigter Form der Nierensteine ist zur Heilung des Steinleidens die Nephrektomie zu empfehlen. Sie ist bei infizierter Steinniere weniger gefährlich als eine die eitrige Niere erhaltende Pyelotomie oder Nephrotomie.

Zum konservativen Vorgehen trotz heftiger Infektion kann man natürlich gezwungen werden, wenn die Steinbildung eine Solitärniere trifft oder wenn beide Nieren ungenügende Sekretionskraft haben. Die Pyelotomie ist bei solchen Kranken der Nephrotomie vorzuziehen, weil sie das Nierengewebe viel weniger schädigt.

Bei doppelseitiger Nephrolithiasis ist das Für und Wider einer operativen Behandlung stets sorgfältig abzuwägen. Ein Eingriff wird unbedingt nötig, wenn eine deutliche Funktionsstörung der Nieren wahrnehmbar wird oder wenn eine Harninfektion auftritt. Wenn irgend möglich, sollten die Steine durch

die parenchymschonende Pyelotomie entfernt werden. Eine Nephrektomie ist
bei beidseitiger Nephrolithiasis, wenn irgend möglich, zu vermeiden. Sie kann
aber ausnahmsweise nötig werden. Ist z. B. die eine steinhaltende Niere stark
infiziert, ihr Gewebe erheblich geschädigt, die andere Niere aber trotz der Steinbildung noch aseptisch und funktionstüchtig, dann ist es angezeigt, die eitrige
Niere zu entfernen. Die Nephrektomie bietet einen wesentlichen Schutz vor
Infektion der zweiten Niere. Selbst bei doppelseitigen, infizierten Steinnieren
kann es besser sein, die eine stark vereiterte, funktionsuntüchtige Steinniere
zu entfernen, wenn die zweite erst wenig infiziert und in ihrer Arbeitsfähigkeit noch wenig beeinträchtigt ist.

Doppelseitige Steinoperationen, selbst die einfache Pyelotomie, sollen nie
gleichzeitig, sondern immer in Pausen von einigen Wochen oder Monaten vorgenommen werden. Als Regel darf gelten, zuerst die bessere, in der Funktion
weniger geschädigte Niere zu operieren. Dadurch wird es möglich, beim Eingriff an der zweiten schwerer erkrankten Steinniere je nach dem anatomischen
Befund statt der Nephrotomie oder Pyelotomie die Exstirpation des stein-
haltigen Organs vornehmen zu dürfen.

Bei sehr schlechter Funktion beider Nieren (über 80 mg Rest-N in 100 cm³
Blut) ist bei doppelseitiger Nephrolithiasis von jedem operativen Eingriff abzusehen. Selbst die schonende Pyelotomie kann in solchen Fällen das eben noch
mühsam erhaltene Gleichgewicht endgültig stören und durch die unvermeidliche
operative Zirkulationshemmung trotz Vermeidung der Narkose zur tödlichen
Urämie führen.

Bei der *calculösen Anurie*, die fast immer die Folge doppelseitiger Nephrolithiasis ist, muß vor allem der Harnabfluß möglichst rasch freigemacht werden.
Die Aufgabe, die Harnsteine zu entfernen, tritt hinter dieser ersten Notwendigkeit
momentan zurück. Im Beginn der Anurie darf versucht werden, den Harnabfluß durch Ureterenkatheterismus wieder in Gang zu bringen. Wenn diesem
Eingriff ein voller Erfolg beschieden ist, wenn nach wenigen Stunden wieder
reichlich Urin abfließt, dann darf man sich mit diesem unblutigen Verfahren
vorerst begnügen. Setzt aber die Diurese nicht rasch reichlich ein, dann ist
unbedingt blutig operativ vorzugehen. Bei Anurie bringt jeder Tag des Zu-
wartens nicht wieder gutzumachende Schädigungen des Nierengewebes; es
mindern sich von Tag zu Tag die Aussichten eines operativen Eingriffes, weil
die Anurie durch Anhäufung von Harnstoff im Blute die Widerstandsfähigkeit
des Kranken rasch untergräbt. Kommt ein Kranker erst nach zwei- oder mehr-
tätiger Anurie in ärztliche Behandlung, darf deshalb nicht mit Versuchen, durch
Ureterenkatheterismus den Harnabfluß in Gang zu bringen, Zeit verloren werden.
Es muß sofort eine operative Eröffnung des einen oder anderen Nierenbeckens
vorgenommen werden, um der besser sezernierenden Niere Abfluß zu schaffen.

Eine Allgemeinnarkose ist beim Kranken mit Anurie gefährlich; jeder
chirurgische Eingriff soll deshalb in extraduraler oder in paravertebraler Anästhesie ausgeführt werden. Nur bei ungefähr einem Drittel aller Steinanurien
handelt es sich um Kranke mit Einzelniere, sei es um Nephrektomierte, sei es
um Kranke mit angeborener Solitärniere. Fast bei allen anderen Kranken tritt
die calculöse Anurie ein, weil beide Nieren steinkrank sind. Meist ist bei Eintritt
der Steinanurie die eine Niere so hochgradig zerstört, daß sie schon längere Zeit
funktionslos war, die Anurie auftrat infolge Steinverschluß des Ureters der
zweiten, bis dahin genügend sezernierenden Niere. Bei diesen Kranken mit
Anurie muß getrachtet werden, von den beiden Nieren in erster Linie die noch
besser erhaltene freizulegen, die Niere, bei der die Harnabsonderung bis vor

kurzem im Gange war. Welche der beiden Nieren dies ist, läßt sich manchmal den Angaben des Kranken entnehmen. Es ist in der Regel die Niere, in welcher der letzte Kolikschmerz einsetzte. Die noch sekretionsfähige Niere ist während der Anurie gekennzeichnet durch ihre Schmerzhaftigkeit auf Druck und durch die starke Spannung der ihr benachbarten Lendenmuskulatur. Zudem ist bei der cystoskopischen Untersuchung auf der Seite der frischen Steineinklemmung manchmal ein offenkundig akutes Ödem der Harnleitermündungslippen sichtbar. Der Ureterenkatheterismus gibt selten weiteren Aufschluß; er wird meist beiderseits auf ein Hindernis stoßen. Gelingt es ausnahmsweise, einen Katheter in das Nierenbecken vorzuschieben, so wird aus der schon lange funktionslos gewordenen Niere kein Harn abfließen, wohl aber von der frisch verschlossenen noch sekretionsfähigen. Ab und zu mag auch ein Radiogramm die Lage klären. Die während des Anfalles von Anurie nie fehlende, starke Blähung der Därme läßt zwar die Steinschatten auf dem Filme nur undeutlich sichtbar werden. Nur mit Vorsicht sind aus der Größe, Form und Lage der Steine Rückschlüsse auf die Stelle der frischen Steineinklemmung zu ziehen. Oft muß, ohne sicher zu wissen, welche der Nieren die noch funktionstüchtige ist, auf gut Glück die eine oder andere Niere freigelegt werden. Stößt man bei der Operation auf eine total oder doch weitgehend zerstörte, einer erheblichen Funktion nicht mehr fähige Niere, so muß sofort die Wunde geschlossen und an der anderen Niere durch Pyelotomie oder Nephrotomie dem Harn freier Abfluß geschaffen werden. Wird dabei der die Harnstauung bedingende Stein sichtbar, so wird er natürlich sogleich entfernt. Bleibt aber seine Lage ungewiß, dann soll nicht lange nach ihm gesucht werden. Es ist besser, sich vorerst mit der Drainage des Nierenbeckens, welche die momentane Lebensgefahr beseitigt, zu begnügen. Die Steine können später, wenn sich der Kranke vom Anurieanfalle erholt hat, unter günstigeren Bedingungen entfernt werden.

Steinrezidive. Durch die operativen Eingriffe werden bei der Nephrolithiasis nur die vorhandenen Steine aus den Harnwegen beseitigt, die Stoffwechselstörungen und lokalen Gewebeveränderungen, die zur Steinbildung Anlaß gaben, aber nicht. Deshalb ist es erklärlich, warum auch der best ausgeführten Steinoperation recht häufig Rückfälle des Leidens folgen. Die hohen Rückfallziffern, die in den Statistiken mitgeteilt werden, sind deshalb erklärlich. Es muß damit gerechnet werden, daß bei ungefähr 20% der wegen Stein Operierten Rückfälle des Steinleidens sich einstellen, sowohl nach Pyelotomie wie nach Nephrotomie. Größeren Einfluß auf die Zahl der Rezidive hat die Infektion der Harnwege. Steine die von Infektion, gar auch noch von Harnstauung, gleichgültig welcher Ursache, begleitet sind, geben viel häufiger Rückfälle als aseptische Steine bei gutem Harnabfluß. Auch der chemische Aufbau der Steine ist von Belang. Vor allem die infizierten Phosphat- und Carbonatsteine rezidivieren sehr leicht; sehr häufig sind die Rückfälle auch bei Cystinsteinen, gleichgültig ob diese infiziert sind oder nicht. Am wenigsten Neigung zur Neubildung zeigen die Oxalatsteine.

Die Rückfälle treffen vorzugsweise die zur Zeit der Operation steintragende Niere; die zweite Niere zeigt viel weniger oft postoperative Neubildung von Steinen. Zur *Verhütung* der *Steinrezidive* tragen bei: 1. dauernde diätetische Beeinflussung des Steinleidens im Sinne der oben beschriebenen Regeln auch nach der Operation, 2. energische postoperative Bekämpfung der Harninfektion und der Harnstauung (regelmäßige Nierenbecken- und Blasenspülungen und innere Medikation, bei den zu Rezidiven besonders disponierenden Staphylokokkeninfektionen sind neben Penicillin zeitweilige Kuren mit intravenöser Salvarsaninjektion 2—3 Dosen von je 0,15 nicht zu vergessen).

N. Stauungsgeschwülste der Nieren.

Staut sich Harn im Nierenbecken und in dessen Kelchen über das physiologische Maß hinaus, so ändert sich die äußere Form, wie auch der innere Bau der Niere. Es bilden sich, je nach dem Grade der Sekretstauung, mehr oder weniger große Nierengeschwülste, die im Gegensatz zu den wahren Neubildungen als Retentions- oder Stauungsgeschwülste der Niere bezeichnet oder Sacknieren genannt werden. Es sind zwei Arten zu unterscheiden:

1. die Hydronephrose oder Wassersackniere, bei der das gestaute Sekret aseptisch und wäßrig ist,

2. die Pyonephrose oder Eitersackniere, bei der das gestaute Sekret eitrig ist.

Die Abtrennung weiterer Abarten der Stauungsgeschwülste ist ohne praktischen Wert. Es ist zwecklos, einen Unterschied zwischen Uronephrose und Hydronephrose zu machen, je nachdem das gestaute Sekret die Eigenschaften des normalen Urins noch ziemlich vollkommen bewahrt hat oder aber durch Verarmung an festen Bestandteilen dem Wasser ähnlich geworden ist. Wertvoller wäre die Trennung zwischen infizierter Hydronephrose und Pyonephrose, wenn es stets gelänge zu entscheiden, ob die Harnstauung der Infektion vorausginge oder ob im Gegenteil die Infektion des Nierenbeckens das erste war und zur Harnstauung den Anlaß gab. Aber im Einzelfalle ist diese Unterscheidung klinisch schwierig oder unmöglich. Auch wenn die Infektion des Nierenbeckens das primäre schien, mag doch oft unerkannt eine kleine Hydronephrose die Vorbedingung zur Infektion gewesen sein. Selbst am anatomischen Präparate ist dies nicht immer zu entscheiden. Es scheint mir deshalb richtiger, die aseptische Hydronephrose für sich allein, dagegen die infizierte Hydronephrose gemeinsam mit der Pyonephrose zu besprechen, um so mehr, als die beiden letzteren im klinischen Bilde sich ähnlich sind und dieselben therapeutischen Maßnahmen erfordern.

I. Hydronephrose.

Pathogenese. Eine Harnstauung im Nierenbecken kann sehr verschiedenartigen Ursprungs sein. Jedes erhebliche Hindernis, das sich dem Harnstrom zwischen Nierenkelchen und äußerer Harnröhrenmündung entgegenstellt, kann eine Stauungsgeschwulst der Niere erzeugen. Diese wird, je nachdem das Stromhindernis angeboren oder im späteren Leben erworben ist, als *angeborene* oder als *erworbene Hydronephrose* bezeichnet. Diese scheinbar wohlbegründete Trennung aller Hydronephrosen in zwei Hauptarten ist aber sowohl klinisch, wie auch anatomisch schwer durchführbar.

Als *angeboren* erscheinen die bei Kleinkindern oder Säuglingen beobachteten Hydronephrosen, bei denen ein intrauterin entstandenes Abflußhindernis erkennbar ist: eine angeborene Verengerung oder Verklebung, eine Klappen- oder Faltenbildung in der Harnröhre, die Stenose einer abnorm gelegenen Uretermündung, ein hoher Abgang des Ureters aus dem Nierenbecken, eine Verlagerung der Niere usw.

Nicht selten findet sich bei Kindern eine ungewöhnliche Weite des Nierenbeckens und Ureters, ohne daß als deren Ursache ein Abflußhindernis in den Harnwegen zu erkennen ist. Wahrscheinlich handelt es sich bei dieser scheinbar idiopathischen Nierenbecken- und Uretererweiterung um eine angeborene Schwäche der harnaustreibenden Muskulatur, die als Folge einer Mißbildung zu deuten ist. Einzelne Pathologen wollen diese Hydronephrosen nicht als kongenitale bezeichnen, sondern als erworben auf Grund kongenitaler Abflußbehinderung in den Harnwegen.

Sicher *erworben* sind Hydronephrosen, die im späteren Lebensalter im Anschluß an eine traumatische oder entzündliche Verengerung des Harnleiters oder die nach Einklemmung eines Uretersteines oder infolge Behinderung der Harnblasenentleerung durch Prostatahypertrophie, Prostatacarcinom usw. sich entwickeln.

Neben diesen in ihrer Pathogenese leicht zu deutenden Hydronephrosen finden sich aber in großer Zahl Stauungsgeschwülste der Niere, die im 3. oder 4. Lebensjahrzehnt klinisch in Erscheinung treten, deshalb als erworben gelten möchten, die aber doch unverkennbar angeborene Veränderungen der Niere aufweisen, die auf einen intrauterinen Ursprung des Leidens hindeuten. Es findet sich häufig eine ungewöhnlich stark extrarenale Lage des Nierenbeckens, eine abnorme Anordnung der arteriellen Nierengefäße, so daß diese statt bis nahe an die Niere hinan in einem großen Stamm vereint, schon von der Aorta her in weitauseinanderliegenden Ästen an die Niere herantreten (zerteilter oder zerstreuter Gefäßtypus). Außerdem ist bei solchen Nieren auch häufig eine fetale Lappung, sowie eine ungewöhnlich breite und flache Form des Hilus auffallend.

Aber fast nie können diese kongenitalen Abnormitäten als alleinige Ursache der Harnstauung im Nierenbecken gedeutet werden. Fast immer ist aus dem anatomischen Befunde herauszulesen, daß sie wohl eine günstige Vorbedingung zur Bildung einer Hydronephrose schufen, daß sie aber erst in Verbindung mit später erworbenen, anatomischen Veränderungen der Niere eine Harnstauung zu bewirken vermochten. So erzeugen z. B. die in abnormer Lage an die Niere herantretenden Gefäße wohl nie an sich allein durch ihren Druck auf den Harnleiter eine Harnstauung. Erst wenn die Niere infolge Abmagerung des Patienten oder aus anderen Gründen sich senkt, der Ureter dadurch über den abnormen Gefäßstrang, der ihn kreuzt, geknickt wird, erst dann vermögen die ungewöhnlich verlaufenden Gefäße den Harnstrom zu behindern und werden sie zur Ursache einer stetig zunehmenden Harnstauung im Nierenbecken.

Zu entscheiden, ob derart entstandene Hydronephrosen den angeborenen oder den erworbenen zuzuzählen sind, ist ohne Willkür kaum möglich.

Ebenso schwierig wie die Gruppierung der Hydronephrosen in angeborene und erworbene ist ihre Einteilung in *dynamisch* und *mechanisch* entstandene. Ist bei einer Hydronephrose in den ableitenden Harnwegen kein mechanisches Hindernis nachweisbar, dann wird mangels anderer Erklärungen die Erweiterung des Nierenbeckens als Folge dynamischer Störungen, hervorgerufen durch krankhafte Veränderungen im neuromuskulären System der oberen Harnwege gedeutet.

Findet sich dagegen bei einer Hydronephrose ein sicher mechanisch wirkendes Hindernis des Harnabflusses, wie z. B. eine scharfwinkelige, durch bindegewebige Verwachsungen geschaffene Knickung des Harnleiters, so liegt es nahe, in dieser die alleinige Ursache der Hydronephrose zu suchen. Und doch darf auch bei einem scheinbar so eindeutigen Befunde nicht übersehen werden, daß vielleicht die Ureterknickung, die jetzt den Harnstrom hemmt, die Folge dynamischer, d. h. neuromuskulärer Störungen war, die Ureterknickung erst entstand, nachdem infolge dynamisch gehemmter Entleerung des Nierenbeckens durch die Füllung und Überdehnung desselben eine Drehung und Senkung der Niere eintrat. Selbst die Einklemmung eines Steines im Ureter verursacht nicht rein mechanisch durch Verstopfung der Harnleiterlichtung eine Harnstauung; fast immer fände der Harn neben dem Stein genügend freien Durchgang, wenn nicht durch Ureterspasmen im Bereiche des Steines der Harnstrom unterbrochen würde.

Die Harnstauung im Nierenbecken ist so häufig die Folge eines gemeinsamen Einwirkens dynamischer und mechanischer Hemmungen des Harnstromes, daß eine durchgehende Sonderung der dynamisch von den mechanisch entstandenen Hydronephrosen nicht möglich ist.

Die praktisch brauchbarste Übersicht über die verschiedenartigen Hydronephrosen bietet deren Gruppierung nach dem Sitze des Harnabflußhindernisses. Dabei sind zwei große Gruppen zu unterscheiden:

a) die Hydronephrosen entstanden durch ein Hindernis in den *unteren Harnwegen*, das vorerst zur Harnverhaltung in der Blase, erst durch diese zur Harnstauung im Nierenbecken führte;

b) Hydronephrosen, erzeugt durch ein *Abflußhindernis in den oberen Harnwegen*, das die Miktion freiläßt.

Bei der ersten Gruppe, bei der das Abflußhindernis so tief liegt, daß es die Blasenentleerung hemmt, staut sich der Harn in der Regel in beiden Harnleitern und in beiden Nierenbecken. Es entwickelt sich eine doppelseitige Hydronephrose mit Erweiterung der Ureteren in ihrer ganzen Länge (Abb. 125). Das Anwachsen dieser Hydronephrosen ist in der Regel ein langsames und geht selten bis zur Bildung großer, durch die Bauchdecken durch fühlbarer Stauungsgeschwülste. Die muskelstarke Harnblase, die zwischen Nierenbecken und Abflußhindernis eingeschaltet ist, vermag das Hindernis lange Zeit so weit zu überwinden, daß nur wenig Stauharn in den Nierenbecken zurückbleibt. Und wenn sich schließlich größere Restharnmengen in der Blase ansammeln, so verzögert doch auch dann noch die Dehnbarkeit der Blasenwandung die Rückstauung des Harns in Ureter und Nierenbecken. Nur bei Kindern, deren Blasenmuskulatur viel schwächer ist als bei Erwachsenen, entwickelt sich auch bei tiefliegendem Hindernis des Harnstromes die Hydronephrose sehr rasch. Als Harnabflußhindernis in den untersten Harnwegen sind zu erwähnen: 1. *in der Harnröhre* angeborene oder erworbene Strikturen oder ein abnormes Ende der Urethralausmündung, Prostatahypertrophie oder Prostatatumoren; 2. *in der Blase* Steine oder Neubildungen, die sich ventilartig vor den Blasenausgang legen, Blasendivertikel, Motilitätsstörungen der Blase durch Tabes und multiple Sklerose, Myelitis usw.

Bei der zweiten Gruppe der Hydronephrosen, bei denen das Abflußhindernis oberhalb der Harnblase liegt, ist das Leiden meist einseitig; doch ist auch hier Doppelseitigkeit nicht so sehr selten zu beobachten. Bei dieser Gruppe von Hydronephrosen wirkt sich der Stauungsdruck unmittelbar auf die Ureter- und Nierenbeckenwandung aus, wird nicht vorerst durch die Harnblase gebrochen. Deshalb erzeugen hochgelegene Hindernisse viel häufiger als tiefgelegene rasche Dehnungen der Nierenbecken und eine starke Steigerung des intrapelvinen Druckes, begleitet von Kolikschmerzen. Solche Hydronephrosen zeigen auch in der Regel ein viel rascheres und weitgehenderes Anwachsen als Stauungsgeschwülste der ersten Gruppe. Es sind fast ausschließlich die Hydronephrosen mit hochgelegenem Abflußhindernis, die einen chirurgischen Eingriff nötig machen.

In den oberen Harnwegen treten Harnstromhindernisse sehr verschiedener Art auf.

Rein dynamisch wird der Harnabfluß aus dem Nierenbecken gehemmt: durch eine angeborene oder durch Infektion und andere Schädigungen erworbene *Schwäche der Nierenbecken- und Harnleitermuskulatur* (Atonie der Ureteren) (Abb. 126).

Scheinbar *rein mechanische* Hindernisse des Harnabflusses, die aber sicher oft mit dynamischen Störungen der Harnaustreibung verbunden sind, lassen sich häufig am Nierenbeckenausgang oder am Harnleiter erkennen. Wenn es auch immer zweifelhaft bleibt, ob diese mechanischen Hindernisse die Grundursache der Harnstauung sind, so läßt sich doch meistens nicht leugnen, daß sie die Harnstauung jedenfalls unterhalten und wohl auch verstärken.

Als solche mechanische Abflußhindernisse finden sich:

Verengerungen oder Knickungen des Harnleiters. *Verengerungen* können bedingt sein: a) durch von außen die Harnleiterwandung pressende Tumoren, wie Myome des Uterus, große extraperitoneale Cysten usw.; b) durch Neoplasmen,

die von der Harnleiterwandung ausgehen, Papillome, Carcinome; c) durch ein-
geklemmte Harnleitersteine (Abb. 127) oder andere Fremdkörper, und endlich

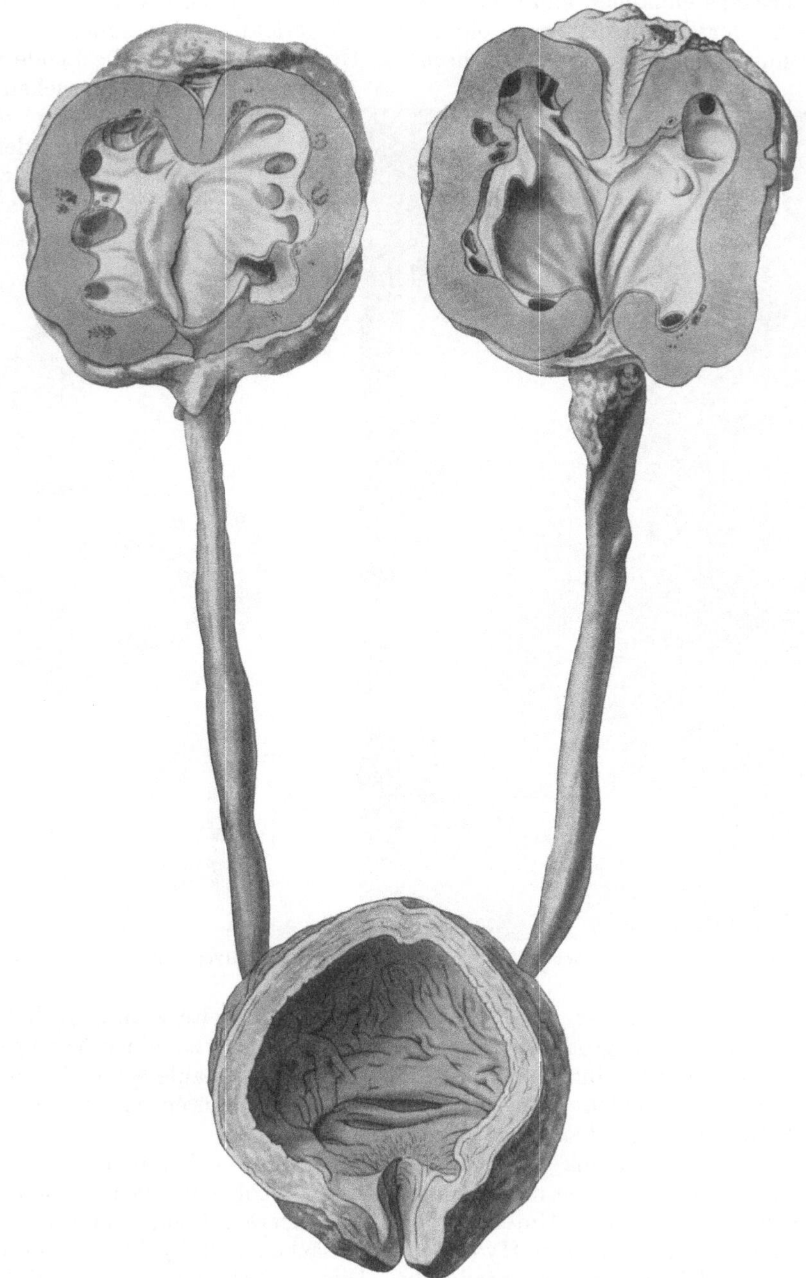

Abb. 125. Ureteren- und Nierenbeckenerweiterung durch Harnstauung infolge Abflußbehinderung in den unteren Harnwegen. (Pathol. Institut Basel.)

auch d) durch angeborene Klappenbildungen oder Epithelverwachsungen am
Ureter, durch Cystenbildung am vesicalen Ureterende, durch narbige Strikturen
des Harnleiters (s. S. 317, Harnleiterkrankheiten).

Wie rasch durch eine hochgradige Hemmung des Harnabflusses aus den Nieren zur Blase sowohl bei Kindern, wie bei Erwachsenen eine sackartige Erweiterung des Nierenbeckens entstehen kann, beweisen die sog. *traumatischen Hydronephrosen.*

Wenn der Harnleiter eine offene Wunde erleidet oder subcutan durch Quetschung oder Zerreißung (Deichselstoß, Hufschlag, Fall auf die Lende usw.) verletzt wird, so entwickelt sich durch die Vernarbung dieser Ureterwunde eine mehr oder weniger enge Narbenstriktur des Harnleiters. Ein Trauma der

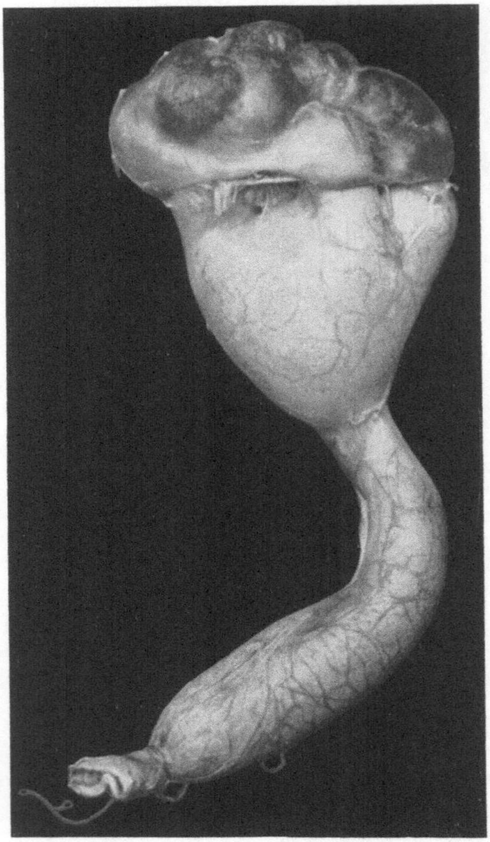

Abb. 126. Atonie des Ureters mit Hydronephrose.

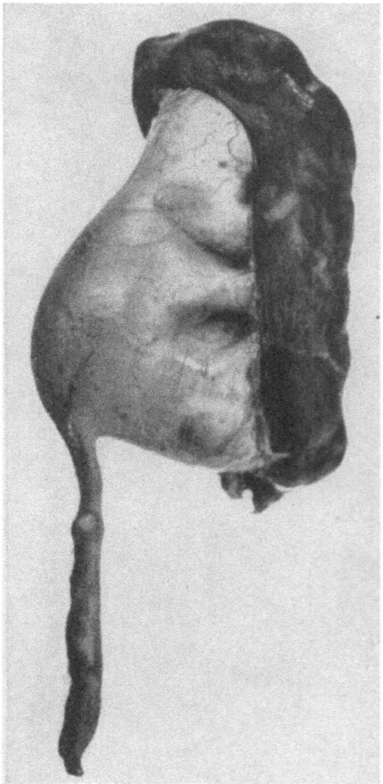

Abb. 127. Hydronephrose mit Uretersteinen.

Ureterregion kann sogar ohne Verletzung der Harnleiterwandung, lediglich durch Bildung eines großen, periureteralen Hämatoms zu einer Verengerung der Harnleiterlichtung führen. Das Hämatom kann im Laufe seiner Resorption derbe Narbenzüge bilden, welche den Harnleiter umschnüren oder knicken und dadurch für den Harnstrom undurchgängig machen.

Ist eine durch Trauma verursachte Verengerung der Harnleiter sehr hochgradig, so können sich, wie mehrere einwandfreie Beobachtungen am Menschen und auch experimentelle Untersuchungen am Tiere lehren, schon innerhalb 2—3 Monaten recht erhebliche Hydronephrosensäcke mit weitgehender Stauungsatrophie des Nierengewebes entwickeln. Dies mahnt, eine hochgradige Behinderung des Harnstromes im Ureter immer möglichst rasch zu beseitigen, weil andernfalls binnen kurzer Zeit nicht wieder gutzumachende Schädigungen des Nierengewebes sich einstellen.

Von den echten traumatischen Hydronephrosen ist die *traumatische Pseudohydronephrose* zu unterscheiden. Eine solche kann sich nach einer Verletzung der Niere oder des Harnleiters entwickeln durch ein Ansammeln von Blut und Harn im perirenalen oder periureteralen Bindegewebe. Der Flüssigkeitserguß kapselt sich unter Bildung bindegewebiger Schwarten ab und bildet eine cystische, der Niere anliegende Geschwulst, die palpatorisch einer Hydronephrose sehr ähnlich ist.

Knickungen des Ureters werden in dessen unterstem Teile vorzugsweise durch Lageveränderungen des Uterus (Prolaps, starke Retroflexion, operative Ventrofixation usw.) verursacht oder durch eine Cystocele, durch eine angeborene Blasenspalte, bei welcher die Vorwölbung der hinteren Blasenwand die beiden Harnleiter verzerrt. Auch entzündliche Verwachsungen des Harnleiters mit seinen Nachbarorganen (Appendix, retroperitoneale Drüsen) können den Anlaß zu Knickungen des untersten Harnleiterteiles geben.

Häufiger als blasenwärts finden sich Harnleiterknickungen nahe dem Nierenbecken. Dort werden sie hervorgerufen durch angeborene Lageanomalien der Niere (Dystopia renis, Hufeisenniere usw.) oder durch erworbene Lagewechsel der Niere (Wanderniere, Verdrängung der Niere durch Verkrümmungen der Wirbelsäule usw.). Es verläuft bei diesen abnorm gelagerten Nieren der Harnleiter vom Nierenbecken nicht direkt nach unten, sondern vorerst nach oben und biegt dann plötzlich in scharfem Bogen oder gar in spitzem Winkel nach unten um.

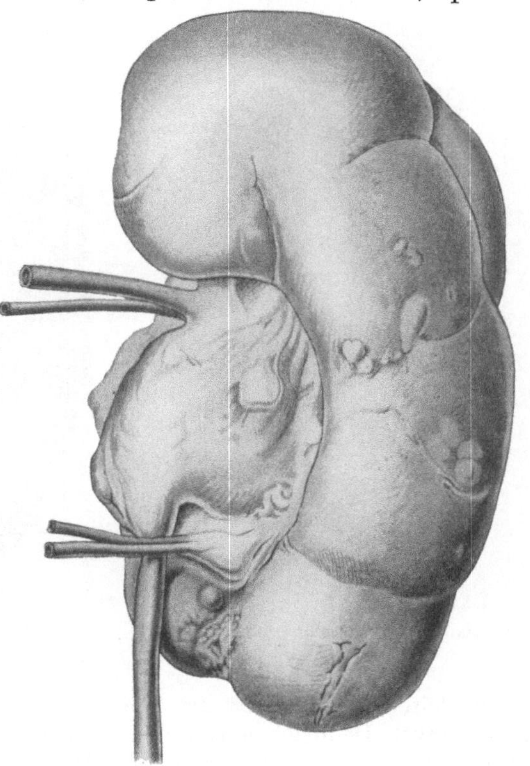

Abb. 128. Beginnende Hydronephrose infolge Gefäßkreuzung des Ureters.

Sein vom Nierenbecken bis zur Knickungsstelle reichender Teil ist manchmal, doch nicht immer, erweitert.

Bei Hydronephrosen wird häufig der Harnleiter über einen ihn kreuzenden sog. *akzessorischen Gefäßstrang* geknickt gefunden. Der Gefäßstrang besteht in der Regel aus einer Arterie und einer oder zwei Venen. Dieser Befund erweckt jeweilen den Eindruck, als ob dieser abnorm verlaufende Gefäßstrang die alleinige Ursache der Harnleiterknickung und der daneben beobachteten Hydronephrose sei (Abb. 128). Zur Knickung oder Kompression des Harnleiters führen solche Gefäßstränge nach der Darstellung von Ekehorn nur, wenn sie die Frontalebene von Harnleiter und Niere schneiden, sie also entweder hinter dem Harnleiter zur Vorderseite der Niere, oder vor dem Harnleiter zur Rückseite der Niere ziehen. Gefäße, welche die Frontalebene von Niere und Harnleiter nicht schneiden, die also vor dem Harnleiter zur vorderen Seite der Niere oder hinter dem Harnleiter zur hinteren Hälfte der Niere gehen, vermögen nach Ekehorns Auffassung keinen Druck auf den Harnleiter auszuüben. Diese Regel hat aber sehr viele Ausnahmen. Der Harnleiter wird häufig durch Gefäße, die vor dem Ureter zur Vorderseite des Nierenhilus laufen (Abb. 129a und 129b) geschnürt oder geknickt.

Daß solche sog. akzessorische den Ureter kreuzende Nierengefäße durch ihren Druck den Harnstrom im Ureter hemmen können, ist unbestreitbar. Ob sie aber jemals als erste und einzige Ursache einer Hydronephrose betrachtet werden dürfen, bleibt fraglich. Das abnorm verlaufende Gefäß scheint meistens

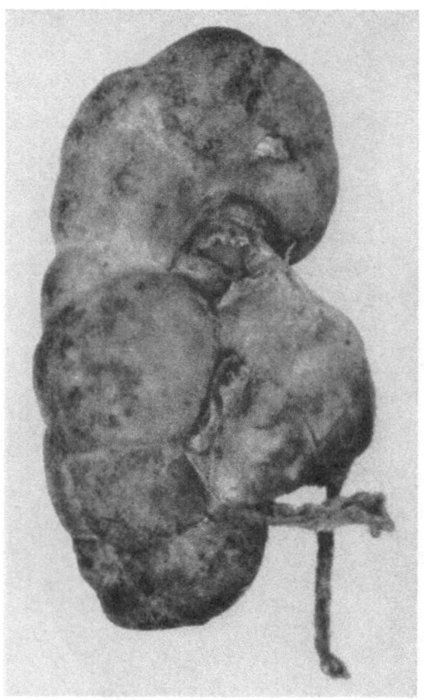

Abb. 129a. Hydronephrose durch Gefäßstrang.

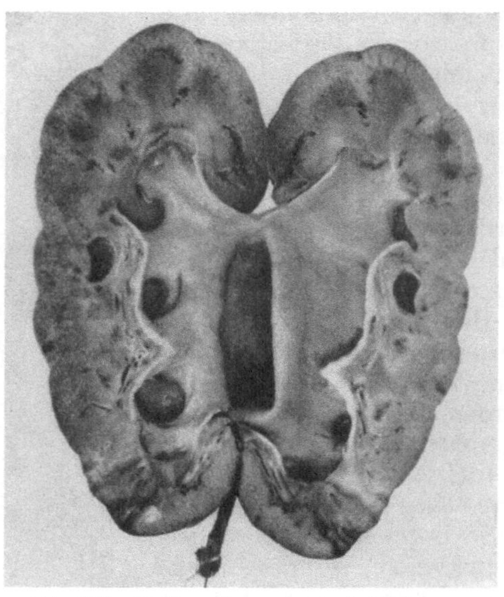

Abb. 129b. Hydronephrose durch Gefäßstrang (Sektionsschnitt von Präparat Abb. 129a).

den Harnleiter erst dann zu drücken, wenn sich die Niere aus irgendwelchem Grunde senkt. Demnach müßte die Nierensenkung als die wahre Ursache der Hydronephrose betrachtet werden. Der Druck des akzessorischen Gefäßstranges auf den Ureter wäre als eine Folgeerscheinung der Senkung einzuschätzen, die allerdings die Harnstauung steigert und unterhält.

Daß durch *Senkung der Niere* auch ohne Mitwirkung des Druckes eines den Harnleiter kreuzenden Gefäßes eine Harnstauung im Nierenbecken zustande kommt, ist leicht erklärlich. Durch eine Senkung der Niere werden die Endpunkte des Harnleiters einander genähert. Der Harnleiter ist nicht elastisch genug, um trotz Verkürzung seiner Verlaufsstrecke in normaler Spannung zu bleiben. Schlaff geworden biegt er sich in seinem obersten Teile, wo er mit den Nachbarorganen nur lose verbunden ist, seitlich aus oder knickt sich dort gar spitzwinkelig ein. Wird durch bindegewebige Verwachsungen diese Verformung des Ureters festgehalten, so wird die Ureterperistaltik und der Harnabfluß aus dem Nierenbecken dauernd gehemmt; es entsteht eine Hydronephrose (Abb. 130). Die bei starker und rascher Senkung der Niere hin und wieder beobachtete, völlige Sperrung des Harnabflusses aus dem Nierenbecken ist am ehesten als ein reflektorischer Verschlußkrampf des Ureters durch Zerrung der Nerven des Nierenstiels zu deuten. Wiederholt wurde bei Senkung der Niere auch eine Drehung des Ureters um seine Längsachse beobachtet, die zur Harnstauung im Nierenbecken zu führen schien.

Aber auch die bei einer hydronephrotischen Niere beobachtete Senkung des Organs mit Knickung des Harnleiters darf nicht immer ohne weiteres als Ursache der Hydronephrose betrachtet werden. Die Senkung kann statt Ursache auch schon Folge eines Leidens sein. Denn es wird ja naturgemäß jede durch Harnstauung vergrößerte Niere, den Gesetzen der Schwere folgend, Neigung zur Senkung ins Abdomen haben. Ob die gefundene Nierensenkung mit Knickung des Ureters Folge oder Ursache der Hydronephrose ist, bleibt deshalb häufig unklar. Sie darf jedenfalls nur dann als Ursache gelten, wenn die Harnstauung sich bis zur Knickungsstelle des Harnleiters hinan geltend macht, also der Harnleiter vom Nierenbecken bis zur Knickungsstelle deutlich erweitert ist. Andernfalls ist der Grund der Hydronephrosebildung eher in einem Abflußhindernis im oder am Nierenbecken zu suchen.

Im Nierenbecken selbst kann, wie bereits erwähnt, eine *Atonie der Nierenbeckenmuskulatur* zum Abflußhindernis des Harns werden. Es können auch *Tumoren* oder *Steine* des *Nierenbeckens* den Harnabfluß mechanisch hemmen, ebenso die recht oft beobachtete *Spornbildung* an der Abgangsstelle des Harnleiters. Eine solche Spornbildung kann schon angeboren sein durch einen spitzwinkeligen oder sehr hohen Abgang des Harnleiters aus dem Nierenbecken. Dies trifft besonders häufig bei mißbildeten und verlagerten Nieren zu. Eine Spornbildung kann aber auch erst im späteren Leben erworben werden. Im Kindesalter treten vorübergehende Harnstauungen im Nierenbecken offenbar ohne merkliche Krankheitserscheinungen nicht selten auf. Es kann z. B. der Harnleiter durch zusammengeballte Harnsalze verstopft werden, oder es wird bei sehr starker Diurese die Schleimhaut des Nierenbeckens auf ihrer Unterlage in der Richtung des Harnstromes verschoben, so daß sie sich in Falten über die Abgangsstelle des Harnleiters legt und den Urinabfluß hemmt. Durch jede derartige, auch nur kurz dauernde Harnstauung wird, besonders wenn der Harnleiter schon von Geburt an nicht am tiefsten Punkte des Nierenbeckens abgeht, das

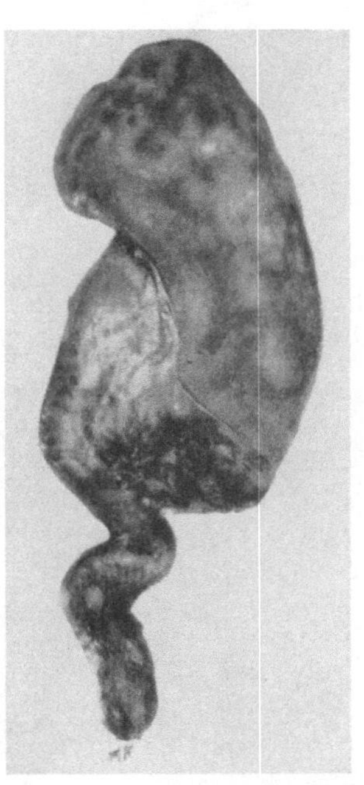

Abb. 130. Infizierte Hydronephrose mit durch Adhäsionen fixierter Ureterknickung.

Nierenbecken durch den gestauten Harn vorzugsweise unterhalb der Abgangsstelle des Harnleiters ausgebaucht. Mit Nachlaß der Harnstauung geht diese Ausbauchung allerdings vorerst wieder zurück. Wiederholen sich aber die Anfälle von Harnstauung im Nierenbecken, so verliert die Nierenbeckenwand allmählich ihre Elastizität. Sie wird dauernd unter der Abgangsstelle des Harnleiters ausgesackt; es bleibt dort ständig Urin verhalten.

Je größer die Aussackung ist, um so beträchtlicher ist die verhaltene Urinmenge und um so mehr verzieht diese durch ihr Gewicht den unteren Rand der Harnleitermündung. Ein Teil der unteren Harnleiterwand wird in die Nierenbeckenwandung hineinbezogen. Der Abgang des Harnleiters wird spitzwinkeliger und zugleich durch Steigerung der Ausstülpung der Nierenbeckenwand nach unten scheinbar immer höher im Nierenbecken gelegen. Der Harnleiter wird in seinem obersten Teile durch das immer praller sich füllende Nierenbecken zur Seite gedrängt; er legt sich der Nierenbeckenwandung eng an und verklebt mit dieser schließlich durch entzündliche Bindegewebsstränge. So wird der spitze Sporn zwischen Harnleiter und Nierenbecken zu einem Druckventil, das den Abfluß aus dem Nierenbecken zeitweilig oder dauernd sperrt.

Entwickelt sich eine solche Spornbildung oder ein anderes Abflußhindernis statt am Ausgang des Nierenbeckens zwischen einem Calyx und dem

Nierenbecken, so kann die Harnstauung auf einzelne Renculi der Niere beschränkt bleiben. Es entsteht eine sog. *partielle Hydronephrose.*

Pathologische Anatomie. Der im Nierenbecken sich stauende Harn dehnt durch seinen stetig zunehmenden Druck die Wandung des Nierenbeckens. Das

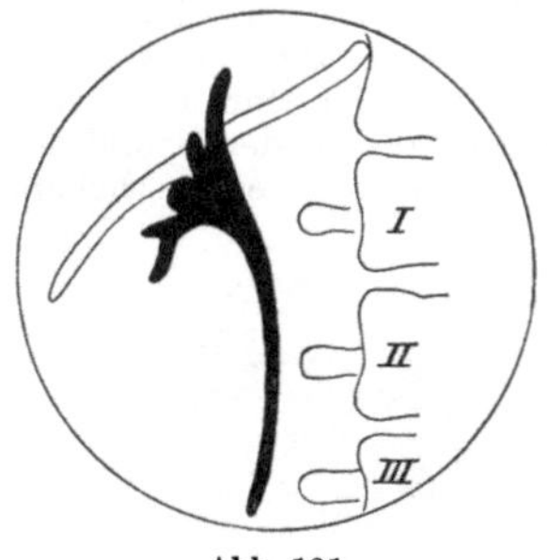

Abb. 131.

erst schlanke, kelchartige Nierenbecken (Abb. 131) wird birnförmig, später rundlich oder sackartig (Abb. 132); seine Wandungen werden prall gespannt und durch die Dehnung verdünnt. Auch die Calyces werden mehr und mehr erweitert (Nephrektasie, Abb. 133). Nur selten beschränkt sich die Dehnung auf das Nierenbecken (Pyelektasie, Abb. 134). Der Stauungsdruck macht sich bald auch im Nierenparenchym geltend. Die Tubuli werden durch gestautes Sekret erweitert, das interstitielle Gewebe ödematös durchtränkt, die venösen Blutgefäße prall gefüllt. Es setzt eine erhebliche Exsudation von hyalinen Massen in die Harnkanälchen ein, wodurch diese verstopft werden. Das Nierenparenchym schwellt an und erscheint hypertrophisch. Die Sekretionsfähigkeit der Niere sinkt aber bald. Wohl bleibt die Menge des abgesonderten Harns vorerst noch normal, aber das Sekret wird durch die Stauung arm an harnfähigen Substanzen; Cylinder und Eiweiß werden ihm beigemischt, oft auch rote Blutkörperchen.

Da die Niere fortfährt in das an seiner Entleerung gehemmte Nierenbecken Harn abzusondern, steigert sich in diesem der Innendruck. Ein Ausgleich dieses Druckes durch eine stetig zunehmende Ausweitung des Nierenbeckens ist nur in beschränktem Maße möglich. Der Druck wirkt mehr und mehr nicht nur auf die Nierenbeckenwand, sondern auch auf das Nierengewebe ein. Dieses unterliegt nach seiner ersten unverkennbaren Volumsvermehrung einem deutlichen Druckschwund. Erst werden die Nierenpapillen abgeflacht, dann der ganze Markkegel. Schließlich wird unter weitgehender Dehnung der Calyces auch die Rindenschicht verschmälert. Am längsten widerstehen die Bertinischen Säulen

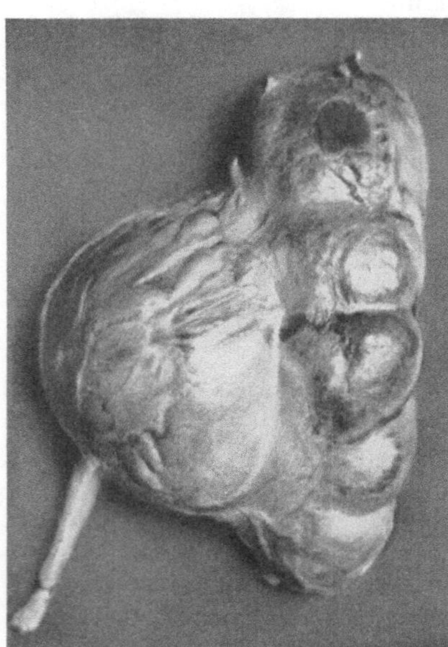

Abb. 132. Hydronephrose mit kugelig erweitertem Nierenbecken.

dem Stauungsdrucke. Sie sind durch die in ihnen liegenden interlobulären Gefäße und deren Bindegewebestützen besonders widerstandsfähig. Sie formen zwischen den weit in die Markschicht hineinreichenden Aussackungen der Nierenkelche scharf vorspringende, langsam aber sich doch auch abflachende Trennungswände. Die interlobulären Blutgefäße werden durch die Steigerung des intrapelvinen Druckes zusammengepreßt, in die Länge gezogen, in ihrer Verlaufsrichtung verzerrt. Die Durchblutung des Nierengewebes wird dadurch verringert. Es entsteht eine merkliche Ischämie, durch welche die Druckatrophie der Nierenparenchymzellen beschleunigt wird. Die drüsigen Teile des Nierenparenchyms schwinden mehr und mehr; es bleiben im gewucherten, interstitiellen Bindegewebe schließlich nur wenige Überreste von Harnkanälchen und

einzelne spärliche, hyaline Glomeruli. Die Atrophie des Parenchyms vollzieht sich am raschesten an den Polen der Niere, es scheint sich dort der Stauungsprozeß des Harns am stärksten auszuwirken. Langsamer verläuft die Atrophie in der Mittelpartie der Niere. Schließlich schwindet aber unter dem Drucke des im Nierenbecken gestauten Harns das Nierengewebe im ganzen Organe bis auf eine dünne Schicht. Gleichzeitig wird die Wandung des Nierenbeckens, welche zuerst durch Dehnung verdünnt wurde, durch Wucherung fibrillären Bindegewebes und Bildung zottiger Auswüchse der Epithelschicht allmählich dicker und derber. Das atrophische Nierengewebe und die verdickte Nierenbeckenwand erhalten dadurch fast dieselbe Konsistenz und Transparenz, so daß zwischen ihnen kaum mehr eine deutliche Grenze sichtbar bleibt. Sie bilden eine gleichmäßige Sackhülle um die gestauten Harnmassen. Erst wenn die Sackniere entleert wird, treten selbst bei vorgeschrittenster Atrophie des Nierenparenchyms die Grenzen zwischen Nierengewebe und Nierenbeckenwand wieder hervor. Das verdünnte Nierengewebe sitzt wie eine Haube dem erweiterten, nach der Entleerung schlaffwandigen Nierenbecken auf.

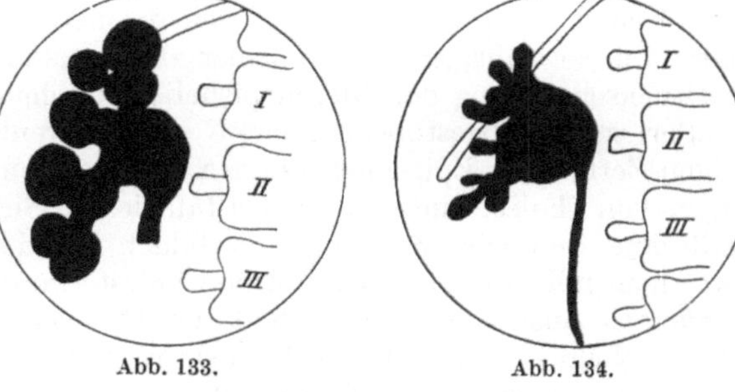

Abb. 133.   Abb. 134.

Der Harnleiter wird bei der Hydronephrose, wenn das zur Harnstauung führende Hindernis im Nierenbecken oder an seiner Ausmündung liegt, wenig verändert. Sitzt aber das Hindernis unten im Harnleiter, dann wird durch die Harnstauung nicht nur das Nierenbecken, sondern auch der Harnleiter erweitert. Er kann durch hochgradige Harnstauung in Weite und Form einer Dünndarmschlinge ähnlich werden.

Ist die hydronephrotische Niere durch Druckatrophie in ihrer Funktion stark beeinträchtigt, so stellt sich in ihrem gesunden Schwesterorgane eine kompensatorische Hypertrophie ein.

Je nachdem die Abflußbehinderung aus dem Nierenbecken eine vollständige ist oder nicht, wird zwischen der *geschlossenen* oder *offenen* Hydronephrose unterschieden. Bei der geschlossenen fließt gar kein Harn mehr ab, bei der offenen ist sein Abfluß wohl dauernd behindert, aber nur vorübergehend ganz unterbrochen.

Eine offene Hydronephrose, bei der sich das Nierenbecken zeitweilig wieder ganz entleert, wird als *intermittierende* bezeichnet, im Gegensatz zur remittierenden Hydronephrose, bei der die Harnstauung im Nierenbecken im Grade wohl wechselt, nie aber ganz schwindet.

Im allgemeinen wird das Nierenparenchym um so schneller atrophisch, je stärker und andauernder die Harnstauung ist.

Ein plötzlicher, vollständiger Verschluß des Harnleiters kann die Nierensekretion sofort zum Stillstand bringen und eine hochgradige Nierenatrophie ohne wesentliche Sekretansammlung im Nierenbecken zur Folge haben. Meist aber sondert selbst bei einer ganz plötzlich einsetzenden und danach andauernden Verstopfung des Harnabflusses das Parenchym vor seiner völligen Atrophie noch erhebliche Mengen Harn in das geschlossene Nierenbecken ab, so daß trotz des völligen Verschlusses des Harnleiters große Stauungsgeschwülste entstehen können. Daß sich ausnahmsweise sogar schon wenige Wochen nach vollständigem Harnleiterschluß gewaltige Hydronephrosesäcke mit auf papierdünne

Schichten atrophiertem Nierengewebe entwickeln, lehren die S. 266 erwähnten traumatischen Hydronephrosen. Die offenen Stauungsgeschwülste, sowohl die intermittierenden wie die remittierenden, werden im Durchschnitt größer als die von vornherein geschlossenen. Der Grund ist leicht zu erkennen. Jedes zeitweilige Nachlassen der Harnstauung im Nierenbecken vermindert den Druck auf das Nierengewebe und erlaubt in diesem wieder eine regere Durchblutung. Das Nierenparenchym wird wieder lebens- und leistungsfähiger. Dem Nachlassen der Harnstauung folgt deshalb eine Harnflut aus dem plötzlich entlasteten, aktiv hyperämisierten Nierengewebe. Die fast unversiegbare Fähigkeit des Nierengewebes, trotz vorgeschrittener Atrophie seiner drüsigen Teile immer wieder, bei jedem Nachlassen des Stauungsdruckes, reichlich Harn abzusondern, erklärt, warum bei remittierenden oder intermittierenden offenen Stauungsgeschwülsten schließlich ganz gewaltige Sackbildungen zustande kommen können.

Der *Inhalt* der *Hydronephrose* ist in den Anfangsstadien des Leidens dem normalen Harn ähnlich; bald aber vermindert sich sein Gehalt an festen Harnbestandteilen, sein spezifisches Gewicht sinkt. Je länger die Harnstauung dauert, um so wäßriger, um so ärmer an Harnstoffen wird das Sekret. Infolge der Druckschädigung der Nierenepithelien mischen sich dem Harn Eiweiß und Cylinder, sowie abgestoßene Nieren- und Nierenbeckenepithelien bei. Durch fettigen Zerfall der Epithelien können sich in alten Hydronephrosesäcken große Mengen von Cholesterintafeln auskristallisieren. Sie geben dem Hydronephroseninhalt eine weißliche Färbung und bilden ein deutlich glitzerndes Sediment, in welchem mikroskopisch zahlreiche Cholesterintafeln nachweisbar sind *(Cholesterinurie)*. Ausnahmsweise enthält der Hydronephroseninhalt bernsteinsaures Natron. Nicht selten führt die Harnstauung im Nierenbecken zu einer Blutung aus Nierenparenchym und Nierenbeckenwand, besonders aus den Kelchwinkeln, sei es durch Entzündungsprozesse, sei es durch Drucknekrose oder Zerreißung submuköser Gefäße infolge starker Druckschwankungen. Der Nierensackinhalt wird schmutzig-braunrot *(Hämatonephrose)*.

Eine Wiederherstellung des durch Druckatrophie zugrunde gegangenen Parenchyms ist auch nach vollständiger Behebung der Harnstauung nicht mehr zu erhoffen, nur noch eine Besserung der Funktion der wohl geschädigten, aber nicht zerstörten Nierenzellen.

Es lassen sich zwar in den ersten Stadien der Harnstauungsniere im Drüsengewebe manchmal geringe Regenerationsvorgänge histologisch erkennen. Solche fehlen aber bei vorgeschrittener Druckatrophie vollkommen. Die nach Beseitigung der Harnstauung sehr häufig wesentliche Besserung der Nierenfunktion ist darauf zurückzuführen, daß beim Nachlassen des intrapelvinen Druckes infolge behobener Harnstauung die interlobären Nierengefäße wieder weiter werden, die Blutversorgung im Nierengewebe sich bessert und die noch erhaltenen Parenchymzellen unter günstigere Arbeitsbedingungen gesetzt, viel leistungsfähiger werden.

Symptome. Die Krankheitserscheinungen der Hydronephrose sind recht verschiedenartig; oft sind die auffälligsten *kolikartige Schmerzen* und *Bildung eines Tumors in der Nierengegend*. Es kann sich aber eine große Hydronephrose auch so vollständig schmerzlos entwickeln, daß sie dem Kranken erst durch die Auftreibung des Leibes und das damit verbundene Druck- und Spannungsgefühl bemerkbar wird. Bei anderen Kranken erzeugt die Hydronephrose nicht nur keine Schmerzen, sondern auch keine fühlbare Vergrößerung der Niere. Dies findet sich besonders bei den doppelseitigen Hydronephrosen, die infolge eines in den unteren Harnwegen gelegenen Harnstromhindernisses, z. B. in der Folge von Prostatahypertrophie oder Urethralstrikturen entstehen.

Bedingt die Hydronephrose *Schmerzanfälle*, so stellen sich diese oftmals ohne erkennbare Ursache ein; andere Male scheinen sie ausgelöst zu werden entweder durch eine körperliche Anstrengung (Heben einer schweren Last, Hängen von Wäsche, anstrengendes Reiten, Marschieren usw.) oder durch irgendwelche Einwirkungen auf die Blutzirkulation, die zu einer Anschwellung der Nierenbecken- und Harnleiterschleimhaut führen, so durch reichliches Trinken kalter, besonders alkoholischer oder kohlensäurehaltiger Getränke, durch venöse Stauung bei Darmstörungen, durch prämenstruelle Kongestion.

Die Schmerzen setzen meist *plötzlich* mit voller Heftigkeit, und zwar krampfartig in der Lendengegend ein. Sie breiten sich bald längs des Ureters nach der Blase halbseitig und in die äußeren Genitalien aus; sie erstrecken sich auch oft bis in den Oberschenkel der kranken Seite. Zeitweilig strahlen sie in den Rücken, aber im Gegensatz zu den Leberkoliken, fast nie bis zur Schulter aus. Der Leib wird aufgetrieben, die Bauchmuskeln, besonders im Gebiete der kranken Niere, gespannt. Winde gehen trotz schmerzhafter Darmkoliken keine ab. Der Puls wird klein und rasch; unter Ausbruch kalten Schweißes stellt sich Übelkeit oder Erbrechen ein. Das Bild des Ileus! Der Kranke empfindet häufig Harndrang; der Harnabgang ist trotzdem sehr gering, fehlt sogar während des Anfalles oft vollkommen.

Ein solcher Schmerzanfall dauert in der Regel nur wenige Stunden; selten zieht er sich mit einzelnen Ruhepausen über einen ganzen Tag oder gar mehrere Tage hin. Plötzlich, wie begonnen, so endet er. Mit Nachlaß der Schmerzen macht sich sofort ein Gefühl großer Erleichterung geltend; immerhin bleibt der Kranke einige Zeit recht ermattet. Die im Anfalle sehr spärliche Harnabsonderung wird mit dem Schwinden der Schmerzen außergewöhnlich reichlich; der Harn wird sehr hell, fast farblos wie Wasser. Diese Harnflut ist, wie bereits erwähnt, nur zum kleinsten Teile bedingt durch den plötzlichen Abfluß der vordem im Nierenbecken gestauten Harnmengen. Sie ist vielmehr die Folge einer, mit Nachlaß der Stauung einsetzenden, starken Steigerung der Harnabsonderung aus den kongestionierten Nieren, der gesunden sowohl wie der hydronephrotisch veränderten.

Eine *Vergrößerung der Niere* ist in den frühen Stadien der Hydronephrose nur während des Schmerzanfalles, manchmal selbst dann nicht zu fühlen. Sie ist nicht immer bedeutend, ihr palpatorischer Nachweis deshalb während des Schmerzanfalles wegen der starken Muskelspannung der Bauchdecken unsicher. Am leichtesten fühlbar ist die Stauungsgeschwulst unmittelbar nach Beendigung des Schmerzanfalles; Harnstauung und Blutfülle in der Niere sind dann noch nicht ganz geschwunden, wohl aber die Muskelspannung. Eine intermittierende Hydronephrose kann gleich nach dem Anfalle eine kopfgroße Geschwulst bilden und wenige Stunden später nicht mehr fühlbar sein.

Im Laufe der weiteren Entwicklung der Hydronephrose wird meist eine in ihrer Größe wechselnde, aber doch auch zwischen den Schmerzanfällen unverkennbare Anschwellung der Niere fühlbar. Diese Nierengeschwulst zeigt eine scharfe Begrenzung, eine rundliche oder ovale Form, eine glatte oder großbuckelige Oberfläche, prall elastische, bei starker Spannung fast derbe Konsistenz, eine deutliche respiratorische Verschieblichkeit. Wird sie zwischen beiden Händen von hinten nach vorne umfaßt, und von den Fingern der hinten liegenden Hand kurz gestoßen, so läßt sie ein starkes Ballotieren erkennen. Ganz große Hydronephrosengeschwülste verlieren durch den starken Gegendruck der von ihnen verdrängten Organe ihre respiratorische Verschieblichkeit und das Ballotieren.

Wenn auch die Hydronephrose nicht immer zu den geschilderten Schmerzanfällen führt, so verursacht sie doch, sobald sie eine erhebliche Größe erreicht

hat, stets allerlei Beschwerden. Der Kranke empfindet ein ständiges Druck-
und Spannungsgefühl im Leibe, besonders im Gebiete der kranken Niere. Der
ganze Leib wird teils durch die Geschwulst, teils durch Blähung der Därme
aufgetrieben. Die Eßlust geht verloren; die Darmentleerung wird träge und
mühsam. Ab und zu tritt bei rechtsseitiger Hydronephrose als Folge des Druckes
der Wassersackniere auf die Gallenwege ein *Ikterus* auf, der leicht zur irrtümlichen Diagnose von Gallensteinen führt. Durch Druck der Geschwulst auf die
großen Bauchgefäße schwellen manchmal die Beine ödematös an. Es bilden
sich leicht Phlebitiden und Thrombosen. Der *Harn* bleibt bei der Hydronephrose
selten lange unverändert. Er enthält meist frühzeitig, entweder dauernd oder
nur jeweilen nach den Nierenkoliken wenigstens Spuren Eiweiß, daneben im
Sediment hyaline oder gekörnte Cylinder, Epithelien und vereinzelte Leukocyten. Auch die Beimischung von roten Blutkörperchen oder gar Anfälle starker
Hämaturie sind bei Hydronephrose keineswegs selten; 10% meiner Kranken
mit Hydronephrose zeigten Nierenblutungen. Die Cholesterinurie (S. 108) ist
dagegen ein seltenes Symptom. Sie wird nur bei großen, schon lange bestehenden
Hydronephrosen beobachtet.

Bei einer einseitigen Hydronephrose behält der Gesamturin ein normales
spezifisches Gewicht, da die verminderte Harnstoffausscheidung der hydronephrotischen Niere durch eine vermehrte Ausscheidung aus der gesunden
Niere ausgeglichen wird. Schließt sich die einseitige Hydronephrose vollständig
ab (geschlossene Hydronephrose), so verliert der Blasenurin, der nunmehr ausschließlich von der gesunden Niere geliefert wird, oft alle vordem durch die
Hydronephrose bedingten krankhaften Beimischungen.

Bei doppelseitiger Hydronephrose zeigt der Harn dauernd eine prozentuale
Verminderung seiner festen Bestandteile. Sein spezifisches Gewicht bleibt
niedrig, gleichgültig ob der Kranke viel oder wenig trinkt. Da zudem bei doppelseitiger Hydronephrose Eiweiß und Cylinder im Harn nie fehlen, sich infolge
der Schrumpfungsvorgänge in der Niere (hydronephrotische Schrumpfniere)
vasculäre Störungen einstellen (Steigerung des Blutdruckes, Verstärkung des
2. Aortentones, Dilatation des Herzens), so wird die doppelseitige Hydronephrose,
wenn sie nicht zu fühlbarer Vergrößerung der Nieren und zu Nierenkoliken
führt, in ihrem klinischen Bilde einer chronischen Nephritis sehr ähnlich. Ähnliches wurde ausnahmsweise auch bei einseitiger Hydronephrose beobachtet.

Verlauf. Ist die Hydronephrose doppelseitig, so bedroht sie das Leben des
Kranken. Sie endigt mit Urämie, oft bevor sie zu fühlbaren Stauungsgeschwülsten
führt. Sehr groß werden doppelseitige Hydronephrosen bei Erwachsenen nur
ausnahmsweise. Weniger selten sind sie bei Neugeborenen, deren Leben sie
immer auf wenige Wochen oder Monate beschränken.

Die einseitige Hydronephrose ist in ihrem Verlaufe viel gutartiger. Sie
kann jahre- und jahrzehntelang bestehen, ohne das Leben des Trägers zu gefährden. Schwere Störungen des Allgemeinbefindens bringt sie erst nach langer
Dauer; sie quält aber häufig schon in ihrer ersten Entwicklungszeit den Kranken
durch die heftigen Nierenkoliken. Hat sie aber eine erhebliche Größe erreicht,
so erschlafft die Muskulatur des Nierenbeckens infolge der anhaltenden Überdehnung. Erhebliche Spannungswechsel des Hydronephrosesackes bleiben aus
und damit auch die schmerzhaften Nierenkoliken. Das Leiden wird weniger
störend, bis schließlich die Hydronephrose so groß wird, daß sie durch ihren
Druck auf die Därme die Verdauung behindert, sie zudem zu Phlebitiden und
Thrombosen Anstoß gibt, oft auch zu Ikterus. Dadurch beeinträchtigt sie
dauernd das Allgemeinbefinden des Kranken.

Die ständige Zunahme der im Nierenbecken gestauten Harnmenge bringt auch die Gefahr einer *Ruptur* des Hydronephrosesackes. Eine solche Ruptur tritt aber glücklicherweise nur selten ein. Am ehesten bringt ein Trauma den Sack zum Platzen, oft selbst ein sehr geringgradiges, wie z. B. das Heben einer schweren Last, ein scheinbar harmloser Fall vom Stuhle usw. Die Ruptur der Hydronephrose führt sofort zu schweren Erscheinungen. Der Kranke empfindet einen starken Schmerz. Er fühlt sich übel, wird blaß, muß sich erbrechen oder wird von Singultus geplagt. Sein Puls wird beschleunigt und klein. Selbst wenn der Riß des Sackes rein extraperitoneal liegt, was die Regel ist, so treten doch starke peritonitische Reizerscheinungen auf. Das Abdomen wird aufgetrieben und äußerst druckempfindlich, zeigt deutlichen Entspannungsschmerz. Die Urinabsonderung wird spärlich oder versiegt ganz. Manchmal, doch längst nicht immer, enthält der Urin Blut. Dem Kranken droht Tod im Kollaps, wenn nicht rasch operativ eingegriffen wird.

Die **Diagnose** der Hydronephrose ist leicht, wenn bei einem Kranken in der Nierengegend eine deutlich fluktuierende, in ihrer Größe wechselnde Geschwulst besteht, die zu Kolikanfällen und zu Störungen der Urinsekretion führt.

Wenn aber das Krankheitsbild nicht so charakteristisch ist, wenn einzelne der typischen Merkmale der Hydronephrose fehlen, dann kann die Diagnose auf große Schwierigkeiten stoßen. Diese lassen sich allerdings alle meist ziemlich rasch durch eine Pyelographie beheben. Die dazu nötigen Einrichtungen stehen jedoch nicht immer sogleich zur Verfügung. Dem Arzte fällt deshalb oft die Aufgabe zu, vorerst ohne dieses elegante und sichere Hilfsmittel zu entscheiden, ob die Leiden des Kranken durch eine Hydronephrose bedingt sind oder nicht. Je nachdem die Hydronephrose eine fühlbare Geschwulst bildet oder nicht, ist dieser diagnostischer Entscheid ungleich schwer.

A. Hydronephrose ohne fühlbare Geschwulst. Leidet ein Kranker anfallsweise an Koliken in der Lendengegend und ist bei ihm keine Geschwulst im Schmerzbereiche zu fühlen, so ist nicht immer leicht zu erkennen, in welchem Organe die Schmerzen sitzen. Einer Nierenkolik zum Verwechseln ähnliche Beschwerden können Gallensteine, kann eine Appendicitis, ein Magen- oder Duodenalgeschwür, die Einklemmung einer epigastrischen Hernie, selbst eine Pleuritis diaphragmatica auslösen. Bei allen diesen Leiden wird allerdings die größte Druckempfindlichkeit nie soweit lateral- und dorsalwärts im Abdomen liegen, wie bei der Nierenkolik. Strahlen die Schmerzen längs des Harnleiters in die Blase, in die äußeren Genitalien oder nach dem Oberschenkel aus, wobei auf der schmerzhaften Körperseite der Hoden abnorm druckempfindlich und häufig durch die Cremasterspannung hochgezogen wird, so weist dies ziemlich sicher auf die Niere als Ausgangspunkt der Schmerzen hin. Die Nierenkolik ist zudem im Gegensatz zu den erwähnten anderen schmerzhaften Leiden meist mit Miktionsstörungen, mit Harndrang bei geringem Harnabgang, seltener mit Harnflut verbunden. Zudem ist bei Nierenkolik der Urin krankhaft verändert; er enthält etwas Eiweiß, oft auch vereinzelte rote Blutkörperchen, seltener Blut in größerer Menge.

Durch paravertebrale Anästhesierung einzelner Nervensegmente läßt sich manchmal der Ausgangspunkt der Schmerzen umgrenzen. Ausschlaggebend für den Entscheid, ob die Kolikschmerzen von der Niere ausgehen oder nicht, kann die Chromocystoskopie werden. Die Nierenkolik wird fast immer durch eine Abflußbehinderung des Harns aus dem Nierenbecken ausgelöst. Während ihrer Dauer findet sich deshalb die Farbstoffausscheidung aus der kranken Niere verzögert. Ist während des Kolikanfalles cystoskopisch eine normale Indigoausscheidung aus beiden Ureteren festzustellen, so spricht dies gegen die

Annahme einer Nierenkolik; ist dagegen die Indigoausscheidung auf der schmerzhaften Körperseite verzögert, so ist in der Niere der Sitz der Schmerzen anzunehmen. Die Verzögerung der Farbstoffausscheidung bleibt oft nach der Nierenkolik eine Weile fortbestehen. Bei geschlossener Hydronephrose geht der dazugehörige Ureter leer; es sind wohl zeitweilig Kontraktionen an der Uretermündung, nie aber Urinwirbel zu beobachten. Bei offener Hydronephrose ist der in die Blase austretende Harnstrahl oft viel träger, weniger weittragend und unregelmäßiger als auf der gesunden Seite.

Mit dem Nachweise des Sitzes der Kolikschmerzen in der Niere ist, wenn die Niere nicht deutlich vergrößert ist, die Diagnose Hydronephrose noch keineswegs gesichert. Auch andere Nierenleiden als die Hydronephrose können ähnliche Schmerzen verursachen.

Hat der Kranke vor und nach seinen Nierenkoliken klaren, eiterfreien Harn, so fallen bei den *differentialdiagnostischen* Erwägungen gegenüber der Hydronephrose alle infektiösen Erkrankungen der Niere (Tuberkulose, Pyelitis, Pyonephrose) außer Betracht; denn alle diese verursachen Eiterharn (abgesehen von den seltenen Fällen eines vollkommenen Ausschlusses des infizierten Organs aus den Harnwegen). Es kommen bei eiterfreiem Harn als Ursache der Nierenkolik außer der Hydronephrose nur nichtentzündliche Erkrankungen in Frage: Ein eventuell noch nicht von außen fühlbarer *Nierentumor*, ein *Nierenstein*, eine *tabische Nierenkrise*, eine *Nephritis dolorosa*, ein *Niereninfarkt* u. a. m.

Bei *Nierentumor* stellt sich eine Nierenkolik nur ein bei Blutung und Verstopfung des Harnleiters mit Blutgerinnsel. Fehlt eine erhebliche Harnblutung, so wird deshalb ein Nierentumor als Ursache der Nierenkolik unwahrscheinlich.

Ein *Nierenstein* gibt selten zu starken Harnblutungen Anlaß; dagegen verursacht er nicht nur während der Koliken, sondern auch in der schmerzfreien Zwischenzeit, und zwar, was für ihn charakteristisch ist, besonders nach körperlichen Anstrengungen, ganz geringe, meist nur mikroskopisch erkennbare Blutbeimischungen zum Harn. Ein sicherer Beweis für Nierenstein liegt allerdings in dieser sog. mikroskopischen Hämaturie nicht, da ähnliche Blutungen, wenn auch viel seltener, bei Hydronephrose auch ohne Stein zu beobachten sind.

Den einzig einwandfreien klinischen Beweis für das Bestehen eines Nierensteines bringt das Radiogramm.

Bei *tabischer Nierenkrise* weisen die Reflexstörungen an den Pupillen und an den Patellarsehnen, ein positiver Romberg oder gar Ataxie der Beine auf das Grundleiden hin. Bei *Nephritis dolorosa* ist der Urin beider Nieren eiweißhaltig und die Schmerzen sind nicht auf einzelne Kolikanfälle beschränkt, sondern sie machen sich während längerer Zeit in Form von Neuralgien geltend. An *Niereninfarkt* muß der Befund einer Erkrankung des Gefäßsystems und das Auftreten von Blut im Harn denken lassen.

B. Hydronephrose mit fühlbarer Geschwulst. Wenn bei Kolikschmerzen in der Nierengegend eine Geschwulst zu fühlen ist, so wird die Diagnose der Hydronephrose leichter. Immerhin fehlen auch dann differentialdiagnostische Schwierigkeiten nicht. Daß die gefühlte Geschwulst der Niere angehört, ist an ihrer retroperitonealen Lage zu erkennen, an ihrer respiratorischen Verschieblichkeit, ihrem deutlichen Ballotieren beim Anschlagen der Finger im Lumbocostalwinkel, ferner an der Möglichkeit, die Geschwulst nach der Nierennische hin zu verschieben.

Die *Gallenblase*, die, wenn prall gefüllt, einer rechtsseitigen Stauungsgeschwulst der Niere ähnlich sieht, ist von dieser durch ihre medianere Lage zu unterscheiden. Dieses Merkzeichen tritt besonders bei linker Seitenlage des Kranken deutlich vor, in welcher die Gallenblase viel stärker medianwärts sinkt als die Niere.

Ein Gallenblasentumor drängt zudem nie so stark wie eine Hydronephrose gegen die Lendenmuskulatur an, zeigt deshalb kein deutliches Ballotieren. Der Gallenblasentumor läßt sich im Gegensatz zur Hydronephrose auch nicht scharf von der Leber abgrenzen. Nur wenn er an einem stark ausgebildeten Schnürlappen der Leber hängt, mag er von der Leber vollständig abgegrenzt erscheinen und dadurch leichter als sonst zu einer Verwechslung mit Hydronephrose führen. Zur Sicherung der Differentialdiagnose zwischen Gallenblasen- oder Nierengeschwulst sollte die Chromocystoskopie nie unterlassen werden. Gehört die fühlbare Geschwulst der Leber oder Gallenblase an, so wird die Nierenfunktion ungestört sein; ist die Geschwulst eine Hydronephrose, so ist die Indigoausscheidung auf ihrer Seite verzögert.

Einer meiner Kranken, bei dem eine rechtsseitige Hydronephrose durch Druck auf die Gallengänge zu chronischem Ikterus geführt hatte, war lange als Leberleidender erfolglos intern behandelt worden, und doch ließ sich auch hier die wahre Sachlage mit Leichtigkeit schon durch die Chromocystoskopie klarlegen.

Milz- oder Pankreascysten geben selten Anlaß zu Verwechslungen mit Hydronephrose. Die Milzcyste wächst mehr nach vorne und läßt immer den querverlaufenden, scharfen Milzrand erkennen. Pankreascysten werden, wenn sie im Schwanze des Organs liegen, einer Hydronephrose ähnlicher. Sie haben eine rundliche Form, glatte Oberfläche, prallelastische Konsistenz und liegen im linken Hypochondrium. Sie sind ziemlich beweglich. Was sie aber deutlich von der Hydronephrose unterscheidet, ist, daß sie sich trotz ihrer Beweglichkeit nie, wie eine Hydronephrose, nach der Nierennische hin verschieben lassen; immer macht sich an ihnen ein starker Zug medianwärts geltend, besonders wenn der Kranke auf seine rechte Seite gelagert wird. Die Chromocystoskopie behebt die letzten Zweifel. Durch die Pankreascyste wird die Indigoausscheidung nicht behindert.

Sehr große *Ovarialcysten*, die den Leib ganz ausfüllen und mit ihrer nach oben gerichteten Kuppe bis unter den Rippenbogen hinaufreichen, sind palpatorisch nicht mehr von großen Hydronephrosesäcken zu unterscheiden. Für sie ist oft ihre Lagebeziehung zum Colon charakteristisch. Das aufgeblähte Colon umkreist die Ovarialcyste außen und oben, während es bei der Hydronephrose an deren unterem Rande liegt. In Zweifelsfällen wird auch hier die Chromocystoskopie zur Unterscheidung der Tumoren dienen.

Ist festgestellt, daß die im Leibe gefühlte Geschwulst einer Niere angehört, so bleibt weiter zu entscheiden, ob es sich um eine *Hydronephrose oder* um ein *Neoplasma der Niere* handelt. Zeigt die Geschwulst unverkennbare Schwankungen ihrer Größe, dann ist an der Diagnose Hydronephrose nicht zu zweifeln. Bleibt aber die Hydronephrose stets gleichmäßig groß und fühlt sie sich wegen ihrer starken Füllung und Wandspannung derb an, dann ähnelt sie einem Neoplasma der Niere. Eine Verwechslung wird besonders leicht, wenn sich bei der Hydronephrose Nierenblutungen einstellen, die an sich ein hervorstechendes Merkmal der Nierenneoplasmen sind, aber doch, wie erwähnt, auch bei Hydronephrose vorkommen. Eine Unterscheidung der beiden Krankheiten ermöglichen die Nierenfunktionsprüfungen. Ist die Ausscheidungsfähigkeit der fraglichen Nierengeschwulst, sei es für Indigo oder für Harnstoff, gar nicht oder nur wenig verändert, so ist eine Hydronephrose auszuschließen, da diese wegen der Harnstauung im Nierenbecken immer eine hochgradige Behinderung in der Ausscheidung dieser Stoffe zeigt. Nierentumoren dagegen, wie z. B. die häufigen Hypernephrome, ziehen oft trotz erheblicher Größe nur geringe Störungen der Nierensekretion nach sich, da neben dem Tumorgewebe lange Zeit erhebliche Bezirke normalen, kompensationsfähigen Nierenparenchyms erhalten bleiben. Besser noch sind die beiden Leiden durch eine Sondierung des Nierenbeckens zu unterscheiden. Die ins Nierenbecken eingeführte Uretersonde wird beim Nierentumor keinen Restharn finden lassen, bei Hydronephrose dagegen wohl. Eine Pyelographie wird bei Hydronephrose eine starke Erweiterung des Nierenbeckens oder dessen Kelche zeigen, bei Nierentumoren aber keine wesentliche Erweiterung, nur eine Verzerrung des Nierenbeckenschattens.

Die Hydronephrose von einer großen *solitären Nierencyste* zu unterscheiden ist nur durch Ureterenkatheterismus und Pyelographie möglich. Bei der Cyste ist das Nierenbecken ohne Restharn und, wenn auch verzerrt, doch nicht erweitert.

Eine *Echinococcuscyste* der Niere charakterisiert sich gegenüber der Hydronephrose durch den Abgang von Echinococcus-Tochterblasen im Harn oder von einzelnen Echinococcushaken, wenn sie offen ist; wenn geschlossen, durch die WEINBERGsche Reaktion der Komplementablenkung und eine deutliche Eosinophilie des Blutes.

Die *polycystische Fehlbildung der Niere* bildet fast immer doppelseitig fühlbare Nierentumoren, deren Oberfläche statt glatt oder grobbucklig, wie bei der Hydronephrose, mit zahlreichen kleinen Höckern besetzt ist.

Alle Schwierigkeiten der Diagnose werden, wie erwähnt, fast sicher beseitigt durch die *Pyelographie*, sei es ein Ausscheidungsurogramm oder eine transvesicale Füllung. Die Ausscheidungspyelographie hat den Vorteil, außer der Zeichnung der Nierenbeckenform auch Aufschluß über die Funktion des Nierengewebes und des Nierenbeckens zu geben. Sie hat gegenüber der transvesicalen Pyelographie den Nachteil der weniger starken Schattenzeichnung und der weniger zuverlässigen Wiedergabe der Formen aller Calyces.

Das Pyelogramm der Hydronephrose zeigt bald mehr das Nierenbecken, bald mehr die Calyces erweitert und verformt. Das normalerweise dreieckförmige Nierenbecken ist bei Hydronephrose rundlich, oft fast kuglig.

Es kann zu einem gewaltigen Sack erweitert sein, in dem die Calyces fast ganz aufgegangen sind.

Die sog. ampulläre Form des Nierenbeckens, die sich charakterisiert durch eine leichte Erweiterung des Nierenbeckens bei normalgeformten Calyces findet sich sowohl bei beginnender Hydronephrose wie auch als eine kongenitale Anomalie, die nicht zur Entwicklung einer Hydronephrose zu führen braucht.

Den Entscheid, ob das eine oder das andere im Einzelfalle zutrifft, bringt erst eine längere klinische Beobachtung des Patienten. Läßt eine wiederholte Untersuchung keine zunehmende Harnstauung im Nierenbecken feststellen, so ist die ampulläre Form des Nierenbeckens als kongenitale Anomalie, nicht als Ausdruck einer wahren Hydronephrose zu deuten.

Als hydronephrotisch ist meines Erachtens eine Niere erst zu bezeichnen, wenn eine merklich über das physiologische Maß hinausgehende, 8—10 cm³ überschreitende Harnmenge dauernd oder doch öfters in ihrem Nierenbecken angestaut wird und wenn eine Sekretionsstörung eingetreten ist. Von kleinen Hydronephrosen zu sprechen, wenn bei Kranken durch Nierenbecken- und Ureterspasmen anfallsweise heftige Nierenkoliken auftreten, während und nach denen aber weder durch den Ureterenkatheter, noch durch Pyelographie eine Harnstauung im Nierenbecken, auch keine Störung der Sekretion des Nierenparenchyms nachzuweisen ist, scheint mir nicht berechtigt. Bei schmerzhaften Darmspasmen sprechen wir auch nicht gleich von Ileus. Es finden sich ja wohl bei solchen Kranken häufig im Pyelogramm einzelne Calyces auffällig groß, andere Male das Nierenbecken ampullär oder T-förmig. Aber diese Formveränderungen bestehen vielleicht seit der Geburt als Folge von Störungen im neuromuskulären System des Nierenbeckens. Aus ihrem Bestehen darf auch nicht der Schluß gezogen werden, daß die schmerzhaften Nierenbecken- und Ureterspasmen des Kranken Folgen einer auf das Nierenbecken beschränkten, lokalen Übererregbarkeit sind. Es muß in der Wahl des therapeutischen Vorgehens berücksichtigt werden, daß von solchen Nierenkoliken geplagte Kranke nicht selten auch außerhalb der Harnorgane Spasmen zeigen, Magen-Darmspasmen, Gallenblasenkoliken usw., daß deshalb die Nierenbecken- und Ureterspasmen ihren Ursprung mehr in einer allgemeinen, das ganze vegetative Nervensystem umfassenden Reizbarkeit haben, als nur in einer lokalen Steigerung der Reizbarkeit der Nierenbecken- und Uretermuskulatur.

Die Ursache der Hydronephrose schon vor der operativen Freilegung des kranken Organs sicher festzustellen, gelingt selten, am ehesten bei doppelseitiger Hydronephrose. Bei dieser liegt das Harnstromhindernis häufig in den unteren Harnwegen und ist deshalb unschwer zu erkennen (Urethralstriktur, Prostatahypertrophie). Die Natur des Abflußhindernisses in den oberen Harnwegen entzieht sich dagegen, wenn es sich nicht um einen eingeklemmten Ureterstein handelt, häufig dem klinischen Nachweise. Sind Ureterknickungen oder Ureterstenosen durch Pyelo- und Ureterographie erkennbar, so bleibt doch fast immer unsicher, was ihr Grund ist, ob eine Lageveränderung der Niere, ob ein Narbenzug, ob ein Druck durch abnorme Gefäße usw. Manchmal gibt darüber besseren Aufschluß als eine Füllung des Ureters mit Kontrastmitteln von oben her, seine Füllung durch Injektion des Kontrastmittels von der unteren Harnleitermündung her (Füllungsureteropyelogramm).

Therapie. Die Bildung einer Hydronephrose verursacht nicht nur Schmerzen, sie führt auch mit Sicherheit über kurz oder lang zum funktionellen Verluste der erkrankten Niere. Die Behandlung der Hydronephrose hat deshalb ein doppeltes Ziel: sie soll nicht nur durch Beseitigung der Harnstauung im Nierenbecken den Kranken von seinen Beschwerden befreien, sie soll auch die von Druckatrophie bedrohte Niere funktionstüchtig erhalten. Eine solche wahre Heilung der Hydronephrose ist nur zu erreichen, solange die hydronephrotische Niere durch die Harnstauung nicht allzu hochgradig geschädigt, ihr Parenchym einer erheblichen sekretorischen Leistung noch fähig ist.

Die Behandlung der Hydronephrose verspricht deshalb um so eher einen vollen Erfolg, je früher sie einsetzt.

Unblutige Heilverfahren vermögen nur ausnahmsweise, und zwar nur bei eben erst beginnender Hydronephrosebildung eine dauernde Beseitigung der Harnstauung im Nierenbecken zu erzielen. Wirklich aussichtsvoll sind unblutige Heilmethoden nur, wenn die Harnstauung durch ein Hindernis in den unteren Harnwegen bedingt ist. Es vermag z. B. die Erweiterung einer Harnröhrenverengerung oder der regelmäßige Katheterismus bei Prostatahypertrophie eine durch diese Leiden bedingte Harnstauung im Nierenbecken zum Schwinden zu bringen. Es kann auch die unblutige Beseitigung eines eingeklemmten Harnleitersteins oder die endovesicale Zerstörung einer Cyste am Blasenende des Ureters eine beginnende Hydronephrose zur Rückbildung bringen.

Liegt aber das Hindernis des Harnabflusses am oberen Ureterende oder im Nierenbecken selbst, dann schlagen Versuche einer unblutigen Heilung der Hydronephrose fast immer fehl.

Eine öfters wiederholte Entleerung des Nierenbeckens durch den Ureterkatheter befreit wohl den Kranken vorübergehend von den Harnstauungsschmerzen, verlangsamt vielleicht die Bildung der Hydronephrose, beseitigt aber die Harnstauung im Nierenbecken nie dauernd. Zudem bringt diese Behandlung die Gefahr der Infektion des Nierenbeckens mit sich, besonders, wenn in der Absicht die Nierenbeckenwand möglichst lange zu entspannen, der Ureterkatheter stunden- oder gar tagelang im Nierenbecken gelassen wird. Diese Behandlungsweise ist deshalb bei nichtinfizierten Hydronephrosen besser zu unterlassen.

Gab eine abnorme Senkung der Niere Anlaß zur Harnstauung im Nierenbecken, so vermag hie und da das *Tragen einer Leibbinde*, verbunden mit *gymnastischen Übungen* der erschlafften Bauchdeckenmuskulatur, die Entwicklung der Hydronephrose durch Hochdrängen der gesenkten Niere zu verhindern.

Versuche, größere Hydronephrosen durch unblutige Maßnahmen zu heilen, werden fast stets mißlingen. Eine *Punktion* bringt wohl vorübergehende Entlastung der Nierenbeckenwandung, darf deshalb in einem Anfalle vollständiger Harnverhaltung im Nierenbecken, besonders wenn diese zu reflektorischer Anurie auch der anderen Niere führt, als Notbehelf verwendet werden. Heilung bringt die Punktion aber auch bei Wiederholungen nie, stets aber die große Gefahr der perirenalen Harninfiltration.

Eine wirkliche Gewähr der Heilung einer Hydronephrose bieten nur *blutigoperative Eingriffe*.

Das gebräuchlichste Heilverfahren ist heute noch die radikale Beseitigung der Hydronephrose durch *Nephrektomie*. Der Eingriff ist in der Regel leicht und nur mit geringen Gefahren verbunden, solange die andere Niere gesund ist.

Technik. Die hydronephrotische Niere wird am besten durch einen extraperitonealen Lumbalschnitt entfernt. Ist die Wassersackniere sehr groß, so ist es zweckmäßig, sie nach Freilegung ihrer Oberfläche durch Punktion teilweise zu entleeren. Auch gewaltige Hydronephrosesäcke können auf diese Weise durch einen mäßig langen Schnitt extraperitoneal entfernt werden. Eine Rippenresektion ist bei einer Hydronephrose außerordentlich selten nötig. Die Stielung der Nierengefäße ist manchmal schwer oder unmöglich, da die Hilusgefäße oftmals weit auseinanderliegend an die Niere herantreten. Einzelligaturen aller größeren Gefäße sind dann nötig; eine Totalligatur ist unmöglich.

Die Nephrektomie befreit den Hydronephrosekranken rasch und dauernd von seinen Nierenschmerzen; sie wird deshalb immer die zweckmäßigste Behandlung bleiben bei stark vorgeschrittenen Hydronephrosen, bei denen das Nierenparenchym durch die Harnstauung hochgradig atrophisch geworden und seiner Sekretionskraft vollkommen verlustig gegangen ist.

Die überwiegende Mehrzahl der Hydronephrosen kam früher in diesem Spätstadium ihrer Entwicklung zu chirurgischer Behandlung. Jetzt aber gelingt es dank der Verbesserung unserer Untersuchungsmethoden immer häufiger, die Hydronephrosen schon in ihren Anfängen zu erkennen und in ihnen die Ursache früher nicht erklärbarer Beschwerden des Kranken ausfindig zu machen. Damit ergibt sich auch immer häufiger die Anzeige operativer Behandlung hydronephrotischer Nieren, deren Parenchym noch wenig geschädigt, noch weitgehend sekretionsfähig ist. Ein funktionell wertvolles Organ eines wohl schmerzhaften, aber nicht lebensbedrohenden Leidens wegen zu opfern, widerstrebt ärztlichem Empfinden. Es erscheint als Pflicht zu versuchen, statt durch einen das Organ zerstörenden, durch einen das Organ erhaltenden Eingriff die Harnstauung zu beseitigen, den Kranken nicht nur von seinen Beschwerden zu befreien, sondern ihm gleichzeitig seine durch Druckatrophie bedrohte hydronephrotische Niere dauernd funktionstüchtig zu erhalten.

Verschiedenartige Operationsverfahren wurden zu solchen Heilversuchen empfohlen.

Die hohe Nephropexie ist von diesen der einfachste und wohl deshalb am häufigsten ausgeführte Eingriff. Er verspricht aber nur Erfolg, wenn eine Knickung des obersten Ureterstückes den Harnabfluß aus dem Nierenbecken hemmt. Ist diese Knickung, was oft beobachtet wird, durch entzündliche

Verwachsungen festgehalten, so muß natürlich das Hochheften der Niere mit einer sorgfältigen Auslösung des Ureters aus seinen Verwachsungen *(Ureterolyse)* verbunden werden. Nur dann kann der Eingriff erfolgreich sein. Daß die Nephropexie in Verbindung mit der Ureterolyse bei wenig hochgradigen Hydronephrosen oft die Beschwerden der Kranken beseitigt und die Niere vor weiterer Druckatrophie durch Harnstauung schützt, ist unzweifelhaft. Ob der Eingriff rein mechanisch durch Streckung des Ureterverlaufs die Abflußverhältnisse aus dem Nierenbecken bessert oder ob er durch die bei der Nephropexie nötige Dekapsulation der Niere und Auslösung des Ureters Änderungen in der Innervation und damit in der Dynamik des Nierenbeckens bringt, ist dagegen noch unklar.

Die für schmerzhafte kleine Hydronephrosen von PAPIN empfohlene *Entnervung der Niere*, wobei am Nierenstiel alle sichtbaren Nervenfasern sorgfältig entfernt werden, ist in ihrer Berechtigung und Heilwirkung sehr umstritten. Wenn auch über eine erhebliche Zahl von Heilerfolgen berichtet wird, so bleibt fraglich, ob nicht die abnorme Reizbarkeit des Nierenbeckens bei vielen dieser Kranken durch eine Allgemeinbehandlung ihres vegetativen Nervensystems ebenso erfolgreich hätte bekämpft werden können. Das gleiche gilt für die von ALLEMANN empfohlene Operation der kleinen schmerzhaften Hydronephrose. In der Art der RAMSTEDTschen Operation beim Pylorospasmus wird der Ureter an seinem Abgang aus dem Nierenbecken längs eingeschnitten bis auf die Mucosa, ohne diese zu eröffnen. Die beiden Eingriffe können eventuell kombiniert werden.

Scheint die Harnstauung im Nierenbecken durch einen den Ureter kreuzenden und schnürenden Gefäßstrang unterhalten, so wird es nur selten gelingen, durch eine hohe Nephropexie, verbunden mit einer Ureterolyse den Ureter dem Gefäßdruck dauernd zu entziehen und die Harnstauung zu beheben. Deshalb wird für solche Fälle vielfach die *Durchtrennung des akzessorischen Gefäßstranges* empfohlen. Durch den Eingriff können alle Stauungsbeschwerden beseitigt werden, wenn der Harnleiter noch nicht durch die Druckwirkung der Gefäße allzu stark verformt, narbig verengt oder geknickt worden ist. Die Durchtrennung der akzessorischen Gefäße hat aber jedenfalls immer den unleugbaren Nachteil, zwangsläufig eine Zirkulationsstörung im Parenchym der operierten Niere auszulösen. Der akzessorische Gefäßstrang enthält fast nie rein venöse Gefäße, fast immer 1 oder 2 Arterien. Diese sind, wie alle Nierenarterien, Endarterien. Ihre Ligatur bringt daher unvermeidlich die Gefahr der Infarktbildung und der Nekrose im Nierengewebe. Es sind denn auch wiederholt nach der Resektion solcher akzessorischer Gefäße Niereninfarkte im operierten Organ beobachtet worden, die wegen Blutung und Infektion zur sekundären Nephrektomie führten. Die Durchtrennung akzessorischer Gefäße bei Hydronephrose ist demnach sicher kein harmloser Eingriff. Er schädigt stets einen mehr oder weniger erheblichen Bezirk des Nierenparenchyms in seiner Funktion und bringt zudem nicht allzu selten das Leben des Kranken durch Nachblutungen und durch Infektion des Infarktes in Gefahr. Die Resektion akzessorischer Gefäße ist deshalb nur erlaubt, wenn entweder der den Ureter schnürende Gefäßstrang rein venöser Art ist oder wenn die im Strang liegenden Arterien nur klein sind und einen sehr eng umschriebenen Bezirk des Nierengewebes versorgen. Letzteres läßt sich aus der Verfärbung des Nierenparenchyms während eines versuchsweisen Verschlusses des Gefäßstranges durch Fingerdruck ermessen.

Ohne die Gefahr erheblicher Schädigungen des Nierengewebes geben verschiedene *plastische Operationen* sehr befriedigende Heilerfolge.

Eine *Ureterverlagerung* erlaubt bei Hydronephrosen, bei denen ein akzessorischer Gefäßstrang die Harnstauung unterhält, den Ureter so weit aus dem Bereiche der ihn kreuzenden Gefäße zu rücken, daß jede Hemmung des

Harnabflusses aus dem Nierenbecken dadurch behoben wird (Abb. 135—137).
Manchmal genügt es, den Ureter an seiner Abgangsstelle im Nierenbecken quer
zu durchtrennen, ihn je nach den Verhältnissen vor oder hinter den ihn querenden
Gefäßstrang zu verlagern und neuerdings mit seiner früheren Abgangsstelle vom
Nierenbecken zu vernähen. Andere Male wird es nötig, vor der Verlagerung das
oberste Ureterstück quer zu resezieren, weil sich dort durch den langen Gefäßdruck eine Verengerung der Harnleiterlichtung gebildet hatte. Auch der ver-
kürzte Ureter läßt sich meist leicht an seiner alten Abgangsstelle aus dem Nierenbecken einnähen. Lag die Abgangsstelle des durch die akzessorischen Gefäße
geschnürten Ureters nicht
an der tiefsten Stelle des
Nierenbeckens, so muß seine
Verlagerung verbunden werden mit:

der *Pyelo-Neostomie* nach
Küster. Bei ihr wird der
abnorm hoch abgehende Ureter ohne oder nach Resek-
tion seines obersten Teil-
stückes in einen durch Drei-
eckschnitt an der tiefsten
Stelle des Nierenbeckens neu
geschaffenen Nierenbeckenschnitte eingenäht. Das
Ureterlumen wird vordem
durch einen Längsschnitt in
die obere Uretermündung erweitert und der Dreieckform
der neuen Nierenbeckenmün-
dung angepaßt.

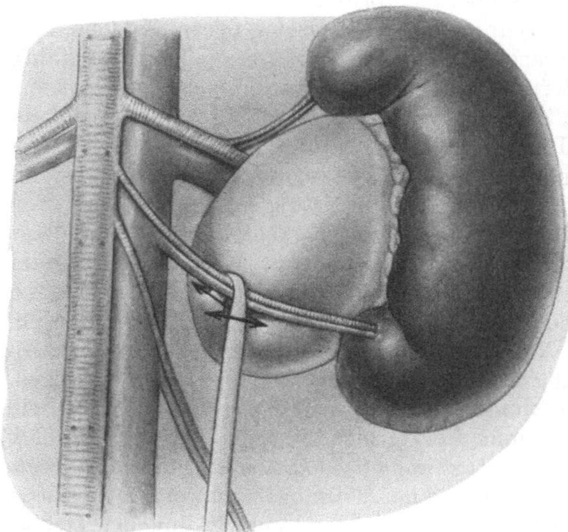

Abb. 135. Hydronephrose durch akzessorischen Gefäßstrang.
Pfeile geben Resektionsstellen am Ureter an.

Die Nähte müssen mit feinstem Catgut angelegt werden und sollen nur die Muscularis
und Adventitia fassen, nicht die Mucosa.

Die Fengersche *Operation* bezweckt, nahe dem Nierenbeckenausgang gelegene
Ureterstenosen durch Längsschnitt und Quernaht der Schnittlinien zu erweitern.
Besser als der lineare Längsschnitt bewirkt der Y-Schnitt nach Schwyzer eine
genügende Erweiterung der Ureterlichtung.

Weniger klare Abflußverhältnisse und deshalb unsichere Erfolge geben
die verschiedenen Methoden der *Pyelo-Uretero-Anastomose*. Durch diese soll
eine breite, seitliche Verbindung zwischen dem erweiterten Nierenbecken und
dem obersten Ureterende geschaffen werden.

Durch die *Pyeloplicatio* an dem unteren Teile des erweiterten Nierenbeckens
soll ein abnorm hoch abgehender Ureter an die tiefste Stelle des Nierenbeckens
zu liegen kommen. Auch statt der Fältelung des Nierenbeckens empfahlen
Kümmel, Albarran u. a. die ovaläre oder quere Resektion des unterhalb des
Ureterabgangs gelegenen Nierenbeckenteils. Solche Resektionen werden aber
fast nur bei Doppelnieren bzw. Hufeisennieren verwendet.

Bei allen diesen plastischen Operationen am Nierenbecken, immer extraperitoneal von einem Lumbalschnitte aus, nie transperitoneal ausgeführt, ist
es notwendig, während der ersten 8—10 Tage nach der Operation das Nierenbecken durch eine lumbale Drainage dauernd entspannt zu halten. Dadurch
wird eine möglichst weitgehende Sicherung gegen frühzeitiges Durchschneiden
der Nierenbeckennähte gegeben. Der Drain kann durch einen kleinen, von der

Konvexität ausgehenden Parenchymschnitt oder durch einen hoch im Nierenbecken gelegenen Einschnitt in die Nierenbeckenwand eingelegt werden. Letzteres ist meist vorzuziehen. Die Drainage durch einen im Harnleiter liegenden Ureterkatheter ist zu widerraten. Das kleine Kaliber des Katheters schützt nicht

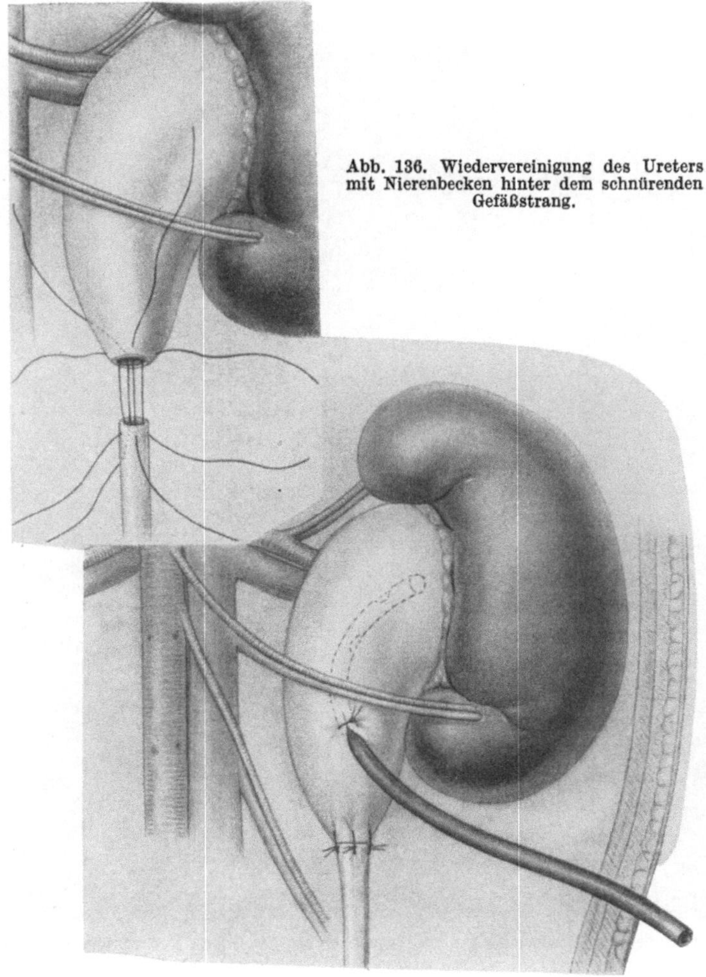

Abb. 136. Wiedervereinigung des Ureters mit Nierenbecken hinter dem schnürenden Gefäßstrang.

Abb. 137. Drainage des Nierenbeckens.

genügend vor einer Harnstauung. Zudem führt das Einlegen des Katheters sehr leicht zur Infektion der Nahtstelle und damit zu frühzeitigem Durchschneiden der Nähte.

Nur ausnahmsweise ist es ratsam, die Plastik am Nierenbecken mit einer Nephropexie zu verbinden.

Früher wurde die *Pyelostomie* oder die *Nephrostomie* als konservativer Heilversuch der Hydronephrosen oft verwendet. Man hoffte durch lang dauernde Entspannung des Nierenbeckens allmählich eine Besserung des Abflusses durch die natürlichen Harnwege zu erzielen. Erfolge waren aber selten. Deshalb werden die Nephrostomie und die Pyelostomie fast nur noch in Verbindung mit plastischen Operationen benutzt. An sich allein kommen sie nur noch als Notbehelf in Anwendung, wenn das schlechte Allgemeinbefinden des Kranken

einen länger dauernden Eingriff, wie die Plastik, verbietet und Anurie oder
Urämie zu raschem Handeln nötigt.

Die lumbale Nierendrainage führt bei längerer Dauer unvermeidlich zur
Infektion. Sie soll deshalb zeitlich möglichst beschränkt werden.

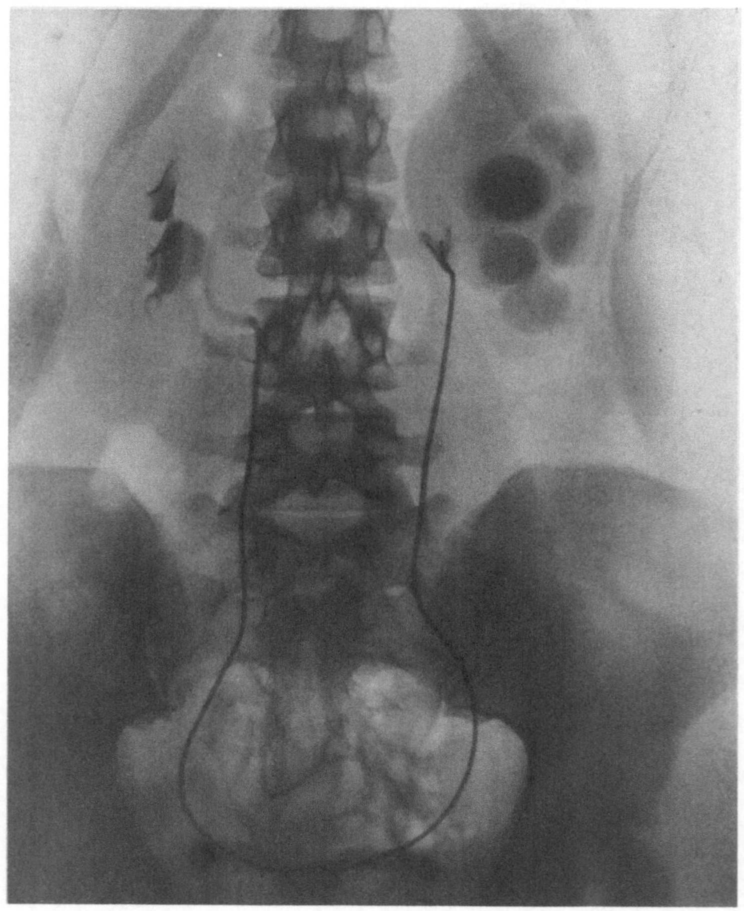

Abb. 138. Retrograde Darstellung einer großen Hydronephrose. Auswärts Nephrektomie empfohlen.

Wahl der Operationsmethode. Der Entscheid, ob eine und welche der organerhaltenden Operationen zur Heilung einer Hydronephrose versucht werden
soll, ist von dem anatomischen und funktionellen Befund an der hydronephrotischen Niere abhängig zu machen. Die richtige Wahl der Operationsmethode
ist ausschlaggebend für den Erfolg. Eine vollständige Heilung der Hydronephrose, d. h. eine völlige Wiederherstellung der Nierenbeckenform und der
Sekretionskraft des Nierenparenchyms ist allerdings immer nur in den Frühstadien des Leidens möglich. Später wird trotz bestgelungener Operation, trotz
völlig freiem Harnabfluß eine mehr oder weniger hochgradige Erweiterung des
Nierenbeckens zurückbleiben, es wird auch die Leistungsfähigkeit der Hydronephrose nur noch gebessert, nie mehr ganz auf die Höhe der Funktion der
zweiten gesunden Niere gebracht werden können. Aber selbst solche Teilerfolge
sind nur möglich, wenn

1. an der hydronephrotischen Niere noch erhebliche Bezirke von funktionstüchtigem Nierenparenchym erhalten sind,

2. wenn die Kontraktilität des Nierenbeckens und der Uretermuskulatur nicht allzu stark gelitten hat und

3. die Harnstauung im Nierenbecken durch ein bei der Operation erkennbares mechanisches, nicht rein dynamisches Hindernis verursacht ist.

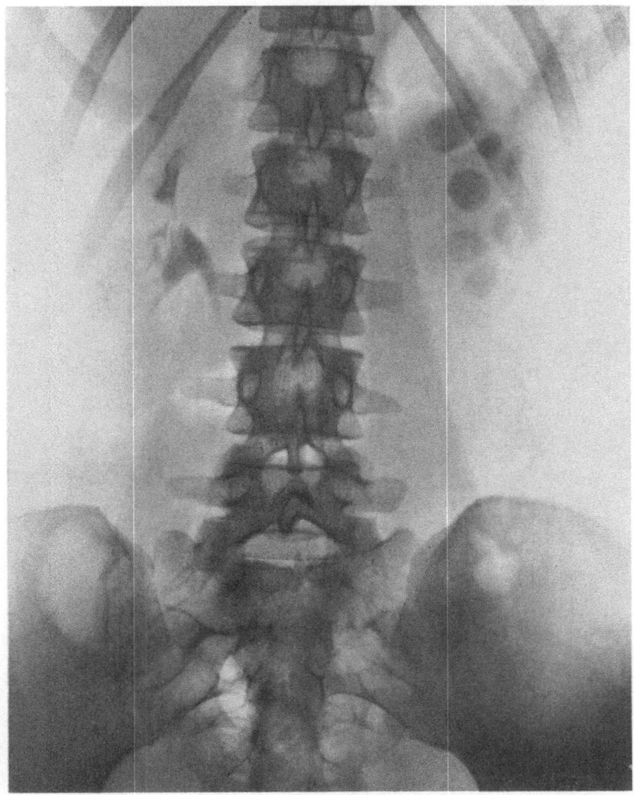

Abb. 139. Die Ausscheidungsurographie erlaubt die Indikationsstellung zu einer plastischen. Operation.

Hier sei, dem folgenden Kapitel vorweggenommen, erwähnt, daß eine Infektion der Hydronephrose keine unbedingte Gegenanzeige einer plastischen Operation ist; vielfach ergab die Plastik auch an infizierten Hydronephrosen gute Heilerfolge.

Wieweit das Nierenparenchym an der hydronephrotischen Niere noch erhalten ist, läßt sich klinisch leider nie genau beurteilen. Die funktionellen Nierenprüfungen, wie die Indigoprobe, die vergleichende Harnkryoskopie usw. gestatten nur die momentane Einbuße der Leistungsfähigkeit der hydronephrotischen Niere festzustellen. Sie erlauben nicht zu bestimmen, ob diese Einbuß endgültig ist, oder ob und wieweit sie nach Beseitigung der Harnstauung sich beheben lassen wird. Das beste Urteil vor der Operation erlaubt die Ausscheidungsurographie (Abb. 138—140). Ist noch eine kräftige Ausscheidung des Kontrastmittels vorhanden, so bietet auch bei stark erweiterten Nierenbecken eine organerhaltende Operation gute Aussicht auf Erfolg. Um Irrtümer zu vermeiden müssen wir daran denken, daß Aufnahmen im Moment einer Kolik aufgenommen, im erkrankten Organ keine Ausscheidung erkennen lassen, auch wenn noch reichlich Parenchym vorhanden ist. Den zuverlässigsten Aufschluß aber gibt die operative Freilegung der hydronephrotischen Niere. Ist das Nierenparenchym fast überall bis auf eine dünne Schicht geschwunden, dann ist die Wiederherstellung einer belangreichen Nierentätigkeit nicht mehr zu erhoffen, die Erhaltung des Organs ist zwecklos. Findet sich aber bei einer freigelegten Niere reichlich scheinbar wohlerhaltenes Nierenparenchym, dann darf erwartet werden,

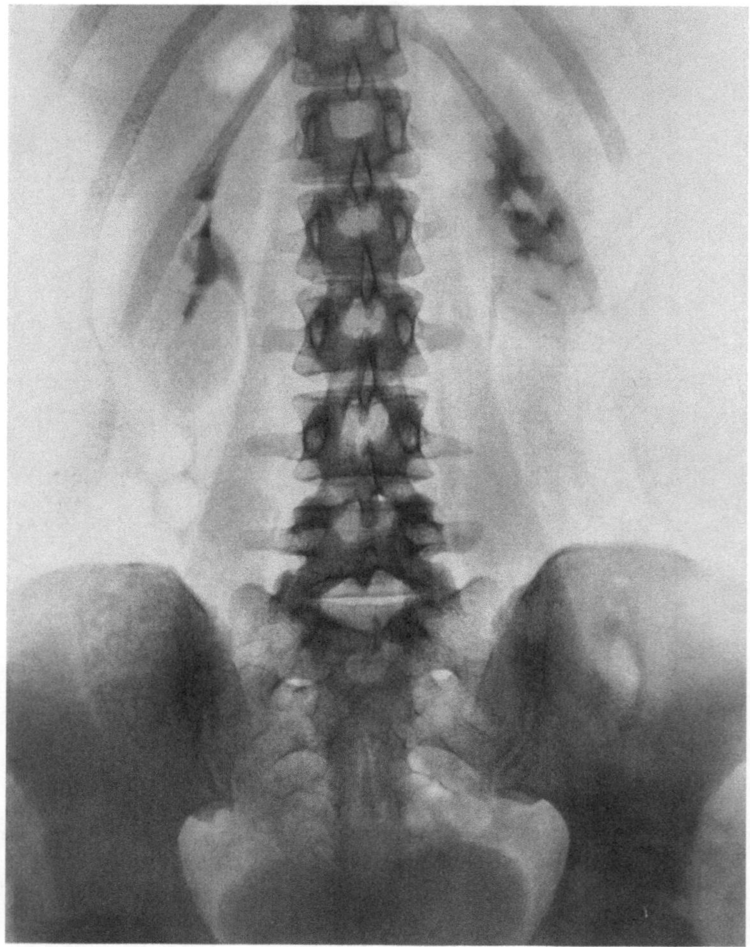

Abb. 140. Kontrolle 6 Monate nach dem Eingriff zeigt die Berechtigung des konservativen Vorgehens.

durch Beseitigung der Harnstauung eine weitgehende Erholung der Nierenfunktion zu erreichen. Die Beseitigung der Harnstauung ist ihrerseits nur möglich bei gut erhaltener Kontraktilität des Nierenbeckens und Ureters. Zeigt das aus seinen Verwachsungen gelöste und vom gestauten Harn befreite erweiterte Nierenbecken bei Klemmen mit der Pinzette oder auf andere taktile Reize hin keine Kontraktion, dann ist eine Wiederherstellung eines guten Harnabflusses kaum zu erhoffen, wohl aber, wenn sich die Nierenbeckenwand nach den genannten Reizen kräftig zusammenzieht.

Ob und wann der Operationsbefund eine mechanische Ursache der Hydronephrose annehmen läßt, wird sehr verschieden beurteilt. Viele Chirurgen sehen, wie erwähnt, die Ursache der Harnstauung im Nierenbecken fast ausschließlich in angeborenen oder erworbenen dynamischen Störungen der harnaustreibenden Kräfte; sie legen der gefundenen Ureterknickung oder Ureterschnürung durch akzessorische Gefäße usw. nur eine nebensächliche Bedeutung bei. Andere aber glauben doch, daß solche mechanische Behinderungen des Harnabflusses, auch wenn sie nicht die erste Ursache der Hydronephrose waren, doch sicherlich eine durch andere Momente ausgelöste Störung im Harnabfluß unterhalten und wohl auch bedeutend steigern. Ihre Beseitigung kann deshalb nach dieser Auffassung eine weitgehende Besserung der Nierenfunktion erhoffen lassen und wird zudem auch die Niere gegen ein Fortschreiten der Druckatrophie schützen. Da viele wirkliche Dauererfolge durch organerhaltende Operationen bei Hydronephrose bekanntgegeben worden sind, ist es unbedingt angezeigt, beim gelungenen Nachweis einer mechanischen Behinderung des Harnabflusses aus dem Nierenbecken vorerst den Versuch zu machen, durch Beseitigung dieses Hindernisses den Harnabfluß zu bessern, erst wenn diese Wiederherstellung günstiger mechanischer Abflußbehinderungen sich nicht heilsam auswirkt, das Organ durch *Nephrektomie* zu entfernen. Bei Doppelseitigkeit der Hydronephrosenbildung sind natürlich die Indikationsgrenzen der organerhaltenden Operationen weiter zu ziehen.

Die Nephrektomie soll bei guter Funktion der zweiten Niere immer schon primär ausgeführt werden, wenn das Parenchym der hydronephrotischen Niere schon weitgehend atrophiert ist oder wenn bei noch gut erhaltenem Nierenparenchym die anatomischen Verhältnisse keine günstigen Aussichten für den Heilerfolg einer organerhaltenden Operation gewähren.

Bei *Ruptur* einer Hydronephrose ist die Nephrektomie kaum zu umgehen. Dabei ist eine Kontrolle der Bauchhöhle nicht zu versäumen, da die Ruptur nicht selten intraperitoneal erfolgt.

Eine dauernde *Nephrostomie* oder *Pyelostomie* ist statt der Nephrektomie nur angezeigt bei Insuffizienz der zweiten Niere.

II. Pyonephrose.

Infiziert sich der Inhalt einer Hydronephrose oder staut sich im Nierenbecken vordem infizierter Harn, so entsteht eine eitrige Stauungsgeschwulst der Niere. Nie bleibt bei diesem Zusammentreffen von Harnstauung und von Infektion die Entzündung längere Zeit auf das Nierenbecken beschränkt, stets wird nach kurzem das Nierengewebe am Entzündungsprozesse mitbeteiligt. Ob die Infektion auf dem Blutwege oder durch die Harnwege aufsteigend die Niere erreicht, das Krankheitsbild wird so gleichartig, daß weder aus dem anatomischen Nierenbefunde, noch aus den klinischen Symptomen der Infektionsweg sich herauslesen läßt. Er bleibt deshalb häufig unbekannt.

Es darf nur allgemein als Regel gelten, daß durch aufsteigende Infektion eher doppelseitige Pyonephrosen entstehen, durch hämatogene Infektion häufiger nur einseitige. Einer aufsteigenden Infektion der Niere gehen Entzündungserscheinungen in den unteren Harnwegen fast immer voraus. Von einer entzündeten Blase kann aber eine Pyonephrose auch metastatisch auf dem Blutwege statt durch aufsteigende Infektion vermittelt werden.

Für die Gestaltung des Krankheitsbildes der eitrigen Stauungsgeschwulst der Niere ist von großem Belang, ob die Infektion in einer hydronephrotischen Niere sich entwickelt *(infizierte Hydronephrose)* oder in einer noch nicht durch Harnstauung veränderten Niere *(primäre Pyonephrose)*. Das anatomische Bild der beiden Formen ist sehr verschieden, weniger das klinische.

Bei der *infizierten Hydronephrose* sind viele krankhafte Veränderungen gleich wie bei der aseptischen Hydronephrose. Es gesellen sich aber zu den durch die Harnstauung bedingten Druckschädigungen des Nierengewebes auch

solche entzündlicher Art. In dem erweiterten Nierenbecken ist die Schleimhaut
gerötet, gequollen, oft von kleinen Hämorrhagien durchsetzt, nicht selten an
einzelnen Stellen geschwürig und granulös (Abb. 141). Statt wie bei der aseptischen Hydronephrose ein wäßrig-klarer Inhalt, findet sich bei der infizierten
Hydronephrose im Nierenbecken ein trüber, mehr oder weniger stark eitriger,
übelriechender Urin, der auf der Schleimhaut oft dichte Beläge oder gar Inkrustationen erzeugt. Im interstitiellen Gewebe des Nierenparenchyms bilden sich

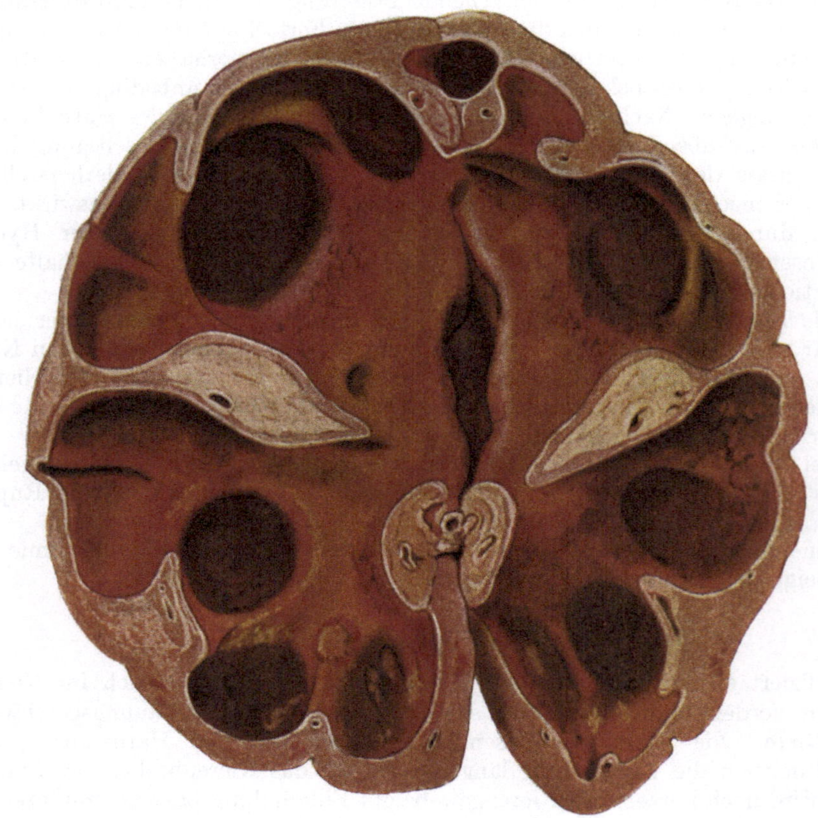

Abb. 141. Pyonephrose. (Pathol. Institut Basel.)

herd- oder streifenförmige, mehr oder weniger ausgedehnte Leuko- und Lymphocyteninfiltrate. In den Harnkanälchen bewirkt die Entzündung starke Degeneration und Abschilferung der Epithelien, reichliche Leukocytendurchwanderung
der Wandung. Vielerorts schmilzt das Nierengewebe ein; es entstehen unregelmäßige, über die Niere zerstreute Abscesse. Die Nierenhüllen sind bei infizierter
Hydronephrose in der Regel nicht sehr stark entzündlich verändert; sie sind
nur selten Sitz para- und epirenaler Abscesse.

Bei der *primären Pyonephrose* stehen die Folgen der Sekretstauung hinter
den entzündlichen Zerstörungsprozessen zurück. Statt des großen, ein- oder
mehrkammerigen, zur Hauptsache aus dem erweiterten Nierenbecken gebildeten
Sackes, wie bei infizierter Hydronephrose, bildet die primäre Pyonephrose eine
Stauungsgeschwulst, bei der das Nierenbecken verhältnismäßig wenig gedehnt
und zudem mehr intra- als extrarenal gelegen ist (Abb. 142). Die rings um das
Nierenbecken gelagerten Nischen und Höhlen sind nicht wie bei der infizierten

Hydronephrose zur Hauptsache durch die Erweiterung der Calyces und Abplattung der Markkegel entstanden, sondern mehr durch entzündlichen Zerfall des Nierenparenchyms. Die Höhlen, mit einem Granulationsgewebe ausgekleidet, stehen manchmal nur durch einen feinen Gang mit dem Nierenbecken in Verbindung oder sind gegen dieses gar völlig abgeschlossen. Zwischen diesen Höhlen im Nierengewebe, die oft größer als das Nierenbecken sind, bleiben die BERTINIschen Säulen lange Zeit erhalten. Diese sind gegen die zerstörenden Entzündungsprozesse wegen ihres reichen Gehaltes an großen Gefäßen und an derbem Bindegewebe widerstandsfähiger als das bindegewebsarme Parenchym der Markkegel und der Rinde. Die Kavernen, sowie auch das Nierenbecken und die Nierenkelche enthalten dünn- oder dickflüssigen Eiter. Die Höhlenwandung ist in alten Pyonephrosen oft belegt mit einer dünnen, der Unterlage fest anhaftenden Inkrustationsschicht. Manchmal liegen in den Höhlen oder im Nierenbecken bröckelige Phosphat- und Carbonatsteine, hin und wieder auch weiche, von Phosphaten und Carbonaten durchsetzte Detritus- und Eiterballen. Nicht immer haben alle Kavernen den gleichen Inhalt. Da sie nicht alle unter sich oder mit dem Nierenbecken in Verbindung stehen, sind die einen mit dickeitrigem, krümeligem, andere mit wäßrig-eitrigem Inhalt gefüllt.

In der primären Pyonephrose setzt das Nierenparenchym dem Eindringen und Ausbreiten der Bakterien weniger Widerstand entgegen als in der infizierten Hydronephrose, in der vor der Infektion die Druckwirkung des ge-

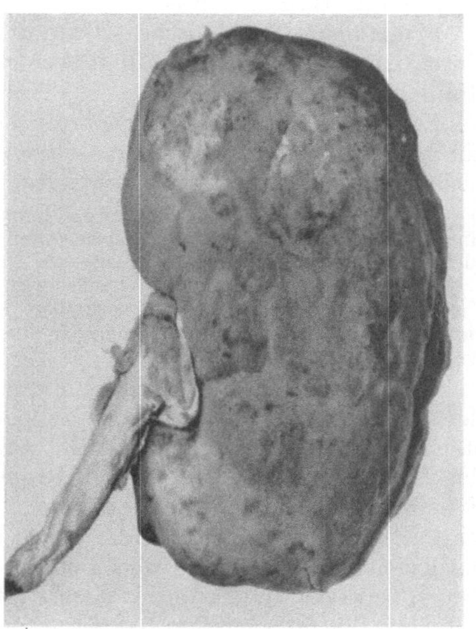

Abb. 142. Stein-Pyonephrose durch Coliinfektion mit Infarkt- und Absceßbildung.

stauten Harns das Parenchym sklerotisch machte. Deshalb entwickeln sich bei einer primären Pyonephrose rascher und häufiger als bei der infizierten Hydronephrose Abscesse in der Nierenrinde, wie auch in den Nierenhüllen. Letztere werden bei der primären Pyonephrose frühzeitiger als bei der infizierten Hydronephrose schwartig verdickt. Sie hindern sehr bald die respiratorische Beweglichkeit der Niere, erschweren auch die operative Auslösung des Organs. Die primäre Pyonephrose bildet durchschnittlich weniger große Stauungsgeschwülste als die infizierte Hydronephrose, einerseits weil bei ihr das Nierengewebe infolge der interstitiellen Infiltration und der frühzeitigen Schwartenbildung in den Nierenhüllen weniger leicht durch den gestauten Urin gedehnt wird, und andererseits weil die entzündliche Schädigung und teilweise eitrige Einschmelzung des Parenchyms die Harnbildung bald vermindert.

Bei der primären Pyonephrose entwickeln sich nicht nur in den Nierenhüllen, sondern auch längs des Ureters fibrosklerotische Wucherungen. Der Ureter wird in ein starres Rohr verwandelt und stark verdickt. Diese perirenalen und periureteralen Schwarten können große Geschwulstmassen bilden, in denen die eitrig zerfallene Niere manchmal wie ein verhältnismäßig kleiner Kern in gewaltig dicker Schale liegt. Bei der infizierten Hydronephrose ist diese perirenale

Schwartenbildung gering oder fehlt ganz; der Ureter bleibt in der Regel dehnbar und beweglich.

Zur Ursache der *Harnstauung* im Nierenbecken werden bei der primären Pyonephrose, wo der Stauung die Infektion vorausging, vor allem die entzündlichen Veränderungen der Nierenbecken- und Ureterwandung. Diese schwächen nicht nur die harnaustreibenden Kräfte, sie führen auch zeitweilig zu einer Verlegung der Abflußwege durch entzündliche Schwellung der Schleimhäute oder durch Eiter- und Schleimballen oder gar durch Konkremente. Bei der infizierten Hydronephrose finden sich dieselben Abflußhindernisse wie bei einer aseptischen Hydronephrose.

Symptome. Die klinischen Symptome der Pyonephrose sind nur, soweit sie durch die Harnstauung bedingt werden, den Merkmalen der Hydronephrose ähnlich.

Es entsteht bei der Pyonephrose eine allerdings nicht immer von außen fühlbare *Vergrößerung der Niere*, selten schmerzlos, in der Regel verbunden mit ziehenden oder kolikartigen Schmerzen (Stauungskrise).

Ein Großteil der fühlbaren Tumorbildung ist besonders bei der primären Pyonephrose durch die gewaltige, perirenale Schwartenbildung bedingt. Die Niere selbst ist oft viel kleiner, als die fühlbare Anschwellung der Nierengegend hätte vermuten lassen.

Bleibt die eitrige Stauungsgeschwulst wegen ihres kleinen Volumens oder weil sie durch Verwachsungen am Tiefersinken verhindert ist, hinter den Rippen verborgen, so macht sie sich palpatorisch immerhin bemerkbar durch eine deutliche Spannung der sie umgebenden Lendenmuskulatur.

Wenn auch durch Geschwulstbildung, sowie Art und Ort der Schmerzen der aseptischen Hydronephrose ähnlich, ist von dieser die infizierte Harnstauungsgeschwulst doch in vielem verschieden. Der Urin ist, statt wie bei der Hydronephrose klar, bei der Pyonephrose eitrig-trübe. Er enthält mehr Eiweiß als dem Eitergehalt entspricht; er setzt beim Stehen sehr rasch ein starkes Sediment ab, das in der Regel auffällig rahmig-eitrig ist, massiger als bei Cystitis. Außer Eiter und Detritus enthält das Harnsediment Epithelien der Harnwege, zudem oftmals rote Blutkörperchen, hyaline und gekörnte Cylinder. Nie fehlen in ihm Bakterien; meist sind es Colibakterien oder Staphylokokken, seltener Streptokokken oder andere pathogene Keime.

Zur Pyonephrose gesellt sich sehr oft eine *Cystitis* mit häufigem Urindrang und schmerzhafter Miktion. Andere Male allerdings widersteht die Blase der Infektion, trotz des ständigen Einfließens von bakterienhaltigem Urin aus der Niere.

Neben den lokalen Entzündungserscheinungen in den Harnwegen macht sich die Harninfektion auch in *Störungen des Allgemeinbefindens* des Kranken geltend, in Unwohlsein, vermindertem Appetit, belegter Zunge, träger Verdauung, in Abmagerung, Herzstörungen, vor allem auch in Neigung zu *Fieber*. Die Körpertemperatur ist häufig dauernd erhöht, bei anderen Kranken nur zeitweilig. Steigert sich die Harnstauung im Nierenbecken durch irgendeine Ursache (vermehrte Schwellung der Nierenbecken- oder der Harnleiterschleimhaut, stärkere Knickung oder Verstopfung des Harnleiters), so ruft diese anfallsweise Steigerung der Harnstauung bei der Pyonephrose nicht nur, wie bei der Hydronephrose, Kolikschmerzen und peritoneale Reizerscheinungen hervor, sie bedingt auch steil ansteigendes, oft mit Schüttelfrost einsetzendes Fieber mit schweren Störungen des Allgemeinbefindens. Wird zu Beginn eines solchen Fieberschubes das Blut verimpft, so geht in der Kultur häufig dieselbe Bakterienart auf, die im Harn des Kranken nachzuweisen ist. Eine solche, allerdings meist nur kurz dauernde *Bakteriämie* weist darauf hin, daß die Pyonephrose die Gefahr schwerer Pyämie in sich birgt. Diese Gefahr ist bei der primären

Pyonephrose größer als bei der infizierten Hydronephrose, weil durch die drüsigen Wandungen der Pyonephrose die Bakterien und deren Toxine leichter in die Blutwege gelangen als durch die sklerotische Wandung der infizierten Hydronephrose.

Während der Anfälle von stärkerer Harnverhaltung in der Pyonephrose hellt sich der Blasenharn auf, in scheinbarem Widerspruch zu der sonstigen Verschlimmerung des Krankheitsbildes. Dies erklärt sich leicht. Im infizierten Nierenbecken wird der eitrige Harn verhalten; in der Blase sammelt sich fast ausschließlich der Harn der zweiten, gesunden Niere. Der Blasenharn ist deshalb klarer; er wird aber unter Abfall von Schmerzen und Fieber sofort wieder stark trübe und eiterhaltig, sobald die Harnstauung in der Pyonephrose nachläßt, die eitrige Stauungsgeschwulst sich wieder reichlicher nach der Blase zu entleert.

Der **Verlauf** der Pyonephrose ist meist ein langwieriger. Zeiten leidlichen Befindens des Kranken wechseln mit Perioden starker Schmerzen, hohen Fiebers und allgemeiner septischer Erscheinungen. Die stets weiterschreitende, entzündliche Zerstörung des Nierengewebes verbindet sich nicht selten mit der Bildung bindegewebiger Schwarten, kleineren oder größeren perirenalen Abscessen, die als Folge einer Bakterienverschleppung durch die Lymphbahnen oder durch eine gedeckte Perforation eines eitrigen Nierenherdes entstehen. Es kann auch ein offener Durchbruch der Pyonephrose nach außen oder nach dem Darme zu erfolgen. Dies mag vorübergehend eine Besserung im Befinden des Kranken bringen, aber zur Heilung führt ein solcher Durchbruch nie; im Gegenteil, die ihm folgende Mischinfektion der Niere steigert die Gefahr allgemeiner Sepsis. Bei langem Bestande der eitrigen Stauungsgeschwulst dickt sich deren Inhalt allmählich ein; er wird in einzelnen Höhlen lehm- oder kittartig. Zudem bilden sich auch nicht selten sekundäre Nierensteine, die zur Hauptsache aus kohlensaurem und phosphorsaurem Kalk bestehen.

Nach weitgehender Zerstörung des Nierenparenchyms verödet manchmal die Lichtung des Harnleiters; die Pyonephrose verliert ihre offene Verbindung mit der Harnblase. Der Blasenharn kann bei derart *geschlossenen Pyonephrosen* vollkommen klar werden, frei von Eiter, ausnahmsweise auch frei von Eiweiß. Eine flüchtige Untersuchung des Kranken möchte glauben lassen, die Pyonephrose sei spontan geheilt. Die eitrige Sackniere ist aber nur von der Blase, nicht von den Blut- und Lymphbahnen abgeschlossen. Ihre Toxine wirken deshalb weiter schädigend auf den Organismus ein; sie können zu Myokarditis, trüber Schwellung der drüsigen Organe, schließlich auch zu Amyloidose führen

Die **Diagnose** einer Pyonephrose liegt auf der Hand, wenn neben der fühlbaren Vergrößerung einer Niere Pyurie festzustellen ist.

Fehlt das eine oder das andere dieser beiden Hauptmerkmale, sei es die Nierenschwellung oder der Eiterharn, so wird die Diagnose schwieriger.

Fehlt eine fühlbare Größenzunahme der Niere, fehlen auch, wie dies bei Pyonephrose nicht so selten vorkommt, merkliche Schmerzen in der Lendengegend, so kann die infolge der Niereninfektion aufgetretene Pyurie als Zeichen einer Cystitis oder des Einbruchs eines der Blase benachbarten Eiterherdes, einer Prostatitis, Appendicitis, Parametritis, Salpingitis usw. gedeutet werden. Ist die Pyurie aber als renalen Ursprungs erkannt, so spricht ein massiges Eitersediment im Harn für Pyonephrose; bei Pyelitis ist das Sediment flockiger und geringgradiger.

Ist eine Vergrößerung der Niere festzustellen, dabei aber der Harn klar und eiterfrei, so weist dies eher auf Nierentumor, Hydronephrose oder Cystenniere als auf Pyonephrose hin. Und doch kann auch dieses Krankheitsbild bei

Pyonephrose entstehen, wenn die Eiterniere gegen die Blase vollkommen abgeschlossen ist, wenn nur der Harn der gesunden Niere zur Ausscheidung kommt.

In allen solchen Zweifelsfällen bringt die Cystoskopie verbunden mit der
Indigocarminprobe und dem Ureterenkatheterismus Klarheit in die Diagnose.
Schon die einfache Cystoskopie läßt häufig entscheiden, wo die Quelle der
Pyurie sitzt. Zeigt die Blase ein normales Bild, keine Entzündung der Schleimhaut, keine Einbruchstelle vereiterter Adnexe, so zwingt dieser negative Befund
zur Schlußfolgerung, daß der mit dem Harn ausgeschiedene Eiter aus der Niere
stammt. Die Cystoskopie erlaubt zudem oft, den Eiterabfluß aus dem Ureter
deutlich zu sehen. Geringe Eiterbeimischung zu dem aus den Ureteren austretenden Harn sind allerdings im cystoskopischen Bilde nicht zu bemerken,
wohl aber die starke Pyurie, die bei Pyonephrose die Regel ist. Es ist mit

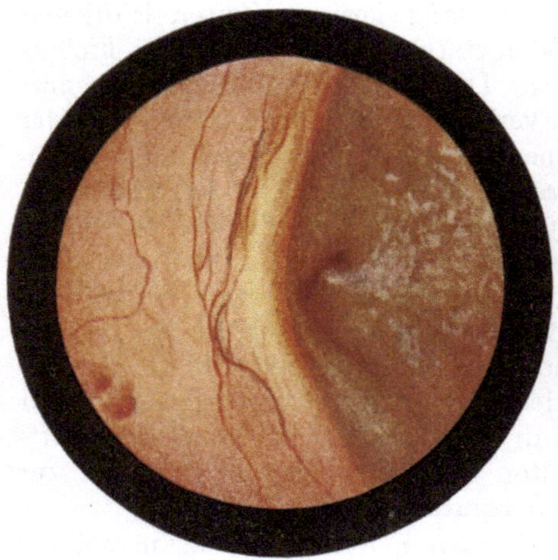 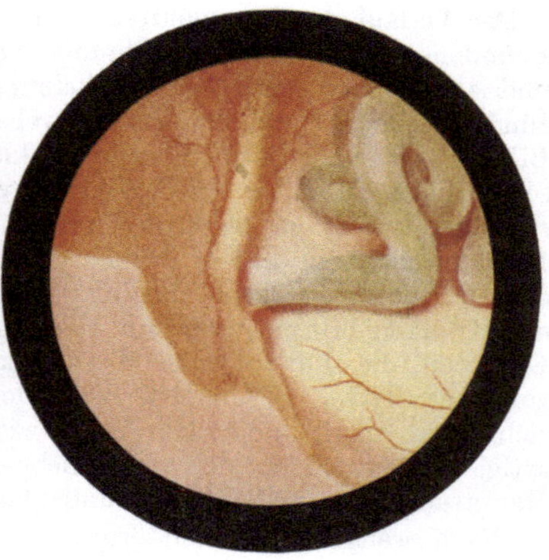

Abb. 143. Mit Eiterbröckel und -fetzen vermischter Harnstrahl. (Nach BAETZNER.)

Abb. 144. Eiterwurm aus dem Ureter am Blasenboden aufgerollt und teppichförmiger Eiterbelag
der Blasenschleimhaut. (Nach BAETZNER.)

dem Cystoskope zu sehen, wie kleine Eiterbröckel und Eiterfetzen mit dem
Harnstrahle aus dem Harnleiter geschleudert werden, ähnlich Geschossen aus
einem Rohre (Abb. 143). Bei hochgradiger Pyonephrose wird der Eiter sogar
wurmförmig aus dem Ureter ausgepreßt, wie Ölfarbe aus einer Zinntube
(Abb. 144).

Beweist nicht schon die Art des Eiterabflusses aus dem Ureter (wurmförmig
oder in großen Bröckeln), daß die renale Infektion zu schweren Einschmelzungs-
prozessen in der Niere geführt hat, so ist der Erkrankungsgrad der infizierten
Niere durch die Indigoprobe einigermaßen zu beurteilen. Erscheint bei der
Chromocystoskopie die Indigoausscheidung beidseitig normal, so darf aus diesem
Zeichen guter Funktionsfähigkeit beider Nieren gefolgert werden, daß die
Infektion noch nicht zu einer Pyonephrose, sondern erst zu einer Pyelitis oder
Pyelonephritis ohne Harnstauung und ohne starke Parenchymschädigung
geführt hat. Scheidet aber die Eiterniere Indigo wesentlich verzögert aus, so
läßt dies auf eine entzündliche Einschmelzung des Nierenparenchyms oder auf
eine erhebliche Harnverhaltung im Nierenbecken schließen. Noch genaueren
Aufschluß über den Zustand der Nieren gibt der Ureterenkatheterismus und
die dadurch ermöglichte chemische und mikroskopische Untersuchung der
beiden getrennten Nierensekrete. Der Grad des Funktionsausfalles in der
kranken Niere ist durch vergleichende Kryoskopie der beiden gleichzeitig

abgesonderten Nierensekrete zu bestimmen und die Größe der Harnverhaltung ist durch Sondierung und Eichung des Nierenbeckens genau zu bemessen.

Bessere Auskunft über Grad und Form der Nierenbeckenausweitung gibt die Pyelographie. Bei intravenöser Einspritzung des Kontrastmittels haftet ihr keine Gefahr mechanischer Verletzung der infizierten Harnwege an; sie ist schon deshalb bei Pyonephrose der transvesicalen Pyelographie vorzuziehen, außerdem auch, weil sie besser als diese abgeschlossene Kavernen im Nierengewebe erkennen läßt.

Die Nierentuberkulose, die ein der banalen Pyonephrose sehr ähnliches Krankheitsbild erzeigen kann, ist durch den Bakterienbefund im Urin und auch durch die bei der Cystoskopie oft nachweisbaren, typischen, entzündlichen Veränderungen der Blasenschleimhaut zu erkennen.

Bei geschlossener Pyonephrose bieten sich ganz eigene diagnostische Schwierigkeiten. Bei ihr kann in der Nierengegend ein Tumor fühlbar, der Urin klar und eiterfrei sein. Wegen dieses Harnbefundes wird die gefühlte Nierenschwellung leicht gedeutet als Neubildung der Niere, als Nierencyste oder Hydronephrose. Vor diesem Irrtum schützt die Chromocystoskopie. Fehlt auf der Seite der kranken Niere, wie dies bei der geschlossenen Pyonephrose stets der Fall ist, jede Ausscheidung von Indigo, überhaupt jegliche Ausscheidung von Nierensekret, so fällt in der Diagnose Nierenneoplasma, Nierencyste und offene Hydronephrose außer Betracht; denn bei diesen Krankheiten wird, wenn auch die Indigoausscheidung manchmal fehlt, immerhin Harn aus der kranken Niere in die Blase abgesondert. Von der geschlossenen Hydronephrose unterscheidet sich die geschlossene Pyonephrose durch den Palpationsbefund. Die geschlossene Hydronephrose bildet eine Geschwulst mit elastischer Wandung und freier, respiratorischer Beweglichkeit; bei der geschlossenen Pyonephrose ist durch die perirenale Entzündung die Beweglichkeit des Tumors gering oder fehlend, ihre Konsistenz infolge entzündlicher, perirenaler Schwartenbildung derb.

Bei einer Hydronephrose wird die Blutkörperchensenkungsgeschwindigkeit normal, bei Pyonephrose stark erhöht sein.

Von der geschlossenen, nichtspezifischen Pyonephrose unterscheidet sich die geschlossene tuberkulöse Pyonephrose durch den cystoskopischen Befund. Bei der geschlossenen tuberkulösen Niere finden sich in der Blase, auch wenn diese momentan nicht mehr tuberkulös ist, doch häufig sternförmige, ins Blaseninnere vorspringende Narbenstränge; solche finden sich nur nach Entzündungen tuberkulöser Natur, nie nach banalen Infektionen der Blase. Bei Frauen mit geschlossener tuberkulöser Pyonephrose läßt zudem meist die von der Scheide aus fühlbare Verdickung des Ureters die tuberkulöse Natur der Pyonephrose vermuten.

Die **Prognose** einer Pyonephrose ist stets sehr ernst. Selbstheilungen sind nicht zu erwarten. Je länger die Pyonephrose besteht, um so mehr droht dem Kranken die Gefahr fortschreitender Kachexie und allgemeiner Sepsis. Die Pyonephrose bedroht das Leben des Kranken auch durch Urämie, und zwar selbst, wenn sie rein einseitig ist; denn auch bei einseitiger Pyonephrose wird die zweite Niere mehr und mehr in ihrer Funktion gestört. Die aus der Pyonephrose in den Kreislauf gelangenden Eiter- und Bakterientoxine verursachen in der nichtinfizierten zweiten Niere toxisch-nephritische Veränderungen, schließlich auch amyloide Entartung. Niereninsuffizienz und Urämie sind die Folge. Diese Gefahr bleibt, auch wenn der Blasenharn durch Abschluß der Pyonephrose eiterfrei geworden ist.

Therapie. Jede Pyonephrose muß ihrer rasch anwachsenden Gefahren wegen möglichst frühzeitig zielbewußt behandelt werden. Es genügt nicht, die Infektion der Niere zu bekämpfen, es muß auch die Harnstauung im Nierenbecken beseitigt werden.

Durch *Harnantiseptica* ist das Ziel nicht zu erreichen. Ihre Verabreichung verbunden mit zeitweiligen Trinkkuren der Wässer von Wildungen, Passugg, Vichy usw. vermindert wohl häufig, besonders bei infizierten Hydronephrosen, wenig bei primären Pyonephrosen, Eiter- und Bakteriengehalt des Urins und mildert zeitweilig alle Krankheitserscheinungen. Diese Medikamente beheben aber die Harnstauung nicht. Sie vermögen deshalb auch nie eine Heilung der eitrigen Stauungsgeschwulst zu erzielen oder auch nur schwere Begleiterscheinungen des Leidens zu verhindern.

Nierenbeckenspülungen mit oder ohne länger dauernder Drainage des Nierenbeckens durch den Ureterkatheter bringen auch nur vorübergehende Besserung, nie Heilung der Pyonephrose. Selbst als Notbehelf sind sie nur berechtigt, wenn der eitrige Nierenharn noch so dünnflüssig ist, daß er leicht durch den Ureterkatheter abfließt. Bei dickflüssigem Eiter sind Nierenbeckenspülungen immer zwecklos.

Zur Heilung der Pyonephrose und infizierter Hydronephrose sind ausnahmslos operative Eingriffe nötig.

Plastische Operationen zur Beseitigung der Harnstauung haben bei allen infizierten Stauungsgeschwülsten natürlich geringere Aussicht auf Erfolg als bei aseptischer Harnstauung. Die Infektion hindert die Verheilung der Nähte am Nierenbecken. Immerhin sind Vollerfolge bei infizierten Stauungsgeschwülsten der Niere wiederholt gemeldet worden. Sie können aber nur erhofft werden, wenn es sich um eine sekundär infizierte Hydronephrose, nicht um eine primäre Pyonephrose handelt. Der Versuch, durch eine plastische Operation die Harnstauung und die Infektion im Nierenbecken zu beseitigen, wird zudem nur gewagt werden dürfen, wenn die bei der Hydronephrosetherapie verlangten Voraussetzungen zur plastischen Operation (s. S. 285) zutreffen, wenn zudem die Infektion nicht sehr virulent ist und vor allem. wenn im Nierengewebe noch nicht viele Eiterherde sitzen, sondern die Infektion mehr nur auf das Nierenbecken und die Calyces beschränkt ist. Man wird sich aber auch dann zu dem in seinem Erfolge immer etwas zweifelhaften Eingriff nur entschließen, wenn eine Erkrankung beider Nieren zu möglichst weitgehend konservativem Vorgehen drängt. Bei vollständig gesunder zweiter Niere ist in der Regel die Nephrektomie dem Versuche konservativer Behandlung der eitrigen Stauungsgeschwulst vorzuziehen. Dem Versuche einer Heilung durch plastische Operationen sollen immer als Vorbereitung Verabreichung von Sulfonamiden und Antibiotica vorausgehen.

Die *Nephrotomie* gewährt bei Pyonephrose Heilungsaussichten nur dann, wenn durch den Eingriff auch das Hindernis des Harnabflusses aus dem Nierenbecken (Nierenstein, Knickung des Ureters, entzündliche Infiltration der Nierenbecken- und Ureterwandung) beseitigt werden kann. Andernfalls bleibt nach der Nephrotomie eine lumbale Nierenfistel zurück, durch welche dauernd Harn abfließt und durch welcher einer Mischinfektion der Niere die Türe offen steht.

Die Wirkung der Nephrotomie bei eitriger Stauungsgeschwulst der Niere ist sehr verschieden, je nachdem es sich um eine infizierte Hydronephrose oder eine primäre Pyonephrose handelt.

Bei der infizierten Hydronephrose, bei der das überdehnte Nierenbecken mit den erweiterten Calyces in breiter, offener Verbindung steht, im Nierengewebe selbst nur wenig Eiterherde sind, schafft der Nierenschnitt eine gute Entleerung des eitrigen Sackinhaltes. Die Entlastung des Organes von Bakterien und deren Toxinen ist so weitgehend, daß eine erhebliche Besserung sowohl der Nierenfunktion, wie des Allgemeinbefindens des Kranken oft zu erzielen ist.

Bei der primären Pyonephrose bringt die Nephrotomie fast nie einen ähnlichen Erfolg. Bei ihr sind die eitrigen Entzündungsherde des Nierenparenchyms gegenseitig abgeschlossen oder doch nur durch enge Gänge in Verbindung. Selbst ein ausgedehnter Nierenschnitt wird deshalb nie alle oder auch nur die Mehrzahl dieser Infektionsherde eröffnen. Die Entlastung des Organs und des ganzen Kreislaufs von Toxinen durch den Nierenschnitt bleibt ungenügend. Diese zu bessern durch möglichst weitgehende scharfe und stumpfe Eröffnung der neben dem Nierenschnitt liegenden Eiterhöhlen bringt die Gefahr starker operativer oder postoperativer Blutung, zudem die Gefahr der Pyämie durch Aussaat von Keimen in die vielen frisch eröffneten Lymph- und Blutbahnen.

Die Nephrotomie ist ihrer geringen Heilungsaussichten wegen bei Pyonephrose immer nur als Notbehelf zu betrachten. Als solcher kommt sie in Frage, wenn die Insuffizienz der zweiten Niere oder ein sehr schlechter Allgemeinzustand des Kranken die Exstirpation der Eiterniere momentan verbietet und doch andererseits das Befinden des Kranken eine möglichst rasche Entleerung des in der einen Niere gestauten eitrigen Harns verlangt. Eine Drainage des Nierenbeckens durch Ureterkatheter ist bei solchen Kranken meist ungenügend. Durch die Nephrotomie wird der Gesamtorganismus in seiner Intoxikation oft so weitgehend entlastet, daß sowohl die vordem schweren Zirkulationsstörungen schwinden als auch die toxischen Insuffizienzerscheinungen der zweiten Niere. Wenige Wochen nach der Nephrotomie wird dadurch oftmals die vorher kontraindizierte Nephrektomie erfolgreich ausführbar (sekundäre Nephrektomie).

Technik. Da die Nephrotomie nur den Zweck hat, den intrarenalen Druck durch Minderung der Harn- und Eiterstauung herabzusetzen, nie das Ziel hat, alle Entzündungsherde der Niere zu eröffnen, soll die Operation möglichst wenig eingreifend gestaltet werden. Man soll sich begnügen, in Lokalanästhesie die Nierenoberfläche nur eben weit genug freizulegen, um durch einen wenige Zentimeter langen Einschnitt von der Konvexität aus das Nierenbecken zu eröffnen und zu drainieren. Eine vollständige Freilegung oder gar eine Luxation der Niere ist unbedingt zu unterlassen. Die Operation würde dadurch unnötig eingreifend; sie würde zudem durch die postoperative perirenale Narbenbildung die später vorzunehmende Nephrektomie stark erschweren.

Die *Nephrektomie* ist die zweckmäßigste Behandlung der Pyonephrose. Sie beseitigt mit einem Schlage den schweren Infektionsherd und damit die Gefahren der Bakteriämie und allgemeiner septischer Intoxikation. Unerläßliche Vorbedingung ist genügende Sekretionsfähigkeit der zweiten Niere; eine völlige Unversehrtheit der zweiten Niere ist aber nicht zu verlangen. So verbieten z. B. toxisch-nephritische Veränderungen der zweiten Niere die Nephrektomie nicht, solange sie nicht zur Insuffizienz des Organs geführt haben. Sie machen im Gegenteil die Exstirpation der Pyonephrose dringlich. Wenn aber diese toxischen Schädigungen zur Insuffizienz der zweiten Niere geführt haben, dann ist vorerst bloß die Spaltung der Eiterniere vorzunehmen; später, wenn sich die zweite Niere funktionell erholt hat, die sekundäre Nephrektomie.

Die Nephrektomie ist wegen der bei Pyonephrose häufig sehr ausgedehnten perirenalen Schwartenbildung oft ein technisch recht schwerer, mit einem erheblichen Operationsschock verbundener Eingriff. Trotzdem darf weder starke Schwartenbildung, noch der Nachweis perirenaler Abscesse als Gegenanzeige des Eingriffs gelten. Nur starke Herzstörungen und Insuffizienz der zweiten Niere verbieten die Exstirpation der Eiterniere. Die Nephrektomie bei Pyonephrose soll stets extraperitoneal ausgeführt werden. Derbe Verwachsungen machen aber häufig ein Einreißen des Peritoneums unvermeidlich. Nicht selten ist wegen breiter Verschmelzung der perirenalen Schwarten mit dem Peritoneum eine umschriebene Resektion des letzteren von der Lumbalwunde aus notwendig. Die dabei entstehende Peritoneallücke muß stets durch Naht wieder geschlossen werden. Wegen Unverschieblichkeit und hoher Fixation der Eiterniere ist zur Freilegung ihres oberen Poles nicht selten die Resektion der 12. oder 11. Rippe nötig. Die subperiostale Auslösung der Rippen muß mit größter Vorsicht vorgenommen werden; die Gewebe sind durch die entzündliche Infiltration oft sehr brüchig, die Pleura reißt deshalb leicht an. Die Eröffnung der Pleurahöhle steigert den Operationsschock gewaltig und bringt zudem die Gefahr des Pleuraempyems. Manchmal nötigt die derbe, perirenale Schwartenbildung zur intrakapsulären Auslösung der Eiterniere. Die Stielung der Hilusgefäße wird dadurch erschwert. Durch Spaltung der Kapsel rings um den Nierenhilus gelingt es aber fast ausnahmslos, die Gefäße einzeln zu unterbinden, das Liegenlassen von Gefäßklemmen, den gefährlichen Ersatz der Ligatur, zu vermeiden.

Die Operationswunde soll stets drainiert werden.

Die Mortalität der Nephrektomie bei Pyonephrose ist trotz aller dieser Schwierigkeiten nur ungefähr 5%.

O. Neubildungen der Niere.

In den Nieren entwickeln sich gutartige und bösartige Neubildungen.

A. Die gutartigen Nierengeschwülste sind meist angeboren, so die kleinen *Markfibrome*, welche als Überreste der Sprossenbildung des Ureters in der Markschicht der Niere sich entwickeln, ferner die in der Regel multiplen *Adenome*, die wahrscheinlich die Folge von Entwicklungsstörungen des nephrogenen Gewebes sind. Auch die sehr seltenen *Lipome*, *Myxome* und *Angiome* der Niere gehen aus angeboren mißbildetem Gewebe hervor. Diese gutartigen Tumoren sind deshalb eher den Mißbildungen als den Neubildungen zuzuzählen. Da sie alle nur sehr selten ein erhebliches Wachstum zeigen, sie zudem das umliegende Nierengewebe nur verdrängen, nie durchwuchern, treten sie klinisch kaum in Erscheinung. Sie bieten nur pathologisch-anatomisches Interesse. Einzig die *Adenome* werden öfters von klinischer Bedeutung, weil sie bei operativer Freilegung der Niere, wenn flüchtig betrachtet, Tuberkel der Niere vortäuschen können.

Die Adenome liegen in der Nierenrinde und bilden dort stecknadelkopfgroße oder etwa größere, grauweiße oder gelbliche, scharf umschriebene Knötchen, die wenig oder gar nicht über die Rindenoberfläche vorragen. Sie zeigen bald einen tubulären, bald einen papillären Bau. Ihre Drüsenzellen sind kleinkubisch oder hochzylindrisch und haben ein wabiges, an Fetttropfen reiches Protoplasma. Die Geschwülstchen sind von der Umgebung scharf, doch nur selten durch eine Kapsel getrennt. Sie sind durch ihren Bau leicht von den versprengten Keimen der Nebennierenrinde zu unterscheiden, die am oberen Nierenpol als gelbe, kleine Flecke der Nierenrinde ein- oder aufgelagert sind und die deutlich die palisadenartige Zellenstellung der zona fasciculata der Nebennierenrinde zeigen. Diese versprengten Nebennierenkeime sind früher zu Unrecht als regelmäßiger Ausgangspunkt der Grawitzschen Tumoren betrachtet worden (s. S. 298). Die als gutartige Nierentumoren imponierenden Solitärcysten sind auf S. 136 besprochen worden.

B. Die bösartigen Tumoren der Niere treten unendlich viel häufiger als die gutartigen klinisch in Erscheinung, ja fast nur sie allein, so daß eigentlich jede Nierengeschwulst, die zu Lebzeiten des Kranken diagnostiziert werden kann, ohne weiteres als bösartig gedeutet werden muß.

Bei den Kindern sind fühlbar werdende Nierentumoren meist Neubildungen bindegewebigen Ursprungs, Sarkome oder doch sarkomähnliche Tumoren, bei den Erwachsenen sind sie fast immer epitheliale Gebilde, Carcinome oder sog. Grawitzsche Tumoren, s. Hypernephroide.

1. Die bindegewebigen bösartigen Nierengeschwülste des Kindes sind selten reine Sarkome. Meist sind es *sarkomatöse Mischgeschwülste* (in der angelsächsischen Literatur WILMS' Tumoren genannt). Es finden sich in ihnen neben fibro-matös-sarkomatösem Gewebe auch drüsige Gebilde, so daß die Geschwulst stellenweise einem Adenosarkom ähnlich wird. Zudem enthalten diese Misch-geschwülste sehr oft quergestreifte Muskelfasern und selbst Knorpelgewebe. Dieser Gehalt an Knorpelgewebe und quergestreiften Muskelfasern weist darauf hin, daß ihr Wachstum auf eine sehr frühe, embryonale Zeit zurückgehen muß, auf eine Zeit, in der die Anlagen der einzelnen Organe noch wenig von-einander getrennt waren. Es sind die in der Nierengeschwulst gefundenen quergestreiften Muskelfasern wohl hervorgegangen aus der ersten Anlage der Rumpfmuskulatur (dem Myotom), wodurch auch das Auftreten von Knorpel-gewebe in der Geschwulst, sowie von Fett- und Schleimgewebe erklärlich würde.

Diese Mischgeschwülste treten in ihrer Mehrzahl im 1.—4. Lebensjahre auf. Sie zeigen ein äußerst rasches Wachstum. Manchmal infiltrieren sie die ganze Niere; häufiger bleiben sie lange durch eine Kapsel vom gesunden Nierengewebe getrennt. Die Geschwulst wird am kindlichen Körper der dünnen Bauchdecken wegen frühzeitig fühlbar und auch sichtbar, weil sie durch das Vordrängen des weichen Rippenbogens den Rumpf des kleinen Kranken merklich verformt.

Harnblutungen oder sonstige krankhafte Veränderungen des Harns, die bei den später zu besprechenden epithelialen Nierengeschwülsten der Erwachsenen so häufig das erste Symptom sind, bleiben bei den bindegewebigen Geschwülsten der Kinder sehr oft vollkommen aus oder treten doch erst sehr spät und nur geringgradig in Erscheinung. Bei der Palpation zeigt die Geschwulst eine glatte oder nur flach-höckerige Oberfläche, eine meistenorts derbe, nur an einzelnen Stellen erweichte Konsistenz und eine gute, respiratorische Verschieblichkeit. Mit zunehmendem Wachstum des Tumors, das zur Bildung gewaltiger, den ganzen Leib ausfüllender und die Bauchdecken weit vorwölbender Geschwülste führen kann, machen sich Verdauungsstörungen geltend und verfallen die Kräfte des Kindes. Erst in diesem Endstadium, selten früher, stellen sich heftige Schmerzen im Leibe ein. Die kleinen Kranken gehen in der Regel kachektisch zugrunde, bevor sich Metastasen der Geschwulst gebildet haben.

Die Diagnose ist bei der deutlichen Sicht- und Fühlbarkeit des Tumors trotz fehlender Harnveränderungen leicht und frühzeitig zu stellen. Die derbe Konsistenz und retroperitoneale Lage des Tumors im Hypochondrium, seine respiratorische Verschieblichkeit lassen den Nierentumor leicht von einem abgesackten, tuberkulösen, peritonitischen Exsudat unterscheiden, an welches der erste Anblick des abgemagerten Kindes denken läßt. Von einem Leber- oder Milztumor ist die Nierengeschwulst in der Regel durch eine sorgfältige Palpation und Blutuntersuchung ebenfalls sicher zu unterscheiden. Frühzeitige Behaarung der Genitalien und andere Zeichen des Virilismus zeigen sich nicht bei Nieren-, sondern nur bei wahren Nebennierentumoren und nur wenn diese von der Rinde, nicht wenn sie vom Mark der Nebenniere ausgehen.

Eine *Heilung* ist nur möglich durch operative Entfernung des Tumors. Trotz der meist erheblichen Größe der Geschwulst ist die Nephrektomie in der Regel technisch ziemlich leicht. Die Ausschälung der Niere wird bei den ab-gemagerten Kindern nur selten durch Verwachsungen des Tumors mit den umliegenden Organen erschwert. Die Operationsmortalität ist aber trotzdem groß, 30—40%. Es sind eben die Träger dieser Geschwulstart, die durch ihr Leiden geschwächten, meist nur wenige Jahre alten Kinder, gegen jeden größeren abdominalen Eingriff sehr wenig widerstandsfähig. Rezidive des Tumors sind außerordentlich häufig. Die Prognose des malignen Nierentumors beim Kinde ist deshalb sehr schlecht. Trotzdem diese Tumoren sehr strahlensensibel sind, ist die Röntgenbestrahlung nur von vorübergehendem Erfolg. Es gelingt wohl die Tumoren dadurch stark zu verkleinern, doch läßt das Rezidiv nicht lange auf sich warten. Die besten Resultate ergibt daher die Kombination von Röntgenbestrahlung (vor und nach der Operation) und Chirurgie.

2. Unter den malignen Nierentumoren der Erwachsenen wiegen bei weitem die epithelialen vor; sie sind nur in der Minderzahl reine Carcinome. Solche gehen meist von dem einen oder dem anderen Nierenpole aus, vom oberen ebenso häufig wie vom unteren. Sie bilden bald knotige, weiche, bald infiltrierende, derbe Geschwülste. Die infiltrierenden, derben Carcinome scheinen häufiger vom Nierenbecken als vom Nierengewebe ihren Ausgang zu nehmen. Der vom carcinomatösen Tumor verschonte Teil der Niere bleibt in seiner Form lange unverändert (Abb. 145). Erst spät geht das ganze Organ in der Geschwulstbildung auf und verliert die charakteristische Nierenform.

Es sind fast alle Carcinomarten in der Niere beobachtet worden: das *Carcinoma solidum* mit festgefügten Haufen und Strängen polymorpher Zellen, der *Medullarkrebs* und das *Adenocarcinom*.

Viel häufiger als diese in ihrem mikroskopischen Bau vollständig den Carcinomen anderer Organe entsprechenden Tumoren, entwickeln sich in der Niere, und zwar fast nur bei Erwachsenen, bösartige Geschwülste, die als GRAWITZsche *Tumoren* oder, weil sie im histologischen Aufbau große

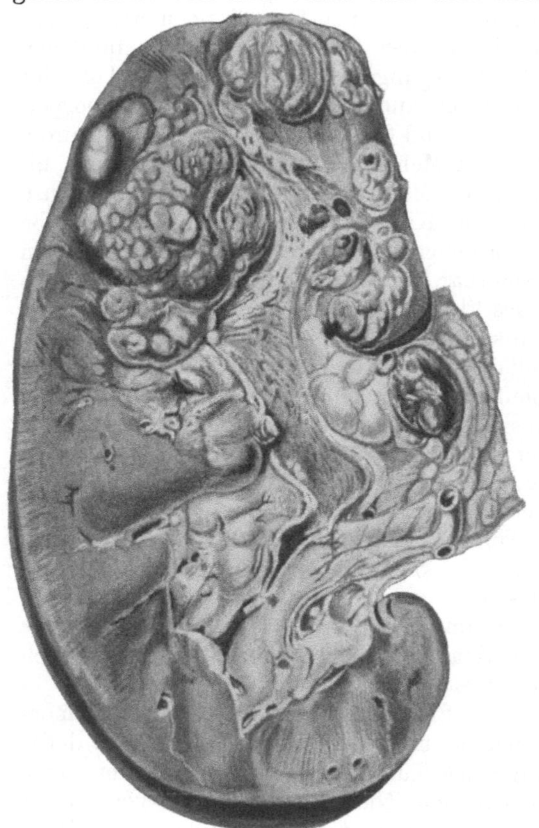

Abb. 145. Carcinoma renis.

Ähnlichkeit mit der Zona fasciculata der Nebenniere haben, als *Hypernephroide* bezeichnet werden. Sie sitzen bald an den Polen (Abb. 146), bald an der Konvexität der Nierenrinde und dringen keilförmig in die Markschicht ein, wobei sie das gesunde Gewebe vorerst nicht durchwuchern, sondern lediglich auseinanderdrängen. Sie sind von derber oder markiger, stellenweise weicher Konsistenz und meist von knolliger Form. Auf dem Durchschnitte erscheinen sie, wenn auch nicht immer, durch eine dünne Kapsel vom gesunden Gewebe abgegrenzt. In der Färbung ihrer Schnittfläche herrscht als Grundton ein *Braunrot* vor, in dem durch zahlreiche Blutungen vielerorts schwarzrote, an anderen Stellen durch Verfettung des Gewebes *buttergelbe*, unregelmäßige Flecken eingestreut sind. Die Geschwulst erhält dadurch ein recht *buntes Aussehen* (Abb. 147). Auf der Schnittfläche fällt mehr als bei der Betastung von außen die ungleiche Konsistenz der Geschwulst auf. Neben derben, häufig strangartigen Teilen liegen weiche, gelatinöse Bezirke mit oft wabenartigem Bau. Mikroskopisch zeigen die hypernephroiden Geschwülste in ihrem, fast nur aus Capillaren bestehenden, feinen

Stroma eingebettet, solide, keinen Hohlraum zeigende, in gleicher Richtung
verlaufende Stränge von großen, hellen Zellen mit starker Vacuolenbildung.
Auffällig ist stets der große Fett- und Glykogengehalt der Tumorzellen. Oft
sind mehr oder weniger ausgedehnte Gewebsnekrosen zu finden, durch welche
an einzelnen Stellen Höhlen entstehen, die makroskopisch die Bildung von
Cysten vortäuschen. Bei ausgedehnter Nekrose der Geschwulst kann ein Gebilde
entstehen, das äußerlich einer polycystisch fehlgebildeten Niere ähnlich sieht.

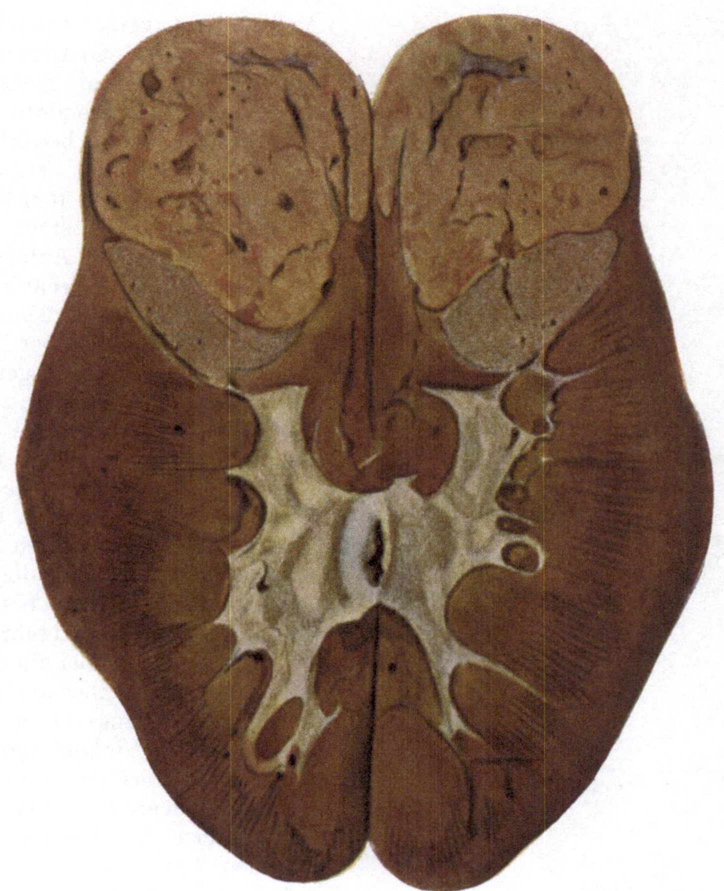

Abb. 146. Polständiges Hypernephroid der Niere. (Pathol. Institut Basel.)

Die anatomische Stellung der GRAWITZschen Tumoren ist noch nicht befriedigend klargelegt. Die Auslegung ihrer Pathogenese durch GRAWITZ, wonach
in die Nieren verlagerte Nebennierenkeime Ausgangspunkt dieser Geschwülste
bilden, ist mit den gefundenen Tatsachen nicht in Einklang zu bringen. Es
entstehen die GRAWITZschen Tumoren wohl sicher aus einem noch sehr wenig
differenzierten, in seiner Entwicklung frühzeitig gehemmten Gewebe. Sie bilden
sich entweder aus den oben geschilderten Adenomen der Niere, die als Mißbildungen aufzufassen sind, oder aber aus renalen Zellgruppen, die noch in
einem sehr frühen Stadium der Entwicklung stehengeblieben sind, in einem
Stadium, in dem sie noch so wenig differenziert waren, daß ihnen die Fähigkeit blieb, sich zu einem im Bau der Nebennierenrinde sehr ähnlichen Gewebe

zu entwickeln. Dies erscheint bei dem entwicklungsgeschichtlichen Zusammen-
hange zwischen Niere und Nebenniere sehr wohl möglich. Eine solche Deutung der Pathogenese der GRAWITZschen Tumoren, wonach diese nicht, wie
ursprünglich angenommen, aus versprengten Nebennierenkeimen entstehen,
sondern aus noch wenig differen-
ziertem, renalem Gewebe, das
in seiner späteren Entwicklung
einen der Nebenniere ähnlichen
Aufbau zeigt, verlangt eine neue
Benennung der GRAWITZschen
Tumoren. Sie sind nicht als
Hypernephrome, sondern als
Hypernephroide zu bezeichnen.
Ob es gerechtfertigt ist, diese
Hypernephroide von den Carcinomen abzutrennen, steht noch
in Frage. Nach der Auffassung
vieler ist dies nicht gerechtfertigt.
Es sind die Tumoren den Carcinomen zuzuzählen, aber ihres
eigenartigen Aufbaus wegen als
hypernephroide Carcinome zu bezeichnen. Praktisch hat diese
Frage wenig Bedeutung. Denn
alle diese Tumoren epithelialer
Natur haben die gleichen klinischen Merkmale. Bei allen ihren
anatomischen Abarten finden sich
Geschwülste, die sehr bösartig
sind, rasch wuchern und sehr bald
zum Tode führen. Bei allen Abarten finden sich aber auch Tumoren, die sehr langsam wachsen,
im klinischen Verlauf fast als
gutartige Geschwülste erscheinen.
Weder bei den anerkannten Carcinomen, noch bei den hypernephroiden Tumoren ist aus dem
histologischen Bilde zu ermessen,
ob sie langsam oder rasch sich
vergrößern werden, ob sie große
Neigung zu Metastasenbildung
haben oder nicht.

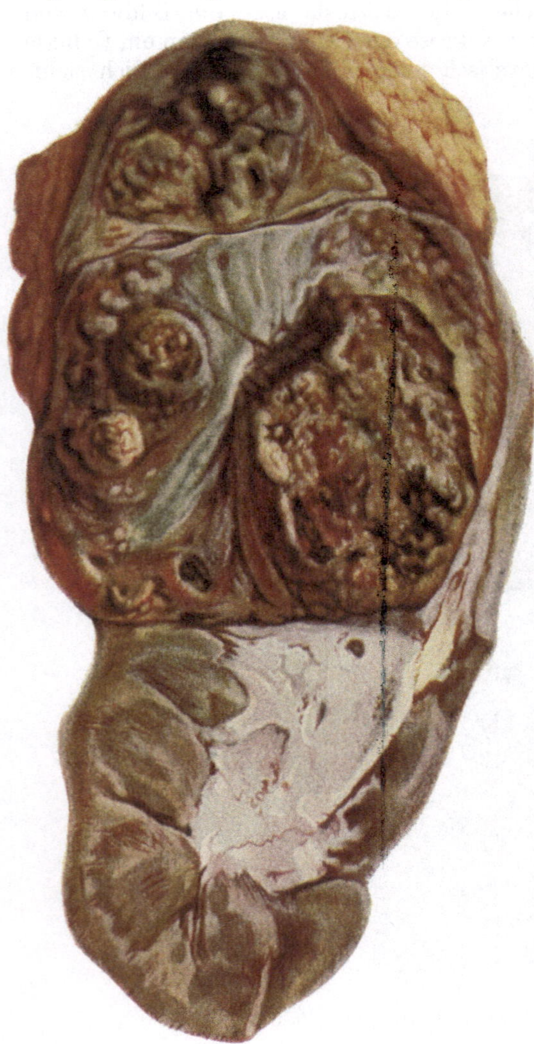

Abb. 147. Hypernephroid mit Verfettung und zahlreichen
Blutungen im Gewebe.

Daß die ganze Gruppe dieser epithelialen Tumoren den bösartigen Geschwülsten zuzuzählen und danach zu behandeln ist, ist nicht zu bestreiten.
Alle diese Tumoren durchbrechen früher oder später die Nierenkapsel und
bilden ausgedehnte, erst die Nierenhüllen, dann aber auch Milz, Leber, Peritoneum, Darm infiltrierende, schrankenlos wachsende Geschwülste. Sie führen
oft zu einer metastatischen Erkrankung der im Bereiche der Niere oder weiter
ab im Organismus gelegenen Lymphdrüsen, wobei besonders häufig die Supra-
claviculardrüsen klinisch deutlich erkennbare Metastasen zeigen. Sehr oft
bricht die Nierengeschwulst frühzeitig in die Blutbahn ein und stößt durch

die Vena renalis Geschwulstzapfen bis in die Vena cava vor. Die enge Beziehung der bösartigen Nierentumoren zum Blutkreislauf erklärt, warum sie oft bald zu solitären, bald zu multiplen Metastasen im Körper, vorzugsweise in den Lungen, der Leber oder den Knochen führen. Außer in diesen Organen sind fast überall im Organismus hypernephroide Geschwulstmetastasen gefunden worden, gar nicht so sehr selten auch in der zweiten Niere und in den Nebennieren.

Daß die Metastasen in der Ureterschleimhaut durch Abbröckeln von in das Nierenbecken durchgewachsenen Geschwulstzapfen entstehen, die mit dem Harnstrom fortgetragen werden, ist unwahrscheinlich. Solche Uretermetastasen wurden wiederholt gefunden, obschon der Nierentumor nicht in das Nierenbecken durchgebrochen war (Abb. 148). Es ist deshalb wohl eher anzunehmen, daß die Metastasen im Ureter auf dem Blut- oder Lymphwege entstehen.

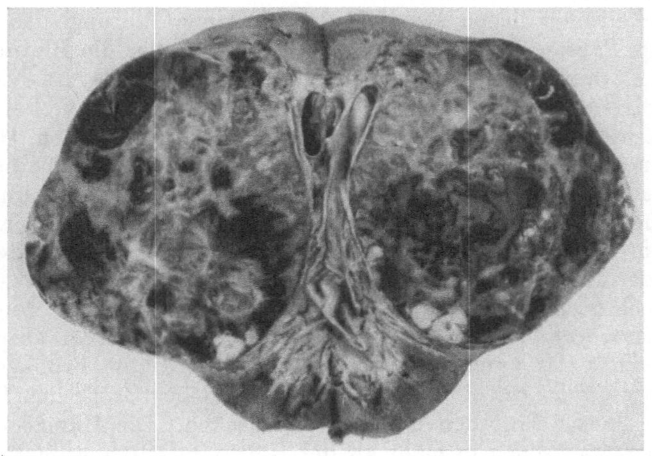

Abb. 148. Hypernephroider Tumor der Niere ohne Einbruch in das Nierenbecken. Metastase im Ureter.

Das Wachstum dieser bösartigen Tumoren kann, wie gesagt, ein sehr langsames sein. Wiederholt wurden GRAWITZsche Tumoren mäßiger Größe operativ entfernt, die, aus früher bei dem Kranken aufgetretenen Hämaturien zu schließen, schon viele Jahre bestanden haben mußten. Kleine, symptomlos verlaufene Hypernephroide finden sich nicht selten als ein ganz zufälliger Sektionsbefund.

Symptome. Die wichtigsten Merkmale der bösartigen Nierentumoren bei Erwachsenen sind: *Hämaturie*, eine fühlbar werdende *Geschwulst*bildung in der Lendengegend, oft *Schmerzen* im Bereiche der Niere.

Die *Hämaturie* infolge Nierentumor hat die Eigenart, plötzlich, ohne erkennbare Ursache in heftigem Grade einzusetzen und nach wenigen Stunden oder Tagen ebenso plötzlich wieder zu schwinden. Sie ist darin der Hämaturie bei Blasentumoren gleich; sie unterscheidet sich von dieser nur durch die Form der mit dem Urin entleerten Blutgerinnsel. Bei der Blasenblutung sind die Blutgerinnsel meist klumpig, oder, wenn cylindrisch, doch sehr kurz; bei der Nierenblutung sind sie lang, *wurmförmig*, fast ein Ausguß des Harnleiters. Die Nierenblutung ist, im Gegensatz zur Blasenblutung, oft von Nierenkolik begleitet, weil der Harnleiter häufig durch die Blutgerinnsel verstopft und dadurch der Harn im Nierenbecken gestaut wird. Der Nierenschmerz ist jedoch keine ständige Begleiterscheinung der Nierenblutung. Bei sehr starker Blutung treten allerdings, wenn auch nicht immer Nierenschmerzen, so doch fast ausnahmslos Blasenbeschwerden auf. Die Anstauung großer Blutgerinnsel in der

Blase verursacht häufigen Urindrang, oder gar, wenn die Ausstoßung der Gerinnsel nur ungenügend gelingt, wahre Blasenkrämpfe. Diese auffälligen Blasenbeschwerden bei Fehlen von Nierenschmerzen führen oft zur irrtümlichen Annahme, die Quelle der Blutung liege in der Blase. Dazu wird selbst ein sorgfältiger Beobachter besonders leicht verleitet, wenn beim Nierenkranken der vom Anfang bis zum Ende der Miktion blutig verfärbte Urinstrahl, wie dies vorwiegend bei Blasen- und Prostatablutungen zu beobachten ist, zum Schlusse durch das Auspressen in der Blase liegender Blutklumpen auffällig dickblutig wird. Nicht selten führt die Nierenblutung durch die in der Blase sich stauenden Blutgerinnsel zur Harnverhaltung. Auspumpen der Blase durch einen großen Metallkatheter oder Entleerung durch Sectio alta wird nötig. Sei die Nierentumorblutung stark oder schwach, selten hält sie ununterbrochen wochenlang an wie die Blutung bei Blasentumoren.

Beim Nierentumor liegen zwischen den einzelnen Blutungen monate- oder gar jahrelange Pausen; andere Male folgen sich allerdings die Blutungen rasch. Ihre Häufigkeit nimmt im allgemeinen mit dem Wachstum des Nierentumors zu. Neben diesen heftigen Blutungen bedingen die Nierentumoren manchmal ganz geringe, nur mikroskopisch erkennbare Blutabgänge mit dem Harn. Diese geringen Tumorblutungen sind nicht deutlich abhängig von Körperbewegungen, wie die Hämaturien bei Lithiasis. Wohl können sie hin und wieder durch körperliche Anstrengung, z.B. einen langen Marsch, ausgelöst werden, aber sie werden nie durch die Ruhe so deutlich vermindert wie die Blutungen bei Steinen. Die Quelle der Blutung ist nicht immer das Tumorgewebe selbst, manchmal blutet das noch gesunde, aber durch den Tumor kongestionierte Nierengewebe.

Die Hämaturie stellt sich bei Nierentumoren Erwachsener ausnahmsweise schon im Beginne des Tumorwachstums ein und wird zum Frühsymptom. In der Regel aber erfolgt die Blutung erst bei erheblicher Größe des Tumors, besonders nach dessen Einbruch in das Nierenbecken. Die Hämaturie ist aber trotzdem bei Erwachsenen in mehr als der Hälfte der Nierentumoren das erste klinische Krankheitszeichen der Geschwulstbildung. Dauernd fehlt die Blutung aus dem Nierentumor bei Erwachsenen selten, oft dagegen bei Kindern.

Das zweite, wichtige Symptom der Neubildung, eine fühlbare *Vergrößerung der Niere*, wird am ehesten als frühes Krankheitszeichen beobachtet, nämlich wenn der Tumor vom unteren Nierenpol ausgeht und nach dem Abdomen zu sich entwickelt. Leider wird dieses wichtige Merkmal oft übersehen, weil die Klagen des Kranken nicht auf ein Nierenleiden hinweisen und deshalb eine sorgfältige Palpation der Nieren unterbleibt.

Der Nierentumor ist in der Regel am besten in Rückenlage, ausnahmsweise deutlicher in Seitenlage des Kranken oder gar bei dessen aufrechter Körperhaltung zu fühlen. Die Neubildung in der Niere zeichnet sich vor anderen Anschwellungen des Organs aus durch derbe Konsistenz und höckerige Oberfläche. Nur selten bleibt die Geschwulst lange im Innern der Niere verborgen, ohne die Oberfläche des Organs deutlich vorzuwölben und zu verformen.

Eine Beurteilung von Größe und Form ist außer durch Palpation auch durch Röntgenuntersuchung möglich. Schon eine Leeraufnahme des Abdomen erlaubt bei gasfreiem Darm häufig die Umrisse der Nieren recht gut darzustellen. Sehr deutlich wird der Nierenumriß durch ein Retropneumoperitoneum dargestellt. Um über die Tumorbildung besser Aufschluß zu erhalten, bedürfen wir der Kontrastdarstellung siehe S. 306.

Das dritte Hauptsymptom des Nierentumors, der *Schmerz*, beschränkt sich manchmal auf ein andauerndes, schmerzhaftes Druckgefühl in der Niere. Kolikartige Schmerzen stellen sich nur ein bei Verstopfung der Harnwege durch Blutgerinnsel. Die Neubildung der Niere kann außerdem recht heftige Schmerzen verursachen durch den Druck ihrer die Nierenkapsel durchwuchernden Teile oder der metastatisch erkrankten Hilusdrüsen auf die Nerven. Es sind neuralgische Schmerzen, die nach der Lende, nach der Leiste und Hüfte, oft auch in die Oberschenkel ausstrahlen. Es treten gelegentlich weitab von der kranken Niere heftige Schmerzen auf infolge von Fernmetastasen des Tumors in Knochen oder in Weichteilen.

Harnveränderungen außer der Hämaturie erzeugt das Neoplasma der Niere nur geringe und wenige. Solche fehlen ausnahmsweise ganz, selbst bei erheblicher Größe der Geschwulst. In der Regel bedingt der Tumor schon frühzeitig eine leichte Albuminurie, die oftmals nach Palpation der Niere vorübergehend merklich zunimmt. Groß wird der Eiweißgehalt, wenn neben der Neubildung nephritische Prozesse im Nierengewebe sich abspielen oder wenn Geschwulstzapfen in das Nierenbecken vorragen, die reichlich eiweißhaltige Gewebeflüssigkeiten in den Urin übertreten lassen. Cylinder finden sich meist nur vereinzelt. Menge und spezifisches Gewicht des Harns bleiben in der Regel normal.

Das Harnsediment enthält bei Nierentumor oft sehr viele verfettete, epitheliale, polymorphe Zellen. Für die Tumordiagnose sind sie nur verwertbar, wenn sie in kleinen Verbänden im bindegewebigen Stroma zusammenliegen. Die bei Nierentumor mit dem Urin ab und zu ausgestoßenen, markartigen, weißen oder rötlich-gelben Gerinnsel aus geronnenem Tumortranssudat und Geschwulstzellen besitzen auch keine diagnostische Beweiskraft. Sie müssen immerhin den Verdacht auf das Bestehen eines Tumors erregen. Die mikroskopische Untersuchung des Harnsedimentes nach PAPANICOLAU kann dem Erfahrenen ziemliche Sicherheit in der Tumordiagnose geben.

Die *Nierenfunktion*, gemessen am Ausfall der üblichen klinischen Funktionsprüfungen der Niere, bleibt bei Nierentumoren häufig trotz deren erheblicher Größe gut erhalten. Die Neubildung drängt meist das Nierenparenchym zur Seite, durchwuchert und zerstört es nicht.

Im tumorfernen Nierengewebe werden histologisch zwar auch oft degenerative Zellveränderungen gefunden, aber nur am Tubulärsystem, nicht wie bei entzündlichen Erkrankungen der Tiere, z. B. bei Tuberkulose auch an den Glomeruli. Darin mag ein Grund liegen, warum Nierenneubildungen soviel später als Tuberkulose eine merkliche Funktionsstörung der Niere bedingen.

Der Nierentumor erzeugt durch Druck auf die Vena spermatica oder durch direktes Einwuchern in die Blutgefäße oftmals eine *Varicocele*, noch bevor die Geschwulst durch die Bauchdecken durch fühlbar wird. Diese Varicocele hat einen erheblichen diagnostischen Wert, wenn sie rasch wächst und am rechten Samenstrang auftritt, nicht am linken, wo auch ohne Nierentumor Varicocelen so außerordentlich häufig sind. Einigermaßen charakteristisch für die Varicocele durch Tumor ist auch, daß sie im Liegen gar nicht abnimmt oder doch nicht so stark, wie dies bei Varicocelen anderen Ursprungs zu beobachten ist. Nach Exstirpation des Nierentumors schwindet die Tumorvaricocele in der Regel vollkommen.

Die malignen Nierentumoren bilden häufig und oft frühzeitig *Metastasen*. Solche sind in fast allen Organen des Körpers gefunden worden; am häufigsten bilden sie sich in den Lungen, in der Leber, im Knochengerüst, in Lymphdrüsen, doch auch im Gehirn, in der Schilddrüse, in der Vagina, in der Haut, in der zweiten Niere und im Ureter. Oftmals erzeugen diese die ersten bemerkbar werdenden Krankheitserscheinungen des Nierentumors. Metastasen in der Lunge äußern sich durch trockenen Husten; perkutorisch werden sie erst bei erheblicher Größe nachweisbar, viel früher auf dem Röntgenbilde. Knochenmetastasen bedingen Spontanfrakturen, häufig auch Schmerzen, die erst irrig als Zeichen einer Osteomyelitis oder als rheumatischen Ursprungs gedeutet werden. Nur das Radiogramm läßt die Neubildung im Knochen frühzeitig richtig erkennen. Die Metastasen in den Lymphdrüsen bedingen häufig Zirkulationsstörungen im Abdomen und dadurch Ödeme und Venenerweiterungen.

Das *Allgemeinbefinden* des Kranken bleibt während des Wachstums des Tumors oft lange Zeit gut. Früher oder später tritt aber immer eine Kachexie ein, die, nachdem sie begonnen, rasch zunimmt. Manchmal wird der Patient schon frühzeitig durch häufig sich wiederholende Nierenblutungen anämisch und schwach. Ab und zu werden, selbst wenn jegliche Niereninfektion fehlt, *andauernde* oder *intermittierende Temperatursteigerungen* beobachtet. Ob dieses Fieber durch die Resorption von Eiweißkörpern aus dem zerfallenden Tumorgewebe entsteht oder als eine anaphylaktische Reaktion des Organismus durch die in den Kreislauf gelangenden Sekretionsprodukte der Tumorzellen aufzufassen ist, bleibt dahingestellt. Jedenfalls ist dieses Tumorfieber immer von übler Bedeutung; es tritt nur auf bei rasch wachsenden Neubildungen. Ganz ausnahmsweise wurde es als erstes klinisches Symptom beobachtet.

Oftmals ist ein stark *erhöhter Blutdruck* beim Kranken mit Nierentumor nachweisbar. Seine Abhängigkeit vom Nierenneoplasma äußert sich dadurch, daß nach Entfernung des Nierentumors die Hypertonie wieder nachläßt. Wahrscheinlich geben die Nierentumorzellen Stoffe an den Kreislauf ab, die eine allgemeine Gefäßkontraktion im Organismus bedingen. Ausnahmsweise entsteht als Folge eines Hyponephroides eine allgemeine Amyloidose.

Auf wie lange die *Lebensdauer* eines Kranken mit nachgewiesenem Nierentumor zu fristen ist, läßt sich nie zuverlässig berechnen. Der Verlauf ist außerordentlich verschieden. In der Regel ist er eher langsam. Trotz der Entwicklung eines großen Nierentumors halten sich die Kranken nicht selten jahrelang in leidlichem Befinden. Andere Male aber führt der Nierentumor innerhalb Jahresfrist nach Auftreten der ersten Symptome zum Tode.

Die **Diagnose** ist nur dann leicht und sicher zu stellen, wenn an der Niere deutlich ein derber, höckeriger *Tumor fühlbar* wird. Die Frage, ob der gefühlte Tumor an der Niere selbst sitzt, findet meist ihre Antwort durch seine respiratorische Verschieblichkeit, sein deutliches Ballotieren, sein Andrängen an die Lendenmuskulatur bei bimanueller Palpation, das Fehlen eines bei Leber- und Milztumor fast immer nachweisbaren, quer verlaufenden, scharfen Tumorrandes. in der Lage des Colons zum Tumor und schließlich in den Harnveränderungen, Für Nierentumor spricht auch, wenn eine etwas energische Palpation des Tumors die Albuminurie des Kranken steigert (palpatorische Albuminurie) oder überhaupt erst Anlaß zur Beimischung von Albumen zum Harn gibt. Daß die gefühlte Vergrößerung der Niere durch eine Neubildung nicht etwa nur durch eine Harnstauung bedingt ist, kann angenommen werden, wenn die Niere derbe Konsistenz und grobhöckerige Form zeigt.

Dem Neoplasma ähnlich in der Form ist oftmals die *Pyonephrose*. Besteht Pyurie, so ist die entzündliche Natur des Leidens sofort erkennbar. Ist der Harn aber klar, eiterfrei, wie dies bei geschlossener Pyonephrose der Fall sein kann, dann wird die Differentialdiagnose zwischen Nierentumor und geschlossener Pyonephrose schwer. Die Eiterniere gibt fast nie Anlaß zu starker Hämaturie. Sie ist gekennzeichnet durch das Fehlen der respiratorischen Verschieblichkeit der Niere, da bei einer geschlossenen Pyonephrose immer starke Schwarten um die Niere gebildet sind. In der Anamnese des Nierentumors fehlt die Hämaturie selten. Die Verschieblichkeit der Niere bleibt bei Tumor lange erhalten, schwindet erst, wenn die Neubildung die Nierenkapsel durchwuchert und sich in die Nierenhüllen ausbreitet.

Die *Hydronephrose*, die auch grobhöckerige Tumoren mit freier, respiratorischer Verschieblichkeit bilden kann, ist in ihrer Konsistenz weniger derb als die Neubildung der Niere. Sie führt frühzeitiger als ein Nierentumor zu Funktionsschädigung der Niere. Bei ihr ist z. B. die Indigoausscheidung sehr stark verzögert und vermindert, während sie bei Nierentumor lange normal bleibt. Die Hydronephrose zeigt außerdem Schwankungen in ihrer Form und Größe, wie sie beim Nierenneoplasma nie zu sehen sind. Zu beachten ist, daß Hydronephrosen ab und zu von starken Harnblutungen begleitet sind und dadurch einem Nierentumor klinisch sehr ähnlich werden können.

Die *polycystische Fehlbildung* der Niere bedingt häufig große und derbe Nierentumoren, im Gegensatz zum Nierenneoplasma aber fast immer doppelseitig. Bei sorgfältiger Palpation sind an der vergrößerten Niere neben großen Buckeln auch zahlreiche kleine, prall-elastische Höcker zu fühlen, so eng nebeneinander gelagert, wie nie bei einem Neoplasma. Da die polycystische Fehlbildung fast immer ein doppelseitiges Leiden ist, enthält der Urin beider Nieren Albumen, sowie meist auch Cylinder und rote Blutkörperchen, wenn auch die Beimischung in beiden Nierensekreten in Menge häufig ungleich ist.

In den seltenen Fällen, in denen die renale Neubildung die Oberfläche der Niere kaum oder gar nicht verändert, mag die Diagnose auch zwischen Neoplasma und kongestiv vergrößerter Niere schwanken. Wegleitend für die Diagnose wird die Untersuchung der getrennten Nierenharne. Eine kongestive Schwellung der Niere tritt selten bloß einseitig auf, wenn sie auch manchmal bloß auf der einen Seite eine fühlbare Vergrößerung des Organs erzeugt. Es werden deshalb, wie bei der polycystischen Fehlbildung so auch bei der Stauungsniere sehr häufig die Sekrete beider Nieren Albumen und Cylinder enthalten.

Bedingt das Neoplasma keinen fühlbaren Tumor in der Nierengegend, sondern nur Hämaturie und Schmerz, so ist die Diagnose oft schwierig. Daß die Blutung aus der Niere, nicht aus der Blase oder der Prostata stammt, ist, wenn der Patient während der Blutung zur Untersuchung kommt, cystoskopisch leicht festzustellen. Die Blutung aus dem Nierentumor ist meistens so stark, daß der aus dem Ureter der blutenden Niere ausgespritzte Urin dunkelrot und dickflüssig erscheint. Es ist deshalb im cystoskopischen Bilde die Quelle der Blutung kaum zu übersehen, wenn nicht große Blutkoagula in der Blase den Einblick behindern. Es muß jedenfalls als Regel gelten, bei jedem Kranken noch während des Andauerns der Hämaturie eine Cystoskopie zu versuchen. Allerdings ist ab und zu selbst nach Aufhören der Blutung die Niere als Quelle der Hämaturie zu erkennen; an einem Blutgerinnsel, das aus einer Uretermündung hervorragt oder am Auswerfen alter Blutkrümel mit der Ureterejaculation.

Ist es gelungen, die eine Niere als Quelle der Blutung festzustellen, so bleibt es dennoch schwer, die Ursache der Blutung zu bestimmen, wenn kein Tumor an der Niere zu fühlen ist. Wie das Neoplasma, so können auch andere Nierenleiden eine starke Blutung erzeugen. Wohl lassen sich einzelne dieser Leiden durch ihre klinischen Symptome mit ziemlicher Sicherheit vom Nierentumor unterscheiden, so die Lithiasis durch ihre weit geringere Stärke der Blutung und deren deutliche Abhängigkeit von Körperbewegungen, die Nierentuberkulose durch die bei Frühfällen allerdings oft sehr spärliche Beimischung von Eiter und Bacillen zum Harn oder durch die unverkennbar tuberkulöse Veränderung der Harnleitermündungen oder der Blasenschleimhaut. Schwieriger ist abzuklären, ob die beobachtete Nierenblutung durch Nephritis oder durch Neubildung verursacht wird. Der Charakter der Blutung, der Harnbefund, die

Funktionsstörungen der blutenden Niere können in beiden Leiden genau gleich sein. Auch hier aber, wie bei der Stauungsniere und der polycystischen Fehlbildung erlaubt die Doppelseitigkeit der Harnveränderungen die Nephritis vom Nierentumor zu unterscheiden. Fast unlösbar wird die Schwierigkeit nur, wenn die zu einer Blutung führende Nephritis ausnahmsweise rein einseitig ist, oder, was ebenso selten beobachtet wird, wenn sich gleichzeitig in beiden Nieren eine Neubildung entwickelt. Schwer ist auch die Unterscheidung des blutenden, nicht fühlbaren Nierentumors von einem Niereninfarkt durch Embolie oder Thrombose.

Aus diesen diagnostischen Schwierigkeiten hilft häufig die Urographie. Auf dem Ausscheidungsurogramm wird die Niere im Schattenbild so deutlich sichtbar, daß auch der noch nicht fühlbare Tumor durch Verformungen des Nierenumrisses erkennbar wird. Andere Male wird die Neubildung auf dem Urogramme durch Eigenheiten der Nierenbeckenform bemerkbar. Durch den Nierentumor wird das Nierenbecken häufig plattgedrückt und in Sichelform längsgezogen. Oberer und unterer Hauptkelch werden weit auseinander gerückt und in ihrer Zeichnung verzerrt. Der Harnleiter wird aus seiner normalen Lage verdrängt. In diesem speziellen Anwendungsgebiet ist die retrograde Füllung der intravenösen Verabreichung des Kontrastmittels überlegen, da sie die anatomischen Einzelheiten viel schärfer hervortreten läßt (Abb. 149, 150; siehe auch Abbildung 70). Wenn selbst durch die Urographie die Diagnose nicht abzuklären ist, so ist, wenn die eine Niere als Quelle der Blutung mit Bestimmtheit erkannt wurde, unbedingt eine operativ-diagnostische Freilegung der Niere zu empfehlen. Es soll mit der Operation nicht gewartet werden, bis das Fühlbarwerden des Nierentumors die Diagnose sichert. Durch das lange Zuwarten würden die Aussichten auf Dauerheilung wesentlich vermindert.

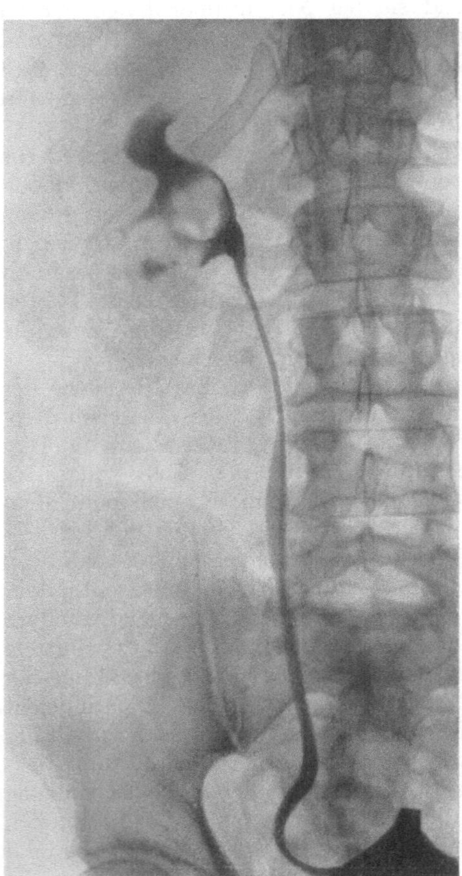

Abb. 149. Tumoreinbruch ins Nierenbecken.

Die Diagnose des Nierentumors wird noch schwieriger, wenn keine der in der Anamnese gemeldeten Hämaturien vom Arzte cystoskopisch beobachtet werden konnte. Wohl kann aus der geschilderten Art der Blutung (plötzliches Auftreten, Massigkeit, Abgang langer Gerinnsel) und aus dem Fehlen cystoskopisch nachweisbarer Veränderungen in den unteren Harnwegen ein renaler Ursprung der Hämaturie vermutet werden. Aber welche der beiden Nieren Quelle der Blutung war, läßt sich schwer erkennen, wenn keine der Nieren eine fühlbare Formveränderung aufweist. Die Nierenfunktionsprüfungen helfen wenig zur Lokalisation des Nierentumors; denn dieser läßt sehr häufig das

Sekretionsvermögen der Niere unbeschädigt. Das Urogramm hilft in diesen
Fällen vielmehr zur Diagnose als die Funktionsprüfungen.

Nierentumoren, die nicht fühlbar sind und auch weder Harnblutung, noch
Nierenschmerzen verursachen, keine anderen Krankheitserscheinungen erzeugen
als allgemeine Schwäche, bleiben natürlich ohne besonders glücklichen Zufall
lange unerkannt. Oft weisen erst die Metastasen in den Lungen oder Knochen
auf das Bestehen eines Nierentumors hin.

Neubildungen im Nierenbecken und in den Nierenhüllen sind von Nieren-
parenchymtumoren klinisch schwer zu unterscheiden. Erzeugt die Sondierung
des Nierenbeckens eine er-
hebliche Blutung, so kann
dies sowohl durch das Eindringen eines Nierentumors
ins Nierenbecken als durch
das Bestehen eines primä-
ren Nierenbeckentumors
bedingt sein. Am ehesten
wird eine Füllungspyelo-
graphie den Nierenbecken-
tumor vom Nierentumor
unterscheiden lassen (Aussparungen im Nierenbek-
kenschatten).

Therapie. Jeder klinisch
nachweisbare Nierentumor
muß als bösartig betrach-
tet und dementsprechend
behandelt werden. Ein ma-
ligner Nierentumor, sich
selbst überlassen, führt mit
Sicherheit in beschränkter
Frist zum Tode. Eine me-
dikamentöse Behandlung
hemmt seine Entwicklung
nicht. Die oft versuchte

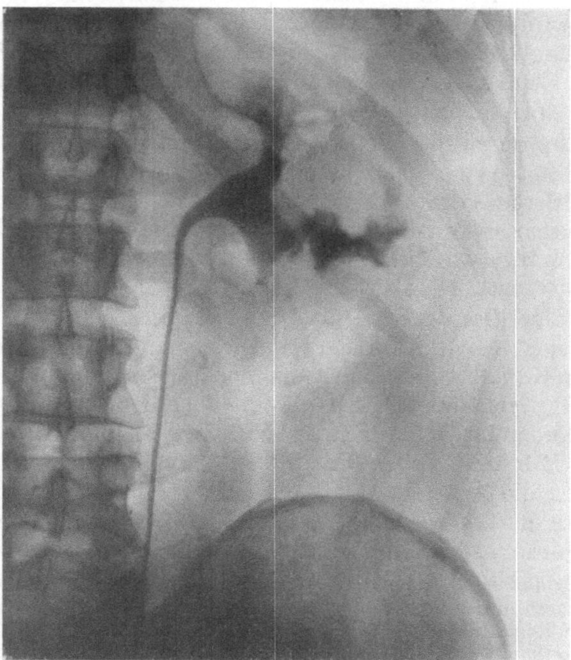

Abb. 150. Kaverne durch Tumorzerfall.

Arsentherapie gab selbst bei hohen Dosen nie einen befriedigenden Heilerfolg, ebensowenig die Injektionen von Kolloidalpräparaten aller Art (kollo-
idales Kupfer, Gold usw.). Auch durch Radium- und Röntgentherapie ist
bis jetzt nie eine Heilung von Nierentumoren erzielt worden, obschon die
Strahlenbehandlung besonders bei den GRAWITZschen Tumoren aussichtsvoll
scheinen möchte, weil diese Geschwülste aus wenig differenzierten Zellen hervorgehen. Wohl ist wiederholt ein starkes Zurückgehen von solchen GRAWITZ-
schen Tumoren unter der Einwirkung von Röntgenstrahlen beobachtet worden.
aber doch, wie gesagt, nie eine Heilung. Das lokale Zurückgehen des Tumors
war zudem häufig rasch von einer Aussaat von Tumormetastasen in Lungen
und Knochen gefolgt. Die Röntgentherapie ist einstweilen nur bei inoperablen
Nierentumoren und als Nachbehandlung nach unvollständiger, operativer Entfernung der Geschwulst zu versuchen.

Die einzige wirkliche Heilungsmöglichkeit des malignen Tumors liegt in der
radikalen Exstirpation der tumortragenden Niere und ihrer Hüllen. Die saubere
Entfernung der Nierenhüllen ist wichtig, weil die Nierengeschwulst oft frühzeitig in sie einwuchert. Nicht selten müssen auch größere Teile des angrenzenden

Peritoneums wegen enger Verwachsung mit dem Tumor reseziert werden. Während der Operation soll jeder Druck auf die Niere möglichst vermieden werden, um ein mechanisches Verschleppen von Tumorzellen in die Venen tunlichst zu vermeiden.

Eine Ligatur oder Abklemmung der Nierenstielgefäße schon vor der Auslösung der Tumorniere beseitigt diese Gefahr am sichersten. Eine solche, der Luxation der Tumorniere vorgängige Ligatur der Hilusgefäße ist bei der *transperitonealen Nephrektomie* von einem abdominalen, pararectalen Schnitte aus fast immer möglich. Da aber die transperitoneale Nephrektomie eine wesentlich höhere, unmittelbare Operationsmortalität ergibt als die extraperitoneale, so wird die letztere von den meisten Chirurgen auch bei Nierentumoren bevorzugt. Bei geringer oder mittlerer Größe des Nierentumors ist die Ligatur des Gefäßstiels übrigens auch bei extraperitonealer Operation vor der Luxation der Niere möglich.

Ist durch die Größe des Nierentumors oder durch perirenale Verwachsungen der Zugang zum Nierenhilus sehr erschwert, dann muß auf rein extraperitoneales Operieren verzichtet werden. Es soll vom Lumbalschnitt aus das der Niere anliegende Peritoneum breit eröffnet werden. Dadurch wird der Nierenhilus einer Ligatur zugänglich, ohne vorherige Auslösung der Niere aus ihren Verwachsungen.

Eine *Gegenanzeige* der Nephrektomie bildet die Größe des Nierentumors an sich nie. Selbst sehr große, maligne Nierengeschwülste lassen sich, wenn ihre Kapsel vom Neoplasma noch nicht durchwuchert ist, häufig verhältnismäßig leicht ausschälen. Wenn aber der Nierentumor seine Verschieblichkeit verloren hat, sich darin ein Übergreifen des Tumors auf die Nachbarorgane, auf Milz oder Leber, Darm usw. kundgibt, dann unterbleibt besser jeder Versuch, die Geschwulst zu entfernen. Die Nephrektomie wird auch zwecklos, wenn die Neubildung aus der Niere in die Vena cava eingedrungen ist und wenn Metastasen in den Hilusdrüsen, in den Lungen, Knochen usw. bestehen.

Leider sind weder die Drüsenmetastasen am Nierenhilus, noch der Einbruch der Geschwulst in die Venen mit einiger Sicherheit vor der Operation nachweisbar. Das Auftreten einer Varicocele ist nicht ein Beweis für das Eindringen des Tumors in die Venen; die Varicocele kann bloß durch den Druck des Tumors auf die Außenwand der Vena spermatica bedingt sein. Bedeutungsvoller ist dagegen eine starke Erweiterung der Bauchdeckenvenen bei Kranken mit Nierentumor. Sie ist fast stets Folge eines Einbruchs des Tumors in die Vena cava. Andererseits spricht das Fehlen von Venektasien nicht gegen ein solches Einwuchern der Neubildung. Es kann ein Geschwulstzapfen durch die Nierenvene bis in die Vena cava vordringen, ohne merkliche Stauungserscheinungen zu verursachen. Auch die Fernmetastasen des Tumors machen im Beginn wenig Erscheinungen und werden deshalb leicht übersehen. Hat ein Kranker mit Nierentumor blutig verfärbtes Sputum, ist bei ihm an umschriebener Stelle der Lungen Dämpfung oder Rasseln nachzuweisen oder quälen ihn rheumatische und neuralgische Schmerzen, dann ist die Entwicklung von Metastasen kaum zu bezweifeln. Radiogramme werden die Tumormetastasen meist sichtbar machen.

Die Tumorniere ist in der Regel umgeben von Geflechten stark erweiterter, strotzend gefüllter Venen. Diese durchziehen die Fettkapsel und stehen nicht nur mit den Hilusgefäßen der Niere in offener Verbindung, sondern auch mit den Vasa spermatica und mit den Gefäßen des Zwerchfells. Die Ausschälung der Niere ist deshalb oft, trotz aller Sorgfalt, nicht ohne erheblichen Blutverlust möglich. Herzstörungen und Kollaps sind nach dem Eingriff nicht selten. Sie sind nach der Operation von Nierentumoren so viel häufiger als nach anderen, lang dauernden und blutigen Nierenoperationen, daß die Annahme gerechtfertigt erscheint, die Neubildung der Niere möchte vielleicht stärker als eine renale Infektion durch Toxine Herzmuskel und Gefäßsystem schädigen. Außer Herzstörungen bedrohen Nachblutungen, Embolien, Thrombosen den wegen eines Nierentumors Operierten. Die Operationsmortalität nach Nephrektomie wegen Nierentumor ist hoch. Sie beziffert sich auch heute noch auf 10—15%.

Ist der operative Eingriff geglückt, so bleibt der Kranke trotzdem in hohem Maße gefährdet durch lokale und metastatische Rezidive des Tumors. Es stellen sich bei der Mehrheit der Operierten trotz scheinbar radikaler Entfernung des Nierentumors Rückfälle des Leidens ein. Nur etwa 30% aller Operierten bleiben dauernd von ihrem Nierentumor geheilt. Wann von einer Dauerheilung gesprochen werden darf, ist zudem fraglich. Wohl stellt sich die große Mehrzahl der Rückfälle innerhalb der ersten 3 Jahre nach der Operation ein, aber es sind solche auch noch 6—11 Jahre nach der Exstirpation des Tumors beobachtet worden.

P. Geschwülste des Nierenbeckens.

Neubildungen der Niere brechen oftmals in das Nierenbecken durch und füllen dieses mit Geschwulstmasse aus. Es entstehen aber im Nierenbecken auch primäre Tumoren. Diese sind allerdings viel seltener als die Nierenparenchymgeschwülste. Es fallen auf 100 Nierentumoren nur ungefähr 3—5 Nierenbeckengeschwülste. Diese können in jedem Lebensalter zur Entwicklung kommen, werden aber am häufigsten zwischen dem 30. und 60. Lebensjahre beobachtet. Nierenbeckensteine und chronische Infektion scheinen die Nierenbeckenwandung zur Geschwulstbildung zu disponieren. Es entwickeln sich im Nierenbecken nur ganz selten mesodermale Geschwülste wie Rundzellensarkome, Angiosarkome, Myxosarkome; fast immer sind die Nierenbeckengeschwülste epithelialer Natur.

Anatomisch sind bei diesen epithelialen Geschwülsten zwei Hauptarten zu unterscheiden: 1. die *papillomatösen* und 2. die *derben, breitaufsitzenden* Geschwülste.

1. Die *papillomatösen* Geschwülste treten auf

a) als *gutartige Papillome* von blumenkohlartigem Aussehen, die ähnlich wie die Blasenpapillome aus einem schmächtigen, stark verzweigten, gefäßreichen Bindegewebsgerüst bestehen, das von einer mehrschichtigen Lage meist zylindrischer Epithelien umgeben ist;

b) als *papilläre Carcinome, Zottenkrebse,* die in ihrem Aussehen den gutartigen Papillomen ähnlich sind, aber von diesen sich durch den breiteren und derberen Stiel unterscheiden. Mikroskopisch zeigen sie ein Einwuchern der Epithelstränge in das bindegewebige Gerüst und in die bindegewebige Basis des Tumors, sowie Bildung von epithelialen Zellnestern. Eine scharfe Trennung der gutartigen Papillome von den papillomatösen Carcinomen des Nierenbeckens ist weder anatomisch, noch klinisch möglich. Histologisch finden sich häufig Übergänge zwischen beiden Arten und klinisch zeigen auch die sog. gutartigen Papillome große Neigung zur Bildung von Metastasen oder doch zu multiplem Auftreten in allen Teilen der Harnwege.

2. Die *epithelialen, derben, breitaufsitzenden Geschwülste* des Nierenbeckens sind immer Carcinome, meistens ein *Plattenepithelkrebs,* seltener ein *carcinoma simplex* oder *Cylinderzellkrebs.* Sie greifen oft frühzeitig vom Nierenbecken auf das Nierengewebe über.

In ihren **klinischen Erscheinungen** unterscheiden sich die Nierenbeckengeschwülste kaum von den Nierengeschwülsten. Nur darin weichen sie von den letzteren ab, daß sie, weil vorzugsweise im Bereiche des Ureterabgangs im Nierenbecken gelegen, viel öfter als die Nierengeschwülste den Harnabfluß aus dem Nierenbecken verlegen und durch Harnstauung eine in *ihrer Größe häufig wechselnde Hydronephrose* oder, bei Blutungen aus der Geschwulst, die

selten fehlen, eine *Hämatonephrose* erzeugen. Wenn auch die Nierenbeckengeschwülste immer zu klein bleiben, um durch die Bauchdecken hindurch fühlbar
zu werden, so machen sie sich doch manchmal palpatorisch bemerkbar durch
die in ihrer Folge auftretende Hydro- oder Hämatonephrose. Diese zeigen eine
viel raschere Größenzunahme als die wahren Neubildungen der Niere und im
Gegensatz zu letzteren merkliche Wechsel in ihren Ausmaßen.

Die Nierenbeckengeschwülste unterscheiden sich von den Neubildungen des
Nierenparenchyms auch dadurch, daß sie bei papillomatösem Bau nicht selten
kleinste Tumorzöttchen in den Harnstrom abstoßen, die, wie bei Blasenpapillomen, im zentrifugierten Harnsediment mikroskopisch nachweisbar sind.

Ob die neben papillomatösen Nierenbeckentumoren sehr häufig auf der
Schleimhaut des zugehörigen Harnleiters aufsprossenden papillären Gewächse
durch Verschleppung von Geschwulstzellen aus dem Nierenbecken durch den
Harn- oder Lymphstrom erfolgen, also als wahre Metastasen aufzufassen sind,
oder ob sie nur der Ausdruck einer allgemeinen Disposition der Schleimhäute
zur Papillenbildung sind (diffuse Papillomatose), wird noch verschieden beurteilt.

Die **Diagnose** der Nierenbeckengeschwülste wird ausnahmsweise durch das
Herauswuchern papillomatöser Geschwulstzotten aus einer Harnleitermündung
leicht gemacht. In der Regel aber, wenn die Nierenbeckengeschwulst, wie
gewöhnlich, nur Hämaturie, Nierenschmerz und Anschwellung der Niere erzeugt, dann wird die Differentialdiagnose zwischen Nieren- und Nierenbeckengeschwulst sehr schwer. Für Nierenbeckentumor spricht Blutung aus dem
Nierenbecken nach jeder Sondierung desselben und ein deutlicher Wechsel in
der Größe der Niere. Wertvoller als diese klinischen Symptome ist ein Füllungspyelogramm zur Erkennung des Nierenbeckentumors. Bei irgendwie erheblicher
Größe einer Nierenbeckenneubildung wird diese eine Schattenaussparung im
Pyelogramm bedingen. Immerhin ist zu bedenken, daß ähnliche Schatten auch
bei Hypernephroiden, die einen Geschwulstzapfen ins Nierenbecken vorstoßen,
gesehen werden können.

Behandlung. Jede Nierenbeckengeschwulst, selbst ein scheinbar gutartiges
Papillom muß die Anzeige zur Nephrektomie geben. Einer partiellen Resektion
des Nierenbeckens oder seiner bloßen Ausräumung von Geschwulstmassen durch
Elektrokoagulation folgt rascher Rückfall des Leidens. Bei allen papillomatösen
Nierenbeckentumoren muß gleichzeitig mit der Niere auch der Harnleiter bis
zur Blase reseziert werden; andernfalls sind Rezidive im Harnleiterstumpf zu
gewärtigen. Nach der Operation ist alle paar Monate eine Cystoskopie auszuführen, um allfällige Ableger des Papilloms in der Blase frühzeitig zerstören
zu können. Trotz aller dieser energischen Maßnahmen sind Dauerheilungen
der Nierenbeckengeschwülste nur bei 30—50% zu erzielen.

Q. Geschwülste der Nierenhüllen.

Geschwülste der Nierenhüllen werden nur selten beobachtet. Sie gehen bald
von der Bindegewebe-, bald von der Fettkapsel der Niere aus; andere Male
scheinen sie aus versprengten Teilen des Wolffschen Körpers oder aus mißbildeten, in das pararenale Gewebe aberrierten Ureteren- oder Nierenkelch-
sprossen zu stammen. Entsprechend dem verschiedenartigen Ursprungsboden
ist auch der anatomische Bau der Nierenkapselgeschwülste sehr mannigfaltig.
Es finden sich unter ihnen *Lipome, Fibrome, Myxome* und *Sarkome*, am häufigsten
aber *Mischgeschwülste*, an denen Fett, Bindegewebe und Schleimgewebe wechselnden Anteil nehmen (Abb. 151). Auch *cystische Tumoren* treten auf. Bei diesen

ist die Innenfläche der Cystenwand mit einem hohen Cylinder- oder einem Flimmerepithel ausgekleidet. Dadurch unterscheiden sich diese wahren Cysten deutlich von den meist traumatisch entstandenen, Blut und Gewebeflüssigkeit enthaltenden Pseudocysten, deren bindegewebige Wandung keinen Epithelbesatz zeigt. Die echten, von Endothel ausgekleideten pararenalen Cysten sind in ihrer Mehrzahl auf versprengte Teile des WOLFFschen Körpers oder auf aberrierte Ureterknospen zurückzuführen.

Alle diese Geschwülste entwickeln sich auffällig viel häufiger beim weiblichen als beim männlichen Geschlechte. Sie kommen vorzugsweise im mittleren

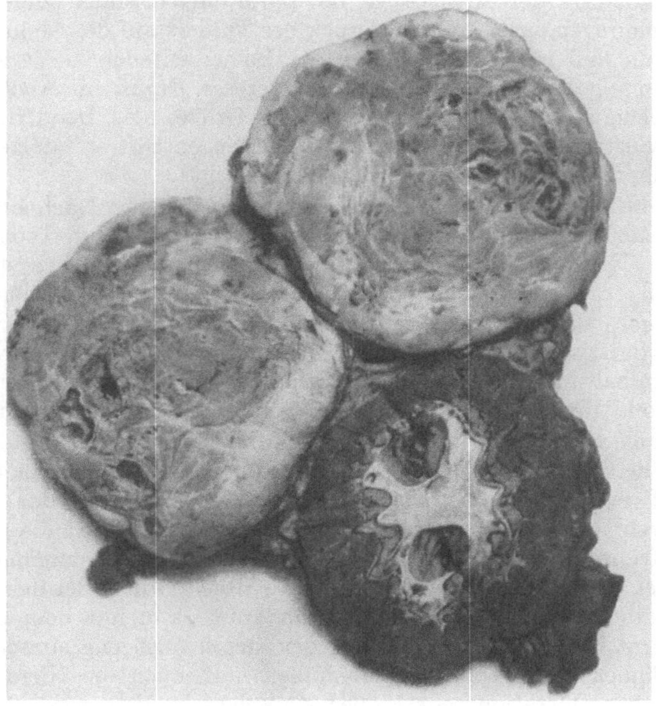

Abb. 151. Fibromyosesarkom der Nierenkapsel.

Lebensalter, zwischen dem 30. und dem 50. Jahre zur Beobachtung. Die nicht so gar selten in den allerersten Lebensjahren beobachteten Geschwülste dieser Art sind als kongenitalen Ursprungs zu betrachten. Alle Geschwulstarten der Nierenhüllen entwickeln sich vorwiegend auf der ventralen Seite der Niere, und zwar meist im Bereiche des unteren Poles. Viel seltener sind sie dorsal der Niere und nach dem oberen Pole zu gelegen. Ihnen allen ist gemeinsam ein rasches, unaufhörliches Wachstum, das bei den gutartigen Tumoren, besonders den Lipomen zu wahren Riesengebilden führen kann. Bei den bösartigen Formen führen Metastasen zum Tode, bevor die Geschwulst eine so gewaltige Ausdehnung genommen hat.

Die Geschwülste sind das eine Mal deutlich abgekapselt, das andere Mal durchdringen sie die Nierenhüllen ohne sichtbare Begrenzung. Die abgekapselten Geschwülste sind leicht von der Niere loszulösen. Die infiltrierenden dagegen sind mit der Niere fest verwachsen. In das Nierengewebe selbst dringt die Kapselgeschwulst selten ein. Es wird aber die Niere häufig durch den Druck der gewaltigen Kapselgeschwulst in ihrer Funktion stark geschädigt und der Abfluß des Urins aus dem Nierenbecken behindert.

Symptome. Die Geschwülste der Nierenhüllen verursachen lange keine Beschwerden. Sie werden meist erst bemerkt, wenn sie durch ihre Größe störend und zudem sicht- oder doch fühlbar werden. Sie zeigen oft, wie Nierengeschwülste, ein deutliches Ballotieren und eine respiratorische Verschieblichkeit. Andere Male, wenn es sich um infiltrierende Tumoren handelt, sitzen diese ziemlich unbeweglich unter dem Rippenbogen. Daß sie retroperitoneal liegen, ist aus ihrer Überlagerung durch die Därme zu erkennen. Werden die Geschwülste groß, so können sie durch Druck auf die Nerven neuralgische Schmerzen, durch Verhinderung der Kotpassage im Darm Meteorismus oder gar Darmstenoseerscheinungen auslösen. Ein Druck des Tumors auf die Abdominalgefäße führt auch hin und wieder zu Ödemen der Beine, seltener zu Varicocele. Bei malignen Kapselgeschwülsten wird oft ein seröser Erguß im Abdomen beobachtet, bei benignen, selbst solchen gewaltiger Größe, nie. Der Urin bleibt bei allen Geschwulstarten in der Regel normal, selten enthält er infolge Stauungshyperämie der Niere Eiweiß oder Blut beigemischt.

Sarkomatöse Tumoren wachsen rasch; sie dringen in die Nachbarorgane ein, bilden auch Metastasen und führen verhältnismäßig bald zum Tode. *Gutartige Tumoren* der Nierenhüllen wachsen langsam, aber unaufhörlich und werden gewaltig groß. Sie verdrängen die Nachbarorgane, aber durchdringen sie nie.

Die **Diagnose** der pararenalen Tumoren ist recht schwierig, da sie so gar keine charakteristischen Erscheinungen machen. Sie bedingen nur, wie jeder große Abdominaltumor, Verdrängungserscheinungen, fast nie Störungen der Nierenfunktion. Der Ausgangspunkt des Tumors bleibt deshalb häufig unsicher.

Die **Therapie** muß stets eine radikal-operative sein, gleichviel, ob der Tumor der Nierenhüllen gutartiger oder bösartiger Natur ist; denn auch die anatomisch gutartigen Tumoren der Nierenhüllen gefährden schließlich das Leben des Kranken durch ihr maßloses Wachstum und ihren Druck auf die Abdominalorgane. Je frühzeitiger diese Tumoren operativ in Angriff genommen werden, um so leichter und um so gefahrloser ist ihre Beseitigung. Bei den gutartigen Tumoren ist die Niere zu erhalten; sie muß nur dann mit dem pararenalen Tumor entfernt werden, wenn sie von der Geschwulst eng umschlossen ist. Mit den malignen Tumoren der Nierenhüllen muß auch die Niere exstirpiert werden. Bei der Operation sehr großer Kapselgeschwülste wird in der Regel besser transperitoneal von vorne auf den Tumor eingegangen. Kleinere Kapselgeschwülste aber sind leicht von einem lumbalen, extraperitonealen Schnitte aus zu entfernen. Die Operationsmortalität ist bei den Kapselgeschwülsten noch ziemlich groß, 30—40%, weil es sich meist um gewaltig große Tumoren handelt. Rezidive sind bei bösartigen Kapselgeschwülsten häufig, kommen aber auch bei gutartigen, besonders den Lipomen, vor, was wohl auf die häufig unvollständige Entfernung des Tumors zurückzuführen ist.

R. Die Erkrankungen des Harnleiters.

Viele der am Harnleiter auftretenden Veränderungen müssen, um in ihrer Entstehung und ihrem Verlaufe richtig gedeutet zu werden, gemeinsam mit den sie begleitenden, teils sie verursachenden Nieren- und Blasenerkrankungen geschildert werden. So müssen z. B. die Mißbildungen des Ureters mit den Bildungsfehlern des Nierenbeckens, die Uretersteine mit den Nierensteinen beschrieben werden. Dagegen verlangen die folgenden Harnleiterleiden der Übersichtlichkeit wegen eine gesonderte Darstellung.

I. Verletzungen des Harnleiters.

Harnleiterverletzungen kommen häufig ungewollt bei operativen Eingriffen vor. Besonders der unterste Teil des Ureters ist wegen seiner anatomischen Lage operativen Verletzungen stark ausgesetzt, so z. B. bei der Exstirpation des Uterus, bei der Entfernung intraligamentärer Cysten oder von Tumoren der weiblichen Adnexe, seltener bei Mastdarmoperationen oder anderen Eingriffen im kleinen Becken.

Diagnostische Uretersondierungen führen sehr selten, nur unter ganz außerordentlichen Bedingungen zu ernstlichen Verletzungen des Harnleiters. Absichtlich wird der Ureter verletzt bei vielen operativen Eingriffen wegen Hydronephrose, Harnleitersteinen usw.

Nichtoperative Ureterverletzungen sind ziemlich selten; nur oberflächliche Schleimhautrisse durch abgehende Harnleitersteine sind häufig. Äußeren Gewalteinwirkungen weicht der elastische und ziemlich dickwandige Harnleiter leicht aus. Stich- und Schußverletzungen des Harnleiters wurden selbst im Kriege auffallend selten beobachtet. Nicht viel häufiger sind subcutane Verletzungen durch eine stumpfe Gewalt, durch welche der Ureter überdehnt und zerrissen oder durch Anpressen gegen die Wirbelsäule oder das Becken gequetscht wird.

Ist durch eine Verletzung die Harnleiterlichtung eröffnet, so fließt Urin aus dem Ureter in den Retroperitonealraum. Dadurch droht die Entwicklung einer Harnphlegmone. Diese zu vermeiden, ist das erste und wichtigste Ziel der Behandlung einer Harnleiterverletzung. Erst in zweiter Linie stellt sich die Aufgabe, den Harnabfluß wieder in die natürlichen Bahnen zurückzulenken.

Eine penetrierende subcutane Ureterverletzung ist zu vermuten, wenn sich bald nach einem Trauma im Bereiche des Ureterverlaufes eine druckempfindliche Schwellung bildet oder wenn infolge einer Harninfiltration längs der Gefäße ein beim Weibe an den Labien, beim Manne im Bereiche des Samenstrangs und Scrotums sichtbares Ödem auftritt. Der Blasenharn ist nach einer Ureterverletzung häufig, doch nicht immer, bluthaltig. Wegen des Fehlens einer Hämaturie darf das Bestehen einer Ureterverletzung nicht verneint werden. Ist eine Ureterverletzung festgestellt oder auch nur ernstlich zu vermuten, so muß der Ureter möglichst rasch extraperitoneal freigelegt, seine verletzte Stelle breit nach außen drainiert werden.

Ist die Kontinuität des Harnleiters durch die Verletzung nicht unterbrochen, so bestehen, wenn der Ureter unterhalb der verletzten Stelle bis zur Blase völlig frei durchgängig ist, gute Aussichten auf spontane Verheilung der Ureterwunde. Die Heilungsdauer wird durch eine Naht der Rißstelle verkürzt. Um die Gefahr einer Strikturbildung möglichst zu meiden, sollen die Nähte vereinzelt und oberflächlich angelegt werden, ohne die Ureterschleimhaut mitzufassen.

Ist der Ureter vollkommen durchtrennt, so wird es schwer schlimme Folgen der Ureterverletzung zu vermeiden. Wohl gelingt bei guter Technik die Vereinigung der beiden Stümpfe End zu End oder die Einflanzung des oberen Stumpfes in einen Seitenschlitz des unterbundenen unteren Stumpfes. Aber es bleibt, wenn die Verletzung nicht sehr nahe dem oberen oder dem unteren Ureterende liegt, selbst bei gelungener Naht, die Gefahr einer Störung der Ureterperistaltik an der Nahtstelle. Es kann sich dort selbst ohne Striktur der Harn stauen und dadurch eine Erweiterung des Nierenbeckens und allmählich eine hydronephrotische Schrumpfniere bilden. Deshalb ist es oftmals angezeigt, nach der Ureternaht zur Sicherung eines unbehinderten Harnabflusses eine Nierenbeckenfistel anzulegen und zu unterhalten, bis der verletzte Ureter wieder eine gute Peristaltik zeigt. Liegt die Quertrennung des

Ureters nahe der Blase oder nahe dem Nierenbecken, so soll statt einer Naht-vereinigung der beiden Ureterstümpfe eine Neueinpflanzung des Ureters in die Blase, bzw. in das Nierenbecken vorgenommen werden.

Alle diese Wiederherstellungsoperationen haben nur Aussichten auf guten Erfolg, wenn die Wundränder am Ureter scharf sind und gut ernährt. Bei stark zerfetzter und gequetschter Ureterwandung muß man sich begnügen, die Ureterwunde ungenäht nach außen zu drainieren. Erst nach Erholung der geschädigten Gewebe käme bei Fortbestehen einer Ureterfistel eine der oben erwähnten Operationen in Frage. Mißlingt der plastische Eingriff oder erscheint er von vornherein aussichtslos, dann ist die Nephrektomie angezeigt. Die viel-fach empfohlene Verknotung des verletzten Ureters zur Ausschaltung der Niere ist nur als Notbehelf zu benutzen. Dieser Eingriff macht die Niere ja auch wertlos und bringt dem Kranken mehr Gefahren als eine gut ausgeführte Nephrektomie. Das gleiche gilt für die Röntgenverödung der Niere, die zur Heilung von Ureterfisteln empfohlen wurde.

Bei Verletzung des Ureters einer Solitärniere oder einer Niere, deren Schwesterorgan ungenügende Leistungsfähigkeit zeigt, muß bei dem unsicheren Erfolg der Wiederherstellung der Ureterfunktion immer sofort eine lumbale Nierenbeckenfistel angelegt werden. Erst wenn verschiedene Prüfungen erweisen, daß eine Schädigung der Niere durch Harnstauung nicht mehr zu befürchten ist, dann erst darf man die Nierenbeckenfistel sich schließen lassen, was nach Wiederherstellung der Ureterfunktion sehr rasch sich vollzieht.

II. Ureteritis und Periureteritis.

Die Ureteritis ist fast nie eine selbständige Krankheit; sie ist beinahe immer nur Begleiterkrankung einer sie an Bedeutung übertreffenden Erkrankung der Niere und des Nierenbeckens oder der Harnblase und der Genitaladnexe. Die Ureteritis entsteht meist durch das Eindringen von Infektionserregern aus den entzündeten Nachbarorganen des Harnleiters, sei es auf dem Harn- oder auf dem Lymphwege. Eine auf dem Blutwege zustande gekommene, metastatische Entzündung der Ureterwand ist sicher recht selten. Daß sie ausnahmsweise von irgendeinem Infektionsherde außerhalb der Urogenitalorgane, z. B. von infizierten Zähnen oder entzündeten Halsmandeln usw. ihren Ausgang nehmen kann, ist nicht zu leugnen, darf aber nicht, wie das geschieht, als etwas Häufiges betrachtet werden.

Anatomie. Durch die Infektionserreger werden auf der Schleimhaut des Ureters die gleichen anatomischen Veränderungen hervorgerufen, wie sie im entzündeten Nierenbecken beobachtet werden (s. S. 162). In Analogie zur Pyelitis sind je nach der Art des anatomischen Bildes zu unterscheiden: die ureteritis catarrhalis, glandularis, cystica usw. Die Entzündung bleibt nicht immer auf die Schleimhaut begrenzt; sie erzeugt häufig auch in der Muskel-schicht des Ureters entzündliche Infiltrate oder gar kleine Abscesse, im weiteren Verlaufe auch ausgedehnte periureterale Entzündungsprozesse.

Die Periureteritis gibt Anstoß zu starker Bindegewebsneubildung (peri-ureteritis fibrosa) und zu Wucherungen des retroperitonealen Fettgewebes (periureteritis fibrolipomatosa). Durch diese Wucherungen wird der Ureter sehr eng mit seinen Nachbargebilden, so auch mit den Vasa spermatica, Vasa iliaca usw. verbunden. Durch die Periureteritis wird der Ureter zu einem starren, derben Rohr, das durch Bindegewebe- und Fettwucherung oft einen Durch-messer von mehreren Zentimetern erreichen kann.

Die Periureteritis entwickelt sich in der Regel rascher bei absteigender Infektion des Ureters als bei aufsteigender. Besonders die Ureteritis bei eitriger

Steinniere, sowie auch bei Nierentuberkulose zeigt frühzeitig periureterale Bindegewebswucherungen. Diese können den Ureter in seiner ganzen Ausdehnung starr machen, an einzelnen Stellen durch Schnürung verengen, schließlich gar auch auf kürzeren oder längeren Strecken völlig schließen. Bei der aufsteigenden Ureteritis bleibt die Ureterwandung länger dehnbar, wenig oder scheinbar fast gar nicht verdickt. Die aufsteigende Infektion nimmt ihren Ausgang sehr oft von einer mit Harnstauung verbundenen Erkrankung der

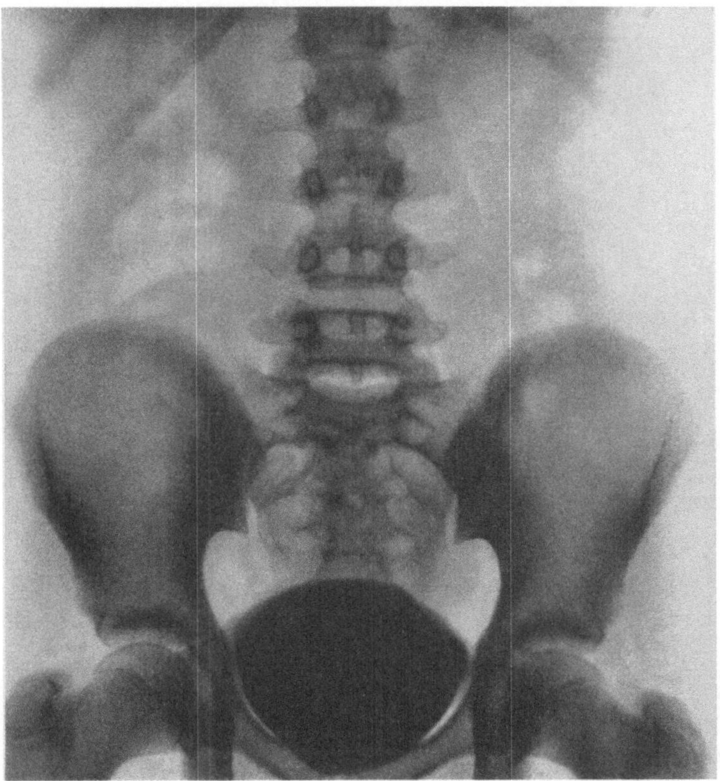

Abb. 152. Kontrastbild der langsam ohne Auslösung von Detrusorkontraktionen gefüllten Harnblase.

unteren Harnwege, z. B. einer Cystitis bei Prostatahypertrophie, bei Harnröhrenstriktur usw. Sie trifft deshalb häufig einen durch die Harnstauung erweiterten Ureter. Aber die bei Ureteritis beobachtete Erweiterung des Harnleiters kann auch primär durch die Infektion verursacht sein. Die Entzündung schwächt die Muskulatur des Harnleiters und lähmt die Peristaltik (entzündliche Atonie des Ureters). Daher bietet die Harnleitermündung bei Ureteritis dem Eindringen von Blaseninhalt nur wenig Widerstand; es kommt bei Blasenkontraktionen häufig ein vesicoureteraler Reflux zustande, der seinerseits die Dilatation des Ureters steigert (Abb. 152 und 153).

Die klinischen *Symptome* der Ureteritis sind wenig charakteristisch; sie sind zudem meistens von den Erscheinungen der das Ureterleiden begleitenden Nieren- oder Blasenerkrankung überdeckt.

Die oben erwähnten Störungen der Ureterperistaltik durch Entzündung führen zu Harnstauung in den oberen Harnwegen und zu Erweiterung des

Nierenbeckens, bei längerer Dauer auch zu Schädigungen der Niere. Die Harnstauung ist begleitet von Schmerzen, die längs des Ureters ausstrahlen, ähnlich
wie bei einer Pyelitis. Der entzündete Ureter ist in seiner ganzen Länge oder
doch streckenweise auf Druck. empfindlich. Selbst bei starker Periureteritis
wird er sehr selten, und nur bei mageren Kranken, durch die Bauchdecken durch
fühlbar; dagegen wird die starre Infiltration des Ureters bei weiblichen Patienten
sehr oft von der Scheide her, seltener rectal bei Männern fühlbar. Die entzündliche Erkrankung des Harnleiters ist am ehesten bei der Cystoskopie an der

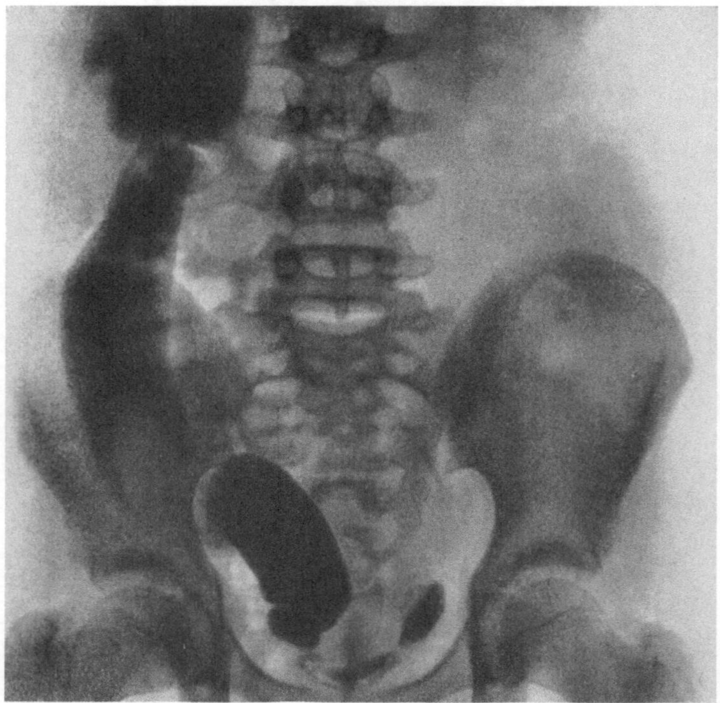

Abb. 153. Kontrastbild, unmittelbar nach spontaner Miktion der Kranken anschließend än Aufnahme Abb. 152.
Rechts starker vesico-ureteraler Reflux. Links kleiner Divertikel neben Ureter.

Starre der Uretermündung, sowie an der Quellung und Rötung der Lippen zu
erkennen. Manchmal wird sie bei der Cystoskopie auch bemerkbar an der
verminderten Kraft des Ureterurinstrahles, dem wurmförmigen Abgang eitrigen
Nierensekretes u. dgl. Die Ureterographie macht häufig krankhafte Verformungen
des Harnleiters sichtbar; doch ist zu bedenken, daß Spasmen des Ureters auch
ohne begleitende Entzündung zu starken Formveränderungen der Ureterlichtung führen. Auf dem Radiogramme sichtbare Streckungen der physiologischen
Windungen des Ureters sind Zeichen von Periureteritis.

Eiter- und Bakteriengehalt des direkt aus dem Harnleiter entnommenen
Harns beweist noch nicht das Bestehen einer Ureteritis; nur wenn durch den
Katheter aus den tieferen Teilen des Ureters eitriger Urin, aus dem Nierenbecken aber eiterfreier Harn abfließt, dann ist aus dem Eitergehalt des Ureterharns auf eine Ureteritis zu schließen; dies immerhin auch dann nur mit dem
Vorbehalte, daß nicht durch Reflux aus der Blase die Trübung des Ureterharns
bedingt wurde.

Leicht zu erkennen sind entzündliche Vorgänge an dem nach Nephrektomie zurückgebliebenen Ureterstumpfe. Für sie beweisend sind seine Druckempfindlichkeit und der Abgang eitrigen Sekretes aus dem Ureterstumpf in die Blase oder durch eine Lendenfistel. Bei Entzündung des Ureterstumpfes ist oft auch zu bemerken, daß der spontan entleerte Blasenharn klar ist, solange die Lendenfistel fließt, daß er sich trübt, wenn der Ausfluß aus der Fistel stockt. Ausnahmsweise wird der Abfluß aus dem Ureterstumpf sowohl fistel- wie blasenwärts gehemmt; es kann ein sog. *Empyem des Ureters* entstehen.

Zur *Behandlung* der Ureteritis genügen meist interne Harnantiseptica, lokale Spülungen, Bekämpfung der Spasmen durch Atropin, Papaverin usw. Zur Resorption periureteraler Infiltrate hilft oft die Diathermie. Sind durch periureterale Narbenzüge Knickungen oder Schnürungen am Ureter entstanden, so wird manchmal eine operative Auslösung des Ureters aus den entzündeten Verwachsungen zur Beseitigung der Harnleiterkoliken nötig (Ureterolyse). Hartnäckige Eiterungen aus dem bei der Nephrektomie zurückgelassenen Ureterstumpfe können manchmal dessen extraperitoneale Excision nötig machen.

III. Strikturen des Ureters.

Als Strikturen des Ureters sind, in Analogie zu den Harnröhrenstrikturen, nur durch Erkrankungen der Harnleiterwand verursachte Verengerungen der Harnleiterlichtung zu bezeichnen. Verengerungen der Harnleiterlichtung durch einen auf die anatomisch unveränderte Ureterwand wirkenden Druck, durch einen dem Ureter aufliegenden Tumor, z. B. ein Myom des Uterus, eine große, retroperitoneale Cyste usw., durch ein den Ureter kreuzendes Gefäß oder dgl. sind den Strikturen nicht zuzuzählen. Wahre Strikturen des Harnleiters sind viel seltener als die bei gesunder Ureterwand beobachteten Verengerungen. Wahre Strikturen sind angeboren oder erworben.

Angeborene Strikturen können durch fetale Verwachsungen des Epithels gebildet werden oder durch Klappenbildung im Ureter, die teils als Hemmungsmißbildung (Persistenz embryonaler Falten der Ureterschleimhaut), teils als Folge intrauteriner Entzündungen in der Ureterwand zu deuten sind.

Erworbene Strikturen sind traumatischen oder entzündlichen Ursprungs.

Traumatische Strikturen können durch jede erhebliche Verletzung des Ureters, ob durch offene Schnitt- oder Stichwunde, ob durch subcutane Quetschung oder Zerreißung (Hufschlag, Fall auf die Lende usw.) erzeugt werden. Wahrscheinlich mögen auch durch das Austreiben stacheliger Harnsteine entstehende Verletzungen oder bei Einklemmung eines Steines sich bildende Druckgeschwüre zu Strikturen des Harnleiters Anlaß geben.

Entzündliche Strikturen sind häufiger als traumatische. Sie werden hervorgerufen durch infektiöse, sklerotische Veränderungen der Ureterwand. Ganz besonders oft führt die Tuberkulose des Harnleiters zu solchen Strikturen (Abb. 154). Gonorrhoische Strikturen sind im Gegensatz zur Harnröhre im Ureter sehr selten; vereinzelte Beobachtungen lassen immerhin an ihrem Vorkommen kaum zweifeln.

Die Häufigkeit von Harnleiterstrikturen infolge nichtspezifischer Entzündung wird sehr verschieden eingeschätzt. Daß Coli-, Staphylo- und Streptokokkeninfektionen der Harnorgane, wenn sie nicht von Steinbildung begleitet sind, offenbar nur äußerst selten klinisch erkennbare Strikturen der Harnleiter verursachen, ist allgemein anerkannt. Dagegen wird besonders von amerikanischen Ärzten behauptet, daß außerordentlich häufig eine hämatogene, von einem infektiösen Darmleiden, von einem Furunkel, von einer Tonsillitis, einer Zahninfektion aus, metastatisch entstandene Entzündung der Ureterwand, auch ohne Mitwirkung einer Harninfektion sehr häufig zu Strikturen der Harnleiter führt. Sorgfältige Nachprüfungen scheinen aber zu beweisen, daß es sich bei diesen durch Urogramme und Harnleitersondierungen vermeintlich sichergestellten Harnstrikturen mehrheitlich um Täuschungen durch lokale Ureterspasmen handelte.

Eine *Verengerung* der Ureterlichtung *ohne Erkrankung der Ureterwand* kann hervorgerufen werden durch einen dem Ureter anliegenden Tumor, durch Knickung oder Schnürung des Harnleiters infolge eines dem Harnleiter benachbarten Entzündungsprozesses, sei es in mesenterialen Drüsen, im Parametrium oder in der Appendix. Knikkungen des Ureters können auch entstehen durch eine Senkung der Niere oder durch den Zug am Ureter bei Uterusprolaps usw.

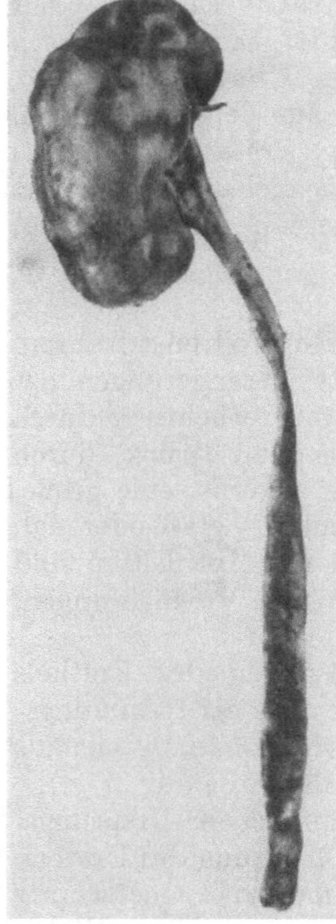

Abb. 154. Harnleiterstenose.

Jede Verengerung der Harnleiterlichtung, gleichgültig ob sie durch eine Erkrankung der Ureterwand (wahre, narbige Striktur) oder durch eine von außen auf den gesunden Ureter einwirkenden Druck oder Zug erzeugt sei, hat immer die gleiche Folge: der Urinstrom wird an der verengten Stelle des Ureters gehemmt, die rückwärts davon liegenden Harnwege werden durch die Harnstauung mehr oder weniger überdehnt und erweitert. Das Hindernis im Harnstrom reizt den Ureter zu gesteigerter Peristaltik; dumpfe Schmerzen, die sich zeitweilig zu heftigen Koliken steigern, sind die Folge. Anlaß zu Schmerzsteigerungen gibt die zeitweilige Steigerung des Stromhindernisses durch Schwellungen der Ureterschleimhaut, wie sie einer Erkältung, dem Genuß alkoholischer oder stark kohlensäurehaltiger Getränke folgen oder durch prämenstruelle Kongestionen usw. bedingt sein können. Während des Schmerzanfalles enthält der Harn häufig etwas Albumen und rote Blutkörperchen. In der Zwischenzeit ist, solange eine Infektion fehlt, der Harn normal. Er wird aber bei langem Bestehen der Harnstauung allmählich dauernd eiweißhaltig. Die sekundär durch die Ureterstenose entstandene Hydronephrose steht schließlich im Vordergrund der Krankheitserscheinungen.

Die **Diagnose** einer Ureterstriktur ist nicht immer leicht. Die bei Ureterstenose zeitweilig auftretenden kolikartigen Schmerzen weisen nur auf das Bestehen eines Harnstromhindernisses hin, sagen aber nichts über seine Natur. Fehlt auf dem Radiogramm der Harnorgane ein Steinschatten und stößt trotzdem der Harnleiterkatheter im Ureter der schmerzhaften Seite auf ein Hindernis, so muß dies den Verdacht auf eine Ureterverengerung erwecken. Es ist aber zu bedenken, daß das Vorschieben der Sonde vielleicht nur durch einen momentanen Ureterspasmus oder durch das Verfangen des Katheters in einer normalen Ureterfalte, nicht durch eine wahre Striktur verhindert sein kann.

Selbst ein Ausscheidungs- oder Füllungsureterogramm läßt nicht immer erkennen, ob eine Ureterstriktur vorliegt oder nicht. Das Bild zeigt wohl, ob der Ureter an der Stelle des Hindernisses geknickt oder verengt ist, ob oberhalb dieser Stelle der Ureter erweitert ist oder nicht. Aber über die Deutung dieser sichtbaren Veränderungen läßt uns auch das Ureterogramm häufig im unklaren. Es läßt die Frage vorerst offen, ob Spasmen, Druck oder Narbe die Verengerung des Harnleiters bedingen. Erst Wiederholungen des Urogramms erlauben zu entscheiden, ob eine auf dem Bilde gesehene Erweiterung des Harnleiters mit Harnstauung oberhalb des fraglichen Hindernisses dauernd besteht, nicht nur durch eine momentane Atonie der Uretermuskulatur vorübergehend auftrat.

Behandlung. Ist die dem verengten Ureter zugehörige Niere durch Harnstauung und Infektion in ihrer Funktion schwer geschädigt, so ist die zweckmäßigste Behandlung der Ureterstriktur die operative Entfernung des ganzen Ureters mitsamt der Niere. Die Ureterresektion muß jedenfalls immer bis unterhalb der Striktur reichen; andernfalls erwächst die Gefahr der Bildung eines Ureterempyems oberhalb der Striktur.

Erweist sich die zum verengten Ureter gehörige Niere funktionstüchtig, dann muß der Versuch gemacht werden, die Ureterstriktur zu beseitigen. Oftmals gelingt dies durch regelmäßige Einführung von Harnleitersonden und durch deren zeitweiliges Liegenlassen während mehrerer Stunden. Mißlingt die Dilatation, dann kommt eine operative Behebung des Ureterhindernisses in Frage. Je nach der Lage der Striktur ist eine Resektion der Striktur und Neueinpflanzung des Ureters in Nierenbecken oder Blase anzuraten oder aber eine plastische Operation an der Strikturstelle selbst: Längsschnitt und Quernaht oder eine Ureterolyse, d. h. die Durchtrennung aller periureteralen Stränge und Verwachsungen.

IV. Neubildungen des Harnleiters.

Primär im Harnleiter entwickeln sich Neubildungen sehr selten. Klinisch von Belang sind nur die epithelialen Tumoren: Papillome oder Carcinome. Bindegewebige primäre Ureterneubildungen: Fibrome, Myosarkome, alveoläre Sarkome usw. sind bloß Kuriosa.

Papillome des Harnleiters sind fast immer von Nierenbeckenpapillomen begleitet. Ob sie neben den Nierenbeckengeschwülsten als Ausdruck einer allgemeinen Papillomatose der Harnwege entstanden sind oder als Metastasen der Nierenbeckenpapillome, ist selten zu entscheiden. Nur ausnahmsweise wurden einzig im Ureter Papillome gefunden, ohne daß gleichzeitig auch im Nierenbecken oder in der Blase solche bestanden.

Carcinome können sicher primär im Ureter entstehen, bald von papillärem, bald von solidem, massigen Bau. Meist sind die Uretercarcinome Metastasen aus Carcinomen der Nachbarschaft, von Gebärmutter-, Prostata- oder Rectumcarcinomen oder von ferner gelegenen Carcinomen, z. B. Mammacarcinomen.

Die *Symptome* der Harnleitertumoren: *Hämaturie, Schmerzen* infolge der Harnstauung durch Verlegung des Ureterlumens und *hydronephrotische Schwellung der Niere* sind vieldeutig. Sie genügen nicht zur Sicherung der Diagnose. Erst ein Ureterogramm wird den Uretertumor als Ursache der Beschwerden erkennen lassen; selten auch schon die Cystoskopie, wenn ein papillomatöser Tumor aus dem Harnleiter in die Blase vorragt, oder wenn neben Blasenpapillomen eine Blutung aus dem Ureter nachweisbar ist.

Die malignen Uretertumoren verursachen durch Metastasen eine allgemeine Kachexie. Sie führen meist ziemlich rasch zum Tode.

Dies kann nur durch frühzeitige Nephro-Ureterektomie verhindert werden. Aber selbst nach frühzeitigem, radikalem Vorgehen sind sowohl lokale, wie metastatische Rezidive sehr häufig. Bei einem wegen Uretercarcinom Operierten wurde von mir ein rasch wachsendes, lokales, osteoplastisches Rezidiv mit osteoplastischen Metastasen in den Wirbelkörpern beobachtet.

Krankheiten der Harnblase.

A. Mißbildungen.

Blasenspalte. Von den verschiedenen Mißbildungen der Blase ist die Blasenspalte, die Extrophia vesicae, die auffälligste. Sie ist die Folge einer Entwicklungsstörung. Da sie an Zwillingsfrüchten eines und desselben Eies beobachtet wurde, ist anzunehmen, daß die ihr zugrunde liegenden Entwicklungshemmungen dem Ei schon sehr frühzeitig, wohl schon zur Zeit der Befruchtung, eigen sein müssen. Daß die Mißbildung erst in einem späten Stadium der Fruchtbildung durch ein Platzen der durch gestauten Harn überdehnten Blase zustande kommt, wie früher angenommen wurde, scheint ausgeschlossen.

Die Blasenspalte entsteht wahrscheinlich dadurch, daß der Genitalhöcker und damit gleichzeitig auch der Blasenkörper wegen eines verzögerten Zurückweichens der Kloakenmembran nicht an der unteren, sondern an der oberen Seite gespalten wird.

Symptome. Die mit Blasenspalte geborenen Kinder zeigen oberhalb der Symphyse bis zum Nabel hinauf einen roten, rundlichen oder quer-ovalen, höckerigen Schleimhautwulst, umgeben von gefältelter, oft narbiger Bauchdeckenhaut. Bei ruhiger Atmung des Kindes liegt dieser Schleimhautwulst in der Ebene der Bauchdecken oder senkt sich leicht unter diese. Beim Schreien und Pressen aber wölbt er sich pelottenartig vor. Nur unmittelbar hinter der Symphyse, die bei diesen mißbildeten Kindern fast immer unvereinigt, mehr oder weniger klaffend ist, bleibt auch bei stärkster Anspannung der Bauchpresse eine tiefe Einsenkung des Blasenschleimhautwulstes. Dort liegen die beiden Harnleitermündungen. Sie werden, auf deutlichen Papillen gelegen, sichtbar, sobald die oberen Teile der Blasenwand durch Fingerdruck in die Bauchhöhle zurückgedrängt werden. Bei männlichen Kindern mit Blasenspalte (Abb. 155) ist der Penis fast immer von der dorsalen Seite bis in die Harnröhre hinein gespalten, und zwar in seiner ganzen Länge von der Wurzel bis zur Eichel. Er ragt wie gedoppelt unter dem Blasenwulst vor (Epispadie). Die Hoden liegen selten im Hodensack. Sie sind meist in oder hinter der Leiste zurückgehalten (doppelseitiger Leistenhoden oder Kryptorchismus).

Auch bei den weiblichen Kindern mit Blasenspalte ist die Harnröhre in ihrer ganzen Ausdehnung an ihrer Oberwand gespalten, ebenso die Klitoris; die Vagina ist kurz oder fehlt vollkommen. Die inneren Geschlechtsteile sind oft gezweiteilt. Bei beiden Geschlechtern ist der Darm meist ebenfalls mißbildet; entweder ist der Anus nach vorne verlagert, gar in den Bauchdecken gelegen, oder er mündet in der Blase.

Das beständige Abträufeln von Harn aus der Blasenspalte entzündet die umgebende Haut. Ein widerlicher Uringeruch haftet den Kranken an. Durch die offen liegenden Harnleitermündungen dringen leicht von außen Infektionserreger ein und steigen in die Nierenbecken empor, um so leichter, als die Blasenspalte in der Regel von einer Erweiterung der Harnleiter und der Nierenbecken begleitet ist. Die meisten Kinder mit Blasenextrophie sterben sehr frühzeitig, in der Mehrzahl vor dem 7. Lebensjahre an doppelseitiger Pyelonephritis. Wenige Kranke mit Blasenspalte erreichen ein reifes Alter. Die Geschlechtsfunktionen sind bei diesen stark gestört; immerhin sind einzelne Fälle von Gravidität trotz Blasenspalte bekannt. Bei längerer Lebensdauer des Trägers einer Blasenspalte entartet die chronisch entzündete Schleimhaut der gespaltenen Blase häufig carcinomatös.

Seltener als eine vollständige wird eine *unvollständige Spaltung der Harnblase* beobachtet. Bei dieser besteht, sei es am Scheitel, sei es nahe der Symphyse eine spaltförmige Öffnung der Blasenwand (Fissura vesicae superior aut inferior).

Therapie. Die Ränder der Blasenspalte durch komprimierende Verbände allmählich zur Vereinigung zu bringen, gelang nie. Auch die Versuche, den Blasendefekt operativ zu schließen, sei es durch *Naht der angefrischten Blasenränder* nach vorheriger Arthrotomie im Sacro-Iliacalgelenk und Zusammendrängen der Schambeinäste durch einen Verband, sei es durch *autoplastische*

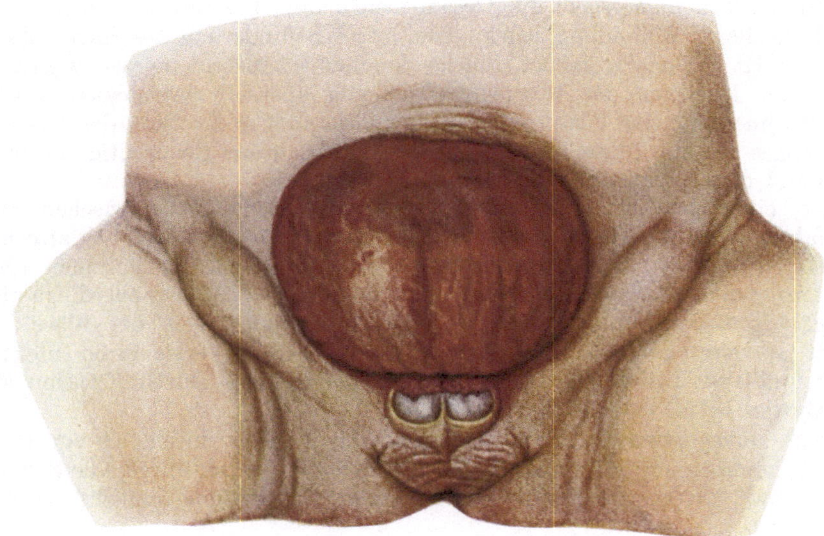

Abb. 155. Exstrophia vesicae mit Leistenhoden, dorsal gespaltenem Penis.

Überdeckung des Defektes mit Haut oder Darm, gaben unbefriedigende Erfolge. Solche Eingriffe vermochten fast nie die lästige Harninkontinenz zu beseitigen.

Als erfolgreichste Behandlung erwies sich, den *Urin* von der defekten Blase *in den Darm abzuleiten*, um mit Hilfe des Analschlusses eine gewisse Harnkontinenz zu ermöglichen. Dies gelingt durch Einnähen der Ureteren in die Flexur nach der Methode von COFFEY oder durch das Einnähen des Trigonums mitsamt den beiden Uretermündungen der mißbildeten Blase in die Flexura sigmoidea nach MAYDL. Leider haftet beiden Methoden der Nachteil an, daß eine aufsteigende Infektion der Nierenbecken nur selten auf die Dauer zu vermeiden ist. Viele der in dieser Weise operierten Kranken gehen nach momentanem Heilerfolge nach wenigen Jahren oder Monaten an einer doppelseitigen Pyelonephritis zugrunde. Auch die Einpflanzung des Trigonums der gespaltenen Blase in ein operativ ausgeschaltetes Darmstück schützt die Nieren nur wenig besser vor der Infektion.

Alle diese Eingriffe wegen Blasenspalte sind recht gefährlich, besonders bei kleinen Kindern. Vor dem 8. Lebensjahre dürfen sie nicht gewagt werden. Nun stirbt aber die überwiegende Mehrzahl der Kinder mit Blasenspalte vor diesem operationsfähigen Alter. Es bietet sich deshalb verhältnismäßig selten Gelegenheit, den Eingriff unter günstigen Verhältnissen auszuführen.

Neben der Blasenspalte treten die übrigen Mißbildungen der Blase an Häufigkeit und klinischer Bedeutung weit zurück. **Die Ektopie der ungespaltenen Blase,** d. h. ein Vorfall der geschlossenen Blase durch die kongenital gespaltenen Bauchdecken, oder ein vollkommenes **Fehlen der Harnblase** oder eine **unvollständige Abtrennung der Blase vom Rectum** sind selten. Die letztgenannte Mißbildung, bei der die Blase in mehr oder weniger breiter, offener Verbindung mit dem Mastdarm bleibt, entsteht durch Störung der embryonalen Längsteilung der Kloake, durch welche vorne die Blase, bzw. der Sinus urogenitalis, hinten das Rectum als eigene Höhlen gebildet werden sollen. Die Annahme, daß die Harnblase aus der Allantois sich bilde, hat sich als irrig erwiesen.

Eine nicht so sehr seltene Mißbildung der Blase ist das **Offenbleiben des Urachus.** Durch dieses entsteht eine Blasennabelfistel, durch welche bei jeder Miktion ein Teil oder sogar die Gesamtmenge des Blasenurins abfließt. Den Anstoß zu dieser Mißbildung scheint eine fetale Behinderung des Harnabflusses durch die Harnröhre zu geben. Solche Urachus-Urinfisteln müssen wegen der Gefahr der Infektion der Harnwege frühzeitig operativ geschlossen werden. Die Umschneidung der Fistel am Nabel und sorgfältige Excision des Urachus-Fistelganges bis zur Blase bringt sichere Heilung, wenn gleichzeitig für freien Urinabfluß durch die Harnröhre gesorgt wird.

Statt einer Urachus-Nabelfistel entsteht eine **Urachuscyste** zwischen Blase und Nabel, wenn der Urachus nicht in ganzer Ausdehnung, aber doch streckenweise offen bleibt. Diese Urachuscysten sind manchmal vollkommen abgeschlossen, andere Male aber zeigen sie einen feinen, für den Urin allerdings nicht durchgängigen Verbindungsgang nach dem Nabel oder nach der Blase. Sie sind oft jahrzehntelang sehr klein und bleiben unbeachtet, bis sie durch Infektion zu entzündlicher Infiltration längs des Urachus führen. Durch Excision sind diese Cysten leicht zu beseitigen.

Durch **Doppelbildungen** kann die Blase von oben bis unten, bis zur Harnröhre vollkommen getrennt oder aber mehr oder weniger tief durch eine Scheidewand in zwei ungleiche, miteinander in breiter Verbindung stehende Hälften geteilt sein.

Außerordentlich selten ist eine angeborene, quer verlaufende Einschnürung der Blase und Trennung in zwei übereinanderliegende, in schmaler Verbindung stehende Hohlräume *(angeborene Sanduhrblase).*

Die *unvollkommene Doppelung* der Blase ähnelt, wenn die beiden Teile ungleich groß sind, in der Form einer Blase mit angeborenem Divertikel. Sie unterscheidet sich von dieser jedoch deutlich dadurch, daß bei der Doppelblase in jeder der beiden Blasentaschen eine Uretermündung liegt, während in das Blasendivertikel nie ein Ureter mündet.

Die Doppelblase entleert sich immer unvollkommen; sie ist deshalb sehr stark zu Infektion geneigt. Ist die Infektion einmal eingetreten, so ist sie schwer zu beseitigen; Blasenspülungen und Instillationen genügen dazu nicht. Selten ist eine Heilung durch Resektion der zwischen den Blasenhälften liegenden Scheidewand möglich. Meist wird die Excision der mit der Harnröhre nicht direkt verbundenen Blasentasche notwendig. Zeigt sich der zu dieser Blasentasche führende Ureter und die zugehörige Niere stark infiziert, so werden diese bei gutem Zustand der anderen Niere am besten gleichzeitig mit der Blasentasche entfernt: andernfalls soll der Harnleiter in die übrigbleibende größere Blasenhälfte eingenäht werden.

Blasendivertikel. Die Blasendivertikel sind wahrscheinlich in ihrer Mehrzahl als Folge einer Mißbildung der Blase aufzufassen. Sie sind sackförmige Ausstülpungen der Blasenwand, die mit dem Innern der Blase durch eine verhältnismäßig enge Öffnung in Verbindung stehen. Oft sind sie nur nußgroß oder kleiner; andere Male aber erreichen sie Apfel-, ja ausnahmsweise gar Kindskopfgröße. Sie haben ihren Sitz vorzugsweise im Bereiche der Ureteren (Ureterenmündungsdivertikel) oder am Scheitel der Blase, seltener an den Seitenwänden. Ganz ausnahmsweise ist die Vorderwand der Blase Sitz eines Divertikels (Abb. 156). Die Divertikel entstehen durch eine Ausstülpung aller Schichten der Blasenwand. Sie sind ausgekleidet von einer Schleimhaut, die in ihrem Aufbau der Blasenschleimhaut entspricht; ihre übrige Wand ist gebildet von einer mehrschichtigen Muscularis. Diese ist in ihrer Mächtigkeit sehr verschieden; bald ist sie ziemlich dick, bald besteht sie nur aus wenigen Muskelbündeln. Häufig ist an verschiedenen Stellen desselben Divertikels die Muscularis sehr ungleichmäßig, an einer Stelle dünn, an einer anderen Stelle ziemlich dick. Nur im Bereiche des Divertikelhalses ist sie immer zu einem sphincterartigen Muskelring verdichtet, durch dessen Kontraktion das Divertikel zeitweilig fast vollständig von der Blase abgeschlossen wird.

Ob diese Divertikel in ihrer Mehrzahl angeboren oder erst im späteren Leben erworben sind, ist zweifelhaft. Wohl wurden wiederholt an Leichen von

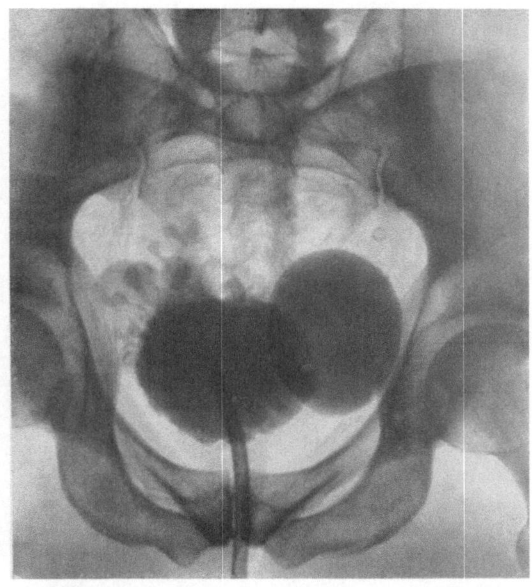

Abb. 156. Divertikelblase (1 großes, viele kleine Divertikel).

Feten und Neugeborenen Blasendivertikel festgestellt und damit das Vorkommen angeborener Divertikel erwiesen. Dagegen bleibt fraglich, wie viele der später beobachteten Divertikel erst im reifen Alter des Trägers zur Entwicklung kamen, wie viele von ihnen bereits angeboren waren. Zuverlässige Unterscheidungsmerkmale anatomischer Art zwischen angeborenen und erworbenen Divertikeln kennen wir nicht. Die Annahme, daß die angeborenen Divertikel, mit Ausnahme der muskelschwachen Urachusdivertikel, sich durch die starke Entwicklung ihrer Muskulatur von den erworbenen Divertikeln unterscheiden, deren Muskelschicht immer wenig entwickelt sei, hat sich als irrig erwiesen. Auch bei scheinbar sicher erworbenen Divertikeln wurde die Wandung oft muskelkräftig gefunden, und andererseits wurden angeborene Divertikel beobachtet, deren Wandung fast muskelfrei war. Aus dem Muskelgehalt der Divertikelwandung ist deshalb nicht zu erkennen, ob das Divertikel angeboren oder erworben ist.

In ihrer ersten Anlage sind wohl die meisten Divertikel angeboren. Denn, wie erwähnt, entwickeln sie sich vorzugsweise in der Nähe der Ureteren oder am Blasenscheitel, also an Stellen, wo die Blasenwandung normalerweise muskelschwach ist. Wahrscheinlich wird häufig durch eine ungewöhnlich geringe Muskelentwicklung an diesen immer muskelschwachen Wandstellen eine Anlage zur Divertikelbildung geschaffen. Daß eine Divertikelbildung schon intrauterin durch Harnstauung, sei es infolge von Verklebungen der Harnröhre oder durch andersartige Abflußbehinderungen des Harns erzeugt werde, ist nicht möglich;

denn im Fetalleben scheint nach neueren Untersuchungen die Niere keinen
Harn abzusondern. Die Harnsekretion setzt erst extrauterin ein. Dagegen
mag im späteren Leben häufig eine Hemmung des Harnabflusses aus der Blase,
sei es durch Strikturen der Harnröhre, sei es infolge Hypertrophie der Prostata,
eine Divertikelbildung veranlassen. Ein durch behinderten Harnabfluß anhaltend erhöhter oder doch öfters ungewöhnlich stark gesteigerter Blaseninnendruck bedingt an den kongenital muskelschwachen Stellen der Blasenwand

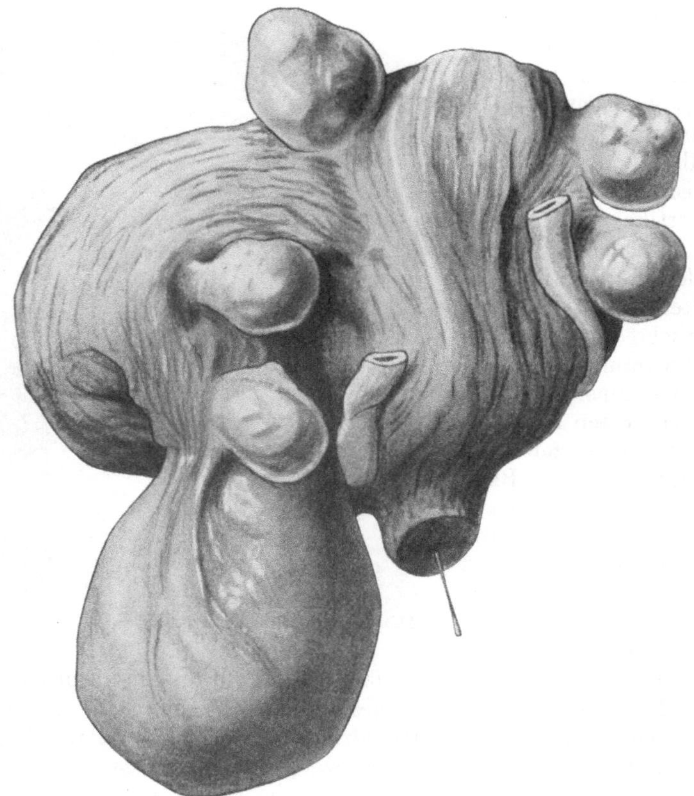

Abb. 157. Multiple Blasendivertikel. (Pathol. Institut Basel.)

eine Ausstülpung. Da solche kongenital muskelschwache Bezirke nur an
bestimmten, wenigen Stellen der Blase zu finden sind, entwickeln sich im
späteren Leben immer fast ausschließlich nur an diesen Stellen der Blase
Divertikel. Meist entwickelt sich nur ein solitäres Divertikel, selten werden die
Divertikel zu zweien beobachtet, wobei, besonders bei den Uretermündungs-
divertikeln, häufig eine streng symmetrische Lage der beiden Divertikel in der
Blase festzustellen ist. Drei Divertikel und mehr sind außerordentlich selten.
Immerhin können ausnahmsweise nicht nur flache Ausstülpungen der Blasenwand, wie bei einer Balkenblase, sondern wirkliche Taschenbildungen im Sinne
wahrer Divertikel an zahlreichen Stellen einer Harnblase beobachtet werden
(Abb. 157 und 158). Es können offenbar durch sehr heftig gesteigerten Blaseninnendruck selbst kräftige Muskelbündel der Blasenwand auseinandergedrängt
und die Blasenschleimhaut mit schwacher Muskelschicht zwischen ihnen ausgestülpt werden.

Symptome. Die Divertikel erzeugen, selbst wenn sie fetalen Ursprungs sind, erst im vorgeschrittenen Alter wesentliche Beschwerden. Dies hat wohl darin seinen Grund, daß die Muskulatur des Divertikels vorerst jahre- oder jahrzehntelang eine vollständige Harnentleerung ermöglicht, erst im späteren Alter beim Nachlassen der Muskelkraft das Zurückbleiben größerer Mengen Restharns im

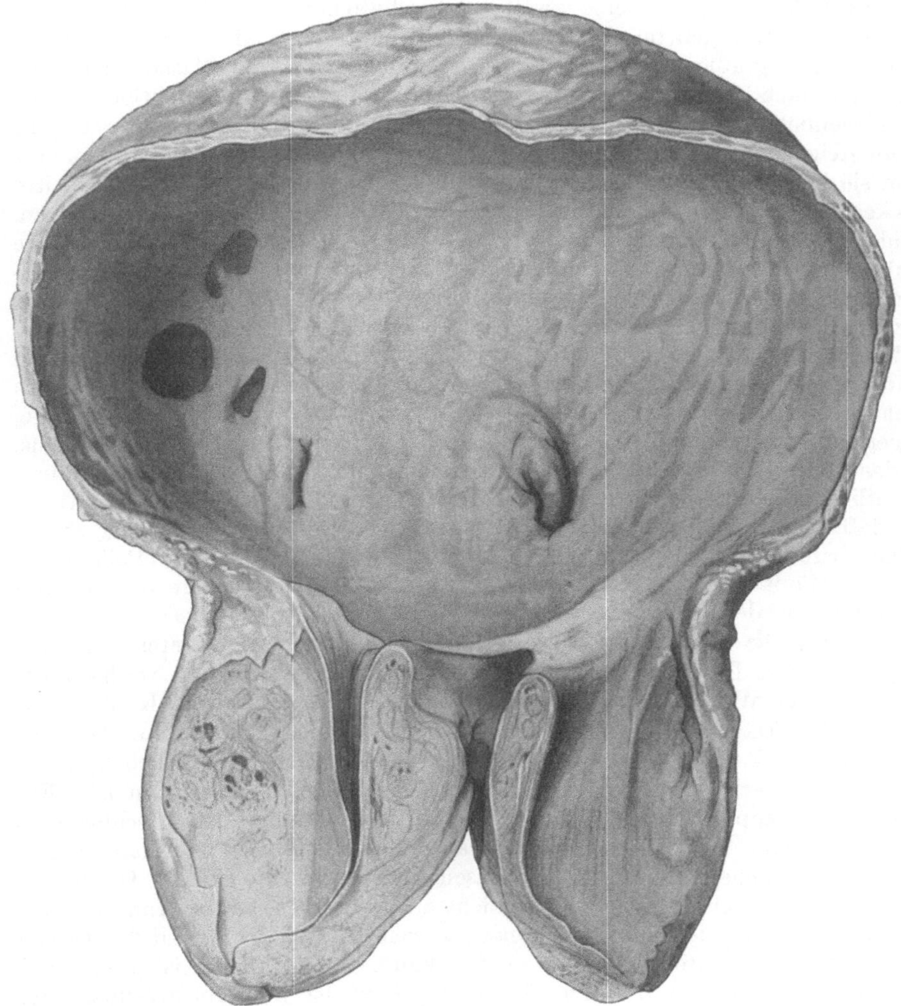

Abb. 158. Multiple Blasendivertikel bei hypertrophischer Prostata. (Pathol. Institut Basel.)

Divertikel nicht mehr zu verhindern vermag. Dieser Nachlaß der Austreibungskraft der Divertikelmuskulatur tritt im Laufe der Jahre ein, teils wegen sklerotischer Veränderungen der die Muskulatur ernährenden Gefäße, teils auch wegen allmählicher Überdehnung der Divertikelmuskelbündel durch den bei jeder Miktion in den Divertikelsack eingepreßten Blasenurin. Ein solches Einpumpen von Blasenharn in den Divertikel findet unter besonders kräftigem Drucke statt, wenn die Harnblase durch Prostatahypertrophie, Strikturen usw. an ihrer Entleerung nach außen gehemmt ist. Daß dies einerseits zu einer Hypertrophie der Blasenmuskulatur, andererseits aber zu einer Überdehnung und Schwächung der Divertikelmuskulatur führt, ist leicht verständlich.

Sobald im Blasendivertikel nach jeder Miktion Restharn zurückbleibt, machen sich Blasenbeschwerden geltend. Das Harnbedürfnis wird häufiger. Charakteristisch für das Blasendivertikel wird, daß die Harnentleerung nie mehr in einem ununterbrochenen Strahle erfolgt, sondern stets in zwei deutlich voneinander getrennten Schüben. Einer Harnentleerung mit kräftigem Strahle folgt nach kurzer Pause eine zweite mit schwachem Strahle, begleitet von Brennen und Drängen im Blasenhals. Das Divertikel schafft durch den Restharn eine hochgradige Disposition zur Blaseninfektion. Eine Blasenentzündung ist deshalb eine häufige Begleiterin des Blasendivertikels. Die Infektion steigert die Blasenbeschwerden des Divertikelkranken; sie bringt zudem die Gefahr der aufsteigenden Pyelonephritis, um so mehr, als die Blasendivertikel, besonders wenn sie in der Nähe der Harnleitermündung liegen, häufig auf den Harnleiter drücken und dadurch eine Harnstauung im zugehörigen Nierenbecken bedingen. Verhältnismäßig oft entwickelt sich in Divertikeln eine Leukoplakie oder eine Neubildung, ein Carcinom, Papillom oder Sarkom. Steinbildung ist in Divertikeln ebenfalls häufig zu beobachten. Die Blasendivertikel, besonders die infizierten, geben auch Anlaß zu Blutungen aus ihrer Schleimhaut.

Diagnose. Ein großes Blasendivertikel kann ausnahmsweise durch die Bauchdecken durch fühlbar sein; meist aber läßt die Palpation das Leiden nicht erkennen. In der Regel ist eine „Miktion in zwei Schüben" das einzige, einigermaßen charakteristische Merkmal des Bestehens eines Blasendivertikels. Ist das Divertikel infiziert, so ist jeweilen die 2. Portion des entleerten Harns wesentlich trüber als die erste. Zudem fällt bei einer Blasenspülung oftmals auf, daß nach Reinspülung der Blase das Spülwasser plötzlich wieder starke eitrige Trübung zeigt. Die anderen Symptome des Divertikels: Pollakiurie, Dysurie, Hämaturie finden sich ebensooft wie bei Divertikeln bei anderen Erkrankungen der Harnwege. Sicher gestellt wird die Diagnose des Divertikels durch die *Cystoskopie*. Diese läßt den scharf umrandeten, dunklen Eingang in den Divertikelsack erkennen. Der Divertikeleingang wechselt oft stark in seiner Weite. Er wird sogar zuweilen durch eine starke Kontraktion des den Divertikelhals umgebenden Muskelringes völlig geschlossen. Dies erklärt, daß vom einen Untersucher der Divertikeleingang deutlich gesehen wird, kurz danach von einem anderen Untersucher nicht zu finden ist. Ein in der Cystoskopie wirklich Erfahrener wird aber selbst den geschlossenen Divertikeleingang fast immer erkennen aus der zum Divertikeleingang radiär gestellten deutlichen Fältelung der Blasenschleimhaut. Form und Größe des Divertikels ist durch die Cystoskopie nicht zu bestimmen, es sei denn, daß das Divertikel so wenig tief und sein Eingang so weit sei, daß der Grund der Tasche im cystoskopischen Bilde gesehen werden kann. In der Regel ist Form und Größe des Divertikels nur durch ein *Radiogramm* der mit Kontrastflüssigkeit gefüllten Blase klarzustellen. Als Kontrastmittel zur Blasenfüllung können verwendet werden: eines der üblichen jodhaltigen Kontrastmittel oder das Thorotrast, das bei der Röntgendarstellung der Harnblase noch seine Daseinsberechtigung hat. Da der Divertikelsack vorzugsweise auf der Rückseite der Blasenwand liegt, ist, um ihn auf dem Radiogramm deutlich sichtbar zu machen, die radiographische Aufnahme nicht direkt von vorne nach hinten aufzunehmen, sondern von der Seite her, damit der Blasenschatten den Divertikelschatten nicht vollkommen überdeckt. Besonders scharf wird der Umriß des Divertikels auf dem photographischen Bilde gezeichnet, wenn das Divertikel allein, nicht die ganze Blase mit Kontrastflüssigkeit gefüllt wird. Dies läßt sich dadurch erzielen, daß der Kranke nach Füllung der Blase mit Kontrastmitteln aufgefordert wird zu harnen. Durch die Miktion wird die Blase entleert, im Divertikel bleibt aber Kontrastmittel zurück und wirft von der Form des Divertikels ein sehr deutliches Schattenbild auf den Röntgenfilm. Ein sehr gutes Bild des Divertikels kann auch erzielt werden — wenigstens bei engem Divertikelhals — wenn das Divertikel während der radiographischen Aufnahme unter Mithilfe des Cystoskops von der Blase her mit einem Kontrastmittel durch einen Ureterkatheter gefüllt wird.

Eine **Behandlung** des Blasendivertikels ist dringlich, sobald dieses infiziert ist. Denn ein langes Andauern der Infektion des Blasendivertikels hat fast immer eine doppelseitige Pyelonephritis mit allen ihren Gefahren zur Folge. Die schlechten Abflußverhältnisse des Divertikels, das ständige Verbleiben von Restharn erschweren die Bekämpfung der Infektion. Versuche, durch endovesicale Operationen die Verbindung zwischen Divertikel und Blase zu erweitern und dadurch die Harnverhaltung im Divertikel zu beseitigen, schlugen stets fehl. Auch antiseptische Spülungen des Divertikels vermittels eines in das Divertikel eingeführten Ureterkatheters erwiesen sich fast immer als machtlos zur Bekämpfung der Infektion. *Nur* die *operative Entfernung* des *Divertikels* kann *Heilung* bringen. Die Excision des Divertikels soll, wenn irgend möglich, extraperitoneal ausgeführt werden. Dies gelingt manchmal von einem suprapubischen Schnitte aus leicht, besonders wenn das Divertikel nahe dem Blasenscheitel liegt. Bei tief an der Hinterwand der Blase sitzenden Divertikel ist sehr oft eine quere Durchtrennung des dem Divertikel gleichseitigen Musculus rectus nötig, um genügend freien Zugang zum Divertikel zu erhalten. Manchmal läßt sich das Peritoneum ohne Verletzung auch vom Scheitel der Blase stumpf ablösen, so daß die Blase weit genug vor die Wunde vorgezogen werden kann und die Loslösung des Divertikels von der Blase leicht wird; andere Male muß das Peritoneum rings um den Blasenscheitel reseziert und nachher gleich wieder vernäht werden, dadurch die Blase nach VOELCKER extraperitonisiert werden. Meist ist der Divertikelsack, obschon er häufig platt der Blasenwand aufliegt, in seiner Begrenzung scharf genug zu erkennen, um ihn ohne Verletzung der Blase bis an seinen Hals loszulösen. Ist der Divertikelumriß von außen nicht sichtbar, dann muß die Blase durch einen kleinen Medianschnitt eröffnet, durch diesen von der Blase her ein Finger in den Divertikelsack eingeführt werden, um die Ausschälung des Divertikels zu erleichtern. Nur sehr selten ist zur Excision des Divertikels statt eines suprapubischen Schnittes ein sacraler oder perinealer Schnitt notwendig.

Die Divertikelresektion ist keineswegs ungefährlich. Sie muß aber bei Infektion der Blase trotzdem stets gewagt werden, weil die infizierten Harnblasendivertikel durch die Gefahr der doppelseitigen Pyelonephritis das Leben der Kranken im höchsten Grade bedrohen. Die Mortalität der nichtoperierten infizierten Blasendivertikel wird auf über 80% berechnet. Ist ein Divertikel mit Restharn mit einer Prostatahypertrophie verbunden, bringt die Prostatektomie allein die Heilung. Ob bei einem vorliegenden konkreten Fall die Beseitigung des Hindernisses am Blasenhals zur Heilung genügt, oder ob die gleichzeitige Divertikulektomie angezeigt ist, kann nur der Erfahrene bei Abwägen der Einzelheiten entscheiden. Auf alle Fälle genügt die Exstirpation des Divertikels allein, ohne eine Wiederherstellung eines freien Abflusses aus der Blase, zur Heilung nicht.

B. Die erworbenen Veränderungen von Lage und Gestalt der Harnblase.

Lage und Form der Harnblase können durch Erkrankungen der Blasenwand oder durch Erkrankungen der die Blase umgebenden Organe mannigfache

Veränderungen erleiden. So kann der *Blasenboden* durch die Hypertrophie der Prostata stark gehoben oder durch Prolaps der vorderen Vaginalwand und durch Descensus des Uterus *gesenkt*, in Form der *Cystocele* ausgestülpt werden. Die Blase wird in ihrer Form oft verzerrt durch Geschwülste des Uterus. Es werden auch durch Leisten- und Schenkelhernien Zipfel der Blase in oder neben dem Bruchsack aus der Körperhöhle vorgezogen *(Blasenhernie)*. Sehr selten, fast ausschließlich bei Frauen, stülpt sich der Blasenscheitel in das Blaseninnere ein *(Inversio vesicae)* oder es drängt sich ein Teil der Blase durch die Harnröhre vor *(Prolaps* der *Blase)*.

Eine lang dauernde Harnverhaltung vermag hochgradige *Formveränderungen der Blase* zu erzeugen. Die Blase kann durch die Harnstauung auf das Doppelte und Mehrfache ihrer normalen Größe überdehnt werden. Dabei bleibt die Kontraktionsfähigkeit ihrer Muskulatur jahrelang erhalten, wenn bloß ein rein mechanisches Abflußhindernis, wie eine Prostatavergrößerung, eine Harnröhrenverengerung usw. die Harnstauung verursachte. Nach Beseitigung eines derartigen Abflußhindernisses vermag sich die Harnblase wieder auf ihre normale Größe zusammenzuziehen und bei jeder Miktion vollständig zu entleeren. Ist dagegen die Harnstauung die Folge einer Parese der Blasenmuskulatur, so ist die Erschlaffung und Überdehnung der Blasenwand der Rückbildung oft nicht mehr fähig.

Die Blasenmuskulatur wird durch mechanisch bedingte Harnverhaltung hypertrophisch. Die häufig wiederholten Versuche des Detrusors, durch verstärkte Kontraktionen das Abflußhindernis zu überwinden, ist die Ursache der Muskelhypertrophie. Die stark verdickten Detrusorbündel springen balkenartig in das Blaseninnere vor. Sie weichen etwas auseinander und zwischen ihnen wird, besonders an der Rückwand der Blase, die Blasenschleimhaut, nur

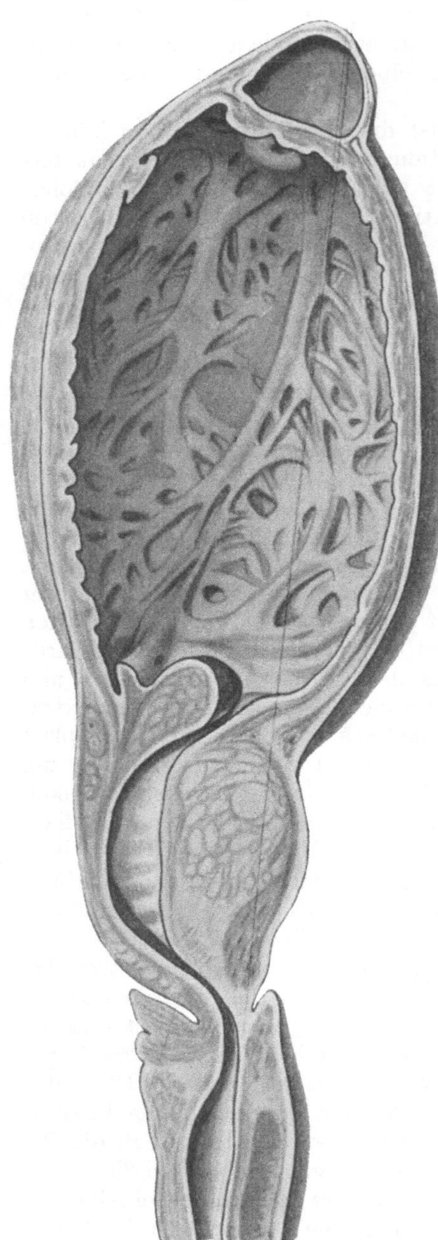

Abb. 159. Balkenblase mit Divertikel bei Prostatahypertrophie. (Pathol. Institut Basel.)

mit dünner Muskelschicht überdeckt, infolge des hohen Blaseninnendrucks ausgestülpt. So entsteht das Bild der Trabekel- oder *Balkenblase* (Abb. 159). Die Ausstülpungen der Blasenschleimhaut zwischen den hypertrophischen, auseinanderweichenden Muskelbündeln der Balkenblase sind meist seicht, bleiben mit dem Blaseninneren in breiter, offener Verbindung. Andere Male aber werden diese Ausstülpungen sehr tief, sackartig und ihre Verbindungsstellen mit dem Blaseninneren verhältnismäßig schmal. Solche *erworbenen Divertikel* der Harnblase neigen, wie vorgehend erwähnt, stark zur Infektion. Sie sind deshalb oft Sitz hochgradiger, entzündlicher Veränderungen. Es kann in ihnen durch entzündlichen Zerfall ein Durchbruch der Blasenwand mit Bildung paravesicaler Abscesse entstehen.

Ab und zu entwickelt sich eine Balkenblase ohne jegliche Harnstauung, lediglich bedingt durch häufige Kontraktionen des Blasendetrusors, so z. B. bei nervöser Pollakiurie, bei Rückenmarksleiden, vor allem bei Tabes, bei der die Balkenblase oft als eines der ersten auffälligen Symptome zu beobachten ist.

Altersblase. Bei alten Leuten, Männern sowohl wie Frauen, wurde wiederholt eine Degeneration der Blasenmuskulatur beobachtet. Die Muskelbündel fanden sich ersetzt durch elastische Fasern und stark entwickeltes Bindegewebe. Durch diese Entartung wird die Austreibungskraft der Blase geschwächt.

C. Verletzungen der Harnblase.

Die Harnblase wird dank ihrer durch den Beckenring geschützten Lage im allgemeinen nur selten verletzt. Einzig im Kriege sind Blasenverletzungen ziemlich häufig. Es sind zu unterscheiden:

1. *Verletzungen* durch *äußere* Gewalt, 2. *Rupturen* der Blase durch ihren gesteigerten *Innendruck.*

1. Verletzungen durch äußere Gewalt.

Verletzungen der Blase durch äußere Gewalt können *subcutan* oder *offen* sein. Die subcutanen sind seltener. Sie werden beobachtet als Folge schwerer Beckenzertrümmerung. Die Blase wird durch Knochenfragmente angerissen oder angespießt. Sie können auch entstehen unter der Geburt durch lange dauernden Druck des Kindsschädels gegen die Symphyse.

Häufiger als subcutane sind offene Verletzungen der Blase. Solche können bei *Operationen,* so bei einer Herniotomie, bei der Exstirpation von Uterus und Rectumtumoren unabsichtlich zustande kommen. Sogleich erkannt und vernäht bleiben sie ohne schlimme Folgen. Fast gefährlicher, weil oft übersehen, sind das Blaseninnere nicht sofort eröffnende, operative Verletzungen der Blasenwand, z. B. bei der Lösung von Verwachsungen, der stumpfen Ablösung der Blase anliegender Tumoren, wie Cervixcarcinome usw. Solche stumpfe Verletzungen disponieren durch Zirkulationsstörungen in der Blasenwand zur Blaseninfektion und werden außerdem wegen nachträglich weitergreifenden Gewebenekrosen in der Blasenwand oft zum Ausgangspunkt von Harninfiltrationen und Harnfisteln.

Schwer in ihren Folgen sind die *nichtoperativen Schuß-, Stich- und Schnittwunden* der Blase, sowie die *Pfählungsverletzungen.* Die verletzende Gewalt trifft die Blase vom Damm, der Vagina oder vom Rectum her, seltener durch das Foramen ischiadicum oder obturatorium, oder bei starker Blasenfüllung von oben her durch die Bauchdecken. Ein Geschoß oder ein anderer mit großer Gewalt gegen das Becken geschleuderter Fremdkörper kann auch durch den Beckengürtel hindurch, nach Zertrümmerung des Knochens, die Blase verletzen. Dabei zerreißt nicht immer der Fremdkörper selbst die Blase, sondern oft Knochensplitter, die vom Becken losgesprengt wurden. Die volle Blase wird natürlich leichter verletzt als die leere. Bei der vollen Blase sind größere Wandflächen extraperitoneal gelagert als beim leeren Organe.

Die Blasenwunde, gleichgültig ob extra- oder intraperitoneal gelegen, ist verschieden in ihrer Form je nach der Gestalt und der lebendigen Kraft des in die Blase eindringenden Fremdkörpers. Sie ist bald glattrandig und dabei lineär oder rund, bald sind die Wundränder gefetzt und der Verlauf der Wunde unregelmäßig zackig. Lineär können nicht nur Schnitt- oder Stichwunden sein, sondern auch Schußwunden, wenn ein glattes Geschoß, z. B. eine Gewehrkugel mit großer Durchschlagskraft die Blase trifft. Die lineäre Wunde stellt sich mit ihrem größten Durchmesser, entsprechend der kräftigen Längsmuskulatur der Blasenwand, in die Längsrichtung der Blase. Ein Geschoß, das mit geringer Durchschlagskraft in die Blase eindringt, z. B. ein Querschläger, reißt eine unregelmäßig geformte Blasenwunde, deren Ränder gequetscht sind. Ganz unregelmäßige Riß- und Quetschwunden der Blase, oft verbunden mit großen Defekten der Blasenwand, erzeugen Granat- und Bombensplitter. Solchen unregelmäßig gerissenen und gequetschten Wunden fehlt die sonst große Heilungstendenz der Blasenwunden. Bei ihnen ist die Gefahr einer Blasenfistelbildung groß.

Ist die Blase im Momente der Schußverletzung stark gefüllt, so machen sich an ihr *Sprengwirkungen* geltend. Diese äußern sich in der Radiärstellung der mehr oder weniger zahlreichen Blasenrisse. Daß an unvollständig gefüllten Blasen solche Sprengwirkungen bei Schußverletzungen fehlen, erklärt sich daraus, daß bei unvollkommener Blasenfüllung die Blasenwand durch ihre natürliche Dehnbarkeit der plötzlichen Drucksteigerung im Blaseninnern beim Aufschlagen des Projektils Schritt zu halten vermag. Steckschüsse sind in der Blase verhältnismäßig selten, am ehesten bei kleinen Granatsplitterverletzungen. Meist durchdringt das Geschoß die Blase vollkommen (Durchschuß). Stich- und Schnittverletzungen dagegen durchbohren selten die ganze Blase; sie treffen meist nur die eine Wandseite.

Die **Symptome** der Blasenwunden sind ungleich, je nachdem es sich um *extraperitoneale* oder *intraperitoneale Wunden* der Blase handelt. Allen Wundarten gemeinsam ist der fast nie fehlende, der Verletzung sogleich folgende Schock des Kranken, sich äußernd in Blässe des Gesichtes, frequentem Puls, beschleunigter Atmung. Gemeinsam ist ihnen ferner als auffälligstes Lokalsymptom ein *schmerzhafter Urindrang*, wobei gar kein oder nur wenig Urin durch die Harnröhre abgeht. Der Urin ist meist mit etwas Blut vermischt. Nur wenn große Beckengefäße verletzt sind, wird viel Blut mit dem Harn entleert. Gleichzeitig blutet dann auch die äußere Wunde stark. Eine weitere Folge der offenen Blasenverletzung ist der *Abfluß* von Urin durch die *äußere Wunde.*

Unbedingt beweisend für eine Blasenverletzung ist aber dieser Urinabfluß durch die Wunde nicht. Er kann auch die Folge einer Harnleiterverletzung sein. Bei dieser fließt allerdings der Urin nicht wie bei der Blasenverletzung stoßweise, in größerer Menge aus der Wunde ab, sondern stetig aussickernd, es sei denn, der aus dem Harnleiter fließende Urin werde zeitweilig in einer größeren Bucht des Wundkanals gestaut und periodisch durch Kontraktionen der umgebenden Muskulatur ausgepreßt. Der durch die Harnröhre entleerte Urin ist bei Harnleiterverletzung meist blutfrei, bei Blasenverletzung blutig.

Die offene Blasenverletzung hat nicht immer Harnabfluß durch die äußere Wunde zur Folge. Die Blase wird ja wohl im Momente ihrer Verletzung mit der äußeren Wunde stets in direkte Verbindung gesetzt. Aber durch die Entleerung der Blase werden die Lagebeziehungen der Weichteile verschoben; dadurch kann der erst offene Blasenwundkanal geschlossen und für den Harnabfluß nach außen gesperrt werden. Eine Harninfiltration in der Tiefe ist die Folge.

In vielen Symptomen zeigen die extra- und intraperitonealen Verletzungen erhebliche Verschiedenheiten.

Bei einer *extraperitonealen* Blasenverletzung entsteht durch den in die perivesicalen Gewebe fließenden Harn über der Symphyse oder in der Leistengegend eine nicht den normalen Blasengrenzen folgende Dämpfung. Gleichzeitig entwickelt sich dort ein fühlbares Urininfiltrat, dem sich nicht selten nach wenigen Stunden ein Ödem des Scrotums beigesellt.

Ist die Blasenverletzung *intraperitoneal*, so fehlt, obschon der Kranke nicht urinieren kann, jede Dämpfung im Gebiete der Blase; der Urin fließt durch die Blasenwunde in die Peritonealhöhle. Es werden die Zeichen eines freien Peritonealergusses bemerkbar; es bildet sich eine durch Lagewechsel verschiebliche Dämpfung in den abhängigen Partien des Abdomens bei geringgradigem Meteorismus der Därme. Wird auf diese Symptome genau geachtet, so ist leicht zu entscheiden, ob eine Blasenverletzung extra- oder intraperitoneal ist. Die Einführung eines Katheters ist zur Lagebestimmung der Blasenwunde unnötig; sie soll sogar bei einer nachweisbaren Blasenverletzung unbedingt unterlassen werden, weil durch den Katheter leicht Entzündungskeime aus der Harnröhre in die verletzte Blase verschleppt werden, der Katheterismus zudem nur geringen Aufschluß über die Art der Verletzung gibt. Wohl beweist ein freier Durchgang des Katheters durch die Harnröhre, daß diese unverletzt ist und daß das mit dem Urin abgehende Blut demnach aus einer höher, wohl in der Blase gelegenen Verletzung stammt. Findet sich zudem beim Katheterismus die Blase leer, obschon der Verletzte längere Zeit nicht uriniert hatte, so beweist dies ferner, daß sich die Blase durch einen Wandriß entleert hat. Ob dieser Blasenriß extra- oder intraperitoneal liegt, klärt der Katheterismus aber meist nicht auf. Nur wenn beim Austasten des Blaseninneren mit einem starren Katheter dieser plötzlich durch die Blasenwand in die Bauchhöhle eindringt und einer größeren Menge Urins Abfluß gibt, nur dann ist durch den Katheterismus die intraperitoneale Verletzung erwiesen. Eine extraperitoneale Lage der Blasenwunde ist andererseits sichergestellt, wenn der eingeführte Katheter durch die Bauchdecken durch oder vom Rectum her im paravesicalen Gewebe fühlbar wird und durch ihn reines oder nur mit wenigen Tropfen Urin vermischtes Blut abfließt.

Wie ein Katheterismus, so ist bei der Untersuchung des vermutlich Blasenverletzten auch die Injektion antiseptischer Flüssigkeiten in die Blase zu widerraten. Wohl können solche Injektionen diagnostisch wertvoll werden, wenn ihnen ein rasch wachsendes Infiltrat im paravesicalen Gewebe folgt oder die Bildung eines freien Ergusses in der Peritonealhöhle; aber sie bergen andererseits die große Gefahr, die Blasenwunde zu vergrößern und zudem in die Blase eingedrungene Keime in das paravesicale Gewebe oder in die Peritonealhöhle zu verschleppen. Noch mehr zu widerraten ist die von verschiedenen Seiten zur Bestimmung des Sitzes der Blasenverletzung empfohlene Cystoskopie. Sie vermittelt noch leichter als der Blasenkatheterismus und die Blasenspülungen eine Infektion und erlaubt zudem in der blutenden Blase nur selten die verletzte Stelle deutlich zu sehen.

Erscheint eine Blasenverletzung wahrscheinlich, läßt sie sich aber trotz genauer Untersuchung nicht sicher nachweisen oder bleibt es unsicher, ob sie intra- oder extraperitoneal gelegen ist, dann ist statt des Katheterismus oder der Cystoskopie der hohe Blasenschnitt anzuraten. Er beseitigt gefahrlos alle diagnostischen Zweifel und erlaubt gleichzeitig, die beim Blasenriß nötigen therapeutischen Maßnahmen erfolgreich durchzuführen.

Folgen der Blasenverletzungen. Nach *extraperitonealer* Blasenverletzung sammelt sich Urin im paravesicalen Gewebe, und zwar, je nach der Lage der Wunde, zuerst vor oder hinter der Blase. Ist der Urin aseptisch und die Blasenwunde so klein, daß nur wenig Urin in das paravesicale Gewebe ausfließt, so kann das paravesicale Urininfiltrat ohne starke Reizwirkung bleiben und spontan resorbiert werden, wenn ein weiterer Zufluß aus der Blase durch spontanes Verkleben der Blasenwundränder oder durch die Sectio alta verhindert wird. Fließt aber eine größere Urinmenge in das paravesicale Gewebe, so wird dieses große Urininfiltrat, auch wenn der Blasenurin vorerst keimfrei war, immer von der äußeren Wunde her oder auf dem Blutwege infiziert. Es wird sich, wenn operative Vorkehren unterlassen werden, bald eine Harnphlegmone mit Gewebsgangrän und allgemeinen septischen Erscheinungen entwickeln. Trifft die Verletzung gar schon eine infizierte Blase, dringt also eitriger Harn in das paravesicale Gewebe ein, dann treten örtliche und allgemeine septische Erscheinungen oft fast blitzartig auf.

Bei *intraperitonealer* Blasenverletzung fließt Urin in die freie Bauchhöhle. Ist er *aseptisch*, so erzeugt er nicht immer eine Peritonitis, oft nur Hyperämie des Peritoneums und Meteorismus der Därme. Seine rasche Resorption durch das Peritoneum bringt aber dem Verletzten trotzdem eine Gefahr, die Gefahr der Harnvergiftung. Diese kündigt sich zuerst an durch Mehrung des Reststickstoffes im Blute und durch Erniedrigung des Blutgefrierpunktes. Bald aber äußert sich die Vergiftung auch in klinischen Symptomen der Urämie: trockene, belegte Zunge, fahle, graue Gesichtsfarbe, Singultus, enge Pupillen, kleine Zuckungen in den Händen oder in den Gesichtsmuskeln, große Müdigkeit und Schläfrigkeit, schließlich Somnolenz.

Ist der in das Peritoneum ausfließende Urin *infektiös*, so erzeugt er rasch eine diffuse, eitrige Peritonitis. Eine solche kann selbst entstehen, wenn der Harn beim Einfließen in die Bauchhöhle aseptisch war. Denn der intraperitoneale angesammelte Harn wird oft nachträglich infiziert, sei es von außen durch die offene Blasenwunde oder durch die Harnröhre (Katheter!), sei es durch vom Darme her eindringende Keime. Die intraperitoneale Blasenverletzung bedroht deshalb den Verletzten immer durch Harnintoxikation und Infektion, wenn nicht ein operativer Eingriff frühzeitig Hilfe bringt.

Komplikationen der Blasenverletzung. Offene Verletzungen der Blase sind naturgemäß häufig mit Verletzungen des Darmes, des Beckengürtels, der großen Beckengefäße verbunden. Solche *Nebenverletzungen* steigern die an sich großen Gefahren der Blasenwunde. Ist neben der Blase der Darm verletzt, was sich oft durch Abfluß von Kot durch die Blasenwunde oder durch die Harnröhre äußert, so tritt rasch Verjauchung des Harns und der von ihm durchtränkten Gewebe ein und damit eine allgemeine, meist tödlich verlaufende Sepsis. Fast ebenso übel sind die Aussichten beim Zusammentreffen von Blasenverletzung und Beckenbruch. Durch den früher oder später sich infizierenden Urin werden Entzündungskeime in das Knochenmark eingeschleppt, und der erst lokalen Osteomyelitis folgt fast ausnahmslos eine Pyämie.

Durch äußere Gewalt in die Blase getriebene oder nachträglich durch Wundeiterung in die Blase eingebrochene Fremdkörper, wie Kleiderfetzen, Geschosse, Knochensplitter usw. können zum Kern von *Blasensteinen* werden. Nur selten werden diese Fremdkörper mit dem Harnstrahl durch die Harnröhre wieder ausgetrieben. Immerhin ist selbst der Abgang eines Infanteriegeschosses durch die Harnröhre wiederholt beobachtet worden.

Der zur Blase führende Wundkanal vernarbt nicht immer. Je nach seinem Verlaufe entwickelt sich aus ihm eine *Blasenfistel* (Abb. 160) oder auch eine Blasendarm- bzw. Blasenvaginalfistel. Solche Harnfisteln unterhalten dauernd eine Infektion der Blase und führen schließlich durch doppelseitige Pyelonephritis zur Urämie.

Diagnose. Die diagnostischen Merkmale der Blasenverletzung sind: ein der Verletzung sofort folgender, schwerer *Schock*, ein schmerzhafter *Urindrang* ohne oder mit nur ganz geringem Abgang von blutigem Urin, daneben trotz der scheinbaren Harnverhaltung *Fehlen* der charakteristischen *Blasendämpfung* über der Symphyse, aber baldiges Auftreten einer paravesicalen Infiltration oder eines freien intraperitonealen Ergusses. Differentialdiagnostisch wichtig ist, daß nach Zerreißung der Urethra, die ähnliche Erscheinungen machen kann wie die Blasenverletzung, sich infolge der Harnverhaltung über der Symphyse rasch eine deutliche Blasendämpfung ohne Druckempfindlichkeit ausbildet. Bei Verdacht auf Blasenverletzung ist ein diagnostischer Katheterismus der Infektionsgefahr wegen zu vermeiden.

Bleibt die Diagnose trotz genauer äußerer Untersuchung unsicher, so soll frühzeitig die Sectio alta gemacht werden. Diese sichert nicht nur die Diagnose, sie bringt auch, gleichgültig ob eine Blasen- oder eine Harnröhrenverletzung vorliegt, gleichzeitig therapeutischen Nutzen.

Die Behandlung der Blasenverletzung hat zur Hauptaufgabe, dem *Blasenurin freien Abfluß nach außen zu schaffen* und dadurch eine paravesicale Harninfiltration oder ein Einfließen des Harns in die Bauchhöhle zu verhindern.

Bei *extraperitonealer* Blasenverletzung mag unter Umständen ein breites Offenhaltes des Wundkanals nach außen genügen, um jede Urininfiltration zu

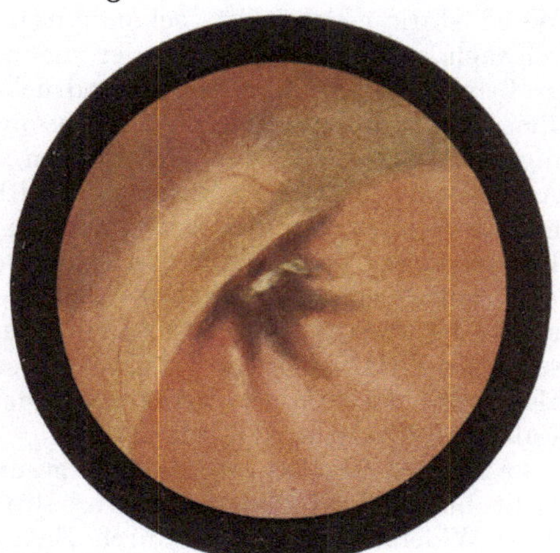

Abb. 160. Blasenfistel nach Verletzung durch Naht bei einer Herniotomie. (Nach BAETZNER.)

vermeiden. Ein Dauerkatheter ist gefährlich, da er durch die unvermeidliche Urethritis fast sicher zur Blaseninfektion führt. Es ist die Sectio alta vorzuziehen, um den Harnabfluß genügend zu sichern. Entwickelt sich trotzdem eine Harnphlegmone im paravesicalen Gewebe, so muß der Entzündungsherd sofort breit eröffnet werden. Bei den *intraperitonealen* Blasenverletzungen ist operative Hilfe immer dringlich. Diese bietet nur in den ersten zwei Tagen günstige Aussichten auf Erfolg; später vermag sie die Peritonitis nicht mehr zu verhüten. Sobald eine intraperitoneale Blasenverletzung festgestellt ist, muß die Blasenwunde durch Laparotomie sofort freigelegt und intraperitoneal vernäht werden. Der Urinabfluß aus der Blase nach außen ist durch eine suprapubische Blasendrainage, nicht durch einen Dauerkatheter in der Harnröhre zu sichern.

In den nach einer Blasenverletzung sich bildenden *Blasensteinen* steckt als Kern fast immer ein Fremdkörper, ein Metallgeschoß, Knochensplitter usw. Läßt das Radiogramm einen solchen Kern nachweisen, so ist natürlich auf die Lithotripsie zu verzichten und der Stein durch Sectio alta zu entfernen. Die nach einer Blasenverletzung zurückbleibenden *Harnfisteln* müssen nach allgemein chirurgischen Grundsätzen operiert werden. Wenn irgend möglich, soll die vesicale Fistelöffnung umschnitten und von außen vernäht, der Urin durch Sectio alta oder durch einen in die Harnröhre eingelegten Dauerkatheter abgeleitet werden.

2. Rupturen der Harnblase.

Eine Zersprengung (Ruptur) der Blase durch ihren Innendruck kann erfolgen a) durch ein Trauma, b) spontan.

Zu *traumatischen Rupturen* führen stumpfe, breit auf die Blase einwirkende Gewalten, so z. B. ein gewaltsames Zusammenpressen des Unterleibes beim Verschüttetwerden oder beim Sturz aus großer Höhe, ferner das Aufschlagen eines großen Körpers, wie eines Ballens oder Balkens auf den Leib, ein Fußtritt, ein Hufschlag usw. gegen die Blase.

Eine vollkommen leere Blase wird durch eine stumpfe Gewalt nie zersprengt. Eine Ruptur kommt nur zustande, wenn in der Blase eine erhebliche Urinmenge vorhanden ist, durch deren plötzliche Kompression der Innendruck sehr stark gesteigert und dadurch eine hydraulische Druckwirkung auf die Blasenwand erzeugt wird. Solche Sprengwirkungen werden bei prall gefüllter Blase, deren Wand stark gedehnt ist, schon durch viel kleinere Gewalt ausgelöst als an schwach gefüllter Blase, bei der die natürliche Dehnbarkeit der Wand einen großen Teil des gesteigerten Innendruckes elastisch auffängt. Eine prall gefüllte Blase kann, besonders wenn die Blasenwand durch krankhafte Prozesse geschädigt ist, selbst schon durch gewaltsam ausgeführte Blasenspülungen, z. B. beim Auspumpen der Steintrümmer nach Lithotrypsie oder durch eine ungewöhnlich heftige Anstrengung der Bauchpresse, z. B. beim Heben schwerer Lasten, beim Pressen unter der Geburt usw. zum Bersten kommen.

Traumatische Blasenrupturen werden verhältnismäßig häufig bei Betrunkenen beobachtet. Dies hat seinen Grund darin, daß im Alkoholrausche einerseits die Entleerung der gefüllten Blase oft lange unterlassen wird, die Blase also stark überfüllt ist, andererseits der Berauschte häufig stumpfe Traumen, Fußtritte, Sturz u. dgl. erleidet.

Spontane Rupturen werden bei gesunder Blasenwand nie beobachtet, selbst nicht bei hochgradigsten Harnverhaltungen. Wenn aber die Blasenwand in ihrer Widerstandsfähigkeit durch Entzündung, Divertikel- oder Tumorbildung usw. geschwächt ist, dann kann sogar ein starkes Pressen während der natürlichen Miktion zum Platzen der gefüllten Blase führen; ja es kann die Ruptur sogar ohne irgendwelche Mithilfe der Bauchpresse, lediglich infolge Überdehnung der Blasenwand durch zurückgehaltenen Urin eintreten. Die bei Paralytikern und anderen Geisteskranken, sowie auch bei den durch Myelitis und sonstige Rückenmarksaffektionen Gelähmten beobachteten Blasenrupturen haben ihren Grund in einer Degeneration der Blasenmuskulatur. Auch die Altersblase ist durch Schwund der Muskelbündel, Ersatz durch Bindegewebe und elastische Fasern zur Ruptur disponiert.

Bei der Ruptur entstehen meist *Längsrisse* der Blasenwand, entsprechend der stärkeren Entwicklung des Detrusors in der Längsrichtung. Der Riß ist meist nur klein. Selten überschreitet seine Länge 3—4 cm. Die Wundränder sind in der Regel unregelmäßig fetzig und neigen zur Nekrose, wodurch ihre Vernarbung verzögert wird.

Ausnahmsweise werden *unvollständige Rupturen* der Blase beobachtet, wobei der in der Schleimhaut beginnende Riß die Blasenwand nirgends vollkommen durchdringt. Bei allen Arten von Rupturen sitzt der Blasenriß viel häufiger an der Rückwand als an der Vorderwand der Blase.

In ihren **Symptomen** und in ihrem **Verlaufe** ist die Blasenruptur den von außen beigebrachten Blasenverletzungen ähnlich. Die Ruptur bedingt außer dem ersten Wundschmerz fast immer einen Schock mit raschem Puls und oberflächlicher Atmung, Übelkeit, ferner einen heftigen Urindrang, ohne Abgang von Urin oder doch nur mit Abgang kleinster mit Blut vermischter Mengen. Liegt die Ruptur *intraperitoneal*, was bei 80% der Rupturen der Fall ist, so fehlt über der Symphyse jede Blasendämpfung und läßt sich in der Peritonealhöhle ein freier Erguß nachweisen, begleitet von Meteorismus der Därme. Bei aseptischem

Harn fehlen zuerst Zeichen von Peritonitis. Ist die Rupturstelle *extraperitoneal*, so bildet sich über der Symphyse eine die normalen Blasengrenzen überschreitende Dämpfung und Infiltration, verbunden mit lokaler Druckempfindlichkeit. Häufiger als bei den offenen Verletzungen der Blase bleibt der Harnerguß aseptisch. Deshalb sind spontane Heilungen bei der Ruptur etwas häufiger als bei den äußeren Blasenverletzungen. Immerhin sind sie auch bei der Ruptur eine Ausnahme. Bleibt chirurgische Hilfe aus, so zieht eine die Wand ganz durchdringende Ruptur der Blase den Tod des Verletzten oft in wenigen Tagen nach sich, entweder durch Infektion oder durch Urinintoxikation.

Besonders übel ist die *Prognose*, wenn die Ruptur von einer Beckenfraktur begleitet ist; Pyämie oder eine langsam den Tod bringende Eiterung des gebrochenen Knochens bleiben fast nie aus, allerdings hat die Einführung des Penicillins die Prognose stark verbessert.

Die **Diagnose** der Blasenruptur, die Feststellung, ob deren Sitz extra- oder intraperitoneal ist, stützt sich auf dieselben Überlegungen wie bei den Blasenwunden durch äußere Gewalt (S. 329).

Die **Therapie** richtet sich nach den gleichen Regeln wie bei den Blasenwunden. Bei extraperitonealer Ruptur: Sectio alta und suprapubische Drainage der Blase, eventuell verbunden mit breiten Incisionen zur Entleerung des Harnergusses im paravesicalen Gewebe; bei intraperitonealer Ruptur: Laparotomie und intraperitoneale Naht der Rißstelle, gefolgt von Dauerdrainage der Blase durch einen in die Harnröhre eingelegten Katheter oder besser durch eine suprapubische Fistel.

D. Fremdkörper in der Harnblase.

Fremdkörper werden in der Harnblase, besonders in der weiblichen, recht häufig gefunden. Weitaus die meisten gelangen durch die Harnröhre in das Blaseninnere. Andere dringen durch die Blasenwand ein, entweder infolge einer *Verletzung*, so Geschosse, Knochenfragmente bei Beckenbrüchen, Holzsplitter bei Pfählung usw., oder infolge *entzündlicher* Durchwanderung der Blasenwand, so Ligaturen aus infizierten Operationswunden, Knochensequester bei Caries des Beckens, Kotsteine und Fruchtkerne nach Perforation eines appendicitischen Abscesses. Unter den Fremdkörpern, die *durch die Harnröhre* in die Blase gelangten, sind so ziemlich alle Gegenstände gefunden worden, die mit oder ohne Gewalt die männliche oder weibliche Harnröhre passieren können. Nur in der Minderheit handelt es sich dabei um chirurgische Instrumente, die bei transurethralen Eingriffen in der Blase zurückgeblieben sind, wie Leitsonden, Stücke von Kathetern oder Ballen von Vaselin, wenn solches längere Zeit als Gleitmittel für Katheter benutzt wurde. In der Regel sind es längliche Gegenstände, die bei masturbatorischen Manipulationen durch die Harnröhre in die Blase glitten: Strohhalme, Reiser, Bleistifte, Stricknadeln usw. und in weiblichen Blasen ganz besonders häufig Haarnadeln.

Die **Symptome,** welche die Fremdkörper in der Blase verursachen, sind in erster Linie bedingt durch die rein mechanische Einwirkung des Fremdkörpers auf die Blasenwand. Die Fremdkörper stoßen und ritzen die Blasenwand bei deren Kontraktionen oder bei heftigen Erschütterungen des Körpers. Des weiteren behindern sie oft den Urinabfluß durch ihre Vorlagerung vor die Blasenmündung. Zu diesen mechanischen Wirkungen der Fremdkörper gesellen sich solche entzündlicher Art. Mit dem Fremdkörper werden fast immer Infektionskeime in die Blase eingeschleppt und es entstehen deshalb die Symptome der *Cystitis:* Häufiger, schmerzhafter Urindrang, Trübung des Urins durch Bakterien,

Eiter und Blut. Wenn der Fremdkörper, z. B. eine Haarnadel, die Blasenwand bis in deren tiefe Schichten verletzt oder gar durchbohrt, so entwickelt sich eine *Phlegmone der Blasenwand* und des perivesicalen Gewebes. Bei der Fremdkörpercystitis wird der Urin, weil meist harnstoffzersetzende Bakterien eingeschleppt wurden, fast immer alkalisch und setzt große Mengen kohlensaurer und phosphorsaurer Salze in der Blase ab. Die Fremdkörper werden dadurch in kurzer Zeit inkrustiert und werden zum Kern von *Blasensteinen.* Um den Fremdkörper sich bildende Blasensteine vermehren durch ihre Größe und ihr Gewicht die Reizung der Blase. Dem Kranken wird das Gehen fast unmöglich, weil schon jede geringe Erschütterung des Körpers den Stein bewegt und die Blasenschmerzen unerträglich steigert. Der Kranke, der vordem aus Scheu, seine eigene Schuld an der Cystitis zu offenbaren, ärztliche Hilfe mied, wird durch die heftigen Schmerzen schließlich doch zum Arzte getrieben.

Nicht alle Fremdkörper verursachen so heftige Beschwerden. Keimfrei in die Blase gelangte Fremdkörper, wie z. B. Katheterstücke, Geschosse usw. können monatelang ohne Cystitis reizlos, vom Patienten kaum beachtet, in der Blase liegen. Bei diesen keimfreien Fremdkörpern der Blase bleibt die sekundäre Steinbildung oft lange aus. Immerhin ist es häufiger, daß trotz fehlender Infektion der Blase der Fremdkörper Anstoß zur Steinbildung gibt, sich Harnsalze allmählich in wachsender Schicht um den Fremdkörper lagern. Diese Fremdkörpersteine sind selten aus Uraten, meist aus Phosphaten und Carbonaten gebildet, und zwar sowohl bei septischem, wie bei aseptischem Harn.

Ab und zu wurde beobachtet, daß kleine Fremdkörper der Blase, wie Stücke von Grasähren usw. durch Retroperistaltik von der Harnblase in das Nierenbecken hinaufgepreßt und dort zum Steinkerne wurden.

Diagnose. Da Fremdkörper der Blase zuerst keine anderen Symptome als die einer Cystitis erzeugen und der Kranke seine Anamnese aus Scham fast immer fälscht, so werden die Fremdkörper oft vorerst verkannt. Ihre Reizerscheinungen werden als Folge einer banalen oder, ihrer Hartnäckigkeit wegen, der Tuberkulose verdächtigen Cystitis gedeutet. Schutz vor derartigen Fehldiagnosen bildet die bei jeder länger dauernden Cystitis unbedingt angezeigte Cystoskopie. Diese läßt mit Leichtigkeit den Fremdkörper sehen. Auch die Untersuchung mit der Steinsonde kann zum Nachweis des Fremdkörpers genügen, wenn dieser von harter Konsistenz ist. Bei mineralischen und metallischen Fremdkörpern gibt die Radiographie zuverlässigen Aufschluß über ihre Form und Lage. Hat sich um den Fremdkörper ein Stein gebildet, so gesellen sich zu den Symptomen der Cystitis die Erscheinungen des Blasensteins (S. 341). Ob der um einen Fremdkörper gebildete Blasenstein durch Lithotripsie entfernt werden darf oder ob er seines metallischen Einschlusses wegen (Granatsplitter, Haarnadel usw.) die Sectio alta nötig macht, läßt das Radiogramm leicht entscheiden (Abb. 161).

Therapie. Fremdkörper sollen nie in der Blase gelassen werden, selbst nicht, wenn sie keine Beschwerden verursachen. Ihr längeres Verweilen bringt immer die Gefahr der Infektion und der Steinbildung.

Je nachdem es sich um weiche oder harte Fremdkörper handelt, ist zu ihrer Entfernung ein verschiedenes Verfahren einzuschlagen. *Weiche Fremdkörper,* wie Leitsonden, Gummikatheter, Strohhalme usw. werden, wenn sie noch nicht stark inkrustiert sind, am besten mit dem platten Lithotriptor aus der schwach gefüllten Blase herausgeholt. Durch die Blasenwand einwandernde Fadenschlingen sind mit Hilfe des Operationscystoskops in der Regel ohne große Schwierigkeiten zu entfernen. *Wachs- und Paraffinballen,* die durch regelmäßigen Gebrauch von in Wasser unlöslichen Kathetergleitmitteln, z. B. durch regelmäßiges Überstreichen der Katheter mit Vaseline, in der Blase sich formten, oder die durch masturbatorische Spielerei in die Blase gelangten, lassen sich in der Blase durch eingespritztes Benzin lösen und zum Abgang bringen. Die aus Fett gebildeten Fremdkörper liegen, im Gegensatz zu den übrigen Fremdkörpern, nicht am Blasenboden, sondern schwimmen in der Blasenflüssigkeit stets obenauf. Um mit möglichst wenig Benzin ihre Lösung zu erzielen, wird die Blase erst mit steriler Kochsalzlösung gefüllt, dann Benzin in einer Menge von 30—50 cm³ nachgespritzt, das, wie die Wachs- und Paraffinballen, an der

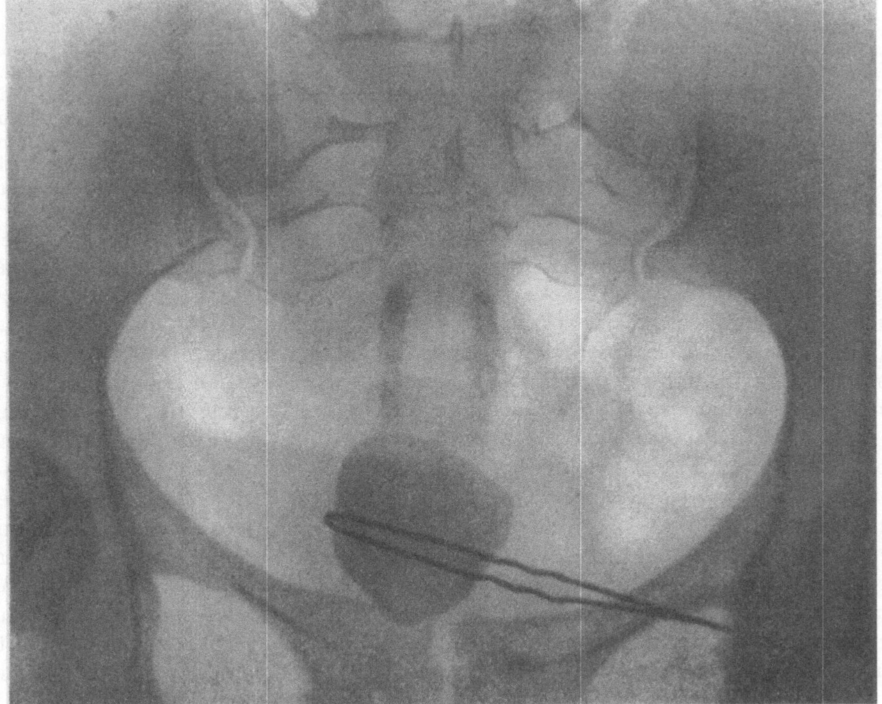

Abb. 161. Blasenstein, gebildet um Haarnadel.

höchsten Stelle der Blase schwimmen wird. Man läßt das Benzin mehrere Stunden, solange der Patient es halten kann, in der Blase und spült nachher die gelösten Fettmassen aus. Allfällig ist dieses Vorgehen nach mehrtägigen Pausen zu wiederholen. *Harte Fremdkörper*, hölzerne oder metallene, lassen sich, wenn sie klein sind, durch den Evakuationskatheter mit der Gummipumpe aus der Blase herausspülen. Verbieten ihre Form und Größe den Durchtritt durch den Evakuationskatheter, lassen sie aber den Durchgang durch die Harnröhre möglich erscheinen, so müssen solche Fremdkörper, um Verletzungen zu vermeiden, unter Leitung des Cystoskops extrahiert werden. Besondere Vorsicht verlangen die in der weiblichen Harnblase nicht selten gefundenen Haarnadeln. Ihre Spitze verletzt bei ungeschickten Extraktionsversuchen leicht die Blasenwand. Am zweckmäßigsten ist es, die Haarnadel mit einem feinen Häkchen herauszuziehen, das unter Mithilfe der Cystoskopie in den Bogen der Haarnadel eingehakt wird. Alle Fremdkörper der Blase, die ihrer Form wegen die Harnröhre nicht passieren können und deren intravesicale Zerkleinerung nicht ungefährlich ist, sollen durch die sectio alta entfernt werden.

E. Blasensteine.

Die Blasensteinkrankheit war bis in das 18. Jahrhundert in ganz Europa
stark verbreitet. Vielerorts wurden, um der großen Plage zu steuern, besondere
Spitäler für Steinkranke eingerichtet. Zudem zogen Bruch- und Steinschneider
von Ort zu Ort, die zahlreichen Steinleidenden von ihrem Übel zu befreien.
Allmählich nahm das Leiden an Häufigkeit ab, und heute tritt es nur noch in
wenigen Gebieten Europas in so starkem Maße auf, daß ihm ein endemischer
Charakter beizumessen ist. Die Blasensteine sind in den meisten Gegenden
Europas spärlich, vielerorts sogar selten geworden.

Sie sind noch sehr häufig in Zentralrußland, vorzugsweise im Gebiet der Wolga, ferner
im Balkan und dort besonders in Bosnien, in der Herzegowina, in Mazedonien, im Epirus,
in Thessalien. Des weiteren werden Blasensteine oft beobachtet in Böhmen, in einzelnen
Teilen Italiens, auf den Balearen, auf Sardinien und Korsika, im Norden von Island und in
einzelnen Gebieten Englands und Schottlands. In Frankreich und Deutschland sind nur
wenige Landesstriche noch stark vom Steinleiden heimgesucht. Größere Teile dieser Länder
sind von ihm fast frei. In Holland, das früher ein Hauptherd der Steinendemie war, tritt
das Leiden nur noch spärlich auf. Sehr selten sind die Blasensteine in Schweden, Norwegen,
Finnland und in der Schweiz.

Warum das Steinleiden so ungleichmäßig über die Erde verbreitet ist, blieb
bis jetzt unaufgeklärt. Einzelne Steinnester sind längs Flußläufen und Gebirgs-
zügen zu finden. Es drängte sich daher die Vermutung auf, geologische und
klimatische Einflüsse möchten bei der Steinbildung eine Rolle spielen. Genaue
Untersuchungen ließen aber keine gesetzmäßigen Beziehungen zwischen Boden-
beschaffenheit, Klima und der Lokalisation von Steinendemien erkennen. Gegen
solche Beziehungen sprach ja auch die gewaltige Abnahme der Steinbildung
in früher von Steinendemien heimgesuchten Gebieten Europas, wo keine
nennenswerten Änderungen der geologischen und klimatischen Verhältnisse
stattgefunden haben. Dagegen ließ das Zusammentreffen einer Abnahme des
Steinleidens mit einer unverkennbaren Besserung der sozialen Lebensbedingungen der europäischen Völker den Gedanken aufkommen, es möchte vorzugsweise die Ernährungsweise einen Einfluß auf die Häufigkeit der Steinbildung
ausüben. Damit übereinstimmend ist denn auch an den meisten Orten, wo das
Steinleiden heute noch endemisch auftritt, die Volksernährung mangelhaft,
ganz besonders die Ernährung der Kinder, unter welchen die Steinkrankheit
häufiger als bei Erwachsenen auftritt. Es erkranken zudem fast ausschließlich
die Kinder der armen Bevölkerungskreise an Steinen; die Kinder Begüterter
bleiben vom Steinleiden fast ganz verschont. Starke Einseitigkeit animalischer
oder vegetabilischer Kost oder gar der Genuß einzelner bestimmter Nahrungsmittel kann nicht die Ursache der Steinbildung sein. Denn Steinendemien
bestehen sowohl bei Völkern mit fast ausschließlich animalischer, als auch bei
Völkern mit rein vegetabilischer Ernährung. Und Nahrungsmittel, die am einen
Ort als Vorbeugemittel gegen Steinbildung gelten, werden anderswo als Ursache
der Steine beschuldigt (z. B. Reis). Es scheint, daß mehr als die Art der Speisen
deren unzweckmäßige Zubereitung und damit der Mangel an Vitaminen, wahrscheinlich besonders der A-Vitamine, vielleicht auch die ungenügende Abwechslung im Speisezettel von Bedeutung für die Steinbildung sei. Unverkennbar
ist, daß einzelne Rassen und Nationalitäten zur Steinbildung besonders ver-
anlagt sind und daß auch eine familiäre Disposition zum Steinleiden besteht.

In welcher Weise die Steine in der Blase sich bilden, ist nur für die sog.
sekundären Blasensteine ziemlich leicht zu erklären. Bei diesen läßt sich verfolgen, wie durch Apposition kristalloider Substanzen um einen deutlich nachweisbaren, anorganischen oder organischen Kern, z. B. um einen in die Blase
gelangten Fremdkörper oder um einen nekrotischen Gewebefetzen, der Stein

entsteht. In ähnlicher Weise erklärt sich die Bildung der in Ägypten endemisch auftretenden Blasensteine; sie entwickeln sich rings um die Eier des Distomum haematobium.

Die Entstehungsweise der „*primären*" Blasensteine, der Steine, die im scheinbar normalen Harn gesunder Harnorgane, ohne Mitwirkung von Fremdkörpern oder von Gewebenekrosen, sich entwickeln, ist dagegen noch unklar. Viele Blasensteine sind aus kleinen, vom Nierenbecken in die Blase gelangten Konkrementen herangewachsen, andere aber scheinen schon im Kerne in der Blase selbst gebildet zu werden. Wie sich der Steinkern, sei es im Nierenbecken oder in der Blase, bildet, ist fraglich. Die jetzt geltenden Theorien darüber sind im Kapitel Nierensteine (S. 226) erörtert.

Ein Verbleiben und Wachsen der Steine in der Harnblase wird durch jedes zu Harnverhaltung führende Leiden erleichtert, so durch Blasendivertikel, Prostatahypertrophie (Abb. 162), Strikturen, Blasenlähmungen usw.

Die günstigen Abflußverhältnisse der weiblichen Blase sind der Grund, warum so selten größere, primäre Blasensteine bei Mädchen und Frauen gefunden werden.

Unter den Blasensteinen unterscheidet man, je nach ihrer *chemischen Zusammensetzung*, hauptsächlich *Urat-, Oxalat- und Phosphatsteine*. Selten sind *Cystin*-Steine. Als Raritäten werden beobachtet Xanthin- und Indigosteine, sowie Steine bloß aus kohlensaurem Kalk.

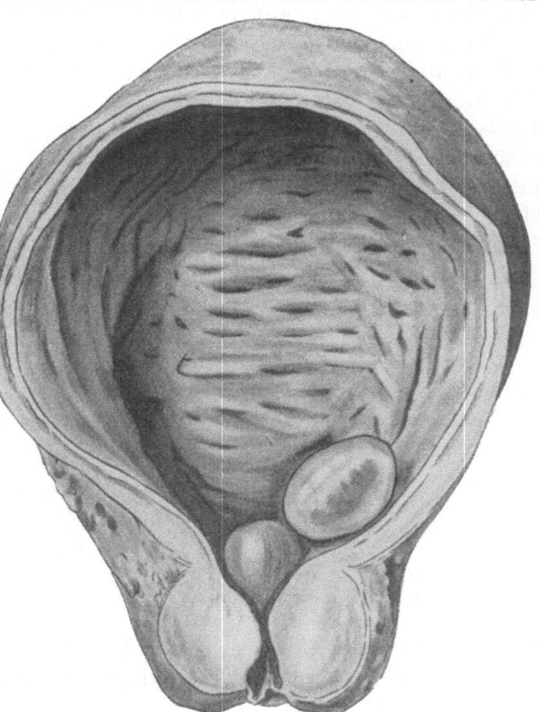

Abb. 162. Blasenstein bei Prostatahypertrophie. (Pathol. Institut Basel.)

Die Blasensteine sind selten chemisch rein. Sie sind meist gemischte Steine, bei denen das eine oder andere Harnsalz mehr oder weniger stark vorwiegt. Steinkern und äußere Steinlagen zeigen häufig eine auffällige Verschiedenheit der chemischen Zusammensetzung. Sehr oft besteht rings um einen harnsauren Kern eine Hülle von phosphorsauren Salzen. Nicht gar selten wechselt der chemische Aufbau des Steines auch noch während der Anlagerung der äußeren Schichten, wahrscheinlich jeweilen infolge eines Wechsels der Harnreaktion.

Die *Uratsteine* bestehen in der Regel aus harnsaurem Ammonium und harnsaurem Natrium. Reine Harnsäuresteine sind sehr selten. Alle diese harnsauren Steine sind rundlich oder eiförmig, von gelblicher oder rotbrauner Farbe. Ihre Oberfläche ist glatt oder feinkörnig, oft durch Abschleifen gegen andere Steine facettiert. Auf dem Durchschnitt lassen sie ein regelmäßiges, kristallinisches Gefüge erkennen, das nach Polierung schöne Schichtung zeigt. Die Konsistenz der Uratsteine ist mittelhart.

Die *Oxalatsteine* bestehen zur Hauptsache aus oxalsaurem Kalk. Sie sind sehr hart; ihre Farbe ist dunkelbraun bis schwarz, ihre Form kugelig. An der Oberfläche sind sie meist drusig-stachelig (Maulbeersteine), seltener großzackig (Morgensternform, Abb. 163). Nicht selten sind an ihrer Oberfläche glitzernde Kristallflächen zu sehen. Auf der polierten Schnittfläche zeigen die Oxalatsteine ein gleichmäßig geschichtetes, kristallinisches Gefüge.

Die *Phosphatsteine* sind gebildet aus phosphorsaurem Kalk oder phosphorsaurer Ammoniakmagnesia. Sie sind weißlich-grau, von porösem, seltener kristallinischem Bau, auf dem Bruche gekörnt, seltener geschichtet (Abb. 164). Die Oberfläche ist rauh oder gar zackig. Ihre Form ist meist rundlich. Oft wird sie aber bizarr, da sich die Phosphatsteine häufig um Fremdkörper entwickeln, deren Gestalt sie nachformen, oder weil sie infolge Harnzersetzung in abgesackten Taschen und Winkeln der entzündeten Blase entstehen, deren Ausguß sie bilden. Multiple Phosphatsteine zeigen wegen gegenseitiger Reibung unregelmäßige Abschliffe und Einsenkungen ihrer Oberfläche. Die kristallinischen

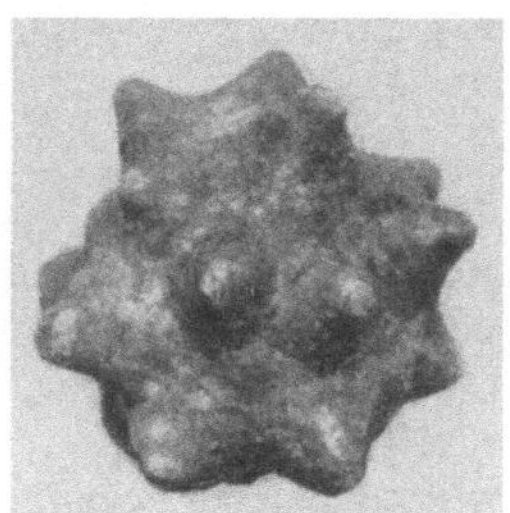

Abb. 163. Morgensternförmiger Blasenstein.

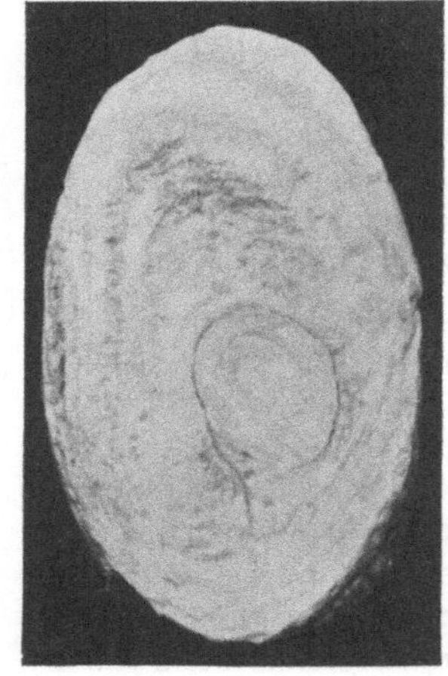

Abb. 164. Phosphatstein der Blase.

Posphatsteine sind hart, die amorphen dagegen von ziemlich weicher Konsistenz, so daß sie auch bei erheblicher Größe zwischen den Fingern zerdrückt werden können.

Xanthin- und *Cystinsteine* sind gelblich und zeigen ein körnig-kristallinisches Gefüge. Die meist nur kleinen *Indigosteine* sind blauschwarz. Die seltenen reinen *Carbonatsteine* sind weißgrau bis gelblich und charakterisiert durch außerordentliche Härte.

Die zur richtigen Beurteilung des Krankheitsbildes notwendige chemische Analyse darf sich für den Praktiker darauf beschränken, die chemischen Hauptbestandteile des Steines klarzulegen. Es ist vor allem nötig zu wissen, ob es sich bei dem Stein vorwiegend um Urate, Oxalate oder Phosphate handelt. Xanthin-, Cystin-, Indigogehalt usw. kommt, weil sehr selten, praktisch kaum in Betracht.

Steinanalyse s. S. 230.

Manchmal liegt ein einzelner Stein in der Blase, meist aber mehrere verschiedener Größe nebeneinander. Es wurden selbst Hunderte von Steinen in einer Harnblase gefunden, wobei allerdings die Größe der einzelnen Steine gering war. Das *Wachstum* ist durchschnittlich am raschesten bei Phosphat-, am langsamsten bei Oxalatsteinen und den seltenen Xanthin-, Cystin- und Indigosteinen. Die Uratsteine stehen bezüglich Schnelligkeit des Wachstums in der Mitte. Besonders diese entwickeln sich aber nicht selten zu sehr großen, ausnahmsweise bis faustgroßen Konkrementen.

Die Blasensteine sind in der Regel im Blaseninnern *freibeweglich*. Dem Gesetze der Schwere folgend liegen sie meist am Blasenboden, und zwar der physiologischen Dextroversion der Blase entsprechend, meist in der rechten Blasenhälfte. Kleinere Steine werden durch den Harnstrom oft an die Blasenmündung angepreßt, wodurch sie den Harnstrahl hemmen und unterbrechen können. Außer verschieblichen Blasensteinen sind auch unverschiebliche zu beobachten, die dauernd in einem dünnhalsigen Blasendivertikel oder durch in das Blaseninnere vorspringende Muskelbündel wenigstens während längerer Zeit festgehalten werden. Fest fixiert sind auch die Steine, die sich rings um einen an der Blasenwand festhaftenden Fremdkörper entwickeln, so z. B. um eine die Blasenwand durchwandernde Ligatur. Derartige Steine können naturgemäß auch am Scheitel, nicht nur am Boden der Harnblase haften.

Symptome. Ein Blasenstein kann mehr oder weniger lange Zeit symptomlos in der Blase liegen. Er ruft aber meist schon frühzeitig *Hämaturie, Schmerzen* und *Störungen der Harnentleerung* hervor.

Die *Hämaturie* ist die Folge kleiner Verletzungen der Blasenschleimhaut durch den Stein. Charakteristisch für die Hämaturie bei Blasenstein ist ihre Zunahme bei jeder Körperbewegung, ihre Abnahme oder ihr völliges Schwinden in der Ruhe. Manchmal ist die Blutung nur mikroskopisch erkennbar, meist aber wird sie durch die Rotfärbung des Urins, die am Ende der Miktion besonders stark wird, auffällig. Massig, wie bei Blasentumor, ist die Blutung fast nie; es fehlen Blutklumpen im Harn. Blutharnen nach einer körperlichen Anstrengung ist oft das erste Zeichen des Steinleidens.

Die von einem Blasenstein erzeugten *Schmerzen* beschränken sich nicht auf die Blase; sie strahlen in den Mastdarm und in den Damm aus. Besonders *charakteristisch ist ihre Ausstrahlung in die Glans penis.* Oft wird nur über diese vom Kranken geklagt. Bei Bettruhe fehlen diese Schmerzen ganz oder treten nur während der Miktion auf. Jede Bewegung des Körpers dagegen ist mit Schmerzen verbunden, besonders Bewegungen, die zu einer Erschütterung des Rumpfes führen, wie Springen, Bergabgehen usw. Die Furcht vor den durch jede Körpererschütterung sich steigernden Schmerzen äußert sich beim Steinleidenden in einem eigenen Gang. Er geht wie auf Eiern; er meidet jedes feste Auftreten, jede rasche Bewegung.

Während der Harnentleerung erfolgt oft plötzlich ein zeitweiliger *Abbruch des Harnstrahles*, bedingt durch das Anpressen eines Steines an die Blasenmündung. Die mechanische Reizung der Blasendetrusors durch die Steine löst häufigen Harndrang aus. Zwängt sich ein Stein in die hintere Harnröhre ein, was natürlich nur bei kleinen Steinen möglich ist, so kann dies entweder zu *vollständiger Harnverhaltung* oder, wenn der Stein die Harnröhre nicht ganz verstopft, den Sphincterschluß aber hemmt, zu einem beständigen *Harnträufeln* Anlaß geben.

Kranke mit Blasensteinen klagen manchmal auch über Schmerzhaftigkeit der Erektion.

Der Blasenstein disponiert die Blase durch Kongestion und mechanische Läsion der Schleimhaut, sowie durch Hemmung des Harnstromes zur *Infektion*. Diese bleibt denn auch nach Bildung eines Steines selten lange aus. Es gesellen sich zu den geschilderten Steinsymptomen die Krankheitserscheinungen des Blasenkatarrhs, wodurch sich die Beschwerden des Kranken steigern. Das Urinieren wird zur Qual; es erfolgt mit heftigen Schmerzen und unter starkem Pressen. Durch das viele Drängen entstehen Hämorrhoiden, häufig verbunden mit einem Mastdarmvorfall. Das häufige Anschlagen des Steines gegen die entzündete Schleimhaut führt oft zu Blasengeschwüren, zu phlegmonösen

Prozessen innerhalb und außerhalb der Blasenwand, selten zu Blasenperforation. Die Infektion wird unter der Einwirkung des Steins nicht nur in der Blase immer heftiger, sie dehnt sich auch unvermeidlich auf die oberen Harnwege aus, wenn der Blasenstein nicht zeitig genug entfernt wird. Sie führt schließlich durch doppelseitige Pyelonephritis zu Urämie oder Sepsis. Die meisten Kranken mit Blasenstein, die nicht operiert werden, gehen an der Infektion zugrunde.

Diagnose. Wenn ein Kranker angibt, beim Fahren und Gehen, überhaupt bei jeder raschen Körperbewegung Schmerzen in der Blase und von ihr ausstrahlend im Damme oder an der Spitze des Penis zu empfinden, wenn er gleichzeitig auch beim Gehen durch vermehrten Urindrang gequält wird, während in der Ruhe alle diese Beschwerden schwinden, er zudem nachts klaren, tagsüber aber meist blutig verfärbten Urin entleert, dann läßt sich allein schon aus diesen anamnestischen Mitteilungen fast mit Sicherheit auf das Vorhandensein eines Blasensteins schließen. So deutlich äußert sich aber das Blasensteinleiden nur in der Minderzahl der Fälle. Meist sind seine Symptome viel weniger deutlich, und es wird seine Verwechslung mit anderen Blasenleiden leicht möglich.

Ist das Steinleiden mit Cystitis verbunden, so wird der Blasenstein, weil seine Symptome: Hämaturie, Schmerzen und Störung der Harnentleerung, irrtümlich als alleinige Folge der bestehenden Cystitis gedeutet werden, leicht übersehen. Dieser diagnostische Irrtum ist zu vermeiden, wenn dem wichtigen Merkmal des Blasensteins, der Steigerung der Blasenbeschwerden durch Körperbewegungen, Milderung durch Ruhe, Beachtung geschenkt wird. Wohl ist bei allen Cystitiden eine günstige Wirkung der Ruhe zu bemerken; aber bei keiner ist die Abnahme der Blasenreizung durch Ruhe so ausgesprochen wie bei der Steincystitis.

Besteht neben dem Blasenstein keine Cystitis, verursacht er aber, auch wenn der Urin meist klar ist, zeitweilig eine Harnblutung, so wird das Steinleiden der Blutung wegen leicht mit einem Blasentumor oder einer Prostatahypertrophie verwechselt, um so leichter, als auch diese, ähnlich dem Blasenstein, während der Miktion ab und zu eine plötzliche Unterbrechung des Harnstrahles bedingen. Zur richtigen Diagnose kann die Beobachtung helfen, daß bei Blasentumor oder bei Prostatahypertrophie der Urin nach kurz dauernder Hämaturie in der Regel tage-, ja wochenlang wieder vollkommen blutfrei wird; beim Blasenstein aber eine *wenigstens mikroskopisch nachweisbare Blutung dauernd bestehen bleibt, jedenfalls nach körperlichen Bewegungen nur sehr selten fehlt.* Nierensteine bewirken genau die gleiche Art der Hämaturie wie die Blasensteine. Da sie zudem reflektorisch auch nicht selten zu vermehrtem Harndrang reizen und bei ihnen die Schmerzen manchmal mehr in der Blase als in den Nieren oder in den Ureteren lokalisiert sind, wird die Unterscheidung zwischen Nieren- bzw. Ureterstein und Blasenstein oft nur durch Cystoskopie und Radiographie möglich. Zur Verwechslung mit Blasenstein kann auch die Phosphaturie oder die Oxalurie verleiten, wenn diese, was nicht selten ist, Hämaturie und gleichzeitig auch Blasentenesmen erzeugen. Ebenso vermag eine cystenartige Erweiterung des Blasenendes der Ureteren durch Hämaturie, Pollakiurie und zeitweilige Miktionsschwierigkeiten das Vorhandensein eines Blasensteines vortäuschen.

Alle diese diagnostischen Zweifel behebt eine genaue lokale Untersuchung der Blase. Durch die Palpation der Blase, selbst wenn diese mit der rectalen oder vaginalen Untersuchung verbunden wird, sind nur sehr große Blasensteine nachzuweisen und auch diese nur bei mageren Frauen oder bei Kindern. Dagegen lassen *Cystoskopie, Steinsonde* und *Radiographie* in jedem, auch dem schwierigsten Falle, mit Sicherheit entscheiden, ob ein Blasenstein vorliegt oder nicht.

Vor allem die *Cystoskopie* erlaubt rasch festzustellen, ob die Blase einen Stein birgt. Sie gibt zudem auch jeden nötigen Aufschluß über Form, Größe, Zahl und Lage der Blasensteine, ja läßt auch oft deren Konsistenz und chemische Beschaffenheit aus Farbe und Gestaltung der Oberfläche beurteilen. Unsicherheit in der Diagnose hinterläßt die Cystoskopie nur, wenn die Blase Divertikel hat, in welchen ein Stein verborgen bleiben kann, oder wenn massiges, schleimigeitriges Sediment sich am Blasenboden so stark zusammenballt, daß es einen Stein vollständig zu verdecken und dem cystoskopischen Nachweis zu entziehen vermag. Ein solches Eiter-Schleimsediment am Blasenboden täuscht, wenn es mit glitzernden Harnsalzen durchsetzt ist, oft einen Blasenstein vor. Auch ein oberflächlich nekrotischer und inkrustierter Blasentumor kann einem Stein ähnlich aussehen. Ein aufmerksamer Untersucher wird aber den Eiterballen durch seine wechselnde Form, den inkrustierten Tumor durch das an einzelnen Stellen durchschimmernde, lebende Gewebe von einem Stein im cystoskopischen Bilde zu unterscheiden wissen.

Neben der Cystoskopie wird die früher so viel benutzte *Steinsonde* zur Diagnose des Blasensteins selten mehr nötig.

Die metallene, an ihrem Schnabelende kolbig aufgetriebene, mit hohlem Handgriff versehene Steinsonde läßt durch ihren Anschlag in der Blase den Blasenstein fühlen und hören. Sie gibt in geübter Hand auch einigen Aufschluß über Zahl und Größe der Steine; aber sie steht an Zuverlässigkeit weit hinter der Cystoskopie zurück. Ihr kommt nur noch eine Bedeutung zu bei den wenigen Kranken, bei denen aus diesem oder jenem Grunde die Cystoskopie nicht einwandfrei gelingt.

Ein Blasenstein wird oft mit den zur Blasenentleerung gebrauchten Metalloder Seidenkathetern gefühlt. Aber ähnlich wie ein Stein bewirken auch Inkrustationen der Blasenschleimhaut, ja sogar bloße Trabekel der Blasenwand ein Reiben am Katheter. Täuschungen sind deshalb leicht möglich.

In eleganter, für den Kranken vollständig beschwerdeloser Weise bringt die *Radiographie* den Blasenstein zu Gesicht (Abb. 165). Leider geben wegen ihrer teilweise lockeren Struktur nicht alle Blasensteine auf dem Röntgenfilm einen deutlichen Schatten.

Blasensteinschatten können durch Kotmassen vorgetäuscht werden. Eine gründliche Entleerung des Darmes vor der Radiographie ist deshalb unbedingt notwendig. Von den sog. Beckenflecken (Phlebolithen, verkalkten Lymphdrüsen oder Kalkablagerungen in Ligamenten usw.) unterscheidet sich der Schatten eines kleinen Blasensteines durch seine, bei verschiedenen Aufnahmen wechselnde Lage.

Prognose und Therapie. Jeder Blasenstein bedeutet für seinen Träger eine Gefahr. Er führt über kurz oder lang nicht nur zur Infektion der Blase, sondern auch zur Infektion der Nierenbecken und der Niere und wird dadurch die Gefahr einer allgemeinen Sepsis oder der Urämie heraufbeschwören.

Eine *spontane Heilung* des Leidens durch Abgang der Steine durch die Harnröhre ist nur bei kleinen, bis fingerbeergroßen Steinen zu erwarten. Nur ausnahmsweise kann ein größerer Stein bei besonders geeigneter Form und glatter Oberfläche durch die auch bei männlichen Kranken sehr stark dehnbare Harnröhre ausgepreßt werden.

Ein *spontaner Zerfall* der Blasensteine erfolgt so selten, daß praktisch mit ihm nicht zu rechnen ist. Er wurde bei fast allen Steinarten, am häufigsten aber bei harnsauren Steinen beobachtet. Der Zerfall wird eingeleitet durch einen den Kern konzentrisch umgebenden Sprung. Von diesem aus bilden sich in der weiteren Folge, radiär nach der Oberfläche zu ausstrahlend, mehr oder weniger zahlreiche Spalten, die schließlich den Stein in pyramidenförmige Stücke zerteilen. Die Zahl der Bruchstücke kann sehr groß sein. Nicht selten zerfällt aber der Stein nur in zwei Hälften.

Die Ursache des Spontanzerfalles der Blasensteine ist noch nicht klargelegt. Die einen suchen sie in der in einzelnen Schichten des Steins durch Bakterien erzeugten Zersetzung von Harnstoff, welche durch die freiwerdende Kohlensäure den Stein zersprengt. Andere sehen die Ursache der Spaltung in einer Volumsänderung im Steine eingelagerter, aber noch nicht endgültig fest geformter Salzschichten oder aber in der Schrumpfung des organischen Gerüstes des Steins. Oft scheint der Druck der sich zusammenziehenden Blasenwand den letzten Anstoß zum Zerspringen des bereits gespaltenen Steins zu geben.

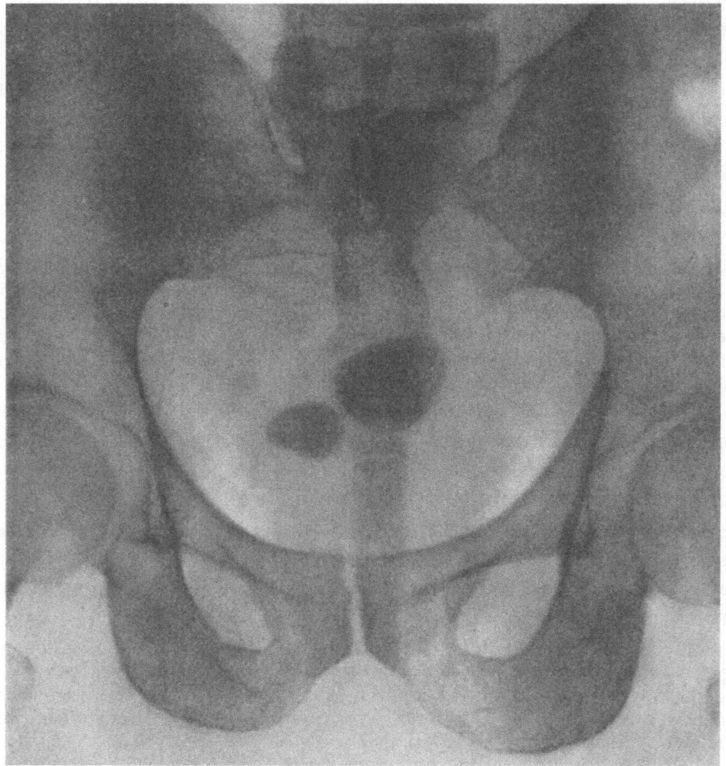

Abb. 165. Blasensteine.

Eine spontane Verkleinerung der Blasensteine durch allmähliche Auflösung ihrer peripheren Schichten ist nicht zu erwarten. Dagegen gelingt bei aus irgendeinem Grunde inoperablen Phosphatsteinen in Niere und Blase bei wochen-, eventuell monatelanger Dauerbespülung mit der sog. Lösung G ein allmähliches Auflösen der Steine.

Die Zusammensetzung der Lösung G ist folgende: ac. nitricum purum 32,3, magnesia usta anhydr. 3,8, aqua dest. steril ad 1000,0. Leider hat jeder Blasenstein viel mehr Neigung zu wachsen, statt sich aufzulösen. Bald ist das Wachstum langsam, besonders bei Fehlen von Cystitis und reichlicher Verdünnung des Harns, bald erfolgt das Wachstum sehr rasch, so z. B. bei Phosphatsteinen im ammoniakalisch zersetzten Harne.

Da jeder Blasenstein dem Kranken die Gefahr der Infektion von Blase und Nieren bringt, ist es wünschenswert, ihn möglichst rasch aus der Blase zu entfernen, gleichgültig, ob er momentan Beschwerden verursacht oder nicht. Wenn irgend möglich, soll die Beseitigung der Blasensteine instrumentell geschehen.

Kleinere Steine, deren Volumen den Durchtritt durch die Harnröhre erlaubt, die aber vom Harnstrom nie erfaßt und ausgespült werden, weil sie hinter einer vergrößerten Prostata, in einer Cystocele oder in einem Divertikel liegen, sind durch Aspiration mit der bei der Lithotripsie gebräuchlichen Saugpumpe zu entfernen.

Größere Steine dagegen können nur nach einer instrumentellen, endovesicalen Zertrümmerung (Lithotripsie) oder durch einen Blasenschnitt aus der Blase herausgeholt werden.

Lithotripsie. Die Zertrümmerung der Steine in der menschlichen Harnblase, seit Jahrhunderten von den Ärzten ergebnislos erstrebt, gelang zum ersten Male

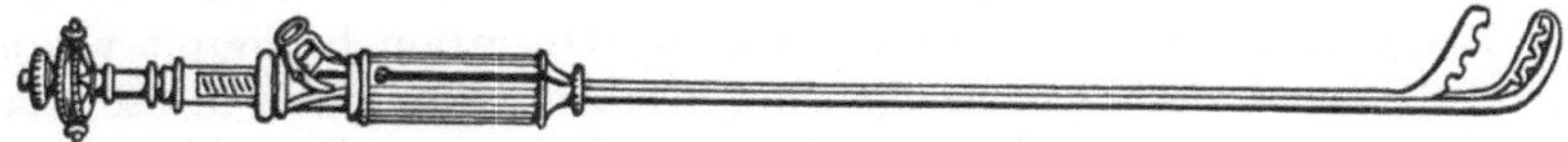

Abb. 166. Gezähnter Lithotriptor.

CIVIALE (1824). Mit einer geraden, dreiblätterigen Zange wurde von ihm der Stein in der Blase gefaßt, mit einem durch den hohlen Zangenschaft eingeführten Bohrer darauf mehrfach angebohrt und zerkleinert. HEURTELOUP gab der Zange CIVIALES die dem heutigen Instrument noch zugrunde liegende Form, wodurch ein Zerdrücken des Steines zwischen den beiden Schnabelenden des katheterförmig gekrümmten Lithotriptors möglich wurde. BIGELOW vervollständigte die Lithotripsie durch die *Aspiration* der Steintrümmer mit einer Saugpumpe (1878). Dies erlaubte, die Steine und Steintrümmer in

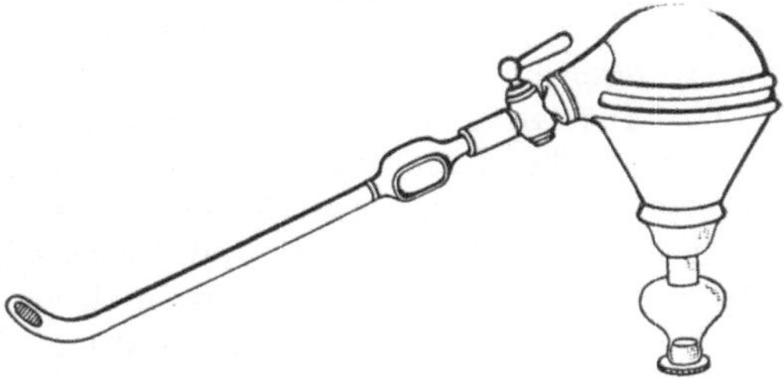

Abb. 167. Evakuationskatheter mit Gummisaugpumpe.

einer einzigen, statt wie bisher erst nach mehreren Sitzungen, vollständig aus der Blase zu entfernen. Weitere Verfeinerungen der Technik, die besonders durch THOMPSON und GUYON gefördert wurden, gestalteten die Lithotripsie schließlich zu der eleganten, heute noch gebräuchlichen Heilmethode, welche die meisten Steine fast gefahrlos aus der Blase entfernen läßt.

Zum Instrumentarium der Lithotripsie gehören:

1. Zwei aus bestem Stahl gefertigte Lithotriptoren, wovon der eine ein gezähntes, schnabelförmiges Gebiß hat (Abb. 166), der andere ein plattes.

Wenn infolge Prostatahypertrophie oder sonstiger Veränderungen tiefe Aussackungen der Blase bestehen, reicht die Schnabellänge des gewöhnlichen Lithotriptors nicht aus, um in diesen Taschen den Stein zu fassen. Es muß für diese Fälle ein besonders langschnabeliger Lithotriptor gebraucht werden. Für Kinder hinwiederum ist ein besonders klein und fein gebautes Modell des Lithotriptors nötig.

2. Ein Evakuationskatheter (Abb. 167).

3. Eine Gummisaugpumpe, die, wenn auch verschieden modelliert, immer das Prinzip aufweist, daß dem Gummiballon, der durch Metallverschluß mit dem Evakuationskatheter in Verbindung steht, an seiner tiefsten Stelle ein Glasbehälter angefügt ist, in welchen die mit der Gummipumpe aus der Blase aufgesogenen Steintrümmer niederfallen.

Außer diesen Spezialinstrumenten sind zur Operation noch nötig:

1—2 Blasenspritzen von 100—150 g Gehalt und ein Seiden- oder Gummikatheter zur Spülung und nachherigen Drainage der Blase.

Als *Vorbereitung* zur Lithotripsie sind bei infizierter Blase Blasenspülungen mit Harnantiseptica nötig, um die Operation in möglichst keimarmer Blase auszuführen und die entzündlichen, postoperativen Reizerscheinungen in der Blase einzuschränken. Besteht keine Blaseninfektion, so sind vorbereitende

Blasenspülungen unnötig. Unbedingtes Erfordernis zur Lithotripsie ist natürlich die Durchgängigkeit der Harnröhre für die zur Steinzertrümmerung nötigen Instrumente und eine zu freier Bewegung des Lithotriptors genügende Blasenkapazität. Strikturen der Harnröhre müssen vor der Operation erweitert werden. Ist die Sondierung der Harnröhre durch Muskelspasmen oder Prostatahypertrophie erschwert, so ist es zweckmäßig, 12—14 Stunden vor der Operation einen Dauerkatheter in die Harnröhre einzulegen. Ihn länger liegen zu lassen ist nutzlos, ja schadet nur, weil sein längeres Verweilen immer Urethritis erzeugt. Die durch den Stein fast immer verminderte Kapazität und Toleranz der Blase wird durch die zur Lithotripsie nötige Anästhesie gebessert. Trotzdem müssen starke Reizerscheinungen der Blase, die den Eingriff durch heftige Kontraktionen der Blasenwand hindern könnten, vor der Operation bekämpft werden. Dies geschieht je nach der Ursache der Reizerscheinungen durch antiseptische Injektionen in die Blase oder durch Ruhe und Narkotica. Dem Kranken ist jedenfalls vor der Operation ein Tag Bettruhe anzuraten, um die beim Herumgehen unvermeidlichen Reizungen der Blasenwand durch den beweglichen Stein zu vermeiden. Der Kranke soll auch schon einige Tage vor der Operation innerlich Harnantiseptica verordnet bekommen. Kurz vor der Lithotripsie soll durch Cystoskopie nochmals Lage und Form, sowie Größe der Steine genau festgestellt werden. Ihre genaue Kenntnis erleichtert das Fassen der Steine bei der Operation wesentlich.

Zur *Anästhesie* wurde früher meistens Allgemeinnarkose verwendet. Jetzt aber wird die Lithotripsie vielfach in Lumbal- oder in der viel weniger gefährlichen extraduralen *Sacralanästhesie* durchgeführt. Eine nur lokale Anästhesie der Harnröhren- und Blasenschleimhaut ist, selbst wenn sie mit subcutaner Morphium-Scopolamininjektion verbunden wird, nicht genügend, um den Eingriff schmerzlos zu gestalten. Mikroklysmen von 1—2 g Antipyrin mit Zusatz von Morphium oder Opium, die zur Schmerzstillung bei Cystoskopie vielfach verwendet werden, sind zur Lithotripsie ganz unzureichend.

Technik der Lithotripsie. Der Kranke wird mit erhöhtem Steiß und gespreizten Beinen auf den Operationstisch gelagert, seine Blase nach der Spülung mit einem Antisepticum (z. B. argentum nitricum $1^0/_{00}$ oder hydrargyrum oxycyanatum 1:5000) mit 100—150 g physiologischer Kochsalzlösung gefüllt. (Bei Füllung der Blase mit toxischen Antiseptica, wie z. B. hydrargyrum oxycyanatum, wurden infolge Resorption durch die verletzte Blasenschleimhaut Vergiftungen beobachtet.)

Es wird der Lithotriptor mit gezähntem Schnabel in die Blase eingeführt und ein Stein zwischen den beiden Schnäbeln des Instrumentes zu fassen gesucht. Die Konkremente liegen meist in der rechten Blasenhälfte; sie sind deshalb dort in erster Linie zu suchen. Es wird vorsichtig tastend der männliche Schnabelteil in der weiblichen Rinne des Lithotriptors hin und her geschoben, bis sich zwischen dem männlichen und weiblichen Schnabel ein Stein fassen und unter der Schraubenwirkung des Lithotriptors zerdrücken läßt. Dann werden immer von neuem mit dem Lithotriptor Steine oder Steintrümmer in dieser Weise gefaßt und zerdrückt, bis schließlich keine größeren Konkremente mehr zu fühlen sind. (Harte Steine, die der Schraubengewalt widerstehen, werden durch Hammerschläge auf den Handgriff der Lithotribe zerschlagen, oder sie werden zwischen die beiden Schnäbel des Instrumentes unter größter Spannung festgeschraubt, dem dauernden Drucke ruhig ausgesetzt gelassen, worauf sie meist nach 2—3 Minuten unter hörbarem Geräusch zerspringen.) Die mit dem gezähnten Lithotriptor bereits stark zerkleinerten Konkremente werden danach mit dem platten Lithotriptor noch feiner zermalmt und die nun kleinbröckeligen und sandartigen Steinreste durch den Evakuationskatheter und die Saugpumpe aus der Blase ausgespült. Werden bei der Spülung noch größere Steintrümmer durch Anschlagen an den metallenen Evakuationskatheter bemerkt, so muß der platte Lithotriptor nochmals in die Blase eingeführt werden, um diese letzten, größeren Steintrümmer zu zerdrücken. Eine nochmalige Spülung der Blase mit Aspiration beendigt den Eingriff. Die vollständige Steinzertrümmerung kann über eine Stunde dauern, ist aber meist nach 20—40 Minuten beendigt. Eine cystoskopische Kontrolle des Erfolges der Steinzertrümmerung ist wegen Blutungen aus der Blasenschleimhaut nicht immer gleich nach dem Eingriff, sondern oft erst 6—8 Tage später möglich. Sie darf aber nie unterlassen werden, um zu vermeiden, daß in der Blase Steintrümmer zurückbleiben, die ein rasches Rezidiv bedingen.

Die Blasenblutung bei der Lithotripsie rührt zur Hauptsache her von kleinen Verletzungen der Schleimhaut durch den Schnabel des Lithotriptors und durch die spitzen Trümmer der gesprengten Steine. Ursache der Blutung können aber auch kleine Einrisse der Schleimhaut sein, die bei den raschen Druckschwankungen der Blase während der Aspiration der Steintrümmer entstehen. Bei krankhaft veränderter Blase wurde einige Male eine Blasenruptur beobachtet. Sie erzeugt sofort heftigen Schmerz, plötzlichen Kollaps des Patienten und wird bald von peritonealen Reizerscheinungen oder einem perivesicalen Infiltrat gefolgt.

Nach der Lithotripsie wird ein Dauerkatheter in die Blase gelegt. Stellt sich kein Fieber ein, so kann er schon nach zwei Tagen wieder entfernt werden. Andernfalls bleibt der Dauerkatheter bis zum Schwunde des Fiebers liegen. Solange der Dauerkatheter liegt, soll der Kranke das Bett hüten.

Wurde die Lithotripsie in entzündeter Blase vorgenommen, so verzögern manchmal allgemein septische Erscheinungen oder lokale Entzündungsprozesse, wie Epididymitis und Prostatitis, den Heilungsverlauf. War die Blase keimfrei, so bleiben diese Komplikationen meist aus, wenn nicht etwa eine durch den Dauerkatheter entstandene Urethritis Epididymitis erzeugt. Eine hypertrophische Prostata kann durch den mechanischen Reiz des Eingriffes so stark anschwellen, daß sie, auch wenn sie vordem symptomlos war, nach der Lithotripsie mehrere Wochen lang Harnverhaltung bedingen kann. Es ist im Einzelfalle zu entscheiden, ob regelmäßiger Katheterismus, ob Dauerdrainage zur Beseitigung der Harnverhaltung vorzuziehen ist.

Steine von nicht erheblicher Größe können unter Leitung des Auges mit einem Lithotriptor-Cystoskop zertrümmert und abgesogen werden.

Obschon die Lithotripsie eine unblutige und wenig eingreifende Operation ist, die den Kranken nur kurze Zeit ans Bett fesselt und seine Respiration in keiner Weise behindert, ist sie doch bei alten Leuten nicht ganz gefahrlos. Durch Pneumonie und infektiöse Komplikationen aller Art bedingte sie vor dem Zeitalter der Antibiotica eine Mortalität von etwa 2%.

Steinschnitt. Neben der Lithotripsie wird zur Entfernung der Blasensteine auch heute noch der *Blasenschnitt* angewendet. Die Kunst, durch einen Schnitt Steine aus der Blase zu entfernen, war schon im Altertum bekannt und wurde im Mittelalter viel geübt. Die Blase wurde damals fast ausschließlich durch einen medianen oder lateralen Dammschnitt eröffnet. Wohl hatte FRANCO schon im Jahre 1560 durch einen suprapubischen Blasenschnitt einen Blasenstein entfernt; aber eine solche Sectio alta blieb der Gefahr der Bauchfellverletzung wegen und aus Furcht vor der Harninfiltration bis in die neueste Zeit wenig geübt. Erst mit der Einführung der Antiseptik fielen die Bedenken gegen die Sectio alta weg. Sie ist heute zur blutigen Entfernung der Blasensteine fast ausschließlich gebräuchlich. Bei Kindern und jugendlichen Individuen ist sie,

in Lokalanästhesie ausgeführt, eine ziemlich gefahrlose Operation, die in wenigen
Minuten erledigt ist. Bei alten Leuten ist sie aber trotz scheinbarer Harmlosigkeit keineswegs gefahrlos. Die Bauchdeckenwunde hemmt durch ihre
Schmerzhaftigkeit die Atembewegungen des Kranken. Die Atmung wird oberflächlich, die Expektoration vermindert. Erkrankungen an Pneumonie sind
deshalb nach sectio alta nicht selten. Es können aber auch von der suprapubischen Wunde ausgehende entzündliche, perivesicale Prozesse das Leben
wenig widerstandsfähiger Individuen gefährden. Deshalb zeigte die sectio alta,
wegen Steinbildung vorgenommen, bis zur Einführung der Antibiotica bei alten
Leuten eine Mortalität von 5—10%; sie übertrifft darin die Lithotripsie erheblich.

Ganz gefahrlos ist also weder der Blasenschnitt, noch die Lithotripsie. Bei
alten Kranken mit geschädigter Nierenfunktion oder sonstigen starken, organischen Erkrankungen ist es deshalb oft besser, auf eine operative Entfernung der
Blasensteine zu verzichten und sich damit zu begnügen, durch Verordnung
körperlicher Ruhe, durch regelmäßige Blasenspülungen zur Bekämpfung der
Cystitis und der oft vorhandenen Harnverhaltung die Blasenbeschwerden
zu mildern und die Ausbreitung der Infektion zu hemmen. In der Regel aber
ist es möglich, durch den einen oder anderen dieser operativen Eingriffe auch
alte gebrechliche Leute von ihrem Steinleiden zu befreien. Welche der Methoden
zu wählen ist, muß in jedem einzelnen Falle genau erwogen werden. Die Wahl
ist aber, nach genauer Untersuchung des Patienten, im allgemeinen nicht schwer
zu treffen.

Es wurde der Lithotripsie der Vorwurf gemacht, häufiger als die sectio alta
von Rezidiven gefolgt zu sein. Dieser Vorwurf war berechtigt, solange die Möglichkeit einer cystoskopischen Kontrolle nach der Lithotripsie fehlte. Es blieben
nach dem Eingriffe häufig Steintrümmer oder kleine Steine unbeachtet in der
Blase zurück und führten rasch zu neuen Beschwerden. Heute aber, da unter
Mithilfe des Cystoskops es sicher möglich wird, durch die Lithotripsie die Blase
von Steinen und Steintrümmern vollständig zu befreien, folgen der Lithotripsie nicht häufiger als der sectio alta Rezidive. Deshalb ist jetzt für die
überwiegende Mehrzahl der Fälle die unblutige, den Kranken nur wenige Tage
ans Bett fesselnde Lithotripsie dem blutigen Blasenschnitt vorzuziehen. Der
Blasenschnitt bleibt nur den Fällen vorbehalten, in denen ganz bestimmte
Gegenanzeigen gegen die Anwendung der Lithotripsie vorliegen. Solche Gegenanzeigen können bedingt sein

1. durch *die Lage und Art der Steine*. In Ausstülpungen der Blase *fixierte
Blasensteine* sind der Lithotripsie in der Regel schlecht zugänglich, ebenso
besonders große Steine, welche von dem geöffneten Schnabel des Lithotriptors
kaum zu fassen sind, oder Steine, die einen *harten Fremdkörper*, wie Geschosse,
Haarnadeln, Knochensplitter usw. umschließen. Solche müssen durch den
Blasenschnitt, nicht durch die Lithotripsie entfernt werden. Eine große Härte
des Steins, durch welche früher die Lithotripsie nicht selten unmöglich wurde,
bildet heute, bei dem guten Stahl der Lithotriptoren, nur ausnahmsweise eine
Gegenanzeige der Lithotripsie. Eine solche ist aber immer gegeben:

2. durch eine *enge*, der Einführung des Lithotriptors großen Widerstand
bietende *Urethra* bei Prostatahypertrophie, Strikturen usw. Da wegen der
engen Lichtung der Urethra bei Kindern die Lithotripsie oft nicht möglich ist,
so wird bei ihnen die sectio alta zur Entfernung von Blasensteinen häufig nötig.

3. Auch *Krankheitszustände der Blase* können die Lithotripsie verbieten, so
eine heftige, jeder lokalen Behandlung widerstehende Cystitis oder eine aus
anderen Gründen entstandene hochgradige Reizbarkeit der Blase, welche die

zur Bewegung des Lithotriptors nötige Füllung der Blase mit Flüssigkeit trotz Sacralanästhesie oder Allgemeinnarkose nicht zuläßt. Ebenso ist von der Lithotripsie abzusehen, wenn neben dem Blasenstein anderweitige Blasenerkrankungen, wie ein Blasentumor usw. bestehen, die an sich schon die Eröffnung der Blase notwendig machen.

4. Auch bei *Erscheinungen allgemeiner Sepsis*, ausgehend von der infizierten Blase oder den infizierten Nieren, ist in der Regel der Blasenschnitt der Lithotripsie vorzuziehen, da durch ihn die Sepsis besser zu bekämpfen ist als durch die Lithotripsie mit Dauerkatheter.

Die Prostatahypertrophie als Gegenanzeige der Lithotripsie hinzustellen, zu fordern, mit den Steinen immer gleich auch die Prostata zu entfernen, ist meines Erachtens nicht gerechtfertigt. Auch beim Blasensteinkranken soll die hypertrophische Prostata nur dann enukleiert werden, wenn diese eine erhebliche Harnverhaltung, Restharnmengen von 150—200 g und mehr bedingt. Entleert sich die Blase noch gut, so sollen die hinter der hypertrophischen Prostata liegenden Steine wenn möglich durch Lithotripsie entfernt werden. Dieser Eingriff ist viel weniger gefährlich als die Prostatektomie, selbst wenn er vielleicht im Laufe der Jahre wiederholt werden müßte. Die Prostatektomie nur zur Verhütung des Steinrezidivs auszuführen, ist nicht gerechtfertigt. Denn auch nach der Prostatektomie wurde ja nicht so gar selten die Bildung von Blasensteinen beobachtet, oft erscheint sogar die Prostataoperation oder vielmehr die anatomischen Veränderungen, die sie am Blasenhals zurückläßt, den Anstoß zur Steinbildung zu geben. Eine recht erhebliche Zahl von Prostatektomierten bilden ihren ersten Blasenstein nach der Operation.

Rezidive von Blasensteinen können, wie bereits erwähnt, sowohl nach der Lithotripsie, wie nach der sectio alta vorkommen. Ihre Zahl wird auf 6—7% geschätzt. Oxalatsteine rezidivieren seltener als Urat- und Phosphatsteine. Da wir über die Ursache der Steindiathese noch wenig aufgeklärt sind, besitzen wir leider kein Mittel, Rückfälle des Leidens sicher zu vermeiden. Es läßt sich die Disposition zur Steinbildung durch diätetische Vorschriften nur vermindern, nicht beheben. Die wichtigste Vorschrift ist jedenfalls, stets für *reichliche Diurese* zu sorgen, um frisch gebildeten Harnsand auf natürlichem Wege auszuspülen. Wichtig ist auch, starke Ausschläge der Harnreaktion sowohl nach Seite der Acidität, wie nach der Alkalescenz hin zu vermeiden.

Trinkkuren mit den Wässern der bekannten Heilquellen von Wildungen, Passugg, Vittel, Vichy usw. mögen vielleicht durch Beeinflussung der kolloiden Substanzen des Harns die Disposition der Steinbildung in den Harnwegen vermindern. Bei Uratsteinen sind stark alkalische Wässer empfehlenswert, bei Oxalat- und Phosphatsteinen neutrale oder nur schwach alkalisch reagierende. Stark alkalische Wässer könnten, besonders bei Phosphatsteinen, eine Beschleunigung des Wachstums bringen.

Sehr strenge *Diätvorschriften* zur Verhütung der Blasensteine sind zwecklos, da der Einfluß der Ernährung auf die Beschaffenheit des Harns leider noch wenig erforscht ist. Immerhin ist anzuraten, bei Uratsteinen ein Zuviel von Fleisch und Eiern in der Nahrung zu vermeiden, der Nahrung immer reichlich Gemüse und Obst beizufügen. Bei Phosphatsteinen dagegen ist rein vegetabilische Kost zu widerraten, da sie zu reichlichem Ausfall von Phosphaten und Carbonaten im Harn führt. Gut gemischte Kost ist wohl stets das beste. Bei Oxalatsteinen ist zu widerraten: der Genuß von Tee, Patisserie, Schokolade, reichliches Essen der Oxalsäure haltenden Gemüse wie Spinat und Rhabarber. In geringer Menge sind aber auch diese Gemüse erlaubt.

Weitaus die sicherste Prophylaxe gegen die Bildung größerer Blasensteine liegt in der *regelmäßigen, cystoskopischen Kontrolluntersuchung* des Operierten. Sowie ein kleiner Stein neugebildet gefunden wird, ist dieser durch Aspiration mit dem Evakuationskatheter zu entfernen, bevor er sich zu einem großen Konkrement auswächst.

F. Die Entzündungen der Blase.

Eine Entzündung der Harnblase, Cystitis, entsteht durch Eindringen pathogener Keime in die Blasenschleimhaut. Nur ganz ausnahmsweise ist die Cystitis Folge einer rein chemischen Reizung der Blasenschleimhaut, entstanden durch Genuß allzu jungen Bieres, durch medikamentösen Gebrauch von Cantharidin, Urotropin in hohen Dosen (Formaldehydreizung) usw. Erkältungen des Körpers, die so oft als Ursache der Cystitis beschuldigt werden, bedingen an sich allein nie eine Entzündung der Blase; sie begünstigen jedoch durch Kongestion der Blasenschleimhaut ein Haftenbleiben in die Blase eingedrungener Bakterien.

Blasenentzündungen mit eitrigem Harn ohne nachweisbare Entzündungserreger, sog. *abakterielle Cystitiden*, sind trotzdem nicht selten zu beobachten. Wahrscheinlich entstehen sie häufig durch Bakterien, deren Nachweis uns weder färberisch noch in der Kultur gelingt oder durch eine Infektion, deren Erreger zur Zeit der Untersuchung aus dem Urin und der Oberfläche der Blase wieder geschwunden sind, sich vielleicht nur noch in der Tiefe der Blasenschleimhaut erhalten haben. (Bei Tuberkuloseinfektion der Harnorgane erscheint die Pyurie als abakteriell, wenn nicht die spezifische Tuberkelbacillenfärbung und Tuberkelbacillenkultur zur Untersuchung benutzt wird.)

Entzündungserregende *Keime können* auf 4 verschiedenen Wegen *in die Blase eindringen:*

1. *durch die Harnröhre,*
2. mit dem *Urinstrom von den Nieren* her,
3. durch die *Lymphbahnen* aus den der Blase benachbarten Organen, dem Darme, der Appendix, dem Uterus und dessen Adnexen usw.,
4. durch die *Blutbahn* als Bakterienembolie der Blasenwand.

Durch die *Harnröhre* können Entzündungserreger mit dem Katheter oder auch ohne instrumentelle Mithilfe in die Blase gelangen. Die Katheterinfektion ist eine häufige Ursache der Cystitis. Fast immer trägt eine ungenügende Sterilisation des eingeführten Instrumentes die Schuld. Doch ist zuzugeben, daß die Katheterinfektion trotz sorgfältigster Desinfektion der verwendeten Instrumente zustande kommen kann. Es enthält nicht nur die entzündete, sondern auch die vollkommen gesunde Harnröhre zahlreiche Eiterkeime. Es finden sich auf der Harnröhrenschleimhaut, sowohl beim Manne wie beim Weibe, Colibakterien, Staphylokokken, Streptokokken usw. Am reichlichsten ist die Keimzahl nahe der äußeren Harnröhrenmündung. Nach der Tiefe des Kanals zu nimmt sie rasch ab; der hintere Teil der gesunden, männlichen Harnröhre ist keimfrei. In der weiblichen Harnröhre finden sich die Keime bis an die Blasenmündung hinan. Jedes durch die Harnröhre in die Blase eingeführte Instrument, auch wenn es vor dem Gebrauche sicher keimfrei gemacht wird, kann deshalb aus der Harnröhre Entzündungserreger in die Blase einschleppen.

Es können aber auch ohne instrumentelle Mithilfe Infektionskeime durch die Harnröhre in die Blase eindringen. Es geschieht dies besonders leicht bei der weiblichen Harnröhre. Sie ist kurz, ihre äußere Mündung taucht oft in infektiöses Vaginalsekret und ihr Sphincterverschluß ist häufig durch Geburtstraumen, Entzündungen usw. geschädigt und schließt die Blase ungenügend.

nach außen ab. Deshalb dringen oft ohne instrumentelle Hilfe von außen Bakterien in sie ein, lediglich durch Weiterwuchern der Keime auf der Schleimhaut oder durch ein Hineinpressen bei Kontraktionen der Beckenbodenmuskulatur. Beim Manne kommt eine spontane Infektion der Blase von der Harnröhre her seltener zustande. Am ehesten ist dies bei Urethritis möglich. Bei dieser können sich auch Keime ohne Eigenbewegung durch allmähliches Weiterwuchern auf der Schleimhaut trotz des Sphincterwiderstandes aus der vorderen Harnröhre bis in die Blase ausbreiten.

Außerordentlich häufig wird die Blase von *den Nieren her* durch bakterienführenden Urin infiziert. Eine derartige Infektion der Blase findet sich nicht nur im Gefolge eitriger Entzündungen der Nieren oder der Nierenbecken, sie kommt auch ohne solche zustande. Es scheinen im Blute kreisende Infektionserreger das Nierenfilter passieren zu können, ohne dort Entzündungsprozesse zu erzeugen, dagegen beim Absteigen durch die Harnwege eine Entzündung in der Blase auszulösen, sobald ihnen Schädigungen der Blasenschleimhaut das Festhaften erleichtern. Die meisten der scheinbar spontan, ohne erkennbare Ursachen entstandenen Cystitiden sind auf eine solche „descendierende" Infektion der Blase zurückzuführen.

Die lymphogene Infektion der Blase kann entstehen durch Einwandern von Keimen *aus Nachbarorganen der Blase*, z. B. von der entzündlich veränderten Darmschleimhaut, von kleinen, infizierten Analfissuren und von entzündeten Hämorrhoidalknoten her, oder durch Übergreifen einer Appendicitis, Parametritis, Salpingitis usw. auf die Blasenwand.

Am seltensten ist die *hämatogene, embolische Infektion* der Blase. Ihr Vorkommen wurde bezweifelt, ist aber bewiesen durch die unverkennbare hämatogene tuberkulöse Cystitis bei Miliartuberkulose. Sicher hämatogen ist auch die syphilitische Entzündung, die sog. Roseola der Blase. Auch die nach Angina, nach Zahninfektion, nach eitriger Otitis usw. nicht so selten beobachtete herdförmige, hämorrhagische Cystitis mag mehrheitlich in einer hämatogen embolischen Infektion ihren Ursprung haben.

Pathogenese. Das Eindringen von Krankheitserregern in die Blase erzeugt an sich allein noch keine Cystitis.

Werden unter sorgfältigster Vermeidung jeder Schleimhautläsion Reinkulturen vollvirulenter Bakterien in eine normale Blase injiziert, so entsteht keine Cystitis. Wohl finden sich im Urin der geimpften Versuchstiere mehrere Tage lang die injizierten Bakterien, aber es fehlen die Reizerscheinungen der Cystitis, es fehlen vor allem die Leukocyten im Harn. Nach kurzem vermag die große Selbstreinigungskraft der Blase die Bakterien aus dem Urin zum Schwinden zu bringen.

Wird aber die Einspritzung von Bakterien in die Harnblase begleitet von einer mechanischen Verletzung der Blasenwand, oder wird nach der Bakterieninjektion eine mehrstündige Urinverhaltung durch Ligatur der Harnröhre erzwungen, so entwickelt sich sofort eine eitrige Blasenentzündung. Mit diesen experimentellen Erfahrungen stimmen die klinischen Beobachtungen überein. Der Blasenurin kann reichlich Bakterien enthalten, und doch fehlen alle Zeichen der Cystitis (Bakteriurie). Selbst nach Einbruch eines Abscesses in die Blase oder nach Bildung einer Darmblasenfistel wird oft nur in der Umgebung der Durchbruchstelle die Blasenschleimhaut entzündet, das übrige Blaseninnere bleibt gesund.

Die Blase wird also, das zeigt sich in allen diesen Beobachtungen, durch die in sie eingedrungenen Bakterien nur zur Entzündung gebracht, wenn die Blasenschleimhaut durch irgendwelche Schädigungen in ihrer natürlichen Widerstandskraft geschwächt ist. Solche, die Blase zur Infektion disponierende Schädigungen sind:

1. *Mechanische Schädigungen* der Blasenwand durch ungeschickten Katheterismus, durch Operationen, durch im Blaseninneren liegende Steine oder andere Fremdkörper;

2. *Harnverhaltung* durch Prostatahypertrophie, durch Urethralstrikturen, Blasendivertikel, Erkrankungen des Rückenmarks usw.;

3. *venöse Hyperämie* der Blasenschleimhaut infolge Erkältung, starker Obstipation, Schwangerschaft, Menses, oder infolge entzündlicher Prozesse in der Nachbarschaft der Blase.

Auch Blut- oder Zuckergehalt des Urins schafft einen besonders günstigen Nährboden für Bakterien und disponiert die Blase zur Entzündung.

Die Virulenz der in die Blase eingedrungenen Keime spielt natürlich bei der Entstehung der Cystitis auch eine erhebliche Rolle. Keime, die längere Zeit saprophytisch auf der gesunden Schleimhaut der Harnröhre wucherten, erzeugen weniger leicht eine Cystitis als virulente, mit einem Katheter von außen in die Blase eingeschleppte Keime. Daß, wie früher geglaubt wurde, nur harnstoffzersetzende Bakterien eine Blasenentzündung hervorrufen, ist nicht richtig. Zahlreiche Arten pathogener Bakterien, harnstoffzersetzende und andere, sind als Erreger der Cystitis gefunden worden. Weitaus am häufigsten finden sich die Harnstoff nicht zersetzenden Bakterien der Coligruppe im cystitischen Harn, weniger oft die Staphylo- und Streptokokken, die wohl Harnstoff zu zersetzen vermögen, aber doch längst nicht immer eine ammoniakalische Cystitis bedingen. Ferner sind als Erreger von Cystitis zu nennen: die Gonokokken, Pneumokokken, der Proteus Hauseri, die Typhusbacillen, der FRIEDLÄNDERsche Bacillus, der Bacillus pyocyaneus, die Pseudodiphtheriebacillen u. a. m. Außerdem scheinen auch rein anaerobe Bakterien als Cystitiserreger vorzukommen, sowie ausnahmsweise auch der Soorpilz. Bei Frauen, ganz selten auch bei Männern, kann als Erreger das Protozoon trichomonas vorhanden sein.

Oft besteht bei Cystitis eine Mischinfektion. Dann ist jeweilen kaum zu entscheiden, welche der verschiedenen Bakterienarten ursprünglich die Entzündung verursachte. Das momentane Vorherrschen der einen oder anderen Art beweist nicht deren vorwiegende Bedeutung in der Ätiologie der Cystitis. Ein Überwuchern der primären Cystitiserreger, z. B. der Staphylo- oder Streptokokken durch Colibakterien, Proteus Hauseri usw. wird häufig beobachtet. Ein vollkommener Florawechsel ist bei längerem Bestehen einer Cystitis keine Seltenheit.

Pathologische Anatomie. Bei allen *banalen*, nichttuberkulösen Cystitiden finden sich im Beginne der Erkrankung fast immer die gleichen anatomischen Veränderungen. Die Schleimhaut wird durch die Entzündung gerötet, gequollen und oft schon frühzeitig von schleimig-eitrigen, weißlich-gelben Belägen bedeckt. *Mikroskopisch* erweisen sich die Blutgefäße der Blasenschleimhaut erweitert und prall gefüllt, die Gefäßwand vielerorts durchwandert von polynucleären Leukocyten. Im subepithelialen, ödematös durchtränkten Gewebe liegen mehr oder weniger dichte Infiltrationsherde und -stränge. Das Schleimhautepithel ist gelockert, von Leukocyten durchwandert. Seine obersten Schichten werden an einzelnen Stellen nekrotisch und stoßen sich ab.

Bei längerer Dauer der Entzündung wird das anatomische Bild mannigfaltiger. Die prall gefüllten Blutgefäße reißen an einzelnen Stellen. Dabei bilden sich nicht nur subepitheliale Blutextravasate, sondern auch Blutungen in die Blasenhöhle *(cystitis haemorrhagica)*. Die Infiltration wird stellenweise sehr dicht und bildet Lymphfollikeln ähnliche, schon dem bloßen Auge erkennbare Knötchen im subepithelialen Gewebe (*cystitis nodularis*, Abb. 168). Nach zunehmender Durchwanderung von Leukocyten und nach exsudativer Durchtränkung wird das Epithel an einzelnen Stellen bis an die Basis nekrotisch *(cystitis cruposa)*. Durch Abstoßen der mehr oder weniger ausgedehnten Nekrosen der Schleimhaut entstehen Geschwüre *(cystitis ulcerosa)*, welche mit eitrig-schleimigen, fibrinösen, oft auch mit Kalksalzen inkrustierten Belägen bedeckt sind. Die Zerstörung des entzündeten Gewebes kann über die Schleimhaut hinaus bis in die Muscularis hineinreichen. Bei solchen schweren, septischen, bald durch aerobe, bald durch anaerobe Bakterien erzeugten Blasenentzündungen stößt sich ab und zu die ganze Schleimhaut der Blase aus *(exfoliatio vesicae)*. Es wurde dies besonders häufig bei Frauen beobachtet, bei

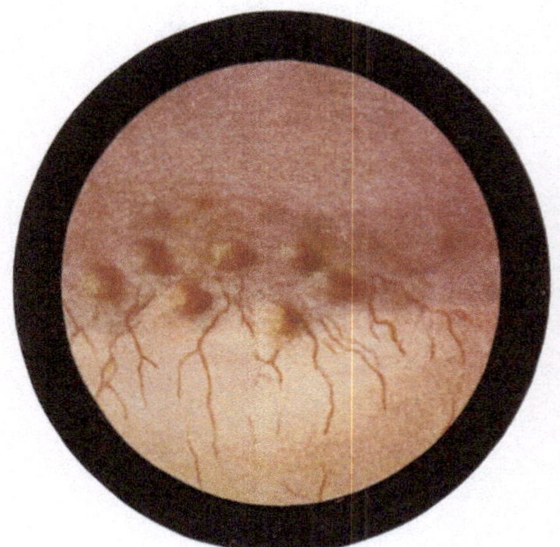

Abb. 168. Cystitis nodularis. (Nach BAETZNER.)   Abb. 169. Cystitis cystica. (Nach BAETZNER.)

denen die Incarceration des retroflektierten, graviden Uterus eine besondere Disposition zu so schweren Formen der Cystitis bildet (cystitis dissecans gangraenescens).

Statt eines Gewebe*zerfalles* finden sich bei chronischer Cystitis manchmal Gewebe*wucherungen*. Es bilden sich durch Wucherung des subepithelialen Gewebes grobhöckerige oder fein verästelte, tumorartige Excrescenzen der Schleimhaut *(cystitis polyposa)*. Das Blasenschleimhautepithel wird an einzelnen Stellen verdickt und nimmt durch Metaplasie in Pflasterepithel und durch Verhornung eine der Epidermis ähnliche Struktur an *(Xerose, Leukoplakie der Blasenschleimhaut)*. Es können sich im Epithel unter Bildung wahrer Becherzellen Cysten entwickeln (*cystitis cystica*, Abb. 169 und 170), oder den Dickdarmdrüsen ähnliche Gebilde *(cystitis glandularis)*. Unter der Einwirkung der Bakterien der Coligruppe entstehen ab und zu, doch fast ausschließlich bei Frauen, Gascysten in der Blasenschleimhaut (*cystitis emphysematosa*, Abb. 171), gleich wie sie sich in den Schleimhäuten der Scheide und des Darmes bilden können. Die cystitis emphysematosa wurde meist erst bei der Autopsie, nur ganz selten an Lebenden und dann immer erst kurz vor dem Tode beobachtet.

Die als „Cystite en plaque" oder *Malakoplakia vesicae* (Hansemann) bezeichnete, chronisch-entzündliche Veränderung der Blasenschleimhaut ist in ihrer Pathogenese noch unklar. Es wurden einige Male bei Blasentuberkulose der Malakoplakie ähnliche anatomische Veränderungen gefunden; aber die wahre Malakoplakie scheint doch von der Tuberkulose unabhängig zu sein und durch

Einwirkung banaler Bakterien, z. B. der Colibacillen oder der Streptokokken
zu entstehen. Es bilden sich bei der Malakoplakie, die fast immer, doch nicht
ausschließlich, in infizierten Blasen gefunden wurde, beetartige, über die Blasenschleimhaut erhabene, stecknadelkopf- bis rappenstückgroße, gelblichrote Infiltrate mit hyperämischem Saume, oft geschwürig zerfallen, in denen sich eigenartige, große, polygonale Zellen mit eisenhaltigen Einschlüssen finden. Wie
in der Blase, finden sich manchmal diese Gebilde auch im Ureter und im

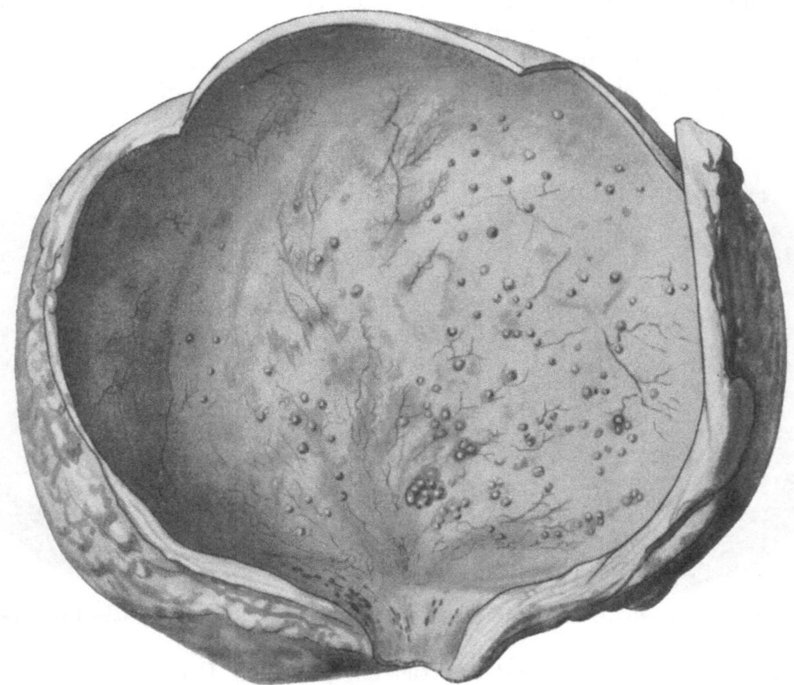

Abb. 170. Cystitis cystica. (Pathol. Institut Basel.)

Nierenbecken. Eine solche Malakoplakie wurde fast immer erst bei der Autopsie
festgestellt, nur selten schon am Lebenden.

Die Entzündung der Blase beschränkt sich nicht immer auf die Schleimhaut
und das submuköse Gewebe; sie zieht zeitweilig auch die Mucularis in allen
ihren Schichten stark in Mitleidenschaft *(cystitis phlegmonosa)*. An einzelnen
Stellen, besonders im Gebiete von Divertikeln, kann dabei die Muskelschicht
eitrig einschmelzen. Eine *Paracystitis*, oft auch ein paracystitischer Absceß,
ist die Folge. Eine Paracystitis kann ohne gleichzeitige Infektion der Blase
durch eine Appendicitis, Salpingitis, Prostatitis usw. entstehen.

Eine scharfe Trennung der erwähnten Cystitisarten ist klinisch nicht immer
möglich. Man wird wohl oft aus praktisch-klinischen Gründen eine Colicystitis
von einer Strepto- oder Staphylokokkencystitis unterscheiden, andere Male von
einer Cystitis haemorrhagica oder ulcerosa usw. sprechen, oder von einer diffusen
Cystitis im Gegensatz zu einer Cystitis colli; aber im großen und ganzen ist
es besser, auf eine schematische Einteilung der Cystitisarten zu verzichten. Die
Trennung in akute und chronische Cystitiden kann sich bloß auf die Dauer
der Krankheit stützen; anatomisch oder klinisch sind keine scharfen Grenzen
zwischen diesen beiden Formen zu ziehen. Es wird deshalb in der nachfolgenden

Schilderung der Symptome der Cystitiden auf eine gesonderte Besprechung der akuten und chronischen Formen verzichtet.

Symptome. Die hauptsächlichsten Symptome der Cystitis sind *Schmerzen bei der Miktion, häufiger Urindrang* und eitrige *Trübung* des Urins.

Schmerzen machen sich bei der Cystitis im Bereiche der Blase und Harnröhre geltend, und zwar in der Regel einzig während der Miktion. Seltener halten sie dauernd an, dabei ausstrahlend nach der Leiste und dem Damme. Jede Kontraktion des Blasendetrusors steigert den Schmerz; dies veranlaßt den Kranken, die Harnentleerung öfter zu unterbrechen, gleichsam schubweise zu vollenden. Statt des Gefühles der Erleichterung folgt der Entleerung der entzündeten Blase ein schmerzhafter, krampfartiger Blasendrang (Blasentenesmus), der erst nachläßt, wenn sich im Blaseninnern wieder einige Tropfen Urin angesammelt haben. Aus Furcht vor dem heftigen Schmerz am Ende der Miktion brechen die Kranken den Harnabfluß immer vorzeitig, vor vollständiger Entleerung der Harnblase, ab. Es bleiben dann dauernd kleine Mengen Restharn in der Blase zurück.

Die entzündete Blasenwand ist auf jeden Druck empfindlich. Sowohl die äußere, wie die rectale oder vaginale Palpation der Blase ist schmerzhaft, besonders schmerzhaft die Berührung der Blasenschleimhaut durch Katheter usw. Der *Urindrang* stellt sich besonders tags *häufig* ein. Die Bettruhe mildert den Blasenreiz, doch ist der Cystitiskranke, im Gegensatz zum Kranken mit nervöser Pollakiurie, auch nachts durch die Häufigkeit des Harndranges geplagt.

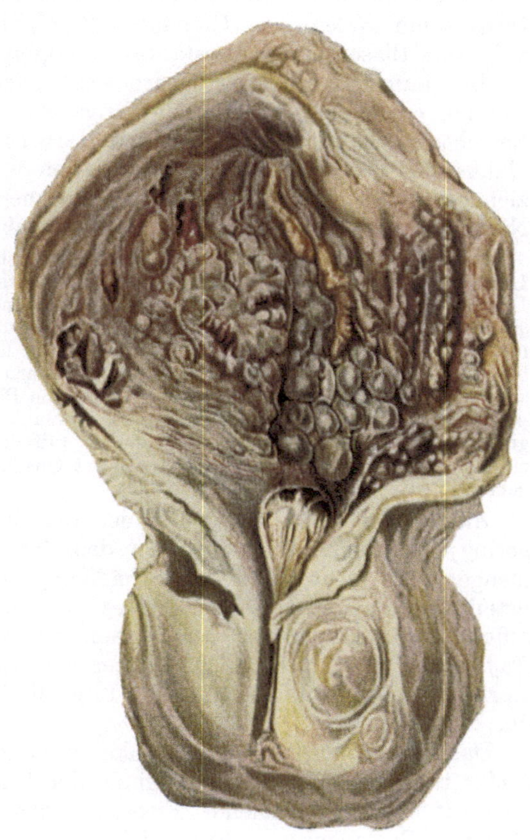

Abb. 171. Cystitis emphysematosa. (Pathol. Institut Basel.)

Der Urindrang ist bei Cystitis nicht nur häufig; er ist, sobald er sich einstellt, auch immer sofort sehr heftig. Er erlaubt dem Kranken kein Zögern mit der Harnentleerung; wird ein solches versucht, so geht der Urin oft wider Willen ab. Diese *Harninkontinenz* tritt am ehesten nachts ein, wenn der Kranke nicht rasch genug aus seinem Schlafe aufwacht, um dem Harnbedürfnis nachzukommen.

Die Dehnbarkeit der Blasenwand ist bei heftiger, frischer Cystitis stark vermindert. Daher werden bei jeder einzelnen Miktion nur kleine Urinmengen entleert. Auffällig wird die Verminderung der Blasenkapazität bei Blasenspülungen. Diese lösen selbst bei vorsichtigster Ausführung einen heftigen Blasendrang aus; nicht selten wird schon während des Einlaufens Spülflüssigkeit gleich wieder neben dem Katheter ausgepreßt.

Eine *eitrige Trübung* des Urins fehlt bei Cystitis nie. Sie trifft alle Teile des entleerten Urins, am stärksten aber ist sie in den letzten, am Ende der Miktion ausgepreßten Tropfen. Auch Blut ist dem Harn häufig beigemischt. Eine dem bloßen Auge sichtbare blutige Verfärbung des Urinstrahles tritt allerdings meist nur am Ende der Miktion auf. Diese *terminale Hämaturie* ist besonders charakteristisch für Cystitis. Doch ist bei starker Cystitis der Urinstrahl manchmal auch von Beginn bis zu Ende der Miktion blutig-rot. Größere Blutgerinnsel gehen bei der sog. hämorrhagischen Cystitis selten ab, meist nur, wenn die Cystitis mit anderen, zu Hämaturie führenden Erkrankungen der Harnorgane, z. B. mit Blasentumor, Prostatahypertrophie usw. verbunden ist.

Der aufgefangene Cystitisharn setzt nach kurzem Stehen am Boden des Gefäßes ein eitriges oder blutig-eitriges Sediment ab, während seine obersten Schichten sich klären. Beim sauren Harn ist das Sediment flockig-fetzig, beim alkalischen Harn mehr schleimig. Selten wird der ganze Urin sirupös-fadenziehend (S. 8). Ein rahmig-eitriges Sediment macht eine Mitbeteiligung des Nierenbeckens am Entzündungsprozesse wahrscheinlich.

Mikroskopisch besteht das Sediment des Cystitisharns zur Hauptsache aus polynucleären Leuko- und mononucleären Lymphocyten, aus roten Blutkörperchen, aus Epithelien und Detritus. Bakterien sind manchmal nur spärlich, meist aber in großer Zahl zu finden. Sie sind teils intracellulär, in der Mehrheit extracellulär gelagert. Im aufbewahrten Harn mehrt sich die Zahl der Bakterien sehr rasch, da ihnen der Harn einen guten Nährboden bietet. Kristalle finden sich im sauren Cystitisharn selten in erheblicher Menge; im alkalischen Harn aber setzen sich massenhaft amorphe Phosphate oder sargdeckelförmige Tripelphosphate (Abb. 6) im schleimigen Sediment ab. Sehr oft sind neben Kristallen und großen Mengen von Bakterien im Sediment auffallend wenige Leukocyten und Epithelien zu finden, da diese im alkalischen Harn unter Quellung und Schleimbildung rasch zugrunde gehen.

Albuminurie fehlt bei Cystitis nie. Der Einweißgehalt des Urins ist aber nur gering; er entspricht lediglich der dem Harn beigemischten Blut- und Eitermenge, wenn nicht durch eine Schädigung der Nieren, sei es durch deren Mitbeteiligung an der Infektion, sei es nur durch eine die Cystitis begleitende, reflektorische Hyperämie der Nieren, die Albuminurie gesteigert wird. Die *Tagesmenge* des Urins ist bei akuter Cystitis immer etwas größer als in der Norm. Eine starke Polyurie (über 2 Liter) findet sich aber nur bei Miterkrankung der Nieren.

Das *Allgemeinbefinden* der Kranken wird durch die Cystitis nur wenig gestört. *Fieber* tritt meistens nur im Beginne der Erkrankung auf. Lange andauernde oder oft sich wiederholende Fieberperioden weisen auf eine die Cystitis begleitende Pyelonephritis, Prostatitis, Epididymitis usw. hin.

Der **Verlauf** der Cystitis ist verschieden, je nachdem sich die Entzündung in einer vordem gesunden oder in einer bereits krankhaft veränderten, durch Harnverhaltung, durch Stein- oder Tumorbildung usw. in ihrer Widerstandskraft gegen Bakterien geschädigten Harnblase entwickelte.

Infiziert sich eine bis dahin normale Harnblase, so kann die Entzündung wohl sehr heftig einsetzen; sie wird aber unter geeigneter Behandlung oder sogar spontan meist in kurzer Zeit völlig ausheilen.

Entwickelt sich die Infektion in einer krankhaft veränderten Blase, dann bleibt eine spontane Heilung fast immer aus, und es wird auch bei richtigem, therapeutischem Vorgehen der Verlauf zum mindesten langwierig, oft recht bösartig. Ganz besonders verhängnisvoll ist die Infektion einer durch Harnverhaltung *dauernd gedehnten Blase*, z.B. bei Prostatikern, bei Strikturkranken usw. Da kann die akut einsetzende Harninfektion äußerst rasch von der Blase auf die durch Harnstauung erweiterten oberen Harnwege übergreifen und dadurch zu allgemeiner, oft tödlich endender Sepsis führen. Ein so bösartiger

Verlauf der Cystitis ist immerhin die Ausnahme. Selbst in der durch Harnverhaltung oder andere krankhafte Veränderungen geschädigten Blase lassen
in der Regel die ersten heftigen Reizerscheinungen bald nach; es wird der Harndrang und der Miktionsschmerz geringer, der Harn klarer. Eine vollständige
Heilung wird aber nur möglich, wenn das schon vor der Cystitis bestehende
Blasenleiden, ein Tumor oder eine Harnverhaltung usw. vollkommen beseitigt
werden kann. Andernfalls verschwindet die Cystitis nie völlig. Es werden
Zeiten geringer mit Zeiten starker Reizung der Blase abwechseln, der Urin wird
bald mehr, bald weniger stark eitrig bleiben.

Bei langer Dauer einer Cystitis entsteht die Gefahr der *sekundären Steinbildung* im Blaseninnern, besonders bei alkalischem Urin, ferner die Gefahr
der *Geschwürsbildung* in der Blasenwand, der Entwicklung *paravesicaler Phleg-
monen* oder *Abscesse*; es wächst auch die vom Beginne an bestehende Gefahr
der aufsteigenden Infektion mit allmählich verhängnisvoll werdender Funktionsschädigung der Nieren, die schließlich zum Tode an Urämie führen kann.

Die **Diagnose** der Cystitis ergibt sich aus der Symptomentrias: vermehrter
Urindrang (Pollakiurie), schmerzhafte Miktion (Dysurie) und Eiterharn (Pyurie).
Der schmerzhafte, häufige Urindrang läßt die Cystitis kaum je übersehen.
Bei flüchtiger Untersuchung besteht vielmehr die Gefahr, aus diesen Beschwerden
des Kranken voreilig auf eine Entzündung der Harnblase zu schließen, wo keine
besteht. Die beiden Symptome, Pollakiurie und Dysurie haben viele Erkrankungen mit der Cystitis gemein. Außer bei Cystitis finden sie sich 1. bei Blasensteinen, Blasentumoren; 2. bei Harnverhaltung wegen Verengerung der Harnröhre oder Hypertrophie der Prostata; 3. bei in der Nähe der Blase sich abspielenden Entzündungsprozessen, wie Salpingitis, Appendicitis; 4. bei Phosphaturie; 5. bei Blasenreizung durch Druck von außen her, so durch den graviden
oder myomatösen Uterus usw.; 6. bei nervöser Reizung der Blase infolge
Neurasthenie oder organischer Nervenleiden (Tabes, multiple Sklerose). Alle
diese zur Dysurie und Pollakiurie führenden Leiden sind von der Cystitis leicht
zu unterscheiden. Denn ihnen allen fehlt das wichtigste Symptom der Cystitis,
die Pyurie. Die Differentialdiagnose ist also leicht. Ohne Pyurie keine Cystitis!
Und doch werden Kranke mit Pollakiurie und Dysurie oft monatelang unter
der Diagnose Cystitis mit Harnantiseptica behandelt, obschon ihr Harn keinen
Eiter enthält, die Blasenreizerscheinungen nicht durch Entzündung der Blase,
sondern durch eine mechanische Behinderung des Urinabflusses (Prostatahypertrophie, Striktur) oder durch eine der anderen obenerwähnten Ursachen ausgelöst wurden.

Die *Pyurie* ist bei Cystitis leicht zu erkennen. Die Trübung, die sie im
Harn erzeugt, ist allerdings manchmal so gering, daß sie von bloßem Auge
nur bei Betrachtung des Harns im durchfallenden Lichte (im Glase) bemerkt
werden kann. Natürlich ist nicht jede makroskopisch erkennbare Trübung
des Harns beweisend für Pyurie. Eine Phosphaturie kann makroskopisch einer
Pyurie sehr ähnlich sein und einen Katarrh der Harnwege vortäuschen. Das
Beimischen weniger Tropfen 10%iger Essigsäure zum trüben Harn schützt
vor Verwechslung von Pyurie mit Phosphaturie. Bei Eiterharn bleibt die
Trübung trotz Essigsäurezusatz bestehen, bei Phosphaturie schwindet sie vollkommen, und zwar unter leichtem Aufbrausen, wenn neben den Phosphaten
auch Carbonate im Urin sind. Auch durch Ausfallen von Uratkristallen kann
der Harn getrübt sein. Eine solche Trübung schwindet beim Erwärmen des
Harns, schwindet auch in der Kälte bei Zusatz von Natronlauge. Ist die Harntrübung durch Eiter bedingt, so hellt sie sich auch auf, wenn dem Harn Lauge
zugesetzt und gar wenn er danach noch erhitzt wird. In dem sich klärenden

Harn fallen schleimige Ballen und Fadennetze aus, entstanden aus den durch die Lauge aufgelösten Eiterkörperchen. Den untrüglichsten Nachweis der Pyurie bringt die mikroskopische Untersuchung des Harnsedimentes.

Bei weiblichen Kranken wird eine Pyurie häufig vorgetäuscht durch Beimischung von eitrigem Vaginalsekret zum Harn. Es soll deshalb bei weiblichen Kranken nie eine Cystitis diagnostiziert werden, bevor wenigstens einmal der *mit dem Katheter* der Blase entnommene Urin mikroskopisch untersucht worden ist.

Ist bei einem Kranken neben Pollakiurie und Dysurie auch eine Pyurie vorhanden, so wird das Bestehen einer Cystitis wahrscheinlich, ist aber immerhin noch nicht sicher erwiesen. Es kann dieselbe Symptomentrias durch eine Urethritis posterior, eine Prostatitis oder eine Pyelitis ausgelöst sein, auch ohne Mitbeteiligung der Blase am Entzündungsprozesse.

Zur Unterscheidung der *Urethritis* und *Prostatitis* von der Cystitis hilft die Dreigläserprobe. Wird der Kranke angehalten, vorerst ungefähr 1 dl Urin in ein erstes Glas, die Hauptmenge des Urins in ein zweites Glas und den Rest des Blaseninhaltes in ein drittes Glas zu entleeren, dann werden bei Cystitis alle 3 Urinproben ziemlich gleichmäßig eitrig getrübt sein. Durch eine Urethritis wird dagegen nur die erste Harnportion eitrig getrübt, durch Prostatitis vorzugsweise die erste und die dritte, die Mittelportion nicht oder nur wenig. Neben der Dreigläserprobe verhilft auch die Palpation der Prostata, die Untersuchung des ausmassierten Prostatasekretes und des ausgestrichenen Urethralsekretes zur Feststellung der Diagnose Prostatitis oder Urethritis. Diese beiden Leiden sind allerdings sehr häufig mit einer Entzündung des Blasenhalses (cystitis colli) verbunden.

Die Unterscheidung zwischen Cystitis und *Pyelitis* ist oft recht schwer. Ein starker Albumengehalt des Urins, eine rahmig-eitrige Beschaffenheit des Harnsedimentes, der Befund von Nierencylindern oder von kubischen Nierenepithelien beweist eine Mitbeteiligung der Niere an dem Entzündungsprozesse. Aber diese charakteristischen Merkmale fehlen bei Pyelitis und Pyelonephritis häufig. Es besteht bei Pyelitis und Pyelonephritis auch nicht immer eine Druckempfindlichkeit der Nierengegend, die, wenn vorhanden, auf eine Mitbeteiligung des Nierenbeckens am Entzündungsprozesse hinweist.

Andererseits erzeugt die Cystitis, außer der bei ihr keineswegs konstanten terminalen Hämaturie, kein Symptom, das nicht auch durch Pyelitis erzeugt werden könnte. So kann die Pollakiurie und Dysurie sowohl durch eine Entzündung der Blase, wie auch reflektorisch durch Pyelitis hervorgerufen sein, und das eitrige Harnsediment kann bei Pyelitis genau die gleiche Beschaffenheit wie bei Cystitis haben. Es wird deshalb die Differentialdiagnose zwischen den beiden Leiden häufig schwierig. Wesentlich gefördert wird sie durch die Vornahme einer Blasenspülung. Es zeigt sich bei dieser, wenn eine Cystitis besteht, die Blasenkapazität stark vermindert, die Dehnung der Blasenwand durch die Spülflüssigkeit schmerzhaft, beides Symptome, die bei Pyelitis fehlen. Ferner ist bei Cystitis ein Reinspülen der Blase nur langsam zu erzielen, weil auf der entzündeten Blasenschleimhaut die eitrigen Beläge festhaften. Bei reiner Pyelitis dagegen ist die Blasenspülung nicht nur schmerzlos, sondern die Spülflüssigkeit wird auch sehr bald klar aus der Blase abfließen, da das aus dem entzündeten Nierenbecken in die gesunde Blase geflossene, eitrige Harnsediment der nicht entzündeten Blasenschleimhaut nur leicht anhaftet. Einen vollkommen sicheren Entscheid, ob Pyelitis, ob Cystitis, kann klinisch aber nur die Cystoskopie, manchmal sogar nur der Ureterenkatheterismus bringen.

Trotzdem soll die Cystoskopie nicht gleich bei den ersten Erscheinungen einer akuten Cystitis ausgeführt werden. Die bei ihr notwendige Blasendehnung könnte die Entzündung

der Blasenwand verschlimmern; die Einführung des starren Cystoskops möchte auch bei
männlichen Patienten nicht selten eine Prostatitis oder Epididymitis erzeugen infolge retro-
peristaltischer Verschleppung der Urethal- und Blasenkeime durch die Ductus ejaculatorii
und das Vas deferens.

Bei längerer Fortdauer einer Pyurie ist aber die Cystoskopie unbedingt angezeigt.

Bei Cystitis erscheint die Blasenschleimhaut im cystoskopischen Bilde gerötet, ihre Gefäßzeichnung verwischt, der Schleimhautglanz durch Lockerung
des Epithelbelages und durch Auflagerung eitriger Fetzen vermindert (Abb. 172).
Zeigt die Blasenschleimhaut einen normalen cystoskopischen Befund, so ist
eine Cystitis auszuschließen; ein Eitergehalt des Blasenharns muß dann als
Folge einer Pyelitis oder Pyelonephritis gedeutet werden.

Ist eine Cystitis festgestellt, dann muß auch in jedem Falle erforscht *werden,
welches die Erreger dieser Cystitis* sind und woher diese in die Blase eindrangen,
durch *welche* krankhaften *Verände-
rungen* der Harnwege eine *Disposition
der Blase zur Infektion* geschaffen wurde.

Die bakteriologische Klärung des
Falles ist meist leicht. Rasch ist an
einem mit Methylenblau gefärbten Ausstrichpräparat des Harnsedimentes zu
erkennen, ob es sich um eine Staphylo-,
Strepto- oder Coliinfektion handelt.
Nur selten kommen andere, mit Methylenblau färbbare Bakterien in
Frage (Proteus-, Pseudodiphtheriebacillen usw.). Sind keine Bakterien
im Methylenblaupräparat zu finden
oder doch nur ganz vereinzelte, so
muß der Verdacht auf Tuberkulose
wach werden; eine Carbolfuchsinfär-
bung des Präparates wird nötig. Der
Mühe einer solchen bakteriologisch-

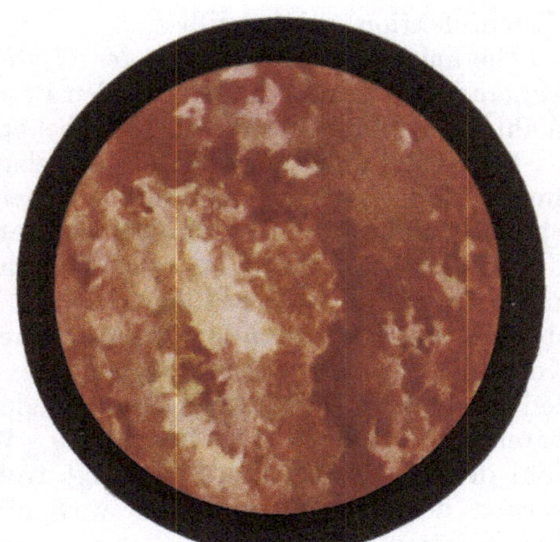

Abb. 172. Massig und klumpig angehäufte Eiterbröckel
bei Cystitis. (Nach BAETZNER.)

mikroskopischen Harnuntersuchung sollte sich der Praktiker nicht entziehen;
denn ein auch nur flüchtiges Betrachten eines selbstgemachten Präparates gibt
viel wertvolleren Aufschluß über die Harnbeschaffenheit als der ausführlichste
Bericht von dritter Seite. Vor Gebrauch der modernen spezifischen Antibiotica
empfiehlt sich eine kulturelle Untersuchung des Urins um in Wahl und Dosierung
des Medikamentes keine Irrtümer zu begehen.

Sind die Erreger der Cystitis festgestellt, so ist weiterhin zu erforschen,
wie die Infektion zustande kam. Es muß aus der Anamnese und aus dem ob-
jektiven Befunde zu folgern gesucht werden, ob es sich um eine Ausscheidungsinfektion der Blase durch bakterienhaltiges Nierensekret, oder um eine Infektion
von außen durch die Harnröhre (Urethritis, unsauberer Katheterismus) handelt,
oder ob ein der Blase benachbarter Entzündungsherd (Prostatitis, Adnex-
erkrankung und besonders auch Darmleiden wie Enteritis, Obstipation) die
Infektion der Blasenschleimhaut verschuldete. Es muß auch nachgeforscht
werden, warum die Blasenschleimhaut, die unter normalen Bedingungen so
widerstandsfähig gegen Infektion ist, im vorliegenden Falle der Infektion erlag.
Nur selten liegt der Grund einzig in der Virulenz der eingedrungenen Bakterien;
meist findet er sich in einer Infektionsdisposition der Blase infolge eines Blasensteines, eines Blasendivertikels oder einer Harnverhaltung durch Striktur,
Prostatahypertrophie, Blasenlähmung usw.

Nicht oft genug ist die Forderung zu wiederholen, bei *jeder lange dauernden Cystitis immer und immer wieder den Harn auf Tuberkelbacillen zu untersuchen.* Viele chronische Cystitiden erweisen sich schließlich doch als tuberkulöser Natur.

Prognose. Die Heilungsaussichten einer Cystitis sind verschieden, je nach der Art der Infektion und dem anatomischen Zustand der Harnblase. Colicystitiden sind in der Regel schwer heilbar als Staphylo- und Streptokokkencystitiden. Recht hartnäckig sind die seltenen Soorcystitiden. Die Entzündung einer glattwandigen, bei jeder Miktion vollständig sich entleerenden Blase wird leichter zu heilen sein als der Katarrh einer vielbuchtigen Balkenblase, in welcher wegen Striktur oder Prostatahypertrophie dauernd Restharn zurückbleibt. Bei richtiger, auf genauer Diagnose beruhender Therapie ist jedoch über kurz oder lang die Mehrzahl der Cystitiden zu heilen, es sei denn, das zur Cystitis disponierende Grundleiden, wie Prostatahypertrophie, Striktur, Blasendivertikel, Niereninfektion, sei unheilbar.

Therapie. *Die Behandlung der Cystitis* ist jedenfalls eine der dankbarsten Aufgaben des Arztes. Die qualvollen Beschwerden der Kranken sind bei richtiger Wahl der Heilmittel oft rasch zu beheben.

Bei *akuter Cystitis* hat sich die Behandlung vorerst darauf zu beschränken, durch körperliche Ruhe, durch Vermeidung stark gesalzener und gewürzter Spesen, Enthaltung von Kaffee, Schwarztee, Alkohol und kohlensäurehaltigen Getränken, durch Regelung der Verdauung, eine Kongestion der Beckenorgane und damit der Blasenschleimhaut zu vermeiden, ferner durch innere Verabreichung von Harnantiseptica des Wachstum der in die Blase eingedrungenen Keime zu hemmen. Eine Anregung der Diurese durch Lindenblütentee, durch den schmerzstillenden Leinsamen- oder den leicht antiseptisch wirkenden Bärentraubentee wirkt meist günstig. Wohl mehrt die gesteigerte Diurese die Zahl der Miktionen, aber sie bringt trotzdem eine Erleichterung, da die Entleerung des verdünnten Harns weniger schmerzt als die des konzentrierten. Zur Bekämpfung heftiger Blasenschmerzen sind außer warmen Sitzbädern (38° C), lokalen Dampfbädern, warmen Umschlägen auf die Blase, schmerzlindernde Suppositorien mit Opium und Belladonna oder Mikroklysmen von Antipyrin (0,5—1,0), von 10—15 Tropfen einer 2%igen Pavon- oder Pantoponlösung, oder einer 1%igen Morphiumlösung zu empfehlen. Schmerz- und drangmindernd wirkt häufig eine Alkalisierung des Harns durch gemüse- und obstreiche, eiweißarme Diät und die Medikation alkalischer Salze (Soda, natr. bicarb., natr. citric. usw.).

Bringt diese Behandlung die Erscheinungen der akuten Cystitis nicht innerhalb 8—14 Tagen zum Schwinden, so soll eine *lokale Behandlung* des Blasenleidens einsetzen. Die vollberechtigte Regel, Cystitiden vorerst immer rein intern zu behandeln, hat leider zu dem verbreiteten, die Kranken schädigenden Irrglauben geführt, daß eine akute Cystitis überhaupt nicht lokal behandelt werden dürfe. Dieser Irrglaube beraubt den Praktiker manches Heilerfolges und verlängert vielen Blasenleidenden ihre Qualen; denn sehr oft schwindet eine wochenlang erfolglos intern behandelte, akute Cystitis schon nach wenigen Tagen lokaler Behandlung. Die lokalen antiseptischen Maßnahmen müssen allerdings mit großer Vorsicht ausgeführt werden. Solange bei akuter Cystitis Pollakiurie und starke Blasentenesmen bestehen, sind, um jede mechanische Schädigung der Blase zu meiden, nicht Blasenspülungen, sondern Instillationen zur Keimbekämpfung zu verwenden. Es werden 5—10 g einer leicht angewärmten 2—3%igen frischen Protargol-, einer 1—2%igen Kollargol-, einer $^1/_4$—$^1/_2$%igen Argentum nitricum-Lösung oder einer 10%igen Cibazollösung durch einen weichen Katheter oder durch eine feine Seidenknopfsonde (Abb. 173) in die entleerte Blase injiziert. Die Harnantiseptica sind auf S. 170 bei der Behandlung der Pyelitis ausführlich beschrieben.

Bei Männern soll dabei der Katheter oder der GUYONsche Instillator nicht vollkommen bis in die Blase vorgeschoben werden, sondern nur bis unmittelbar hinter den Sphincter externus urethrae, damit die injizierte, antiseptische Flüssigkeit nicht nur die Blase, sondern gleichzeitig auch die bei Cystitis immer keimbergende hintere Harnröhre berieselt. Es wird dadurch verhindert, daß von der hinteren Harnröhre aus die Blase stets wieder aufs neue infiziert wird. Die eingespritzte Lösung soll vom Kranken solange wie möglich in der Blase zurückgehalten werden. Die Instillation ist täglich einmal vorzunehmen, Häufigere Wiederholungen reizen zu stark; längere Pausen hinwiederum verzögern den Heilerfolg wesentlich, da sich in den langen Pausen zwischen den einzelnen Einspritzungen die Bakterien wieder allzu sehr vermehren können. Nimmt die Blasenreizung ab, so sind neben den Instillationen auch Blasenspülungen angezeigt, bei denen neben ihrer chemischen die mechanisch reinigende Wirkung stark ins Gewicht fällt. Als Spülflüssigkeit sind zu empfehlen: hydrargyrum oxycyanatum 1:5000—10000, Rivanol 1:2000, argentum nitricum 1:1000, Protargol 1:1000, essigsaure Tonerde $^{1}/_{2}$—1%, Borsäure 2%, Chloramin $^{1}/_{2}$—1$^{0}/_{00}$.

Es ist anzuraten bei jeder Spülung jeweils nur 50—60 g Flüssigkeit mit einer 100—150 g haltenden, durch Kochen sterilisierten Glas- oder Metallspritze in die Blase einzuspritzen und gleich wieder ausfließen zu lassen. Bei Gebraucht oxischer Spül-

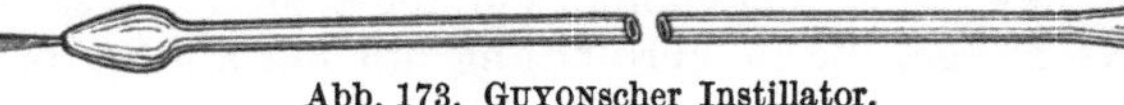

Abb. 173. GUYONscher Instillator.

flüssigkeiten, wie z. B. des hydrargyrum oxycyanatum ist sorgfältig darauf zu achten, daß keine nennenswerten Mengen des Medikamentes in der Blase zurückbleiben, da sonst bei länger dauernder Behandlung eine Schädigung der Nieren durch Resorption der Quecksilbersalze zu befürchten wäre.

Diese kleinen Spülungen reinigen die Blase rascher und reizen mechanisch weniger als die vielfach gebräuchlichen großen Spülungen mit dem Irrigator, bei denen die Blase mit $^{1}/_{4}$—$^{1}/_{2}$ Liter Flüssigkeit gefüllt wird. Die Handspritzen sind zudem auch viel bequemer zu handhaben und leichter zu sterilisieren als der unhandliche Irrigator mit Schlauch. Sehr zweckmäßig ist es, wenn die Blase dies erträgt, der Spülung der Blase die Instillation einer der obengenannten ungiftigen, konzentrierten Silberlösungen folgen zu lassen.

Bei Behandlung der Cystitis ist danach zu trachten, nicht nur die Infektion, sondern auch die *Disposition* zu der Blaseninfektion zu beseitigen. Es muß deshalb neben der Cystitis auch jede mit ihr verbundene Urethritis, Pyelonephritis, Prostatitis, Vaginitis, Enteritis usw. behandelt werden, es müssen allfällige Abflußhindernisse der Blase, Strikturen, Prostatahypertrophie usw. behoben, die Cystitis begleitende Blasensteine, Blasentumoren entfernt werden. Nur eine solche kausale Therapie, die nicht nur auf die Beseitigung der in die Blase eingedrungenen Keime, sondern auch auf die Behebung der zur Blaseninfektion disponierenden Momente absieht, wird eine dauernde Heilung der Cystitis ermöglichen.

Behandlung chronischer Cystitis. Die Notwendigkeit einer kausalen Therapie ist besonders bei der chronischen Cystitis unverkennbar. Schuld an dem schleppenden Verlaufe des Leidens trägt fast nie die Virulenz der in die Blase eingedrungenen Keime, sondern fast immer eine die Blase zur Infektion hochgradig disponierende, ihre natürlichen Abwehrkräfte hemmende Begleiterkrankung. Es ist deshalb bei Beginn der Behandlung einer chronischen Cystitis

Pflicht des Arztes, vorerst durch eine genaue Untersuchung des Kranken die zur Infektion disponierende und die Infektion unterhaltende Erkrankung festzustellen, nicht planlos die bei der akuten Cystitis empfohlenen Blasenspülungen, Instillationen, inneren Harnantiseptica anzuwenden. Oft wird schon eine genaue äußere und rectale Untersuchung der Harnorgane, verbunden mit einer Sondierung der Harnröhre, den Grund der Hartnäckigkeit der Cystitis finden lassen, z. B. eine Prostatahypertrophie oder Striktur mit Harnstauung, eine Prostatitis usw. Oft aber gibt erst eine Cystoskopie Aufschluß über die zur Blaseninfektion disponierende Erkrankung. Die Cystoskopie darf deshalb im Beginn der Behandlung einer chronischen Cystitis nie unterlassen werden; sie wird am raschesten den Weg zur Heilung des chronischen Leidens klarlegen.

Der *interne Gebrauch von Harnantiseptica* ist bei jeder Form chronischer Cystitis zu verordnen; er wird jedenfalls immer das Wachstum der Blasenkeime hemmen. Als reizmildernd, aber wenig keimtötend sind Santalöl und die aus ihm bereiteten Präparate wie Gonosan, Santyl, Arrheol zu nennen. Neben den medikamentösen Verordnungen sind dem Kranken immer auch hygienisch-diätetische Vorschriften zu geben: Vermeidung von Erkältung, speziell Schutz vor kalten Füßen, Vermeidung stark gesalzener und gewürzter Nahrung, sowie alkoholischer oder kohlensäurehaltiger Getränke, sorgfältige Regelung der Verdauung, körperliche Schonung, wenn auch nicht vollkommene Ruhe. Trinkkuren in Wildungen, Passugg, Karlsbad, Tarasp, Brückenau, Vichy, Evian, Vittel usw. sind manchmal empfehlenswert. Sie bringen eine Durchspülung der Harnwege, die in Verbindung mit der am Kurorte gebotenen geistigen und körperlichen Ruhe heilsam wirkt.

Die chronische Cystitis wird aber durch eine solche interne Behandlung allein fast nie zur Heilung kommen. Eine *lokale Behandlung* ist meist unbedingt nötig. Blasenspülungen durch den Katheter sind nicht nur ihrer chemischen, sondern auch ihrer mechanisch reinigenden Wirkung wegen bei stark eitriger Cystitis fast immer notwendig. Sie werden bei der chronischen Cystitis in der Regel auch sehr gut ertragen. Immerhin finden sich Fälle chronischer Cystitis, in denen die Blase auf Spülungen außerordentlich schmerzhaft reagiert und wo deshalb die oben erwähnten Instillationen mit Silberlösungen vorzuziehen sind; Argentum nitricum ist besonders bei der Soorinfektion angezeigt. Bei besonders empfindlichen, chronisch entzündeten Blasen kann es angezeigt sein, statt der wäßrigen Silberlösungen ölige Aufschwemmungen von Collargol (Argoleum), 2—3%iges Jodoformöl mit 2% Anästhesin oder aber kleine Mengen von 1%igem Eucupinöl, von 5—10%igem Gomenol-, 5%igem Guajacol-, oder auch von 1—2%igem Mentholöl zu injizieren. In ihrer antiseptischen Wirkung stehen diese öligen Lösungen den wäßrigen weit nach, sind ihnen aber in der Schmerzlinderung überlegen.

Die Injektion von Bakteriophagen oder die Allgemeinbehandlung mit einer subcutan injizierten Autovaccine, die so oft empfohlen wird, gibt im allgemeinen sehr unbefriedigende Heilerfolge bei den Infektionen der Harnorgane.

Wie bei der abakteriellen Pyelitis wirkt auch bei der abakteriellen, nicht-tuberkulösen Cystitis Neosalvarsan, intravenös in Dosen von 0,15 einverleibt, oft zauberhaft.

Besonders hartnäckige Entzündungen der Blase sind auch manchmal wirksam zu bekämpfen durch das Einlegen eines *Dauerkatheters*, der die Blase ruhig stellt und trocken legt. Diese Dauerdrainage ist besonders angezeigt, wenn Harnfieber auftritt oder wenn der zu den regelmäßigen Blasenspülungen nötige Katheterismus schwierig ist.

Sehr selten wird statt des Dauerkatheters ein *hoher Blasenschnitt* zur Ruhigstellung der Blase notwendig werden. Es kann dieses operative Vorgehen angezeigt werden durch *pericystische Infiltrate* oder *Abscesse,* selten auch durch ausgedehnte Inkrustationen der entzündeten Blasenschleimhaut, welche der Blasenspülung trotzen und die nur auf blutigem Wege zu entfernen sind.

Ulcus simplex der Blase.

Das sog. ulcus simplex vesicae nimmt eine noch unbestimmte Stellung zur Cystitis ein. Wohl tritt es häufig in Verbindung mit einer Infektion der Blase auf und wird deshalb auch vielfach als Folge einer Cystitis gedeutet. Aber nach der Auffassung anderer besteht die Eigenart des ulcus simplex nicht nur in dessen solitärem Auftreten in der Blase, sondern auch in seiner Entwicklung ohne eine begleitende klinisch nachweisbare Harninfektion.

Als Ursache dieses ulcus simplex werden von den einen Bakterienembolien, besonders ausgehend von Streptokokkenherden der Mundhöhle oder des Rachens angenommen, von den anderen Gefäßthrombosen und Andauung der Blasenschleimhaut durch pepsinhaltigen, sauren Harn. Eine sichere Erklärung seiner Entstehungsweise besitzen wir aber noch nicht.

Charakteristisch für diese Art des Blasengeschwürs ist der Widerspruch zwischen der Heftigkeit der Beschwerden des Kranken und dem verhältnismäßig geringen Krankheitsbefund in der Blase und im Urin. Der Kranke leidet an häufigem Urindrang und starken Schmerzen bei der Miktion, oft sogar an Blasenkrämpfen mit unwillkürlichem Harnabgang. Jede Dehnung der Blase ist äußerst schmerzhaft. Dabei enthält der Urin wohl fast immer eine mehr oder weniger reichliche Blutbeimischung, aber nur wenig oder keine Eiterkörperchen und Bakterien. Die Cystoskopie zeigt häufig an einer einzigen umschriebenen Stelle einer sonst gesund erscheinenden Blase einen stark geröteten, infiltrierten Schleimhautbezirk, meist mit blassem Zentrum, mit oder ohne Epithelde ekt. Oft erscheint in diesem Bezirk die Schleimhaut gefältelt, an einzelnen Stellen eingerissen und eitrig-fibrinös belegt. Da das Geschwür immer hinter Falten verborgen oder sonstwie wenig leicht sichtbar liegt, wird es von HUNNER „elusive ulcer" genannt.

Anatomisch findet sich bei diesen Geschwüren neben Rundzelleninfiltration eine starke Fibrose der Submucosa, wodurch sich das ulcus simplex von der gewöhnlichen Ulceration der chronisch entzündeten Blasen unterscheidet. Eine weitere Eigenheit des ulcus simplex ist die starke Mitbeteiligung der unter ihm liegenden Blasenmuskelschichten an den entzündlichen Prozessen. Es wird deshalb in Amerika am häufigsten als interstitielle Cystitis bezeichnet.

Der *Behandlung,* wie sie bei gewöhnlicher, hartnäckiger Cystitis üblich und erfolgreich ist, widersteht das ulcus simplex. Nur Elektrokoagulation oder Überdehnung der Blase in Narkose bringen Heilung des Geschwüres. Rückfälle des Leidens sind aber auch nach diesem energischen Vorgehen nicht selten.

Das *ulcus incrustatum vesicae* als Krankheitsbild eigener Art hinzustellen, ist kaum berechtigt. Es kann offenbar ein ulcus simplex zum ulcus incrustatum werden, aber es entstehen auch inkrustierte Blasengeschwüre durch Infektion der Blase mit verschiedenen Entzündungserregern, ohne daß sich vordem das Bild des ulcus simplex entwickelt hatte.

Eigentümlich für diese Geschwüre ist, daß in der Blase an ein oder mehreren Stellen der Schleimhaut weißliche, ins Blaseninnere beetartig vorragende Kalkbeläge cystoskopisch nachweisbar sind, unter denen beim Abkratzen ein geschwüriger, leicht blutender Untergrund sichtbar wird. Vorzugsweise finden sich solche inkrustierte Geschwüre im Bereiche der Harnleitermündungen, wo am häufigsten von allen Blasenbezirken bei Infektion der Harnorgane dichte Bakterienrasen sichtbar sind. Dieser Sitz der Geschwüre weist auf die Entstehung durch eine von den Nieren absteigende Infektion hin, und das häufige Zusammentreffen dieser Geschwüre mit Steinbildung im Nierenbecken läßt vermuten, daß die Bildung von Kalkplatten in der Blasenschleimhaut auf einer steinbildenden Disposition des ganzen Harnsystems beruht. Solche Geschwüre sind bei Männern sowohl wie bei Frauen zu beobachten, bei letzteren oft im Puerperium. Das inkrustierte Geschwür ist stets von den Erscheinungen heftigster Cystitis begleitet. Es ist bei der Cystoskopie leicht zu erkennen. Verwechslungen mit inkrustierten Geschwulstmassen sind möglich. Letztere ragen aber in der Regel viel stärker als die Inkrustationen eines Geschwürs ins Blaseninnere vor.

Manchmal sind die Kalkbeläge des Geschwürs durch Spülungen der Blase mit $1^o/_{oo}$ Salzsäure oder $1^o/_{oo}$ Salicylsäure zu beseitigen. Eine Ausheilung des Geschwürs ist aber nur durch Excision, seltener durch Elektrokoagulation zu erzielen.

Purpura.

Die ziemlich seltene Purpura der Blase kann durch ihre Symptome: vermehrter Urindrang, schmerzhafte Miktion, Hämaturie und die bei der Cystoskopie sichtbaren, mehr oder weniger großen und zahlreichen Blutflecken in der Schleimhaut zu Verwechslungen mit hämorrhagischer Cystitis führen. Von dieser unterscheidet sie sich aber durch das Fehlen von Leukocyten und von Bakterien im Urin und das Fehlen entzündlicher Veränderungen an der zwischen den Blutflecken gelegenen Blasenschleimhaut. Es sind zwei Arten der Blasenpurpura zu unterscheiden: die eine ist verbunden mit einer Purpura der Haut und der Schleimhäute verschiedener Organe (Teilerscheinung einer allgemeinen Purpura); die andere ist vollkommen auf die Harnorgane beschränkt, wobei allerdings neben Blutungen in der Blasenschleimhaut auch solche im Nierenbecken zu beobachten sind. Die Entstehung der Purpura in den Harnwegen ist noch nicht klargelegt. Wahrscheinlich führt ein die Capillaren schädigendes Toxin oder ein Bakterienembolus zu den Blutunterlaufungen der Blasenschleimhaut. Die Purpura heilt manchmal ohne Behandlung bald aus. Andernfalls ist eine Alkalisierung des Harns durch orale Gaben von Natr. bic. usw. und sind schmerzlindernde Ölinjektionen in die Blase angezeigt (Anästhesin- oder Gomenolöl). Wird die Harnblutung bedrohlich, so ist, wenn Calciumbehandlung und intravenöse Kochsalzinjektionen (10%) versagen, zur Blutstillung eine Bluttransfusion vorzunehmen. Daneben ist selbstverständlich das Grundleiden (Thrombopenie usw.) zu behandeln.

G. Die Tuberkulose der Harnblase.

Die tuberkulöse Infektion der Harnblase erzeugt die hartnäckigste Form der Blasenentzündung. Sie entsteht in der Regel durch Einfließen tuberkulösen Harns von einer tuberkulösen Niere her, nur selten durch Übergreifen einer Prostata- oder Samenblasentuberkulose oder einer Tuberkulose der weiblichen Adnexe auf die Harnblase. Die Entwicklung einer Blasentuberkulose infolge des Einschleppens von Bacillen durch die Harnröhre, z. B. mit unsauberen, bacillentragenden Instrumenten ist denkbar, ist aber noch nie sicher beobachtet. Sie wird jedenfalls, wie Tierexperimente beweisen, nur möglich in einer durch Harnstauung, Trauma oder andere Schädigungen zur Infektion disponierten Blase. Auf dem Blutwege, in Form der bacillären Embolie, entsteht eine tuberkulöse Infektion der Blasenwand nur bei allgemeiner Miliartuberkulose.

Symptome. Die tuberkulöse Cystitis tritt nie als selbständiges Leiden, stets nur als Teilerscheinung einer Tuberkulose der Harn- oder Geschlechtsorgane auf. Sie steht aber, gleichgültig, welche anderen Tuberkuloseherde der Urogenitalorgane sie begleiten, durch ihre Symptome stark im Vordergrunde des Krankheitsbildes. Sie verdient deshalb, anschließend an das Kapitel der Cystitis, eine gesonderte Besprechung. Eingehendere Ausführungen über die Tuberkulose der Harnorgane sind im Kapitel der Nierentuberkulose gegeben.

Die tuberkulöse Cystitis beginnt in der Regel mit geringen, nur allmählich zu großer Heftigkeit sich steigernden Blasenbeschwerden. Nur ausnahmsweise setzt sie aber plötzlich in voller Heftigkeit ein, wie ein akuter Blasenkatarrh.

Bei *allmählicher Entwicklung* des Leidens zeigt sich vorerst eine gesteigerte Häufigkeit des Harndranges. Besonders auffallend wird dem Kranken das früher nie gekannte Bedürfnis, nachts mehrere Male zu harnen. Der Harndrang wird zudem, sobald er sich einstellt, sofort sehr dringlich und löst, wenn nicht sogleich befriedigt, heftige krampfhafte Schmerzen in der Blase aus. Ihm folgt die Harnentleerung ab und zu so rasch, daß die Kranken, besonders nachts, sich nässen. Diese nächtliche Inkontinenz bildet ab und zu ein Anfangssymptom der Blasentuberkulose. Die Harnentleerung wird allmählich auch schmerzhaft. Ein heftiges Brennen am Beginn, mehr noch am Ende der Miktion, quält den Kranken. Der Schmerz hält nach der Entleerung noch einige Zeit an, begleitet vom Gefühl eines krampfhaften Drängens in der Blase, wie wenn zurückgebliebener Urin ausgepreßt werden müßte.

Bei *akutem Beginn* der Blasentuberkulose entwickelt sich von einem Tag zum anderen das Bild der akuten Cystitis mit häufigem, schmerzhaftem, unwiderstehlichem Harndrang. Nichts scheint auf einen chronischen Charakter der Krankheit hinzuweisen. Die Kranken haben vordem keine Veränderungen des Urins, keine Zeichen von Erkrankung ihrer Harnorgane bemerkt.

Der frisch entleerte Harn zeigt bei Blasentuberkulose eine gleichmäßige, meist fein-, selten großflockige Trübung. Er setzt bei längerem Stehen ein wolkiges, nur selten größere Bröckel enthaltendes Sediment ab. Eine neben der Blasentuberkulose bestehende, kavernöse Nierentuberkulose macht im späteren Verlaufe des Leidens das Urinsediment häufig rahmig-eitrig. Selbst bei langem Sedimentieren des Harns bleiben seine obersten Schichten trübe; es fehlt eine vollständige Klärung, wie sie bei banaler Cystitis am Urin häufig zu beobachten ist.

Charakteristisch für den tuberkulösen Urin ist seine *graugelbe Farbe.* Nur selten ist er, wie bei banaler Cystitis, stroh- oder dunkelgelb. Häufig erhält der tuberkulöse Urin durch beigemischtes Blut einen rötlichen Farbschimmer. Eine Blutbeimischung zum Harn ist, wenn auch nicht makroskopisch, so doch mikroskopisch, fast in jedem tuberkulösen Urin zu finden, fehlt bei keiner tuberkulösen Cystitis dauernd. Wenn nicht durch diffuse Rosafärbung des Urins, macht sich die geringe Blutbeimischung zum Harn makroskopisch manchmal dadurch erkennbar, daß sich nach längerem Stehen des Urins an der oberen Grenzschicht des Sedimentes ein rötlicher Ring bildet. Zeitweilig werden bei tuberkulöser Cystitis die Blutungen aus der Blasenschleimhaut so stark, daß sie den Urin deutlich rot färben, vorzugsweise am Ende der Miktion (terminale Hämaturie). Sehr starke Harnblutungen bei Tuberkulösen sind häufiger die Folge einer Nierentuberkulose, als die eines tuberkulösen Blasengeschwürs.

Der Harn reagiert bei tuberkulöser Cystitis fast immer sauer. Albuminurie fehlt nie, ist aber allerdings meist nur gering. Selten erreicht der Eiweißgehalt mehr als $^1/_3$—$^1/_2$ $^0/_{00}$, dies nur wenn nephritische Prozesse neben der Blasenentzündung bestehen.

Das Hauptmerkmal des Harns bei tuberkulöser Cystitis ist natürlich sein Gehalt an *Tuberkelbacillen*. Mischinfektionen sind aber nicht selten; in der Regel jedoch finden sich *banale Eitererreger* nur in verhältnismäßig geringer Zahl neben den Tuberkelbacillen.

Ein auffälliges Symptom der tuberkulösen Blase ist ihre *Empfindlichkeit auf Druck und Dehnung*. Schon die Palpation der Blase durch die Bauchdecken ist oft schmerzhaft, mehr noch die rectale oder vaginale Untersuchung. Am deutlichsten tritt die Empfindlichkeit der tuberkulösen Blase aber bei der Sondenuntersuchung in Erscheinung. Jede innere Berührung der Blasenwand löst Schmerzen aus, und die geringste Dehnung der Wandung durch Einspritzen einer, wenn auch körperwarmen, chemisch reizlosen Flüssigkeit ruft heftigen Urindrang hervor. Die Kapazität der Blase ist immer vermindert, oft bis auf 100, ja bis auf 50 cm³ und weniger. Bei vorgeschrittener Blasentuberkulose fließt beim Versuche der Blasenspülung jeder Tropfen der in die Blase eingespritzten Flüssigkeit neben dem Katheter sofort wieder aus. Auch auf chemische Einwirkungen ist die tuberkulöse Blase sehr empfindlich. Die in der Behandlung der banalen Cystitis so viel verwendeten Silbersalze, besonders das Argentum nitricum, rufen schon oft in geringer Konzentration in der tuberkulösen Blase sehr heftige Schmerzen hervor. Diese *Empfindlichkeit der Blase gegen Silbersalze ist so charakteristisch, daß sie als diagnostisches Merkmal der tuberkulösen Cystitis verwertbar ist.* Auch gegen urotropinhaltige Medikamente, selbst in kleiner Dosis oral eingenommen, ist die tuberkulöse Blase sehr empfindlich. Nicht allzu selten finden sich in der tuberkulösen Blase kleinere Mengen Residualurin, 50—100 cm³. Ursache dieser Retention kann eine tuberkulöse Verengerung der Harnröhre sein oder eine Schwächung der Blasenmuskulatur durch tiefgreifende Entzündungsprozesse. Oft aber muß der Grund der Urinverhaltung in dem unwillkürlichen Bestreben des Kranken gesucht werden, seine Blase nicht vollkommen zu entleeren, um die mit dem Auspressen der letzten Harntropfen verbundenen Blasenschmerzen zu vermeiden.

Die tuberkulöse Entzündung beschränkt sich zuerst auf die Blasenschleimhaut. Später dringt sie auch in die Muskelschicht der Blase ein und greift schließlich sogar auf das perivesicale Bindegewebe über. Nur selten führt eine Geschwürsbildung zum Durchbruch der Blasenwand und zur Bildung tuberkulöser Blasenscheiden- oder Blasenmastdarmfisteln.

Die *Cystoskopie* läßt die Entwicklung der Tuberkulose in der Blase deutlich verfolgen. In den Anfangsstadien der tuberkulösen Blaseninfektion sind in der Schleimhaut an umschriebenen Stellen, vorzugsweise in der Umgebung der einen oder anderen Uretermündung oder median an der Vorderwand der Blase oft typische Tuberkel mit gelblich-weißem Zentrum und rotem Saume zu sehen (Abb. 174) Andere Male zeigt die Blasenschleimhaut nur vereinzelte, gerötete Infiltrationsstellen ohne sichtbare Knötchenbildung. Die Schleimhaut verliert dort ihren Glanz, wird aufgelockert und gewulstet; ihre Gefäßzeichnung wird verwischt oder schwindet ganz. Allmählich werden diese Infiltrationsherde zahlreicher und ausgedehnter. An den Stellen stärkster Entzündung bilden sich oberflächliche, mit eitrig-fibrösen, fetzigen Belägen bedeckte Geschwürchen mit unregelmäßigen, scharf gezeichneten Rändern. An anderen Stellen entstehen grobhöckerige, bald flach ausgebreitete, bald tumorartig in das Blaseninnere vorwuchernde Granulationen. Hier und dort, besonders an frisch von der Entzündung ergriffenen Stellen der Schleimhaut oder auch in den Rändern der Geschwürchen sind typische Tuberkel zu sehen. Oft jedoch fehlt im cystoskopischen Bilde jedes spezifische Merkmal einer tuberkulösen Infektion und es weist auf diese nur hin das auffällig herdförmige Auftreten der Entzündung in der sonst vollständig normalen Schleimhaut. *Umschriebene, scharf gegen die ganz normale Schleimhaut begrenzte Entzündungsherde der Blase müssen stets den Verdacht auf Tuberkulose erwecken.* Bei banaler Infektion der Blase findet sich ähnliches sehr selten; bei ihr entwickelt sich eine meist sehr rasch über die ganze Blase ausgedehnte Entzündung.

Je länger die Blasentuberkulose andauert, um so größer werden in der Blase die entzündeten Schleimhautbezirke; schließlich bleibt auch bei ihr nicht der kleinste Bezirk der Blasenschleimhaut von der Entzündung verschont. Meist steigern sich mit der Ausdehnung des tuberkulösen Blasenprozesses die Miktionsbeschwerden. Die Kranken werden von einem sehr häufig wiederkehrenden Blasendrang, schließlich von einem fast ständigen Blasentenesmus gequält.

Aber die Ausdehnung des anatomischen Prozesses in der Blase und die Heftigkeit der Beschwerden gehen nicht immer parallel. Trotz starker Pollakiurie und Dysurie findet sich manchmal cystoskopisch die Blasenschleimhaut nur wenig entzündet. Andere Male leidet der Kranke trotz recht ausgedehnter Tuberkulose der Blasenschleimhaut nur unter geringen Blasenbeschwerden.

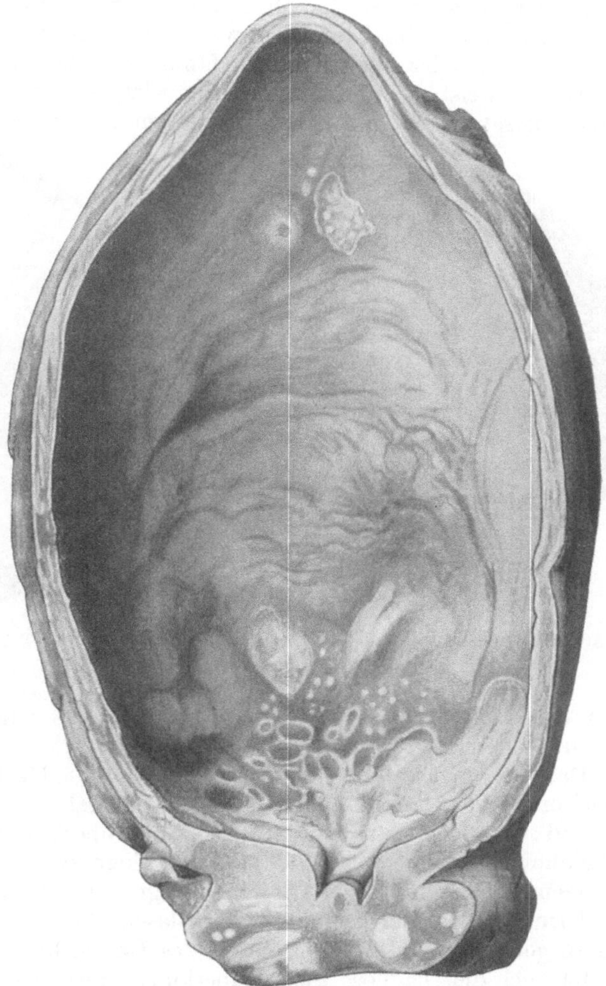

Abb. 174. Blasentuberkulose mit Tuberkeln und Geschwüren am Blasenboden und Blasenscheitel. (Pathol. Institut Basel.)

Diagnose. Die tuberkulöse Cystitis wird oft verkannt, weil ihre auffälligsten Erscheinungen: Pollakiurie, Dysurie, Pyurie und die fast nie fehlende, leichte Hämaturie auch der banalen Cystitis eigen sind. Selbst die bereits voll entwickelten Erscheinungen der Blasentuberkulose werden oft lange lediglich als Folge einer banalen Cystitis gedeutet. Um solche folgenschwere Irrtümer zu vermeiden, ist es bei der großen Häufigkeit der Blasentuberkulose angezeigt, jede länger dauernde Cystitis, die nicht offenkundig durch eine von außen kommende Infektion, durch einen unreinen Katheterismus, eine Urethritis usw. vermittelt wurde, sondern vielmehr scheinbar spontan entstand, als der Tuberkulose verdächtig zu betrachten. Dies gilt ganz besonders für häufig wiederkehrende Cystitiden, bei denen die übliche, lokale Behandlung durch Spülungen und Instillationen mit Silberlösungen die Blasenreizung eher vermehrt als vermindert.

Sobald auch nur die Möglichkeit einer tuberkulösen Natur der Cystitis ins Auge gefaßt wird, ist die Diagnose der Blasentuberkulose leicht zu stellen. Die Anamnese gibt häufig Hinweise auf frühere tuberkulöse Erkrankungen des Kranken oder doch auf eine familiäre Belastung mit Tuberkulose. Noch deutlicher weist auf den tuberkulösen Ursprung des Blasenleidens der Befund tuberkuloseverdächtiger Infiltrate in den Nebenhoden, in der Prostata oder

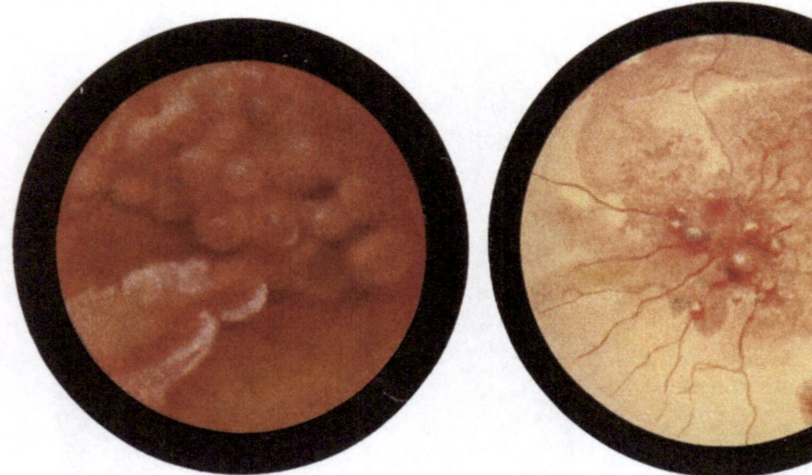

Abb. 175. Tuberkulöse Granulome der Blase.   Abb. 176. Tuberkel in herdförmigem Infiltrat.
(Nach Baetzner.)   (Nach Baetzner.)

den Samenblasen, bei weiblichen Kranken eine vaginal fühlbare Infiltration des untersten Ureterteiles.

Das Fehlen banaler Bakterien in dem mit Methylenblau gefärbten Ausstrichpräparat des eitrigen Harns spricht ebenfalls für Tuberkulose, während der Befund zahlreicher banaler Eitererreger die tuberkulöse Art des Leidens unwahrscheinlich erscheinen macht, sie aber keineswegs ausschließt. Den einzig zwingenden diagnostischen Beweis bringt der Nachweis von Tuberkelbacillen im Urin, der bei der Mehrzahl der Blasentuberkulosen schon im ersten nach Ziehl gefärbten Ausstrichpräparate des Harnsedimentes gelingt.

Ist auch die Diagnose Blasentuberkulose durch den Bacillenbefund gesichert, so muß sie doch immer noch durch die Cystoskopie vervollständigt werden. Nur diese präzisiert die Diagnose genügend genau, um der Therapie zuverlässige Richtlinien zu geben. Denn nur sie gibt Aufschluß über Ausdehnung und Form der tuberkulösen Blasenherde, nur sie läßt in Verbindung mit dem Ureterenkatheterismus entscheiden, ob die Blase von den Nieren oder von den Geschlechtsorganen her tuberkulös infiziert wurde. Die Cystoskopie bringt übrigens auch oft, wenn die bakteriologische Untersuchung des Urins vorerst ein unsicheres Resultat ergibt, durch den Befund typisch-tuberkulöser Veränderungen der Blasenschleimhaut den ersten zwingenden Beweis für die tuberkulöse Natur des Blasenleidens (Abb. 175 und 176).

Prognose. Die Blase besitzt starke natürliche Abwehrkräfte gegen die Tuberkulose. Selbst wenn tagtäglich von einer tuberkulösen Niere her Tuberkelbacillen mit dem Harn in die Blase eingeschleppt werden, vermag diese sich der tuberkulösen Infektion oft monatelang zu erwehren. Diese Widerstandskraft der Blase macht sich auch noch im Verlaufe der tuberkulösen Erkrankung geltend. Sie äußert sich in immer wieder zeitweilig auftretenden, spontanen Besserungen der tuberkulösen Cystitis, die nicht nur in einer Milderung der Blasenbeschwerden, sondern auch in cystoskopisch nachweisbarer Vernarbung einzelner Tuberkuloseherde der Blasenschleimhaut zum Ausdruck kommen. Leider sind diese Besserungen nur vorübergehend; es folgt ihnen immer wieder ein Aufflackern der tuberkulösen Blasenentzündung, solange der Ausgangspunkt der Blasentuberkulose, eine Nieren- oder Geschlechtstuberkulose, fortbesteht und Infektionskeime in die Blase abgibt. Solche Reinfektionen vereiteln eine endgültige Ausheilung der Blasentuberkulose. Nach wiederholten, zeitweiligen Besserungen werden die Blasenbeschwerden doch allmählich immer heftiger und anhaltender, die Blasenwand schrumpft, die Blasenkapazität nimmt immer mehr ab, bis schließlich der Kranke von dauerndem, schmerzhaftem Harndrang geplagt wird (tuberkulöse Schrumpfblase). Manchmal wird durch den tuberkulösen Prozeß der Schließmuskel der Blase zerstört. Eine vollständige *Harninkontinenz* ist die Folge.

Viel günstiger gestaltet sich der Verlauf der Blasentuberkulose, wenn es gelingt, die renalen oder genitalen Tuberkuloseherde, die zur Infektion der Blase führen, zu heilen oder sie doch aus ihrer Verbindung mit der Blase auszuschalten. Es vermag dann eine selbst jahrelang bestehende Blasentuberkulose zur Ausheilung zu kommen, allerdings selten mit normaler, meist mit verminderter Blasenkapazität wegen narbiger Schrumpfung der Blasenwand.

Therapie. Die wirksamste Therapie der Blasentuberkulose ist die Heilung der dem Blasenleiden zugrunde liegenden Nieren- oder Genitaltuberkulose. Gelingt sie, z. B. bei Nierentuberkulose durch Nephrektomie, so heilt die Blasentuberkulose nachher oft von selbst aus. Ihre Heilung wird beschleunigt, wenn Hand in Hand mit der Bekämpfung des Ausgangspunktes der Blaseninfektion auch die Blasentuberkulose selbst, sowohl durch allgemeine, wie auch durch lokale antituberkulöse Behandlungsweisen beeinflußt wird. Die gleiche Behandlung der Blasentuberkulose ist auch angezeigt, wenn die Quelle der tuberkulösen Blaseninfektion nicht unterdrückt werden kann, sei es, weil sie in einer unheilbaren doppelseitigen Nierentuberkulose, sei es in einer nicht zur Vernarbung zu bringenden Prostata- oder Samenblasentuberkulose liegt. Bei solchen Kranken ist aber leider eine wirkliche Heilung der Blasentuberkulose nicht zu erhoffen, sondern höchstens eine Milderung der Blasenbeschwerden und eine Verlangsamung des tuberkulösen Zerstörungsprozesses in der Blase.

Ein erfolgreiches und gebräuchliches Hilfsmittel zur Kräftigung des Organismus im Kampfe gegen jedwede und so auch gegen die Blasentuberkulose ist die Sonne- und Luftkur. Sie ist, wie für alle sog. chirurgischen Tuberkulosen auch für die Tuberkulose der Harnorgane am wirksamsten, wenn sie im Hochgebirge durchgeführt werden kann. Sie erzielt allerdings auch in der Ebene, besonders am Meer, günstige Erfolge. Die Besonnung soll nicht auf das kranke Organ beschränkt bleiben, sondern sich auf den ganzen Körper erstrecken. Bei Blasentuberkulose ist es sogar notwendig, das kranke Organ vor direkter Besonnung zu schützen, um eine unerwünschte Blasenreizung zu vermeiden.

Die Ernährung des Kranken muß reichlich, dabei aber milde und kochsalzarm sein. Die Kost soll gemischt, nicht rein lacto-vegetabil sein. Scharf gewürzte Speisen, alkohol- und kohlensäurehaltige Getränke sind wegen ihrer Reizwirkung auf die Blase zu vermeiden. Die Flüssigkeitszufuhr soll nicht aus Furcht vor häufiger Miktion zu knapp bemessen werden; ein konzentrierter

Urin reizt die Blase mehr als ein stark verdünnter. Die verschiedenen empfohlenen Diätkuren haben bei Blasentuberkulose, ebensowenig wie bei Nierentuberkulose keine auffällige Heilwirkung erwiesen.

Durch sehr vorsichtige Tuberkulinkuren ist häufig eine unverkennbare Besserung des Allgemeinbefindens des Kranken zu erzielen.

Eine Umwälzung in der Therapie der Blasentuberkulose hat die moderne
Chemotherapie gebracht. Sie hat in diesem Gebiet ihre schönsten Erfolge auf-
zuweisen. Neben der, bei der Behandlung der Nierentuberkulose besprochenen
Allgemeinbehandlung (S. 214) gibt auch eine Lokalbehandlung der tuberkulösen
Blase sehr gute Erfolge, am besten allerdings in Verbindung mit Allgemein-
behandlung. 0,1 g Streptomycin in 20 cm³ physiologischer Kochsalzlösung oder
sterilem destilliertem Wasser verdünnt einmal täglich in die vordem entleerte
Blase instilliert, läßt nach etwa 30 Tagen eine erhebliche Besserung, in frischen
Fällen sogar eine Heilung erwarten. Oberflächliche Schleimhautherde wie
Tuberkel, zeigen eine große Heilungstendenz, alte tiefgreifende Ulcera sind hart-
näckig und rezidivieren nach Aufhören der Behandlung leicht.

Die bei banaler Cystitis wirksamen internen Harndesinfizienzien sind bei
Blasentuberkulose nutzlos. Die Urotropinpräparate vermehren sogar oft den
Harndrang und Blasenschmerz. Methylenblau dagegen ist zu empfehlen (3mal 0,1
pro die) weil es auffällig schmerz- und krampflindernd auf die tuberkulöse Blase
wirkt. Mischinfektionen müssen gelegentlich mit Sulfonamiden oder Antibioticis bekämpft werden.

Blasenspülungen sind zu vermeiden. Sie führen durch Dehnung der stellenweise starr infiltrierten Blasenwand zu kleinen Schleimhautrissen und dadurch
zur Steigerung der Entzündung. Die lokale Anwendung desinfizierender Medikamente soll nur in Form von Instillationen geschehen. Die früher viel gebrauchten 3% Jodoform-, 1% Eucupin-, 10—15% Gomenol-, oder das 5% Guajacolöl,
oft in Verbindung mit 3%igem Anästhesin, haben seit der Chemotherapie viel
von ihrer Wichtigkeit eingebüßt.

Bei heftigen Blasentenesmen wird der Gebrauch von Narcotica notwendig.
Auch die rectale Verabreichung von Antipyrin (0,5—1,0) mit einigen Tropfen
Opium in 30—50 g Wasser wirkt schmerzstillend. Die Blasenschmerzen und
Krämpfe werden auf einige Stunden beruhigt durch Einspritzung von 10—20 cm³
einer 1—2%igen Percainlösung in die leere Blase.

Bestrahlungen der Blase mit harten Röntgenstrahlen wirken momentan
reizend, scheinen aber doch häufig einen heilenden Einfluß auf die Blasentuberkulose auszuüben. Der Erfolg ist nur vorübergehend, die Behandlung kann
bei der Vorbereitung einer stark entzündeten Blase zur Cystoskopie gute Dienste
leisten. Bei weiblichen Kranken wirkt die Röntgenbestrahlung auch günstig
durch die Vernichtung der Ovulation. Das Ausbleiben der Menses und der prä-
menstruellen Reizzustände der Blase und die damit erreichte gleichmäßigere
Durchblutung der Blasenschleimhaut schafft wahrscheinlich günstigere Bedingungen zur Ausheilung der Tuberkulose. Quarzlichtbestrahlungen sind
erfolglos.

Eine *operative Lokalbehandlung* der Blasentuberkulose ist selten angezeigt.
Bestehen ganz umschriebene Tuberkuloseherde in der Blasenschleimhaut, so
kann eventuell eine endovesicale Elektrokoagulation dieser Herde günstig wirken.
Bei starken Blutungen der tuberkulösen Blase, wie sie ab und zu durch tuber-
kulöse Geschwüre ausgelöst werden, ist, wenn Blutgerinnsel die Miktion be-
hindern und durch Harnverhaltung den Kranken quälen, eine Entleerung der
Blase von Harn und Blutgerinnseln durch einen besonders groß gewählten
Katheter notwendig. Die zur Ruhigstellung der stark entzündeten Blase oft

empfohlene Anlegung suprapubischer oder perinealer Blasenfisteln bringt dem Kranken nicht immer Erleichterung. Zu den Schmerzen gesellt sich die scheußliche Invalidität der Inkontinenz und die tuberkulöse Infektion des Fistelganges und seiner Umgebung. Bei Ausschaltung der Blase durch Ureterostomie oder Verpflanzung der Ureteren in den Dickdarm wird die Milderung der Blasenbeschwerden erkauft durch die der Fistelbildung fast immer folgende aufsteigende, nichtspezifische Infektion der Nieren. Gelegentlich werden schöne Erfolge erzielt durch Entnervung der Blase (Operation von COTTE und RICHER).

H. Syphilis der Blase.

Syphilitische Entzündungen sind in der Blase verhältnismäßig selten. Besonders in der *Sekundärperiode* der Syphilis wurden spezifische Entzündungen in der Blase sehr selten beobachtet, zudem stets nur cystoskopisch am lebenden, nie histologisch am toten Gewebe. Es wurden im cystoskopischen Bilde *roseolaartige Flecke und Infiltrate*, in kleinen Herden über die Blase zerstreut, gesehen, ab und zu auch ganz oberflächliche, kleine Geschwürchen von unregelmäßiger Form mit weißem Grunde und rotem Rande. Besonders auffällig erschien bei diesen Entzündungserscheinungen, daß, ähnlich wie bei den Tuberkuloseherden der Blase, neben ihnen vollkommen normale Blasenschleimhaut lag und daß besonders der Blasenboden, der bei banaler Cystitis und bei Tuberkulose so oft die stärksten Entzündungserscheinungen aufweist, fast frei von Entzündung war.

Häufiger als im sekundären, aber doch auch verhältnismäßig selten, wurden im *tertiären* Stadium der Syphilis *gummöse* oder *ulceröse* Veränderungen in der Blase festgestellt: gummöse in Form eines tumorartigen, entzündlichen Gebildes oder von tuberkelähnlichen Knötchen mit rotem Rande, die vorzugsweise im Bereiche der Harnleitermündungen lagen, ulceröse als unregelmäßige, ziemlich tiefe Geschwüre mit nekrotisch belegtem Grunde und rotem unterhöhltem Rande. Auffällig ist dabei wiederum, daß neben den scharf umschriebenen kranken Stellen die übrige Blasenschleimhaut frei von Entzündungserscheinungen schien.

Diese Blasensyphilis bedingte bei den einen Kranken gar keine Beschwerden, bei den anderen aber erzeugte sie das Krankheitsbild einer heftigen Cystitis mit stark gehäuften, schmerzhaften Harnentleerungen, mit terminaler oder totaler Hämaturie. Meist fanden sich im Urin neben Eiterkörperchen banale Bakterien, die wahrscheinlich erst sekundär in der syphilitisch erkrankten Blase sich festgesetzt hatten. Oftmals fand sich eine rein hämaturische Form der Blasensyphilis, bei der im Harn nur Blut, daneben weder Eiter noch Bakterien zu finden waren.

Als syphilitisch wurden diese Blasenveränderungen trotz des Fehlens einer histologischen Untersuchung angesprochen, weil sie, bei Syphilitikern entstanden, den üblichen Behandlungsmethoden der Cystitis nicht wichen, dagegen rasch ausheilten, sobald eine spezifische Behandlung eingeleitet wurde. In der Heilung durch Salvarsan oder durch Quecksilberpräparate liegt allerdings kein zwingender Beweis für die syphilitische Natur des Entzündungsprozesses. Denn diese Heilmittel haben sich ja auch bei banaler Infektion der Blase häufig als wirksam erwiesen. Sprechender für die spezifisch syphilitische Natur der fraglichen Entzündungsherde in der Blase ist, daß sie wiederholt rasch nach internem Gebrauch von Jodkali schwanden, nachdem sie vorher lange Zeit einer antiseptischen Lokalbehandlung der Blase widerstanden hatten.

Immerhin bleibt es möglich, daß es sich bei mehreren der als Blasensyphilis veröffentlichten Cystitiden um eine nicht spezifische Infektion einer tabetisch oder papillomatös erkrankten Blase gehandelt hat. Eine Syphilis der Blase ist jedenfalls nur bei positivem Wassermann anzunehmen. Aber natürlich darf keineswegs jede Blasenentzündung bei einem Syphilitiker mit positivem Wassermann als Blasensyphilis angesprochen werden. Nur wenn das Leiden auffallend fleckenförmig auf der in ihrer größten Ausdehnung ganz normal erscheinenden Blasenschleimhaut auftritt, es zudem unter Einwirkung einer spezifischen Behandlung rasch zurückgeht, ist die Diagnose Syphilis der Blase zu stellen.

Ob die *Leucoplacia vesicae*, die Bildung weißlicher, perlmutterartig mattglänzender, inselförmiger Flecken auf der Blasenschleimhaut, gebildet durch Umwandlung des Übergangsepithels der Blase in teilweise verhorntes Plattenepithel der Syphilis zur Last zu legen ist oder nicht, bleibt immer noch fraglich. Besserungen des Leidens durch Neosalvarsan wurden wiederholt beobachtet. Aber dies beweist keineswegs die Spezifität der Gewebsneubildung. Leukoplakie der Blase kann infolge aller chronischen Entzündungen auftreten, ausnahmsweise auch als scheinbar selbständige Erkrankung der Blasenschleimhaut.

Bei der *Tabes*, die als eine parasyphilitische Erkrankung zu betrachten ist, entwickelt sich oft eine *Balkenblase* als eines der ersten Symptome und es stellen sich Störungen der Harnentleerung ein, so besonders chronische Retention und später Incontinentia paradoxa.

I. Aktinomykose der Blase.

Eine Aktinomykose der Blase wird sehr selten beobachtet. Sie erwies sich nie als primäres, stets nur als sekundäres Leiden. Es wäre wohl möglich, daß durch einen Fremdkörper, z. B. durch einen Grashalm, Strahlenpilze direkt in die Blase eingeführt würden und dort sich in der Schleimhaut festsetzten. Aber bei fast allen Kranken mit Aktinomykose der Blase war eine Aktinomykose der Appendix oder des Coecums, ausnahmsweise des Rectums der Ausgangspunkt des Blasenleidens. Greift die Aktinomykose auf die Blasenwand über, so stellen sich die Erscheinungen einer heftigen, allen gewöhnlichen Behandlungsmethoden trotzenden Cystitis ein: Pollakiurie, Pyurie, zudem, wenn auch meist nur mikroskopisch nachweisbar, eine Hämaturie. Die Blasenschmerzen bei der Miktion sind bald gering, bald sehr heftig. Ab und zu führt das Übergreifen der Aktinomykose vom Darm auf die Blase zu einer Darmblasenfistel. Luft- und Kotabgang durch den Harn kennzeichnet diese Komplikation. Der cystoskopische Befund ist bei Blasenaktinomykose nicht charakteristisch. Es zeigt sich ein ähnliches Bild wie beim Übergreifen eines Darmtumors oder eines tuberkulösen Darmgeschwürs auf die Blase. Es findet sich auf der in ihrer größten Ausdehnung normalen Blasenschleimhaut an umschriebener Stelle eine starke Rötung und ödematöse Durchtränkung der Schleimhaut mit teils transparenten, teils massiven Wucherungen, die in das Blaseninnere vorragen. Beweisend für die Aktinomykose der Blase ist der Abgang von Aktinomykosedrusen im Harn, ein Symptom, das aber keineswegs regelmäßig zu beobachten ist. Die richtige Deutung des Blasenleidens ist trotzdem nicht schwierig. Sie wird gegeben durch die begleitende Darmaktinomykose, die in ihrer Natur, wenigstens nach längerer Dauer, unverkennbar ist (unscharf begrenztes Infiltrat im Abdomen und in den Bauchdecken, Störungen der Darmfunktion und häufig auch Fistelbildung·in der Haut).

Eine Heilung der Blasenaktinomykose scheint bis jetzt nie erreicht worden zu sein, da die begleitende Darmaktinomykose, wenn sie einmal soweit gedieh, daß sie auf die Blase übergreift, unheilbar ist. Als wirksamste Behandlungsweise haben sich große, intern verabreichte Jodkalidosen (3—4 g im Tage) und Tiefenbestrahlungen mit Röntgen erwiesen. Auch intravenöse Salvarsaninjektionen können in Verbindung mit Jodkali- und Röntgenbehandlung Gutes leisten.

K. Die Bilharziosis der Blase.

Ein getrenntgeschlechtiger, drehrunder Trematodenwurm, das *Distomum haematobium* (Bilharzia), erzeugt in vielen Ländern, besonders in Ägypten, Südafrika, Arabien, Mesopotamien, Indien, China schwere Blasenentzündungen. Das Leiden ist auf außereuropäische Länder beschränkt geblieben, hat sich nicht nach Europa ausgebreitet, obschon mit dem gesteigerten Verkehr der letzten Jahrzehnte zahlreiche Bilharziakranke, die mit ihrem Urin täglich Tausende von Bilharziaeiern ausscheiden, nach den bis jetzt bilharziafreien Ländern gekommen sind und dort lange sich aufhalten. Diese Begrenzung des Leidens auf einzelne Gegenden hat ihren Grund darin, daß zur Entwicklung der aus den Bilharziaeiern ausschlüpfenden Embryonen ein uns noch nicht bekannter Zwischenwirt, wahrscheinlich eine Süßwasserschneckenart, nötig ist, der in Europa und den anderen, bis jetzt bilharziafreien Ländern nicht vorzukommen scheint. In den vom Bilharzialeiden betroffenen Ländern ist die Häufigkeit dieser Krankheit enorm. In Ägypten wurden in den Knabenschulen 30 bis 80% der eingeborenen Kinder mit Bilharziose infiziert gefunden. Verschiedene Untersuchungen lassen vermuten, daß beide Geschlechter ungefähr gleich häufig von dem Leiden befallen werden, dabei jedoch die jugendlichen Individuen der Infektion mehr ausgesetzt sind als die älteren.

Auf welchem Wege die Infektion des Menschen durch Bilharzia zustande kommt, ist noch nicht klargelegt. Wohl wird sie ziemlich sicher durch Wasser oder Schlamm beim Baden, Waschen oder Trinken vermittelt. Aber ob die Embryonen durch die Haut, wie dies für das Anchylostoma duodenale sichersteht, oder durch die Schleimhäute des Gaumens, der Nase, der Urethra oder des Rectums eindringen, ist noch unbestimmt. Daß die Infektion von der Magenschleimhaut aus nach Trinken von parasitenembryonenhaltendem Wasser entsteht, ist unwahrscheinlich. Denn die Embryonen dieses Wurms gehen erwiesenermaßen schon in ganz außerordentlich stark verdünnter Salzsäurelösung sofort zugrunde, werden wohl also auch sicher durch die Salzsäure des Magens rasch zerstört. Ein alter Volksglaube in Ägypten und in anderen Bilharzialändern sieht die Eingangspforte der Bilharziainfektion in der Harnröhre. Von alters her tragen deshalb die Eingeborenen beim Baden zum Schutze gegen diese Infektion Penisfutterale, deren mannigfaltige Formen schon altägyptische Statuetten und Zeichnungen wiedergeben. Gleichgültig wie und wo die Embryonen in den menschlichen Körper eindringen, immer wachsen sie dort vorzugsweise in der Pfortader und in deren Verästelungen zur Geschlechtsreife heran. Danach dringen viele, besonders die an Größe hinter den Männchen weit zurückstehenden Weibchen durch die Venae haemorrhoidales superiores in den Plexus haemorrhoidalis ein. Aus diesem Plexus, der das Pfortadersystem mit dem Venensystem der Vena cava inferior verbindet, können die Würmer in die Venen des Mastdarmes und der Harnblase einwandern. Dort legen sie in der Schleimhaut ihre Eier entweder in der Blutbahn ab, oder aber sie durchbrechen die Venenwand und legen ihre Eier außerhalb der Vene in das Bindegewebe. Die Eier mit ihrem spitzen Stachel (Abb. 177) verursachen erhebliche Entzündungserscheinungen. Diese äußern sich in der Blasenschleimhaut, wo besonders in der Submucosa reichlich Eier abgesetzt werden, in *Infiltration* und *ödematöser Schwellung*, in zahlreichen *Blutextravasaten*, an einzelnen Stellen in *Geschwüren* mit aufgeworfenem Rande und leicht blutendem, mit nekrotischem Gewebe belegtem Zentrum, schließlich in *entzündlichen Neubildungen*, die bald breit, bald dünngestielt in das Blaseninnere vorragen. Außer in der Harnblase werden Bilharziaeier auch in den Nieren, der Prostata, den Samenblasen, Harnröhre, Penis, kurz überall in den Urogenitalorganen abgelegt. Überall verursachen sie mehr oder weniger starke Entzündungserscheinungen.

Unter den **klinischen Symptomen** der Blasenbilharzia sticht die *Hämaturie* hervor. Sie ist bald eine totale, bald eine terminale. Sie ist nicht nur das häufigste, sondern meist auch das erste auffällige Krankheitszeichen der Bilharziose. Im weiteren Verlaufe des Leidens gesellen sich zur Hämaturie die Zeichen einer heftigen *Cystitis:* Pollakiurie, Schmerzen bei jeder Harnentleerung, später fast andauernde Blasenschmerzen; zudem bestehen Pyurie und Albuminurie. Das im Harn gefundene Albumen ist einerseits durch die Blutbeimischung bedingt und durch die Transsudation von Eiweiß durch die entzündlichen Granulationen der Blasenschleimhaut, andererseits aber auch oft durch die infolge des Einwanderns von Bilharziawürmern in das Nierenbecken entstandenen Miterkrankung der Nieren. Hin und wieder hat eine lang bestehende Bilharziose der Blase Verengerungen der Harnröhre zur Folge, sei es bloß durch Granulationsbildungen in der Harnröhrenwand oder aber durch eigentliche narbige Strikturen, die sowohl in der Pars posterior, wie in der anterior vorkommen. Sie sind in einzelnen Fällen so zahlreich, daß die Harnröhrenwand fast in ganzer Länge sklerotisch verhärtet ist. Außerordentlich häufig gibt die Bilharziosis der Blase Anstoß zur Bildung von *Blasensteinen*. In allen Bilharzialändern treten Blasensteine als endemisches Leiden auf. Bei einer kleinen Minderheit der untersuchten Steine sind auf Steinschliffen im Zentrum des Konkrementes Bilharziaeier nachgewiesen worden. Es scheinen in der Regel nicht die Eier selbst zum Steinkern zu werden, sondern wohl eher die infolge der Blasenentzündung entstehenden kristallinischen und kolloidalen Steinbildner.

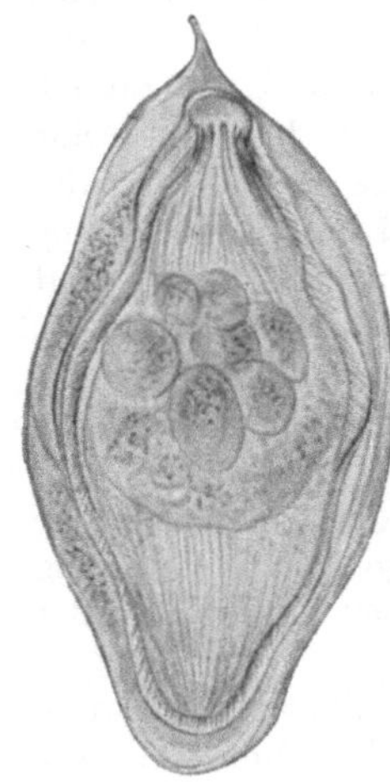

Abb. 177. Bilharziaei.

Weitere Komplikationen der Bilharziose der Blase sind Mischinfektionen der Harnwege, Pyelonephritis, perirenale Entzündung, ferner auch Hydro- und Pyonephrosen infolge Rückstauung des Harns in Ureteren und Nierenbecken, häufige Blasentenesmen durch Strikturen in den Ureteren und in der Harnröhre. Oft entstehen Harnfisteln im Bereiche der Blase, des Perineums, des Penis, des Colons, umgeben von gewaltigen Bindegewebswucherungen. Als seltenes Begleitleiden der Blasenbilharzia wurde ein Tumor des Hodens, gefüllt mit Distomumeiern beobachtet; ein anderes Mal eine Bilharziose der Prostata und der Samenblasen. Nach langem Bestande der Infektion werden Bilharziaeier auch in die Leber und die Lungen verschleppt. Sehr oft werden die Bilharziakranken anämisch nicht nur durch Blutungen, sondern auch wohl infolge Toxinwirkung der Bilharzioseherde.

Ausnahmsweise kann die Bilharziose der Blase vollständig beschwerdelos verlaufen, als einziges Krankheitszeichen die Ausscheidung zahlreicher Bilharziaeier mit dem Harn hervorrufen.

Die **Diagnose** des Leidens stützt sich vor allem auf die nie fehlenden, leicht nachzuweisenden zahlreichen *Distomumeier im blutigen*, meist eitrigen *Harn* (Abb. 177). Charakteristisch, aber immerhin nur vom Kenner leicht zu deuten, sind die bei der Cystoskopie sichtbaren entzündlichen Bilharziatumoren der Blasenschleimhaut, die eine Folge des Einnistens der Eier sind. Eine *Eosinophilie* des Blutes fehlt fast nie. Sie ist aber vieldeutig, da sie bei zahlreichen Leiden beobachtet wird. Auf den Radiogrammen zeigen sich manchmal unregelmäßig marmorierte Schatten verkalkter Eier in der Blasenwand. Als wertvolles Mittel zur Erkennung der Bilharziose wird auch angegeben, den verdächtigen Urin mit Wasser stark zu verdünnen. Enthält der Urin Distomumeier, so schlüpfen aus diesen die Embryonen, die bewimperten Miracidien, bald aus. Diese sind mit der Lupe leicht sichtbar.

Die **Prognose** des Leidens ist immer sehr ernst, wenn der Kranke nicht frühzeitig energisch behandelt wird und das Bilharzialand verlassen kann.

Bei der **Behandlung** haben sich die früher wiederholt versuchten chirurgischen Eingriffe (sectio alta mit Ausräumung oder Kauterisation der entzündlichen Neubildungen) als nutzlos erwiesen. Auch die endovesicale Elektrokoagulation vermag nie, nicht einmal bei geringer Ausdehnung der Blaseninfektion, alle Distomumeier in der Blasenwand zu zerstören. Es stellen sich auch nach ihr Rückfälle immer rasch ein.

Viel wirksamer erwies sich die *medikamentöse* Therapie. Besonders gute Heilerfolge werden den intravenösen Injektionen von tartarus stibiatus nachgerühmt. Dieses wird in allmählich steigenden Dosen von 0,03—0,15 g jeweilen in 60 cm³ warmer physiologischer Kochsalzlösung gelöst, injiziert. Sobald stärkere allgemeine oder gastrische Störungen auftreten, sollen keine weiteren Injektionen gemacht werden, ebensowenig bei Anzeichen einer Nephritis. Die der Injektion von tartarus stibiatus oft folgenden Schüttelfröste, Herz-, Magen- und Darmstörungen veranlaßten einzelne Autoren, vor dieser Behandlungsmethode zu warnen. Eine Gegenanzeige bilden jedenfalls Leberleiden, sowie ernste Herz- oder Nierenerkrankungen.

Als weniger gefährlich und für den Kranken weniger unangenehm werden zur Behandlung der Bilharziose die Injektionen von *Emetin*, eines Ipecacuanhapräparates empfohlen. Diese werden auch von Kindern ertragen. Notwendig ist, die Kur zu wiederholen, bis nicht nur die Hämaturie, sondern alle erkennbaren Krankheitserscheinungen der Bilharziose geschwunden sind.

Als Dosen bei subcutaner oder intramuskulärer Injektion von Emetin werden 0,08 g pro die, bei intravenöser Injektion, 0,03—0,08 alle 2—3 Tage vorgeschlagen. Die Dauer der Kur wird verschieden bemessen. Die einen empfehlen, 10 Tage lang regelmäßig zu injizieren und nach einigen Tagen Unterbrechung die Kur zu wiederholen, bis Heilung eingetreten ist. Andere raten, 3 Tage lang täglich eine intramuskuläre Injektion zu machen, danach während 3 Wochen noch 3mal wöchentlich die Injektion zu wiederholen. Als modernes und bestes Specificum gilt heute das Fuadin (Bayer), ein Antimonpräparat. Es wird intravenös verabreicht, beginnend mit 1,5 cm³ am ersten, 3,5 cm³ am zweiten und 5 cm³ am dritten Tag. Von da an sollen an jedem zweiten Tag 5 cm³ gespritzt werden. 10 Ampullen sollen für eine Kur genügen. Die toxische Erscheinungen sind viel seltener wie mit tartarus stibiatus.

Als schmerzlindernd hat sich oral eingenommen das Methylenblau (3mal 0,1 pro die), erwiesen. Bei Mischinfektion der Blase ist seine geringe antiseptische Wirkung durch Blasenspülungen, sowie durch Instillationen mit Protargol oder anderen Silbersalzen zu unterstützen.

L. Funktionsstörungen der Blase.

Funktionsstörungen der Blase sind nicht immer der Ausdruck einer organischen Blasenkrankheit. Es können Erkrankungen von Nachbarorganen der

Blase, wie die Entzündung der Appendix oder der weiblichen Adnexe, wie das Carcinom des Uterus usw., ohne auf die Blasenwand überzugreifen, Pollakiurie, Dysurie u. dgl. verursachen. Oder es kann ein Cervixmyom, der schwangere Uterus, es können irgendwelche, den Raum des Beckens beengende Tumoren durch rein mechanische Einwirkung auf die Blasenwand Reizerscheinungen der Blase auslösen. Aber selbst fernab von den Harnorganen gelegene Erkrankungen des Körpers vermögen in der Harnblase, ohne daß diese selbst erkrankt ist, Funktionsstörungen auszulösen.

So bedingen *cerebrale Erkrankungen,* die mit Bewußtseinsverlust einhergehen, häufig Blasenstörungen, bald Harnverhaltung, bald unwillkürlichen Harnabgang. Was die Ursache dieser Störungen ist, ob ein Sphincterkrampf, das Nichtbeachten des Harndrangs, oder das Fehlen einer psychischen Kontrolle der Blase, das bleibt oft unklar.

Sobald ein Kranker sein Bewußtsein verliert, sei es infolge eines Schädeltraumas oder sei es infolge Apoplexie, Meningitis, Epilepsie, Coma diabeticum oder infolge anderer Leiden, immer soll seine Blase sorgfältig überwacht werden, solange die Bewußtlosigkeit andauert. Oft ist schon nach kurzer Dauer der Bewußtseinsstörung eine gewaltige Distension der Harnblase festzustellen; denn die zu Bewußtseinsstörungen führenden Leiden, besonders Apoplexie und die Epilepsie, haben außerordentlich häufig neben Hemmung der Blasenentleerung, eine hochgradige Polyurie zur Folge.

Cerebrale Leiden ohne Trübung des Sensoriums führen seltener zu Blasenstörungen, am ehesten Hirnabscesse und Hirntumoren.

Spinale Erkrankungen dagegen, gleichgültig ob von Hirnerscheinungen begleitet oder nicht, sind außerordentlich häufig die Ursache funktioneller Blasenstörungen.

So führen die *Querläsionen des Rückenmarks* immer zu schweren Blasenstörungen, sei es zu hochgradiger Harnverhaltung mit Auspreßbarkeit der Blase, sei es zu ständigem Harnträufeln durch Hypertonie der Blase oder zu ischuria paradoxa durch Überfließen der vollen Blase. Klinisch sehr bedeutungsvoll sind die Blasenstörungen infolge von *Tabes.* Sie sind oftmals eines der ersten Symptome des Rückenmarkleidens. Ausnahmsweise machen sie sich nur im Anfangsstadium des Leidens geltend, verschwinden später. Häufiger dauern sie in wechselndem Grade bis zum Tode des Kranken an, nehmen gar ständig zu. Oftmals geht das Gefühl des Harndranges verloren. Die Patienten urinieren nicht mehr aus Bedürfnis, nur noch aus Gewohnheit. Die Harnentleerung ist zudem mühsam, erfolgt ohne Strahl und nur dank starkem Mitpressen der Bauchdeckenmuskulatur. Die Blase entleert sich immer mühsamer und schließlich bleiben dauernd große Restharnmengen in ihr zurück. Dies hat das eine Mal ständiges Harnträufeln, das andere Mal zeitweiligen Harndurchbruch, unwillkürliches plötzliches Abgehen größerer Harnmengen, zur Folge.

Diese tabische Dysfunktion der Blase ist erzeugt durch Störungen im Verhältnis der Tonuserregbarkeit des Detrusor vesicae einerseits und des Sphincters andererseits. Ob der Detrusortonus geschädigt ist, läßt sich manometrisch bei allmählicher Entleerung der stark gefüllten Blase feststellen. Ein Nachlassen oder eine Steigerung des Sphinctertonus ist beim Katheterismus zu fühlen, besser noch während der Cystoskopie zu beurteilen. (Bleibt der innere Sphincterring der Harnröhre bei gefüllter Blase offen, so wird bei der Cystoskopie die hintere Harnröhre bis zum colliculus seminalis sichtbar, SCHRAMMsches oder RANDALLsches Phänomen.)

Diese Blasenstörungen des Tabetikers lassen sich durch eine antisyphilitische Allgemeinkur oftmals so weit bessern, daß der Harnstrahl kräftiger wird, die

Restharnmenge abnimmt. Nur selten tritt unter der spezifischen Kur statt der Besserung eine Verschlimmerung ein. Blasenreizzustände des Tabikers lassen sich manchmal durch Calcium-Diuretin beruhigen.

Ähnliche Funktionsstörungen der Blase wie bei Tabes werden auch bei *progressiver Paralyse* beobachtet, sowie bei *multipler Sklerose*. Bei letzterer ist ein zögernder Beginn der Miktion sehr auffällig. *Myelitis, Syringomyelie, Hämatomyelie* und vor allem auch die mit einer spina bifida verbundenen Entwicklungsstörungen in der cauda equina des Rückenmarks können ebenfalls, sowohl durch Spasmen der Sphincteren zu Harnverhaltung als durch Blasenlähmung zur Inkontinenz führen.

Eine vorsichtige transurethrale Resektion kann eine erhebliche Besserung der Abflußverhältnisse und dadurch der Beschwerden bringen.

Bei vielen funktionellen Blasenstörungen sind aber gar *keine anatomisch nachweisbaren Läsionen des Nervensystems* zu finden, sondern nur Innervationsstörungen der Blase ohne organische Läsion der Nervenleitung.

Eine der häufigsten rein funktionellen Blasenstörungen ist die *nervöse Pollakiurie*. Bei ihr ist weder eine Erkrankung der Blase, noch eine Erkrankung der Nachbarorgane als Ursache des Leidens nachweisbar. Die Kranken fühlen stündlich oder noch häufiger Harndrang; dabei ist der Drang jeweils so heftig, daß die Kranken ihm sofort nachgeben müssen, wollen sie nicht Gefahr laufen, sich zu nässen. Ihr Harn ist normal. Die bei jeder Miktion entleerte Harnmenge ist gering, und die Tagesmenge des Urins nicht besonders groß. Die Ursache der Pollakiurie ist also nicht in einer Polyurie zu suchen, sondern in einer ungewöhnlichen *Reizbarkeit der Blase*. Bei diesen Kranken ist ein hochgradiger Wechsel in der Heftigkeit der Pollakiurie auffällig. Sind die Kranken durch eine Arbeit, durch eine sie fesselnde Unterhaltung oder durch das Lesen eines spannenden Buches von der Sorge um ihr Leiden abgelenkt, so kann der Harndrang 2 und 3 Stunden ausbleiben. Sowie aber dem Kranken irgend etwas Mißliches zustößt oder er nur an sein Leiden denkt, so stellt sich der Harndrang sofort wieder häufig, alle Viertel- bis Halbstunden, ein. Besonders quälend wird das Leiden auch, sobald der Kranke sich bewußt wird, aus Gründen des gesellschaftlichen Anstandes nicht jeweilen sofort, sowie der Harndrang sich meldet, diesem Folge leisten zu können. Wenn er in Gesellschaft geht, einer Theatervorstellung oder irgendwelcher Versammlung beiwohnt, wird er sofort von Harndrang geplagt, so sehr, daß er schließlich lieber auf die Teilnahme an irgendwelchen Gesellschaftsanlässen verzichtet, als diesen Qualen sich auszusetzen. *Charakteristisch für die nervöse Pollakiurie ist, daß der Harndrang während des Schlafes ganz ausbleibt*, sich nachts nur einstellt, wenn der Kranke aus irgendwelchem Grunde im Schlafe gestört ist.

Angaben des Kranken über starken Wechsel in der Häufigkeit seines Harndranges müssen immer den Verdacht erwecken, das Blasenleiden sei psychischer Natur. Wenn sich zudem bei der Untersuchung keine Erkrankung der Harnorgane, auch kein Hirn- oder Rückenmarksleiden finden läßt, darf die Pollakiurie unbedingt als rein nervös gedeutet werden. Gesichert wird die Diagnose, wenn sich trotz der Klagen des Patienten über Pollakiurie die Blasenkapazität bei der Blasenspülung als normal erweist.

Bei dieser Untersuchung muß aber der Kranke in Unkenntnis gelassen werden, daß seine Blase versuchsweise künstlich gefüllt wird. Denn wird sich der Kranke der Füllung bewußt, so wird er sofort ängstlich und klagt schon bei kleinen Injektionsmengen über Harndrang.

Bei sehr schweren Graden nervöser Pollakiurie kann der Blasentonus dauernd so stark gesteigert sein, daß die Blasenkapazität wirklich vermindert wird

Die nervös gereizte Blase zeigt dabei im cystoskopischen Bilde nicht selten eine deutliche Trabekelbildung, obschon ein mechanisches Abflußhindernis des Blasenharns fehlt. Die häufige nervöse Kontraktion der Blase führt offenbar zu einer Hypertrophie einzelner Blasenmuskelbündel, auch wenn der Detrusor gegen kein mechanisches Abflußhindernis des Harns am Blasenausgang anzukämpfen hat. Immerhin soll das Bestehen einer Balkenblase bei nervöser Pollakiurie eine Mahnung sein, den Kranken im Verlaufe der weiteren Beobachtung stets wieder auf Zeichen beginnender Tabes zu untersuchen.

Die erfolgreichste *Bekämpfung der rein nervösen Pollakiurie* bietet die *Psychotherapie*. Lokale Eingriffe an der Blase sind nutzlos oder gar schädlich. Auch wenn sie schonend ausgeführt werden, steigern sie häufig den Reizzustand der Blase. So bewirkt z. B. der Versuch, durch tägliche Injektion immer größerer Flüssigkeitsmengen die empfindliche Blase allmählich zu dehnen, eine vermehrte Reizbarkeit des Blasendetrusors. Durch psychische Beeinflussung des Kranken sind viel bessere und raschere Heilerfolge zu erzielen. Um aber psychisch beruhigend auf den Kranken einwirken zu können, ist es unbedingt erforderlich, den Klagen des Patienten volle Beachtung zu schenken, auf diese teilnehmend einzugehen. Vor Beginn der Psychotherapie ist eine sehr eingehende, genaue Untersuchung des Kranken notwendig, wobei die Cystoskopie nicht fehlen darf. Erst wenn dadurch Untersuchter wie Untersucher die feste Überzeugung gewonnen haben, daß der Pollakiurie kein organisches Leiden zugrunde liegt, erst dann werden die Ermahnungen an den Kranken, dem Harndrange nicht immer sofort nachzugeben und seine Blase zur Ruhe zu erziehen, wirksam. Zur Unterstützung der Psychotherapie ist es dienlich, das Nervensystem des Kranken durch eine Bromkur zu beruhigen und außerdem vom Kranken vorerst alles fernzuhalten, was den Harndrang steigert: Kältereize, nasse Füße, scharfe Nahrung, kohlensäurehaltige Getränke usw.

Nicht so sehr selten läßt sich als Ursache der nervösen Pollakiurie die Gewohnheit des Coitus interruptus finden, dessen Unterlassung bald die Pollakiurie zum Schwinden bringt.

Nervöser Harndurchbruch. Die Häufigkeit und Heftigkeit des nervösen Harndranges steigert sich bei einzelnen Patienten zeitweilig derart, daß die Kranken den Harn nicht mehr bis zum Aufsuchen des Abortes zurückzuhalten vermögen, ihn vordem gegen ihren Willen abgehen lassen müssen. Manchmal entwischen ihnen nur einzelne wenige Tropfen; andere Male aber geht der Harn plötzlich in großer Menge ab, und zwar in kräftigem Strahle. Ein derartiger nervöser Harndurchbruch aus der Blase stellt sich bei Kindern fast physiologisch bei plötzlichem Erschrecken ein. Bei Erwachsenen ist er immer als krankhaft aufzufassen.

Die häufigste Form nervösen Harndurchbruches ist die *enuresis infantium,* die meist nachts als sog. *enuresis nocturna,* freilich nicht gar so selten daneben auch tags als *enuresis diurna,* bei Kindern und Jugendlichen auftritt. Diese Kranken vermögen zeitweilig sehr wohl den Harn stundenlang bis zu starker Blasenfüllung ohne die geringste Inkontinenzerscheinung und ohne Beschwerden zu halten. Aber im Schlafe oder tags, wenn sie sich im Spielen, im Lesen usw. vergessen, lassen sie den Harn plötzlich unter sich gehen. Dabei scheinen ihre Harnorgane gesund. Es wurde allerdings, besonders bei erwachsenen Enuretikern, wiederholt eine kuppelartige Ausstülpung am Blasenscheitel festgestellt; aber diese ist wohl kaum als Anlaß zur Enuresis zu betrachten. Eine derartige Form des Blasenscheitels findet sich auch bei vielen Patienten, die nicht an Enuresis leiden.

Bei Enuresiskindern ist häufig eine Phimose oder ein kurzes Frenulum, eine Hypertrophie der Rachenmandeln vorhanden. Ob aber mit Recht diese Leiden als Grund der Enuresis bezichtet werden und ihre operative Beseitigung empfohlen wird, ist fraglich. Es ist keineswegs erwiesen, daß diese erwähnten Anomalien bei Bettnässern verhältnismäßig häufiger gefunden werden als bei Kindern ohne Enuresis. Daß ihre operative Beseitigung ab und zu eine Besserung oder Heilung der Enuresis bringt, läßt sich auch als reine Suggestivwirkung der operativen Behandlung erklären.

Bei Kindern mit Enuresis ist stets sorgfältig zu untersuchen, ob die Enuresis nicht etwa ein *Zeichen nächtlicher, epileptischer Anfälle sei.* Bei Kindern treten die ersten epileptischen Anfälle nicht selten nur nachts in Erscheinung und werden deshalb den Anfall begleitende Konvulsionen leicht übersehen. Nur das Bettnässen wird beobachtet und deshalb oft falsch gedeutet. Erscheinungen eines spinalen Leidens sind bei Enuresiskindern selten. Ab und zu läßt sich durch das Radiogramm eine *spina bifida occulta* erkennen, die allerdings nicht ohne Vorbehalt als Ursache der Enuresis betrachtet werden darf. Oft ist radiologisch eine spina bifida festzustellen ohne daß Enuresis besteht. Die Leiden können sicher auch nebeneinander bestehen ohne kausalen Zusammenhang. Hin und wieder erscheint eine *ungenügende Funktion* der *Schilddrüse* Grund der Enuresis zu sein; Bettnässer, die wegen Erscheinungen der Schilddrüseninsuffizienz mit Schilddrüsenpräparaten behandelt wurden, verloren oft auffällig rasch ihre Blasenstörungen. Als Ursache der Enuresis wurde auch eine zu starke Alkalescenz oder ein zu hoher Säuregrad des Urins angegeben.

Bei der überwiegenden Mehrzahl der Kranken mit enuresis nocturna findet sich aber keine somatische Erkrankung, die als Ursache der Blasenstörung anzusprechen wäre. Die enuresis nocturna ist bei diesen als Neurose aufzufassen. Wieweit zu deren Entstehung die Onanie beiträgt, ist noch umstritten. Sicher spielen hereditäre Einflüsse eine Hauptrolle. Denn das Leiden wird außerordentlich häufig in einer Familie mehrere Generationen hindurch vererbt angetroffen. Dabei sind aber meist nicht alle Kinder ein und derselben Generation Bettnässer, meist nur einzelne von ihnen. In der Regel sind es nervöse Kinder, nicht immer aufgeregte, lebhafte, sondern vielmals stille, verschlossene, sehr empfindsame, ängstliche Kinder. Die kleinen Patienten sind auch häufig, bevor sie in ärztliche Behandlung kommen, durch ungerechte Strafen, durch Spott über ihr Leiden verängstigt und verbittert worden. Allen gemeinsam ist ein ungewöhnlich tiefer Schlaf. Sie sind nachts jeweilen sehr schwer aufzuwecken, wenn man sie veranlassen will, ihre Blase zu entleeren. Die einen der Kinder nässen ihr Bett fast jede Nacht, sogar mehrere Male in derselben Nacht, andere nur 1—2mal wöchentlich oder gar noch viel seltener. Oft schwindet das Leiden während der warmen Jahreszeit vollständig, stellt sich erst mit Eintritt der kühlen Witterung wieder ein. Daß Kälteeinwirkungen (kaltes Bad, kalte Füße usw.) das Leiden steigern, ist immer unverkennbar; es entspricht dies auch der bekannten Tatsache, daß selbst der normale Mensch bei Kälte häufiger urinieren muß als bei warmer Temperatur. Bei den meisten der Bettnässer ist von ihren Eltern zu vernehmen, daß sie nicht von Geburt ab dem Leiden unterworfen waren, sondern daß sie nach der Säuglingsperiode einige Zeit bettrein waren, erst später wieder zum Bettnässer wurden. Stellt sich aber das Bettnässen nach den ersten Kinderjahren, erst im 11. oder 12. Lebensjahr oder gar noch später ein, dann ist immer zu befürchten, ein organisches Leiden liege dem Symptome zugrunde: eine Steinbildung, Tuberkulose oder dgl.

Das rein nervöse Bettnässen verliert sich in der Regel spontan gegen das Ende des 2. Lebensjahrzehntes; doch nicht immer. Es werden auch Bettnässer beobachtet, die über das 20. Lebensjahr hinaus ihr Leiden tragen. Viele dieser erwachsenen Bettnässer sind psychisch minderwertig mit deutlichen Degenerationserscheinungen, wie Infantilismus, Schädelasymmetrien, Hypogenitalismus usw. Bei diesen macht sich das Leiden von frühester Jugend ab geltend. Im Weltkriege wurden aber sehr viele junge Soldaten beobachtet, bei denen das Nässen erst während des Krieges auftrat, während sie früher, auch als Kinder, den Harn gut zurückhielten. Bei der Mehrzahl dieser Männer mit spät erworbener Enuresis bestanden keine Degenerationszeichen. Es war nicht immer zu erkennen, was bei ihnen den Anlaß zu den Blasenstörungen gegeben hatte. Meistens erschienen als Ursache des Leidens häufige Schädigungen des Körpers durch Kälte, andere Male lediglich die gewaltige Polyurie, die infolge der salz- und kohlehydratreichen Kriegsnahrung auftrat.

Bei der **Behandlung** der Enuresis der Kinder ist es notwendig, sich immer bewußt zu bleiben, daß man meist neuropathische Kranke vor sich hat. Eine derbe Behandlungsweise wird das Leiden verschlimmern statt bessern; das viele Strafen und Züchtigen der Kinder durch die Eltern ist meist schädlich. Die Kinder werden verschüchtert, ängstlich, und aus lauter Angst vor Strafe usw. nässen sie erst recht häufig ihr Bett oder gar tags ihre Kleider. Die Behandlung des Bettnässers ist mehr eine *Frage der Erziehung*, als eine rein ärztliche Aufgabe. Unter Mithilfe einer verständigen Mutter werden die kleinen Patienten rascher genesen als bei Verständnislosigkeit der Eltern.

Die kleinen Kranken müssen immer und immer wieder mit unermüdlicher Geduld und ohne Zorn ermahnt werden, gegen ihr Leiden anzukämpfen, sich jeden Abend beim Einschlafen fest vorzunehmen, in der Nacht zu bestimmter Zeit aufwachen zu wollen und die Blase zu entleeren. Es müssen dem Kinde alle Erleichterungen geschaffen werden, diesem Vorsatze nachleben zu können (Brennen eines Nachtlichtes, Hinstellen eines Schemels neben das Bett zum bequemen Aus- und Einsteigen). Bringen es die kleinen Kranken einmal soweit, selbst aufzuwachen und zu urinieren, dann wird der unwillkürliche Harnabgang sich bald verlieren. Das viele Wecken der Kinder, um sie zum Harnen zu nötigen, wirkt eher schädlich. Die kleinen Kranken verlassen sich darauf, von dritter Seite zum Urinieren aufgefordert zu werden und geben sich gar keine Mühe, selbst aufzuwachen, um die Blase zu entleeren.

Damit der Schlaf nicht allzu bleischwer sei, sind die Bettnässer vor körperlicher oder geistiger Übermüdung zu bewahren. Die Kinder sollen im Bette, das eher hart als weich gewählt wird, nur leicht zugedeckt werden, immerhin vor Kälte genügend geschützt. Die Kälte steigert den Harndrang und hält die Kinder davon ab, zum Urinieren das Bett zu verlassen.

Um eine starke Füllung der Blase in der Nacht zu vermeiden und die Gefahr des unwillkürlichen Harnabganges zu mindern, ist den Bettnässern zu verbieten, nach abends 5 Uhr irgend etwas zu trinken. Die Kinder sollen zwischen 4—5 Uhr mit ihrer Vespermahlzeit noch etwas Milch, abends dagegen nur Trockenkost erhalten. Auch diese soll nur in sehr mäßiger Menge erlaubt sein, da bei stark gefülltem Magen der Schlaf meist schwerer ist als nach schmaler Kost.

Medikamente zur Bekämpfung der Enuresis sind wenig wirksam. Die vielfach verordneten tinctura strychni, extractum fluid. Rhois aromatic. sind meist erfolglos. Bei schwächlichen, anämischen Kindern können immerhin Eisen- und Phosphorpräparate durch Kräftigung des Allgemeinzustandes in der Bekämpfung der Enuresis nützlich werden.

Die *lokalen* chirurgischen *Maßnahmen*, die bei Enuresis empfohlen werden, wirken wohl lediglich suggestiv (Schrecksuggestion). Die epiduralen Injektionen von 100—120 cm³ physiologischer Kochsalzlösung sind meist erfolglos und bedeuten eine unnötige Plagerei der Kinder. Suggestiver und weniger quälend sind besonders bei älteren Knaben Sondierungen der Harnröhre mit Béniqués, eventuell in Verbindung mit Faradisation der Blase oder der Harnröhre. Diese Sondierungen sollen aber jeweilen nur vorgenommen werden, wenn der Kranke nachts vorher sein Bett genäßt hat. Sie sollen nicht als Strafprozedur hingestellt werden, wirken aber doch als solche suggestiv auf die kleinen Kranken, ohne aber, wie Züchtigungen usw. sie zu verängstigen. Die Behandlung muß schonend und unter ruhigen Ermahnungen des Arztes vorgenommen werden.

Eine **Harninkontinenz,** die teils auf Nervosität, teils auf einer Schwäche des Blasenschließmuskels beruht, ist den Frauen eigentümlich.

Es ist bei Frauen manchmal schwer zu entscheiden, wieweit lediglich Innervationsstörungen der Blasenmuskulatur, z. B. ein ungenügender Sphinctertonus bei gesteigertem Tonus des Detrusors, wieweit anatomische Läsionen des Sphincters infolge Geburtstraumen, Senkungen der Gebärmutter usw. Ursache ihrer Harninkontinenz sind. Eine anatomische Läsion des Sphincters mit wirklicher Inkontinenz darf jedenfalls nur angenommen werden, wenn bei der Untersuchung eine deutliche Schlaffheit des Sphincterringes oder eine deutliche Senkung des Blasenbodens festzustellen ist, der Urin auch *ohne Harndrang* bei plötzlicher angespannter Bauchpresse, bei Husten, Ernießen usw. abgeht. Andernfalls ist der unwillkürliche Harnabfluß als nervöser Natur einzuschätzen.

Der Grad der Inkontinenz ist bei den einzelnen Kranken verschieden stark ausgeprägt. Während bei den einen Frauen nur bei starkem Husten oder Lachen Urin in kleinen Spritzern unwillkürlich abgeht, träufelt bei anderen der Urin im Gehen oder Stehen ständig ab. Ein Trockenhalten der Leibwäsche ist nur möglich beim Liegen oder bei ruhigem Sitzen. Ungezählten Frauen wird durch dieses lästige Leiden die Lebensfreude geraubt.

Fast immer handelt es sich um Frauen, die geboren haben, selten um kinderlose. Deshalb ist die Ursache der Harninkontinenz in Schädigungen des Blasenschlusses durch Geburtsvorgänge zu suchen, Schädigungen, die aber offenkundig nicht nur zu einer Schwäche des Blasensphincters, sondern zu einer Schwächung der ganzen Beckenbodenmuskulatur geführt haben. Daß aber neben der organischen Sphincterschwäche auch die Nervosität der Kranken von Einfluß auf die Blaseninkontinenz ist, äußert sich darin, daß das Leiden bei psychischen Aufregungen der Kranken sich jeweilen wesentlich verschlimmert.

Zur *Behandlung* leichter Grade derartiger Inkontinenz ist die aktive *Übung der Blasensphincteren* zu empfehlen. Die Kranken müssen angehalten werden, häufig die dem Willenseinfluß unterstehenden Analsphincteren fest zu kontrahieren; dabei werden sich immer auch die Blasensphincteren schließen, weil sie durch dieselben Nerven innerviert sind und mit den Analsphincteren stets zusammenarbeiten. Werden solche aktive Übungen täglich regelmäßig mehrere Male wiederholt, so wird sich allmählich der Sphincterentonus am Blasenausgang mehren, wird oft die Inkontinenz schwinden.

Bei schwereren Graden des Leidens reicht diese einfache Therapie nicht aus. Es sind *operative Eingriffe* nötig, deren Art den jeweils vorhandenen anatomischen Veränderungen im Bereiche der Blasensphincteren anzupassen ist.

Manchmal ist es das beste und einfachste, den Vaginalprolaps zu beseitigen, dabei gleichzeitig den Blasenboden hoch hinauf zurückzupräparieren und durch einige Quernähte im Bereiche des Blasenhalses den Blasensphincter zu verengern.

Erweist sich die Harnröhre als sehr geweitet und schlaff, so ist außerdem deren Unterwand in ihrer ganzen Länge durch eine Einstülpungsnaht zu raffen.

Die von GERSUNY angeratene Drehung des ganzen Urethralrohres um 180⁰
gibt im allgemeinen wenig günstige Heilresultate und ist, wenn technisch nicht
ganz einwandfrei ausgeführt, mit der Gefahr teilweiser Nekrose der Urethralwand verbunden.

Durch *Injektionen von Paraffin* einen submukösen, festen Wall rings um
die Blasenausmündung zu bilden und dadurch das unwillkürliche Abfließen
von Harn aus der Blase zu hindern, gelingt nur selten in befriedigendem Maße.
Die Methode ist deshalb ziemlich allgemein verlassen.

Ähnliches wie früher durch diese Paraffininjektionen wird heute durch
Elektrokoagulation der Schleimhaut am Blasenausgang zu erreichen versucht.
Unter Leitung des Urethrocystoskops wird die Schleimhaut am Sphincter-
rand radiär an 3—4 Stellen in schmalen Zonen elektrokoaguliert. Durch die
Narbenbildung an den Koagulationsstellen und die zwischen ihnen sich bil-
denden Schleimhautwülste wird der Harnabfluß aus der Blase behindert. Der
Heilerfolg ist unsicher.

Ist die Schwäche des Blasenschließmuskels sehr hochgradig oder ist der
Sphincter durch Geburtstraumen gar zerrissen, so vermag keines der erwähn-
ten Heilverfahren die Inkontinenz zu beseitigen. Es sind größere, *plastische
Operationen* zur Wiederherstellung des Blasenschlusses nötig. Sehr bewährt hat
sich die Operation von STOECKEL, aus den musc. pyramidales samt einem
Rectusstreifen einen neuen Schließmuskel um den Blasenhals zu bilden.

Eine andere funktionelle Blasenstörung, die **Harnverhaltung**, trotz des
Fehlens eines mechanischen Abflußhindernisses, ist nicht selten. In der Symptomatologie (S. 82) sind alle Formen derartiger Harnverhaltung aufgezählt,
die differentialdiagnostisch gegenüber mechanischer Harnverhaltung durch
Prostatahypertrophie, Urethralstrikturen, Harnröhrensteine usw. in Betracht
kommen.

Bei der *rein funktionellen, nervösen Harnverhaltung* fehlt jede anatomisch
nachweisbare Erkrankung der Harnorgane oder des Nervensystems.

Oft handelt es sich, wie die Sondierung der Harnröhre deutlich erkennen
läßt, um einen *Krampf der Blasensphincteren*, andere Male um eine *nervöse
Hemmung der Detrusorkontraktionen*. Die infolge dieser Störungen auftretende
Harnverhaltung dauert selten lange. Meist währt sie nur Stunden oder doch
nur wenige Tage. Seelische Erregungen können bei Nervösen zu solchen Harnverhaltungen führen. Es vermögen diese Kranken wohl einige wenige Tropfen
Urin spontan zu entleeren, aber doch werden sie immer wieder alle paar Minuten
durch die volle Blase zur Miktion gedrängt.

Bei vielen Kranken bedarf es keiner starken Aufregung, um eine nervöse
Harnverhaltung auszulösen. Es genügt für sie zu wissen, daß Drittpersonen in
ihrer Nähe sind, es genügt der Gedanke beobachtet zu werden, um trotz heftigen
Harndrangs außerstande zu sein, die Blase auch nur teilweise zu entleeren.

Einer meiner Patienten konnte z. B. in seiner Wohnung nur urinieren, wenn er ganz
allein zu Hause war; das Bewußtsein, daß einer der Dienstboten momentan in der Wohnung
sich aufhielt, wenn auch durch mehrere Zimmer vom Kranken getrennt, genügte, die Harnentleerung zu verunmöglichen. Auf Reisen war dem Kranken, wenn er nicht in einsamer
Gegend wanderte, das spontane Harnen unmöglich; er mußte außerhalb seiner gewohnten
Umgebung seine Blase fast stets durch den Katheter entleeren.

Vielen Menschen ist es auch unmöglich, in ungewohnter Körperlage, so z. B.
im Liegen zu urinieren. Deshalb müssen so oft Operierte, die sich nicht aus
der Rückenlage erheben dürfen, wegen Harnverhaltung katheterisiert werden.
Wie sehr psychische Einflüsse diese Harnverhaltung bedingen, zeigt sich darin,
daß diese Operierten oft plötzlich spontan wieder urinieren können, sobald die

Vorbereitungen zum Katheterismus getroffen werden. Die Furcht vor dem Katheter überwindet die vordem bestehenden psychischen Hemmungen der Miktion.

Statt der bloß anfallsweise auftretenden, akuten Harnverhaltung durch Sphincterenspasmus oder durch psychische Hemmungen der Detrusorkontraktionen können sich lange dauernde Harnverhaltungen einstellen infolge *Sensibilitätsverminderung* des Blasendetrusors. Vor allem bei Hysterischen wird dies oft beobachtet, nicht selten aber auch bei Neurasthenikern ohne hysterische Stigmata. Die Kranken empfinden keinen Harndrang, selbst wenn die Blase stark gefüllt oder gar überdehnt ist. Versuchen die Kranken trotz fehlenden Harndrangs zu urinieren, so vermögen sie zwar unter Mithilfe der Bauchpresse einen Teil des Blaseninhaltes zu entleeren; eine erhebliche Menge Restharn bleibt aber in der Blase zurück. Einzelne Kranke vermögen sogar trotz besten Willens spontan keinen Tropfen zu urinieren und müssen längere Zeit katheterisiert werden.

Gar nicht so sehr selten wird bei Männern und Frauen, bei jugendlichen sowohl wie bei älteren, eine chronische Harnverhaltung beobachtet, die durch eine ganz isolierte *Parese des Detrusors* bedingt scheint. Die Sensibilität des Blasendetrusors ist vermindert, doch immerhin so weit erhalten, daß die Kranken bei starker Füllung ihrer Blase Harndrang verspüren. Aber trotz des Dranges vermögen sie keinen Urin oder doch nur wenig zu entleeren. Dauernd bleiben größere Mengen Restharn in der Blase zurück. Die Messung des Druckes in der bis zum Empfinden von Harndrang prall gefüllten Blase ergibt niedrige Werte, oft nur 3—5 cm Druckhöhe. Zudem fällt der Blasendruck sogleich auf Null, sowie nur 50—100 cm³ Flüssigkeit der Blase entzogen werden. Eine Ursache dieser Parese des Detrusors ist meist nicht zu finden. Es fehlen bei den Kranken alle Zeichen eines organischen Nervenleidens, eines spinalen wie eines cerebralen; es fehlen auch Erscheinungen von Hysterie oder irgendwelcher Form von Neuropathie. Nur sehr selten scheint eine *Neuritis* die Detrusorparese zu bedingen, z. B. bei Diabetes, Alkoholismus, Bleivergiftung, Diphtherie, Typhus, Syphilis, Morphinismus.

Wie jede Form chronischer Harnverhaltung gefährdet natürlich auch diese durch Detrusorlähmung bedingte die Nieren durch Rückstauung des Harns in den Ureteren. Sie muß deshalb planmäßig, wie die Harnverhaltung bei Prostatahypertrophie oder Harnröhrenstriktur usw., bekämpft werden. Dies unterbleibt leider häufig wegen Verkennung des Leidens. Ganz besonders bei Frauen wird die bei Detrusorlähmung auftretende, teilweise Harnverhaltung leicht übersehen. Denn bei Frauen wird die Blase seltener als beim Manne mit dem Katheter auf Restharn untersucht, weil bei ihnen eine chronische Harnverhaltung, die in der Pathologie des Mannes eine so große Rolle spielt, sich nur ganz ausnahmsweise einstellt. Geben nicht heftige Blasenbeschwerden oder die Symptome eines spinalen Leidens den Anstoß zu einer genauen Prüfung der Blasenfunktion, so bleibt die Detrusorparese und die durch sie erzeugte chronische Harnverhaltung bei den Frauen häufig unerkannt.

Bei männlichen Kranken, besonders bei solchen in vorgeschrittenem Alter, wird die durch Detrusorparese aufgetretene chronische Harnverhaltung oft allzu eilig als Folge einer Prostatahypertrophie gedeutet und, ohne die Möglichkeit einer Detrusorparese zu erwägen, sofort durch die Prostatektomie bekämpft. Eine erhebliche Zahl der funktionellen Mißerfolge dieses sonst so segensreichen Eingriffes hat ihren Grund in der Verkennung der Detrusorparese.

So bekam ich einen Krankenwärter wegen chronischer Harnverhaltung in Behandlung, bei dem die erstmals scheinbar mißlungene, suprapubische Prostatektomie noch zweimal wiederholt worden war, weil die mangelhafte Entleerung der Blase auf ein ungenügend entferntes Prostatahindernis zurückgeführt wurde. Es war übersehen worden, daß, wie am Manometer deutlich zu erkennen war, der Blasendetrusor gelähmt und dies der Grund der Harnverhaltung war.

Bei der *Behandlung* der Detrusorparese ist natürlich in erster Linie dafür zu sorgen, daß die Blase regelmäßig durch Katheterismus entleert wird, um Stauungsatrophie der Nieren zu vermeiden. Daneben ist zu versuchen, durch Strychnin-, Prostigmin- oder Pituitrininjektionen, durch Faradisation und Galvanisation der Blasenmuskulatur die spontane Miktion zu bessern. Manchmal vermögen auch intravesicale Injektionen von 10 cm³ einer 5%igen Protargol-Glycerinlösung durch ihre starke Reizwirkung auf die Blasenwand Kontraktionen des erlahmenden Detrusors auszulösen und die Restharnmenge zu verkleinern.

Führen alle diese Maßnahmen nicht zum Ziele, so kann manchmal eine starke Raffung und Einstülpung der schlaffen Blasenwand, sowie das Aufnähen eines in seiner Innervation erhaltenen Muskellappens aus dem rectus abdominis auf die Vorderwand der Blase eine Besserung der spontanen Harnentleerung herbeiführen. In letzter Zeit werden auch Erfolge gemeldet durch Resektion der Nervenbahnen des plexus hypogastricus inf. (nerfs présacrés). Auf dem Promontorium wird zwischen der Gabelung der Iliacalgefäße ein breites Stück der subserösen Bindegewebeplatte, in welcher die hypogastrischen Nervenfasern laufen, reseziert. Die physiologische Wirkung dieser Nerven auf die Blase ist noch unklar. Deshalb ist auch der Erfolg der Nervenresektion noch nicht sicher zu beurteilen.

Störungen der Muskelfunktion der Blase können auch Anlaß geben zu einem zeitweiligen Rückfluß von Blaseninhalt in die Ureteren *(vesico-ureteraler Reflux)*. Dieser Rückfluß ist auf Cystogrammen oftmals sichtbar. Es findet sich der eine oder andere Harnleiter auf eine Strecke weit, ja sogar bis zum Nierenbecken, mit dem in die Blase eingespritzten Kontrastmittel gefüllt. Dieser Rückfluß vermittelt natürlich bei infizierter Blase leicht eine Verschleppung von Keimen in die oberen Harnwege. Therapeutisch ist dieser Reflux wenig zu beeinflussen. Nur bei leichten Graden schwindet er mit der Heilung der neben ihm bestehenden Harnblasenentzündung.

M. Die Neubildungen der Blase.

Die Ursache der Bildung von Tumoren in der Harnblase ist noch nicht klargelegt. Immerhin scheint festzustehen, daß *chronische Entzündungen* und *mechanische* oder *chemische* Reizungen der Blasenschleimhaut den Anstoß zu Neubildungen geben können. Die Blasentumoren entwickeln sich so oft anschließend an eine chronische Cystitis oder anschließend an die Bildung von Blasensteinen, an das Einbetten von Bilharziaeiern in die Blasenschleimhaut usw., daß darin mehr als eine bloße Zufälligkeit zu sehen ist. Örtliche, entzündliche oder mechanische Reizungen der Schleimhaut sind wohl auch der Grund, warum Blasentumoren verhältnismäßig oft in Blasendivertikeln und auf der Schleimhaut der angeboren gespaltenen Blase entstehen.

Daß auch chemische Reizungen der Blasenschleimhaut zu Neubildungen Anlaß geben können, lehrt das auffällig häufige Auftreten von Blasentumoren (Carcinomen, Papillomen, seltener Sarkomen) bei *Anilinfarben*arbeitern und bei Tuchfärbern. Bei den Anilinfarbenarbeitern der Basler Bevölkerung kamen Todesfälle an Blasentumor z. B. 33mal häufiger vor, als bei der entsprechenden Durchschnittszahl anderer männlicher Einwohner. Als geschwulsterregende Substanzen wirken bei der erwähnten Arbeiterklasse wahrscheinlich Anilin, Toluidin und β-Naphthylamin. Diese Substanzen können durch die Haut oder die Atmungsorgane in den Körper eindringen und als hydroxylierte, aromatische Amidoverbindungen in relativ konzentrierter Form im Harn ausgeschieden, die Harnorgane zur Geschwulstbildung reizen. Nur eine lang dauernde Einwirkung dieser chemischen Substanzen führt zu Geschwulstbildung, und zwar oft erst, nachdem die chemische Schädigung bereits jahrelang wieder ausgeblieben und die Arbeiter zu einem anderen Berufe übergegangen sind.

Bei sehr vielen Blasentumoren ist die Ursache ihrer Bildung nicht zu erkennen. Blasentumoren sind kein sehr häufiges Leiden; ihre Zahl beträgt nur ungefähr $^1/_2$% aller Geschwülste. Sie finden sich viel öfter bei Männern als bei Frauen. Sie haben ihren Sitz häufiger in der unteren als in der oberen Blasenhälfte.

Pathologische Anatomie. Die Blasengeschwülste sind in ihrer überwiegenden Mehrheit epithelialen Ursprungs. Meist sind es *Papillome* oder *Carcinome*, viel seltener Adenome, Dermoide, Lipome, Myome, Myxome (Abb. 178), Angiome oder Sarkome.

Die **Blasenpapillome,** auch als papilläre Fibroepitheliome bezeichnet sind meist fein verzweigte Zottengeschwülste von rundlicher Form, die dünn gestielt, seltener breitbasig, der Bla-

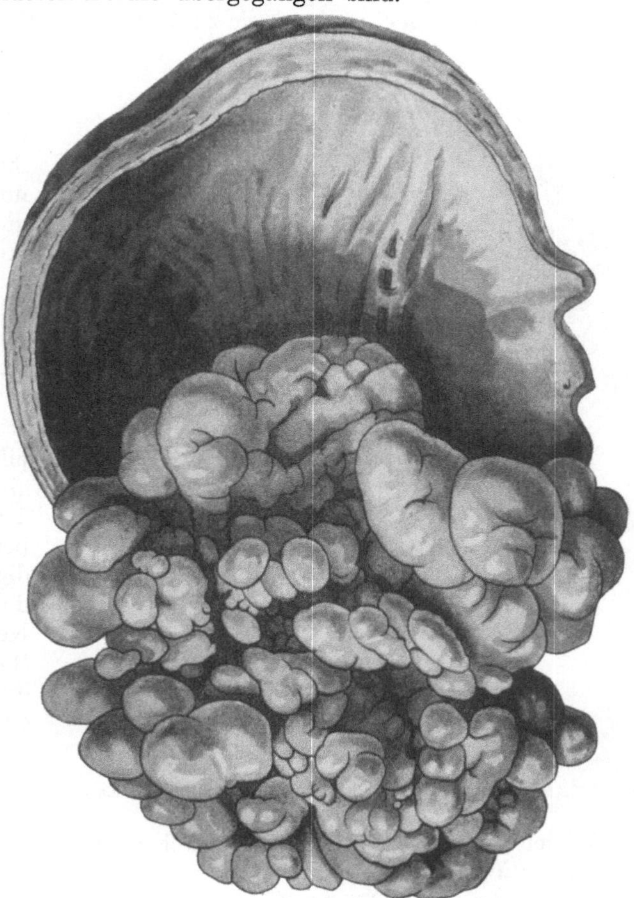

Abb. 178. Myxoma papillare des Harnblasenhalses bei 7jährigem Knaben. (Pathol. Institut Basel.)

senwand aufsitzen (Abb. 179). Sie lassen sich mit der Schleimhaut auf der Muskelschicht der Blasenwand leicht verschieben. Ihr Sitz ist häufiger in der unteren als in der oberen Blasenhälfte. Selten treten sie von Beginn an multipel auf; meist entwickelt sich vorerst ein einzelner, längere Zeit solitär bleibender Tumor. Erst allmählich bilden sich in der Blase mehr oder weniger zahlreiche Geschwülste gleicher Art, aber verschiedener Größe, die oft unverkennbar als Ableger der ersten Geschwulst zu deuten sind. Die Zotten des Papilloms bestehen aus einem bindegewebigen, gefäßreichen Stützgerüst, dem regelmäßig geordnete Epithelzellen dicht gedrängt aufsitzen. Diese Epithelzellen sind an der Basis der Zotte zylindrisch, an der Peripherie flacher, bald oval, bald polygonal.

Pathologisch-anatomisch nehmen die Papillome der Blase eine eigene Stellung ein. Wohl sind sie nach ihrem anatomischen Bau, besonders wegen der regelmäßigen Anordnung ihres Epithels unbedingt den gutartigen epithelialen Neubildungen zuzuzählen. Aber sie zeigen doch in ihrem Wachstum und in ihrer Ausbreitung so oft Züge bösartigen Charakters, daß sie dem Carcinom nahe verwandt erscheinen. Jedenfalls scheint vielen Papillomen von ihrer Entstehung ab eine erst verborgene Carcinomnatur innezuwohnen. Sie haben nicht nur wie andere papillomatöse Neubildungen, z. B. die Hautwarzen und die spitzen Kondylome, eine große Neigung zu reicher Aussaat von Impfmetastasen auf ihrem Ursprungsboden, wodurch sie zu diffuser Papillomatose der Blase führen; sie entarten auch nach kürzerem oder längerem Bestande häufig ausgesprochen carcinomatös. Nach ihrer operativen Entfernung können scheinbar gutartige Papillome carcinomatöse, lokale Rezidive in der Blase oder gar carcinomatöse Impfmetastasen in der Operationsnarbe der Bauchdecken nach sich ziehen.

Die Entartung des Papilloms zum Carcinom beginnt meist am Stiel des Tumors, seltener an seinen peripheren Teilen. Sie kündigt sich anatomisch an durch auffallend große Kernbildung einzelner Epithelzellen, sowie klinisch durch rasches Wachstum der bis dahin langsam zunehmenden Geschwulst und durch Plumperwerden ihrer Form.

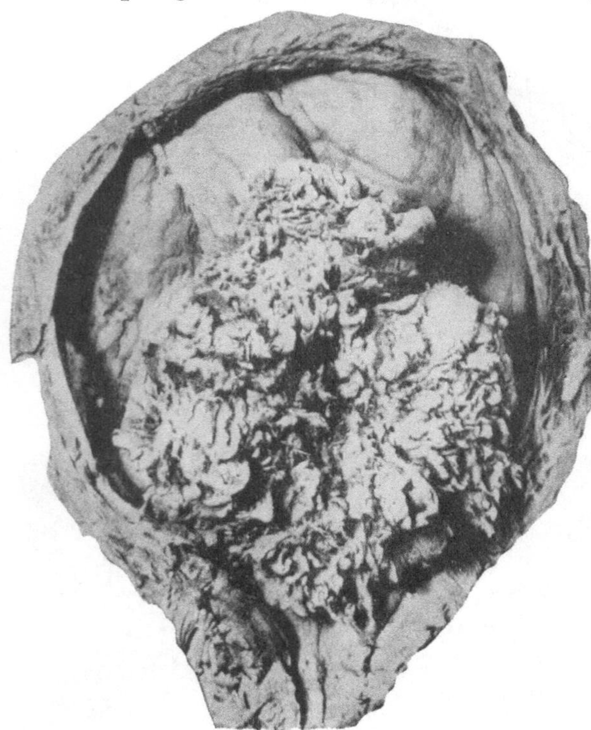

Abb. 179. Breitbasiges Papillom der Blase. (Pathol. Institut Basel.)

Bei dem *Carcinom* der Blase sind zwei Arten zu unterscheiden: die *papilläre* und die *infiltrierende*.

Das *papilläre* Carcinom sitzt breitbasig, nur selten dünn gestielt der Blasenwand auf und ragt in das Blaseninnere vor (Abb. 180). Es ist bald zottig, bald knollig oder blumenkohlartig. Es treibt seine Epithelwucherungen nicht nur, wie das Papillom, in das Blasenlumen, es wächst auch in die Tiefe des Mutterbodens, in die Blasenwand hinein. Seine Aussprossungen bestehen teils aus soliden Zellhaufen, teils aus dicht zusammengedrängten, epithelbedeckten Papillen mit bindegewebigem Grundstock, seltener aus hohlen Epithelschläuchen in der Form des Adenocarcinoms.

Das *infiltrierende* Carcinom bildet, im Gegensatz zum papillären, keinen in das Blaseninnere vorragenden Tumor; es durchdringt die Blasenwand wie ein entzündliches Infiltrat. Es ist meist ein Plattenepithelkrebs, der oft Verhornung zeigt.

Während die papillären Carcinome ziemlich selten *Metastasen* bilden, sind solche beim infiltrierenden Krebs recht häufig, und zwar vorzugsweise in den

Lymphdrüsen, in der Leber, den Lungen und den Knochen. Die papillären Carcinome neigen ihrerseits mehr zum Zerfall als die infiltrierenden.

Sehr selten entwickeln sich in der Harnblase *Cancroide, Kolloid-* und *Gallertkrebse* und *tuberöse medulläre Carcinome.* Alle Formen von Blasenkrebs entstehen fast ausnahmslos als primäre Blasentumoren, sehr selten kommen

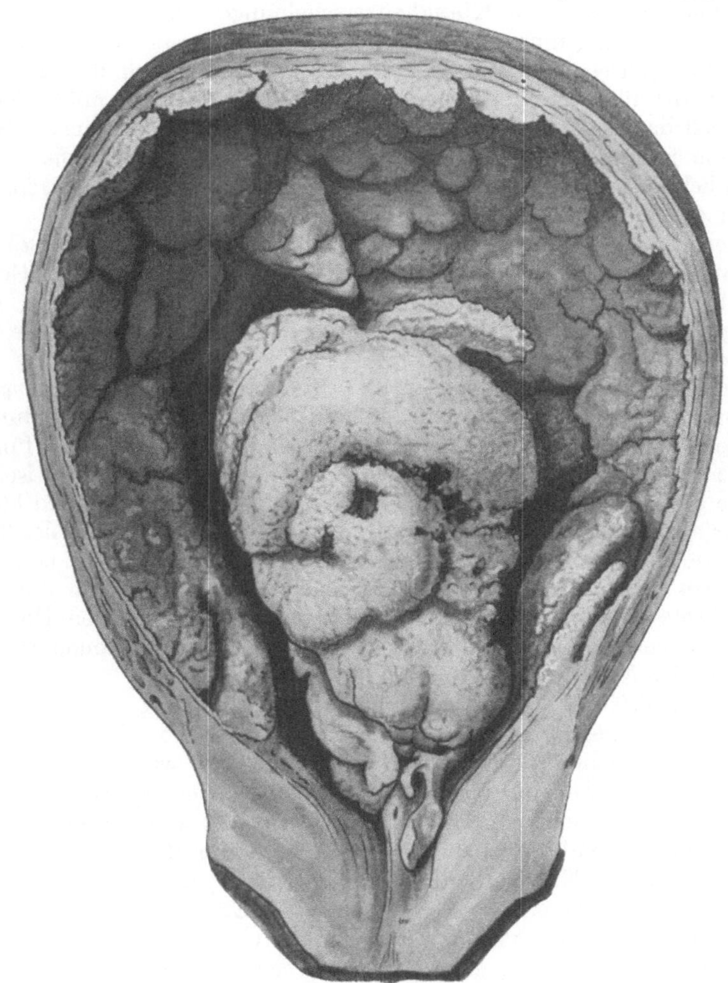

Abb. 180. Blasencarcinom. (Pathol. Institut Basel.)

metastatisch entstandene (z. B. von einem Mammakrebs, einem Magendarmkrebs ausgehende) Blasencarcinome zur Beobachtung.

Die ziemlich seltenen, am ehesten bei Kindern auftretenden *Sarkome* der Blase bilden nur ausnahmsweise zottige Geschwülste. Meist sind es rundliche, breitbasig der Blasenwand aufsitzende Tumoren mit glatter oder höckeriger Oberfläche. Sie durchwachsen häufig die Blasenwand und greifen auf die umliegenden Organe über. Oft bilden sie Metastasen, vor allem in Lungen und Leber. Es kommen in der Blase alle Formen des Sarkoms vor, Rund- und Spindelzellen-, Riesenzellen- und gemischtzellige Sarkome.

Ganz selten finden sich in der Blase *Myome.* Diese sind in der Regel von fast unveränderter Blasenschleimhaut überzogen.

25*

Die ebenfalls sehr vereinzelt beobachteten *Blasenadenome* scheinen entweder durch abnorm gesteigertes Wachstum des Blasenepithels oder aus versprengten Prostatagewebekeimen zu entstehen.

Symptome. Das auffälligste klinische Symptom eines Blasentumors ist die *Hämaturie* bei eiterfreiem Harn. Die meist ziemlich erhebliche Blutung setzt plötzlich, ohne vorausgehende Krankheitserscheinungen ein und schwindet auch plötzlich wieder vollkommen. Sie wiederholt sich vorerst nur selten, nach monate-, selbst jahrelangen Pausen. Allmählich steigert sich ihre Häufigkeit. Die Blutung tritt alle paar Wochen auf und schließlich bleibt sie mit wechselnder Heftigkeit fast dauernd bestehen. Während im Beginne des Leidens die Blutung jeweilen ohne äußeren Anlaß zu entstehen scheint, wird sie später häufig durch eine körperliche Anstrengung, eine Störung der Verdauung oder irgendwelche Kongestion der Unterleibsorgane ausgelöst.

In den ersten Stadien des Leidens empfindet der Kranke *geringe Beschwerden*. Nur während der Hämaturie quält ihn ein durch die Ausstoßung großer Gerinnsel bedingter Harndrang. Wenn Blutung und Harndrang bald schwinden, werden diese Symptome in ihrer Bedeutung oft unterschätzt und eine genaue Untersuchung der Blase wird unterlassen.

Im weiteren Verlaufe macht sich das Blasenleiden durch *Störungen der Harnentleerung* geltend. Der Harnstrahl wird durch der Blasenmündung sich vorlagernde Tumorteile oft plötzlich unterbrochen. Andere Male führt die andauernde mechanische Behinderung des Harnabflusses zu teilweiser, ausnahmsweise gar zu vollständiger *Harnverhaltung*. Der Harndrang wird häufiger, um so mehr als die Blasenkapazität durch zunehmendes Wachstum des Tumors ständig abnimmt. Der Harndrang wird schließlich anhaltend; er bewirkt oft *unwillkürlichen Harnabgang*. Der infiltrierende Blasentumor kann durch Verlegung der Uretermündung auch eine Harnstauung in den oberen Harnwegen erzeugen. Harnleiterkoliken und ein- oder doppelseitige Hydronephrosen mit Schrumpfung des Nierenparenchyms sind die Folge.

Das Leiden erfährt eine wesentliche Verschlimmerung, wenn sich eine *Infektion* der Harnwege zugesellt. Nicht nur werden die Blasenbeschwerden durch die hinzutretende Cystitis erheblich gesteigert, es wird meist auch bald die Nierenfunktion durch die fast nie ausbleibende Pyelonephritis geschädigt.

Der Harn ist in der ersten Zeit der Blasengeschwulst während den blutfreien Intervallen völlig normal. Mit dem stärkeren Wachstum des Tumors stellt sich aber, selbst bevor eine Nierenschädigung auftritt, eine erst leichte, später rasch zunehmende *Albuminurie* ein, bedingt durch *seröse Exsudation aus dem Tumor*. Der Eiweißgehalt des Urins kann trotz gesunder Nieren bis auf $10^0/_{00}$ und mehr steigen, wenn die Neubildung groß oder doch sehr ausgebreitet ist. Daß der Blasentumor der Ausgangspunkt der Eiweißbeimischung zum Urin ist, beweist der Schwund des Eiweißgehaltes nach operativer Entfernung der Neubildung.

Während im Beginne des Leidens in den blutfreien Intervallen im Harn keine krankhaften Formelemente zu finden sind, wird bei größeren, papillomatösen Tumoren im Urinsediment eine starke Beimischung von Epithelzellen verschiedenster Form und Größe auffällig. Diese, vom Tumor abgestoßenen Epithelzellen liegen trotz ihrer großen Zahl oft nur in kleinen Verbänden zusammen und sind deshalb nicht sicher als Tumorzellen anzusprechen. Recht häufig aber finden sich im *Harnsediment*, besonders nach Blasenspülungen, kleinste, kaum stecknadelkopfgroße Flocken, die bei mikroskopischer Betrachtung deutlich papillomatösen Bau zeigen und als *Tumorzöttchen* zu erkennen sind. Sie unterscheiden sich schon makroskopisch von feinen Blutgerinnseln oder von Eiter- und Schleimhautfetzen durch ihr rasches Niedersinken im aufgewirbelten Harnsediment, sowie durch ihre zartrosa Färbung und rundliche Form. Größere, schon dem unbewaffneten Auge als Tumorteile erkennbare Gewebestücke gehen nur bei großen Tumoren im Urin ab, am häufigsten beim Zerfall papillomatöser Blasencarcinome.

Verbindet sich der Blasentumor mit einer Infektion der Blase, so nimmt der Harn alle Eigenschaften des Cystitisharns an; bei Carcinom der Blase wird er rasch jauchig-eitrig. Er bekommt einen auffallend stark fauligen Geruch, der oft an sich allein die Diagnose fast sicher stellen läßt.

Verlauf und Prognose. Blasentumoren jeder Art zeigen in der Regel ein anhaltendes, wenn auch oft langsames Wachstum und damit eine stetige Steigerung ihrer klinischen Symptome. Nur selten stellen gutartig papillomatöse Blasentumoren im frühesten Beginne ihrer Entwicklung ihr Wachstum ein und bleiben harmlose, kleine Auswüchse der Blasenschleimhaut, die keine oder nur geringe Reizerscheinungen der Blase, manchmal verbunden mit unbedeutenden Blasenblutungen, zur Folge haben.

Am raschesten und schlimmsten ist der Krankheitsverlauf beim *Carcinom* und dem seltenen *Sarkom* der Blase. Diese Tumoren zerfallen oft frühzeitig und werden bald von jauchiger Cystitis begleitet. Die Harninfektion und die häufig sich wiederholenden Blasenblutungen schädigen das Allgemeinbefinden. Die Kranken werden anämisch und kachektisch. Die malignen Tumoren durchwuchern nicht selten die Blasenwand und führen zu perivesicaler Phlegmone, selten zu perivesicalen Abscessen. Fast nie brechen Blasengeschwülste nach dem Darme durch.

Findet sich bei einem Kranken mit malignem Tumor der Blase eine Blasendarmfistel so ist der Ausgangspunkt des malignen Tumors nicht in der Blase, sondern im Darme zu suchen.

Da die bösartigen Tumoren vorzugsweise am Blasenboden sitzen, umwuchern und infiltrieren sie oft schon frühzeitig einen oder beide Ureteren, führen dadurch zu Harnstauung in den oberen Harnwegen, meist bald gefolgt von Pyelonephritis.

Bei männlichen Kranken greifen die bösartigen Blasentumoren oft auf die Prostata über und bilden schließlich große, das kleine Becken ausfüllende Tumoren. Nach 1 bis höchstens 2 Jahren führt der bösartige Blasentumor zum Tode, entweder durch Sepsis oder durch Urämie. Seltener wird die starke Blasenblutung zur Todesursache. Der Tod tritt meist ein, bevor sich Metastasen des Blasentumors im Körper entwickeln. Nur bei langsam wachsenden, infiltrierenden Blasencarcinomen werden öfter Metastasen in den retroperitonealen Lymphdrüsen, in den Lungen, den Knochen, der Leber beobachtet.

Die *Papillome* zeigen einen ähnlichen, aber sehr viel langsameren Verlauf als die Carcinome und Sarkome. Ihr Wachstum ist nicht selten so langsam, daß bei Kranken, deren erste, durch den Tumor bedingte Blasenblutung jahrelang zurückliegt, ein Blasentumor von nur Kirschgröße oder noch geringerem Ausmaße gefunden wird. Andere Male aber ist das Wachstum von Beginn an rasch und hat der Tumor zudem große Neigung zu multipler Aussaat in der Blase. Die Schnelligkeit des Wachstums ist nicht immer gleichmäßig. Es kann ein erst sehr langsam wachsender Tumor plötzlich, ohne erkennbare Ursache und ohne maligne Entartung, ein sehr rasches Wachstum zeigen. Durch die zunehmende Größe des Einzeltumors oder durch Wuchern multipler, über die ganze Blasenschleimhaut zerstreuter Papillome wird die Blase mit Tumormassen gefüllt und durch diese oft so gedehnt, daß sie, wie bei chronischer Harnverhaltung, durch die Bauchdecken durch fühlbar wird. Schließlich führt das Papillom, wie das Carcinom, durch Sepsis oder Urämie, seltener durch unstillbare Blasenblutungen, zum Tode.

Diagnose. Eine Hämaturie, der keine Krankheitserscheinungen der Harnorgane vorangingen, die nach kurzer Dauer plötzlich wieder schwindet und keine Eitertrübung des Harns hinterläßt, muß immer den Verdacht auf eine Neubildung in den Harnorganen erwecken. Dieser Verdacht wird bestärkt durch den Befund von zahlreichen Epithelien verschiedenster Form im eiterfreien Harnsediment. Die Diagnose eines Tumors der Harnwege ist durch die Urinuntersuchung allein aber nur dann zu sichern, wenn im Harnsediment kleine Gewebezotten nachweisbar sind, an denen deutlich ein bindegewebiges Gerüst und ein regelmäßiger Epithelbesatz zu unterschieden sind.

Ob eine durch diesen Harnbefund festgestellte Neubildung in den unteren oder in den oberen Harnwegen liegt, ist ohne Cystoskopie nie sicher zu bestimmen. Bei Nieren- und Uretertumoren ist allerdings ein Abgang von Tumorteilchen mit dem Harn sehr selten. Der Befund von Tumorzotten im Harn spricht deshalb an sich eher zugunsten der Diagnose Blasentumor. Bleiben zudem während der Hämaturie Nieren- und Ureterkoliken aus, ist keine Vergrößerung oder Druckempfindlichkeit der Nieren nachweisbar, so ist in der Blase der Sitz der Neubildung zu vermuten, selbst wenn vorerst Blasenbeschwerden fehlen. Treten solche auf, dann ist am Sitz des Tumors in der Blase kaum mehr zu zweifeln. Immerhin ist in Betracht zu ziehen, daß vermehrter Harndrang oder Blasenschmerzen mit Ausstrahlungen in den Damm und in das Rectum durch in der Blase gestaute Koagula einer Nierenblutung verursacht sein können. Bei Blasentumoren wird, was diagnostisch verwertbar ist, die Harnblutung durch Katheterismus oder Spülung der Blase verstärkt, bei Tumoren der oberen Harnwege nicht.

Den sicheren Entscheid, ob eine Neubildung in der Blase sitzt oder nicht, bringt die Cystoskopie. Sie darf beim Auftreten einer Hämaturie nie unterlassen werden. Auch bei starker Blasenblutung läßt sich eine zur Durchführung der Cystoskopie genügende Klarheit des Blasenmediums erreichen durch Spülungen mit Stryphnon- oder mit 3—4% essigsaurer Tonerdelösung, bei trotzdem noch blutender Blase durch deren Füllung mit flüssigem Paraffin.

Wegen Gefahr der Paraffinembolie darf die Blase nur schwach gefüllt werden.

Das *Papillom* der Blase zeichnet sich im cystoskopischen Bilde durch seinen fein verästelten Bau aus, durch die starke Pulsation seiner oft von deutlich sichtbaren Gefäßen durchzogenen Zotten und durch die scharfe Begrenzung seiner meist schmalen, stielförmigen, nur selten breiten Basis (Abb. 181).

Das *Carcinom* ist in der Regel von plumperem Bau, weniger fein verästelt, als das Papillom (Abb. 182). Die Begrenzung seiner Basis ist meist weniger scharf; die Schleimhaut seiner nächsten Umgebung erscheint oft gewulstet, ödematös und gerötet. Das Carcinom zeigt zudem bei Berührung mit der Koagulationssonde eine viel derbere Konsistenz und widersteht dem Koagulationsvermögen des Hochfrequenzstromes viel mehr als das Papillom. Das Carcinom erleidet dagegen häufiger als das Papillom einen spontanen geschwürigen Zerfall.

Eine Unterscheidung zwischen papillärem Carcinom und Papillom ist trotzdem durch die Cystoskopie längst nicht immer möglich. Ohne daß äußerlich erkennbare Veränderungen darauf hinweisen, kann der Stamm oder die Wurzel des Papilloms bereits carcinomatös entartet sein, auch wenn die peripheren Teile des Tumors noch gutartig papillomatös sind. Selbst eine endovesicale Probeexcision schützt deshalb nicht vor diagnostischen Irrtümern. Aus demselben Grunde ist auch das Fehlen carcinomatösen Gewebebaues in spontan ausgestoßenen Tumorteilchen nicht beweisend für Gutartigkeit der Geschwulst. Im *Cystogramm* zeigt die Blase beim Papillom normale Form, allfällig mit einer Aussparung im Schatteninnern durch den die Kontrastflüssigkeit verdrängenden

Tumor. Beim Carcinom aber werden die Grenzlinien des gefüllten Blasenschattens unregelmäßig; das die Blasenwandung infiltrierende Neoplasma vermindert deren Dehnungsfähigkeit, so daß am Sitze des Tumors der gewöhnlich eiförmige Schattenriß der Blase Abflachungen und Verzerrungen erleidet. *Außerdem spricht für Bösartigkeit des Blasentumors eine starke Verminderung der Blasenkapazität* und die dadurch bedingte *Pollakiurie.* Eine normale Dehnbarkeit der Blase macht die Diagnose Blasencarcinom unwahrscheinlich. Zeichen bösartiger Natur des Blasentumors sind ferner: starke *Blasentenesmen,* häufige Wiederkehr und lange Dauer der Blasenblutungen, *neuralgische Schmerzen* in Blase und den äußeren Geschlechtsteilen mit Ausstrahlungen in den Damm und in die Oberschenkel, bei bimanueller Palpation der Blase fühlbare derbe

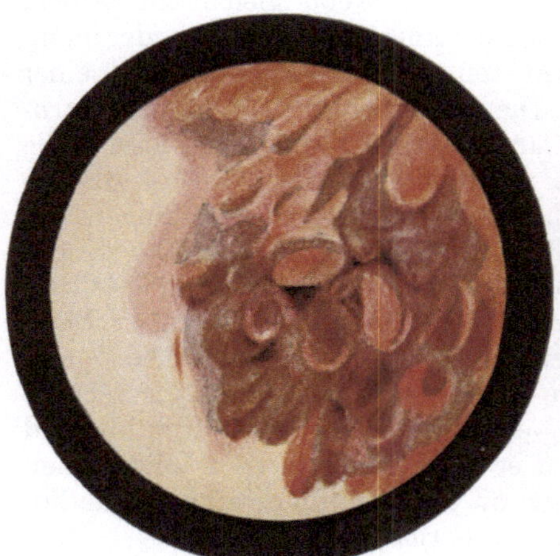

Abb. 181. Zottenpapillom der Blase.
(Nach BAETZNER.)

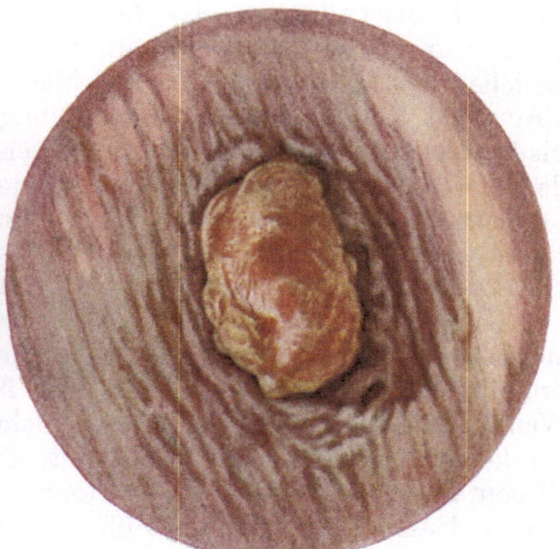

Abb. 182. Carcinom der Blase.

Infiltration der Blasenwand. Der Urin bekommt, sobald der carcinomatöse Blasentumor geschwürig zerfällt, einen auffällig fauligen Geruch. Bei Tumoren in der Gegend des Ureterostiums kann ein Ausscheidungspyelogramm ihre Natur klären: Beim Papillom finden sich zarte Ureteren mit ungestörter Peristaltik. Das Carcinom infiltriert oft den untersten Ureter, verursacht so eine Stauung desselben, in fortgeschrittenem Stadium einen völligen Ausfall der betroffenen Niere.

Die sichere Entscheidung, ob Papillom, ob Carcinom, bringt häufig erst die mikroskopische Untersuchung des excidierten Gesamttumors.

Die seltenen *Adenome* und *Myome* der Blase unterscheiden sich im cystoskopischen Bilde von den Papillomen und Carcinomen durch ihre glatte Oberfläche und ihre meist großknotige Form. Sie zeigen im Gegensatz zum Carcinom nur selten Zerfall des Gewebes. Die *Sarkome* sind massiven, plumpen Baues ohne papilläre Verzweigungen. Bei ihnen ist Erweichung und Zerfall häufig.

Differentialdiagnose. Verschiedene Erkrankungen der Blase können im cystoskopischen Bilde zu Verwechslungen mit Blasentumoren führen.

Durch *Entzündung* können in der Schleimhaut der Blase papilläre oder in das Blaseninnere vorragende polypöse Wucherungen entstehen, die kleinen Tumoren ähnlich sehen. Es fehlt aber diesen entzündlichen Wucherungen die beim Papillom sichtbare Pulsation und deutliche Gefäßzeichnung; sie sind zudem weniger fein verzweigt als die Papillome, dagegen ödematöser und durchscheinender als diese. Da neben den entzündlichen Schleimhautwucherungen meist auch andere Entzündungserscheinungen der Blasenschleimhaut zu finden sind, die beim Blasenpapillom, wenn es nicht infiziert ist, fehlen, wird eine richtige Deutung des Bildes in der Regel möglich. Sehr schwer ist das infiltrierende Carcinom von entzündlichen Infiltraten der Blasenwand zu unterscheiden. Oft erlaubt erst eine längere, klinische Beobachtung die Differentialdiagnose. Auch ein *bullöses* Ödem der Blasenschleimhaut kann einem Blasentumor ähnlich sehen. Doch unterscheidet es sich im cystoskopischen Bilde vom Tumor immerhin deutlich durch die Durchsichtigkeit und Gleichmäßigkeit seiner einzelnen Bläschen.

In das Blaseninnere flach vorragende, blaurote, cystoskopisch wirklichen Neubildungen ähnliche Wucherungen bildet bei weiblichen Kranken auch die *Endometriose* (Adenomyosis) der Harnblase. Ihr Gewebe gleicht in seinem Aufbau aus Drüsen und Muskeln dem Endometrium. Es nimmt an der menstruellen Schwellung der Uterusschleimhaut teil und es zeigt während einer Gravidität auch deciduale Umwandlung. Die Endometriose ist in der Harnblase sehr selten. Sie sitzt vorzugsweise an der Rückwand der Blase, nahe dem Trigonum. Sie verursacht besonders während der Menstruation Blasenschmerzen und Hämaturie. Sie läßt sich von wirklichen Neubildungen der Blase klinisch durch diese menstruelle Reaktion unterscheiden. Die Endometriose wird sicherer durch Excision als durch Elektrokoagulation beseitigt.

Blasensteine sind in der Regel auf den ersten Blick von Tumoren der Blase zu unterscheiden. Sie sind gekennzeichnet durch ihre hellweiße, selten gelbbraune oder schwärzliche Farbe, durch ihre Form und den Wechsel ihrer Lage. Wenn aber ein Stein von dichten, schleimig-eitrigen, im Blasenmedium hin und her flottierenden Belägen bedeckt ist, kann er im cystoskopischen Bilde einen Blasentumor vortäuschen. Die Untersuchung mit der Steinsonde oder ein Radiogramm lassen aber allfällige Mißdeutungen rasch richtigstellen.

Blut- oder Fibringerinnsel täus hen nur bei flüchtiger Untersuchung einen Tumor vor. Ihre wechselnde Form, das Fehlen jeglicher Gewebestruktur schützen vor Irrtum.

Einem Tumor sehr ähnlich sind die nicht so seltenen *Cysten am vesicalen Ureterende*. Sie unterscheiden sich von ihm durch ihre fast nie gänzlich fehlende Transparenz, ihre glatte, von normaler Blasenschleimhaut bedeckte Oberfläche. Sie zeigen im Gegensatze zu den seltenen Retentionscysten der Blasenschleimhaut einen Wechsel ihrer Größe infolge des Urinzuflusses von der Niere und des Abflusses in die Blase. Charakteristisch für sie ist ihr Sitz im Bereiche der Harnleitermündungen und die in ihrer Wand oft deutlich sichtbar werdende Uretermündung.

Anfänger in der Cystoskopie haben sich auch davor zu hüten, *halbkugelige Einstülpungen der Blasenwand*, wie sie durch gefüllte Darmschlingen, durch den Uterus usw. bedingt sein können, als Tumor zu deuten.

Therapie. Jeder Blasentumor, auch ein scheinbar gutartiger, ist als ernstes, das Leben bedrohendes Leiden zu betrachten. Seine Beseitigung muß sogleich erstrebt werden, sowie er erkannt ist. Je kleiner der Tumor, um so leichter ist seine vollständige Zerstörung, um so günstiger die Aussichten auf seine dauernde Heilung. Deshalb ist es so wichtig, die Diagnose des Blasentumors frühzeitig zu stellen, nie die Cystoskopie zu unterlassen, wenn ein Kranker aus den Harnwegen blutet. Bei den Blasenpapillomen sind in 60—70% Dauerheilungen zu erzielen, bei Blasencarcinomen leider auch in Frühfällen nur ausnahmsweise.

Auf die *spontane* Heilung eines Blasentumors durch Zerfall und vollständige Ausstoßung des Tumorgewebes ist nie zu hoffen, selbst nicht bei ganz kleinen und langsam wachsenden gutartigen Papillomen. Sie kommt nur höchst selten vor.

Immer sind *lokale Eingriffe* zur Beseitigung eines Blasentumors vorzunehmen.

Blasenspülungen mit 2—5% Resorcin oder Injektionen von 5—8% Kollargol in die leere Blase hemmen wohl manchmal durch Zerstörung der feinsten Papillenzotten das Wachstum papillomatöser Blasenneubildungen, stillen wohl auch Blutungen aus dem Tumor. Eine wirkliche Heilung, eine völlige Zerstörung der Tumoren bringen diese Chemikalien aber nie.

Auch *Röntgen-* oder *Radiumbestrahlungen* der Blase vermögen die Blasenneubildung kaum je gänzlich zum Schwinden zu bringen. Sie erzielen wohl manchmal eine Verkleinerung der Tumoren, sie stillen auch häufig auf längere Zeit die Blutungen aus der Neubildung, aber eine wahre Heilung ist auch von ihnen nicht zu erhoffen.

Das Radium kann in Kapseln verpackt durch Katheter mit oder ohne cystoskopische Leitung in die Blase nahe an den Tumor gebracht und dort mehrere Stunden liegen gelassen werden. Genau zu lokalisieren und zu dosieren ist die Radiumwirkung nur durch Einspießen der radiumhaltigen Nadeln usw. in den Tumor nach operativer Eröffnung der Blase.

Einzig die *operative Behandlung* der Blasentumoren gibt nennenswerte Heilerfolge. Sie kann vorgenommen werden:

1. endovesical durch die natürlichen Harnwege,
2. durch den hohen Blasenschnitt.

Endovesical, ohne operative Eröffnung der Blase, können Blasentumoren, besonders gutartige Papillome, unter Leitung des Cystoskops durch Hochfrequenzströme (Elektrokoagulation) ohne jegliche Gefahr und meist ohne große Mühe restlos zerstört werden. Die früher übliche Abtragung der Geschwulst mit der kalten Schlinge oder mit dem Galvanokauter eines Operationscystoskops ist zugunsten der Elektrokoagulation ganz verlassen worden. Sie war für Arzt und Patienten mühsam und zudem recht oft von schweren Nachblutungen gefolgt. Wohl ist auch nach der endovesicalen Elektrokoagulation der Harn des Kranken häufig eine Weile blutig, aber nennenswerte oder gar bedrohliche Nachblutungen stellen sich fast nie ein. Die Elektrokoagulation der Blasentumoren ist bei guter Apparatur, die jede Faradisation verhindert, wenig schmerzhaft; sie kann ohne Allgemeinanästhesie, nur unter Mithilfe einer schmerzstillenden subcutanen Injektion (Morphium, Cibalgin usw.) und Urethralinjektion von Novocain oder dgl. ambulant durchgeführt werden.

Technik. Zur Elektrokoagulation des Blasentumors wird der elektrische Strom bipolar zum Tumor geleitet, einerseits durch eine breite, unter das entblößte Gesäß des auf den Cystoskopiertisch gelagerten Patienten geschobenen Elektrode (dünne Bleiplatte) und andererseits durch eine feine, mit dem Ureterencystoskop in die Blase eingeführte flexible, bis zu ihrem knopfförmigen Ende seidenumsponnene Metallelektrode.

Solche endovesicale Elektroden können durch die allgemein gebräuchlichen Ureterencystoskope nur im Kaliber von Charrière 5—6 eingeführt werden. Wird es zur Steigerung der Koagulationswirkung wünschbar, größere endovesicale Elektroden, Charrière 8—10, an den Blasentumor hinanzubringen, so muß eines der vielen zur endovesicalen Elektrokoagulation besonders konstruierten Cystoskope benutzt werden.

Die Koagulationswirkung der Sonde bei einer bestimmten Stromstärke soll immer vor Einführung der Elektrode in die Blase an einem Stück rohen Fleisches geprüft werden. Die Stromstärke ist so zu wählen, daß sie am Fleische nur weiße Koagulationsherde, nicht aber schwarze Brandschorfe bewirkt. Derart vorgeprüft wird die Elektrode durch das Cystoskop an den Blasentumor hinangeführt, diesem wenn möglich im Bereiche seines Stieles fest aufgesetzt und der Strom durchgeleitet. Rings um die aufgelegte Elektrode wird der Blasentumor durch die Koagulationswirkung des Stromes weißlich verfärbt. Er verfällt nicht nur bis an die Grenze der Verfärbung, sondern noch über diese hinaus der Koagulationsnekrose. Durch immer erneutes Aufsetzen der Sonde an verschiedenen Stellen des Tumors wird dieser in seiner ganzen Ausdehnung koaguliert. Gelingt es, den Stiel der Geschwulst zu koagulieren und dadurch jede weitere Blutzufuhr zur Neubildung zu unterbinden, so kann die Geschwulst in einer einzigen Sitzung vollständig zerstört werden. In der Regel sind aber bei größeren Tumoren, weil der Stiel meist nicht gleich sichtbar wird, mehrere Operationssitzungen nötig. Die einzelne Sitzung kann wegen Ermüdung des Kranken nicht über

15—20 Minuten ausgedehnt werden. Zwischen den einzelnen Sitzungen sollen 2—3 Tage Pause eingeschaltet werden. Sind wegen der Größe des Tumors oder wegen des Bestehens zahlreicher Tumoren mehr als 4—5 Sitzungen nötig, so ist die Behandlung nach dieser Sitzungszahl auf 2—3 Wochen zu unterbrechen. Andernfalls wird die Blase zu stark gereizt und wird es auch unmöglich zu erkennen, wieweit die an der Basis des Tumors sichtbaren Wulstungen der Schleimhaut durch Neubildung, wieweit sie durch entzündliche Reaktion infolge der Koagulation erzeugt sind. Leicht könnte irrtümlich statt Tumorgewebe lediglich entzündlich gereiztes oder narbiges Gewebe durch Elektrokoagulation zerstört werden.

Die Gefahr einer Perforation der Blasenwandung durch allzu starke Elektrokoagulation ist bei schrittweisem Vorgehen und genügenden Pausen zwischen den einzelnen Sitzungen leicht zu vermeiden. Bis jetzt ist kein Fall von Blasenperforation nach endovesicaler Elektrokoagulationsbehandlung gemeldet worden. Die Abstoßung der nekrotischen Geschwulstteile erfolgt langsam, ist meist erst nach 2—3 Wochen beendigt. Die cystoskopische Kontrolle des endgültigen Heilerfolges ist deshalb erst nach dieser Zeit vorzunehmen.

Der Vorschlag, wenigstens bei größeren Blasengeschwülsten das Tumorgewebe außer durch Hochfrequenzströme auch durch Aufspritzen von konzentrierter Trichloressigsäurelösung zu zerstören, hat wenig Anklang gefunden. Die *Chemokoagulation* ist nur zu empfehlen, wenn die Apparatur der Elektrokoagulation nicht zur Verfügung steht. (Trichloressigsaure Kristalle werden im Reagensglas durch Erhitzen gelöst, je Kubikzentimeter 1 Tropfen Glycerin zugesetzt und sodann auf den Tumor durch den Ureterkatheter aufgespritzt.) Ob die *Absaugbehandlung* durch Aspirationscystoskope bei gutartigen Blasenpapillomen öfter an Stelle der Elektrokoagulation zu setzen ist, kann noch nicht endgültig beurteilt werden.

Durch den *hohen Blasenschnitt* ist jeder Blasentumor dem Auge zugänglich zu machen. Um den Tumor nicht nur sichtbar, sondern auch der operativen Behandlung gut zugänglich zu machen, ist es oft nötig, die Blase vor ihrer Eröffnung zu extraperitonisieren, d. h. das dem Blasenscheitel anhaftende Peritoneum zu resezieren, den entstandenen Peritonealdefekt sogleich wieder zu vernähen und die ganze Blase aus der Wundtiefe vorzuziehen. Nun wird durch breite Spaltung der Blasenvorderwand jede, auch die tiefste Nische, sowohl der operierenden Hand wie dem Auge frei zugänglich.

Nach der Blasenspaltung stehen zur Beseitigung der Geschwülste in der Blase 2 Methoden zur Verfügung:

1. die Zerstörung der Neubildung durch Koagulation,

2. die Resektion des Tumors, eventuell der ganzen Blase.

Die *Zerstörung der Neubildung durch Koagulation* ist bei eröffneter Blase viel leichter als bei der cystoskopischen, rein endovesicalen Behandlung. Durch Gebrauch großer Elektroden und starker Ströme gelingt es, die meisten Blasentumoren in allen ihren sichtbaren Teilen in einer einzigen Sitzung zu vernichten. Allgemeinnarkose ist dazu allerdings erwünscht; sie soll nur bei ernsten Herz- oder Lungenerkrankungen durch Lumbal- oder Sacralanästhesie ersetzt werden.

Die Zerstörung des Tumors durch Koagulation hat gegenüber der Resektion der Geschwulst den Vorteil, mit weitgehender Sicherheit das Abstreifen kleiner Tumorteilchen und -zöttchen und dadurch die Bildung operativer Impfmetastasen zu vermeiden.

Bei großen Blasengeschwülsten haftet der Behandlung durch Koagulation der Nachteil an, daß oft schwer zu erkennen ist, ob alles Tumorgewebe auch an der Basis vernichtet ist. Deshalb ist bei großen Blasengeschwülsten eine Verbindung der Koagulation mit Resektion zweckmäßig.

Die *Resektion der Tumoren* mit dem Messer ist kaum ausführbar ohne Abstreifen kleinster Tumorteilchen. Sie ist dadurch immer mit der Gefahr der Bildung operativer Impfmetastasen verbunden. Deshalb ist es empfehlenswert, die Resektion mit Elektrokoagulation des Tumors zu verbinden, vor der Resektion der Geschwulst deren Oberfläche zu koagulieren, ihre Zotten zu zerstören.

a) Ist der Tumor dünn gestielt, so darf auf die Oberflächenkoagulation allfällig verzichtet, darf sogleich nach sorgfältiger Spreizung der Blasenwandung eine halbmondförmig gebogene Metallklemme um den Tumorstiel gelegt werden, darauf der Hochfrequenzstrom durch diese Klemme durchgeleitet, derart der Stiel koaguliert und der Tumor von seiner Basis abgetrennt werden. Dieser einfache Eingriff kann fast ohne Berührung des Tumors, ohne Abstreifen seiner Zotten ausgeführt werden. Bluten an der Tumorbasis trotz der Koagulation einzelne Gefäße, so müssen sie mit Catgut umstochen werden. Steht die Blutung, so darf die Blase geschlossen und ein Dauerkatheter in die Harnröhre eingelegt werden. Ist die Blutstillung unvollkommen, so ist die Blase einige Tage suprapubisch zu drainieren.

Ob es zur Vermeidung von Impfmetastasen nützlich ist, nach Entfernung der Papillome die Blase mit verdünnter Jodtinktur auszutupfen oder kurze Zeit mit starker Resorcinlösung (bis 50%) oder absolutem Alkohol zu füllen, ist fraglich.

b) Sitzt der Tumor breit der Blasenwand auf, erscheint deshalb seine Excision ohne häufiges Anfassen seiner Oberfläche unmöglich, dann soll er vorerst in seinen peripheren Teilen koaguliert werden, um ein Abstreifen verimpfungsfähiger Tumorteilchen während der Resektion zu vermeiden. Erst danach wird die Tumorbasis freigelegt und mit dem elektrischen Messer umschnitten. Ist die Tumorbasis auf der Muskelschicht der Blase frei verschieblich, so genügt die submuköse Abtrennung des Tumors und Naht der Schleimhautwundränder. Weist aber eine bis in die Muscularis reichende Infiltration am Tumorstiel auf Bösartigkeit der Neubildung hin, dann muß nicht nur die Schleimhaut, sondern die ganze Blasenwandung in allen ihren Schichten rings um den Geschwulststiel reseziert werden. Dies ist bei Neubildungen der oberen Blasenhälfte leicht und ohne erhebliche Gefahren möglich. Bei Tumoren der unteren Blasenhälfte und gar des Blasenbodens stößt eine breite, wirklich im Gesunden vollzogene Excision des Tumors auf große Schwierigkeiten. Meist wird die Resektion eines oder beider Ureteren, häufig gar der ganzen Blase nötig, dadurch auch Uretereinpflanzung in den Darm oder in die Haut der Lenden- oder Darmbeingegend.

Anzeigen der verschiedenen Operationsverfahren. Welches der verschiedenen Behandlungsverfahren im Einzelfalle gewählt werden soll, hängt hauptsächlich von der Art des Tumors, dann aber auch von dessen Größe und Sitz ab.

Papillome, die cystoskopisch keine Zeichen bösartiger Entartung zeigen, sollen, wenn irgend möglich, durch endovesicale Elektrokoagulation zerstört werden. Die Operationssterblichkeit ist Null, ein Dauererfolg recht häufig. *Rezidive sind nach endovesicaler Behandlung viel seltener als nach der Entfernung der Papillome durch den Blasenschnitt.* Die endovesicale Zerstörung des Tumors gibt offenbar viel seltener Anstoß zu Impfmetastasen als die blutige Excision. Sie ist dieser deshalb, wenn immer möglich, vorzuziehen. Rückfälle des Leidens können, wenn eine regelmäßige cystoskopische Kontrolle des Patienten durchgeführt wird, zeitig erkannt und durch erneute endovesicale Behandlung in einer oder zwei Sitzungen beseitigt werden.

Ein Neuaufsprießen des Tumors ist noch viele Jahre nach der Operation möglich. Deshalb soll, selbst wenn das Leiden 2—3 Jahre lang geheilt bleibt, eine regelmäßige halbjährliche cystoskopische Kontrolle des Kranken trotzdem dauernd fortgesetzt werden. Dieselbe Forderung einer regelmäßigen, cystoskopischen Kontrolle ist natürlich auch nach transvesicaler Operation der Blasenpapillome zu stellen.

Leider ist die endovesicale Zerstörung nicht bei allen Blasenpapillomen möglich. Sie kann verhindert werden durch unstillbare, das Blasenmedium ständig trübende Blutungen des Blasentumors, außerdem auch durch die Lage und Größe des Tumors.

Nahe der Blasenmündung sitzende Neubildungen sind mit dem Cystoskop wegen ihrer dichten Anlagerung an der Optik nicht zu überblicken, sie gestatten kein genügendes Gesichtsfeld zur Leitung der an sie heranzuschiebenden Elektrode. Vor allem beim Mann sind diese Tumoren leicht zu beseitigen bei Verwendung eines Prostataresektionsinstrumentes. Wenn die prograde Optik in der hinteren Harnröhre liegt ist bei kräftiger Dauerspülung der Tumor sehr schön ins Gesichtsfeld einzustellen. Er kann bis auf seine Basis mit der üblichen Schlinge reseziert werden, die Basis wird anschließend kräftig elektrokoaguliert. Es ist für den Patienten gleichgültig, wenn, um an den Tumorstiel heranzukommen, gleichzeitig ein kleines Stück Prostata reseziert wird. Wird das Gebiet dieser Tumorresektion ausgedehnt, verliert die Operation ihre Gutartigkeit.

Bei Resektionen in Sphincternähe in der weiblichen Blase, ferner bei Resektionen fern von der Prostata sind Komplikationen häufig. Sie bestehen vor allem in Blasenperforationen, die oft sofortige operative Korrektur verlangen. Ein wahlloses Ersetzen der völlig harmlosen Elektrokoagulation durch Tumorresektion ist also nicht am Platz.

Wenn ein Blasenpapillom Zwetschgengröße überschritten hat, so ist zu seiner operativen Beseitigung der hohe Blasenschnitt anzuraten. Seine Zerstörung durch endovesicale Elektrokoagulation würde zu viele Sitzungen erfordern, es sei denn, sein Stiel sei deutlich sichtbar und der Koagulationssonde frei zugänglich.

Sind mehre Papillome in der Blase, so ist die endovesicale Behandlung wohl mühsam, aber sie führt, wenn keines der Papillome sehr groß ist, doch häufig zu vollem Erfolge, wenn auch Rezidive eher zu gewärtigen sind als bei Einzeltumoren.

Bei *diffuser Papillomatose* aber, wobei Papillom an Papillom sich reiht, ist der Versuch endovesicaler Koagulationsbehandlung aussichtslos. Die Beseitigung aller Gewächse ist selbst bei offener Blase schwierig. Oft wird für diese Fälle die Totalexstirpation der Blase mit Einpflanzung der Harnleiter in den Darm oder in die Haut empfohlen; mir scheint vor dem Entschluß zu der immerhin lebensgefährlichen Totalexstirpation der Blase stets der Versuch angezeigt, an der extraperitonisierten und breit eröffneten, vor die Bauchdecken vorgezogenen Blase durch die Koagulation alle sichtbaren papillomatösen Wucherungen zu zerstören. Durch energische Nachbehandlung: 2—3mal wöchentliche Blasenspülungen mit 2—5% Resorcin oder Blasenfüllung mit 50 cm³ einer 5 bis 10%igen Kollargollösung, wiederholte endovesicale Elektrokoagulation aller, auch der kleinsten, neuaufsprießenden Tumoren wird es oft möglich, die Papillomatose der Blase in Schranken zu halten. Bei einzelnen Kranken aber treten trotz aller Heilbemühungen schwere Rückfälle des Leidens ein. Diese können eine Totalexstirpation der Blase angezeigt machen, da sie in Verbindung mit einer Infektion der Harnwege das Leben durch doppelseitige Pyelonephritis und nachfolgende Urämie oder durch carcinomatöse Entartung der Blasenpapillomatose bedrohen.

Die Behandlung der Blasencarcinome ist eines der trübsten Kapitel der Urologie. Die Schwierigkeiten der Anwendung unserer verschiedenen Hilfsmittel wird durch den Umstand noch vermehrt, daß das histologische Bild, gewonnen durch vielleicht ungenügende Probeexcision, aber auch an ganzen exstirpierten Tumoren, nicht mit dem klinischen Verlauf parallel geht. So können gutartige Tumoren metastasieren und der Patient an Krebskachexie zugrunde gehen, anderseits ist auch bei einwandfreien Carcinomen gelegentlich durch ganz ungenügende Maßnahmen eine Heilung zu erzielen. Dies vermindert natürlich den Wert von Probeexcisionen stark und wir müssen uns zur Wahl der Behandlung mehr auf den klinischen Eindruck verlassen.

Bei kleinen Tumoren, über deren Natur Zweifel bestehen, kann die Behandlung mit endovesicaler Elektrokoagulation begonnen werden, unter genauer cystoskopischer Kontrolle der Wirkung. Zu warnen ist vor Verwechslung von submuköser carcinomatöser Infiltration mit Ödem nach Elektrokoagulation.

Ist einmal über die bösartige Natur des Tumors kein Zweifel mehr übrig, stehen uns verschiedene Wege offen. Die gründliche Elektrokoagulation des Carcinoms bei eröffneter Blase ist eine schlechte Methode und zu verwerfen. Nachkontrollen bei unsern, auf diese Weise operierten Patienten zeigten eher eine Beschleunigung des Krankheitsverlaufes durch die Operation. Sie darf deshalb nur ganz ausnahmsweise angewendet werden.

Die besten palliativen Resultate erhalten wir durch Abtragung des Tumors bis zur Basis bei eröffneter Blase, dann Spickung der Basis mit Radiumnadeln in bescheidener Dosierung, mit nachfolgender relativ schwach dosierter Röntgentherapie, sobald der Zustand der Wunde dies gestattet. Durch diese Kombination wird die Strahlencystitis vermieden oder erträglich gehalten.

Die befriedigendsten Resultate ergibt die partielle Resektion der Blase bei Carcinomen, die in der oberen Blasenhälfte sitzen. Selbst bei sehr ausgedehnter Resektion der Blasenwand stellt sich, sobald der Blasenboden mit dem Trigonom erhalten ist, bald wieder eine befriedigende Blasenkapazität ein. Sitzt der Tumor am Blasenboden oder läßt seine große Ausdehnung auch bei höherem Sitz eine vollständige Excision im Gesunden unmöglich erscheinen, so ist vom Versuche der Resektion abzusehen. Unvollständige Resektionen sind verwerflich. Ihnen folgt das Rezidiv auf dem Fuß; sie scheinen das Wachstum des Tumors stark zu beschleunigen. Für diese Fälle bleibt nur noch die Totalexstirpation der Blase, die Cystektomie, eventuell verbunden mit der Exstirpation der Prostata, übrig. Dieser Eingriff hat seit Einführen der Sulfonamide und Antibiotica viel von seinem Schrecken eingebüßt und erfreut sich einer steigenden Wertschätzung. Es ist allerdings nicht zu verhehlen, daß noch heute der Eingriff, auch in den besten Händen mit einer sehr starken Mortalität belastet ist, so daß die Indikationsstellung zur Cystektomie sorgfältig überlegt werden muß. Vorgängig der Entfernung der Blase muß der Urin abgeleitet werden, am häufigsten durch Einpflanzung der Ureteren in den Dickdarm. Erst in einem zweiten Akt, mehrere Wochen später erfolgt die Hauptoperation. Enttäuschend oft treten nach gut überstandenen Operationen doch noch Metastasen auf. Es sind Fälle publiziert worden, bei denen im Intervall zwischen den beiden Operationen das Blasencarcinom verschwunden ist, so daß ein noch unbekannter carcinogener Faktor im Urin angenommen werden muß. Bei sorgfältiger Narkosetechnik kann die totale Cystektomie mit Einpflanzung der Ureteren in einem Akt vorgenommen werden. Die Gesamtoperationsmortalität wird dadurch kaum größer und der Patient kann sich leichter zum Eingriff entschließen.

Leider ist die Zahl der Patienten, die in einem späten Entwicklungsstadium des Tumors in sachgemäße Behandlung kommen, sehr groß, so daß keine der geschilderten erfolgversprechenden Methoden angewendet werden kann. Erst wenn jede Hämaturie sofort urologischer Untersuchung zugeführt wird, dürfen wir hoffen, die Zahl dieser Bedauernswerten zu vermindern.

Von Hormonbehandlung, Colchicin und ähnlichem ist nichts zu erwarten.

Ob die neueste Behandlung mit radioaktivem Kobalt hält was sie verspricht, kann heute noch nicht beurteilt werden.

Die Pollakiurie bei Blasencarcinom ist oft verstärkt durch die den Tumor begleitende Cystitis. Sie kann durch Blasenspülungen und Instillationen häufig gemildert werden. Blasenschmerzen sind durch Opium und Belladonnamedikation in Verbindung mit Antineuralgica wie Diplosal, Aspirin usw. zu dämpfen. Die Ruhigstellung der Blase durch eine suprapubische Fistelbildung bringt nur selten die von ihr erhoffte Linderung der Blasentenesmen. Sie ist deshalb nur im äußersten Notfall anzuraten, so z. B. wenn durch Übergreifen des Blasentumors auf die Prostata chronische Harnverhaltung eintritt und zudem der Katheterismus schwer ist. Blutungen aus zerfallenden Blasencarcinomen können manchmal durch Blasenspülungen mit 2% Tanninlösung oder 5% essigsaurer Tonerdelösung, durch subcutane Injektionen von 50—100 cm³ steriler Gelatine oder intravenöse Einspritzungen von 10% Kochsalzlösung (je 10—20 cm³) gestillt werden.

Bei Sarkom der Blase gelten die gleichen therapeutischen Indikationen wie beim Carcinom. Die *Fibrome, Myome* und die anderen gutartigen Blasentumoren sind meist leicht durch lokale Excision oder durch Resektion der Blasenwand zu beseitigen.

Krankheiten der Prostata.

A. Mißbildungen und Cysten der Prostata.

Die Prostata kann bei einem Manne vollkommen fehlen. Dies trifft am ehesten zu, wenn beide Hoden schlecht entwickelt sind oder fehlen (doppelseitige Hodenatrophie, doppelseitiger Kryptorchismus, Anorchie).

Vereinzelte, verlagerte Prostatadrüsenläppchen finden sich manchmal am Blasenboden unter der Schleimhaut, besonders im Trigonum.

Cysten der Prostata können entstehen durch Sekretverhaltung im Sinus prostaticus, wenn dessen Mündung infolge angeborener Epithelverklebung verschlossen bleibt. Solche Retentionscysten erreichen manchmal eine sehr erhebliche Größe. Es werden in der Prostata außerdem Cysten beobachtet, die aus den Rudimenten embryonaler Gebilde, der MÜLLERschen Gänge oder WOLFFschen Körper entstanden sind, oder die sich nach Stenose der prostatischen Ausführungsgänge durch Erweiterung von Drüsenläppchen bilden. Solche Cysten können, auch wenn sie, was oft der Fall ist, multipel auftreten, symptomlos bleiben. Andere Male verursachen sie durch ihre Lage und Größe ziehende Schmerzen in Hoden und Damm, Druckgefühl, häufigen Harn- und Stuhldrang, ab und zu auch Harnverhaltung und in deren Folge Erweiterung der Ureteren und Hydronephrose. Bei so schweren Störungen ist die operative Eröffnung oder Excision der Cysten angezeigt. Symptomlose Cysten bedürfen keiner Therapie.

Echinococcuscysten sind wiederholt in der Prostata beobachtet worden, allerdings häufiger als in der Prostata selbst, dicht neben dieser im Bindegewebe zwischen Blase und Rectum. Diese parasitären Cysten erreichen manchmal eine sehr erhebliche Größe und haben Störungen der Blasenentleerung, Schmerzen im Becken, in Hoden und Oberschenkeln zur Folge. Durch Punktion sind sie von den nichtparasitären Cysten zu unterscheiden; es finden sich in ihrem Inhalte oft Skolices, einzelne Haken oder geschichtete Membranfetzen. Durch perineale Eröffnung und nachfolgende Tamponade sind sie zur Schrumpfung und Ausheilung zu bringen.

B. Verletzungen der Prostata.

Verletzungen der Prostata sind wegen der geschützten Lage des Organs ziemlich selten. Am ehesten werden sie beobachtet bei Pfählung und bei Schußverletzungen, ferner bei Beckenfrakturen, bei welchen durch Verschiebung der Knochenfragmente gleichzeitig mit der Urethra auch die Prostata zerrissen werden kann. Verhältnismäßig häufig wird die Drüse, besonders die hypertrophische, durch ungeschickten Katheterismus verletzt (falsche Wege).

Das *Hauptsymptom* der Prostataverletzung ist neben dem *Schmerz* die *Blutung*. Diese macht sich als anhaltendes Blutträufeln aus der Harnröhre oder als Blutharnen geltend, wenn nicht, wie z. B. bei Pfählung, das aus der Prostata fließende Blut durch eine äußere Wunde abfließt. Die Blutung kann an sich schon lebensgefährlich werden. Aber die Hauptgefahr der Prostataverletzung liegt in der Entwicklung einer *Harninfiltration* in der verletzten Prostata und einer ihr folgenden lokalen oder allgemeinen Infektion.

Bei der *Behandlung* der Prostataverletzung ist deshalb in erster Linie zu erstreben, dem Urin freien Abfluß nach außen zu verschaffen. Ob dies am zweckmäßigsten durch die Sectio alta oder durch eine perineale Prostatotomie geschieht oder lediglich durch Einlegen eines Dauerkatheters in die Urethra, muß in jedem Falle je nach den anatomischen Bedingungen der Verletzung entschieden werden.

C. Prostatasteine.

Die Prostata ist nicht selten der Sitz von Steinen. Unter diesen sind 2 Arten zu unterscheiden: die *primären*, von Beginn ab in der Prostata entstandenen und die *sekundären* Prostatasteine, die sich aus einem Kern entwickeln, der, aus den oberen Harnwegen durch den Harnstrom in die Urethra verschleppt, im Bereiche der Ausführungsgänge der Prostata hängen bleibt und in diesen durch Apposition von Harnsalzen Ausläufer in die Prostata hineintreibt.

Den Anstoß zur Bildung der *primär* in der Prostata selbst entstandenen Prostatasteine gibt die Verschmelzung und Verkalkung mehrerer Corpora amylacea. Diese in jeder Prostata vorkommenden Corpora amylacea bestehen aus albuminoiden, von den Drüsenzellen ausgeschiedenen Stoffen, aus zerfallenden Epithelzellen sowie aus Lecithin. Die aus ihnen durch Verkalkung gebildeten Prostatasteine enthalten zur Hauptsache phosphorsauren Kalk. Ihnen ist nur wenig kohlensaurer Kalk beigemischt und Urate bloß, wenn die Steine aus der Prostata in die Harnröhre vorragen. Der Kern der *sekundären* Prostatasteine dagegen besteht häufig aus Uraten und Oxalaten, entsprechend seiner Herkunft aus den oberen Harnwegen. Ihre äußeren Schichten enthalten vorwiegend kohlensauren Kalk, dagegen phosphorsauren Kalk im Gegensatz zu den primären Prostatasteinen nur in geringer Menge.

Die primären Prostatasteine sind manchmal von weißlicher oder gelblicher Farbe, viel häufiger durch Blutfarbstoff rötlichbraun oder gar schwärzlich gefärbt und glänzend. Die sekundären Prostatasteine sind in der Regel grau.

Die primären Prostatasteine kommen einzeln oder in größerer Zahl vor. Einzelsteine sind meist rundlich und glatt. Die multiplen sind auch glatt, wie poliert, meist durch gegenseitiges Abschleifen unregelmäßig facettiert. Durch den Druck der Steine kann das umliegende Prostatagewebe atrophisch werden. Es wird die Prostata manchmal zu einem mit Steinen gefüllten, dünnen Sack. In chronisch entzündeten, besonders in tuberkulösen Vorsteherdrüsen können durch Inkrustationen nekrotischer Gewebeteile Prostatasteine entstehen. Sie sind hart und spröde.

Innerhalb der Adenomknoten der hypertrophischen Prostata kommen Prostatasteine nie oder doch nur höchst selten vor. Dagegen werden sie bei der Prostatektomie nicht selten in der Ausschälungsschicht rings um die Adenomknoten in erheblicher Zahl, aber geringer Größe gefunden.

Symptome. Solange die Prostatasteine klein, vom Drüsengewebe vollkommen umschlossen sind, treten sie klinisch nicht in Erscheinung, außer etwa durch die Zeichen einer chronischen, katarrhalischen Prostatitis. Ragen sie aber in die Harnröhre vor oder drücken sie bei zunehmender Größe auf die Nachbarorgane, so reizen sie zu häufigem Urindrang und machen die Miktion schmerzhaft. Selbst Urinverhaltung oder Inkontinenz kann dann ihre Folge sein. Oft erzeugen sie einen anhaltenden Schmerz, der nach dem Damme und in die Eichelspitze ausstrahlt und bei Harn- oder Stuhlentleerung sich jeweilen steigert. Auch die Samenejaculation wird schmerzhaft und behindert.

Zur Steinbildung gesellt sich oft die Infektion. Cystitis, Prostatitis und Urethritis vermehren die Beschwerden. Nicht selten bildet sich in der steintragenden Prostata ein Absceß, der, wenn er nicht operativ eröffnet wird, zu allgemeiner Sepsis oder, nach seinem Durchbruch, zu chronischer Fistelbildung führt. Es können mit dem Absceßeiter auch die Steine in die Urethra oder das Rectum ausgestoßen werden.

Diagnose. Selbst kleine, inmitten des Drüsengewebes liegende Prostatasteine sind manchmal, wenn auch nicht immer, durch ein *Radiogramm* nachweisbar

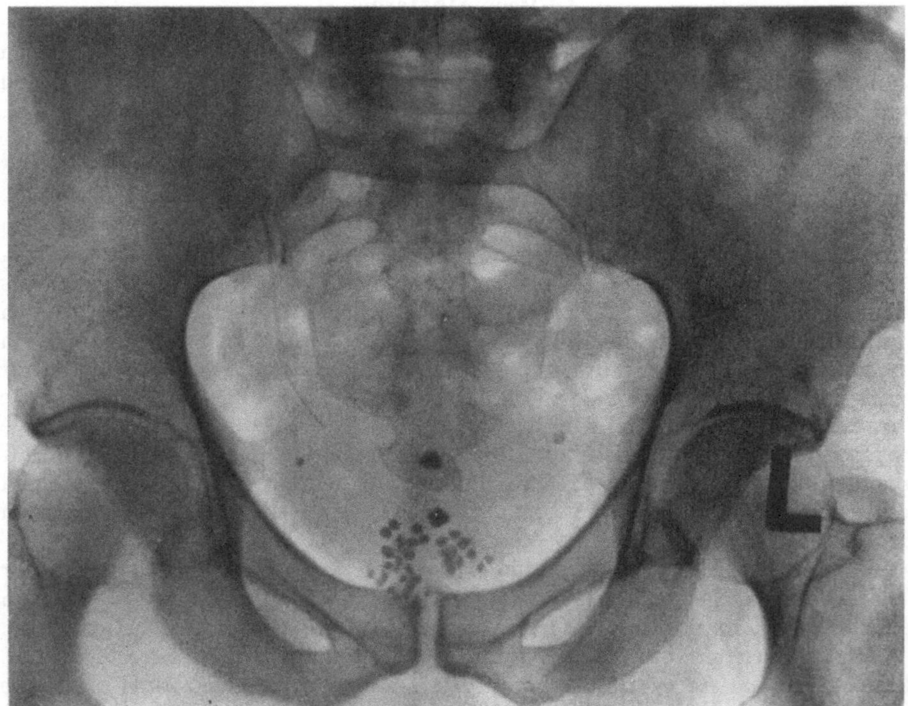

Abb. 183. Radiogramm von Prostatasteinen.

(Abb. 183). Größere Steine machen sich bei der Rectalpalpation der Prostata durch ihre *Härte* oder ein deutlich fühlbares *Knirschen* oder *Reiben* bemerkbar.

Therapie. Verursachen die Prostatasteine Harnbeschwerden oder unterhalten sie eine Infektion der Prostata, so sollen sie durch die perineale Prostatotomie entfernt werden. Liegen sie reizlos in der Prostata, so ist ein Eingriff nicht nötig.

D. Akute Prostatitis.

Die Entzündung der Vorsteherdrüse, die Prostatitis, ist immer bedingt durch die Einwanderung von Bakterien in die Drüse. Ohne Bakterien, lediglich bedingt durch eine Kongestion der Prostata, können aber der Prostatitis sehr ähnliche Erscheinungen entstehen: Schwellung, Druckempfindlichkeit und vermehrte Sekretion der Vorsteherdrüse (Prostatakongestion). Anlaß zu einer solchen Kongestion der Prostata ohne Entzündung geben am häufigsten sexuelle Mißbräuche, vor allem Masturbation und Coitus interruptus, dann aber auch übermäßiges Velofahren und Reiten, langdauernde Stuhl- und Urinverhaltung usw. Rein kongestive Reizzustände der Prostata unterscheiden sich klinisch von der wahren Prostatitis vor allem durch die Beschaffenheit des Prostatasekretes. Dieses enthält bei der Prostatitis immer ungewöhnlich viele Leukocyten, daneben auffällig spärliche Lecithinkörnchen. Bei der Prostatakongestion ist das Drüsensekret höchstens mit vereinzelten Leukocyten untermischt und zeigt normalen Gehalt an Lecithinkörperchen.

Daß Gicht, Arthritismus oder Diabetes zu Prostatitis führen können, ist nur insoweit richtig, als diese Leiden die Prostata zur Infektion disponieren.

Die Bakterieneinwanderung in die Prostata kann auf 3 Wegen erfolgen:

1. von der *Harnröhre* her durch die Ausführungsgänge der Drüsen,
2. auf dem *Blutwege,*
3. durch die *Lymphbahnen.*

Der weitaus häufigste Infektionsweg ist der *urethrale.* Pathogene Keime, die eine Entzündung der hinteren Harnröhre verursachen oder auf der Schleimhaut der hinteren Harnröhre auch nur vorübergehend verweilen, können durch die Ausführungsgänge der Prostata in die Drüsenläppchen einwuchern oder durch antiperistaltische Wellen eingeschleppt werden und dort Entzündung verursachen. Dies geschieht besonders leicht nach Reizungen der hinteren Harnröhre und der Prostata durch unzweckmäßig ausgeführte instrumentelle Eingriffe, oder infolge der oben erwähnten, zur Kongestion der Prostata führenden Schädigungen durch sexuelle Mißbräuche usw. Bei vielen urogenen Prostatiden ist eine gonorrhoische Entzündung der Harnröhre die Ursache des Prostataleidens. Es sind dabei allerdings nicht immer die Gonokokken die Erreger der Prostataentzündung, sondern häufiger die neben den Gonokokken auf der Harnröhrenschleimhaut wuchernden Staphylokokken, Streptokokken oder Colibakterien. Diese banalen Eitererreger können auch ohne vorausgehende oder begleitende Gonorrhoe aus der Harnröhre in die Prostata eindringen und zu deren Entzündung führen. Es kann jede banale Urethritis oder Cystitis zum Ausgangspunkt einer Prostatitis werden.

Längst nicht so häufig, wie von der Harnröhre her, aber immerhin recht oft, wird die Prostata *auf dem Blutwege* infiziert. Die Vorsteherdrüse scheint im Blute kreisenden Keimen sehr günstige Verhältnisse zur Ansiedlung zu bieten. *Jeder irgendwo im Körper gelegene Infektionsherd kann zum Ausgangspunkt einer hämatogenen Prostatitis werden.* Derartige metastatische Entzündungen der Vorsteherdrüse werden besonders oft beobachtet nach Influenza, nach Angina und Furunkel, ferner nach Pyämie jeder Art, nach Typhus, Variola, nach Enteritis, Parotitis und Pneumonie. Im eitrigen Sekret der metastatisch entzündeten Prostata finden sich in der Regel die gleichen Keime, wie im primären Infektionsherd. So wurden in Prostataabscessen nach Pneumonie Pneumokokken gefunden, bei Eiterung der Prostata nach Furunkeln, Staphylokokken, nach Angina Streptokokken usw. Bei der recht häufigen Influenzaprostatitis wurden dagegen noch nie sichere Influenzabacillen im eitrigen Prostatasekret nachgewiesen, sondern meist Staphylokokken, seltener Colibakterien.

Es mag dies seinen Grund in der Schwierigkeit des Nachweises der Influenzabacillen haben, sowie in der Häufigkeit der Mischinfektion bei der Influenza.

Das zur metastatischen Prostatitis führende primäre Leiden (Influenza, Angina, Enteritis usw.) verläuft manchmal so milde, daß es übersehen wird. Die von ihm ausgehende metastatische Prostatitis erscheint dann fälschlich als primäres, idiopathisches Leiden. In Wahrheit kommt eine primäre Prostatitis kaum je vor.

Eine *lymphogene* Infektion der Prostata ist sehr selten. Sie wird nur beobachtet nach Zellgewebsentzündungen in unmittelbarer Nachbarschaft der

Prostata, so z. B. nach perirectalen Eiterungen infolge Analfissuren, Hämorrhoiden, Proctitis usw.

Pathologische Anatomie. Ob die Prostatitis hämatogen oder urogen entsteht, immer setzen die ersten Entzündungserscheinungen am Epithel der Drüsenläppchen und der Ausführungsgänge ein, nie im interstitiellen Gewebe. Die Bakterien liegen bei der hämatogenen, wie bei der urogenen Prostatitis im Beginne des Leidens vorwiegend in den Drüsenlumina und in dem sie umgebenden Epithelsaum. Die hämatogene Infektion der Prostata verläuft wie eine sog. Ausscheidungsinfektion. Die auf dem Blutwege zur Drüse verschleppten Keime werden erst in die Drüsenlumina ausgeschieden, bevor sie eine Entzündung des Gewebes erzeugen.

Je nachdem die Entzündungserscheinungen auf die Drüsenepithelien beschränkt bleiben oder auch das übrige Gewebe der Prostata mehr oder weniger stark in Mitleidenschaft ziehen, entwickeln sich drei anatomisch verschiedene Formen der Prostatitis.

1. Die *prostatitis catarrhalis* oder *glandularis*. Bei dieser beschränkt sich der entzündliche Prozeß auf eine Proliferation und Desquamation des Epithels, verbunden mit dessen Durchwanderung durch wenig zahlreiche Leukocyten, die mitsamt den abgestoßenen Epithelien durch die Drüsengänge nach der Urethra abgeschoben werden. Diese katarrhalischen Veränderungen bleiben in ganz leichten Fällen auf die Ausführungsgänge der Drüse beschränkt.

2. Die *follikuläre Prostatitis.* Diese geht aus der vorhergehenden Form hervor durch Verhaltung katarrhalischen Sekretes in einem oder mehreren Drüsenläppchen. Es sammeln sich in den Drüsenlumina immer größere Mengen eines mit Epithelien und spärlichen Lecithinkörnchen, vorwiegend aber mit Eiterkörperchen untermischten, zähen Sekretes. Das Epithel der umgebenden Drüsenwand wird auf weite Strecken abgehoben; es bleibt immerhin in seiner Kontinuität erhalten, wird jedoch von Leukocyten stark durchwandert. Eine solche Eiteransammlung in einem präformierten, mit Epithel ausgekleideten Drüsenlumen wird als *Pseudoabsceß* bezeichnet, im Gegensatz zu den wahren Abscessen der Prostata, bei denen Drüsenwandung und interstitielles Gewebe durch Eiterung einschmelzen.

3. Bei der dritten, der *parenchymatösen* Form der Prostatitis, bleibt die Entzündung nicht auf den drüsigen Teil der Prostata beschränkt, sie greift auf das fibromuskuläre Stroma der Drüse über. Das erst nur serös durchtränkte Stroma wird kleinzellig infiltriert und schmilzt bei Steigerung der Entzündung mitsamt den Drüsenläppchen ein. Es bildet sich ein *Absceß der Prostata*.

Die Entzündung ist manchmal auf einzelne Drüsenläppchen oder doch nur auf eine Drüsenhälfte beschränkt; andere Male erstreckt sie sich über die ganze Drüse. Es können dabei die verschiedenen anatomischen Formen der Entzündung gleichzeitig nebeneinander bestehen.

Die *Heilung* der katarrhalischen und follikulären Form von Prostatitis endet meist mit der anatomischen restitutio ad integrum der entzündeten Drüse. Die prostatitis parenchymatosa hinterläßt dagegen fast immer dauernde Veränderungen. Nach der Entleerung des Prostataabscesses bleibt in der Drüse längere Zeit eine Höhle mit fibröser Wand und eitrigem Inhalt zurück. Die Höhlenwand kann sich langsam unter Schrumpfung des ganzen betroffenen Drüsenlappens zusammenziehen; dabei wird an der Oberfläche der Drüse eine narbige Einziehung fühlbar. Andere Male unterbleibt die Vernarbung der Absceßhöhle. Diese wird mit ihrem jauchig-eitrigen Inhalt zur Quelle stets sich wiederholender Infektionen der Nachbarorgane (Blase, Harnröhre, Nebenhoden) oder weitab von ihr liegender Organe (Polyarthritis, Lungenabscesse, allgemeine

Sepsis usw.). Je nach der Durchbruchsrichtung des Prostataabscesses bleiben manchmal perineale, anale oder recto-urethrale Fisteln zurück. Eine lange dauernde, parenchymatöse Entzündung der Prostata vermag selbst ohne Absceßbildung eine Atrophie der Drüsenelemente zu bewirken. Das interstitielle Gewebe wird narbig-schwielig und schnürt die Acini oder deren Ausführungsgänge an einzelnen Stellen ab. Es entstehen dadurch zahlreiche kleine Retentionscysten, die unter sich in Verbindung treten können.

Symptome. Die Prostatitis ist nie ein primäres Leiden. Wie erwähnt, schließt sie sich meist einer Entzündung anderer Urogenitalorgane an, einer Urethritis, einer Cystitis usw. oder sie tritt als metastatische Form im Anschluß an eine Allgemeininfektion auf, so als Folge einer Influenza, eines Typhus oder einer scheinbar lokal beschränkten Infektion, eines Furunkels, einer Angina, einer Enteritis. Die Symptome der Prostatitis sind deshalb fast immer untermischt mit den Erscheinungen des primären Leidens. Sie werden von diesen, z. B. den Lokalsymptomen einer vorausgehenden Cystitis oder Urethritis, häufig fast vollkommen überdeckt oder bleiben neben den schweren Allgemeinerscheinungen des primären Leidens, einer Influenza oder eines Typhus lange unbeachtet.

Die Symptome der Prostatitis sind, gleichgültig ob sich die Entzündung der Vorsteherdrüse an diese oder an jene Erkrankung anschließt, stets die gleichen. Erst stellen sich, sobald die Prostata entzündet wird, Schmerzen am Damm und im Mastdarme ein, ferner, begleitet von einer Schwellung und Druckempfindlichkeit der Prostata, Störungen der Urinentleerung, wie Pollakiurie, Blasentenesmen, leichte terminale Hämaturie, schließlich oft auch völlige Urinverhaltung. Das Prostatasekret wird frühzeitig eitrig. Der Harn ist bei der urethrogen, von einer Infektion der Harnwege aus entstandenen Prostatitis naturgemäß vom Beginne ab eitrig; bei der metastatischen Entzündung der Drüse kann er lange eiterfrei bleiben.

Bei der metastatischen Prostatitis treten die klinischen Symptome der Prostatitis am reinsten zutage. Sie mag deshalb als Paradigma in der Schilderung des klinischen Bildes der Prostatitis dienen.

Bei der *katarrhalischen* Form einer metastatischen Prostatitis stellen sich nach oder während einer Allgemeininfektion wie Influenza, Typhus, Pyämie usw. oder nach einem Furunkel, einer Enteritis usw. bei vollkommen klarem und normalem Harn mehr oder weniger heftig brennende Schmerzen bei der Miktion ein, besonders in der Tiefe der Urethra. Das Urinbedürfnis wird häufig. Zwischen den Miktionen hat der Kranke ein Gefühl von Druck und Spannung am Damme und im Rectum. Die Stuhlentleerung ist schmerzhaft. Die Prostata ist nur wenig vergrößert, auf rectalen Druck aber deutlich empfindlich. Das durch leises Ausstreichen der Drüse gewonnene spärliche Sekret enthält in der Regel reichlich Epithelien und eine deutlich vermehrte Zahl von Leukocyten. Auffällig ist sein verminderter Gehalt an Lecithinkörnchen.

Steigert sich der Entzündungsprozeß in der Prostata zu der *follikulären* Form, so verstärken sich die Symptome. Das Allgemeinbefinden des Kranken wird gestört, die Körpertemperatur steigt, es können kleine *Schüttelfröste* auftreten. Die drückenden und spannenden Schmerzen am Damme und im Rectum werden außerordentlich heftig und sind verbunden mit fast beständigem Stuhl- und Harndrang. Die Schmerzen strahlen nicht selten gegen das Kreuz und in die Rückseite der Oberschenkel aus und geben Anlaß zu Verwechslung des Prostataleidens mit Ischias. Der Urin geht unter brennenden Schmerzen in schwachem, stockendem Strahle ab. Die entzündliche Schwellung der Prostata führt durch mechanische Verstopfung des Blasenausganges oder durch Auslösen eines reflektorischen Schließmuskelkrampfes zu vollständiger *Harnverhaltung*, so daß wiederholter Katheterismus nötig wird. Der *Urin bleibt* trotz der Anstauung eitrigen Sekretes in der Prostata *vorerst ganz klar*, ohne Eiter, ohne Albumen. Es mischt sich ihm aber am Ende der Miktion aus der stark kongestionierten Schleimhaut der Blase oder Harnröhre häufig etwas reines Blut bei *(terminale Hämaturie)*. Die follikulär entzündete Prostata zeigt sich bei der rectalen Palpation stärker vergrößert als bei rein katarrhalischer Prostatitis. Sie ist bald in beiden, bald nur in einem Lappen prall gespannt; sie hat eine glatte Oberfläche und ist auf Druck sehr empfindlich. Sekret ist aus ihr nicht auszustreichen. *Nach wenigen Tagen wird der Urin eiterhaltig.* Ursache davon ist selten ein Übergreifen der Infektion von der Prostata auf die Blase und auf die hintere Harnröhre. Meist wird der Harn eitrig durch Ausfließen des in den Prostatagängen und -läppchen gestauten, eitrigen Sekretes. Die Eiterbeimischung zu dem bis dahin klaren Urin erfolgt schubweise; besonders reichlich wird sie jedesmal, wenn die eiterhaltige Prostata bei Kontraktionen der Beckenbodenmuskulatur, z. B. am Ende der Miktion, ausgepreßt wird. Selten fließt Eiter ohne gleichzeitige Harnentleerung durch die Harnröhre nach außen ab.

Nach solchen Eiterentleerungen durch den Harn lassen die Beschwerden des Kranken nach. Die Rectalpalpation zeigt jetzt eine auf Druck wohl noch empfindliche, in beiden oder doch in einem Lappen vergrößerte, jedoch nicht mehr prall gespannte, sondern weiche, median etwas eingesunkene Prostata. Schon bei leichtem Fingerdrucke auf die Drüse fließt aus der Harnröhre dickeitriges Prostatasekret ab, in dem neben Eiterkörperchen, Bakterien, Epithelien und Detritus fast keine Lecithinkörnchen zu sehen sind. Jedes Ausstreichen, selbst jedes Palpieren einer entzündeten Prostata verlangt äußerste Vorsicht. Denn oft nehmen, palpatorisch unvermerkt, an der Entzündung der Prostata Venen des prostatischen Plexus in Form einer Thrombophlebitis teil. Aus diesen entzündeten Venen können bei *brüsker rectaler Untersuchung entzündliche Thromben losgelöst und in die Blutbahnen verschleppt werden.* Die nach der rectalen Palpation einer akut entzündeten Prostata beim Kranken nicht so gar selten beobachteten Fieberanstiege mögen oft die Folge derlei septischembolischer Vorgänge sein.

Erhält das infizierte Prostatasekret freien Abfluß nach der Harnröhre, so bilden sich die follikulären, wie die katarrhalischen Prostatitiden oft in kurzem bis auf belanglose Reste zurück. Andernfalls dauern die Entzündungsprozesse jahrelang an.

Viel heftiger ist der Verlauf der *parenchymatösen* Prostatitis, besonders des *Prostataabscesses*. Neben den lokalen Beschwerden in Blase, Harnröhre und Mastdarm machen sich *septische Allgemeinerscheinungen* geltend: hohes *Fieber*, rascher Puls, *trockene*, belegte *Zunge, beschleunigte Atmung*, fahles, leicht cyanotisches Aussehen, Verfall der Kräfte. Oftmals überschatten die Allgemeinerscheinungen derart die lokalen Krankheitssymptome, daß der Kernpunkt des Leidens, die Prostatitis, übersehen wird, die Krankheit als allgemeine Sepsis unerkannten Ursprunges imponiert. Dies ist um so eher möglich, als auch bei dieser schweren Form der Prostatitis der Urin oft vollkommen klar und eiweißfrei bleibt. In der Regel machen aber doch die Schmerzen im Damme und im Mastdarm, der schmerzhafte und häufige Harndrang oder eine vollständige Harnverhaltung frühzeitig auf den Sitz des Leidens aufmerksam. Oft weist auch der nach einigen Tagen auffällig werdende und allmählich zunehmende Eitergehalt des Harns auf die Möglichkeit einer Infektion der Prostata hin. Die rectale Untersuchung läßt dann an der stark *vergrößerten, gespannten, druckempfindlichen Prostata* im einen oder anderen Lappen eine deutliche *Fluktuation* als Zeichen eitriger Einschmelzung des Drüsengewebes erkennen. Eine Teilnahme des periprostatischen Gewebes an der Entzündung äußert sich an dessen teigiger Infiltration, die sich bald mehr nach dem Rectum zu, bald mehr längs der Harnröhre gegen den Damm hin ausdehnt. Wenn nicht nach kurzem eine spontane oder operative Entleerung des Prostataabscesses erfolgt, so entstehen in der Umgebung der Drüse schwere phlegmonöse Prozesse (periprostatische Phlegmone), die in den umliegenden Venengeflechten eitrige Phlebitis erzeugen und durch Verfall septischer Venenthromben zu Pyämie und zu septischen, multiplen Embolien führen können.

Der Prostataabsceß bahnt sich, wenn mit seiner operativen Eröffnung unerlaubt lange gezögert wird, einen spontanen Abfluß. Er bricht nach der Harnröhre, nach dem Mastdarm oder nach dem Damme durch, selten, dann aber immer mit tödlichem Ausgange, nach der Peritonealhöhle. Am günstigsten ist der Durchbruch des Abscesses in die Harnröhre. Nach Entleerung reicher Eitermengen mit dem Harn schwinden häufig nach wenigen Tagen die schweren Symptome. Weniger rasche Besserung bringt der Absceßdurchbruch in das Rectum. Der Eiterabfluß nach dem Darm ist meist ungenügend; zudem werden die Entzündungsprozesse in und um die Prostata durch eine Bakterieneinwanderung vom Darme her unterhalten. Handelt es sich um eine gonorrhoische Prostatitis, so kann der Absceßdurchbruch zu einer Rectalgonorrhoe führen. Oft bleibt eine Rectourethralfistel mit allen ihren Gefahren und Unannehmlichkeiten zurück (Infektion der Harnwege, Urinabgang in den Darm, Flatus durch die Urethra). Durch den Damm bricht der Prostataabsceß sehr selten und stets nur sehr langsam durch. Das Durcharbeiten des Abscesses durch die Muskeln und Fascien des Dammes stößt auf viele Widerstände, und meist tritt die Allgemeininfektion auf, bevor der spontane Eiterdurchbruch nach außen gelungen ist.

Diagnose. Die akute Prostatitis ist leicht zu erkennen, wenn der Untersucher das Augenmerk auf sie richtet. Die Anamnese (vorausgehende Infektion der Harnorgane oder infektiöse Prozesse außerhalb des Urogenitalsystems), verbunden mit den vom Kranken geklagten Beschwerden (Druck und Schmerzen am Damm, in der Tiefe der Harnröhre oder im Rectum, häufige, dabei mühsame und schmerzhafte Miktionen) machen das Bestehen einer akuten Prostatitis wahrscheinlich. Sichergestellt wird die Diagnose sofort durch den Rectalbefund (vergrößerte, druckempfindliche, in ihrer Konsistenz veränderte Prostata) und die mikroskopische Untersuchung des Prostatasekretes (Eitergehalt, Verminderung der Zahl seiner Lecithinkörner).

Am ehesten übersehen und in ihren Krankheitserscheinungen falsch gedeutet wird, wenigstens während ihrer Anfangsstadien, die metastatische Prostatitis. Da bei ihr der Harn im Beginne des Leidens keine entzündlichen Beimischungen, wie Eiter oder Bakterien, aufweist, so ist es erklärlich, daß ein unerfahrener Untersucher nicht an eine eitrige Erkrankung der Harnorgane oder ihrer Adnexe denkt, auch dann nicht, wenn ein vermehrter Harndrang, ein Brennen bei der Miktion, ein Druck am Damme auf eine solche hindeutet. Fehlen gar, was bei der metastatischen Prostatitis im Beginne vorkommen kann, alle lokalen Reizerscheinungen, bestehen nur Fieber und Störungen des Allgemeinbefindens als einzige Symptome des Leidens, dann wird die Prostatitis häufig verkannt. *Dies ist zu vermeiden, wenn bei jedem septischen Allgemeinzustand unklaren Ursprunges auch die Prostata regelmäßig untersucht wird.*

Differentialdiagnose. Die akute Prostatitis ist in ihren Symptomen manchmal einer urethritis posterior und Cystitis, einem Neoplasma oder einer Hypertrophie der Prostata ähnlich, so daß Verwechslungen mit diesen Leiden möglich werden. Solche Irrtümer sind aber bei sorgfältiger Untersuchung leicht zu vermeiden.

Urethritis und *Cystitis* erzeugen keine palpablen Veränderungen der Prostata. Der Druck des vom Rectum aus palpierenden Fingers mag allerdings auch bei Fehlen einer Prostatitis in den medialen Teilen der Drüse schmerzen, da er dort gleichzeitig mit dem Prostatagewebe auch die entzündete Urethra gegen die Symphyse anpreßt. Die seitlichen Teile der Drüse werden aber keine Druckempfindlichkeit zeigen.

Ein *Neoplasma* der Prostata kann durch eine Prostatitis vorgetäuscht werden, wenn die Drüse durch die entzündliche Schwellung stark vergrößert und dabei wenig druckempfindlich ist, der Urin zudem, abgesehen von terminaler Hämaturie, keine Veränderungen aufweist. Die richtige Diagnose wird sich leicht ergeben, wenn im weiteren Verlaufe in der vordem derb-elastischen Drüse ein Erweichungsherd sich bildet, die äußere Form der Drüse rasch wechselt und sich bald, unter Abnahme der Drüsenschwellung, Eiter mit dem Harn entleert.

Wie mit einem Neoplasma so kann die akute Prostatitis auch mit *Prostatahypertrophie* verwechselt werden, besonders wenn die Entzündung der Prostata bei einem alten Manne auftritt und Urinverhaltung bedingt. Auch hier wird aber der Verlauf (die Erweichung der entzündeten Drüse und baldige Verminderung ihrer Größe nach plötzlichem Eiterabgang mit dem Urin) in kurzem die richtige Diagnose erlauben.

Therapie. Bei dem oft schweren Verlauf der akuten Prostatitis, darf keine Zeit mit ungenügenden Maßnahmen verloren werden.

Überragend wirken bei ihr die Antibiotica und Sulfonamide. Es ist zweckmäßig, möglichst rasch durch Kultur die Art der Erreger feststellen zu lassen, was auch bei klarem Urin leicht gelingt. Das Medikament ist je nach der Art der gefundenen Erreger zu wählen und zu dosieren. Bis zu diesem Moment wirkt am sichersten die Kombination von Penicillin (300000 Einheiten täglich) und Sulfothiazol (Cibazol, Eleudrin) 3mal täglich 1 g.

Zur Linderung der starken Beschwerden sind am Anfang Narcotica notwendig (subcutan oder rectal). Schmerzstillend und entzündungsbekämpfend zugleich wirken heiße Sitzbäder (38—40° bei 10—15 Minuten Dauer), und heiße stundenlang fortgesetzte Kataplasmen auf dem Damm.

Die heftigen Blasentenesmen, die meist durch teilweise Urinverhaltung in der Blase bedingt sind, werden am raschesten durch regelmäßigen Katheterismus beseitigt. Natürlich wird der Katheterismus unumgänglich bei vollständiger Harnverhaltung. Er gelingt mit TIEMANN-Katheter oder Seidenkathetern mit MERCIER-Krümmung in der Regel leicht, trotz der starken Vergrößerung der entzündeten Prostata. Eine vorsichtige Massage der Prostata zur Entleerung des in ihr gestauten, eitrigen Sekretes darf erst vorgenommen werden, wenn durch spontan einsetzenden Ausfluß von Prostatasekret eine offene Verbindung der Prostata nach der Harnröhre erwiesen ist, und zudem die heftigen Entzündungserscheinungen nachgelassen haben. Die Massage der Prostata könnte sonst zum Aufflackern und zur Ausbreitung der Entzündung beitragen. Zur Anregung der Resorption der Entzündungsreste in der Prostata werden Ichthyol- oder Jodkalisuppositorien zu 0,2—0,3 verordnet.

Ist ein Absceß in der Prostata nachzuweisen, so soll er möglichst rasch operativ eröffnet werden. Wohl kann er ja auch spontan in die Harnröhre durchbrechen und zur Ausheilung kommen. Aber der spontane Durchbruch erfolgt oft nach einer ungünstigen Richtung hin, gegen das Rectum oder das Peritoneum, oder er erfolgt zu spät, um die Allgemeininfektion zu verhindern. Deshalb muß unbedingt als Regel gelten, jeden nachweisbaren Absceß der Prostata in kürzester

Frist operativ zu eröffnen. Die früher viel empfohlene Incision vom Rectum aus ist zu widerraten, da sie ohne Leitung oder nur unter unvollkommener Leitung des Auges gemacht werden muß und da sie zudem zu einer Sekundärinfektion der Prostata vom Rectum her, bei gonorrhoischer Prostatitis auch zur Gonokokkeninfektion des Rectums führt, schließlich oft eine Rectourethralfistel hinterläßt. Viel besser ist es, den Prostataabsceß vom Damme aus zu eröffnen. Der Eingriff ist technisch leicht und kann in Sacral- oder Lokalanästhesie ausgeführt werden. Er bietet günstigen Abfluß für den Eiter und schließt die Gefahr einer dauernden Urinfistel vollkommen aus. Die Heilung erfolgt häufig sehr rasch. Nicht selten aber erliegt der Kranke trotz der Eröffnung des Prostataabscesses einer von diesem ausgehenden Pyämie. Mit oder ohne operative Behandlung hinterläßt der Prostataabsceß nicht selten auf längere Zeit eine Schwächung der sexualen Potenz. Der Prostataabsceß ist immer als ein sehr ernstes, lebensbedrohendes Leiden zu betrachten. Seine Sterblichkeitsziffer erreicht wohl gegen 10% selbst bei richtiger und frühzeitiger Behandlung.

E. Chronische Prostatitis.

Eine chronische Prostatitis ist häufig die Folge einer akuten Entzündung der Vorsteherdrüse. Sowohl nach der abscedierenden, wie auch nach der weniger heftig verlaufenden katarrhalischen oder follikulären, akuten Prostatitis können in der Prostata jahrelang chronisch entzündliche Prozesse zurückbleiben.

Die chronische Prostatitis entwickelt sich aber auch manchmal ohne akuten Beginn. Dies mag allerdings oftmals dadurch vorgetäuscht werden, daß die erste akute Periode des Prostataleidens übersehen wird, weil ihre Symptome durch die gleichartigen Krankheitserscheinungen einer mit oder kurz vor der Prostatitis einsetzenden Cystitis und Urethritis verdeckt werden.

Die chronische Prostatitis entsteht, wie die akute, weitaus am häufigsten anschließend an entzündliche Erkrankungen der Harnröhre und Blase, ganz vorzugsweise anschließend an eine Gonorrhoe. Sie kann aber auch, wie die akute, durch hämatogene, selten durch lymphogene Infektion verursacht werden.

Eine scharfe Trennung zwischen chronischer und akuter Prostatitis ist nicht möglich. Klinisch bestehen zwischen beiden unzählige Übergänge. Sie ähneln sich auch im anatomischen Bilde. Es ist immerhin bei den chronischen Formen die hyperämische Schwellung der Drüse weniger hochgradig, und die Infiltration im interstitiellen Gewebe geringer als bei der akuten.

Die klinischen **Symptome** der chronischen Prostatitis sind wie die anatomischen, denen der akuten wesensgleich, sind nur schwächer im Grade. Sie äußern sich in *Druck- und Schmerzgefühl*, oft nur in Kitzelgefühl am Damme und im Mastdarm, in *Störungen der Miktion*, in vermehrtem, oft sehr plötzlichem Harndrang, verminderter Kraft des Urinstrahles usw.

Charakteristisch für das Krankheitsbild der chronischen Prostatitis ist, daß die Kranken fast immer auch über *Störungen der Sexualfunktion* klagen, über verminderte Erektionsfähigkeit, über ejaculatio praecox oder gar über vollständige Impotenz.

Bei vielen Kranken mit chronischer Prostatitis entwickelt sich manchmal in der späteren Folge, trotz geringen Entzündungserscheinungen an der Drüse eine *Neurasthenie* mit vorwiegend depressiver Stimmung und Hypochondrie. Die Kranken denken nur noch ihrer Krankheit nach; ihr Tag ist erfüllt mit fortdauernder Selbstbeobachtung, mit Vermerken ihrer mannigfaltigen, stets wechselnden Krankheitsgefühle und der spärlichen, objektiv nachweisbaren Krankheitszeichen. Es entwickelt sich das Bild der sog. Prostataneurose (vgl. S. 410).

Die Ursache dieser oft recht schweren Neurasthenie ist nur selten in einer Schädigung des Nervensystems durch die Schmerzhaftigkeit oder durch die Giftwirkung der entzündeten Prostata zu finden. Sie liegt fast immer in einer unzweckmäßigen therapeutischen Polypragmasie des behandelnden Arztes, der ohne Verständnis für die Psyche des Kranken, sich nicht genug tun konnte in lokaler Bekämpfung der oft nur geringen und unbedeutenden Entzündungserscheinungen der Prostata (Ätzen und Brennen des Colliculus, allzu häufiges Massieren der Prostata, Irrigieren, Instillieren, Dilatieren der Urethra).

Im Gegensatz zu der außerordentlichen Mannigfaltigkeit und dem großen Wechsel der Klagen und Beschwerden der Kranken mit chronischer Prostatitis ist der objektive *Lokalbefund* bei diesem Leiden immer fast der gleiche.

Die Prostata ist wenig oder nicht vergrößert, manchmal sogar durch entzündliche Schrumpfung im einen oder anderen Lappen verkleinert. Ihre Konsistenz ist ungleichmäßig, an einzelnen Stellen derb, an anderen teigig-weich. Sehr oft liegt mitten in der Drüse ein Erweichungsherd, über dem die Drüsenoberfläche einsinkt, so daß dort eine kleine Delle fühlbar wird, umgeben von dem derberen, infiltrierten Randgewebe der Prostata. Selten ist die Drüse in ihrer ganzen Ausdehnung gleichmäßig infiltriert. Bei sanft ausstreichendem Druck auf die Prostata, der oft, doch nicht immer schmerzhaft ist, entleeren sich aus der Harnröhre mehrere Tropfen oder gar reichliche Mengen *Prostatasekret*. Dieses ist, statt gleichmäßig milchig getrübt und bläulich-weiß, in einzelnen Teilen fast wasserhell, in anderen gelb verfärbt, oft auch etwas blutig und mit eitrigen Flocken oder Fetzen durchsetzt.

Das Auspressen des Prostatasekretes geschieht am besten in Seitenlage des Patienten bei hochgezogenen Knien. Während die eine, durch Gummifingerling geschützte Hand die Prostata ausmassiert, wird mit der anderen an der Harnröhrenmündung das Prostatasekret, das durch sein Aussehen leicht vom Urethralsekret zu unterscheiden ist, auf einem Objektträger aufgefangen. Bei der mikroskopischen Untersuchung des ungefärbten Prostatasekretes fällt auf, daß im Ausstrich neben den zahlreichen Eiterkörperchen und Epithelien, sowie den mehr oder weniger zahlreichen roten Blutkörperchen fast keine der Lecithinkörnchen zu sehen sind, die sonst bei der mikroskopischen Betrachtung des normalen Prostatasekretes das Gesichtsfeld füllen. Auch Corpora amylacea, Böttchersche Kristalle und Samenfäden sind im entzündlichen Sekret spärlicher vorhanden als im normalen oder fehlen ganz. Die Reaktion des Sekretes bleibt meist leicht alkalisch. Der Abgang eitrigen Sekretes aus der chronisch entzündeten Vorsteherdrüse ist manchmal sehr reichlich. Bei der urethroskopischen Untersuchung läßt sich nicht selten ein stoßweiser Ausfluß von Eiter aus den Ausführungsgängen der Prostata oder aus einer Perforationsöffnung an der Seitenwand des Colliculus beobachten.

Der *Urin* ist bei chronischer Prostatitis nie ganz klar. Selbst wenn er nicht durch eine, die Prostatitis begleitende Infektion der Harnwege eitrig getrübt ist, so enthält er doch immer infolge der Beimischung des eitrigen Prostatasekretes mehr oder weniger zahlreiche, teils lange, teils nur kommaförmige, kurze, eitrige Filamente. Diese finden sich bei der Dreigläserprobe reichlich in der ersten, das Harnröhrensekret mitreißenden Harnportion und am zahlreichsten in der letzten Harnportion, mit welcher die jede Harnentleerung endende Kontraktion der Blasen- und Beckenbodenmuskulatur das Prostatasekret auspreßt. Diese Filamente bestehen aus Schleim, Eiterkörperchen und Epithelien; sie enthalten meist nur spärliche Bakterien.

Nach der Harnentleerung fließt bei einzelnen Kranken aus der Harnröhre eine im Geruch dem Sperma ähnliche Flüssigkeit tropfweise ab, die sich bei der mikroskopischen Untersuchung als reines Prostatasekret erweist. Ein gleicher Ausfluß folgt auch oft der Stuhlentleerung *(Miktions- und Defäkationsprostatorrhoe)*.

Im Urin ist bei chronischer Prostatitis sehr oft etwas Eiweiß vorhanden, auch wenn die Nieren ganz gesund sind. Es wird diese Albuminurie bedingt durch einen geringen Zufluß von Prostatasekret. Da es sich um eine Beimischung von Nucleoalbumin handelt, tritt die Eiweißreaktion im Harn schon bei bloßem Zuträufeln von Essigsäure ohne vorheriges Erhitzen des Urins auf.

Verlauf. Die chronische Prostatitis kann jahrelang fortbestehen. Sie führt dabei nicht immer zu ernsteren Krankheitserscheinungen. Immerhin unterhält sie doch dauernd eine Infektion der unteren Harnwege und gibt deshalb oft den Anlaß zu rezidivierender Epididymitis, Pyelitis und Pyelonephritis. Die chronische Prostatitis kann auch durch Steigerung der Virulenz der sie erzeugenden Bakterien plötzlich wieder akut werden. Sie kann sogar zum Ausgangspunkte einer allgemeinen Sepsis werden. Wenn schließlich die chronisch entzündete Drüse unter Neubildung derben Bindegewebes schrumpft, kann sie zu einer Sklerose des Blasenhalses und damit zu einer Abflußbehinderung des Blasenharnes führen.

Die **Diagnose** der chronischen Prostatitis muß sich auf den lokalen Befund, nicht auf die vom Kranken geklagten Beschwerden stützen. Vor allem ist die *Beschaffenheit des Prostatasekretes maßgebend.* Sind in ihm nur wenige Leukocyten, so beweist dies noch nicht das Bestehen einer Prostatitis. Nur wenn im Prostatasekret ziemlich zahlreiche Eiterkörperchen, daneben verhältnismäßig spärliche Lecithinkörnchen zu finden sind, die Prostata zudem bei der Palpation die oben geschilderten Zeichen entzündlicher Infiltration zeigt, darf eine Prostatitis diagnostiziert werden. Die Endoskopie der hinteren Harnröhre ist zur Diagnose nicht nötig. Ob der Colliculus seminalis geschwollen ist oder nicht, kann ohne Urethroskopie durch Sondierung mit einer Knopfsonde, besonders beim Zurückziehen aus der Blase, erkannt werden. Durch Füllung der Harnröhre mit einem Kontrastmittel können manchmal auf dem Urethrogramme entzündliche Formveränderungen in der Prostata: Erweiterungen ihrer Ausführungsgänge oder Höhlenbildungen im Gewebe radiographisch nachgewiesen werden.

In der **Behandlung** der chronischen Prostatitis soll am Anfang ebenfalls eine Stoßtherapie mit Antibioticis oder Sulfonamiden versucht werden, gefolgt von banalen Harnantisepticis, am besten Pyridium (Pyridacil, Neotropin). Eine Heilung wird dadurch nur ganz selten erreicht.

Es ist meist eine lokale Behandlung nötig, mit der aber weise Maß gehalten werden soll.

Eine zu energische oder zu lange dauernde Lokalbehandlung der entzündeten Prostata ruiniert das Nervensystem des Kranken und züchtet Sexualneurastheniker. Vor allem soll danach getrachtet werden, die *Ursache der chronischen Prostatitis* (Urethritis, Cystitis, Striktur usw.) zu beseitigen. Die Infektion in der Prostata selbst wird durch tägliche oder jeden zweiten Tag vorgenommene Instillationen von 2% Protargol oder $^1/_4$—$^1/_2$% argentum nitricum in die urethra posterior oder durch große Harnröhrenspülungen mit hydrargyrum oxycyanatum 1:5000 oder Chloramin 1:1000 bekämpft. Von der Harnröhre her dringt die antiseptische Flüssigkeit, wenn sie unter mäßigem Drucke wie bei der JANET-Spülung steht, nicht nur in die großen Ausführungsgänge ein, sondern auch, wie die Urethrogramme zeigen, oft tief in die Drüsenläppchen. Besteht Verhaltung eitrigen Sekretes in der Prostata, so soll die Drüse 2mal wöchentlich vom Rectum aus leise ausmassiert werden, bevor eine Instillation in die urethra posterior oder eine große Harnröhrenspülung nach JANET gemacht wird.

Die *Massage* bezweckt die Entleerung des in den Drüsenläppchen und Drüsengängen gestauten Sekretes und dadurch eine Besserung der Durchblutung der Drüse und Steigerung der Resorption entzündlicher Infiltrate. Mechanische Schädigungen des Drüsengewebes durch starken Druck des massierenden Fingers sind sorgfältig zu vermeiden. Der durch Gummi geschützte Finger darf nur sanft die Drüse von der Peripherie her nach der Urethra ausstreichen. Diese Streichmassage soll nur kurz dauern, nur so lange als Prostatasekret während der Prozedur aus der Urethra abfließt. Oft fühlt der massierende Finger ein deutliches Einsinken eines Teiles der Drüse unter Entleerung reichlicher Sekretmengen durch die Harnröhre.

Erzeugt die Massage trotz aller Vorsicht entzündliche Reizerscheinungen, so muß sie ausgesetzt werden, bis der Entzündungsschub wieder abgeklungen ist. Die Massagebehandlung ist auch abzubrechen, sobald in der Drüse keine oder nur noch eine sehr geringe Sekretverhaltung nachzuweisen ist. Mehr als 6 Wochen durch soll die Massagebehandlung ohne zwingenden Grund überhaupt nicht durchgeführt werden. Sie darf dagegen nach mehrwöchentlicher Pause, wenn nötig, nochmals aufgenommen werden.

Zur Anregung der Resorption entzündlicher Infiltrate in der Prostata sind außer rectaler Anwendung von Ichthyol oder Jodkali in Form von Suppositorien zu 0,2 auch Heißwasserspülungen des Rectums durch die ARZBERGER-Birne zu empfehlen (Wasser von 40—50° Wärme, täglich 1—2mal während einer halben Stunde), außerdem *Sitzbäder* und Vollbäder in heißem Kochsalzwasser oder in Sole. Noch stärker wirkt in diesem Sinne die *Diathermiebehandlung* der Prostatitis, besonders wenn eine rectale Elektrode dazu benützt wird. Die Rectaldiathermie ergibt bei konsequenter und genügend langer Anwendung die sichersten Resultate. Es ist zweckmäßig, 3mal wöchentlich eine Sitzung zu machen, während 7 Wochen, beginnend mit 12 Minuten je Sitzung, und jedermal um 3 Minuten zu steigern bis 30 Minuten. Die Temperatur der Elektrode soll 40° betragen, was vom Patienten als angenehme Wärme empfunden wird.

Ultraschall scheint gewisse Resultate zu zeigen und kann bei hartnäckigen Fällen versucht werden.

Durch die Entzündung eitrig-kavernös gewordene Vorsteherdrüsen, die zu chronisch-septischen Prozessen mit Fieberanfällen usw. führen, müssen, wenn die unblutige Behandlung sie nicht zur Heilung bringt, von einem prärectalen Schnitte aus breit gespalten und ausgeräumt werden.

Operative Eingriffe durch das Endoskop, wie Kauterisieren des Colliculus, Sondieren der Ausführungsgänge der Prostata usw. sind nur äußerst selten angezeigt, werden in der Regel besser unterlassen.

Sehr wichtig ist bei der chronischen Prostatitis die *Allgemeinbehandlung*. Da die Kranken sehr oft zu Neurasthenikern gemacht worden sind, muß immer eine zielbewußte Psychotherapie einsetzen, müssen die irrigen Vorstellungen der Kranken richtiggestellt werden. Durch Anregung zur Arbeit, auch zu leichter, sportliche Übungen (kein Velofahren!) sind die Gedanken der Kranken von ihrem Leiden abzulenken. Durch Regelung der Verdauung, Verordnung milder Kost und Verbot starker alkoholischer Getränke, Warnung vor sexuellen Reizungen sind Kongestionszustände der Prostata zu verhüten. Eine allgemeine Schwäche und Anämie des Kranken ist durch Eisen-, Arsen- oder Lecithinpräparate z. B. durch Fortonal oder Arsen-Fortonal zu bekämpfen.

F. Prostataneurose.

Im Anschlusse an das Krankheitsbild der chronischen Prostatitis ist aus praktischen Gründen auch die sog. Prostataneurose zu schildern. Sie ist zwar kein lokales Prostataleiden, sie ist eine Psychoneurose. Sie entwickelt sich oft ohne Erkrankung der Prostata, lediglich durch irrige Vorstellungen der Kranken. So entstand eine Prostataneurose mit spastischer, vollständiger Harnverhaltung, psychischer Depression, Unfähigkeit zu geistiger Arbeit bei einem meiner Kranken, anschließend an den Tod seines an Prostatahypertrophie und Harnverhaltung leidenden Vaters. Der Todesfall hatte in dem noch jugendlichen Sohne die Vorstellung erweckt, hereditär belastet, auch schon an Prostatahypertrophie zu leiden. In ähnlicher Weise veranlaßt häufig die Furcht vor einer glücklicherweise nicht erfolgten sexuellen Infektion den Ausbruch einer Prostataneurose, obschon die Prostata vollständig gesund ist. Ebenso sind die anschließend an häufige Masturbation und sonstige sexuelle Exzesse auftretenden Prostataneurosen mehr auf die Selbstvorwürfe und die nervöse Überreizung der Kranken zurückzuführen, als auf die lokale, kongestive Hyperämie der Vorsteherdrüse. Immerhin tritt die Prostataneurose doch außerordentlich oft anschließend an eine chronische Entzündung der Prostata auf, und es werden zudem die Beschwerden von den Kranken so vorwiegend im Bereiche der Prostata lokalisiert, daß das Krankheitsbild der Prostataneurose in vielen Teilen dem der chronischen Prostatitis ähnlich wird. Auffällig oft lösen die nach einer Gonorrhoe in der Prostata zurückbleibenden chronischen Entzündungsprozesse eine Prostataneurose aus, während nach banalen Prostatiden dies selten beobachtet wird. Es mag die Sorge, von der Gonorrhoe noch nicht geheilt zu sein, die Furcht, unter den Folgen dieser Krankheit dauernd leiden zu müssen, der Grund der Neurose sein, mehr als die anatomischen Veränderungen in der Prostata, die meist in keiner Parallele zu der Intensität der Klagen des Patienten stehen.

Symptome. Es liegt in der Natur des Leidens, daß im Krankheitsbilde der Prostataneurose die Erscheinungen der allgemeinen Psychoneurose die Lokalsymptome überwiegen, wenn auch die Prostata im Mittelpunkte der Klagen des Patienten steht. Gleich bei der ersten Untersuchung der Kranken fällt dessen psychische Störung auf. Sie äußert sich in ausgesprochen depressiver Stimmung, in völliger Energielosigkeit, Unlust oder gar Unfähigkeit zur Arbeit, ferner in den widersprechenden und stark wechselnden Klagen des Patienten. Der Kranke scheint sich aber meist dieser psychischen Störungen nicht bewußt zu sein. Selten beschwert er sich über diese Allgemeinstörungen; ihn beschäftigen fast ausschließlich seine in den Harn- und Sexualorganen auftretenden Beschwerden, als deren Ausgangspunkt er die Prostata bezeichnet. Neben außerordentlich wechselnden Störungen der Geschlechtsfunktionen (übertriebene Libido, häufige Pollutionen, Ejaculatio praecox, Impotenz usw.) machen sich Störungen in der Harnentleerung geltend, denen allen eine Überempfindlichkeit des prostatischen Nervengeflechtes zugrunde zu liegen scheint. Diese Überempfindlichkeit trifft bald mehr die sensiblen, bald mehr die motorischen oder die sekretorischen Nervenfasern. Eine strenge Trennung in eine hyperästhetische, eine motorisch-spastische und eine hypersekretorische Form der Prostataneurose, wie sie vorgeschlagen wurde, kann aber praktisch kaum durchgeführt werden; meist sind alle 3 Formen miteinander verbunden.

Die *Überempfindlichkeit der sensiblen Prostatanerven* äußert sich bei vielen Kranken durch das Auftreten von Schmerz und Druckgefühl in der Prostata nach längerem Sitzen oder Stehen, Schmerzen, die oft nach dem Hoden, dem After, dem Perineum ausstrahlen. Außerdem macht sich die Überempfindlichkeit bei jeder Berührung der Prostata geltend. Sowohl das Einführen eines Katheters als auch jede, selbst nur leise rectale Betastung der Prostata ruft eine Schmerzempfindung hervor. Diese Überempfindlichkeit der sensiblen Nerven, verbunden mit *Reizerscheinungen motorischer Art* führt zu wechselnden spastischen Krämpfen der Prostata- und Sphinctermuskulatur. Die Einführung eines Katheters in die Harnröhre schmerzt nicht nur, sie erzeugt auch gleichzeitig einen *Schließkrampf des Sphincter* externus und internus, wodurch die

Passage des Instrumentes oft verunmöglicht oder doch außerordentlich erschwert wird. Ein ähnlicher Schließreflex wird auch ausgelöst durch die spontane Harnentleerung. Sowie der Urin aus der Blase in die Harnröhre eintritt, verschließt ein unwillkürlicher Krampf der Sphincteren die Harnröhre. Es geht entweder kein Tropfen Urin ab, oder der Urin fließt doch erst nach langem Warten in dünnem, mattem Strahle, der häufig völlig unterbrochen oder doch in seiner Kraft und seinem Kaliber ruckweise vermindert wird *(stotternde Miktion)*. Der Einfluß psychischer Momente auf die Miktionsstörungen ist deutlich zu erkennen. Wird der Patient in seinen Gedanken von der Miktion abgelenkt, so gelingt die Urinentleerung gut. Es kann das Geräusch des fließenden Wasserstrahles nach Öffnen eines im Zimmer befindlichen Wasserhahnes den Spasmus lösen. Andererseits macht die Anwesenheit von Drittpersonen diesen nervösen Kranken die Miktion vollkommen unmöglich; ja schon der Gedanke, es möchte während der Miktion ein Mensch in den Raum eintreten, verhindert die Harnentleerung. Es gibt sogar Patienten, welche trotz aller Qualen der totalen Harnverhaltung nicht imstande sind, einen Tropfen zu urinieren, wenn sie eine fremde Person auch nur in der Nähe, z. B. in derselben Wohnung, im selben Hause wissen. Das Leben solcher Neurotiker, die fortwährend einem Anfall von Urinverhaltung ausgesetzt sind, ist ein recht qualvolles.

Statt der Sphincterspasmen können auch krankhafte *Reizzustände* des *detrusor vesicae* bei der Prostataneurose auftreten. Der Kranke leidet dabei tagsüber an sehr häufigem, $^{1}/_{2}$—1stündlichem Urindrang, der aber im Gegensatz zum entzündlichen Harndrang oder zur Pollakiurie infolge Harnverhaltung nachts vollkommen schwindet. Der nervöse Harndrang tritt tags oft so plötzlich, so heftig auf, daß der Kranke keinen Augenblick ihm widerstehen kann, deshalb den Urin in seine Kleider abgehen läßt *(nervöser Durchbruch der Blase)*. Diese nervöse Pollakiurie wird in erster Linie stark beeinflußt durch psychische Momente, dann aber auch durch Kältereize (kalte Füße usw.) und Diätfehler.

Die *Reizung der sekretorischen Nervenfasern* des prostatischen Geflechtes hat eine Hypersekretion und eine damit einsetzende Prostatorrhoe zur Folge. Es tritt am Ende jeder Miktion oder nach jeder Stuhlentleerung aus der Harnröhre ein schleimiges Sekret aus, das durch seinen Geruch und seine milchige Farbe leicht als Prostatasekret zu erkennen ist *(Miktions- und Defäkationsprostatorrhoe)*. Die gegen Ende der Miktion oder Defäkation nie ausbleibende Kontraktion der die Prostata umgebenden Beckenmuskeln genügt schon, das in die Alveolen der Prostata allzu reichlich abgesonderte Drüsensekret in die Harnröhre auszupressen. Oft wird der Abfluß des Sekretes erleichtert durch eine entzündliche oder rein funktionelle Parese der Schließmuskeln der Ductus ejaculatorii. Das mit der Prostatorrhoe entleerte Prostatasekret ist chemisch und morphologisch oft vollständig normal; es ist schwach alkalisch, enthält reichlich Lecithinkörnchen, keine oder nur sehr wenige Leukocyten, spärliche Stärkekörner und Epithelien. Sind ihm in größerer Menge Spermatozoen beigemischt, so wird statt von Prostatorrhoe von Spermatorrhoe gesprochen *(Defäkations- und Miktionsspermatorrhoe)*.

Die **Diagnose** der Prostataneurose ist nicht schwer. Das nervöse Wesen des Kranken, die ganze Art, in der er seine Klagen vorbringt, läßt die Psychoneurose leicht erkennen. Auf eine ausgesprochene Mitbeteiligung des prostatischen Nervengeflechts an dem allgemeinen Nervenleiden weisen die geklagten Funktionsstörungen der Harn- und Geschlechtsorgane hin. Ob diesen Funktionsstörungen eine anatomische Erkrankung der Vorsteherdrüse zugrunde liegt oder nicht, läßt die rectale Palpation der Drüse, die mikroskopische Untersuchung des ausgepreßten Prostatasekretes entscheiden. Bei einer reinen Neurose ist wohl

die Prostata manchmal druckempfindlich und infolge Hyperämie etwas ange-
schwollen; aber es fehlen in ihr deutliche Infiltrate, es fehlt auch ein Eitergehalt
des Drüsensekrets. Bestehen leichte Zeichen einer Entzündung der Prostata:
geringe Form- und Konsistenzveränderungen der Drüse, Beimischung einzelner
Leukocyten oder Leukocytenhäufchen zu ihrem Sekret, dann darf die unverkennbare Entzündung der Prostata natürlich auch noch nicht ohne weiteres
als die Hauptursache der vom Kranken geklagten Krankheitsbeschwerden
angesprochen und darf nicht zu rasch eine gegen sie gerichtete Lokalbehandlung
eingeleitet werden. Es ist vielmehr sehr sorgfältig zu erwägen, ob diese geringen
entzündlichen Veränderungen der Prostata an sich allein die Beschwerden des
Kranken erklären. Ein Widerspruch zwischen heftigen Klagen des Patienten
und geringem, objektivem Befund an der Prostata, ein häufiger Wechsel der
Beschwerden und deren Abhängigkeit von psychischen Einflüssen spricht
natürlich eher für eine Psychoneurose, die sog. Prostataneurose, als für ein
lokales Prostataleiden.

Die *Endoskopie* der hinteren Harnröhre deckt manchmal anatomische Veränderungen an der Prostata und deren Ausführungsgängen auf, die den anderen
klinischen Untersuchungsmethoden entgingen. Aber die Endoskopie birgt die
Gefahr, einen wenig geübten oder wenig kritischen Untersucher zu einer schädlichen Polypragmasie zu verleiten. Die Einführung des Endoskops in die hintere
Harnröhre erzeugt mechanische Störungen der Gefäßdurchblutung, auch Formveränderungen des Samenhügels. Diese werden nun leider recht oft irrtümlich als Zeichen einer Erkrankung der Prostata und des Samenhügels gedeutet
und fälschlich als Anzeige erachtet, den Colliculus zu ätzen und zu brennen.
Wie sehr eine solche unnötige und immerhin recht quälende Lokalbehandlung
die dem Leiden in Wahrheit zugrunde liegende Neurasthenie steigert, die Beschwerden verschlimmert statt bessert, ist unschwer zu ermessen!

Ob die Behinderung der Miktion, die mit der Prostataneurose oft verbunden
ist, durch Formveränderungen der Prostata oder durch eine Urethralstriktur verursacht wird oder ob lediglich nervöse Spasmen ihre Ursache sind, ist stets
genau zu prüfen. Bei Spasmen stoßen in der Harnröhre weiche Sonden im
Bereiche der Sphincteren, besonders am Sphincter ext., auf einen oft unüberwindlichen Widerstand, während harte, dicke Sonden sich leicht in die Blase
einführen lassen. Sind nur Spasmen Ursache der Miktionsstörung, so ist in der
Harnröhre kein Infiltrat, im Bereiche der Prostata keine ungewöhnliche Biegung
und ist keine Verlängerung der Harnröhre zu bemerken.

Therapie. Bei der Prostataneurose ist die psychische Behandlung des Kranken
die Hauptsache. Der Arzt, der es versteht, das unbedingte Vertrauen des Kranken
zu gewinnen, wird die besten Heilerfolge erzielen. Eine lokale Behandlung der
Prostata ist, selbst wenn an der Drüse noch geringe Überbleibsel einer früheren
Prostatitis nachweisbar sind, unnötig, sogar schädlich, obschon sie vielleicht
diese Entzündungsreste zum Schwinden bringen würde. Denn die Tatsache,
daß der Arzt den in der Prostata gefundenen Krankheitsprozessen eine so große
Bedeutung beimißt, daß er zu ihrer Beseitigung eine lokale Behandlung für nötig
hält, verängstigt den nervösen, psychopathischen Kranken. Die unangenehme
Behandlung wird in ihm die Überzeugung befestigen, von einem ernsten Prostataleiden befallen zu sein. Es werden ihn die trotz aller therapeutischen Eingriffe
im Harn fortbestehenden, an sich harmlosen Filamente und die nicht ganz
weichenden, während der Behandlung sogar vorerst sich steigernden Reiz-
symptome im Bereiche der Prostata in dieser Ansicht bestärken. Seine Nervosität wird durch die Behandlung gesteigert statt gemindert. Besser ist es deshalb,
beim Fehlen erheblicher, entzündlicher Veränderungen an der Prostata dem an

Prostataneurose Leidenden von Anfang sein Prostataleiden als harmlos, einer lokalen Behandlung nicht bedürftig hinzustellen, das Leiden als Folge der allgemeinen Nervosität zu deuten, das mit einer kräftigenden Allgemeinbehandlung weichen werde. Worin diese Allgemeinbehandlung zu bestehen hat, ist in jedem Einzelfalle unschwer zu entscheiden. Ob durch innere Medikamente, wie Brom, Baldrian usw. das Nervensystem beruhigt oder durch Eisen-Arsen oder Phosphorpräparate der Organismus gekräftigt wird, ob Wasser- oder Luftkuren verordnet werden, immer wird ein Heilerfolg zu erzielen sein, wenn der Arzt es versteht, dem Kranken den gesunkenen Mut zu heben, ihn von der Grundlosigkeit seiner Angst vor den Folgen seines Prostataleidens zu überzeugen.

Nur wenn noch stark ausgesprochene anatomische Zeichen chronischer Prostatitis nachweisbar sind, wird es nötig, das Prostataleiden mit den im vorhergehenden Kapitel geschilderten Verfahren zu behandeln.

Natürlich ist immer dafür zu sorgen, daß lokale Schädigungen der Prostata durch sexuelle Exzesse oder coitus interruptus, durch stark gewürzte Nahrung und starke alkoholische Getränke, durch langes Sitzen in weichen Polstern oder im schüttelnden Auto usw. vermieden werden. Wenn sehr häufige Anfälle eines nervösen Sphincterkrampfes einer psychotherapeutischen Behandlung nicht weichen und oft zu totaler Harnverhaltung führen, so wird ein Unterricht des Kranken im Selbstkatheterismus notwendig. Das Gefühl, sich selbst helfen zu können, beruhigt den Kranken oftmals derart, daß die Anfälle von Harnretention ausbleiben. Anderweitige Lokalbehandlung, wie Galvanisieren oder Faradisieren der Prostata, Ätzen der Colliculus seminalis usw. werden besser vollkommen unterlassen.

G. Tuberkulose der Prostata.

Pathogenese. Die Prostata ist durch ihre anatomische Lage mehr als andere Urogenitalorgane der tuberkulösen Infektion ausgesetzt. Sie liegt an der Kreuzung der Harn- und Genitalwege. Aus beiden Systemen werden, wenn sie an Tuberkulose erkrankt sind, Tuberkelbacillen an die Prostata herangebracht. Das Übergreifen der Tuberkulose auf die Prostata wird zudem erleichtert durch das reiche Lymphbahnnetz dieser Drüse, das sowohl mit den Lymphbahnen der Harnorgane, als mit denen der Geschlechtsorgane in breiter Verbindung steht.

Aber die Prostata ist nicht nur der sekundären Infektion durch ihre anatomische Lage ganz besonders ausgesetzt, sie scheint auch zur primären, hämatogenen Tuberkuloseinfektion sehr disponiert zu sein. Die Prostata scheint eine bevorzugte Ablagerungsstätte jeder Art im Blute kreisender Bakterien und so auch der Tuberkelbacillen zu sein. Gelangen Tuberkelbacillen auf dem Blutwege in die Prostata, so bleiben sie wahrscheinlich selten, meist nur bei der Miliartuberkulose, im interstitiellen Gewebe der Drüse stecken. In der Regel werden sie bald, selbst bevor sie im Zwischengewebe anatomisch nachweisbare Entzündungserscheinungen erzeugt haben, in die Lumina der Drüsen ausgeschieden *(Ausscheidungstuberkulose)*. Dort können sie eine Weile reaktionslos liegenbleiben *(latente Prostatatuberkulose)* oder trotz ihrer reichen Zahl vorerst nur einen leichten Katarrh der Drüse erzeugen *(tuberkulöser Katarrh der Prostata)*. Es sind wiederholt Tuberkelbacillen in den Drüsenschläuchen der Prostata gefunden worden, ohne daß die Drüsen andere anatomische Veränderungen als teilweise Desquamation ihres Epithels aufwiesen. Da aber die blutreiche, kongestiven Schädigungen besonders beim Geschlechtsverkehr oft ausgesetzte Prostata nie lange ohne Zirkulationsstörungen bleibt, wird der während der latenten Infektion gelungene Ausgleich zwischen Bacillen und Prostatagewebe meist bald gestört. Die Tuberkuloseinfektion greift um sich, das Prostatagewebe erliegt den eingedrungenen Bacillen.

Die Prostatatuberkulose wurde bei Sektionen nur ausnahmsweise als einziger Tuberkuloseherd des Organismus gefunden. Fast immer fanden sich neben ihr noch anderweitige Tuberkuloseherde im Körper, in den Lungen, den Lymphdrüsen usw. Innerhalb der Urogenitalorgane ist die Prostata aber oft der erste Sitz der tuberkulösen Infektion.

Es fand z. B. SIMMONDS bei 16% der sezierten Urogenitaltuberkulosen die Prostata allein von allen Urogenitalorganen tuberkulös erkrankt. Aber sicher war sie auch bei einem Teile der anderen Fälle, bei denen die Sektion bereits mehrere Tuberkuloseherde im Urogenitalsystem zeigte, Sitz des ersten Herdes, so daß der Prozentsatz der primären Prostatatuberkulose wohl mehr als 16% der Urogenitaltuberkulosen beträgt.

Wenn auch die Prostatatuberkulose der erste Herd einer Urogenitaltuberkulose sein kann, so bleibt sie doch sehr selten lange der einzige Herd. Ihr schließen sich meist bald andere tuberkulöse Genitalherde an, besonders in den Nebenhoden oder in den Samenblasen. Ob dabei die Infektionserreger aus der Prostata intracanaliculär oder auf dem Blut- oder Lymphwege sich ausbreiten, oder ob die neuen Infektionen von einem außerhalb der Urogenitalorgane liegenden Tuberkuloseherd ausgehen, ist im Einzelfalle kaum zu entscheiden.

Pathologische Anatomie. Der anatomische Befund in der tuberkulösen Prostata ist in den Frühstadien des Leidens immer derselbe, gleichgültig, ob die tuberkulose Infektion hämatogen, ob lympho- oder urogen sei. Denn die hämatogene Tuberkulose der Prostata ist eine Ausscheidungstuberkulose. Sie nimmt, wie die urogene, bei der die Bacillen aus der Harnröhre in die Ausführungsgänge der Prostata eindringen, ihren Ausgang im Drüsenepithel. Eine starke Abstoßung der Drüsenepithelien ist das erste Erkrankungszeichen. Zwischen den abgestoßenen Epithelien, die bald zerfallen und als amorphe Massen die Drüsenlumina füllen, sind schon sehr frühzeitig Tuberkelbacillen und einzelne LANGHANSsche Riesenzellen zu erkennen, deren Zahl mit dem Epithelzerfall zunimmt. Es liegen im Lumen der Kanäle Tuberkelbacillen oft in enormen Mengen, während außerhalb der Drüsen im Zwischengewebe noch gar keine Bacillen oder nur vereinzelte zu finden sind. Das die Drüsenschläuche umgebende Bindegewebe ist in diesem Stadium oft ohne irgendwelche Entzündungsreaktion. Erst etwas später entwickelt sich in ihm eine Rundzelleninfiltration mit eingestreuten epitheloiden Zellen und Riesenzellen.

Bei der Miliartuberkulose der Prostata treten die ersten Tuberkuloseherde, gebildet aus Rundzellen, epitheloiden und Riesenzellen, im interstitiellen Bindegewebe auf, bevor die drüsigen Teile der Prostata eine Mitbeteiligung am Entzündungsprozesse zeigen.

Die einzelnen Tuberkuloseherde der Prostata verkäsen in der Regel ziemlich rasch. Durch ihre Ausdehnung und ihre allmähliche Vereinigung unter sich entstehen immer größere, bald auf einzelne Teile der Drüse beschränkte, bald über die ganze Drüse ausgebreitete Käseherde. Oft verharrt die Tuberkulose der Prostata in diesem Stadium der Verkäsung; andere Male aber schmilzt das verkäste Gewebe ein; es bildet sich ein tuberkulöser Absceß. Die ganze Drüse kann zur Einschmelzung kommen. Dann entsteht manchmal an ihrer Stelle eine große tuberkulöse Kaverne, eine Art Vorblase, in welcher nach jeder Miktion Urin zurückbleibt. Oder aber die zerstörte Prostata schrumpft nach Entleerung ihrer Eitermassen ohne Bildung einer Kaverne auf kleine Reste zusammen.

Eine Neigung zu spontaner Ausheilung der Prostata äußert sich hin und wieder in der Verkreidung verkäster Gewebemassen und in der Bildung schwieliger Narben rings um die tuberkulösen Herde der Drüse. *Eine vollkommene Ausheilung der Prostatatuberkulose erfolgt aber außerordentlich selten.* Sie ist nur möglich durch käsige Einschmelzung und Ausstoßung der ganzen Drüsensubstanz. Andernfalls bleiben innerhalb der narbigen Schwielen in der Prostata immer Tuberkuloseherde zurück, welche nach irgendwelcher Schädigung der Gewebe ihre fibröse Hülle durchbrechen und die tuberkulöse Infektion weiterbreiten können. Die Prostatatuberkulose wird oft zum Ausgangspunkte einer Miliartuberkulose.

Symptome. Bei zahlreichen Kranken bleibt die Prostatatuberkulose lange Zeit oder dauernd symptomlos. Andere Male äußert sie sich nur in allgemeinem Unbehagen, in Müdigkeit, Appetitlosigkeit, nächtlichem Schwitzen, leichter Temperatursteigerung; sie löst aber keine lokalen Reizerscheinungen aus. Eine plötzlich ausbrechende Miliar- oder Meningealtuberkulose, eine scheinbar primär, z. B. nach Unfall entstandene Epididymitis tuberculosa ist manchmal die erste merkbar werdende Folge einer bis dahin unerkannt verlaufenen tuberkulösen Prostatitis.

Aber oft erzeugt die Tuberkulose der Prostata doch schon frühzeitig lokale Symptome, und zwar die gleichen wie eine banale, chronische Prostatitis. Der Kranke wird belästigt durch das Gefühl von Druck und Schwere am Damm, durch vermehrten Harn- und Stuhldrang, durch brennende, nach der Eichel ausstrahlende Schmerzen am Ende der Miktion, oft auch durch Rectaltenesmen am Ende der Defäkation. Manchmal ist das erste Krankheitszeichen der Abgang weniger Tropfen Blut am Ende der Harnentleerung. Der Urin kann, wenn die Harnorgane von der Tuberkulose noch nicht mitergriffen sind, trotz der Prostatatuberkulose normal sein. Meist aber sind ihm durch Abfluß eitrigen Sekretes der tuberkulösen Prostata etwas Eiweiß und kleine Eiterfaden oder -fetzen beigemischt. In diesen sind manchmal Tuberkelbacillen mikroskopisch nachzuweisen. Ein stärkerer Urethralausfluß ist bei Prostatatuberkulose nur außerordentlich selten. Er wird nur bei Durchbruch eines tuberkulösen Prostataabscesses oder bei tuberkulöser Miterkrankung der Harnröhre beobachtet. Dann wird eine Verwechslung der Prostatatuberkulose mit chronischer, gonorrhoischer Prostatitis bei Unterlassung einer bakteriologischen Untersuchung möglich.

Die Samenentleerung erfolgt bei Prostatatuberkulose häufig unter Schmerzen. Der Samen ist zudem manchmal blutig verfärbt *(Hämospermie)*, selbst wenn die Samenblasen an dem tuberkulösen Prozeß klinisch unbeteiligt erscheinen. Bei stark vorgeschrittener Prostatatuberkulose bleibt die Samenentleerung aus; es geht auch häufig die Kopulationsfähigkeit gänzlich verloren. Viele Symptome der Prostatatuberkulose vermischen sich untrennbar mit den Erscheinungen der sie oft begleitenden Samenblasen-, Harnblasen- oder Harnröhrentuberkulose.

Das wichtigste Kennzeichen der Prostatatuberkulose ist bei der Rectaluntersuchung bemerkbar. Durch die tuberkulöse Infektion entstehen in der Vorsteherdrüse frühzeitig derbe, knotige oder flache, wenig druckempfindliche Infiltrate. Sie sind bald nur in einer, bald in beiden Drüsenhälften rectal fühlbar; sie geben der Drüse eine unregelmäßige Form. Die Infiltrate bedingen selten eine wesentliche Vergrößerung der Drüse; über das Doppelte ihrer Normalgröße schwillt sie kaum je an. Die Einschmelzung des tuberkulösen Prostatagewebes unter Abceßbildung entgeht dem Palpationsnachweis oft lange. Nicht selten wird sie erst erkannt, wenn der Absceß nach dem Rectum oder nach dem Damme durchzubrechen droht und starke, periprostatische Infiltrate entstanden sind oder wenn sich der Absceß durch die Harnröhre entleert. Ein Durchbruch des tuberkulösen Prostataabscesses in die Peritonealhöhle ist sehr selten.

Die in Begleitung einer allgemeinen Miliartuberkulose in der Prostata auftretenden miliaren Tuberkuloseherde machen so unbedeutende Symptome, daß sie klinisch neben den anderen Erscheinungen des Leidens gar nicht in Betracht fallen.

Prognose. Die Prostatatuberkulose ist immer ein ernstes Leiden, selbst wenn sie vorerst als einziger tuberkulöser Urogenitalherd auftritt und wenig Krankheitserscheinungen auslöst. Nach langem Stillstand kann die Infektion infolge einer Reizung des Prostatagewebes, wie sie z. B. durch den Geschlechtsverkehr erzeugt wird, aufflackern und einen bedrohlichen Verlauf nehmen. Auffällig ist, wie viele Kranke mit einer fast symptomlos verlaufenden Prostatatuberkulose kurze Zeit nach ihrer Verheiratung einer tödlichen Meningealtuberkulose erliegen. Die Mehrzahl der tuberkulösen Meningitiden Erwachsener scheint von einer Urogenitaltuberkulose auszugehen.

Aber auch wenn die Prostatatuberkulose, was immerhin auf die Mehrheit zutrifft, nicht den schlimmen Ausgang in Miliar- oder Meningealtuberkulose nimmt, so bleibt das Leiden doch selten auf die Vorsteherdrüse beschränkt.

Neben der Prostatatuberkulose entwickeln sich bald auch in anderen Urogenitalorganen tuberkulöse Herde. Besonders häufig werden mitergriffen die Samenblasen und die Nebenhoden. Eine neben der Prostatatuberkulose auftretende tuberkulöse Cystitis erweist sich nur ganz selten als Folge eines Übergreifens der Prostatatuberkulose auf die Blase, fast immer als Folge einer Nierentuberkulose. Entsteht infolge des Durchbruchs eines tuberkulösen Prostataabscesses eine Mastdarm- oder Dammfistel, so beschleunigt die dabei nie ausbleibende Mischinfektion den lokalen Zerfall der Gewebe, löst auch oft eine Allgemeininfektion des Körpers aus. Eine endgültige Vernarbung der Fisteln ist nur sehr selten zu erzielen. Der Kranke geht an multipler Tuberkulose oder an Amyloid zugrunde.

Diagnose. Die Prostatatuberkulose klinisch mit Sicherheit zu erkennen, ist einzig durch die Rectaluntersuchung möglich. Diese erlaubt, das Leiden frühzeitig festzustellen. Nur ausnahmsweise wird trotz Tuberkulose der Prostata der Rectalbefund normal bleiben.

Charakteristisch für Tuberkulose der Prostata sind die fühlbaren, linsen- bis fingerbeergroßen, *knotigen Infiltrate* der Drüse. *Gegenüber* den Infiltraten bei *banaler*, chronischer *Prostatitis* unterscheiden sich die tuberkulösen durch ihre derbere Konsistenz und durch die Beständigkeit ihrer Form. Bei banaler Prostatitis erweichen die Knoten bald und wechseln durch zeitweilige Entleerung oder teilweise Resorption entzündlichen Sekretes rasch ihre Form. Bedeutsam für eine Tuberkulose der Prostata ist auch, daß neben der infiltrierten Vorsteherdrüse häufig die eine oder die andere der Samenblasen als derber, knotiger Strang zu fühlen ist, oder daß anderweitige, als tuberkulös zu deutende Entzündungsherde im Urogenitalsystem auftreten.

Der Nachweis von *Tuberkelbacillen* in dem mit dem Urin in Form von *Filamenten* ausgeschiedenen Prostatasekret gelingt mikroskopisch schwer; leicht und sicher gelingt er durch Kultur oder Tierimpfung. Reines Prostatasekret in reichlicherer Menge zur mikroskopischen Untersuchung durch Ausmassieren der Drüse zu gewinnen suchen, ist bei Verdacht auf Prostatatuberkulose dringend zu widerraten. Das Ausmassieren einer tuberkulösen Prostata könnte den Einbruch eines Tuberkels in die Blut- oder Lymphbahnen und damit eine rasche Ausbreitung der Infektion in den Urogenitalorganen oder gar eine Miliartuberkulose zur Folge haben.

Das früher oft benutzte Verfahren, zu diagnostischen Zwecken durch *Tuberkulininjektionen* eine Lokalreaktion in der tuberkulösen Prostata auszulösen, ist als zu *gefährlich* verlassen. Empfehlenswerter ist die Prüfung der *Eigenharnreaktion*. Sie läßt wenigstens gefahrlos erkennen, ob der Organismus überhaupt irgendwo einen aktiven Tuberkuloseherd birgt. Ob dieser in der Prostata liegt oder nicht, entscheidet sie allerdings nicht.

Eine *Cystoskopie* kann durch den Befund tuberkulöser Schleimhautveränderungen in der Blase die tuberkulöse Natur einer Prostatitis erweisen. Da aber die Einführung des starren Cystoskops die tuberkulöse Prostata unvermeidlich mechanisch schädigt und dadurch nicht nur oft eine Steigerung der tuberkulösen Entzündung der Prostata herbeiführt, sondern auch die Gefahr bringt, zu einer miliaren Aussaat der Tuberkulose Anlaß zu geben, soll die Cystoskopie zur Diagnose der Prostatatuberkulose nicht verwendet werden. Aber die Cystoskopie wird nötig, wenn eine erhebliche Eiterbeimischung zum Harn eine tuberkulöse Infektion der Niere wahrscheinlich macht. Eine *Urethroskopie* ist nie angezeigt. Sie bringt wohl nur selten Nutzen für die Diagnose und die Therapie des Prostataleidens und ist doch, wie die Cystoskopie, mit den Gefahren einer mechanischen Schädigung des tuberkulösen Prostatagewebes verbunden. Wie große Sorgfalt alle mechanischen Eingriffe bei Prostatatuberkulose verlangen, beweisen die Fälle von Ausbruch einer Miliartuberkulose im Anschluß an einen Katheterismus bei Prostatatuberkulose.

Von den *Neubildungen der Prostata* ist die Tuberkulose der Prostata meist leicht zu unterscheiden.

Das *Sarkom* der Prostata erzeugt rasch eine. gewaltige Vergrößerung der Prostata, wie sie bei Tuberkulose fast nie beobachtet wird. Beim Sarkom fehlt eine Eiterbeimischung zum Urin dauernd trotz großer Schwellung der Prostata.

Das *Carcinom* der Prostata ist nur in seinen Anfangsstadien der Prostatatuberkulose im klinischen Bilde etwas ähnlich. Es bildet, wie die Tuberkulose, derbe Infiltrate in der Drüse. Diese sind aber beim Carcinom viel härter als bei der Tuberkulose der Prostata. Das Carcinom wuchert bald, ohne Absceßbildung, über die Grenzen der Drüse hinaus; seine Unterscheidung gegenüber der Prostatatuberkulose wird dadurch leicht.

Die *Hypertrophie der Prostata* ist selten mit Prostatatuberkulose zu verwechseln. Die Oberfläche der hypertrophischen Drüse ist meist glatt, nie so unregelmäßig höckerig wie bei Tuberkulose. Die Drüse wird infolge der Hypertrophie zudem viel größer als durch Tuberkulose. Hypertrophie und Tuberkulose der Prostata können, wenn auch selten, nebeneinander bestehen. Die Tuberkel liegen nicht in den hypertrophischen Knollen der Prostata, sondern in den nichthypertrophisch veränderten Drüsenteilen.

Prostatasteine unterscheiden sich von tuberkulösen Knoten durch ihre Härte und das Gefühl von Knirschen bei der Palpation.

Aktinomykose und *Syphilis* der Prostata spielen in der Differentialdiagnose der Prostatatuberkulose keine nennenswerte Rolle, ebensowenig die *Retentionscysten* der Prostata.

Therapie. Die Prostatatuberkulose zeigt nur geringe spontane Heilungstendenzen; sie ist auch durch therapeutische Maßnahmen schwer zur Heilung zu bringen.

Am wirksamsten zu ihrer Bekämpfung ist eine zweckmäßige Allgemeinbehandlung, welche im Organismus die natürlichen Abwehrkräfte gegen die Tuberkulose steigert. Die wichtigsten, leider nicht immer erfüllbaren Erfordernisse sind dabei körperliche Schonung und gute, gemischte Nahrung. Die Nahrung soll kochsalzarm sein, und es sollen auch alle scharfen, zu Kongestion der Beckenorgane führenden Speisen, sowie alkoholische Getränke, verboten werden.

Klimatische Kuren, am besten im Hochgebirge, verbunden mit systematisch durchgeführter Heliotherapie, wirken günstig. Auch *Solbadkuren* bringen bei Prostatatuberkulose häufig Besserungen.

Die spezifische Behandlung der Prostatatuberkulose hat bis jetzt nicht die erhofften Resultate gebracht.

Streptomycin scheint völlig unwirksam; eine Wirkung der Paraminosalicylsäure (PAS.) steht noch nicht fest. Am ehesten ist von einer Behandlung mit Vitamin D (600000 Einheiten jeden 7. Tag) etwas zu erwarten.

Sehr wichtig ist, daß der Kranke sexuelle Reizungen möglichst zu meiden sucht. Brom- oder Luminalmedikation ist dabei ein wirksames Hilfsmittel.

In der *lokalen* Behandlung der Prostatatuberkulose ist außerordentliche Zurückhaltung am Platze. Instrumentelle Eingriffe, wie Katheterismus, Instillationen usw. sind zu unterlassen, wenn sie nicht zur Bekämpfung einer Blasentuberkulose dringlich werden.

Zur Anregung der Resorption der tuberkulösen Prostataherde sind Mikroklysmen oder Suppositorien mit Ichthyol oder Jodkali wirksam. Bei starken Schmerzen und Tenesmen wird diesen Resorbentien zweckmäßig ein Opium- oder Belladonnapräparat beigemischt. Warme Sitzbäder wirken ebenfalls beruhigend und können zudem, besonders mit Zusatz von Sole oder Kochsalz, zur Resorption der tuberkulösen Herde beitragen.

Röntgenbestrahlungen der Prostata vom Damme und der regio suprapubica her scheinen oft heilsam auf die Prostatatuberkulose zu wirken.

Droht ein tuberkulöser Prostataabsceß durch die Drüsenkapsel durchzubrechen, so soll er vor seinem spontanen Durchbruch durch perineale Punktion entleert und in seine Höhle Streptomycin injiziert werden. Ein spontaner Durchbruch oder eine operative Eröffnung des Abscesses hat meist Fistelbildung und Mischinfektion zur Folge. Eine Auskratzung der Absceßhöhle bringt die Gefahr der Miliartuberkulose.

Als Radikalmittel der Prostatatuberkulose wurde die totale Excision der Drüse auf perinealem oder sacralem Wege empfohlen. Der Eingriff ist aber ohne Eröffnung von tuberkulösen Herden nicht möglich. Deshalb hat er im Gegensatz zur operativen Entfernung der tuberkulösen Niere oder des tuberkulösen Nebenhodens eine operative, ausgedehnte Impftuberkulose zur Folge. Der Eingriff bringt dem Kranken häufig statt Heilung eine Verschlimmerung seines Leidens.

Bei den schlechten Heilungsaussichten der einmal entwickelten Prostatatuberkulose ist deren *Prophylaxe* wichtig. Primär im Nebenhoden aufgetretene Tuberkuloseherde, welche fast regelmäßig später die Prostata infizieren, sollen deshalb frühzeitig entfernt werden. Tuberkulös veranlagte oder bereits tuberkulös erkrankte Individuen sollen sich ganz besonders ängstlich vor gonorrhoischer Infektion hüten oder, wenn eine solche aufgetreten ist, diese äußerst sorgfältig behandeln lassen.

H. Syphilis der Prostata.

Wie oft die Prostata an einer syphilitischen Erkrankung des Organismus teilnimmt, ist gegenwärtig noch nicht klar zu überblicken. Die Syphilis scheint in der Prostata nach den bisherigen Beobachtungen keine Krankheitserscheinungen auszulösen, die klinisch sicher als spezifisch zu deuten sind. Deshalb ist es schwer zu entscheiden, wie oft die Syphilis zu Entzündung der Prostata führt.

Es vermögen wahrscheinlich im *zweiten Stadium der Syphilis* die Spirochäten in der Prostata die gleichen Entzündungserscheinungen zu erzeugen wie die banalen Eitererreger, so daß Verwechslungen zwischen banaler und syphilitischer Prostatitis kaum zu vermeiden sind. Als Eigenheit der syphilitischen Prostatitis wird allerdings eine auffällig starke entzündliche Verschmelzung der syphilitischen Prostata mit der vorderen Rectalwand erwähnt und ferner auch die Erscheinung, daß bei syphilitischer Prostatitis die Entzündung sich meist nicht auf die ganze Drüse, sondern häufig nur auf einen ihrer Lappen oder gar nur Teile desselben erstreckt. Sichere Zeichen einer syphilitischen Natur der Entzündung sind aber darin nicht zu sehen. Tritt bei einem Syphilitiker eine Prostatitis auf, so ist bei deren Behandlung immer in Betracht zu ziehen, daß sie syphilitischer Natur sein könnte, und es sind deshalb neben den lokalen, bei banaler Prostatitis empfohlenen Maßnahmen, wie Sitzbäder, Jodkalisuppositorien, Instillationen, auch allgemein antisyphilitische Kuren mit Salvarsan, Bismut usw. angezeigt.

Im *tertiären Stadium* der Syphilis entwickeln sich recht selten *Gummata* in der Prostata. Sie schwinden ganz ausnahmsweise durch Resorption unter oder ohne Einwirkung einer spezifischen Behandlung; meist schmelzen sie eitrig ein und brechen in die Harnröhre durch. Das Gumma der Prostata kann klinisch leicht mit Hypertrophie oder Carcinom der Drüse verwechselt werden, da es wie diese Leiden oft zu Dysurie, Hämaturie und stets auch zu einer Vergrößerung der Vorsteherdrüse führt. Der Befund syphilitischer Erscheinungen an anderen Organen des Körpers und der positive Ausfall der Wa.R. werden den Gedanken nahelegen, daß eine beim Kranken nachgewiesene Vergrößerung der Prostata durch Gumma bedingt sein könnte. Aber es ist dabei nicht zu vergessen, daß sich natürlich bei einem Syphilitiker sehr wohl auch eine von der spezifischen Infektion unabhängige Hypertrophie oder ein Carcinom der Prostata entwickeln kann.

I. Aktinomykose und Bilharziose der Prostata.

Die Prostata kann auch an anderen parasitären Leiden, an der Aktinomykose und an der Bilharziose erkranken, wobei fast immer die Blase mitbetroffen wird. Die Blasenerscheinungen stehen dabei derart im Vordergrund des Krankheitsbildes, daß die Erkrankung der Prostata neben dem Blasenleiden leicht übersehen wird. Die Therapie ist für die Prostata dieselbe wie für die Blase.

K. Prostatahypertrophie.

Bei älteren, jenseits der 50er Jahre stehenden Männern entwickeln sich am Blasenausgang, im Bereiche der Prostata, oft drüsige Knollen. Diese wurden bis vor kurzem als eine dem Alter eigene Hypertrophie der Prostata gedeutet. Die oft unverkennbare Zwei- oder Dreilappung dieser Knollenbildung ließ eine Hypertrophie der beiden Seitenlappen der Prostata und eine Hypertrophie des Mittellappens unterscheiden. Es wurde aber erkannt, daß eine solche Deutung und Einteilung der sog. Prostatahypertrophie anatomisch nicht berechtigt ist. Es ließ sich nachweisen, daß die am Blasenausgang gefundenen drüsigen Knollen, wenn sie überhaupt vom Prostatagewebe ausgehen, stets nur aus rudimentären Drüsen der *pars intermedia prostatae* sich entwickeln, aus dem Teile der Prostata, der zwischen Blasen- und Urethralwand einerseits und vasa deferentia andererseits liegt. An den peripheren Teilen der Drüsen fanden sich nie hypertrophische Prozesse, vielmehr meist die Erscheinungen der Drüsenatrophie. Weitere anatomische Untersuchungen ergaben außerdem, daß die bis dahin immer als Prostatahypertrophie gedeutete Knollenbildung oft überhaupt nicht von der Prostata ausgeht, sondern von kleinen paraprostatischen Drüsen, die wohl im Bereiche der Prostata liegen und entwicklungsgeschichtlich mit ihr im Zusammenhang stehen, von ihr aber anatomisch deutlich abgetrennt sind. Unter diesen, von JORES zuerst beschriebenen und nach ihm benannten paraprostatischen Drüsen sind zwei Gruppen zu unterscheiden:

1. Die *blasenwärts* vom sphincter internus vesicae *gelegenen Drüsengruppen*, die rings um die Blasenmündung unter der Blasenschleimhaut liegen, und

2. die *periurethralen Drüsen*, die zwischen colliculus seminalis und Blasenmündung in der Submucosa der prostatischen Harnröhre entwickelt sind. Diese Drüsen reichen nie bis ganz an den Samenhügel hinan; stets liegen sie blasenwärts von ihm, und zwar vorzugsweise an der Hinterwand der Harnröhre. Dies zu wissen ist bei der operativen Behandlung der hypertrophischen Drüsenknollen von Belang. Bemerkenswert ist auch, daß diese periurethrale Gruppe der paraprostatischen Drüsen von der Prostata deutlich abgetrennt ist durch eine dünne Schicht glatter Muskulatur, die auf ihrer äußeren, der Prostata zugewandten Seite von einer Bindegewebsschicht überzogen ist.

Bilden sich in der erstgenannten Drüsengruppe, in den unter der Blasenschleimhaut gelegenen paraprostatischen Drüsen, hypertrophische Knollen, so wuchern diese in der Richtung des geringsten Druckes nach dem Blaseninnern zu. Sie erzeugen dann die früher als Mittellappen der hypertrophischen Prostata gedeuteten anatomischen Gebilde. Entwickeln sich dagegen hypertrophische Knollen in der 2. Drüsengruppe, in den periurethralen paraprostatischen Drüsen, so drängen sie den Blasenboden nach oben vor, drücken auf die Urethralwand, verformen die Lichtung der prostatischen Harnröhre und drücken andererseits auch die sie umgebende Prostata beiseite. Die Prostata, in eine derbe, fibröse Hülle eingeschlossen, kann diesem von innen auf sie einwirkendem Drucke nicht ausweichen und wird stark gepreßt. Ihr Gewebe verfällt der Druckatrophie und umgibt schließlich nur noch wie eine Schale die in ihr liegenden Adenomknollen der periurethralen Drüsen. Das peripherwärts verdrängte, nichthypertrophierte, sondern atrophierte Gewebe der Prostata bildet die sog. *chirurgische Kapsel*, aus der bei der Prostatektomie die knolligen Adenome der paraprostatischen Drüsen, die früher irrtümlich als hypertrophische Prostata gedeutet wurden, ausgeschält werden.

Die *anatomische Kapsel* der Prostata, die außerhalb der sog. chirurgischen Kapsel liegt, wird gebildet durch die rings um die Drüse zusammenfließenden Beckenfascien. Diese anatomische Kapsel ist der Prostata vorne und seitlich so eng verbunden, daß sie nur gewaltsam mit scharfem Instrument abzulösen ist. An der Hinterfläche der Drüse ist aber die Verbindung lockerer, die anatomische Kapsel, die sog. DENONVILLIERsche Fascie ist dort leicht stumpf von der Prostata abzulösen.

An der knolligen Geschwulstbildung am Blasenausgang, die bis jetzt immer als Prostatahypertrophie gedeutet worden ist, nimmt also die Prostata entweder nur mit ihrer Pars intermedia oder aber gar nicht teil. Die Bezeichnung des Leidens als Prostatahypertrophie ist deshalb nicht immer gerechtfertigt. Aber diese, auf einer früheren irrigen Auslegung des anatomischen Befundes beruhende Bezeichnung ist so gebräuchlich geworden, daß sie wohl auch weiterhin für alle Drüsenknollen im Bereiche der Prostata beibehalten werden wird.

Die geschilderten Drüsenknollen am Blasenausgang bestehen nicht nur aus Drüsengewebe; sie enthalten auch interstitielles Bindegewebe und glatte Muskulatur. Je nach dem Vorwiegen der einen oder anderen Gewebeart wird bei der Knollenbildung unterschieden zwischen der *adenomatösen* oder *weichen Form* und der *fibromyomatösen* oder *harten Form* der Prostatahypertrophie.

Die weichen Formen bilden Tumoren bis zu Faustgröße, bis zum Gewicht von 150—250 g (Durchschnittsgewicht der normalen Prostata 15—20 g). Die harten Formen dagegen erreichen meist eine viel geringere Größe.

Die weichen Formen der Prostatahypertrophie zeigen auf dem Durchschnitte ein graurötliches, schwammiges Gewebe, von dem sich ein gelblicher Saft abstreichen läßt. Immer sind in dem Gewebe ziemlich zahlreiche, bald einzeln, bald in Gruppen stehende Knoten zu erkennen, die von einem weißlichen, fibrösen Gewebe umgeben sind. Diese Knoten bestehen nur selten aus normal geformten, häufiger aus stark erweiterten Drüsenläppchen, deren gebuchtete Lumina mit einem kubischen oder einem hohen, manchmal papillomatös gewucherten Epithel ausgekleidet und mit Detritus, Epithelien und corpora amylacea angefüllt sind.

Die harten Formen zeigen auf dem Durchschnitte ein ziemlich trockenes, faseriges, weißes Grundgewebe, dem spärliche, rötlich gefärbte Drüsen eingelagert sind. Die weiße Grundsubstanz besteht vorwiegend aus kernarmem, fibrillärem Bindegewebe, dem Bündel glatter Muskulatur untermischt sind. Die eingelagerten Drüsen haben unregelmäßig geformte, teils erweiterte, teils verengte, verödete Läppchen.

Neben den Drüsen sind auf dem Durchschnitt manchmal auch einzelne größere oder kleinere, weiße, derbe, etwas faserige Knoten zu sehen, die sich auffällig leicht aus einer Art Schale auslösen lassen. Diese Knoten sind zur Hauptsache gebildet aus fibromuskulärem Gewebe, enthalten nur sehr spärliche Drüsenreste. Sie sind als Fibromyome anzusprechen.

Sowohl bei den weichen wie bei den harten Formen der Prostatahypertrophie liegen häufig im Stroma der Drüse eng umschriebene oder diffuse Lymphocyteninfiltrate, ab und zu kleine Abscesse. Es scheint die hypertrophische Prostata,

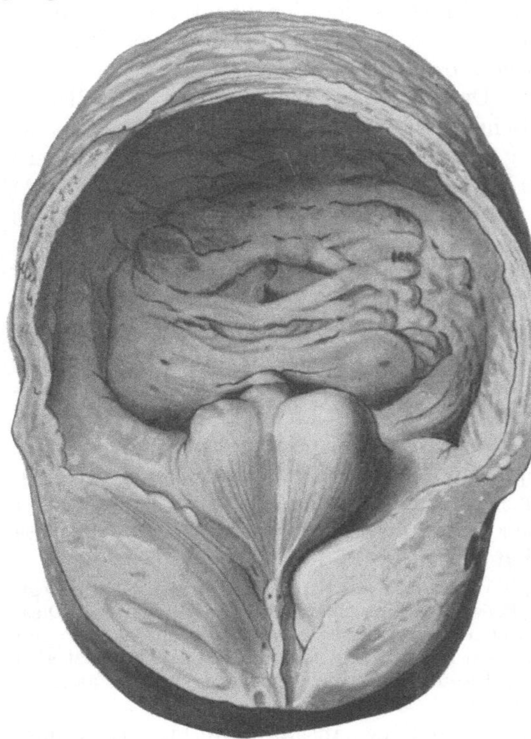

Abb. 184. Prostatahypertrophie mit intravesicalem Knoten.
(Pathol. Institut Basel.)

wohl wegen der durch die Adenombildung verlangsamten Blutdurchströmung, eine starke Neigung zur Entzündung zu haben. Die Infektion der Drüse erfolgt meist von der Harnröhre her (z. B. durch unsauberen Katheterismus); aber sie entsteht doch auch recht häufig auf dem Blutwege. Das läßt sich daran erkennen, daß oft trotz bakterien- und eiterfreiem Harn in der hypertrophischen Prostata eine, wenn auch nicht klinisch, so doch anatomisch nachweisbare Entzündung besteht. Die rings um die Prostata in dichten Verbänden liegenden Venen sind bei Hypertrophie der Drüse stark gefüllt und erweitert. Ebenso ist das submuköse Venennetz der prostatischen Harnröhre und der über der Prostata liegenden Blasenschleimhaut prall gefüllt. Es entstehen deshalb durch geringe, mechanische Läsionen der Schleimhaut oder oft auch spontan aus der hypertrophischen Prostata recht erhebliche und lang dauernde Blutungen.

Wie bereits eingangs erwähnt, bilden die drüsigen Knollen im Bereiche der Prostata je nach ihrem Ausgangspunkte, entweder einen durch den Sphincter internus in das Blaseninnere vorragenden, der Cervix uteri ähnlich geformten

Bürzel, bei dem die Adenommassen sacralwärts von der Harnröhrenmündung immer viel stärker entwickelt sind als nach vorne (Abb. 184), oder aber die Knoten bilden rundliche Geschwulstmassen, die urethralwärts vom Sphincter internus vesicae die Harnröhre umfassen. Letztere Knotenformen ragen wenig oder gar nicht in das Blaseninnere vor und verformen die Blasenmündung nur wenig. Andere Male sitzt dieser rundlichen, zur Hauptsache urethralwärts vom Sphincter internus vesicae gelegenen Drüsengeschwulst ein dorsal vom Blasenausgang in das Blaseninnere vorragender mehr oder weniger breit gestielter Mittellappen auf (Abb. 185, s. auch Abb. 192, S. 443). Bei allen diesen Formen der Prostatahypertrophie ist die Harnröhre und die Blasenmündung nicht immer vollkommen ringförmig von der Geschwulst umfaßt. Da weder die Prostata, noch die paraprostatischen, submukösen Drüsen die Harnröhre ganz umschließen, sondern an der Vorderwand der prostatischen Harnröhre eine Lücke lassen, so zeigt dort die knollige, als hypertrophische Prostata bezeichnete Drüsengeschwulst eine nur dünne, bindegewebige, leicht zerreißbare vordere Commissur.

Jede erhebliche Knollenbildung im Bereiche der Prostata verändert Form und Lage der Harnröhre und des Blasenbodens. Die Art dieser Veränderung ist in ihren Hauptzügen immer dieselbe; nur ihr Grad ist verschieden.

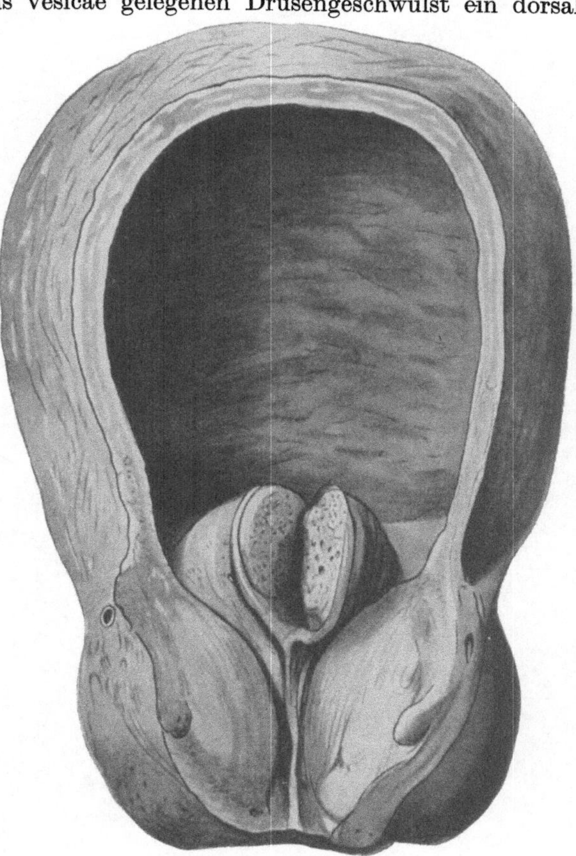

Abb. 185. Prostatahypertrophie mit Mittellappen; Hypertrophie der Blasenwand. (Pathol. Institut Basel.)

Es wird der *Blasenboden gehoben*, besonders stark um die Blasenmündung, so daß oft hinter der Prostata eine Aussackung der Blase nach hinten unten entsteht (Abb. 186). Wichtiger sind die Formveränderungen der prostatischen *Harnröhre*. Sie wird durch die blasenwärts wuchernden, hypertrophischen Drüsenknollen *verlängert*, und zwar um mehrere Zentimeter. Sie wird außerdem durch die auf ihre Wandung drückenden hypertrophischen Drüsenknollen bald nach der einen, bald nach der anderen Seite, oft sogar S-förmig *verbogen* und unregelmäßig ausgebuchtet. Die Harnröhrenlichtung wird in ihrem frontalen Durchmesser verschmälert, im sagittalen ausgezogen, so daß sie auf dem Querschnitt, statt röhrenförmig, als schmale sagittale Spalte erscheint, die besonders an ihrem dorsalen, selten an ihrem ventralen Ende sich gabelt. Nahe der Blasenmündung wird die Harnröhre oft durch einen von hinten in sie vordringenden Drüsenlappen verlegt, so daß beim Katheterisieren der Schnabel des Katheters

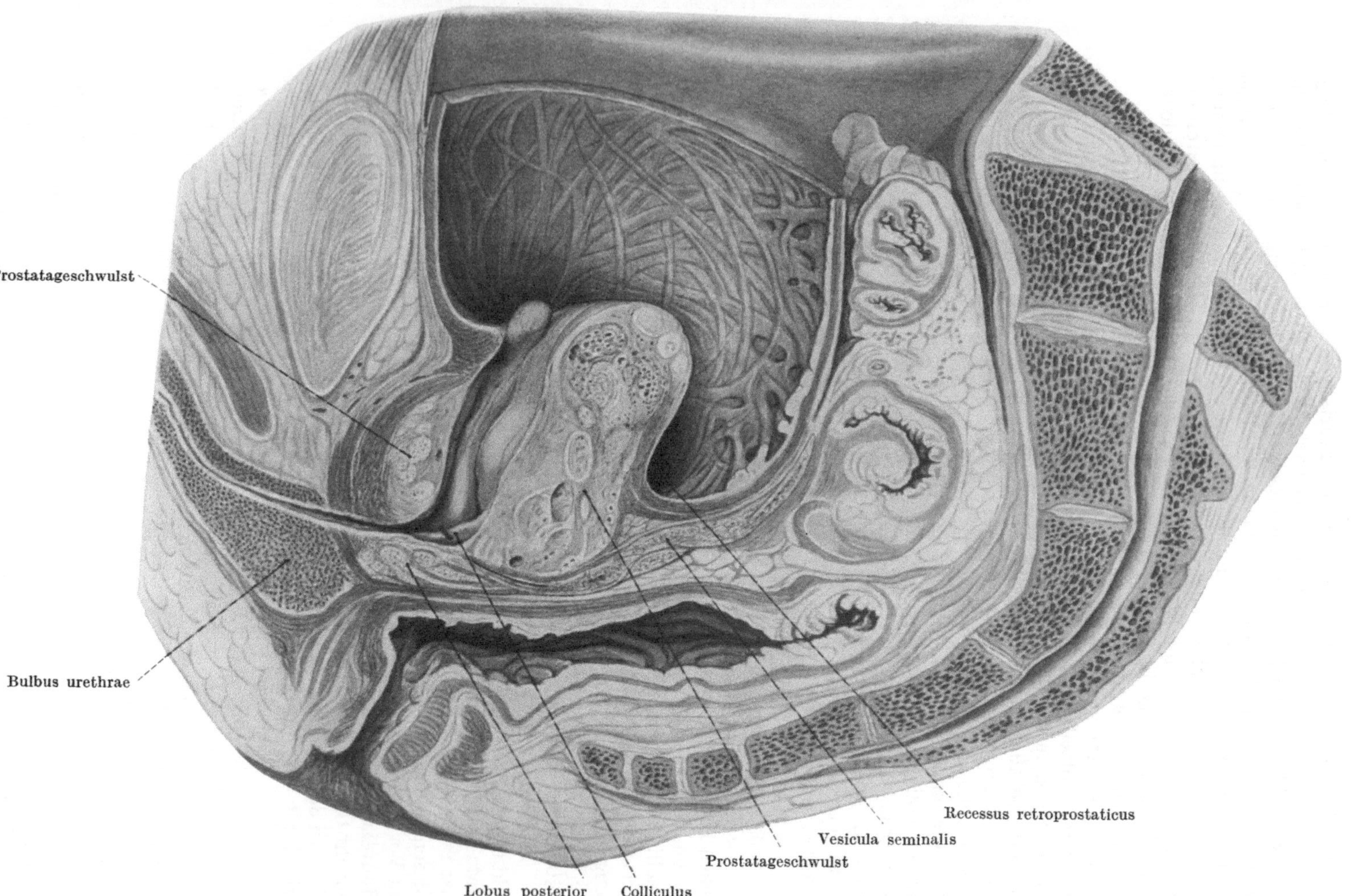

Abb. 186. Sagittalschnitt durch das Becken eines Prostatikers. (Aus Tandler-Zuckerkandl.)

stark nach der einen oder anderen Seite gedreht werden muß, um an diesem
Drüsenknoten vorbei in die Blase eindringen zu können.

Die prostatische *Harnröhre* erleidet außerdem durch die gegen sie andrängen-
den, hypertrophischen Drüsenknollen auch *Knickungen in ihrer Längsachse*
nach vorne. Sie zeigt, statt des normalen, gleichmäßig schwach gebogenen Verlaufes um die Symphyse, blasenwärts des Colliculus seminalis eine erste, stark
winkelige Knickung nach vorne. Eine zweite Knickung nach vorne zeigt sie
oftmals unmittelbar vor ihrer Einmündung in die Blase, bedingt durch die
Überlagerung der Harnröhre durch einen medialen Drüsenlappen. Besonders
diese, unmittelbar vor der Blasenmündung gelegene Knickung der Harnröhre
setzt dem Katheterismus oft große Schwierigkeiten entgegen. In ihr verfängt
sich die Katheterspitze leicht, wenn der Katheterschnabel nicht in stetem,
engem Kontakt mit der wenig verzerrten Vorderwand der Harnröhre in die
Blase vorgeschoben wird.

Alle diese Veränderungen von Form und Richtung der prostatischen Harnröhre hemmen immer den spontanen Harnabfluß aus der Blase, ja verhindern

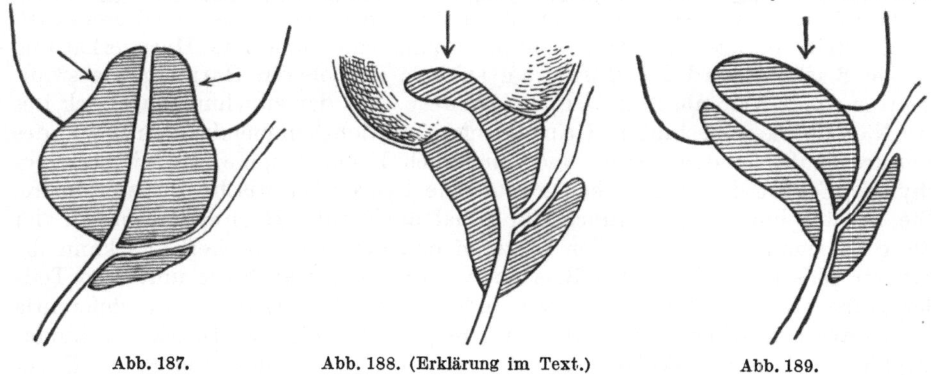

Abb. 187.   Abb. 188. (Erklärung im Text.)   Abb. 189.

ihn oft vollständig. Auf drei verschiedene Arten kann die Behinderung des
Harnabflusses aus der Blase durch die Prostatahypertrophie zustande kommen.

1. Ragt die hypertrophische Prostata bürzelförmig in das Blaseninnere vor
(Abb. 187), so kann durch den bei der Kontraktur der Blasenmuskulatur gesteigerten intravesicalen Druck dieser Bürzel und die in ihm verlaufende Harnröhre
derart zusammengepreßt werden, daß der Urinabfluß unmöglich wird.

2. Liegt am hinteren Rande der Blasenmündung ein nur schmal gestielter
oder breitbasiger sog. Mittellappen, oder sind die beiden seitlichen Prostatalappen hinter der Blasenmündung durch einen Querwulst aus fibrösem und
muskulösem Gewebe verbunden, so können diese Gebilde bei jeder Kontraktion
der Blase wie eine Ventilklappe auf die Blasenmündung gepreßt werden und
dadurch den Harnabfluß hemmen. Je heftiger der Kranke preßt, desto fester
wird die Klappe auf die Blasenmündung aufgedrückt, desto mehr der Urinabfluß gehemmt (Abb. 188).

3. In anderen Fällen entsteht die Hemmung des Urinabflusses durch Knickung
der ihrer Elastizität verlustig gegangenen prostatischen Harnröhre. Auch hier
wird das Hindernis, d. h. die Knickung in der Harnröhre, bei Vermehrung des
intravesicalen Druckes gesteigert, wie Abb. 189 erklärt. Neben diesen rein
mechanischen Widerständen hemmen aber auch häufig Spasmen des Sphincter
internus den Abfluß des Blasenharns.

Wichtig ist, zu beachten, daß die Größe der Prostata keineswegs ausschlaggebend für den Grad der Abflußhemmung ist. Trotz großer prostatischer

Adenome fließt der Harn manchmal unbehindert aus der Blase ab, während eine
ganz geringe Knollenbildung in den prostatischen Drüsen je nach ihrer Lage
und Form eine vollständige Urinverhaltung bedingen kann.

Die Behinderung des Harnabflusses aus der Blase hat bei längerer Dauer
immer schwere anatomische Veränderungen in Blase, Ureteren und Nieren zur
Folge. Es entwickelt sich zuerst eine Arbeitshypertrophie der Blasenmuskulatur.
Bleibt trotz der dadurch gesteigerten Austriebskraft der Blase dauernd Rest-
harn zurück, so wird die Blasenwand durch die wachsende Menge des gestauten
Urins allmählich überdehnt. Ihre Muskelbündel werden auseinandergedrängt.
Einzelne, besonders kräftige Muskelstränge ragen balkenartig, unregelmäßig
sich kreuzend in das Blaseninnere vor. Zwischen ihnen wird die Blasenschleim-
haut samt einigen dünnen Muskelzügen ausgestülpt. Es bildet sich eine sog.
Balkenblase mit Divertikeln.

Wichtig ist die Tatsache, daß die Blasenwand trotz starker Distension und trotz Balken-
und Divertikelbildung jahrelang ihre Kontraktionsfähigkeit bewahren kann und sich deshalb, sobald das Abflußhindernis am Blasenhalse behoben wird, wieder spontan vollkommen
zu entleeren vermag. Eine ausgedehnte fettige oder bindegewebige Entartung der Blasenmuskulatur wird nur selten als Folge lang dauernder Distension der Blasenwand beobachtet.

Entsteht infolge der Prostatahypertrophie eine dauernde Harnverhaltung
in der Blase, so wird der Harnstrom auch in den oberen Harnwegen gestaut.
Ureteren und Nierenbecken werden erweitert, und der zunehmende Druck des
im Nierenbecken gestauten Urins bringt funktionshemmende Störungen des
Blutkreislaufes in den Nieren und allmählich Druckatrophie des Nierenparenchyms. Es entwickelt sich beiderseits eine hydronephrotische Schrumpfniere.
Die Prostatahypertrophie führt manchmal auch ohne Harnverhaltung in der
Blase zu einer Erweiterung der Ureteren und der Nierenbecken. Es kann die
hypertrophische Prostata den Blasenboden und damit auch die untersten Teile
der Harnleiter heben und an ihrer Kreuzungsstelle mit den Vasa deferentia
die Ureteren knicken. Ausnahmsweise mag auch wohl der Druck der hypertrophischen Blasenmuskulatur auf die pars intramuralis des Ureters zur Harnstauung in den oberen Harnwegen führen.

Ätiologie. Die Ursache der Prostatahypertrophie ist immer noch unbekannt.
Da das Leiden erst im vorgeschrittenen Lebensalter, in den 50er, meist erst in
den 60er Jahren beobachtet wird, wurde es als eine Altersveränderung mit der
Arteriosklerose in Verbindung gebracht. Es hat sich aber ein kausaler Zusammenhang zwischen Prostatahypertrophie und Arteriosklerose nicht finden lassen.
Beide kommen oft nebeneinander vor, scheinen sich gegenseitig aber sehr wenig
zu beeinflussen. Der häufige Befund von interstitiellen Entzündungsherden in
der hypertrophischen Prostata ließ in dieser Entzündung der Drüse die Ursache
der Prostatahypertrophie suchen. Da aber die Vergrößerung der hypertrophischen Prostata nicht etwa bloß durch eine starke Füllung und Volumsvermehrung
der Drüsenläppchen durch Sekretstauung nach entzündlicher Stenose der Ausführungsgänge bedingt wird, sondern durch eine fibro-adenomatöse Neubildung
im Bereiche der Vorsteherdrüse, so darf doch keinesfalls die Entzündung der
Drüse als Ursache der Prostatahypertrophie gedeutet werden, sondern nur als
eine häufige Begleiterkrankung der Hypertrophie. Ob die Deutung richtig ist,
daß die Bildung von Drüsenknollen im Bereiche der Prostata die Folge einer
durch die Altersatrophie des Organs veranlaßten, kompensatorischen Hyperplasie
sei, ist noch fraglich. Ungewiß ist auch noch, wieweit Änderungen in der
Bildung der Sexualhormone zu Gewebeveränderungen der Vorsteherdrüse führen.
Wir müssen zugeben, über die wahren Ursachen der Prostatahypertrophie
noch im unklaren zu sein. Wir wissen nur sicher, daß alle zu Blutfülle der
Beckenorgane führenden Schädigungen, wie sitzende Lebensweise, übermäßiges

Auto- und Velofahren, geschlechtliche Exzesse, scharfe Nahrung, Alkoholmißbrauch, Erkältung usw. die einmal entstandene Hypertrophie und ihre klinischen Symptome steigern.

Symptome. Die Prostatahypertrophie verläuft oft lange Zeit beschwerdelos. Sie wird deshalb nicht selten ganz zufällig bei einer Rectaluntersuchung bemerkt. Es findet sich an Stelle der kastaniengroßen, mitten am oberen Rande leicht eingekerbten Vorsteherdrüse ein die Vorderwand des Rectums vordrängender, walnuß- bis apfelgroßer, halbkugeliger Tumor mit glatter Oberfläche und von derb-elastischer Konsistenz. Meist ist der Tumor beiderseits der Medianlinie symmetrisch geformt; seltener ist der eine Lappen wesentlich größer als der andere. Sein unterer Rand verläuft in der Regel quer; ihm fehlt der mediane, gegen die pars membranacea ausladende Apex der normalen Prostata. Die Seitenränder der hypertrophischen Drüse sind meist scharf abfallend, selten flach auslaufend. Am oberen Drüsenrande bleibt trotz der Hypertrophie die mediane, leichte Einkerbung oft bestehen. Bei sehr starker Vergrößerung der Drüse ist aber der obere Rand mit dem rectal untersuchenden Finger überhaupt nicht mehr abzutasten.

Die *ersten Beschwerden*, die durch die Vergrößerung der Prostata ausgelöst werden, sind: *Vermehrter Urindrang* und *Erschwerung der Harnentleerung*. Die Heftigkeit dieser Beschwerden steht in keiner Parallele zur Größe des Prostataadenoms. Eine kleinknotige, kaum vergrößerte Prostata kann sehr heftige Beschwerden und starke Harnverhaltung bedingen, und andererseits können trotz sehr großer Prostata die Harnbeschwerden gering sein und kann eine wesentliche Harnverhaltung fehlen. Je nach dem Grade der Behinderung des Harnabflusses und nicht nach der Größe oder der Dauer der Adenombildung werden 3 verschiedene Stadien des Leidens unterschieden:

I. Stadium. Die Blase entleert sich trotz des behinderten Abflusses vollständig, aber der Harndrang ist häufig (initiale Pollakiurie).

II. Stadium. Nach jeder Miktion bleibt Harn in der Blase zurück (Restharn), doch nur in einer Menge, welche die Blasenwand nicht überdehnt (Retention ohne Distension).

III. Stadium. Es bleiben ständig so große Harnmengen in der Blase zurück, daß die Blasenwand dauernd unter Spannung gehalten und überdehnt wird (Retention mit Distension).

Im *I. Stadium der Krankheit*, das jahrelang *ohne* Zutreten von *Harnverhaltung* andauern kann, werden die Kranken durch ein häufiges, auch nachts mehrere Male sich äußerndes Harnbedürfnis belästigt. Zudem ist die Harnentleerung jeweilen trotz heftigen Harndranges mühsam, erfolgt meist erst nach längerem Warten. Auffällig wird dem Kranken, daß er morgens während des Ankleidens, besonders nach dem Waschen, mehrere Male kurz nacheinander urinieren muß, wobei mit der 2. und 3. Miktion oft mehr Urin abgeht als mit der 1. Im weiteren Verlaufe des Leidens wird das Urinbedürfnis immer häufiger; es wird für die Kranken eine rechte Plage. Das Harnbedürfnis wird zudem, sobald es sich meldet, sofort äußerst dringlich. Wird ihm nachgegeben, so fließt der Harn trotz des starken Dranges immer in dünnem, wenig tragendem Strahle und in spärlicher Menge ab. Wird die Blutfülle der Prostata durch reichliches Essen oder Trinken, durch langes Sitzen, besonders Sitzen in weichen Polstern, durch lange Bettruhe, durch Stuhlverstopfung usw. vermehrt, so steigern sich die Harnbeschwerden. Die starke Blutfüllung der vergrößerten Prostata erweckt bei den Kranken häufig ein dauerndes Druckgefühl am Damm. Sie löst auch häufig lang dauernde, den Kranken belästigende, von keiner Libido begleitete Erektionen aus. Nachts wird eine größere Urinmenge ausgeschieden als tags.

Die gesamte Urinmenge von 24 Stunden ist gegenüber der Norm etwas gesteigert (Polyurie).

Trotz der verschiedenen Störungen der Miktion entleeren diese Kranken ihre Blase, wenigstens tags, jeweilen vollkommen. Nachts, wenn die Prostata infolge der Bettruhe durch vermehrte Blutfülle anschwillt, bleiben häufig kleine unbedeutende Restharnmengen in der Blase zurück.

Akute Retention. Es kann schon in diesem Stadium der Prostatahypertrophie der Kranke plötzlich von vollständiger Harnverhaltung befallen werden. Den Anlaß dazu geben Erkältungen, besonders wenn begleitet von kalten Füßen, gibt der Genuß von kaltem Weißwein oder Bier, aber auch von sehr kaltem Wasser. Auch lange Auto- oder Eisenbahnfahrten, das Unterdrücken der Miktion trotz mahnenden Harndranges, oder andere zur Kongestion der Unterleibsorgane führende Momente können den Anfall auslösen. Der Kranke wird bei der akuten Verhaltung plötzlich, trotz des quälenden Harndranges, unfähig, auch nur einen Tropfen Harn abzugeben. Der Druck in der Blase wird unerträglich; alle stets erneuten Versuche, den Harn zu entleeren, schlagen fehl. Der Kranke rennt in seinen Schmerzen im Zimmer auf und ab oder wälzt sich, seiner Sinne kaum mächtig, im Bette. Heiße Aufschläge auf die Blase, heiße Sitz- oder Vollbäder mögen manchmal durch ihre die Prostata dekongestionierende Wirkung zum spontanen Abfluß spärlicher Urinmengen verhelfen. Meist aber bringt nur noch der Katheterismus oder die Blasenpunktion dem Kranken Erlösung. Nach ein- oder mehrmaligem Katheterismus stellen sich wieder spontane Miktionen ein, und bald vermag der Kranke seine Blase wieder vollständig, wie vor dem Anfalle, zu entleeren. Solche Anfälle können sich oft wiederholen, bald nach kurzen, bald nach langen, mehrere Monate dauernden Pausen. Trotzdem kann der Kranke in der Zwischenzeit noch jahrelang fähig bleiben, seine Blase vollständig zu entleeren, so daß er zwischen den Anfällen einer Katheterbehandlung nicht bedarf.

Meist aber bleiben früher oder später nach wiederholten Anfällen vollständiger Harnverhaltung trotz Wiederkehrens spontaner Miktion kleinere oder größere Restharnmengen dauernd, sowohl tags wie nachts in der Blase zurück.

II. Stadium. Der Kranke tritt damit in das II. Stadium der Prostatahypertrophie ein, in das Stadium *dauernder, teilweiser Harnverhaltung ohne Distension der Blase.* Da sich die Blase nicht mehr vollständig entleert, meldet sich der Urindrang noch häufiger als zuvor; es steigert sich auch die Polyurie, weil die Harnverhaltung in der Blase und die Harnstauung in den Nierenbecken zur Hyperämie und Hypersekretion der Nieren führen. Die Miktion wird immer mühsamer. Der Kranke kann nur nach längerem Hin- und Hergehen, nach Rumpfbeugen, nach Massieren der Blasengegend und Zerren am Gliede unter starkem Pressen harnen. Der Strahl ist ohne Kraft; er fällt von der Harnröhrenmündung gleich zu Erde ab. Zum Urindrang gesellt sich häufig ein heftiger, erfolgloser Stuhldrang, es treten Hämorrhoidalknoten auf, nicht selten begleitet von einem Mastdarmvorfall. Wird sofort nach der Miktion die Blase katheterisiert, so findet sie sich nie leer, stets hält sie größere, ein bis mehrere Deziliter betragende Mengen Restharn. Auch jetzt, und zwar häufiger als im I. Stadium des Leidens, wird der Kranke zeitweilig von einem Anfalle vollständiger Harnverhaltung heimgesucht. Das Anwachsen der Restharnmenge setzt die Blasenwand schließlich dauernd unter Spannung.

III. Stadium. Die Krankheit erreicht das III. Stadium, die *Urinretention* verbindet sich mit *Distension* der Blasenwand. Die prall gefüllte Blase wird durch die Bauchdecken durch als kugeliger oder längsovaler, besonders an seiner oberen Kuppe scharf begrenzter Tumor fühlbar. Der Kranke fühlt fast ständig ein Harnbedürfnis; es plagt ihn ein dauernder Druck in der Blasengegend. Der Urin geht nicht mehr im Strahle, nur noch tröpfelnd ab. Er träufelt oft auch unwillkürlich ab infolge Überfließens der übervollen Blase. Diese *incontinentia paradoxa* beschränkt sich erst nur auf die Zeit des Schlafes, später belästigt sie den Kranken auch tags. Eine vollständige Harnverhaltung stellt sich aber jetzt fast nie mehr ein.

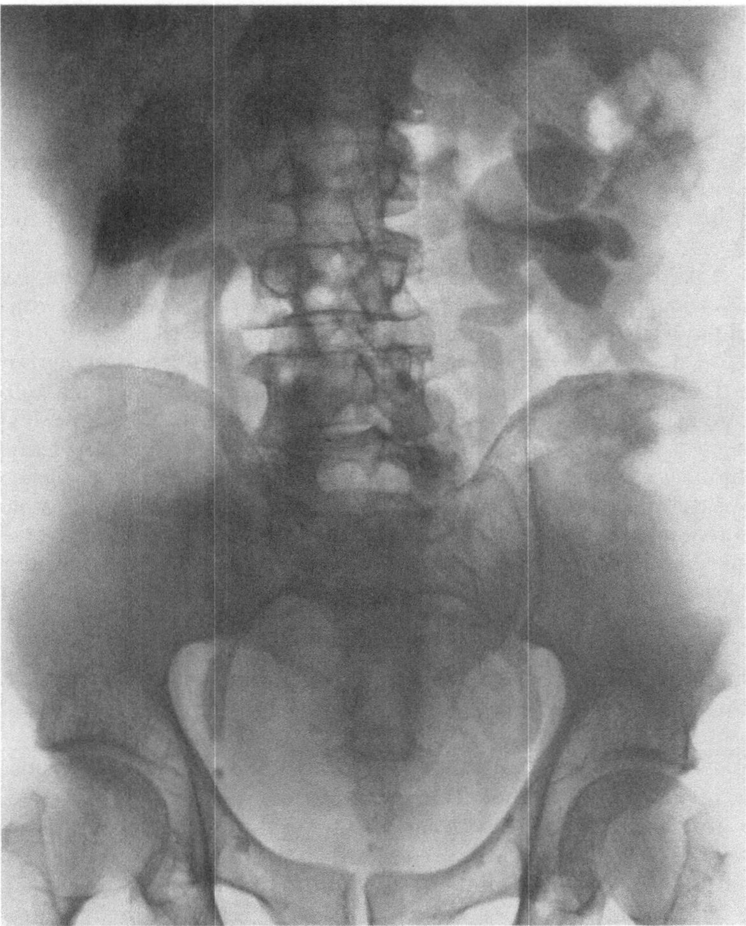

Abb. 190. Dilatation der oberen Harnwege bei chronisch distendierter Blase.

Die dauernde Distension der Blase bringt den Kranken rasch in Lebensgefahr. Wirkte schon im II. Stadium der Prostatahypertrophie die Harnverhaltung in der Blase hemmend auf die Harnsekretion der Nieren durch Rückstauung des Harns in Ureteren und Nierenbecken, so wird im III. Stadium des Leidens, wenn der Blaseninhalt dauernd unter hohem Drucke steht, die schädliche Rückwirkung auf die Nieren erst recht groß. Ureteren und Nierenbecken werden stark erweitert (Abb. 190), das Nierengewebe wird infolge des stark gesteigerten Druckes atrophisch, seine Fähigkeit, Harnstoff auszuscheiden, wird stark vermindert (hydronephrotische Schrumpfniere). Die Sekretionsstörung der Nieren äußert sich vorerst in gewaltiger Polyurie, in einem Anwachsen der täglichen Urinmenge bis auf 4—5 Liter. Das spezifische Gewicht des Harns bleibt dauernd niedrig; selbst bei einer geringen Flüssigkeitszufuhr zum Körper steigt es nie über 1010, hält sich meist zwischen 1004 und 1008. Es treten als Folge der Nierenfunktionsstörung Zeichen allgemeiner Harnvergiftung auf. Der Kranke klagt über dauernde Mattigkeit, beständigen, quälenden Durst, Appetitlosigkeit, verminderte Speichelabsonderung, eine Trockenheit des Mundes, welche das Schlucken trockener Speisen ohne gleichzeitiges Trinken fast unmöglich macht. Die Verdauung wird träge, der Kranke magert ab, seine Gesichtsfarbe wird fahl und gelblich, sein Gesichtsausdruck müde und matt, die Zunge belegt und trocken. Sein kachektisches Aussehen läßt oft ein Krebsleiden vermuten. Im Blute steigt die Menge des Reststickstoffs, der Blutdruck ist fast immer erhöht. Wird trotz dieser alarmierenden Symptome nicht rasch und dauernd für freien Urinabfluß aus der Blase gesorgt, so bleibt die tödliche Urämie nicht lange aus. Der Kranke wird verwirrt und aufgeregt, er zeigt bald hier, bald dort kleine Muskelzuckungen, schließlich fällt er in einen soporösen Schlaf, aus dem er nicht mehr erwacht. Anfälle in der Art der eklamptischen Urämie werden nie beobachtet.

Leider verkennen selbst im III. Stadium der Prostatahypertrophie Arzt wie Patient oft allzulange die Gefahren der Harnverhaltung, getäuscht durch das leidliche Befinden des Kranken und das Fehlen schwerer Zeichen der Harnvergiftung. Und doch steht jeder Kranke mit chronisch distendierter Blase nahe dem Grabesrand. Es ist ein Kunstfehler, wenn der Arzt es unterläßt, diesen Kranken unter Hinweis auf die ihnen drohende Gefahr eine Katheterbehandlung zur allmählichen Entleerung der Blase dringlich anzuempfehlen, noch schlimmer, wenn er gar, wie dies leider noch geschieht, vor solchen Maßnahmen warnt. Wohl ist ja jede künstliche Entleerung einer distendierten Blase, ob sie operativ oder durch Katheter erzwungen wird, ein, wie anderwärts (S. 88) genauer auseinandergesetzt wurde, sehr verantwortungsvoller Eingriff, der große Vorsicht verlangt. Aber ohne Blasenentleerung ist der Kranke sicher verloren: sie allein kann ihn vor dem von Woche zu Woche drohenderen Tode an Urämie retten.

Allerhand Komplikationen können den eben gezeichneten Krankheitsverlauf der Prostatahypertrophie erschweren. Die wichtigsten sind *Infektion* und *Blutung*.

Zur *Infektion* sind die Harnwege des Prostatikers durch die Urinstauung hochgradig disponiert. Trifft die Harninfektion einen Prostatiker, dessen obere Harnwege durch eine lange dauernde Urinverhaltung stark erweitert und geschädigt sind, so verläuft sie außerordentlich stürmisch. Es treten nicht nur die lokalen Folgen der Blaseninfektion: Pyurie, häufiger und schmerzhafter Urindrang, sofort heftig auf; es entwickeln sich auch unter Schüttelfrost und Fieber die Erscheinungen allgemeiner Sepsis: trockene, belegte Zunge, foetor ex ore, beschleunigte Atmung, leichte Cyanose, unregelmäßiger, rascher Puls, Ausbruch kalten Schweißes, Versagen der Verdauung. Nicht selten geht der Prostatiker in wenigen Tagen an dieser akuten Infektion seiner Harnwege zugrunde.

Diese schwersten Infektionen werden am häufigsten durch unreinen Katheterismus erzeugt. Die Einführung eines Katheters bei einem Prostatiker mit Urinstauung muß deshalb immer als ein außerordentlich verantwortungsvoller Eingriff betrachtet werden, der nur unter den größten aseptischen Kautelen vorgenommen werden darf.

Trifft die Infektion einen Prostatiker, bei dem die Urinstauung noch nicht hochgradig ist und dessen obere Harnwege noch wenig erweitert sind, oder bei dem eine regelmäßig und aseptisch durchgeführte Katheterkur die venöse

Hyperämie der Schleimhäute und die Erweiterung der Harnleiter und Nierenbecken zur Rückbildung gebracht hatte, so ist der Infektionsverlauf weniger heftig. Es fehlen die heftigen Allgemeinerscheinungen. Es tritt nur eine Cystitis auf mit mäßiger Vermehrung des Urindranges, erträglichem Brennen bei der Miktion, eitriger Trübung des Urins.

Die Infektion bleibt aber auch bei diesem erst leichten Verlauf eine ernste Komplikation der Prostatahypertrophie. Wird sie nicht gleich im Beginne energisch bekämpft und damit beseitigt, so gelingt es selten, sie später noch ganz zu unterdrücken. Sie führt fast unvermeidlich allmählich zu schwerer Pyelonephritis, durch welche das Leben der Kranken gefährdet wird. Die chronische Entzündung der Blase erzeugt oft Schleimhautnekrosen mit Inkrustationen, die zum Ausgangspunkt wahrer Steinbildung werden können. Außer den Harnwegen werden auch deren sog. Adnexe, die Prostata, die Samenblasen und auch die Nebenhoden infiziert. Prostatitis und Epididymitis, seltener eine Spermatocystitis erschweren das Krankheitsbild durch plötzliche hohe Fieberanstiege und durch Störung des Allgemeinbefindens. Diese Entzündungen flackern häufig wieder auf, und nicht selten können sie erst durch die Prostatektomie zur endgültigen Ausheilung gebracht werden.

Blutungen aus den Harnwegen sind ebenfalls eine häufige Komplikation der Prostatahypertrophie. Die hypertrophische Vorsteherdrüse ist außerordentlich blutreich und ist umgeben von erweiterten, prall gefüllten Venen. Schon sehr leichte Traumen, selbst die kunstgerechte Einführung eines weichen Katheters, können die stark hyperämische Drüse bluten machen. Solche traumatische Blutungen sind meist kurz dauernd und geringgradig. Wenn aber schwerere Verletzungen der Prostata vorkommen, z. B. wenn durch ungeschickten Katheterismus ein falscher Weg in die Drüse gebohrt wurde, dann sind die Blutungen stark, oft lebensbedrohend. Sehr häufig treten auch ohne jedes Trauma starke Blutungen aus der hypertrophischen Prostata auf, lediglich hervorgerufen durch eine plötzlich gesteigerte Kongestion der Prostata und der Blase, sei es durch eine Infektion der Harnwege, sei es durch vermehrte Harnverhaltung, durch Darmstörungen oder starke Anwendung der Bauchpresse, durch ermüdende Märsche usw. Spontane Blutungen der Prostata können sehr heftig und lang dauernd sein. Sie galten früher als ein Symptom maligner Entartung der Drüse. *Sie sind aber ebensooft bei der benignen Hypertrophie wie beim Carcinom zu beobachten.* Infolge starker Prostatablutung in der Blase sich ansammelnde Blutklumpen vermehren die bereits bestehende Neigung des Prostatikers zur Infektion und steigern durch Verlegung des Blasenausganges die Harnverhaltung und den schmerzhaften Harndrang. Zudem schwächt die Blutung den Kranken, wenn sie lange dauert oder häufig sich wiederholt.

Eine besonders erwähnenswerte Form der Hämaturie bei Prostatahypertrophie ist die *Blutung ex vacuo.* Wird eine Blase, deren Wandung lange Zeit durch hochgradige Urinverhaltung unter hohem Drucke stand, allzu rasch durch den Katheter entleert, so strömt in die plötzlich entlasteten Blutgefäße der Blasenwand das Blut in Masse ein und vermag die sehr oft durch Atheromatose veränderten Gefäßwände durch die plötzliche Dehnung zu zerreißen. Solche Blutungen ex vacuo können sich, wie in der Blase, auch in den Ureteren und dem Nierenbecken einstellen. Blutungen aus dem Nierenparenchym scheinen beim Prostatiker selten.

Der *Blutdruck* ist bei den Prostatikern im III. Stadium fast immer erhöht. Ursache davon scheint nicht die starke Harnverhaltung in der Blase, sondern die Harnstauung und Drucksteigerung in Nierenbecken, die wie Experimente zeigen, stets eine Steigerung des Blutdruckes bewirken. Solange die Harnstauung auf die Blase beschränkt ist und von dieser ohne Krämpfe ertragen wird, übt sie keinen Einfluß auf den Blutdruck aus. Wenn aber Blasenkrämpfe auftreten, können diese zu erheblicher, allerdings mit Nachlassen des Krampfes wieder schwindender Blutdrucksteigerung führen. Bei akuter, vollständiger Harnverhaltung steigt der Blutdruck immer sofort an. Die Blutdruckschwankungen beim Prostatiker scheinen nicht von der Menge des in der Blase gestauten Harns, sondern vom Blaseninnendruck abzuhängen.

Diagnose. Auf das Bestehen einer Prostatahypertrophie weist häufig schon die Anamnese des Kranken hin. Klagt ein bejahrter Mann über vermehrten Urindrang, über erschwerte Harnentleerung oder über unwillkürlichen Urinabgang, so wird man mit der Annahme einer Prostatahypertrophie selten fehl gehen. Nur ausnahmsweise werden beim alternden Manne solche Beschwerden durch eine Urethralstriktur oder durch ein Nervenleiden, wie Tabes usw. verursacht sein.

Keineswegs alle Prostatiker kommen mit Klagen über Harnbeschwerden zum Arzte. Viele erfragen ärztlichen Rat nicht wegen ihrer Miktionsstörungen, die sie als belanglose, unvermeidliche Alterserscheinungen deuten und klaglos tragen, sie suchen Hilfe wegen Appetitlosigkeit, Übelkeit, Verdauungsträgheit, Abmagerung und allgemeiner Mattigkeit, die sie nicht als Folge chronischer Harnvergiftung, sondern als Folge eines Magen-Darmleidens deuten. Oft erzeugt die Prostatahypertrophie Krankheitssymptome, die ein *Magencarcinom vortäuschen.* Bei älteren Männern, die an Magen-Darmstörungen leiden, ist jedenfalls stets die Prostata zu untersuchen.

Die Diagnose der Prostatahypertrophie wird durch eine lokale Untersuchung der Drüse rasch ermöglicht. Sehr oft weist die von außen fühlbare oder gar sichtbare dauernde Blasenfüllung auf das Leiden hin. Die Vergrößerung der Prostata ist in der Regel durch die Rectalpalpation nachweisbar. Nur wenn sich, was nicht sehr häufig ist, die hypertrophischen Drüsenknollen rein blasenwärts entwickeln, zeigt die hypertrophische Drüse rectalwärts keine bemerkenswerte Größenzunahme. In solchen Fällen macht sich die Vergrößerung der Drüse an der Verlängerung der prostatischen Harnröhre bemerkbar, die bei der Sondierung der Harnröhre z. B. mit einer Knopfsonde auffällt. Nur ausnahmsweise läßt erst die Cystoskopie die Vergrößerung der Drüse an der Vorwölbung des Sphincterrandes erkennen. Eine Cystoskopie soll bei jedem Prostatiker vorgenommen werden. Sie gibt Aufschluß, ob neben der Hypertrophie der Prostata noch Blasensteine, Blasendivertikel usw. bestehen, deren Erkennung für die Wahl unserer Therapie natürlich sehr wichtig ist. Bei unklaren Fällen mag ein weiteres diagnostisches Hilfsmittel, die Cystographie, in Anwendung gezogen werden. Auf dem Radiogramm der mit einer Kontrastflüssigkeit gefüllten Blase fällt bei Prostatahypertrophie oft ein ungewöhnlich hoher Stand des Blasenbodens auf; auch Divertikel werden sichtbar.

Die nachgewiesene Vergrößerung der Prostata berechtigt natürlich an sich allein noch nicht zur Diagnose Prostatahypertrophie. Nicht nur die Hypertrophie, auch andere Prostataleiden können zu einer Vergrößerung der Vorsteherdrüse führen.

Es kann a) die *Prostatitis* eine der Hypertrophie sehr ähnliche Anschwellung der Drüse bedingen. Die Prostatitis läßt sich aber von der Prostatahypertrophie unterscheiden durch den bei ihr innerhalb weniger Tage zu beobachtenden Wechsel von Größe, Form und Konsistenz der Drüse, ferner durch die der reinen Hypertrophie fehlende Druckempfindlichkeit der Prostata und durch den Eitergehalt des Drüsensekretes.

b) Schwerer ist die Differentialdiagnose zwischen *Prostatacarcinom* und Prostatahypertrophie, um so mehr, als sich nicht selten das Carcinom in einer vordem gutartig hypertrophischen Drüse entwickelt. Das sicherste Merkmal carcinomatöser Entartung der Prostata ist die außergewöhnliche Härte der Drüse oder doch einzelner ihr eingelagerter Knoten. Wohl zeigt auch die fibröse Form der Prostatahypertrophie eine recht derbe Konsistenz oder sind in einer weichen, vergrößerten Prostata einzelne härtere Knoten zu fühlen, aber nie sind diese so holzartig hart wie bei Carcinom. Außer der Härte sind für das Carcinom charakteristisch: die bald merkliche Unverschieblichkeit der Drüse, neuralgische Schmerzen von der Prostata ausstrahlend in das Kreuz und die Oberschenkel und schließlich die Ausbreitung der Tumorbildung über die Drüsenkapsel hinaus in die Samenblasen und in die Ischiorectalgrube, sowie die Metastasenbildung in Lymphdrüsen, Knochen, Pleura usw. Spontane Blutungen der Prostata sind keine Eigenheit des Carcinoms; sie sind ebensooft bei gutartiger Hypertrophie zu beobachten.

c) Das seltene *Sarkom der Prostata*, das auch zur Vergrößerung der Drüse führt, tritt meist in jugendlicherem Alter auf als die Hypertrophie. Da es zudem im Gegensatz zur Prostatahypertrophie ein rapides Wachstum und ein rasches Durchwachsen der Drüsenkapsel zeigt, wird es nur selten als Prostatahypertrophie mißdeutet.

d) *Prostatasteine* sind, wenn von erheblicher Größe, bei der Rectalpalpation immer an einem deutlich fühlbaren Knirschen, bedingt durch das Reiben ihrer gegenseitigen Berührungsflächen zu erkennen, beim Katheterismus manchmal durch ein Kratzen an dem vorbeigleitenden Instrument. Die Anhäufung kleiner Steine im einen oder anderen Lappen der Drüse mag aber hin und wieder eine umschriebene, carcinomatöse Degeneration der Prostata vortäuschen. Die Prostatasteine sind in der Regel auf einem Radiogramm sichtbar (Abb. 183).

Ist bei einem älteren Manne, der über vermehrten Harndrang, erschwerte Miktion, Druckgefühl in Blase usw. klagt, keine Vergrößerung der Prostata und keine Verlängerung der prostatischen Harnröhre nachweisbar, scheint also die durch die Krankheitssymptome nahegelegte Diagnose Prostatahypertrophie unrichtig, so ist stets zu bedenken, daß

e) eine *Striktur* der Harnröhre ähnliche Beschwerden wie eine Prostatahypertrophie macht. Eine Sondierung der Harnröhre läßt die beiden Leiden leicht unterscheiden. Bei Striktur liegt ein Sondierungshindernis schon in der vorderen Harnröhre, bei Hypertrophie der Prostata erst in der hinteren.

f) Auch *Blasensteine* und *Blasentumoren*, die nahe dem Blasenausgang sitzen, erzeugen manchmal ähnliche Harnbeschwerden wie die Prostatahypertrophie (Hämaturie, Dysurie, Pollakiurie). Sie sind durch die Cystoskopie leicht zu erkennen.

g) Bei Fehlen einer palpablen Vergrößerung der Vorsteherdrüse ist als Ursache der Harnbeschwerden eine *Prostataatrophie* in Betracht zu ziehen. Dieses allerdings äußerst seltene Leiden kann genau die gleichen Symptome verursachen wie die Hypertrophie der Prostata. Bei ihr ist nicht das geringste adenomatöse Knötchen an der Prostata zu fühlen, selbst nicht, wenn die Drüse auf einem in die Harnröhre eingelegten Metallkatheter rectal abgetastet wird. Im cystoskopischen Bilde ist der Sphincterrand überall konkav, er ist nirgendswo konvex in das Blaseninnere vorragend. Dieser cystoskopische Befund unterscheidet die Prostataatrophie am zuverlässigsten von der ihr im klinischen Bilde sonst äußerst ähnlichen, kleinknolligen Hypertrophie, die wegen ihrer kleinen Dimensionen so oft irrtümlich als Prostataatrophie gedeutet wird.

h) Zu hüten hat man sich, jede, bei älteren Männern auftretende Harnverhaltung einer gleichzeitig bestehenden Prostatahypertrophie unüberlegt zur Last zu legen. Bevor die Harnverhaltung als Folge der Prostatahypertrophie gedeutet werden darf, muß der Kranke außer auf die vordem genannten Leiden auch genau auf *Tabes, Myelitis, multiple Sklerose* untersucht werden. Oftmals sind solche Nervenleiden, nicht die Prostatahypertrophie, Ursache der Miktionsstörungen. Zu beachten ist, daß selbst ohne nachweisbare Erkrankung des Zentralnervensystems eine Parese des Blasendetrusors bestehen kann (s. Blasenneurose). In solchen Fällen liegt die Gefahr ganz besonders nahe, als Ursache der Harnverhaltung und der sonstigen Miktionsstörungen allzu voreilig die Vergrößerung der Prostata anzunehmen, die Parese der Blasenwand unbeachtet zu lassen. Dem aufmerksamen Beobachter wird allerdings schon beim Katheterismus der vollen Blase der geringe Druck des aus dem Katheter austretenden Harnstrahls auffallen. Den sichersten Entscheid, ob die Parese der Blasenmuskulatur oder ob die hypertrophische Prostata an der Harnverhaltung Schuld trägt, gestattet die manometrische Kontrolle des Blasendruckes während der Harnentleerung. Zeigt die bis zum Gefühl des Harndrangs gefüllte Blase an einem, dem Katheter durch Gummischlauch angefügten, aufrecht gehaltenen, dünnen Glasrohr nur einen geringen Innendruck oder sinkt der Blasendruck schon nach Entleerung von 50—100 cm³ Urin auf wenige Zentimeter Höhe ab, dann handelt es sich sicher um eine Parese der Blasenmuskulatur; zeigt aber die volle Blase einen hohen Innendruck und sinkt dieser beim Abfließen des Blaseninhaltes wohl in einer steilen, aber immerhin allmählich auslaufenden Kurve ab, dann ist die Harnverhaltung auf eine mechanische Ursache, auf die Hypertrophie der Prostata, zurückzuführen.

Noch wichtiger als festzustellen, daß die vom Kranken geklagten Beschwerden durch eine Prostatahypertrophie bedingt sind, ist klarzulegen, *wieweit das Prostataleiden* die Entleerung der Blase, wieweit zudem auch die *Sekretion der Nieren behindert.*

Solange die Prostatahypertrophie eine völlig spontane Entleerung der Blase erlaubt, bleibt sie ein ziemlich harmloses Leiden. Sobald sie aber zu dauernder, erheblicher Harnverhaltung in der Blase führt, bringt sie dem Kranken Lebensgefahr.

Nach Feststellung einer Hypertrophie der Prostata muß deshalb immer sogleich sorgfältig untersucht werden, wieweit die Vergrößerung der Drüse zu Harnverhaltung, wieweit sie dadurch auch zu Störungen der Nierenfunktion geführt hat.

Bestimmung der Restharnmenge. Bei hochgradiger Urinverhaltung ist die gefüllte Blase bei Spannung ihrer Wand als derbelastischer, bei schlaffer Blasenwand als weicher Tumor über der Symphyse zu fühlen. Hindern fette Bauchdecken die Palpation, so ist die Harnverhaltung perkutorisch an der auch nach spontaner Miktion über der Symphyse fortbestehenden, längsovalen Blasendämpfung zu erkennen.

Besteht bei einem Kranken nach spontaner Miktion oberhalb der Symphyse keine Blasendämpfung, auch keine als Blase zu deutende Resistenz, so beweist pies noch nicht ein Fehlen von Restharn in der Blase. Selbst erhebliche Restharnmengen können bei schlaffer Blasenwandung dem palpatorischen oder perkutorischen Nachweis entgehen. Es ist deshalb, wenn nicht schon durch Palpation und Perkussion eine Harnverhaltung nach spontaner Miktion nachweisbar ist, bei dem Kranken stets auch durch Katheterismus zu prüfen, ob und wieviel Harn nach der Miktion in der Blase zurückbleibt. Denn von der Menge des Restharns hängt das therapeutische Handeln ab. Beim diagnosti-

schen Katheterismus ist nie außer acht zu lassen, wie verhängnisvoll bei Harnstauung eine instrumentelle Infektion der Blase werden kann. Es müssen deshalb beim Prostatiker nicht nur alle aseptischen Maßnahmen beim Einführen
des Katheters besonders peinlich beachtet werden; es ist auch dringlich zu
raten, dem Katheterismus eine Blasenspülung (z. B. mit Quecksilberoxy-
cyanatlösung 1:5000) oder eine Instillation in die Blase von 5—10 cm³ einer
2%igen Protargollösung folgen zu lassen.

Da bei großen Restharnmengen die Katheterentleerung der Blase außer der Infektionsgefahr auch die Gefahr der Blutung ex vacuo mit sich bringt, so soll, wenn schon die äußere
Untersuchung die starke Füllung der Blase erkennen läßt, der Kranke aber doch noch
spontan urinieren kann, ein rein diagnostischer Katheterismus, weil unnötig und gefährlich,
momentan unterlassen werden.

Es soll bei chronisch distendierter Blase mit der Einführung eines Katheters gewartet
werden, bis eine fortlaufende Katheterbehandlung unter günstigen äußeren Verhältnissen
möglich und gewährleistet ist. Ein einziger unsauberer, diagnostischer Katheterismus ohne
zweckmäßige, länger dauernde Nachbehandlung kann den Kranken mit stark distendierter
Blase töten (s. S. 88).

Prüfung der Nierenfunktion. Diagnostisch noch wichtiger als das Bestimmen
der Restharnmenge bei der Prostatahypertrophie ist das Erkennen und Bemessen
von Störungen der Nierenfunktion. Die notwendigsten Nierenfunktionsprüfungen
sind auch dem Praktiker, der über kein spezialistisches Instrumentarium ver-
fügt, möglich. Es genügt einige Tage regelmäßig die Urintagesmenge und deren
spezifisches Gewicht genau zu kontrollieren. Sind die von der Ernährungsweise
abhängigen, nie ausbleibenden Schwankungen der Urintagesmenge begleitet
von erheblichem Wechsel des spezifischen Gewichtes, z. B. einem zeitweiligen
Ansteigen von 1010 bis auf 1015, gar bis 1020, so darf auf eine gut erhaltene
Nierenfunktion geschlossen werden. Zeigt aber das spezifische Gewicht des
Harns sehr geringe Schwankungen, gleichgültig, ob der Kranke viel oder wenig
trinkt, bleibt es gar dauernd unter 1010, z. B. zwischen 1005—1007, so ist darin
ein untrügliches Zeichen einer erheblichen Funktionseinbuße der Nieren zu sehen.

Noch deutlicher äußert sich die mangelhafte Anpassungsfähigkeit der Nieren
an die Erfordernisse des Stoffwechsels bei der Vornahme der *Verdünnungs-
und Konzentrationsprobe.* Einen normalen Ausgang dieser Probe beobachtet
man bei den Prostatikern nur selten. Die Behinderung des Harnabflusses
schädigt das Nierengewebe offenbar sehr rasch. Jedenfalls zeigt sich schon bei
verhältnismäßig kleinen Restharnmengen in der Blase eine deutliche Verminderung der Konzentrationsfähigkeit der Nieren. Auch bei Trockenkost
steigt das spezifische Gewicht des Harns statt wie normalerweise auf 1020—1025
und höher, nur auf 1015 oder noch weniger. Bei zunehmender und länger dauernder Harnstauung wird auch die Verdünnungsfähigkeit der Nieren beeinträchtigt.
Nach reichlicher Flüssigkeitszufuhr tritt eine stark vermehrte Sekretion mit
Verdünnung des Harns statt in der 1. oder 2. Stunde erst in der 3.—4. Stunde
auf, und es sinkt das spezifische Gewicht zudem statt wie normalerweise auf
1002—1001, nur auf 1005—1003. Bei schwerer Nierenfunktionsstörung wird
das spezifische Gewicht des Harns durch große Flüssigkeitszufuhr überhaupt
kaum mehr beeinflußt; es sinkt nach der Flüssigkeitsaufnahme nur 1—2⁰.

Schon diese einfachen Funktionsproben geben eine ausgezeichnete Orientierung über die Funktionsfähigkeit der Nieren des Prostatikers. Aber wenn
es sich um den Entscheid handelt, ob eine Operation an der Prostata vorgenommen werden soll oder nicht, sind zu ihrer Ergänzung und zu ihrer Kontrolle
noch andere Funktionsproben notwendig, nämlich: Die Prüfung der Ausscheidungsfähigkeit der Nieren für Farbstoffe und die Bestimmung des Stickstoffgehaltes des Blutes.

Wird *Indigocarmin* in 4% wäßriger Lösung intramuskulär injiziert, so setzt bei guter Nierenfunktion die Ausscheidung des Farbstoffes durch den Harn 6—8 Minuten nach der Injektion ein. Sind die Nieren funktionell geschädigt, so wird die Farbstoffausscheidung stark verzögert und vermindert. Die beim Prostatiker fast nie fehlende Polyurie kann durch starke Verdünnung der ausgeschiedenen Farbstoffmengen eine Verspätung und auch eine Verminderung vortäuschen. Der Indigoprobe vorzuziehen ist deshalb beim Prostatiker die *Phenolsulfophthaleinprobe* (S. 44), bei der sich nicht nur die Zeit des Ausscheidungsbeginnes, sondern ungeachtet der Verdünnung des Harns auch die Menge des ausgeschiedenen Farbstoffes colorimetrisch leichter als beim Indigo feststellen läßt. Die Beeinträchtigung der Nierenfunktion zeigt sich in verspätetem Beginne der Farbstoffausscheidung, noch deutlicher und zuverlässiger in der Verminderung der ausgeschiedenen Farbmenge. Statt 30—45% des Farbstoffes werden in der 1. Stunde nach Einsetzen der Ausscheidung nur 10—15% ausgeschieden, bei ganz schlechter Funktion sogar noch weniger, nur 5—8%. Ein beim Prostatiker oft beobachtetes Zeichen gestörter Nierenfunktion ist, daß die Ausscheidung des Farbstoffes in der 2. Stunde stärker wird als in der 1. Stunde.

Die *Bestimmung des N-Gehaltes* des Blutes läßt viel später als die erwähnten Ausscheidungsproben eine Funktionsstörung der Nieren erkennen. Der Stickstoffgehalt des Blutes kann noch vollkommen normal sein, während die Farbstoff-, die Verdünnungs- und Konzentrationsproben schon eine starke Funktionseinbuße der Niere anzeigen. Geht der Stickstoffgehalt des Blutes über 50 mg in 100 cm³ Serum weit hinaus, beträgt er 80 mg oder mehr, so ist dies ein Zeichen, daß eine Enucleation der Prostata die Gefahr operativer, tödlicher Urämie brächte.

Die früher viel empfohlene Bestimmung der sog. *Konstante nach* AMBARD hat sich zur Beurteilung der Operationsfähigkeit des Kranken als unzuverlässig erwiesen.

Zahlreiche andere Methoden werden zur Beurteilung der Nierentätigkeit beim Prostatiker empfohlen: am Blute die Bestimmung des Gefrierpunktes, die Bestimmung seines Indican- und Xanthoproteingehaltes, seines Säure-Basengleichgewichtes, am Harn die Alkali- und Säureprobe, die Ausscheidungskurve genau dosierter, oral einverleibter Harnstoffmengen, die Phlorrhizinprobe.

Keine dieser vielen Untersuchungsmethoden überragt die andere an Zuverlässigkeit. Alle geben wertvollen Aufschluß über die Leistungsfähigkeit der Nieren, aber doch stets nur Auskunft über ein bestimmtes, umschriebenes Teilgebiet der Nierentätigkeit. Um maßgebende Rückschlüsse auf die Gesamtleistungsfähigkeit der Nieren ziehen zu dürfen, ist es immer nötig, nicht nur die eine oder die andere der erwähnten Funktionsprüfungen vorzunehmen, sondern stets mehrere. Nur durch die Untersuchung mehrerer Teilleistungen wird die Beurteilung der gesamten Leistungsfähigkeit der Nieren möglich.

Es muß immer einerseits festgestellt werden, ob das Blut des Kranken dauernd ungewöhnlich große Mengen harnfähiger Substanzen, wie Stickstoff, Harnstoff, Indican usw. enthält, und es muß andererseits erprobt werden, inwieweit die Nieren ein plötzliches Angebot größerer Mengen harnfähiger Substanzen durch vermehrte Ausscheidung zu beantworten vermögen. Die Kombination der verschiedenen, diesen Zwecken dienenden Untersuchungsmethoden wird von den einzelnen Chirurgen sehr verschiedenartig gewählt. Als sehr zweckmäßig ist erprobt die Verbindung der Rest-N-Bestimmung im Blute mit der Verdünnungs- und Konzentrationsprobe und der Phenolsulphophthaleinprobe.

Ein schlechter Ausfall der *Rest-N-Probe*, d. h. ein Befund von mehr als 80 mg Reststickstoff je 100 cm³ Blutserum, verbietet die Vornahme der Prostatektomie unbedingt. Werte zwischen 50—80 mg Rest-N je 100 cm³ Serum weisen auf erhebliche Mängel der Nierenfunktion hin, verbieten aber die Operation nicht unbedingt, wenn die Ausscheidungsproben am Harn befriedigend ausfallen (Verdünnungs- und Konzentrationsprobe, Farbproben). Ein hoher *Indicangehalt* des Blutes ist dagegen eine unbedingte Gegenanzeige des Eingriffs (Allgemeiner Teil, S. 48).

Die *Wasserprobe* und die *Phenolsulfophthaleinprobe* geben ihrerseits keine scharfen Indikationsgrenzen der Prostatektomie.

Der vielfach geäußerten Ansicht, daß nur bei einer Harnkonzentrationsfähigkeit der Nieren bis zu einem spezifischen Gewicht von mindestens 1015 und einem Ausschlag des Gewichtswechsels von mindestens 10 die Prostatektomie erlaubt sei, ist zu widersprechen. Mir ist oftmals eine völlige Heilung durch Prostatektomie gelungen, trotzdem das spezifische Gewicht des Urins 1015 nicht erreichte, in einzelnen Fällen nur auf 1010 anstieg, der Wechsel sich auf 4—5⁰ beschränkte. Andererseits gibt allerdings eine Konzentrationsfähigkeit über 1015, geben Schwankungen im spezifischen Gewicht von 15 und mehr Graden große Gewähr für eine gute, zur Vornahme der Prostatektomie genügende Leistungsfähigkeit der Nieren. Unscharf zu bemessen sind die Grenzen der Operabilität an der Phenolsulfophthaleinprobe. Auch hier gibt gute Ausscheidung weitgehende Gewähr für gute Nierenfunktion; schlechte Ausscheidung bedeutet Warnung, nicht Verbot. Nur ganz geringe Werte, die Ausscheidung von weniger als 15% der injizierten Farbe in der 1. Stunde, müssen als Gegenanzeige der Prostatektomie gelten. Es sind aber keineswegs Ausscheidungswerte von mindestens 30—40% in der 1. Stunde als Vorbedingung des Eingriffes zu verlangen. Die Prostatektomie ist auch erlaubt bei nur 15—20% Farbausscheidung in der 1. Stunde, wenn neben der Phenolsulfophthaleinprobe sowohl die Verdünnungs- und Konzentrationsprobe, wie die Rest-N-Probe gute Werte geben.

In der Regel darf die Operation gewagt werden, wenn 2 der 3 Proben günstig ausfallen; sie soll unterbleiben, wenn 2 der 3 Proben ungünstig ausfallen. Nur wenn die Rest-N-Bestimmung im Blute Werte über 80 mg ergibt, dann verbietet schon der schlechte Ausfall dieser einen Probe die Prostatektomie.

Bei Befolgung dieser Regeln ergeben sich meist ziemlich zuverlässige Grenzen der Operabilität der Prostatiker. Nur selten bleibt es fraglich, ob die Operation gewagt werden soll oder nicht. Bei solchen Kranken ist es besser, die Vorbereitung länger als vielleicht nötig auszudehnen, statt zu frühzeitig den Eingriff zu wagen.

Bei genügend langer Vorbereitung durch Dauerdrainage der Harnblase sind fast alle Prostatiker zur Operation fähig zu machen. Auch sehr hohe Rest-N-Werte, sehr schlechte Konzentrationsfähigkeit des Harns dürfen nicht von vornherein an der Möglichkeit des Eingriffs verzweifeln lassen.

Die Befürchtung, die lange dauernde Überdehnung der Blasenwand durch den gestauten Harn möchte zu dauernder Erschlaffung der Blasenmuskulatur führen, so daß auch nach Beseitigung des Abflußhindernisses eine vollständige, spontane Blasenentleerung nicht mehr möglich sein würde, hat sich selten als begründet erwiesen. Die Blasenmuskulatur behält trotz lange dauernder, hochgradiger Harnverhaltung eine gute Kontraktionsfähigkeit; sie verfällt nur selten einer fettigen oder bindegewebigen Entartung. Eine ausgesprochene Trabekelbildung mit zahlreichen, kleinen Divertikeln braucht nicht eine ungenügende Austriebskraft der Blase befürchten zu lassen. Dagegen ist zu beachten, daß ein großes Divertikel der Blasenwand eine spontane Entleerung der Blase auch nach Beseitigung der Prostata verunmöglichen kann. Deshalb ist es wichtig, bei jedem Prostatiker durch Cystoskopie und allfällig auch durch Radiogramm sich Rechenschaft zu geben, ob ein größeres Blasendivertikel besteht oder nicht, um je nachdem gleichzeitig mit der hypertrophischen Prostata auch dieses operativ in Angriff zu nehmen.

Prognose und Verlauf. Die Prostatahypertrophie ist, wie bereits betont, solange sie eine spontane, völlige Entleerung der Blase erlaubt, ein wohl lästiges, aber rein lokales, das Allgemeinbefinden des Kranken wenig oder nur durch die Störung der Nachtruhe schädigendes Leiden. Sobald sie aber eine chronische Harnverhaltung bedingt, wird sie durch Beeinträchtigung der Nierenfunktion gefährlich. Sie führt ohne zweckmäßige Behandlung mit Sicherheit durch allmähliche Steigerung der Harnverhaltung zum Tode durch Urämie, oder sie wird zum Ausgangspunkte einer tödlichen Harninfektion. Von den ersten klinischen Erscheinungen der Harnverhaltung bis zum tödlichen Ausgange des Leidens verstreichen oft Jahre, andere Male nur Monate. Der urämische Zusammenbruch des Kranken erfolgt häufig fast schlagartig.

Spontane Besserungen des Urinabflusses aus der Blase mit erheblicher Abnahme der Restharnmenge kommen vor. Sie sind aber nie die Folge einer wirklichen Rückbildung hypertrophischer Knollen, sondern die Folge verminderter Blutfülle der Drüse und damit auch verminderter Sphincterspasmen oder sie sind die Folge eines Wechsels in der anatomischen Gestaltung des Blasenausganges durch die hypertrophierende Drüse.

Therapie. Die Behandlung der Prostatahypertrophie ist eine außerordentlich dankbare Aufgabe. Sie verlangt aber zu richtiger Durchführung recht viel Erfahrung und in jedem einzelnen Falle eine sorgfältig überlegte, von keinen starren Regeln beherrschte Wahl der Heilmethoden.

Im *I. Stadium* der Prostatahypertrophie, in dem der Kranke wohl durch die Behinderung des Harnabflusses und durch häufigen Urindrang geplagt wird, die Blase sich aber bei jeder Miktion noch vollkommen oder bis auf einen belanglosen Restbestand entleert, genügen zur Bekämpfung des Leidens in der Regel allgemein hygienisch-diätetische Maßnahmen. Es muß einerseits eine allzu reichliche Harnsekretion, andererseits eine vermehrte Anschwellung der Vorsteherdrüse durch Blutkongestion und eine dadurch gesteigerte Behinderung des Urinabflusses vermieden werden. Der Kranke soll deshalb im Essen und Trinken sehr mäßig sein. Bier, kalter Weißwein, Eiswasser, Champagner oder sonstige kohlensäurehaltige Getränke sind zu verbieten, da sie stark diuretisch und dadurch auch auf die Prostata kongestionierend wirken. Schädlich wirken auch alle schweren Weine und alle Schnäpse. Dagegen sind kleine Mengen leichten Rotweins zu erlauben. Die Nahrung soll nur schwach gesalzen und gewürzt sein. Sie soll bestehen aus Mehl- und Milchspeisen, Gemüse und Obst, wenig Fleisch- und Eierspeisen. Die Verdauung muß gut geregelt werden. Wenn Neigung zu Verstopfung besteht, seien Abführmittel wie pulvis liquiritiae comp., Bitterwasser, Bittersalze usw. empfohlen, welche die Beckenorgane nicht stark kongestionieren. Aloe ist besser zu vermeiden, da es durch seine Wirkung auf den Dickdarm zu Kongestion der Prostata führt. Der Kranke muß sich sorgfältig vor Erkältungen, sowie vor allem vor nassen und kalten Füßen schützen. Coitus braucht nicht verboten zu werden, dagegen jeder sexuelle Exzeß. Es soll sich der Kranke hüten trotz Harndranges den Urin zurückzuhalten. Willkürliches, langes Verhalten des Urins in der Blase kongestioniert die Prostata, macht sie anschwellen und führt oft durch Spasmen der Blasenschließmuskulatur zu vollständiger, akuter Harnverhaltung. Am besten ist es für den Prostatiker, seine Blase regelmäßig 2—3stündlich zu entleeren. Er soll vor länger dauernden Sitzungen, vor dem Besuche des Gottesdienstes usw. immer seine Blase entleeren, um nicht genötigt zu werden, den Harn trotz Harndranges längere Zeit zurückzuhalten. Er soll vor jeder Miktion einige Schritte gehen, weil dadurch die Prostata abschwillt und die Entleerung der Blase erleichtert wird.

Brunnenkuren sind meist schädlich. Sie mehren durch Steigerung der Diurese die Blutfülle der Prostata. Auch reichlicher Genuß gewöhnlichen, kalten Quellwassers wirkt in selber Weise schädlich und kann eine akute Harnverhaltung zur Folge haben. Günstig dagegen können Badekuren in indifferenten Thermen (Ragaz, Gastein, Baden-Baden) oder in Solbädern wirken. Eine momentane Milderung des Harndranges und der Pollakiurie bringen oft einfache Sitzbäder in heißem Wasser (38^0 Temperatur und 10 Minuten Dauer) sowie die Einnahme von Belladonnapräparaten (Belladenal usw.). Bei sehr heftigen Blasentenesmen ist der zeitweilige Gebrauch von Suppositorien mit Opium-Belladonna erlaubt. Kleine Joddosen, intern oder per rectum verabreicht, scheinen manchmal die Zunahme der Hypertrophie zu hemmen und die subjektiven Beschwerden des Kranken etwas zu mildern. Massage der Vorsteherdrüse ist nur bei ausgesprochener Sekretverhaltung der Drüse anzuraten. Allgemeine Körpermassage dagegen ist stets empfehlenswert; sie wirkt dekongestionierend auf die Beckenorgane und dadurch mildernd auf die Beschwerden des Prostatikers.

Bei großer, weicher Prostata kann die tiefe *Röntgenbestrahlung* vom Damme oder der Blasengegend her eine Abnahme der Drüsenschwellung und der Harnbeschwerden erzielen. Tritt nicht schon nach kleinen Dosen eine merkliche Minderung der Pollakiurie ein, so ist die Fortsetzung der Röntgentherapie zu widerraten, da von ihr dann auch späterhin kein Erfolg zu erwarten ist. Jedenfalls ist dringlich davor zu warnen, stärkere Strahlendosen zu verabreichen. Die Röntgenbestrahlung ist nur berechtigt, soweit durch sie eine verminderte Blutfülle der Drüse erzielt werden will. Ein wirklicher Schwund des Adenoms wird auch durch hohe Strahlendosen nicht erreicht; deshalb ist auch selten mehr als eine vorübergehende Besserung des Leidens zu erzielen. Starke Strahlendosen bringen unvermeidlich durch ihre Gefäßwirkung eine Schädigung der die Prostata umgebenden Gewebe. Dies läßt sich cystoskopisch sehr gut erkennen. Es sind nach einer starken Röntgenbehandlung der Prostata in der Blasenschleimhaut oberflächliche Nekrosen und Geschwüre zu sehen, die häufig verbunden sind mit hartnäckiger und schmerzhafter Pollakiurie. Außerdem äußern sich die Gewebeschädigungen bei einer nach der Röntgenbestrahlung nötig werdenden Prostatektomie in verhängnisvoller Weise. Die vorbestrahlten Prostatektomierten zeigen schlechte Wundheilung, Nachblutungen, Fistelbildung. Die Röntgenbehandlung mit irgendwie erheblichen Dosen scheint zudem auch für die nichtoperierte Prostata keineswegs gefahrlos zu sein. Es ist in den mitgeteilten Statistiken auffallend, wie viele der Prostatiker kurz nach der Röntgenkur sterben.

Ein allfälliger Versuch mit Röntgenbehandlung der Prostatahypertrophie muß sich auf das I. Stadium des Leidens und dabei nur auf die weiche Drüsenform beschränken. Im II. und III. Stadium des Leidens ist die Röntgentherapie meines Erachtens dringend zu widerraten.

Ausgehend von der Theorie, daß im Alter durch Nachlassen der Produktion männlicher Hormone die weiblichen Hormone das Übergewicht bekommen und so die Prostatahypertrophie verursachen, wurden während mehreren Jahren den Kranken männliche Sexualhormone verabreicht, in der Hoffnung, so kausale Therapie zu treiben. Es zeigte sich aber bald, daß es auf diese Weise wohl gelang, den Allgemeinzustand des Patienten zu heben, ihm das Gefühl der

Frische zu geben, gelegentlich auch die Pollakiurie zu vermindern; eine Verkleinerung der Drüse und, was leichter objektiv festzuhalten ist, eine Verminderung eines chronischen Restharnes konnte aber nicht erreicht werden. Diskreditiert wurde diese Therapie ferner durch die Erfahrung, daß männliche Sexualhormone imstande sind ein Prostatacarcinom zum Wachstum anzuregen und durch die unbestreitbaren Erfolge der genau entgegengesetzten Therapie, der Verabreichung von weiblichen, von Follikelhormonen. Es gelingt in der Tat, auf diese Weise nicht nur subjektive Besserung herbeizuführen, sondern auch eine Verkleinerung der Prostata und vor allem eine Verminderung des Restharns in einem erheblichen Prozentsatz der Behandelten zu ergeben. Als zweckmäßig hat sich eine Tagesdosis von 3 mg Stilboestrol erwiesen, bei einer Gesamtdosis von 100—200 mg. Die Kur darf nach einigen Monaten Unterbruch wiederholt werden. Nebenwirkungen sind häufig: Gynäkomastie, Atrophie der Hoden, Verlust der Libido. Sie verschwinden sehr rasch nach Absetzen der Hormone. Gelegentlich ist das Verschwinden einer vorher therapieresistenten Cystitis festzustellen. Eine theoretische Erklärung der geschilderten Wirkung fehlt einstweilen, es handelt sich offensichtlich um eine vorübergehende chemische Kastration. Ihre Erfolge rufen die von WHITE vor 50 Jahren geschilderten Erfolge der chirurgischen Kastration in. Erinnerung, die jahrzehntelang Unglauben begegneten.

Ein regelmäßiger *Katheterismus* ist im I. Stadium des Leidens, solange noch kein Restharn besteht, zwecklos. Auf die früher oft empfohlene Dilatation der prostatischen Harnröhre durch Einführung dicker Sonden ist besser zu verzichten, da in ihrer Folge die Kongestion der Drüse meist zunimmt und eine Milderung der subjektiven Beschwerden selten zu erzielen ist.

Der Prostatiker kann in jedem Stadium des Leidens, auch im I. Stadium, plötzlich, besonders nach Erkältungen, langem Sitzen, nach Genuß kalter Getränke, Durchnässung des Schuhwerks, von *akuter Harnverhaltung* befallen werden. Wenn nicht heiße Bäder, lokale, warme Umschläge, Opiate oder Belladonna rasch zur spontanen Urinentleerung verhelfen, wird ein Katheterismus dringlich. Am leichtesten ist dieser mit einem Gummikatheter (NÉLATON- oder TIEMANN-Katheter) oder mit einem halbweichen Seidenkatheter Nr. 16—18 mit MERCIER-Krümmung auszuführen. Nur sehr selten wird die Einführung des Katheters in die Blase bei richtiger Technik auf ein ernstliches Hindernis stoßen. Ist dies der Fall, so liegt das Hindernis fast immer unmittelbar vor dem Blaseneingang, bedingt durch eine starke, oft fast rechtwinklige Knickung der prostatischen Harnröhre nach der Symphyse zu. Metallene Prostatakatheter mit großer Krümmung (Abb. 21) oder durch eingelegten Metallmandrin stark gekrümmte MERCIER-Seidenkatheter (S. 24) lassen dieses Hindernis am leichtesten umgehen.

Der Katheter kann beim Passieren der leicht verletzbaren prostatischen Harnröhre mit Blutgerinnsel verstopft werden, so daß trotz gelungener Einführung des Instruments der Harnabfluß ausbleibt und ein Mißlingen des Katheterismus vorgetäuscht wird. Ein Durchspülen des Katheters klärt die Sachlage.

Gelingt auch mit stark gekrümmtem Katheter die Entleerung der Blase nicht, so machen die heftigen Qualen der Harnverhaltung die *Blasenpunktion* notwendig. Zwei Finger breit über der Symphyse wird mit einer gewöhnlichen, mittelstarken Injektionsnadel von 6—7 cm Länge, nur bei starkem Panniculus mit Nadeln größerer Länge, die Blase punktiert; sofort fließt der Urin tropfweise oder in feinem Strahle durch die Nadel ab. Wenn sich auch die Blase dabei nicht vollständig entleert, so wird der Kranke doch sofort von seinem quälenden Harndrang erlöst. Die Blasenpunktion ist aber bei der Prostatahypertrophie nicht ganz ohne Gefahr, besonders nicht bei infiziertem Urin. Der Prostatiker hat oft eine starke Balkenblase. Trifft nun die Punktionsnadel in eine muskelarme, sehr verdünnte Stelle der Blasenwand, so wird der elastische Verschluß der Punktionsstelle nach Entfernung der Nadel, nicht immer genügend dicht bleiben, um bei Wiederanfüllen der Blase ein Durchsickern von Urin in das perivesicale Gewebe zu hindern. So kann sich rings um die Punktionsstelle eine Harninfiltration und eine Harnphlegmone entwickeln. Es ist deshalb nach der Blasenpunktion unbedingt notwendig, möglichst rasch für regelmäßige Blasenentleerungen zu sorgen, sei es durch Sectio alta oder durch den Katheterismus der nach der Blasenpunktion wegen Dekongestion der Prostata und Nachlassen der unwillkürlichen Muskelspasmen meist leicht ist, auch wenn er vor der Punktion mißlang.

Nach der ersten künstlichen Entleerung der Blase stellen sich häufig wieder spontane Miktionen ein; der Kranke darf aber trotzdem nicht aus der Behandlung entlassen werden, bevor durch Kontrollkatheterismus festgestellt ist, ob und wieviel Restharn nach den Miktionen in der Blase zurückbleibt. Solange sich noch erhebliche Restharnmengen finden, muß der Kranke regelmäßig katheterisiert werden, da sonst den Nieren durch die Harnstauung Gefahr droht. Leert sich aber die Blase spontan bis auf ganz geringe Restharnmengen, dann darf der Kranke aus der Katheterbehandlung entlassen werden. Er soll sich aber auch weiterhin, von Halbjahr zu Halbjahr, besser noch häufiger, zur ärztlichen Untersuchung stellen, damit überwacht werden kann, ob die willkürliche Entleerung der Blase genügend bleibt oder ob allmählich größer werdende Restharnmengen wieder ärztliche Behandlung nötig machen.

Behandlung im II. und III. Stadium. Sobald beim Prostatiker dauernd erhebliche Restharnmengen nach jeder Miktion in der Blase zurückbleiben, zudem gar, wie im III. Stadium des Leidens, die Blasenwand durch die große Menge des Restharns dauernd unter starker Spannung gehalten wird, beginnen die Nieren zu leiden. Es setzen in diesen oft rasch fortschreitende hydronephrotische Schrumpfungsprozesse ein. Die Gefahr der Harnvergiftung rückt nahe. Eine regelmäßige Entleerung der Blase zur Behebung der dauernden Harnstauung wird dringliches Erfordernis. Wird diesem nicht nachgekommen, läßt man den Kranken weiterhin seine allmählich sich steigernden Restharnmengen in der Blase mit sich herumtragen, so geht er mit Sicherheit dem Tode durch chronische Harnvergiftung entgegen. Es ist deshalb unverzeihlich, solchen Kranken von lokalen Maßnahmen zur künstlichen Entleerung der Blase abzuraten aus Furcht vor Infektion der Blase oder gar mit der nichtigen Begründung, daß, wenn einmal eine lokale Behandlung mit Katheter usw. begonnen, sie nicht mehr ausgesetzt werden könne. Der Arzt darf ob der Scheu vor den Unannehmlichkeiten, die ihm und dem Kranken die Behandlung bringt, doch nicht die Hauptaufgabe aus dem Auge verlieren, den Kranken vor dem durch die Harnstauung drohenden Tode an Urämie zu retten. Und dies ist einzig und allein möglich durch Sorge für regelmäßige, vollständige Entleerungen der Blase. Dazu stehen verschiedene Maßnahmen zur Verfügung, entweder palliative: der Katheterismus, allfällig das Anlegen einer Blasenfistel oder kausale: die Beseitigung des Harnabflußhindernisses.

a) Palliative Therapie. *Katheterismus.* Der regelmäßige Katheterismus ist die einfachste Maßnahme zur Bekämpfung der schädlichen Folgen einer dauernden Harnstauung durch Prostatahypertrophie. Wird die Blase 1—2mal täglich durch den Katheter entleert, so verhindert dies nicht nur ein Weiterschreiten der beginnenden Druckatrophie der Nieren; die Druckentlastung verhilft auch dem noch erhaltenen Nierengewebe zu einer regeren Durchblutung und dadurch zu einer verbesserten Funktion. Die Erscheinungen der Urinintoxikation gehen bei regelmäßiger Katheterbehandlung oft in kurzer Zeit zurück. Soll der Katheterismus diesen heilsamen Einfluß haben, muß er nicht nur regelmäßig, sondern auch technisch richtig ausgeführt werden, müssen die ihm anhaftenden Gefahren: Infektion und Verletzung, vermieden werden. Wie bei chronisch distendierter Blase eine Blutung ex vacuo nach dem Katheterismus,

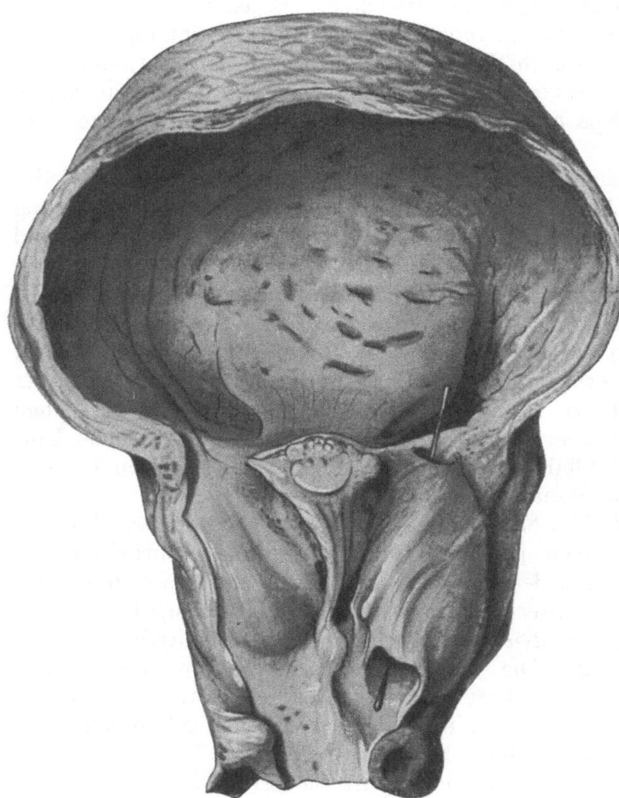

wie ein plötzliches Versagen der Nierenfunktion nach Entleerung der Blase zu verhüten ist, wurde S. 88 angegeben.

Die *Technik des Katheterismus* (s. S. 21f.) bietet bei der Prostatahypertrophie einige Eigenheiten, die, soll der Eingriff gut gelingen, beachtet werden müssen. Die hypertrophische Prostata verzerrt die hintere Harnröhre, gibt ihr einen unregelmäßigen und winkligenVerlauf und macht ihre Wand brüchig. /Die Gefahr, bei ungeschicktem Katheterismus einen falschen Weg in die Prostata zu bohren, wird bei Hypertrophie der Drüse recht groß. Es muß deshalb beim Prostatiker mehr noch als bei anderen Kranken der Katheterismus stets außerordentlich schonend, ohne die geringste Anwendung von Gewalt, ausgeführt werden. Dies gelingt am leichtesten bei Verwendung weicher NÉLATON- oder TIEMANN-Katheter oder halb weicher Seidenkatheter mit MERCIER-Krümmung. Diese Katheter kön-

Abb. 191. Penetrierender falscher Weg durch einen Seitenlappen bei Prostatahypertrophie. (Pathol. Institut Basel.)

nen wohl durch ihr Ausbiegen oder Knicken beim Anstoßen an das Hindernis oberflächliche Verletzungen der Urethralschleimhaut und Blutungen erzeugen, aber tiefgreifende Verletzungen, eigentliche falsche Wege, bohren sie nicht. Bei Gebrauch von Metallkathetern ist die Gefahr, die Harnröhre zu verletzen, viel größer. Ganz besonders gefährlich sind beim Prostatiker die zusammenlegbaren Metallkatheter der Taschenbestecke. Diese sind für die durch die Prostatahypertrophie verlängerte Harnröhre meist zu kurz; ihr Schnabel erreicht selbst bei tiefer Einführung des Instrumentes nicht immer das Blaseninnere. Der naheliegende Versuch, durch starke Senkung des Katheters doch noch Urinabfluß zu erzwingen, führt außerordentlich leicht zu Verletzungen der hinteren Harnröhre. Ist bei einem Prostatiker ein Metallkatheter zur Entleerung der Blase nötig, so muß dieser vor allem von genügender Länge sein. In zweiter Linie ist seine Form von Bedeutung. Die Metallkatheter mit der gewöhnlichen Viertelkreisbiegung (Abb. 19) sind bei hypertrophischer Prostata unzweckmäßig. Sie sind schwierig einzuführen, weil ihr Schnabel wegen zu geringer Biegung nicht immer der vorderen Urethralwand entlang gleitet und sich leicht an der verzerrten hinteren Wand des prostatischen Harnröhrenteils verfängt. Leichter sind Metallkatheter mit MERCIER-Krümmung (Abb. 20) bei hypertrophischer Prostata einzuführen, weil ihr Schnabel immer der vorderen Urethralwand aufliegt. Bei ihrem Gebrauch ist aber stets zu bedenken, daß eine starke Senkung des Katheterhandgriffes nötig ist, um ein Durchtreten des Schnabels durch die stark um die Symphyse gebogene hintere Harnröhre zu ermöglichen. Infolge der starken seitlichen Ausbuchtungen an der Vorderwand der prostatischen Harnröhre läßt sich der kurzschnabelige, metallene MERCIER-Katheter manchmal schon in der hinteren Harnröhre ganz um seine eigene Achse drehen. Dies erweckt beim Unkundigen leicht den irrigen Glauben, den Schnabel des Katheters bereits in das freie Blaseninnere eingeführt zu haben, während der Schnabel in Wahrheit noch in der hinteren Harnröhre steckt.

Noch leichter als der metallene MERCIER-Katheter gleitet der metallene, großgekrümmte GUYON-Katheter durch die Harnröhre des Prostatikers (Abb. 21). Bei seinem Gebrauche muß das Gesäß des liegenden Patienten durch Unterschieben eines Kissens erhöht werden, damit beim Durchführen des Katheters durch die hintere Harnröhre eine genügende Senkung des Kathetergriffes möglich wird. Immer, mag diese, mag jene Form eines Metall-

katheters gewählt werden, muß der Katheterisierende nie vergessen, daß die harte Katheterspitze an einem sehr langen Hebelarme um die Symphyse herumgeführt wird, daß jeder Druck auf das äußere Katheterende mit potenzierter Gewalt an der Katheterspitze zur Auswirkung kommt. Jedes Hindernis, das sich in der Harnröhre der Katheterspitze entgegenstellt, darf deshalb stets nur mit leicht tastendem Vorschieben des Katheters umgangen, darf nie mit Gewalt überwunden werden. Andernfalls bohrt sich die Katheterspitze leicht einen sog. falschen Weg durch die Harnröhrenwand in das periurethrale Gewebe und in die Prostata hinein. Solche Verletzungen entstehen nie an der Vorder-, sondern stets an der Hinterwand der Harnröhre. Je nachdem der falsche Weg blind endigt, oder die Prostata ganz durchbohrend bis in die Blase reicht, wird von *inkompletten, nichtpenetrierenden* oder *kompletten, penetrierenden falschen Wegen* gesprochen (Abbildung 191 und 192). Beide erzeugen in dem blutreichen, periurethralen Gewebe eine erhebliche Blutung und öffnen der Harninfiltration und Infektion die Tore. Bei einem bis in die Blase penetrierenden Wege bleibt die Harninfiltration kaum je aus, da bei jeder Blasenkontraktion Blaseninhalt in das blasen-

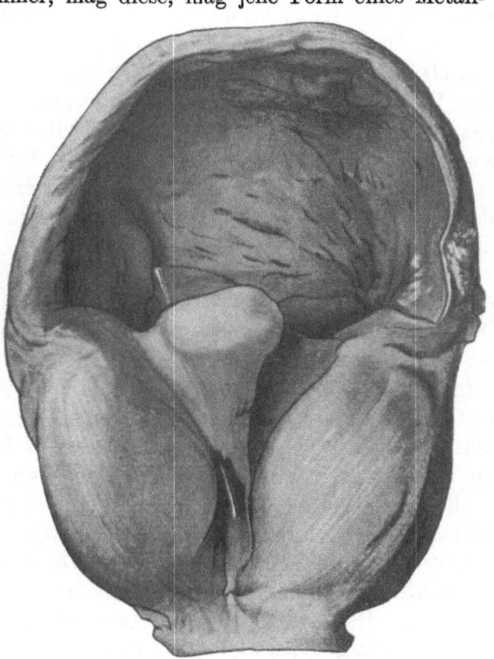

Abb. 192. Penetrierender falscher Weg durch den Mittellappen einer hypertrophischen Prostata. (Pathol. Institut Basel.)

wärts offene Ende des falschen Weges gepreßt wird. Der inkomplette falsche Weg dagegen, dessen Eingang in die Harnröhre spitzwinklig zur Richtung des Harnstrahles steht, vernarbt häufig ohne Urininfiltration.

Das Bohren eines falschen Weges, das vom Kranken keineswegs immer als sehr schmerzhaft empfunden wird, äußert sich stets durch Blutung aus der Harnröhre nach Herausziehen des Katheters und durch Blutbeimischung zum ersten nach dem Katheterismus entleerten Harn. Der Verletzung folgt oft bald ein Temperaturanstieg unter Schüttelfrost; andere Male machen sich erst andern Tags schwere Folgen der Verletzung geltend. Sie äußern sich entweder vorerst nur in lokalen Entzündungserscheinungen, in einer Harnphlegmone oder einer Absceßbildung im Bereiche des falschen Weges, oder aber sofort in einer Allgemeininfektion. Auch wenn die Wundinfektion überwunden und der falsche Weg vernarbt ist, hinterläßt die Verletzung häufig dauernden Schaden durch Bildung einer Striktur oder Bildung einer tiefen Tasche an der Wundstelle der Harnröhrenwand, wo sich ein eingeführter Katheter leicht verfängt und am Eintreten in die Blase verhindert wird.

Scheint die Harnröhre verletzt, so müssen weitere Katheterisierversuche momentan unterlassen oder, wenn sie wegen Harnverhaltung unbedingt nötig sind, nur äußerst vorsichtig fortgeführt werden. Nur Gummi- oder Seidenkatheter dürfen benutzt werden, damit sie allfällig als Dauerkatheter verwendet werden können. Ihnen ist durch Einlegen eines Metallmandrins eine Form zu geben, welche die Spitze des Katheters unbedingt der vorderen Urethralwand entlang gleiten macht und dadurch ihr Verfangen im falschen Wege vermeidet. Ist die Einführung in die Blase gelungen, so soll der Katheter liegengelassen werden, bis der falsche Weg vernarbt ist, d. h. 8—10 Tage lang.

Jeder Katheterismus der Blase, ob schwer, ob mühelos gelungen, bietet, wie wiederholt betont, die Gefahr, daß durch ihn aus der nie keimfreien vorderen Urethra Bakterien in die Blase verschleppt werden. Deshalb ist es angezeigt, bei den ersten Katheterismen eines Prostatikers in die entleerte Blase, je 5—10 cm³ einer 2—3%igen Protargol- oder einer ¹/₂%igen Argentum nitricum-Lösung einzuspritzen, wodurch in das Blaseninnere verschleppte Keime vernichtet oder doch in ihrer Virulenz geschwächt werden.

Dauerkatheter. Hat sich beim Katheterismus eine Infektion der Blase oder eine Verletzung der Harnröhre nicht vermeiden lassen, so werden diese Komplikationen am besten durch Einlegen eines Dauerkatheters bekämpft. Nur selten ist wegen der Katheterverletzung eine Sectio alta zur Ableitung des Harns nötig.

Ein Dauerkatheter ist auch angezeigt, wenn der Prostatiker trotz zweimal täglich vorgenommenem Katheterismus von häufigem Harndrang geplagt wird. Der Dauerkatheter beseitigt den Drang rasch und ist weniger verletzend und quälend als ein allzu häufig wiederholter Katheterismus. Das Liegenlassen des Katheters wirkt zudem auf spontane Blutungen der Prostata meist günstig: es bringt sie oft rasch zum Stehen. Der Dauerkatheter entlastet auch besser als der wiederholte Katheterismus die Nieren und erzielt schneller als letzterer eine Besserung der Nierenfunktion.

Zur Dauerdrainage der Blase soll wegen der Gefahr des Decubitus nie ein Metallkatheter verwendet werden, stets ein Gummi- oder ein Seidenkatheter. Der Katheter wird durch ein gläsernes Schaltstück mit einem Abflußschlauch verbunden, durch dieses der Urin in einem unter dem Bett stehenden Pokale aufgefangen. Damit die beim Dauerkatheter unvermeidliche Fremdkörperurethritis nicht zu einer aufsteigenden Infektion der Harnwege führt, muß die Blase zweimal täglich mit antiseptischen Lösungen gespült und auch innerlich ein Harnantisepticum verabreicht werden.

Ein zeitweiliger Verschluß des Dauerkatheters mit einem Glasstöpsel erlaubt dem Kranken, trotz der Blasendrainage täglich einige Stunden aufzustehen. Längeres Gehen mit eingelegtem Dauerkatheter ist dagegen wegen Gefahr mechanischer Läsionen, wenigstens im Beginne der Behandlung, nur selten zu erlauben. Bei empfindlichen Kranken ist es zweckmäßig, den Dauerkatheter tagsüber einige Stunden zu entfernen, abends wieder regelmäßig einzulegen.

Die Katheterbehandlung des Prostatikers, sei es in Form der zweimal täglichen Blasenentleerung oder in Form der Dauerdrainage, vermag manchmal eine spontane, fast vollständige Blasenentleerung nach einigen Wochen wieder herzustellen. Die Prostata wird unter dem Einflusse der regelmäßigen Blasenentleerung dekongestioniert. Sie wird infolge ihrer verminderten Blutfülle kleiner und hindert deshalb den Urinabfluß weniger. Ihre Volumenverminderung läßt sich bei der Rectalpalpation deutlich erkennen. Tritt diese Heilwirkung nicht im Verlaufe von 3—4 Wochen ein, so ist sie auch bei langer Fortsetzung der Katheterbehandlung kaum mehr zu erhoffen. Nur in ganz seltenen Ausnahmefällen bringt selbst dann noch eine unermüdlich, monatelang fortgesetzte Katheterbehandlung schließlich eine Wiederherstellung der Blasenfunktion und eine dauernde Herabsetzung des Restharns auf belanglose Mengen. In der Regel sind die Kranken, bei denen der Katheterismus nicht innerhalb 3 Wochen den Restharn bis auf 100—150 g beseitigt, dem Katheterleben verfallen oder genötigt, durch operative Maßnahmen den freien Urinabfluß erzwingen zu lassen.

Operativ freien Urinabfluß zu sichern, gelingt am leichtesten durch das Anlegen einer suprapubischen *Blasenfistel.*

Technik. Zur Bildung der Blasenfistel kann ein Troikart in der Medianlinie über der Symphyse in die volle Blase eingestoßen und durch das Troikartrohr ein PEZZER- oder MAÉCOT-Gummikatheter in die Blase eingeführt werden. Nach Entfernen des Troikartrohres dichtet der Katheter manchmal durch seinen elastischen Druck den Fistelgang vollständig ab, so daß kein Urin neben dem eingelegten Katheter abfließt. Doch nicht immer trifft dies zu. Recht oft sickert Urin neben dem Katheter durch den Stichkanal aus; gar nicht selten entwickelt sich sogar rings um den Stichkanal eine Urinfiltration. Die meisten Chirurgen ziehen es deshalb mit Recht vor, statt durch die Punktion die Blase in Lokalanästhesie durch einen Medianschnitt extraperitoneal zu eröffnen (Sectio alta) und rings um den in die Blase eingelegten Katheter die Blasenwand mit den Bauchdecken zu vernähen.

Eine solche suprapubische Blasenmündung läßt den Urin dauernd ausfließen, wenn sie nicht durch einen in ihr liegenden, geschlossenen Katheter abgedichtet wird. Ihre spontane Kontinenz zu erzielen durch Anlegen eines schrägen Fistelganges in der Blasenwand selbst, ähnlich der Gastrostomie nach WITZEL oder durch Bilden eines Sphincterringes um den Fistelgang mit dem Musculus rectus, mißlingt meistens. Der Kranke verliert trotz dieser Schutzmaßnahmen bei jedem Hustenstoß, jedem Pressen usw. etwas Urin durch die Fistel. Die suprapubische Fistel wird am sichersten abgedichtet durch Einlegen eines der Weite des Fistelganges angepaßten Dauerkatheters, der durch eine waschbare Bandage festgehalten wird. Angenehmer als den Urin in einem stets übelriechenden Urinal aufzufangen, ist es für den Patienten, den Katheter mit einem Stöpsel geschlossen zu tragen, den Urin willkürlich, je nach Bedarf 2- bis 3stündlich abfließen zu lassen.

b) Kausale Therapie. Die einzige vollbefriedigende Therapie der chronischen Urinverhaltung bei Prostatahypertrophie ist die Beseitigung des prostatischen Abflußhindernisses. Solange uns keine zuverlässigeren, unblutigen Heilverfahren zur Verfügung stehen, wie die in der Einleitung zu diesem Kapitel geschilderten (Röntgenbestrahlung, Hormontherapie), kann diese Beseitigung nur eine direkte, mechanische Beseitigung durch Operation sein. Alle Versuche, auf Umweg über die äußeren Geschlechtsorgane operativ eine solche Beseitigung zu erzielen, Kastration, STEINACHsche Operation in all ihren Modifikationen, Implantation von Drüsen, können nur noch historisches Interesse beanspruchen.

Prostatektomie. Wie bei Besprechung der Anatomie der Prostatahypertrophie auseinandergesetzt wurde, beschränkt sich die Drüsenneubildung, die sog. Knollenbildung entweder auf die pars intermedia der Prostata oder gar nur auf die längs der Urethralwand oder rings um die Blasenmündung liegenden akzessorischen Prostatadrüsenlappen. Die sog. Prostatektomie entfernt nur diese hypertrophischen Drüsenteile, nicht die ganze Prostata. Die an die Peripherie des sog. Prostatatumors gedrängten, eher atrophischen als hypertrophischen Schichten der Prostata, die mißverständlich als chirurgische Prostatakapsel bezeichnet werden, bleiben nach der Prostatektomie zurück und vermöchten wohl den Fortbestand der allerdings noch keineswegs bestimmt erwiesenen inneren Sekretion der Vorsteherdrüse zu sichern. Die Prostatektomie ist auf vier Wegen möglich:

a) transvesical,

b) perineal bzw. parasacral,

c) retropubisch,

d) transurethral.

Alle Methoden lassen sich unter Vermeidung der Allgemeinnarkose in Lokal- oder Leitungsanästhesie ausführen. In unserer Abteilung ist die Periduralanästhesie nach DOGLIOTTI zur Prostatektomie am beliebtesten.

Durch prophylaktische, postoperative Behandlung der Wundinfektion mit Sulfonamiden und Antibiotica haben alle Methoden stark an Sicherheit und Raschheit der Wiederherstellung gewonnen. In vielen Fällen wird die Operation schon bei bestehender Harninfektion ausgeführt. Ist dies nicht der Fall, so ist durch die mit der Operation verbundenen Manipulationen, unter denen in erster Linie der Dauerkatheter zu nennen ist, mit Sicherheit postoperativ eine Harninfektion zu erwarten, häufig verbunden mit Störungen der Wundheilung. Der

modernen Chemotherapie ist es bis jetzt nicht gelungen, die postoperative Harninfektion zu verhüten, doch sind Störungen der Wundheilung selten geworden
und die postoperative Cystitis milder. Es wird dadurch ein glatter Wundverlauf
gewährleistet, der Spitalaufenthalt wird gekürzt, dem Patienten werden Leiden
und Unbequemlichkeiten erspart, so daß die Operation viel von ihrem Schrecken
für den Patienten eingebüßt hat und die Resultate deutlich besser geworden
sind. Die weite Verbreitung der retropubischen Prostatektomie ist erst durch
die Chemotherapie möglich geworden. Wir geben in der Regel in den ersten
10 Tagen nach der Operation 300000 Einheiten Depotpenicillin und 3 g eines
Sulfonamids mit Breitenwirkung pro die.

Bei der *transvesicalen* oder *suprapubischen Prostatektomie* nach Freyer
wird von einem hohen Blasenschnitte aus, der nahe dem Blasenscheitel anzulegen
ist, nach einer oberflächlichen, nur die Schleimhaut trennenden Umschneidung
der Blasenmündung das Prostataadenom stumpf aus dem Prostatabette ausgeschält. Die prostatische Harnröhre wird am Unterrande des ausgeschälten
Adenoms, also oberhalb des Colliculus seminalis quer durchtrennt. Dies geschieht
entweder durch den am Außenrande des ausgeschälten Adenoms in die Tiefe
dringenden Zeigefinger oder aber durch Sprengung der Harnröhre durch den
vor der Ausschälung des Adenoms in die prostatische Harnröhre von der Blase
her eingeführten Finger. Es bleibt nach der Enucleation an Stelle der Drüse
eine rundliche, mit dem Blaseninnern in breiter Verbindung stehende Wundhöhle zurück, deren Wandung teils durch die peripheren, atrophischen Drüsenteile der Prostata, teils durch den inneren Blasensphincter und die Blasenschleimhaut gebildet ist. Gleich nach der Ausschälung der Prostataknollen
verkleinert sich diese Wundhöhle durch Kontraktion der Blasenbodenmus-
kulatur. Die Blutung ist meist recht erheblich, wird aber durch heiße Spülungen
mit physiologischer Kochsalzlösung, durch manuelle Kompression des Wund-
bettes oder durch Einlegen eines Gazetampons (am besten Stryphnongaze) in
die Wundhöhle leidlich gestillt. Schwere Nachblutungen sind aber nicht selten.
Durch die offengelassene oder doch nur durch wenige Nähte verkleinerte Sectio
alta-Wunde wird die Blase durch ein großes Gummirohr drainiert. Nach 5 bis
8 Tagen wird der suprapubische Drain entfernt und die Blase entweder durch
einen in die Harnröhre eingelegten Dauerkatheter trockengelegt, oder aber es
wird der aus der suprapubischen Wunde ausfließende Urin durch einen Urin-
fänger (Irvingsche Kapsel) aufgefangen, bis nach allmählichem Schluß der
Blasenwunde der Urin spontan wieder auf natürlichem Wege abgeht. In den
ersten Wochen nach der Wundheilung soll die Blase noch wiederholt katheterisiert werden, um die Bildung einer Harnröhrenverengerung oder gar einer
Verklebung ihrer Wundränder am Blasenausgang zu vermeiden.

Diese suprapubische Prostatektomie kann auch in zwei Zeiten ausgeführt
werden. Der in Lokalanästhesie vorgenommenen Sectio alta folgt die Enucleation
der Drüse erst Wochen oder gar Monate später. Der Nutzen des zweizeitigen
Vorgehens liegt darin, daß die Blasenschnittwunde beim zweiten Akte des
Eingriffes narbig ist und sich deshalb nicht infiziert. Zudem bringt die der
Prostatektomie vorausgeschickte suprapubische Drainage die Möglichkeit guter
Desinfektion der Blase und weitgehender Entlastung der Nieren und damit
Besserung ihrer Sekretionsfähigkeit. Der Akt der Ausschälung des Prostata-
adenoms wird allerdings durch die Zweiteilung der Operation technisch eher
erschwert. Die Adenomknollen werden, je länger die suprapubische Drainage
dauert, um so blutarmer und fibröser und damit auch um so fester mit der
Prostatakapsel verbunden. Aber trotz der größeren Schwierigkeit der Ausschälung ist die Blutung in der Regel bei der zweizeitigen Operation geringer

als bei der einzeitigen. Die Operationssterblichkeit der zweizeitigen suprapubischen Prostatektomie betrug bis vor kurzem 10—15%, wenn auch in vereinzelten Statistiken niedrigere Ziffern mitgeteilt wurden. Die Chemotherapie hat hier erhebliche Besserung gebracht, sowie auch die bessere Beachtung der Zirkulation vor der Operation. Die Zerlegung der Operation in zwei zeitlich langgetrennte Akte hat leider den großen Nachteil, die Kranken meist monatelang invalid zu halten, während bei einzeitiger Operation der Kranke bei günstigem Ausgang in 2—4 Wochen geheilt ist.

Um den der transvesicalen Prostatektomie anhaftenden Nachteil der Unübersichtlichkeit des Operationsfeldes und der unsicheren Blutstillung zu vermeiden, wird besonders von englischen Chirurgen empfohlen, die Blase breit zu eröffnen und dadurch freien Einblick zum Prostatagebiet zu schaffen. Damit wird es möglich, die Prostata unter Leitung des Auges auszuschälen und nach der Enucleation das Wundbett durch Abtragen aller lose hängenden Gewebefetzen zu säubern und die im Wundbett sichtbar blutenden Gefäße durch Umstechung zu schließen. Der Operationsschock dieses erweiterten Eingriffes ist größer als bei der FREYERschen Methode, aber die Nachblutungs- und Infektionsgefahr wird durch dieses Vorgehen vermindert.

Die *perineale Prostatektomie* wird stets einzeitig gemacht. Auch bei ihr ist die Allgemeinnarkose fast immer zu vermeiden und durch Sacralanästhesie zu ersetzen. Verschiedene Methoden der perinealen Operation sind empfohlen worden.

Bei der ALBARRAN-PROUSTschen Methode wurde bei der Ausschälung der Adenomknoten die Urethra prostatica zu erhalten gesucht. Dies gelingt aber selten, da die Adenomknoten in der Regel mit der Harnröhrenwand zu eng verbunden sind, um eine saubere Ablösung zu erlauben. Durch die Operation wird in der Regel die prostatische Harnröhre arg zerfetzt, wodurch später Narbenhindernisse für den Katheterismus entstehen. YOUNG trachtete bei der Enucleation außer der Harnröhrenwandung auch die Mittelpartien der Prostata mit den Ductus ejaculatorii zu schonen. Ich meinerseits reseziere systematisch das Adenom mitsamt dem von ihm umschlossenen hinteren Teil der prostatischen Harnröhre, vereinige danach die Blasenmündung mit dem Urethralstumpf durch Nähte und vernähe darüber die erhaltene sog. Prostatakapsel. VÖLCKER empfahl später eine ähnliche Naht, riet aber, statt von einem perinealen, von einem ischio-rectalen oder parasacralen Schnitt aus auf die Prostata einzugehen, wodurch eine noch bessere Übersicht über das Operationsgebiet gewonnen, aber eine nicht leicht drainierbare, zur Infektion stark disponierte, große Weichteilwunde geschaffen wird.

Meine Technik der perinealen Prostatektomie ist folgende: Dem Kranken werden in seinem Zimmer 0,5—0,6 Novocain sacral extradural injiziert. Nach dem Transporte auf den Operationstisch ist in der Regel völlige Anästhesie des Dammes eingetreten. Nach Einlegen eines Metallkatheters in die Blase wird nun in Steinschnittlage des Patienten, bei stark in der Hüfte gebeugten Schenkeln, am Damme ein nach hinten leicht konkaver Bogenschnitt von tuber zu tuber ischii über das hintere Ende des bulbus urethrae angelegt. Nach Durchtrennung des subcutanen Fettes und der oberflächlichen Dammfascie wird vorerst die raphe bulbi, an der sich die beiden musc. bulbo-cavernosi vereinigen, freigelegt. Der Raphe folgend wird mit kleinen Querschnitten der hintere Teil des Bulbus herauspräpariert. Um ihn deutlicher vortreten zu lassen, wird beiderseits von ihm das Fett der fossa ischiorectalis stumpf zurückgeschoben. Die Verbindung zwischen Bulbus und sphincter ani externus wird eng am Bulbus durchtrennt. Darauf läßt sich das hintere Bulbusende nach vorne ziehen mitsamt dem musculus transversus perinealis superficialis. Das Rectum sinkt nach hinten. Unter dem Bulbus wird der schmale und kurze musculus recto-urethralis sichtbar. Er wird quer, nahe am Bulbus durchtrennt (Abb. 193). Nach seiner Durchtrennung sinkt das Rectum mitsamt levator ani nach hinten; bulbus urethrae und musculus transversus perin. superficialis bleiben vorne. Der Zugang zur hinteren Prostatafläche ist frei. Die Drüse wird durch den in der Harnröhre liegenden Metallkatheter

vorgedrängt. Ihre Umrisse werden sichtbar oder doch deutlich fühlbar. Die auf der hinteren
Prostatafläche liegende Bindegewebsschicht, die DENONVILLIERSche Fascie, wird quer
gespalten und vorsichtig von der Prostatakapsel nach der Blase zu abgeschoben. Dieser

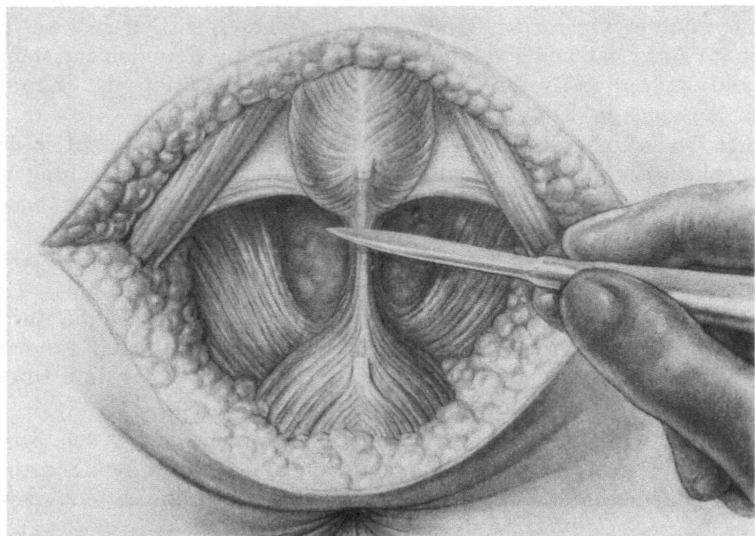

Abb. 193. Quere Durchtrennung des musculus recto-urethralis.
Das Rectum sinkt danach nach hinten.

Querschnitt liegt auf der Prostata selbst, reichlich blasenwärts von der pars membranacea
und schädigt demnach den Sphincter ext. in keiner Weise. Die bloßgelegte Prostatakapsel
kennzeichnet sich durch ihren weißlichen Glanz und ihre straffe Spannung. Sie wird jetzt

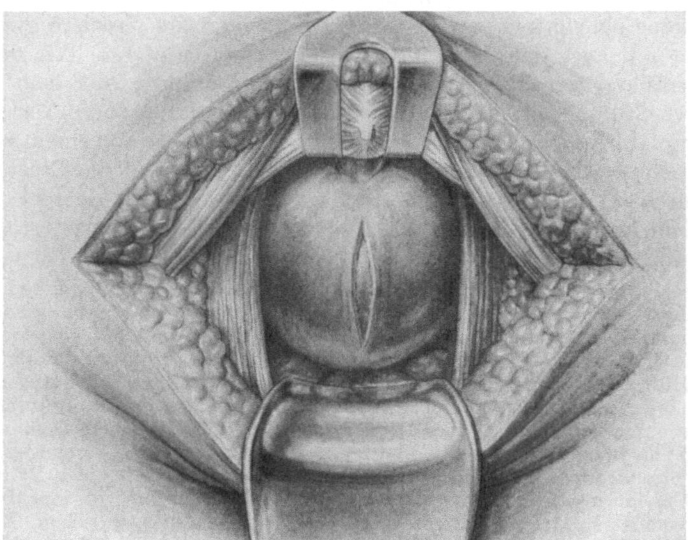

Abb. 194. Eröffnung der Prostatakapsel durch Längsschnitt.

gespalten durch einen Medianschnitt, der etwa 1 cm blasenwärts vom urethralen Drüsenrande beginnt und bis zu der meist sicht- und fühlbaren Querfurche zwischen Prostata und
Samenblasen reicht (Abb. 194). Der Schnitt kommt zwischen die ductus ejaculatorii zu
liegen und dringt vorerst nur wenige Millimeter tief ein. Er vermeidet die Eröffnung der

Urethra. Auf den klaffenden Schnittflächen wird die Grenzlinie zwischen der Prostatakapsel bzw. den peripheren, komprimierten Drüsenteilen und den Adenomknoten deutlich

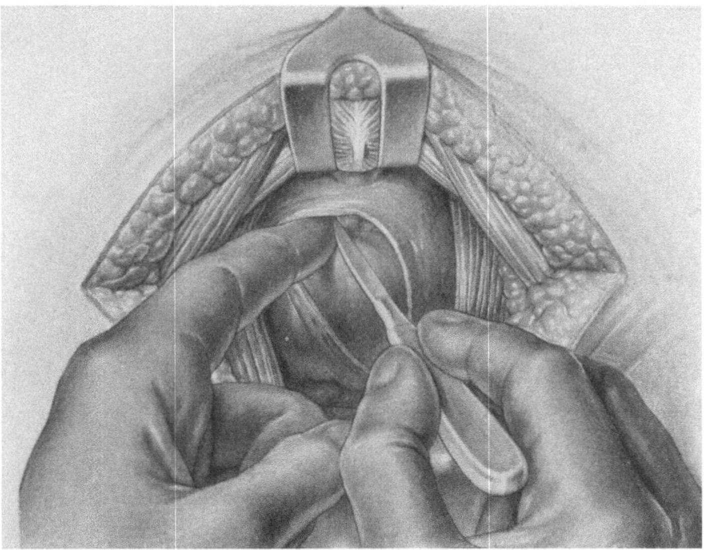

Abb. 195. Nach intrakapsulärer stumpfer Ausschälung des Adenoms quere Durchtrennung der urethra
prostatica durch subkapsulären Schnitt.

sichtbar. In dieser Grenzschicht wird erst mit der KOCHERschen Kropfsonde, dann mit dem
Zeigefinger die sog. Prostatakapsel von den Adenomknoten stumpf gelöst, das Adenom

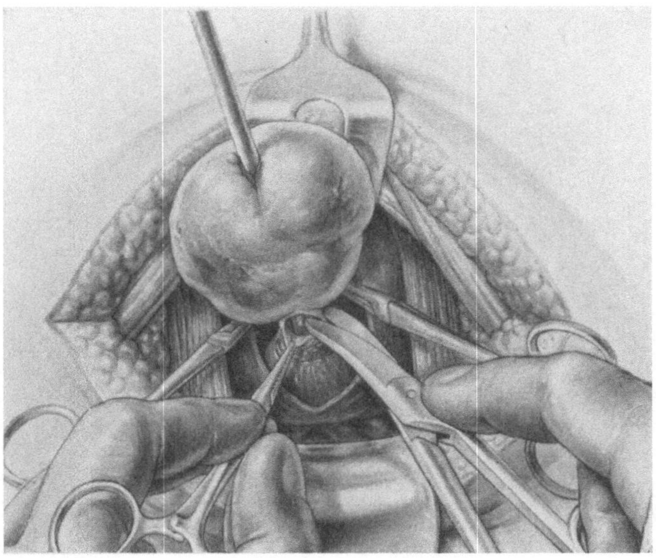

Abb. 196. Scharfe Lostrennung des Adenoms vom Blasenboden und sphincter internus.

in seinen hinteren und seinen seitlichen Partien ausgeschält. Dabei bleibt der zu Beginn der
Operation in die Blase eingeführte Metallkatheter in der Urethra liegen. Er fixiert die
Prostata, wodurch sowohl die Orientierung über die Lage der einzelnen Drüsenteile, wie auch
die Ausschälung der hypertrophischen Knoten erleichtert wird. Ist das Adenom hinten
und seitlich von der Drüsenkapsel, unten und oben von der Urethra stumpf gelöst, dann

wird die Harnröhre eng am unteren, urethralen Rande des Adenoms innerhalb der Prostatakapsel rings um den Metallkatheter quer durchtrennt (Abb. 195). Wie an den Präparaten

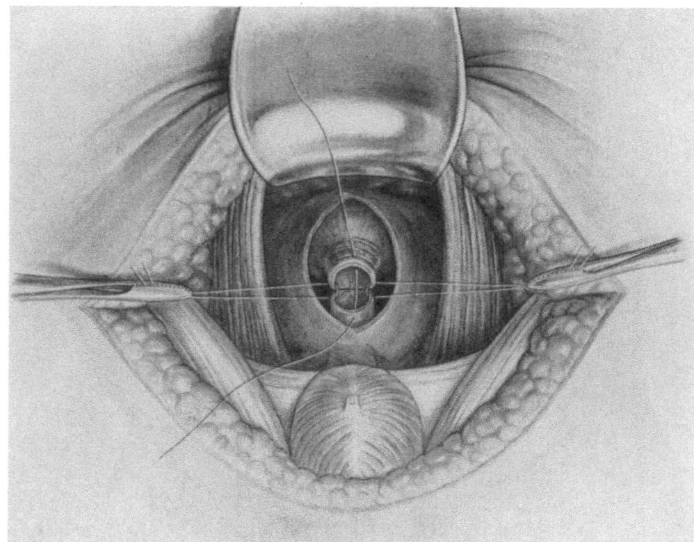

Abb. 197. Vier Knopfnähte zur Vereinigung der Blasenmündung mit Urethralstumpf.

zu erkennen ist, liegt diese quere Durchtrennungslinie der Urethra blasenwärts vom colliculus seminalis, da die Adenomknoten immer einige Millimeter hinter dem Colliculus sich

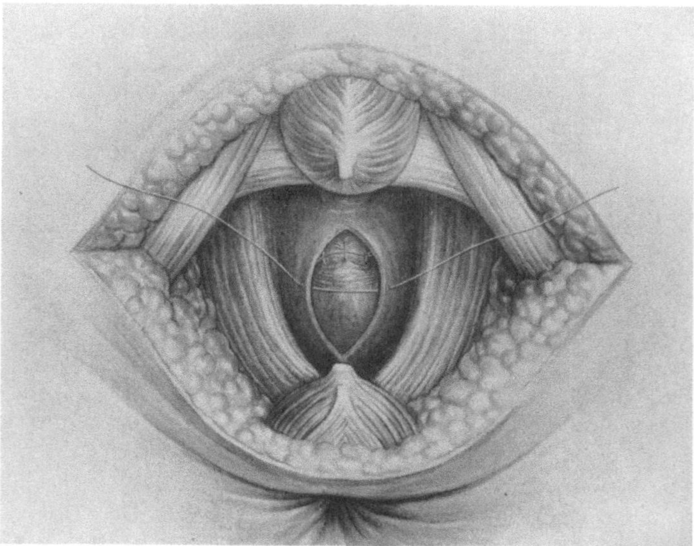

Abb. 198. Wiedervereinigung der Prostatakapsel über der Nahtlinie zwischen Blase und Urethralstumpf.

entwickeln. Jetzt wird der Metallkatheter aus der Urethra zurückgezogen und vom Damme
aus durch die quer durchtrennte, prostatische Harnröhre der YOUNGsche Retraktor in die
Blase eingeführt und erst mit diesem, dann mit zwei in die Seitenlappen des Adenoms
eingesetzten Museuxzangen die Prostata in die Wunde vorgezogen. Es wird auf der Rückseite der Prostata die quere Furche zwischen ihr und den Samenblasen deutlich sichtbar.
In dieser wird die Prostata subkapsulär scharf von den Samenblasen getrennt. Die vesicale

Fläche des Prostataadenoms kann darauf meist leicht vom Sphincter internus und vom Blasenboden abgelöst werden, bis es nur noch rings um die Blasenmündung durch die Schleimhaut festgehalten ist. Diese letzte Verbindung des Adenoms mit der Blase wird eng am orificium vesicae scharf durchtrennt und damit die Ausschälung der Adenomknoten beendigt (Abb. 196). Meist läßt sich das Adenom in einem Stück entfernen (Abb. 199), andere Male zerreißt es in zwei seitliche Lappen und einen dritten, mehr blasenwärts gelegenen Knoten. Nach der Abtragung des Adenoms ist der Sphincter int. in der Regel als ein für den Zeigefinger durchgängiger Ring fühlbar. Er wird vorne und hinten, rechts und links mit je einem Kocherschieber gefaßt. Diese vier Schieber erlauben den Sphincterring mit dem Blasenhals in die Wunde vorzuziehen und machen es leicht, mit dem Zeigefinger das Innere des Blasenhalses auszutasten und sich zu vergewissern, daß kein Adenomknoten am Blasenausgang zurückgelassen wurde. Nach Ausspülen aller Blutgerinnsel aus der Blase wird zur Wiederherstellung möglichst normaler Verhältnisse die klaffende Blasenmündung durch 4 Knopfnähte mit dem Urethralstumpf über einem durch die Urethra in die Blase eingeführten Katheter vereinigt (Abb. 197). Die Blasenurethralnaht stillt die Blutung aus der Blasenwand und stellt die Kontinuität zwischen Blase und Harnröhre wieder her. Über diese Vereinigungsnaht wird die erhalten gebliebene Prostatakapsel durch eine Knopfnaht quer vernäht (Abb. 198). Sie muß immer genügend weit offengelassen werden, um allfällig ausfließendem Urin freien Abfluß durch die Dammwunde zu lassen. Zum Schluß wird die vordere Rectalwand von der Wunde aus abgetastet. Zeigt sie eine dünne Stelle, so wird diese übernäht. Einlegen eines mit Gaze umwickelten Gummidrains in die Dammwunde und Schluß der Perinealwunde bis nahe an den Drain hinan beendigen die Operation. In der Harnröhre bleibt zur Drainage der Blase ein Seidenkatheter Nr. 20 liegen. Um eine nachträgliche Epididymitis durch Infektion längs der vasa deferentia zu vermeiden, wird nach vollendeter Prostatektomie beiderseits die Resektion der vasa deferentia von einem kleinen Scrotalschnitt aus in Lokalanästhesie vorgenommen.

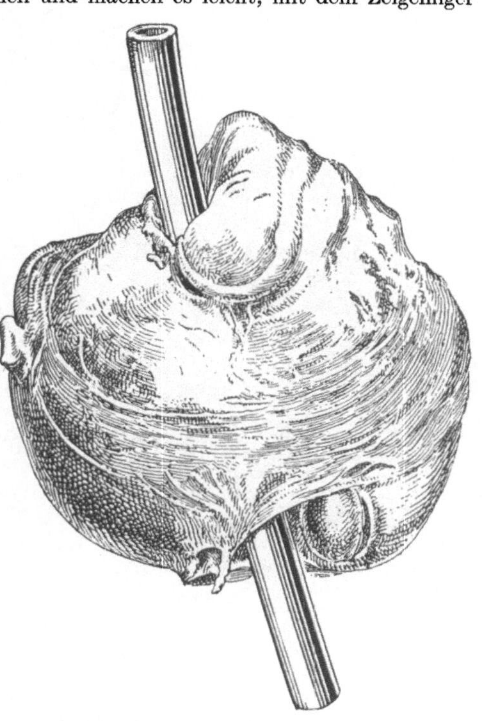

Abb. 199. Hypertrophische Prostata durch perineale Prostatektomie entfernt.

Nachbehandlung. Der Dauerkatheter bleibt bis zur Heilung der Dammwunde durchschnittlich 2 Wochen in der Harnröhre liegen. Zweimal täglich wird die Blase erst mit Chinosol 1:1000, dann mit hydrargyrum oxycyanatum-Lösung 1:5000 ausgewaschen. Der Gummidrain in der Perinealwunde wird am 3. Tage nach der Operation entfernt; der Drainkanal nachher täglich durch einen dünnen Katheter mit Wasserstoffsuperoxyd gespült. Der Kranke kann am 4. Tage nach der Operation aufstehen.

BELT erreicht die Prostata in dem Spatium, das sich öffnet, wenn zwischen den zirkulären Muskelfasern des Sphincters und den längsgerichteten der Rectalwand nach oben stumpf vorgegangen wird. Am Schluß der Operation pflegt er eine besonders sorgfältige Blutstillung, rekonstruiert den Damm so vollständig wie möglich und schließt die Wunde primär. Bei glattem Wundverschluß ist keine Fistelbildung zu erwarten, der Dauerkatheter kann am 6. Tag entfernt werden.

Die *retropubische Prostatektomie* nach MILLIN geht vom selben Bauchschnitt aus wie die suprapubische. Sie unterscheidet sich prinzipiell von ihr dadurch, daß die Blase nicht eröffnet wird. Nach breitem Freilegen des Cavum Retzii wird die Prostatakapsel quer eingeschnitten und die Prostata enucleiert. Meist ist noch eine Keilexcision aus der von hinten vorspringenden Blasenschleimhautkapselfalte nötig, um einen freien Abfluß zu gewährleisten. Die Blutstillung

in der durch Entfernen des Adenoms übrigbleibenden Prostataloge kann
unter Sicht erfolgen. Sie wird verstärkt durch Einlegen von resorbierbarer
hämostyptischer Gaze (Oxycel u. ä.). Nach Einlegen eines Dauerkatheters in
die Harnröhre wird die Prostatakapsel mit Catgutknopfnähten dicht verschlossen. Die Bauchwunde wird während 24 Stunden mit einem feinen Drain
drainiert. Der Katheter kann am 6. Tag entfernt werden.

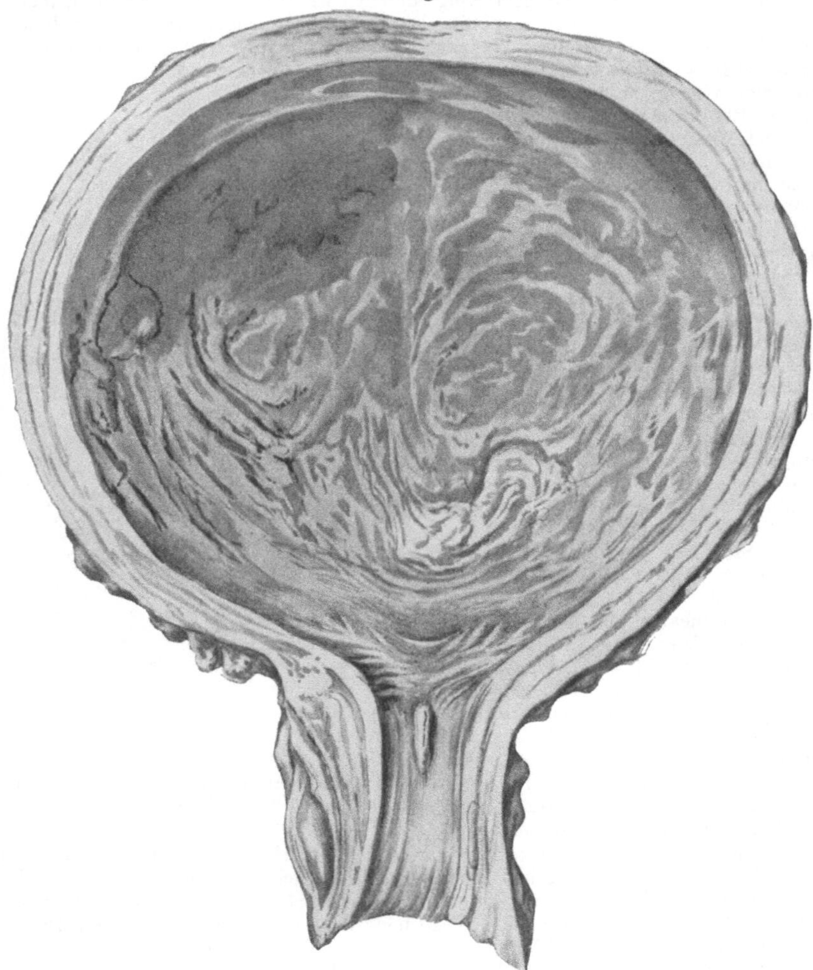

Abb. 200. Sektionsbefund 2 Jahre nach perinealer Prostatektomie nach meiner Methode.

Die *transurethrale Prostatektomie* unterscheidet sich prinzipiell von den bis
jetzt beschriebenen Prostatektomien.

Die Methode hatte Vorgänger. BOTTINI versuchte mit einer zur Weißglut
erhitzten Platin-Iridiumklinge eines katheterartigen Instruments die Prostata
am Blasenhals einzukerben, LUYS den abflußhindernden Prostatalappen mit
Elektrokoagulation zu tunellieren. Diese Methoden waren in ihren Erfolgen
unbefriedigend. Durch Fortschritte im Instrumentenbau hat sich die transurethrale Prostatektomie mit sehr befriedigenden Resultaten allgemein eingeführt.
Cysto-Urethroskope mit prograder Optik und kräftiger Dauerspülung gestatten
eine Besichtigung der Prostata während der ganzen Dauer der Operation, auch

bei erheblicher Blutung. Es unterscheiden sich prinzipiell zwei Arten von Instrumenten. Bei den sog. Punchinstrumenten wird durch ein scharfes rundes Messer, die Prostata nach und nach abgetragen, während die Großzahl der Chirurgen hierzu eine Elektroresektionsschlinge benützen. Der Erfolg der Operation hängt weitgehend von der Güte der Apparatur, vor allem der Optik und der Qualität des Schneidestromes ab, sowie von der technischen Fertigkeit des Operateurs.

Nach Dilatation der Harnröhre wird das Operationsinstrument in der Dicke von 24—28 Ch. eingeführt. Die hervorstehenden Teile der Prostata werden nach und nach abgetragen, und durch den Schaft des Operationsinstruments nach außen gespült. Die Blutstillung soll möglichst sorgfältig durchgeführt werden durch Elektrokoagulation der spritzenden kleinen Gefäße, jedoch ist eine zu weit gehende Nekrotisierung des Gewebes zu vermeiden. Am Schluß des Eingriffes soll ein glatter und weiter Übergang von der Blase in die Harnröhre bestehen. Einzelne in dieser Operationsmethode besonders geübte Chirurgen, vor allem in Amerika, betrachten den soeben geschilderten Eingriff bloß als den ersten Akt. Sie bemühen sich, die Resektion zu einer vollwertigen Prostatektomie auszubauen und entfernen die Prostata vollständig bis zur Kapsel. Es gelingt so im Verlauf eines einzigen Eingriffs über 100 g Prostatagewebe durch die Harnröhre zu entfernen. Die Operation verliert dadurch ihre Gutartigkeit und der Blutverlust kann erheblich sein. Der größte Vorteil der transurethralen Prostataresektion ist sonst ihre Ungefährlichkeit. Diese erlaubt, Patienten von ihrem Dauerkatheter zu befreien, die keine offene Prostatektomie ertragen hätten. Die Ansprüche an die Nierenfunktion sind ebenfalls viel geringer, so daß die Resektion, wenn sie klein gehalten wird, auch an Patienten mit suburämischen Harnstoffwerten ausgeführt werden kann. Sollte unerwartet intra operationem sich das Befinden des Patienten verschlimmern, kann die Operation jederzeit abgebrochen und einige Tage später weitergeführt werden. Leider stehen diesen unleugbaren großen Vorteilen auch ganz erhebliche Nachteile gegenüber. Diese sind erstens die Unsicherheit des Erfolges der Resektion, die oft einen zweiten und sogar einen dritten Eingriff nötig macht und schwere Blaseninfektionen, die sehr schwer oder gar nicht auf unsere Maßnahmen ansprechen und dem Patienten das Leben zur Hölle machen können. Dies ist weiter nicht verwunderlich. Am Schluß des Eingriffs lassen wir Gewebe zurück, das durch den Gebrauch des Hochfrequenzstroms nekrotisch geworden ist, ständig mit infiziertem Urin bespült und vom Dauerkatheter mechanisch geschädigt wird. Es ist eher ein Wunder, daß wir so oft glatte Heilungen erleben, als daß wir hin und wieder mit schweren Infektionen zu kämpfen haben.

Jede gutartige Prostata kann mit jeder der vier geschilderten Operationsmethoden auf befriedigende Weise entfernt werden. Viele Chirurgen sind der Ansicht, daß es deshalb genüge, eine Methode gründlich zu beherrschen. Sie passen den Patienten der Methode an. Es ist aber sicher richtiger den umgekehrten Weg einzuschlagen und die Methode dem Patienten anzupassen. Bei einer Großzahl von Prostatikern, vielleicht 60%, spielt die Wahl der Methode keine Rolle, der Chirurg kann nach seiner persönlichen Vorliebe verfahren. Bei den übrigen aber trägt das geeignete Operationsverfahren viel zu einer glatten Heilung bei. Kleine Prostatahypertrophien unter einem Gewicht von 30 g, Prostataatrophien, Sphinctersklerosen, wie auch inoperable Carcinome, werden am besten auf transurethralem Wege reseziert. Bei kleinen Drüsen wird die Resektion fast automatisch zu einer Ektomie. Ferner gibt oft, wie schon erwähnt, der schlechte Allgemeinzustand des Patienten den Grund zur Wahl der Resektion ab.

Die suprapubische Prostatektomie hat viel von ihrer früheren Beliebtheit eingebüßt. Sie ist nach wie vor die Methode der Wahl für den gelegentlichen

Operateur. Die Technik ist einfach und sicher, die funktionellen Resultate einwandfrei. Für den Patienten ist sie die unangenehmste Methode. Langes Krankenlager, häufige Schmerzen und unsaubere Verbände ließen schon lange eine Verbesserung der Operationstechnik erhoffen. Einige Operateure fanden sie in Modifikationen der ursprünglichen FREYERschen Technik, die meisten haben sich der retropubischen Prostatektomie zugewandt. Beide Methoden eignen sich vor allem für voluminöse, nach oben in die Blase vorragende Prostatae. Soll gleichzeitig ein Blasenleiden operativ angegangen werden, wie ein Tumor oder Divertikel, wird selbstverständlich nur die suprapubische Technik in Frage kommen. Blasensteine, die nicht allzu groß sind, können ohne weiteres auch mit der retropubischen oder perinealen Technik entfernt werden.

Der perineale Weg ist der Zugang der Wahl bei tiefstehenden großen Drüsen und wenn der Verdacht einer malignen Entartung besteht. Vom Perineum her gelingt eine radikale Prostatektomie mit Entfernung der Drüse, der Kapsel, der Samenblasen und eventuell eines Teils der Blase mit nachfolgender Naht am besten. Die Wunde am Perineum beeinträchtigt Zirkulation und vor allem Atmung weniger als eine abdominelle Wunde. Die perineale Operation ist deswegen oft die einzige Alternative zur transurethralen Resektion. Ihre Technik ist allerdings nicht ganz einfach, was ihrer allgemeinen Verbreitung nicht förderlich ist. Verletzung des Rectums und Inkontinenz lassen sich bei guter Technik vermeiden, dagegen ist ein großer Teil der Operierten nachher impotent.

Die Prostatektomie ist trotz den neuen Verbesserungen der Technik immer ein ernster Eingriff. Sie soll deshalb nur auf strenge Anzeigen hin ausgeführt werden.

Als berechtigte Anzeigen zur Prostatektomie haben zu gelten:

1. Dauernde Restharnmengen von mehr als 200 g. Bleiben dauernd solche Mengen Harn in der Blase zurück, so erzeugen sie erfahrungsgemäß die Gefahr der Nierenschädigung durch Harnstauung in Ureteren und Nierenbecken. Dieser Gefahr kann allerdings durch regelmäßigen, täglich 1—2mal vorgenommenen Katheterismus begegnet werden; aber wenn auch das Katheterleben bei sozial Gutgestellten in vielen Fällen jahrelang ohne allzu große Schwierigkeit durchführbar ist, so bedeutet es doch immer eine dauernde Invalidität des Kranken, die meist schwer auf dessen Stimmung lastet und seine Arbeitsfähigkeit und -freudigkeit untergräbt. Zudem führt der regelmäßige Katheterismus über kurz oder lang zu einer Infektion der Harnwege, die oft tödlichen Ausgang nimmt. Deshalb ist Kranken, welche vor der Entscheidung, ob Katheterleben, ob Operation, stehen, bei genügender Nierenfunktion anzuraten, sich der Operation zu unterziehen. Durch diese werden sie wieder zu gesunden und arbeitsfähigen Menschen.

Trotz kleiner Mengen von Restharn ist die Prostatektomie zu empfehlen bei:

2. sehr quälender Pollakiurie, durch welche die Kranken nachts der Ruhe, tags der Arbeitsfähigkeit beraubt werden;

3. bei häufigen, starken Prostatablutungen;

4. bei sehr oft sich wiederholenden Anfällen plötzlicher totaler Harnverhaltung.

5. Bei Verdacht auf Carcinom.

Gegenanzeigen der Prostatektomie. Neben der Prostatahypertrophie bestehende, schwere, an sich allein schon das Leben unmittelbar bedrohende Krankheiten machen natürlich die Prostatektomie zwecklos. Mittelschwere Herz- und Lungenleiden können nach gründlicher Vorbereitung fast immer der Operation zugeführt werden. Die häufigste Gegenanzeige der Prostatektomie bildet die Niereninsuffizienz. Nie darf eine Prostatektomie vorgenommen werden, solange die Nieren ungenügend funktionieren.

Zeigen die Funktionsprüfungen der Niere (S. 435) eine ungenügende Leistungsfähigkeit der Nieren, so braucht deshalb nicht dauernd auf die Prostatektomie verzichtet zu werden. Die Nierenfunktion erholt sich oft weitgehend, wenn durch regelmäßigen Katheterismus oder Dauerdrainage für vollkommene Blasenentleerungen gesorgt wird. Selbst Patienten mit Zeichen beginnender chronischer Urämie können innerhalb einiger Wochen oder Monate durch Katheterbehandlung zur Operation tauglich gemacht werden. Eine Prostatektomie als „Notoperation" auszuführen, ist ein Kunstfehler. Die zum Eingriff drängende Harnverhaltung oder Blutung kann immer mit viel geringerer Gefahr vorerst durch Katheterismus oder sectio alta beseitigt werden.

Besonders bei distendierter Blase (III. Stadium) soll die Prostatektomie nie vorgenommen werden, bevor die oberen Harnwege durch regelmäßigen Katheterismus während mindestens 2—3 Wochen von der Harnstauung entlastet worden sind. Der Ausfall der Nierenfunktionsprüfungen wird den richtigen Moment zum Eingriff erkennen lassen. Selbst die sectio alta ist bei chronisch distendierter Blase durch die plötzliche Änderung der Druckverhältnisse in den Harnwegen und der dadurch bedingten Zirkulationsstörungen in den Nieren gefährlich. Auch sie soll bei chronisch distendierter Harnblase nur nach vorbereitenden Katheterentleerungen vorgenommen werden.

Die größten Ansprüche an die Nierenfunktion stellt die suprapubische Prostatektomie, die bescheidenste die transurethrale Resektion.

Eine starke Harninfektion bedarf vor der Operation einer Allgemein- und Lokalbehandlung.

Die Befürchtung, nach lang anhaltender Distension werde der Blasendetrusor dauernd geschädigt und dadurch der Heilerfolg der Prostatektomie gefährdet sein, war grundlos. Selbst eine lange Zeit überdehnte Blase erlangt nach der Prostatektomie ihre normale Kontraktionsfähigkeit wieder. Allerdings nicht immer sofort nach der Operation. Manchmal bleiben eine Weile noch mäßige Restharnmengen in der Blase zurück und schwinden erst allmählich. Schon deshalb soll die ersten 2—3 Wochen nach Heilung der Prostatektomiewunde die Blase noch mehrmals gespült werden. Dies ist aber auch zweckmäßig, um die nach der Operation stets noch bestehende Harninfektion möglichst rasch zu beseitigen.

L. Prostataatrophie.

Eine Atrophie der Prostata kann angeboren oder erworben sein.

Die angeborene Atrophie ist fast immer verbunden mit anderen Mißbildungen der Geschlechtsorgane, besonders mit mangelhafter Entwicklung oder mit vollständigem Mangel eines oder beider Hoden. Bei Monorchismus ist in der Regel nur die dem fehlenden Hoden entsprechende Hälfte der Prostata atrophisch.

Erworbene Atrophie. Der kongenitalen Atrophie der Prostata, die als Entwicklungshemmung aufzufassen ist, steht am nächsten die nach frühzeitiger *Kastration erworbene* Prostataatrophie. Die ein- oder doppelseitige Kastration, vor oder kurz nach Eintritt der Geschlechtsreife ausgeführt, führt meist zu Atrophie der Prostata. Nach nur einseitiger Kastration beschränkt sich die Atrophie der Prostata auf den einen, auf der Seite des entfernten Hodens liegenden Lappen der Drüse, nach doppelseitiger Kastration wird die Atrophie beidseitig. Eine erst im vorgerückten Mannesalter vorgenommene Kastration hat meist nur eine verminderte Blutfülle der Prostata zur Folge, nur selten ein verfrühtes Auftreten der physiologischen, senilen Atrophie. Die infolge Störung der Keimzellenfunktion auftretende Atrophie der Prostata betrifft besonders die drüsigen, weniger die muskulären oder bindegewebigen Teile der Prostata.

Die *senile Atrophie* ist von den erworbenen Formen der Prostataatrophie klinisch weitaus die wichtigste. Sie ist eine normale Erscheinung des Alters. Bei ihr schwinden die Drüsenläppchen bis auf wenige mit Epithel ausgekleidete, mit gelatinösem Inhalt oder mit Corpora amylacea gefüllte Hohlräume. Die glatte Muskulatur wird spärlich. Es bleibt von der Drüse zur Hauptsache nur das bindegewebige Stroma übrig, das seinerseits oft fettige Degeneration aufweist.

Nur selten führt die senile Atrophie zu einem totalen Schwunde der Prostata. Gleichzeitig mit der senilen Atrophie, möglicherweise zur Kompensation des Funktionsausfalles größerer Drüsenteile, entwickeln sich an einzelnen Stellen der Vorsteherdrüse oder in akzessorischen Drüsen der Prostata hyperplastische Adenomknollen. Nur sehr selten findet sich eine senile Atrophie der Prostata, ohne daß gleichzeitig einzelne Drüsenteile hypertrophieren. Infolge dieses Nebeneinandergehens von Atrophie und teilweiser Hypertrophie wird die Prostata trotz ihrer senilen Atrophie oft nicht kleiner als normal, ja sie wächst bei Überwiegen der kompensatorisch-hypertrophischen Vorgänge sogar zu recht erheblichen Tumoren an. Nur wenn die hypertrophierenden Prozesse sehr gering bleiben, nur einzelne wenige Drüsenknöllchen in der senil atrophischen Prostata sich hyperplastisch entwickeln (kleinknollige Prostatahypertrophie), wird die Prostata des alternden Mannes klein und macht auch klinisch wegen ihrer geringen Dimensionen den Eindruck eines atrophischen Organs. Stellt sich nun bei älteren Männern mit einer solchen kleinen Vorsteherdrüse Harnverhaltung ein, so wird oft zu Unrecht die Atrophie der Drüse als Ursache der Harnverhaltung betrachtet, während in Wahrheit kleine, hypertrophische, innerhalb der atrophischen Drüsengewebe liegende Adenomknollen den Urinabfluß hindern.

Neben der senilen ist die *entzündliche Atrophie* eine andere häufige Form der Prostataatrophie. Sie entwickelt sich durch Einschmelzung des entzündeten Gewebes der Prostata (Prostataabsceß, Prostatatuberkulose). Diese entzündliche Atrophie betrifft alle Gewebearten der Prostata: Drüsen, Bindegewebe und Muskulatur. Sie erstreckt sich aber fast nie über das ganze Organ, sondern bleibt meist auf die zentralen Teile der Drüse oder gar nur auf die Mittelteile eines einzigen Lappens beschränkt. Die Drüse erhält dadurch eine unregelmäßige Form. Oft sind die normalen Umrisse der Prostata nur noch angedeutet durch einen dünnen, derben Gewebesaum, der rings um eine zentrale, ziemlich tiefe Delle läuft. Andere Male ist nur auf der einen oder der anderen Seite der prostatischen Harnröhre Drüsengewebe noch fühlbar, bald in Form eines ziemlich normalen Drüsenlappens, bald als unregelmäßiger, derber Knoten. Selten ist rectal gar nichts mehr von der Drüse zu fühlen.

Eine sog. *kachektische Atrophie* der Prostata entsteht bei allgemeiner Erschöpfung des Organismus durch schwere Krankheiten usw.; eine *Druckatrophie* tritt ein nach lang dauernder Kompression der Drüse durch ihr angelagerte Tumoren, durch Harnröhren- und Prostatasteine oder durch Urinstauung hinter Strikturen der Harnröhre usw.

Neben der Prostataatrophie sind auch einige, in ihrer Entstehung unklare Gewebeveränderungen am Blasenausgang zu erwähnen, die ein klinisches Bild erzeugen, das als *Prostatismus ohne Prostata* bezeichnet wird. Der Kranke klagt über dieselben Beschwerden wie der Prostatiker, über Harnverhaltung und vermehrten Harndrang. Es läßt sich aber bei ihm häufig weder durch die rectale Untersuchung, noch durch die Cystoskopie eine krankhafte Veränderung der Prostata nachweisen. Andere Male erscheint die Prostata allerdings so vollkommen geschwunden, daß sie nicht mehr palpabel ist. Diesem Krankheitsbild liegen sehr verschiedenartige Veränderungen des Blasenhalses zugrunde. Manchmal findet sich bei diesen Kranken ein derber *sklerotischer Narbenring* rings *um die Blasenausmündung,* der wenn auch nicht immer cystoskopisch, doch immer palpatorisch bei eröffneter Blase festzustellen ist. Der bei Sectio alta in die Blase eingeführte Finger findet am Blasenausgang einen ringförmigen, derben Verschluß, durch den der Finger nicht ohne Gewalt in die Urethra posterior eingebohrt werden kann. Andere Male findet sich eine quer durch das Trigonum des Blasenbodens verlaufende *Muskelschranke* durch Hypertrophie der Blasenhalsmuskulatur, die den Harnabfluß aus der Blase hemmt. Schließlich findet sich auch ab und zu als vermutliche Ursache des Prostatismus ohne Prostata ein dauernder, *übermäßiger Sphinctertonus* am Blasenausgang. Diese krankhaften Veränderungen am Blasenhals gleichzeitig mit der *entzündlichen* Prostataatrophie zu erwähnen ist deshalb gerechtfertigt, weil wahrscheinlich entzündliche Veränderungen der Prostata Anstoß zu ihrer Bildung geben. Denn diese Veränderungen am Blasenausgang finden sich nur bei Männern, ausnahmsweise auch bei Knaben, nie bei weiblichen Kranken. Dies legt nahe, sie in Beziehung zur Prostata zu bringen.

Symptome. Die *funktionellen* Folgen der Prostataatrophie sind verschieden je nach der Entstehungsart und der Ausdehnung der Atrophie. Sind beide Drüsenlappen atrophisch, so werden dadurch immer die *Geschlechtsfunktionen* gestört, gleichgültig ob die Atrophie angeboren oder im frühen oder späteren Alter erworben sei. Der Mangel an Produktion von Prostatasekret macht sich an verminderter oder völlig fehlender Beweglichkeit der ejaculierten Samenfäden (Nekrospermie) geltend, mindert oder zerstört häufig sogar die potentia coeundi. Einseitige Atrophie der Prostata bedingt meist keine Störungen der Geschlechtsfunktionen.

Der Einfluß der Prostataatrophie auf die *Funktion der Harnblase* ist sehr ungleichartig. Eine angeborene Atrophie der Prostata, selbst wenn sie hochgradig ist, bringt keine Miktionsstörungen. Bei den erworbenen Arten der Prostataatrophie sind solche häufig.

Bei der entzündlichen Atrophie tritt, weil gleichzeitig mit dem Prostatagewebe oft auch die Blasenschlußmuskulatur durch die Entzündung geschädigt wird, teilweise sogar zerstört worden ist, nicht selten eine wahre *Harninkontinenz* auf. Andere Male stellt sich im Gegenteil *chronische Harnverhaltung* ein, sei es infolge narbiger Verzerrung der prostatischen Harnröhre oder durch Bildung ringförmiger, narbiger Schwielen oder ventilartig wirkender Querfalten an der Blasenmuskulatur. Auch die senile Atrophie der Prostata kann durch Formveränderungen des Blasenausganges Harnverhaltung erzeugen und außerdem alle die anderen Krankheitserscheinungen der sog. Prostatahypertrophie (Pollakiurie, Dysurie, Distension der Blase, Niereninsuffizienz durch hydronephrotische Schrumpfniere usw.). Aber wie oft wirklich die senile Atrophie der Prostata an sich allein dieses Krankheitsbild erzeugt, wie oft es vielmehr durch die eine Atrophie begleitende, kleinknollige partielle Adenombildung in der Drüse geschieht, das wird verschieden beurteilt. Jedenfalls sind viele der mitgeteilten Fälle von Prostataatrophie, in denen die Miktionsstörungen durch Prostatektomie beseitigt werden konnten, eher der kleinknolligen Hypertrophie als der Atrophie der Prostata zuzuzählen. Daß bei atrophischer Prostata auch eine dauernde Hypertonie des Blasenschließmuskels, ein sklerotischer Narbenring rings um die Blasenmündung oder eine Querfalte im Trigonum eine dauernde, teilweise Harnverhaltung erzeugen kann, wurde oben bereits erwähnt.

Die **Diagnose** der Prostataatrophie ist in der Regel nicht schwer. Die *Rectalpalpation* läßt den mehr oder weniger hochgradigen Schwund des Organs leicht erkennen. Der Grad der Atrophie ist am zuverlässigsten abzuschätzen, wenn während der Palpation ein Metallkatheter in der Harnröhre liegt. Schwierig, aber für die Wahl der Therapie sehr notwendig, ist bei Prostataatrophie älterer Männer der Entscheid, ob die vorhandenen Miktionsstörungen von der Atrophie oder von einer die senile Atrophie begleitenden, kleinknolligen, partiellen Drüsenhypertrophie abhängig sind. Auch wenn die Drüse einzelne hypertrophische Knollen birgt, die den Harnabfluß hemmen, so fühlt sich manchmal die Prostata alter Männer bei der rectalen Palpation trotzdem sehr klein an. Leicht wird dann die Ursache der Harnverhaltung in einer Atrophie der Drüse gesucht,

während in Wahrheit doch die hypertrophischen, wenn auch kleinen Drüsenknollen das Abflußhindernis der Blase bilden. Durch eine sorgfältige *cystoskopische* oder *urethroskopische Untersuchung* der Blasenmündung wird sich der
wahre Sachverhalt aber immer erkennen lassen. Der Blasensphincterrand ist
im cystoskopischen Bilde bei der reinen Atrophie der Prostata rings konkav,
bei einer, selbst noch so kleinknolligen Hypertrophie aber immer an einzelnen
Stellen konvex. Oft ist sogar an der Blasenmündung ein kleiner, hypertrophischer Knollen im Cystoskop in das Blaseninnere vorragend sichtbar.

Die anderen, oben genannten Abflußhindernisse an der Blasenmündung, die
bei atrophischer Prostata zur Harnverhaltung führen können, sind oft ohne
Eröffnung der Blase nicht zu erkennen. Bevor ein Abflußhindernis am Blasenhals als Ursache der chronischen Harnverhaltung in der Blase bezeichnet wird, soll
jedenfalls immer manometrisch die harnaustreibende Kraft des Blasendetrusors
gemessen werden. Nicht selten wird sich erweisen lassen, daß eine *Parese des Detrusors*, nicht ein Hindernis am Blasenhals Schuld an der Harnverhaltung trägt.

Therapie. Bei hochgradiger Atrophie der Prostata sind die mit ihr verbundenen Störungen der Geschlechtsfunktion (Nekrospermie, impotentia coeundi
usw.) nicht mehr zu beheben. Die Organtherapie hat hier bis jetzt versagt.
Ist die Atrophie aber noch nicht weit vorgeschritten, dann kann ein weiterer
Drüsenschwund durch zeitige Behandlung des ihm zugrunde liegenden Leidens
(Prostatitis, Kompression der Drüse durch Steine usw.) verhindert und können
die beginnenden Sexualstörungen behoben werden.

Wie die Miktionsstörungen der Prostataatrophie zu bekämpfen sind, hängt
von den anatomischen Verhältnissen ab, welche die Drüsenatrophie am Blasenhalse geschaffen hat.

Die Inkontinenz der Blase infolge Schädigung der Blasenschließmuskeln
ist wiederholt erfolgreich durch Injektionen von Paraffin oder Vaselin rings um
die prostatische Harnröhre bekämpft worden. Diese Behandlungsweise hat sich
aber wegen der Unbeständigkeit des Erfolges und wegen der mit ihr verbundenen
Emboliegefahr nicht viele Anhänger erworben.

Zur Beseitigung der Harnverhaltung ist, gleich wie bei der Prostatahypertrophie, auch bei der Prostataatrophie die suprapubische Enucleation der atrophischen Drüse empfohlen worden. Der Urinabfluß wurde vielfach nach diesem
Eingriffe vollkommen frei. Wahrscheinlich handelte es sich aber bei der Mehrzahl
dieser Fälle sog. Prostataatrophie, bei denen einzelne Gramm schwere Knötchen
aus dem Prostatabett herausgeklaubt wurden, um eine kleinknollige Drüsenhypertrophie in einer atrophischen Prostata. Bei reiner Atrophie der Prostata
wäre eine suprapubische Enucleation der Drüse wohl überhaupt nicht ausführbar oder nur unter so groben Verletzungen der umgebenden Gewebe, daß
die nachfolgende, unregelmäßige Narbe wieder zur Behinderung des Urinabflusses führen müßte. Es ist jedenfalls davor zu warnen, die suprapubische
Prostatektomie zur Bekämpfung der Urinretention bei Prostataatrophie vor-
zuschlagen. Dagegen gibt eine suprapubische Keilexcision oft Dauerheilung.

Die beste operative Methode ist ohne Zweifel die transurethrale Resektion.
Sie gestattet bei genügender Vorsicht leicht und mit geringen Folgen das
Hindernis zu resezieren. Sie hat den weiteren Vorteil, daß sie bei den häufigen
Rezidiven leicht wiederholt werden kann.

Wer die Technik der perinealen Prostatektomie beherrscht, wird bei Harnverhaltung durch Prostataatrophie durch perineale Resektion des hinteren Teiles der
prostatischen Harnröhre und der umgebenden atrophischen Drüsenteile der Prostata, gefolgt von einer Nahtvereinigung der weit gewordenen Blasenmündung und
des vorderen Urethrastumpfs die Blasenfunktion oft wieder herstellen können.

M. Neubildungen der Prostata.

I. Prostatacarcinom.

Die Prostata entartet häufig krebsig. Dies lehren eindrucksvoller als die rein klinischen, die anatomischen Untersuchungen der Drüse. Nach Angaben WALTHARDs finden sich bei männlichen Leichen im Alter über 40 Jahren 30% Prostatacarcinome. Die Mortalität beträgt nur 0,4%. Die Erklärung dafür gibt das sehr langsame Wachstum des Prostatacarcinoms. Die allermeisten Carcinome entstehen in der Prostata selbst und zwar vorwiegend in deren caudalen Teil, vollkommen unabhängig von den periurethralen, adenomyomatösen Knoten. Diese spielen für die Entstehung des Carcinoms nur eine ganz untergeordnete Rolle.

Daß lange dauernde, entzündliche oder kongestive Reizungen der Prostata zur Carcinombildung Anlaß geben, ist aus den klinischen Tatsachen nicht zu erweisen. An chronischer Prostatitis Leidende erkranken nicht auffällig häufig an Prostatacarcinom.

Fast alle Prostatacarcinome sind primär in der Vorsteherdrüse entstanden; nur ganz ausnahmsweise entstehen sie in der Prostata als Metastasen eines im Magen, in der Lunge oder sonstwo gelegenen Carcinoms.

Pathologische Anatomie. Das Carcinom tritt am häufigsten als *Adenocarcinom* oder als *carcinoma solidum*, manchmal auch als Mischform dieser beiden Arten auf. Immer hat es einen ausgesprochen infiltrativen Charakter. Seine Zellen dringen erst in dünnen, dann rasch breiter werdenden Strängen in alle Gewebespalten ein. Sind die Zellnester der Neubildung dicht beieinander, nur durch wenig Stroma getrennt, so entsteht das Bild des *Medullärcarcinoms*. Ein *Scirrhus*, d. h. ein zell- und parenchymarmer, aber bindegewebereicher Krebs ist in der Prostata sehr selten. Ganz ausnahmsweise wurde ein Plattenepithelkrebs, sogar ein reines *Cancroid* beobachtet.

Auf der *Schnittfläche* der carcinomatösen Prostata liegen grauweiße oder gelblichweiße, derbe, über das übrige Gewebe der Drüse vorragende Knoten von unregelmäßiger Form. Aus ihnen läßt sich ein milchig-weißer Saft abstreifen. Es ist dies aber kein Charakteristikum des Carcinoms. Auch gutartig hypertrophische Drüsenknollen der Prostata lassen auf der Schnittfläche manchmal einen milchig-weißen Saft austreten, wenn auch meist in viel geringerer Menge als das Carcinom. Jedenfalls ist makroskopisch die Unterscheidung zwischen Carcinom und Hypertrophie nicht immer möglich.

Die carcinomatöse Prostata kann ulcerös zerfallen. Dies tritt selten ohne Mithilfe einer Infektion der Harnwege ein. Im weiteren Verlaufe des Leidens erfolgt immer, gleichgültig, ob Infektion und Zerfall stattfand oder nicht, ein *Durchbruch der Neubildung* durch die Prostatakapsel, ein Eindringen in das umliegende Gewebe (Abb. 201). Die mikroskopische Untersuchung läßt erkennen, daß sich die Krebszellen besonders in den Lymphbahnen, dann aber auch im Peri- und Endoneurium ausbreiten. Diese Mitbeteiligung der Nervenscheiden erklärt, warum das Prostatacarcinom so oft von Neuralgien im Bereiche der Lumbal- und Sacralnerven begleitet wird. Auch Einbrüche der Krebsmassen in die Blutgefäße sind nicht selten.

Das Übergreifen des Prostatacarcinoms auf die Nachbarschaft findet am frühesten im Bereiche der Samenblasen und der dort einmündenden vasa deferentia statt. Es erklärt sich dies aus der engen Verbindung der Lymphbahnen dieser Organe mit der Prostata. Häufig breitet sich das Carcinom auch auf die Harnblase aus. Am Blasenboden bilden sich kleinere oder größere, von der Prostata abgrenzbare, in das Blaseninnere vorragende, derbe Krebsknoten,

die in der Regel nur wenn die Blase infiziert ist, geschwürig zerfallen. Die
Ureterenwandung wird selten vom Prostatacarcinom infiltriert, dagegen sehr
oft von diesem so stark umschnürt, daß in den oberen Harnwegen der Urin
sich staut und hydronephrotische Prozesse entstehen. Auch die Harnröhre
und der Mastdarm werden vom Prostatakrebs häufig eng umwachsen, jedoch
selten bis in ihre Schleimhaut carcinomatös infiltriert. Ab und zu wird das
Bindegewebe des kleinen Beckens in so großer Ausdehnung von Carcinommassen

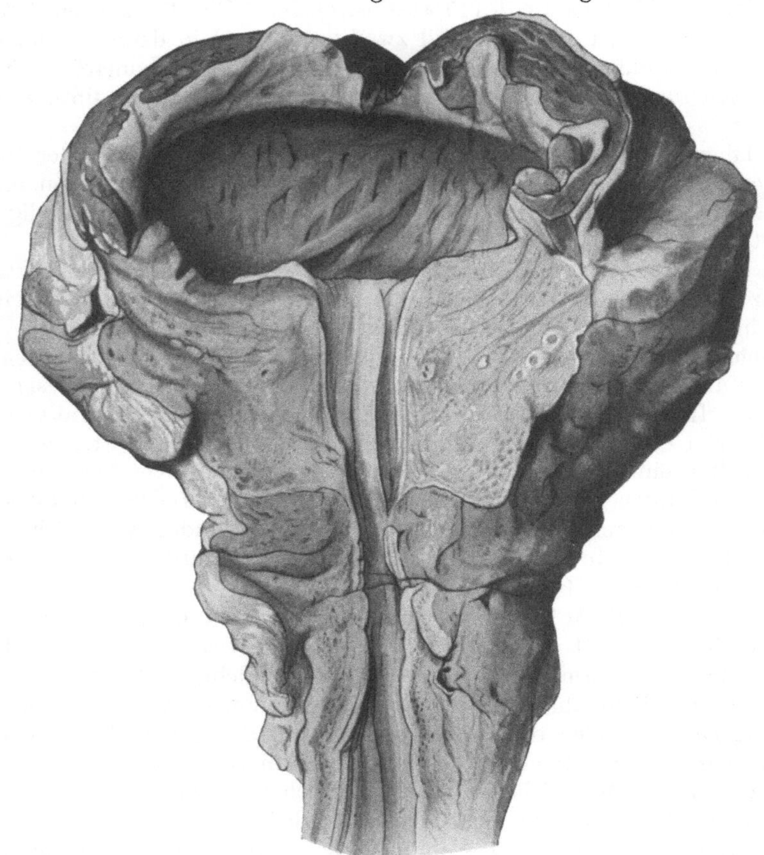

Abb. 201. Prostatacarcinom. (Pathol. Institut Basel.)

durchwuchert, daß das Becken von einer unregelmäßig geformten, derben Masse
ausgefüllt wird (diffuse, prostatopelvine Carcinose). Der Prostatakrebs ergreift
seine benachbarten *Lymphdrüsen* nicht so regelmäßig wie das Carcinom anderer
Organe. Immerhin erkranken beim Prostatakrebs die den hypogastrischen
Blutgefäßen entlang liegenden Lymphdrüsen manchmal doch recht früh carcinomatös, ebenso die Lumbaldrüsen. Auffallend häufig ist beim Prostatakrebs
eine krebsige Infiltration der *Leistendrüsen*; es scheint ein retrograder Transport
der Krebszellen im gestauten Lymphstrome oft vorzukommen.

 Metastasen. Durch Verschleppung der Krebszellen erkranken auch ganz
fern vom Prostatacarcinom liegende Lymphdrüsen, am häufigsten die cervicalen,
supraclaviculären und axillären.

 Charakteristisch für das Prostatacarcinom ist das häufige Auftreten von
multiplen Metastasen in den *Knochen*. Am meisten betroffen werden die Wirbel-

körper, vorzugsweise die lumbalen, dann auch die Becken- und Oberschenkelknochen, seltener Schädel, Rippen und Brustbein.

Diese Knochenmetastasen können zu starkem Abbau des erkrankten Knochens führen (osteoclastische Form); meist aber überwiegt der Knochenneubau infolge der Reizwirkung des Carcinoms (osteoplastische Form). Die Knochenneubildung macht sich manchmal äußerlich bemerkbar durch knollige oder stachelige Auflagerungen am Knochen. Gewöhnlich zeigt aber der carcinomatöse Knochen außen keine Veränderungen, selbst wenn in seinem Inneren eine starke Neubildung eines steinharten, dichten oder eines feinporigen, callusartigen Knochengewebes einsetzt. Sehr frühzeitig lassen sich aber diese Knochenmetastasen durch ein Radiogramm nachweisen (Abb. 202—204).

Ab und zu breitet sich das Carcinom über das ganze Knochensystem als *osteoplastische Carcinose* aus.

Außer im Knochengerüst bilden sich Metastasen des Prostatakrebses auch in den Weichteilen, in der Leber, in den Lungen und in der pleura pulmonalis. Auch in anderen Organen kommen sie vor, doch sehr selten.

Symptome. Entwickelt sich das Carcinom in einer Prostata, die noch frei von hypertrophischen Prozessen (Adenombildung) ist, so wächst es in der Regel ziemlich langsam *(kleine Form des Prostatacarcinoms)*. Es verursacht zudem meist lange Zeit keine lokalen Krankheitserscheinungen oder nur solche wenig charakteristischer Art, wie neuralgische, meist fälschlich als einfache Ischias gedeutete Schmerzen im Kreuz und längs der Rückseite der Oberschenkel.

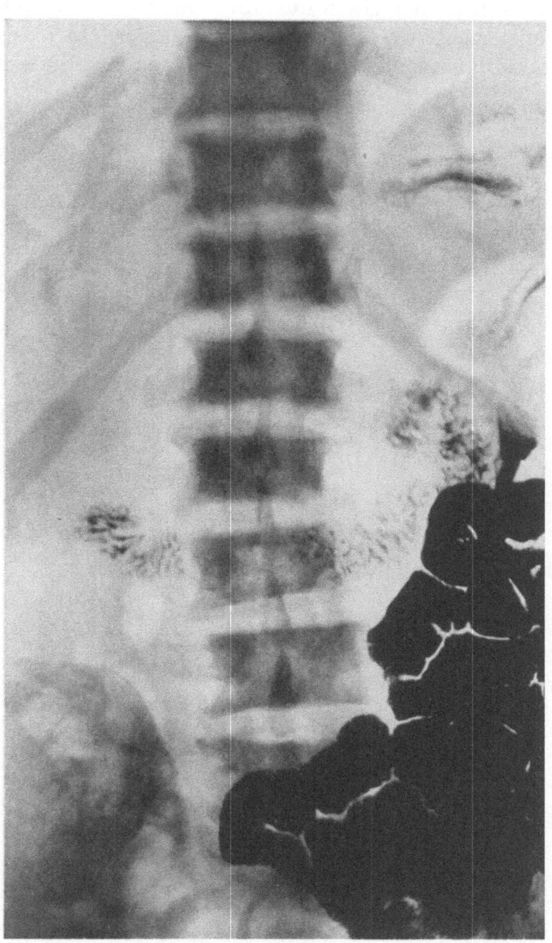

Abb. 202. Diffuse osteoplastische Metastasen der Wirbelsäule, anläßlich einer Magen-Darmuntersuchung zufällig entdeckt.

Das Prostatacarcinom wird bei solchem Verlaufe leicht übersehen, bis schließlich Metastasen im Knochengerüst auf sein Bestehen hinweisen. Bei anderen Kranken verursacht es aber frühzeitig vermehrten Harndrang und Schmerzen bei der Miktion, auch wenn sich die Blase bei jeder Miktion noch vollständig entleert.

Entsteht das Carcinom in einer adenomatös hypertrophischen Vorsteherdrüse, so ist seine Größenzunahme meist eine ziemlich rasche. Es bilden sich manchmal in Jahresfrist apfelgroße Tumoren.

Bei Bildung dieser *großen Form des Prostatacarcinoms* bleibt die Oberfläche der Drüse längere Zeit glatt und regelmäßig geformt. Es macht sich die carcinomatöse Entartung, abgesehen von oft raschem Wachstum geltend durch das Fühlbarwerden harter Einlagerungen in der Drüsensubstanz, die bald knotig, bald flächig sind.

Bei diesen mit Prostatahypertrophie verbundenen Carcinomen leidet der Kranke vorerst unter denselben Harnbeschwerden wie bei der rein gutartigen Hypertrophie der Vorsteherdrüse: Es macht sich vermehrter Harndrang geltend; dabei fließt der Harn nur unter Pressen und nach längerem Warten mit kleinem, wenig weittragendem Strahl ab. Der Harnabgang ist auch schmerzhaft, oft von quälenden, minutenlang dauernden Blasentenesmen gefolgt. Anfälle von

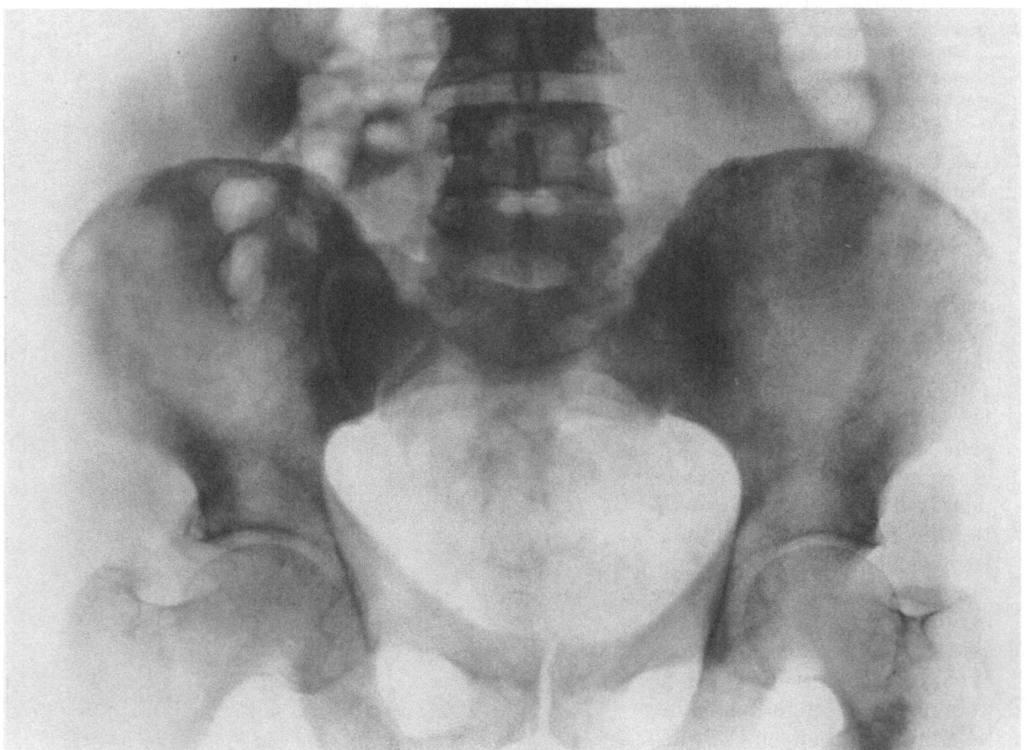

Abb. 203. Osteoplastische und osteoclastische Metastasen des Beckens und der Wirbelsäule.

vollständiger Harnverhaltung sind beim Carcinom nicht so häufig wie bei der Hypertrophie der Prostata. Dagegen stellt sich im weiteren Verlaufe des Carcinoms fast immer eine unvollständige Harnverhaltung ein, die hohe Grade erreichen, zu Restharnmengen von 1 Liter und mehr führen kann. Es steigert sich die *Pollakiurie*, und schließlich träufelt infolge Überdehnung der Blase der Urin fast beständig ab *(incontinentia paradoxa)*. Die Pollakiurie ist immer verbunden mit *Polyurie*; zuerst ist besonders die nächtliche Harnmenge gegenüber der Norm beträchtlich gesteigert. Nur selten führt das Prostatacarcinom durch Zerstörung des Blasenschließmuskels zu *wahrer Inkontinenz*.

Die Harnstauung durch Prostatacarcinom führt zu den gleichen verhängnisvollen Folgen wie bei der Prostatahypertrophie: Dilatation der Ureteren und der Nierenbecken, Druckatrophie des Nierenparenchyms und schließlich *Niereninsuffizienz* und *Urämie*. Auch beim Prostatacarcinom schwindet die Harnverhaltung manchmal wieder spontan, bevor sich schwere Veränderungen in den oberen Harnwegen ausgebildet haben. Sogar bei Kranken, die längere Zeit wegen totaler Urinverhaltung auf den regelmäßigen Kathetergebrauch angewiesen waren, kann allmählich wieder eine vollständige, willkürliche Blasenentleerung sich einstellen. Änderungen in der Form des Blasenhalses und der prostatischen Harnröhre während des Wachstums oder durch den Zerfall des Prostatacarcinoms sind wohl die Ursachen davon. Aber selbst wenn die Blasenentleerung bei jeder Miktion vollkommen gelingt, wird das Prostatacarcinom fast immer von einem häufigen, schmerzhaften Harndrang begleitet. Die Neubildung am Blasenhals scheint reflektorisch die Blase zu Kontraktionen zu reizen. Trotz regelmäßiger, vollständiger Entleerung der Blase entwickelt sich infolge

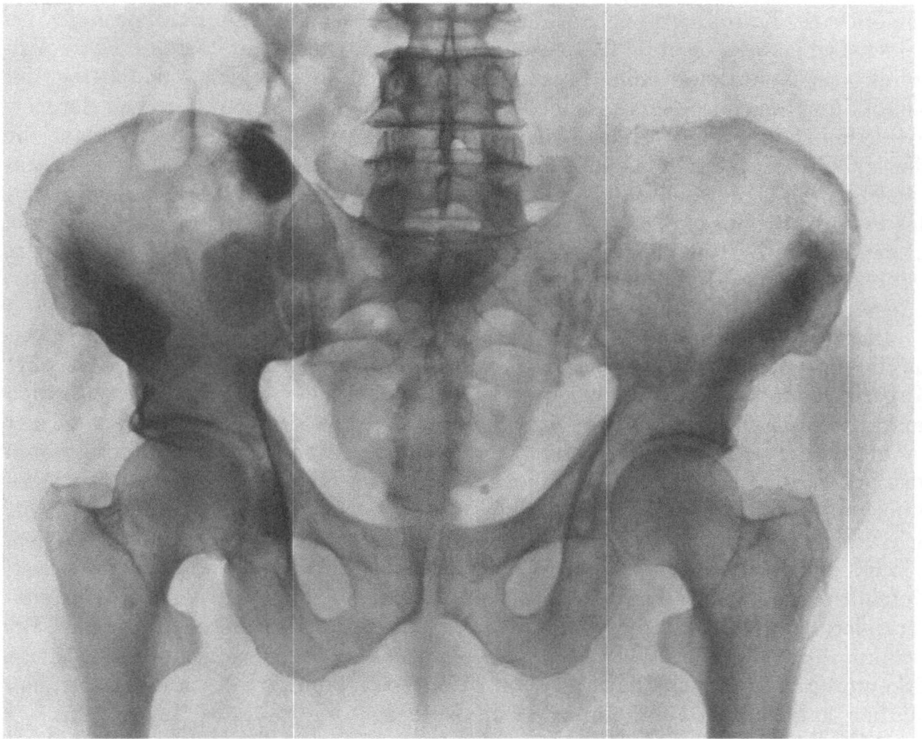

Abb. 204. Eigenartig fleckförmige osteoplastische Metastasen in der rechten Beckenschaufel.

der Umschnürung der Harnleiter durch den über die Prostata hinauswuchernden Tumor oftmals eine dauernde Harnstauung und -retention im Nierenbecken mit hydronephrotischer Schrumpfniere.

Der Urin kann trotz Prostatakrebs lange Zeit vollkommen normal bleiben: auffällig ist nur sein durchschnittlich sehr niedriges spezifisches Gewicht infolge der Harnstauung. Aber manchmal stellen sich *Harnblutungen* ein, welche durch ihre Stärke und lange Dauer den Kranken schwächen, ausnahmsweise sogar sein Leben gefährden. Die Hämaturie wird selten durch einen ulcerösen Zerfall der carcinomatösen Drüse ausgelöst; sie ist meist die Folge einer starken Kongestion der Prostata, die zur Zerreißung oberflächlicher Venen am Blasenboden oder in der hinteren Harnröhre führt. Diese Harnblutungen sind keineswegs charakteristisch für Carcinom; sie kommen bei benigner Hypertrophie ebensohäufig, eher noch häufiger vor.

Früher oder später entwickelt sich beim Prostatacarcinom eine *Harninfektion*, sei es durch Ausscheidung von Bakterien durch die Nieren oder die Prostata, sei es durch Einschleppung der Keime durch unreinen Katheterismus. Cystitis, Pyelitis und Pyelonephritis steigern natürlich die vordem schon bestehenden Harnbeschwerden. Unter der Einwirkung der Infektion tritt manchmal ein rascher Zerfall des Prostatacarcinoms ein. Es mischen sich dem Harn Tumorteilchen, allerdings meist nur mikroskopisch erkennbare, bei.

Zu den Miktionsstörungen gesellen sich in den Endstadien des Prostatacarcinoms Druck und Drang im Rectum, *ausstrahlende Schmerzen* in der Harnröhre und in der Blase, im Damm, in den Lenden und im Kreuz. Vor allem charakteristisch sind *Ischiasschmerzen*, die ein- oder beidseitig auftreten können. Diese Neuralgien sind sogar oftmals, wie erwähnt, das erste, dem Kranken bemerkbare Krankheitszeichen des Prostatacarcinoms. Es darf deshalb bei keiner Ischias eine rectale Palpation der Prostata versäumt werden. Das Auftreten von Neuralgien beim Prostatakrebs ist ein Beweis der Ausbreitung der Neubildung längs der Nervenscheiden. Nur selten sind die neuralgischen Schmerzen lediglich die Folge eines Druckes der stark vergrößerten Prostata auf die Nervenstämme oder sind sie gar nur bedingt durch Spannung der Prostatakapsel durch den wachsenden Tumor. Ob Harnverhaltung besteht oder nicht, das Prostatacarcinom führt den Kranken immer über kurz oder lang zur Kachexie. Abmagerung, Zerfall der Kräfte, Herzstörungen mit Ödemen stellen sich ein. Daneben können Krebsmetastasen in den Knochen, im Gehirn oder in den Lungen usw. die mannigfachsten Symptome auslösen.

Diagnose. Sind alle charakteristischen Krankheitserscheinungen des Prostatacarcinoms voll entwickelt, ist die Prostata vergrößert, höckerig und hart, ihre Kapsel von der Neubildung durchwuchert, bestehen neben den Harnbeschwerden neuralgische Schmerzen im Kreuz und im Gebiete des Ischiadicus, sind gar außerdem harte, vergrößerte Leistendrüsen zu fühlen und durch ein Radiogramm im Becken, in den Lendenwirbeln oder sonstwo am Knochengerüst metastatische Knochentumoren nachzuweisen, dann ist die Diagnose des Leidens leicht. Schwierig ist die Diagnose nur in den frühen Stadien des Prostatacarcinoms, solange die Tumorbildung die Grenzen der Drüse noch nicht überschritten hat, Metastasen und neuralgische Schmerzen fehlen, einzig Form- und Konsistenzveränderungen der Drüse neben Störungen der Harnentleerung auf eine Erkrankung der Prostata hinweisen. Gerade da aber ist die rasche und richtige Erkennung des Leidens von größter Wichtigkeit; denn nur in diesen frühen Stadien kann eine Dauerheilung erzielt werden.

Differentialdiagnostisch kommen bei solchen noch auf die Drüse beschränkten Prostatacarcinomen in Betracht:

1. Die *Prostatahypertrophie*. Diese ist in ihren Symptomen dem Prostatacarcinom häufig gleich. Deshalb ist die Unterscheidung des Carcinoms der Prostata von der gutartigen Hypertrophie oftmals sehr schwierig.

Früher glaubte man in den *spontanen Blutungen* der Prostata ein sicheres Zeichen krebsiger Entartung der Drüse zu haben. Aber fortgesetzte Beobachtungen erwiesen, daß die gutartige Hypertrophie ebensooft, wie das Carcinom, zu spontanen Hämaturien Anlaß gibt. Auch die *Druckempfindlichkeit* der Vorsteherdrüse ist keineswegs charakteristisch für das Carcinom, wie angenommen wurde. Sie fehlt in mehr als der Hälfte der Carcinome und ist andererseits sehr häufig bei hypertrophischen Vorsteherdrüsen, wenn diese, was nicht selten, entzündet sind. Eine *Knotenbildung* an der Oberfläche der vergrößerten Vorsteherdrüse ist ebenfalls kein Unterscheidungsmerkmal zwischen carcinomatöser und gutartig hypertrophischer Prostata. Auch gutartige Adenomknollen ragen manchmal halbkugelig über die Oberfläche der Prostata vor.

Das zuverlässigste und ziemlich frühzeitig klinisch bemerkbare Kennzeichen des Carcinoms gegenüber der Hypertrophie ist die auffällige, fast *holzartige*

Härte der krebsigen Drüsenteile. Diese Verhärtung des Gewebes beschränkt sich zuerst nur auf umschriebene Teile der Prostata und ist bald knotenförmig, bald mehr flächig. Sie ergreift aber allmählich die ganze Drüse entsprechend der Ausbreitung der carcinomatösen Degeneration.

Leider erzeugt das Carcinom der Vorsteherdrüse nicht immer rectal fühlbare harte Einlagerungen im Prostatagewebe. Es kann das Carcinom in der sog. *weichen Form* auftreten, bei der die Drüsenschläuche und -stränge durch ein so schmächtiges fibrös-muskuläres Stroma getrennt sind, daß das carcinomatöse Gebilde sich weich anfühlt. Aber diese weiche Form des Prostatacarcinoms ist sehr selten. Leider gibt es außer diesen seltenen, stromaarmen Carcinomformen auch unter den stromareichen Carcinomen Formen, bei denen eine rectal fühlbare Härte der Drüse fehlt, der carcinomatöse Teil weich bleibt. Bei diesen wird das Carcinom erst während der Operation oder gar erst nach der Prostatektomie bei der mikroskopischen Untersuchung erkannt.

In Zweifelsfällen kann manchmal die Cystoskopie die Unterscheidung von Prostatahypertrophie und Carcinom ermöglichen. Nicht selten ist ein deutliches Vorwuchern der Neubildung in die Blase sichtbar. Andere Male ist die Schleimhaut des Blasenbodens im Bereiche der Prostata wohl noch ohne Tumorknospen, aber auffällig infiltriert und gewulstet. Auch dies darf bei Fehlen einer Infektion als Zeichen maligner Entartung der Drüse und des beginnenden Einwucherns in den Blasenboden gedeutet werden. Stets ist aber zu berücksichtigen, daß ein der Cystoskopie vorausgegangenes, langes Liegen eines Dauerkatheters starke, scheinbar carcinomverdächtige Schleimhautwulstungen am Blasenhals und Granulation am Blasenboden verursachen kann. Die Unterscheidung zwischen Carcinom und Hypertrophie der Prostata wird leicht, sobald die krebsige Neubildung auf die Umgebung der Drüse fühlbar übergreift oder sobald sich zur Vergrößerung der Prostata neuralgische Schmerzen im Becken oder in den Oberschenkeln zugesellen, sogar metastatische Tumoren durch Radiographie oder Palpation nachweisbar werden.

2. Die *Prostatitis.* Durch Entzündung kann die Prostata stark vergrößert, und wenn auch nur selten hart, doch häufig derb-elastisch werden. Dadurch wird eine Verwechslung der Prostatitis mit Carcinom der Prostata möglich, besonders wenn, wie dies bei metastatischer Prostatitis die Regel ist, der Urin vorerst nicht eitrig ist, aber am Ende der Miktion oft blutig wird. Die bei der Prostatitis sehr häufige Druckempfindlichkeit kommt auch beim Carcinom vor und hilft nicht zur Differentialdiagnose. Am aufschlußreichsten ist in Zweifelsfällen eine häufige Wiederholung der rectalen Palpation. Bei Prostatitis zeigt die Drüse, besonders unter lokaler Wärmeanwendung, eine rasch wechselnde Form und eine rasche Änderung ihrer Konsistenz. Das Carcinom bleibt hart und wechselt seine Form nur langsam.

3. Die *Tuberkulose* der *Prostata* entwickelt sich im Gegensatz zum Carcinom vorzugsweise bei jugendlichen Individuen. Bei ihr fehlt die bei Carcinom auffällige, hochgradige Härte der Drüse, wenn auch einzelne Knoten, besonders durch Verkreidung, recht derb werden können. Da neben der Prostatatuberkulose meist noch andere, leicht erkennbare Tuberkuloseherde im Urogenitalsystem vorhanden sind, wird die Unterscheidung der Prostatatuberkulose vom Prostatacarcinom kaum je sehr schwer fallen.

4. *Prostatasteine* können gelegentlich durch ihre Härte ein Prostatacarcinom vortäuschen. Multiple Steine werden sich aber von diesem entweder durch ihre kantige Form oder durch das fühlbare Knirschen der sich bei der Palpation gegenseitig reibenden Steinflächen unterscheiden lassen. Nur ein solitärer Stein könnte bei zentraler Lage in der Drüse mit einem Carcinomknoten leicht

verwechselt werden. Ein Radiogramm der Prostata, das Steine meist deutlich erkennen läßt, kann häufig für die Diagnose ausschlaggebend werden.

5. Die ziemlich seltenen *Sarkome* der Prostata wachsen viel schneller als die Carcinome. Sie bilden rasch große, *weich-elastische* Tumoren mit ziemlich glatter Oberfläche. Dadurch, sowie durch das Auftreten fast ausschließlich bei jugendlichen Individuen unterscheidet sich das Sarkom vom Carcinom.

Therapie. In der Behandlung dieser bedauernswerten Carcinompatienten ist in den letzten Jahren eine völlige Umwälzung eingetreten, deren Bedeutung für die Krebsbehandlung überhaupt noch nicht abzuschätzen ist. Durch anfänglich mehr zufällige Beobachtungen wurde nach und nach klar, daß Prostatacarcinome hormonal beeinflußbar sind. Durch Kastration oder Verabreichung von Oestrogenen (weiblichen Follikelhormonen) gelingt es, das Carcinom in seiner Entwicklung zu hemmen oder sogar in günstig reagierenden Fällen zur Rückbildung zu bringen. Im Gegensatz dazu regt männliches Hormon das Wachstum des Prostatakrebses an.

Für die Wirkung ist es gleichgültig, ob durch chirurgische Kastration die Produktion der Androgene verhindert, oder ob sie durch Verabreichung von Oestrogenen neutralisiert wird. Ebenso ist es gleichgültig, welche chemische Zusammensetzung die Oestrogene haben. Mir hat sich am zweckmäßigsten die Verabreichung von Stilboestroltabletten erwiesen, die je nach der Schwere des Falles 1—3mal täglich in der Dosis von 5 mg verabreicht werden. Bei Eintritt von Beschwerdefreiheit kann diese Dosis vermindert werden auf 2—3 mg täglich. Wichtig ist vor allem, und darauf kann man nicht genug Gewicht legen, daß die Behandlung ununterbrochen bis zum Tode des Patienten weitergeführt werden muß. Einem Unterbruch der Behandlung folgt in der Regel das Rezidiv in 6 Monaten und die Hormonbehandlung hat in diesem Falle wenig oder keinen Erfolg mehr. Bei Unverträglichkeit eines Medikamentes wird mit Vorteil ein anderes Präparat gewählt; Kastration und Oestrogenzufuhr können sich vorteilhaft ergänzen.

Was für Resultate dürfen wir von der Hormonbehandlung erwarten? An erster Stelle steht sicher das Verschwinden des Metastasenschmerzes. Sehr auffallend ist ferner eine Besserung des Allgemeinzustandes, die bis zu einem richtigen Aufblühen gehen kann, mit gesunder, rosiger Gesichtsfarbe, Gewichtszunahme und einem völligen Wiederkehren der Arbeitsfähigkeit. In ungefähr 30% der Fälle ist mit einem Kleinerwerden des Tumors zu rechnen, der bis zum völligen Verschwinden gebracht werden kann. Der Tumor kann auch noch klein und unbemerkbar bleiben, wenn der Patient an seinen Metastasen zugrunde geht. In seltenen Fällen kann die Besserung auch röntgenologisch belegt werden. Osteoplastische und osteoklastische Metastasen können nach einer längeren Behandlungsdauer verblassen oder verschwinden. Dies ist verständlich, wenn wir bedenken, daß die röntgenologisch sichtbaren Veränderungen nur die Reaktion des Knochens auf den Tumormetastasenreiz sind. Fällt der Reiz dahin, wird der Knochen wieder normal. Die Nebenerscheinungen der Behandlung sind erfreulich gering. Bei der Kastration fehlen sie vollständig. Die psychischen Erscheinungen, wie wir sie von jugendlichen Kastraten her kennen, treten bei unseren meist alten und decrepiden Carcinompatienten nicht auf. Beim Verabreichen von Oestrogenen fällt ziemlich regelmäßig eine recht erhebliche Gynäkomastie auf, deren Auftreten direkt als Maßstab der genügenden Dosierung betrachtet werden kann. Parallel geht oft eine Atrophie der Hoden und ein Verlust der Libido, was sich beim Aufhören der Medikation wieder verliert. Hin und wieder sind Ödeme der unteren Extremität festzustellen oder das Auftreten von Exanthemen.

Bei etwa 15% der behandelten Kranken ist kein Erfolg der Hormonbehandlung festzustellen, bei weiteren 20% ist er ungenügend. Bei diesen Kranken treten die früher üblichen therapeutischen Maßnahmen wieder in ihr Recht. Unter ihnen an erster Stelle steht die transurethrale Resektion der Prostata, die bei carcinomatöser Entartung wegen der geringen Gefäßversorgung technisch besonders leicht ist. Die ursprüngliche Befürchtung, daß durch Anoperieren des Carcinoms ein rascheres Wachstum auftrete, hat sich im großen ganzen nicht bewahrheitet, es tritt nur selten ein. Immerhin ist es zweckmäßig, mit der transurethralen Resektion nicht zu rasch bei der Hand zu sein, sondern den Erfolg der Hormonbehandlung zuerst abzuwarten. Dieser Erfolg kann nach 6 Wochen ziemlich zuverlässig beurteilt werden. Durch diese abwartende Behandlung werden viele operative Eingriffe unnötig.

Leider steht fest, daß es durch die Hormonbehandlung wohl gelingt, die Lebenserwartung der Carcinomträger zu verlängern, daß es gelingt ihnen die Arbeits- und Genußfähigkeit wieder zu geben, daß eine Dauerheilung aber nicht zu erhoffen ist.

Eine Dauerheilung verspricht einzig die perineale, radikale Prostatektomie. Ist bei einem Patienten in gutem Allgemeinzustand ein Prostatacarcinom im Beginn zu finden, soll keine Zeit mit der Hormonbehandlung verloren, sondern der Patient direkt der Operation zugeführt werden. Den höchsten Prozentsatz der Dauerheilung versprechen Frühfälle, bei denen noch nicht alle Symptome des Krebses vorhanden sind, und deshalb die Diagnose unsicher ist. Deshalb muß dem großen operativen Eingriff, nachdem die Prostata freigelegt worden ist, eine Probeexcision vorausgehen. Während das excidierte Stück im Schnellverfahren untersucht wird, wird die Operation unterbrochen.

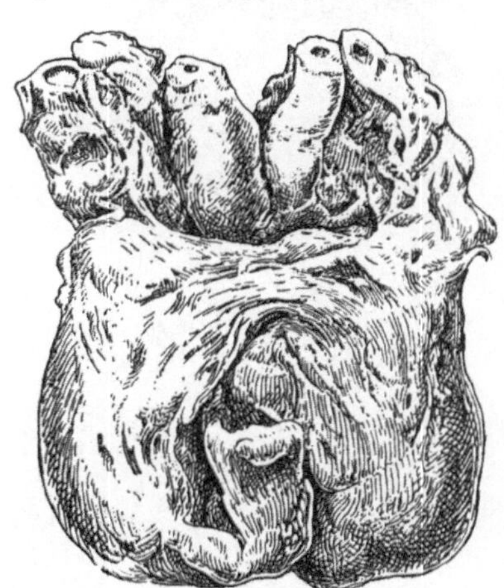

Abb. 205. Prostatacarcinom perineal nach meiner Methode excidiert.

Bei positivem Bescheid wird die Prostata mitsamt ihrer Kapsel und den Samenblasen excidiert (Abb. 205). Es ist ratsam, in der Gegend des sphincter externus urethrae etwas Gewebe zu schonen, um eine gute Kontinenz der Blase nach der Operation zu behalten. Durch diese Operation ist eine Dauerheilung von 30% der Operierten, bei Beschränkung auf Frühfälle etwas höher, zu erwarten. Einige Chirurgen gehen das Prostatacarcinom auf retropubischem Wege an; hier verursacht die Wiedervereinigung von Blase und Harnröhre erhebliche Schwierigkeiten. Allzu fortgeschrittene Fälle zu operieren, bei denen nicht nur eine postoperative Inkontinenz, sondern vielleicht sogar noch eine Rectalfistel zu erwarten ist, ist bei den relativ guten Erfolgen der Hormonbehandlung nicht mehr zu verantworten.

Leider ist sicher, daß die Hormonbehandlung nur eine beschränkte Wirkungsdauer hat. Ich halte es deshalb für falsch, sofort nach der Diagnose eines nicht mehr operablen Prostatacarcinoms mit der Hormonbehandlung anzufangen. Viele dieser Fälle halten sich jahrelang ohne Behandlung beschwerdefrei. Zeigen solche Fälle als einzige Störung eine Retention, führe ich die sofortige transurethrale Resektion ohne Unterstützung durch Hormone aus. Mit der Hormonbehandlung setze ich ein, wenn rasches Fortschreiten des Carcinoms festzustellen ist, wenn Metastasenschmerzen auftreten oder der Allgemeinzustand sinkt. Diese Meinung wird nicht von allen Autoren geteilt.

Die Behandlung mit Radium ist wenig aussichtsreich. Ebenfalls hat die Röntgenbestrahlung trotz Konstruktion von Apparaten mit unerhört hoher

Spannung (2 Millionen Volt) und deshalb großer Tiefenwirkung, versagt. Sie kann schmerzstillend wirken bei Applikation auf Metastasen, vor allem in den Knochen.

II. Sarkome der Prostata.

Sarkome der Prostata entwickeln sich vorwiegend im Kindesalter oder doch bei jugendlichen Individuen. Oft entartet die ganze Prostata in sarkomatöses Gewebe. Seltener bleibt das Sarkom auf einen Lappen der Drüse beschränkt. Ganz selten bildet es einen der Drüse gestielt aufsitzenden Tumor. Die sarkomatöse Prostata ist in der Regel von rundlicher Form, zeigt eine glatte, seltener eine höckerige Oberfläche. Das Sarkom zeigt ein sehr *rasches Wachstum*. Es greift frühzeitig auf die Umgebung der Drüse über, so daß die Grenzen der Prostata bald verwischt werden. Unter Bildung gewaltiger, bis kindskopfgroßer Geschwülste durchwuchert das Sarkom die Blase, die Harnröhre, die Samenblasen und schließlich auch das Rectum. *Metastasen* sind sehr *selten*. Sie treten am ehesten im Knochensystem, in der Lunge oder der Pleura auf, ferner in der Schilddrüse, in der Leber, in den Nieren und Nebennieren. Nur ausnahmsweise findet sich eine sarkomatöse Infiltration der regionären oder entfernten Lymphdrüsen. Anatomisch handelt es sich meist um Rundzellen- oder Spindelzellensarkome, seltener um Angio-, Lympho-, Myo- oder Adenosarkome. Ganz vereinzelt sind auch Rhabdo-Myosarkome und enchondromatöse Sarkome beobachtet worden.

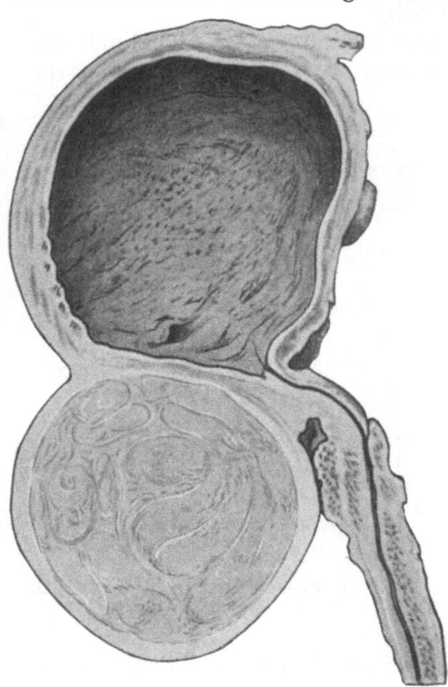

Abb. 206. Rhabdomyom der Prostata bei einem Knaben. (Pathol. Institut Basel.)

Die **Symptome** sind beim Prostatasarkom gleich wie beim Carcinom. Der Verlauf ist außerordentlich rasch, um so rascher, je jünger der Träger der Geschwulst ist. Bei Kindern führt das Sarkom in wenigen Monaten zum Tode; bei Erwachsenen längstens in 1—2 Jahren. Zur Todesursache werden Kachexie und durch Kompression der Harnleiter bedingte Urämie, seltener massige Blutungen.

Diagnose. Die sarkomatöse Natur einer in der Prostata auftretenden Tumorbildung ist vor allem an dem raschen Wachstum zu erkennen. Vom Carcinom unterscheidet sich das Sarkom durch seine Bevorzugung jugendlicher Individuen und außer durch sein rasches Wachstum auch durch seine weich-elastische Konsistenz. Gegenüber dem Prostataabsceß charakterisiert es sich durch das Fehlen von Fluktuation, sowie durch das dauernde Ausbleiben von Pyurie.

Die *Therapie* ist in der Regel aussichtslos, auch Röntgen- und Radiumbehandlung versagen fast immer, ebenso die Prostatektomie. Man muß sich deshalb mit rein symptomatischer Behandlung begnügen.

Zu den *gutartigen Neubildungen* der Prostata wäre die sog. Prostatahypertrophie nach der Auffassung vieler Autoren als adenomatöser oder als myomatöser Tumor zu rechnen. Bei jugendlichen Individuen kommen selten *Rhabdomyome* vor, die ziemlich große Geschwülste bilden und histologisch den Sarkomen ähnliche Bilder zeigen (Abb. 206).

Erkrankungen der Samenblasen.

Erkrankungen der Samenblasen treten selten als ein eigenes Krankheitsbild in Erscheinung. Sie sind fast immer ein Begleitleiden gleichzeitig andernorts in den Harn- oder männlichen Geschlechtsorganen entwickelter Krankheiten.

A. Neubildungen.

Neubildungen bilden sich fast nie primär in den Samenblasen. Von gutartigen Samenblasentumoren sind *Fibrome* und *Myome* als größte Seltenheit beobachtet worden. Bösartige Tumoren der Samenblasen, *Carcinome* oder *Sarkome,* sind häufiger. Sie nehmen aber selten ihren Ausgang von den Samenblasen; sie sind in der Regel Folge des Einwucherns einer Neubildung der Blase oder der Prostata.

B. Entzündungen der Samenblase (Spermatocystitis).

Entzündungen der Samenblasen entstehen vorwiegend durch Ausbreitung eines entzündlichen Prozesses der Harnröhre oder der Blase, der Prostata oder der Nebenhoden. Die Infektionserreger dringen von diesen Organen her, entweder intracaniculär durch die ductus ejaculatorii und das vas deferens oder durch die Lymphbahnen in die Samenblasen ein. Seltener gelangen Bakterien auf dem Blutwege von einem außerhalb der Urogenitalorgane gelegenen Infektionsherd in die Samenblasen (metastatische Spermatocystitis). Zu diesen metastatischen Entzündungen gehört auch die außerordentlich seltene spermatocystitis syphilitica.

Wie bei den Entzündungen der Prostata, so ist auch bei der Spermatocystitis der *anatomische Befund* der gleiche, auf welchem Wege auch immer die Infektion der Samenblase zustande kommt. Im Frühstadium des Leidens besteht bloßer Katarrh, eine Schwellung und Rundzelleninfiltration der Schleimhaut, eine Wucherung und Abschilferung ihres Epithels. Die tieferen Schichten der Samenblasenwand sind unverändert. Erst nach längerem Fortbestehen der Infektion wird die ganze Samenblasenwandung infiltriert und schwielig verdickt. Das Infiltrat greift dann auch oft auf die Umgebung der Samenblase über. Es verbackt Samenblase, Prostata, hintere Blasenwand in eine gemeinsame, unscharf begrenzte entzündliche Masse.

Unter den *Entzündungen* der Samenblasen war früher die *gonorrhoische* weitaus die häufigste.

Aber auch nichtspezifische, akute Entzündungen der Samenblasen sind keineswegs selten. Alle Infektionserreger, die bei Entzündungen der Harnblase und der Harnröhre zu finden sind, werden auch als Erreger einer Spermatocystitis gefunden, sehr häufig Staphylokokken, auffällig selten Colibakterien. Manchmal entwickelt sich die Spermatocystitis während oder nach einer Gonorrhoe durch die als Mischinfektion neben den Gonokokken in der Harnröhre wuchernden nichtspezifischen Bakterien. Die Spermatocystitis entsteht aber auch oft ohne vorausgehende Gonorrhoe, besonders häufig als Folge einer banalen Prostatitis, Cystitis oder Urethritis oder, wie bereits erwähnt, als Metastase eines außerhalb der Urogenitalorgane liegenden Infektionsherdes. Wiederholt wurde das Auftreten einer akuten Spermatocystitis nach transvesicaler Prostatektomie beobachtet; nach perinealer Operation ist diese Nacherkrankung sehr selten. Die Spermatocystitis kann rein einseitig auftreten, ist aber viel häufiger beidseitig.

Symptome. Die akute Entzündung der Samenblase ruft beim Kranken in der *Tiefe* des *Dammes* und hinten in der *Harnröhre* einen drückenden *Schmerz* hervor, der sich bei der Miktion, besonders an ihrem Schlusse, sowie während des Stuhlganges erheblich steigert und der oft nach dem Rücken und nach den Hoden hin ausstrahlt. Selten wird der Schmerz deutlich kolikartig, wobei er immer längs des Vas deferens nach dem Hoden zieht (Samenblasenkolik). Oftmals löst ein Coitus den Kolikschmerz aus. Eine Behinderung des Samenabflusses scheint die Ursache der Kolik zu sein. Da die Samenblase in ihrem oberen Teile dem Ureter enge anliegt, zieht ihre Entzündung häufig den Ureter in Mitleidenschaft. Durch Übergreifen der Entzündung von der Samenblase auf die Ureterwand oder durch Druck der prall gefüllten Samenblase auf den Ureter kann eine *Nierenkolik* ausgelöst werden, wohl mehr infolge von Spasmen als infolge rein mechanischer Verengerung des Ureters. Das Peritoneum kann am Entzündungsprozeß der Samenblase mitbeteiligt werden. Druckschmerz und Entspannungsschmerz in der Blasen- und Iliacalgegend weisen darauf hin.

Die bei der Samenblasenentzündung beobachteten *Harnblasenbeschwerden* (Pollakiurie, Dysurie) sind mehr die Folge einer die Samenblasenentzündung begleitenden Entzündung der Prostata, der Harnröhre oder der Harnblase als eine Folge der Vesiculitis selbst.

Dem *Harn* werden durch die Spermatocystitis nur zeitweilig größere Mengen eitrigen Sekretes der Samenblase beigemischt, meist nur *eitrige Filamente*. Er kann trotz schwerer Entzündung der Samenblasen ziemlich klar bleiben; häufiger ist er bei Spermatocystitis trübe, weil neben der Spermatocystitis so oft eine Entzündung der Blase oder der Harnröhre besteht.

Das auffälligste Merkmal der Samenblasenentzündung zeigt sich bei der *Rectalpalpation*. Die Samenblase ist im Normalzustande rectal nicht zu begrenzen. Ist sie dagegen durch Stauung ihres Sekretes, z. B. durch Druck entzündlicher Infiltrate oder den Druck einer Neubildung der Prostata auf ihren Ausführungsgang, abnorm prall gefüllt, dann wird sie rectal als scharf umschriebenes, zylindrisches, weich-elastisches Gebilde mit dünner, glatter Wandung fühlbar. Ist die Samenblase entzündet, dann wird ihre Wandung derb; sie bildet einen bleistift- bis fingerdicken, walzenförmigen, vom oberen Rande der Prostata nach oben außen ziehenden, ziemlich derb-elastischen Körper, der druckempfindlich ist. Die Grenzlinien des Gebildes sind scharf, solange die Entzündung auf die Samenblase beschränkt ist; sie werden verwischt, wenn die Entzündung über die Wandung des Organs hinaus das die Samenblase umhüllende Bindegewebe oder gar den plexus venosus vesiculo-prostaticus mitergreift. Bei der Mehrzahl der Kranken mit akuter Spermatocystitis ist auch die Prostata entzündet und deshalb druckempfindlich, vergrößert und prall gespannt. Das Sekret der akut entzündeten Samenblase soll man nicht durch rectales Ausstreichen der Samenblase zur mikroskopischen Untersuchung zu gewinnen versuchen. Es ist ein solches Ausmassieren einer akut entzündeten Samenblase nicht nur sehr schmerzhaft, es ist auch gefährlich, weil es leicht durch Einpressen von Bakterien in die Lymphbahnen eine rasche Ausbreitung der Entzündung in das perivesiculäre Gewebe zu erzeugen vermag und den Anstoß zu Venenthrombosen mit Embolie und Pyämie geben könnte.

Es besteht bei der eitrigen Spermatocystitis sowieso immer die Gefahr des Übergreifens der Entzündung auf den plexus vesiculo-prostaticus, der Bildung *septischer Embolien* oder der Entwicklung einer *Pyämie.*

Sowohl bei den gonorrhoischen wie bei banalen, akuten Spermatocystitiden kann ein *Durchbruch* des *Samenblasenabscesses* nach der Harnblase oder dem Rectum, selten nach der Peritonealhöhle, stattfinden.

Bei den *chronischen Entzündungen* der Samenblase, die sowohl durch Gonokokken, wie durch Staphylo- oder Streptokokken, Colibakterien, Typhusbacillen usw. unterhalten werden können, sind die *klinischen Symptome weniger heftig* als bei der akuten Spermatocystitis. Der Kranke empfindet ein dumpfes Druckgefühl am Damme, das sich nur zeitweilig steigert zu ziehenden, starken Schmerzen, die gegen den Rücken oder in die Hoden ausstrahlen. Samenblasen- oder Ureterkoliken gesellen sich selten dazu. Der Harn enthält, wenn eine Infektion der Harnwege fehlt, nur einzelne Filamente; er wird nur vorübergehend durch eine stärkere Eiterbeimischung aus der Samenblase getrübt. Ab und zu wird der Harn nicht nur durch Eiter, sondern auch durch Phosphate getrübt, eine Folge des Zuflusses des alkalischen Samenblasensekretes zum Harn. Bei chronischer Spermatocystitis ist die *Harnentleerung* manchmal *schmerzhaft* und abnorm *häufig. Störungen der Geschlechtsfunktion,* wie allzu häufige Erektionen oder Pollutionen, oder nach längerem Bestehen des Leidens eine impotentia coeundi, scheint die chronische Spermatocystitis fast nur bei besonders Nervösen zu erzeugen. Bei nervengesunden Männern beschränken sich die Störungen der Sexualfunktionen infolge der Spermatocystitis auf ziehende oder krampfartige Schmerzen bei der Ejaculation und recht oft auch auf eine *blutige Verfärbung des Ejaculates.* Bei dieser Hämospermie ist der entleerte Samen sehr selten hellrot, meist dunkelbraunrot, weil das Blut dem Samen schon längere Zeit vor der Ejaculation beigemischt war. Ab und zu stammt das dem Ejaculate beigemischte Blut nicht aus den Samenblasen, sondern aus der gleichzeitig mit der Samenblase entzündeten Prostata. Hin und wieder entsteht durch Insuffizienz der ductus ejaculatorii eine *Miktions-* und *Defäkationsspermatorrhoe.*

Im Verlaufe der chronischen Spermatocystitis werden neben Schüben von Epididymitis oft auch Anfälle von *Rheumatismus,* bald an diesem, bald an jenem Gelenke beobachtet. Ob es sich bei dieser Polyarthritis um eine rein toxische Gelenkschädigung oder um eine schwach virulente Infektion ausgehend von den Samenblasen handelt, ist fraglich. Die chronische Spermatocystitis ist wie die chronische Prostatitis, wohl oft Ausgangspunkt einer Allgemeininfektion. Durch Perispermatocystitis kann eine Periureteritis und Störung der Ureterperistaltik, wohl gar eine Stenose oder wahre Striktur des Ureters mit ihren Folgen (Ureterkolik, Harnstauung) entstehen.

Die **Diagnose** der chronischen Samenblasenentzündung stützt sich vor allem auf den Rectalbefund und die mikroskopische Untersuchung des Samenblasensekretes.

Wird zur *rectalen Untersuchung* der Kranke angehalten, im Stehen den Oberkörper stark vornüberzubeugen oder wird er mit hochgezogenen, gebeugten Knien auf die Seite gelagert, so ist die Samenblasengegend vom Rectum aus stets gut abzutasten, selbst wenn der Untersucher nur einen kurzen Zeigefinger hat. Sind die Samenblasen chronisch entzündet, so werden sie fast immer in ihrem basalen, der Prostata angrenzenden Teile als derb-elastische, bis bleistift- oder gar kleinfingerdicke Stränge fühlbar, besonders deutlich, wenn die Harnblase gefüllt ist und dadurch dem rectal die Samenblase abtastenden Finger

eine elastische, ziemlich widerstandsfähige Unterlage bietet. Charakteristisch
für die chronische Spermatocystitis ist eine derbe Infiltration der Samenblasenwand, noch mehr eine schwielige Verdichtung des die Samenblase umgebenden
Bindegewebes bei verhältnismäßig geringer oder gänzlich fehlender Druckempfindlichkeit. Bei bloßer Verhaltung von Samenblasensekret ohne Spermatocystitis kann die Samenblase ebenfalls scharf begrenzt als wurstförmiges Gebilde
fühlbar werden; aber dabei ist ihre Wandung ohne Infiltration, weich-elastisch
und fühlt sich dünn und glatt an.

Sekretuntersuchung. Durch ein sanftes, rectales Ausstreichen der Samenblasen ist deren Inhalt meist leicht zum Abfluß in die Harnröhre zu bringen
und zur Untersuchung zu erhalten. Das Sekret einer gesunden Samenblase
unterscheidet sich von dem Prostatasekret durch seinen Gehalt an sagokornartigen, durchscheinenden Klümpchen, die zahlreiche, zusammengeballte Spermatozoen enthalten. Diese gallertigen Klümpchen werden im Sekret der entzündeten Samenblase spärlich oder verschwinden ganz. Wohl finden sich in
diesem noch Spermatozoen; sie sind aber in ihrer Zahl vermindert und sind
zudem nicht mehr zusammengeballt, sondern mit dem Eiter fein vermischt.
Es läßt sich deshalb bei eitriger Spermatocystitis nicht mehr aus der makro-
skopischen Beschaffenheit des ausmassierten Sekretes entscheiden, ob das Sekret
den Samenblasen oder der Prostata bzw. Urethra entstammt. Dies wird auch
durch die mikroskopische Untersuchung nur teilweise möglich. Wohl macht
der Befund von Spermatozoen es sicher, daß in dem ausmassierten Sekret
Samenblaseninhalt vorhanden ist; aber andererseits bleibt doch unbestimmt,
in welcher Menge der ausmassierten Flüssigkeit auch Prostata- und Urethralsekret beigemischt ist.

Um das Samenblasensekret möglichst *rein* zur mikroskopischen und allfällig
auch kulturellen Untersuchung zu erhalten, sind mehrere Verfahren angegeben
worden, die alle darauf ausgehen, durch Ausspülen der Harnröhre und Blase
vorerst das Sekret der Harnröhre, dann nach Prostatamassage auch das Prostatasekret zu entfernen und erst danach durch Ausstreichen der Samenblasen deren
Sekret aus der reingewaschenen Harnröhre und Harnblase aufzufangen. Eines
der zweckmäßigsten dieser Verfahren ist: Ausspülung der Harnröhre und Füllung
der Harnblase mit Spülflüssigkeit. Ausmassieren der Prostata ohne die Gegend
der Samenblasen zu berühren. Ein Teil des Prostatasekrets tropft durch die
Harnröhre nach außen ab, ein anderer Teil fließt rückwärts in die Blase. Der
Patient muß deshalb nach der Prostatamassage das Spülwasser aus der Harnblase ausurinieren. Auch die Harnröhre wird damit von dem eingeflossenen
Sekret gesäubert. Darauf wird die Harnblase nochmals mit Spülflüssigkeit
gefüllt und werden die Samenblasen ausmassiert. Ihr Inhalt fließt zum Teil
aus der Harnröhre aus und kann an deren Mündung zur Untersuchung aufgefangen werden, zum Teil sickert er in die Harnblase und kann aus dem
nachträglich mit der Miktion entleerten Inhalt der Harnblase durch Zentrifugieren zur Untersuchung gewonnen werden.

Bei chronischer Spermatocystitis ist der Samenblaseninhalt immer mit
Bakterien und Eiter untermischt, häufig auch mit roten Blutkörperchen; er
ist durch Blutbeimischung sogar rötlichbraun verfärbt. Selten bleibt der Samenblaseninhalt beim Ausmassieren so fest zusammengeballt, daß ganze Ausgüsse
der Samenblase zum Abgange kommen.

Der Bakteriengehalt des Samenblasensekretes ist schwer im gefärbten Ausstrichpräparate mit Sicherheit festzustellen. Deshalb sollen, wenn die Kenntnis
der bakteriellen Ätiologie der chronischen Spermatocystitis von großer Bedeu-

tung ist, mit dem Exprimat der Samenblasen Kulturen auf künstlichen Nährböden angelegt werden. Dies ist besonders bei Verdacht auf eine chronische
Gonokokkeninfektion von großer Wichtigkeit. Ist die chronische Samenblasenentzündung tuberkuloseverdächtig, so soll ein Ausmassieren der Samenblasen
wegen Gefahr einer miliaren Aussaat unterlassen werden.

Aus der Beschaffenheit des Samenblasensekretes und dem rectalen Palpationsbefund ist die chronische Spermatocystitis wohl immer zu erkennen;
nur selten ist zur Ergänzung dieser Untersuchungsbefunde eine *Urethroskopie*
nötig. Sie läßt bei Spermatocystitis oftmals den Austritt eitriger Samenflüssigkeit aus den ductus ejaculatorii beobachten. Außerdem weist eine im Urethroskop sichtbare, entzündliche, ödematöse Schwellung des Colliculus auf das
Bestehen einer Spermatocystitis hin.

Durch Sondierung der Ductus und Injektion eines Kontrastmittels wird es auch möglich, die Samenblasen radiographisch sichtbar zu machen und dadurch diagnostische Aufschlüsse zu erhalten.

Die *Cystoskopie* ist bei einer Samenblasenentzündung besonders dann angezeigt, wenn starke Miktionsstörungen einen drohenden Durchbruch der Samenblase in die Harnblase vermuten lassen. Dieser kündet sich in einer cystoskopisch
sichtbaren, ziemlich scharf umschriebenen, ödematösen Schwellung und Rötung
oder gar in einer stellenweise nekrotisierenden Entzündung der Schleimhaut
des der Samenblase anliegenden Teiles der Blasenwand an. Bei geringgradiger
Entzündung der Samenblasen kann an derselben Stelle eine umschriebene,
allerdings viel weniger deutlich ausgesprochene Entzündung der Blasenschleimhaut bemerkbar sein.

Bei der **Behandlung** der *akuten Spermatocystitis* ist erstes Erfordernis, das
entzündete Organ vor jeder Reizung zu bewahren. Bettruhe, leichte, milde
Nahrung, Sorge für regelmäßigen, mühelosen Stuhl vermindern die Blutstauung
in den Beckenorganen. Heiße Sitzbäder (36—38⁰ C), heiße Kompressen auf
die Harnblase und auf den Damm wirken schmerzlindernd und dekongestionieren
die entzündete Samenblase. 1—2mal täglich sind Ichthyol-Suppositorien (0,1
bis 0,2) mit extractum belladonnae und Opium (āā 0,02—0,03) in den Mastdarm einzuführen. Antibiotica und Sulfonamide wirken günstig. Bei den
rectalen Kontrolluntersuchungen sind die Samenblasen nur mit großer Vorsicht abzutasten. Eine *Massage* der akut entzündeten *Samenblase* zum Auspressen ihres eitrigen Sekretes in die Harnröhre ist *ängstlich zu vermeiden*; denn
jeder heftige Druck auf die prall gefüllte, akut entzündete Samenblase kann
deren Keime in die Lymphbahnen pressen und dadurch zu septischen Thrombosen des plexus vesico-prostaticus, zu Polyarthritis oder gar zu Bakteriämie
und Sepsis führen. Erst wenn die akute Entzündung vollkommen abgeklungen,
das Leiden in ein chronisches Stadium übergetreten ist, darf die Massage der
Samenblase in der Therapie verwendet werden. Ein operativer Eingriff, wie
die Spaltung der Samenblase von einem perinealen oder ischio-rectalen Schnitte
aus, wird bei der akuten Spermatocystitis sehr selten nötig. Er kann aber, wie
bei akuter Prostatitis, lebensrettend wirken, wenn die Entzündung der Samenblase heftig verläuft und droht, über die Samenblasenwand hinaus, auf den
Venenplexus überzugreifen.

Bei der *Behandlung der chronischen Spermatocystitis* ist vorerst zu versuchen,
durch heiße Sitzbäder in Salzwasser, durch rectale Verwendung von Ichthyol
oder Jodkali, durch strenges Meiden sexueller Reizung und körperlicher Anstrengungen, die Resorption der entzündlichen Infiltrate der Samenblasen zu
erzielen. Bleibt ein befriedigender Erfolg aus, so ist die Behandlung durch

rectale Heißwasserspülungen mit der ARZBERGERschen Birne oder rectale Anwendung schwacher Diathermieströme und durch eine regelmäßige, rectale Massage der chronisch entzündeten Samenblase zu ergänzen. Das Ausmassieren der Samenblase geschieht am schonendsten und erfolgreichsten mit dem durch Gummifinger geschützten Zeigefinger. Die zur Samenblasenmassage empfohlenen Metallinstrumente von PEZZOLI, FELEKI usw. erlauben keine so feine Dosierung des Druckes auf die Samenblase wie der Finger und wirken deshalb leicht zu heftig. Sie werden besser nicht benützt. Vor der Samenblasenmassage wird die Harnblase mit einer antiseptischen Spülflüssigkeit gefüllt, damit die Samenblasen dem massierenden Finger nicht allzu leicht ausweichen. Die einzelne Massagesitzung soll nur von ganz kurzer Dauer sein. Ein 5—6maliges, sanftes Ausstreichen der entzündeten Samenblase von deren peripherem Ende gegen den Ausführungsgang hin, genügt vollkommen. Die Massage soll auch nicht mehr als zwei-, höchstens dreimal wöchentlich stattfinden. Sie macht den Kranken sonst nervös. Zeigen sich im Laufe der Massagebehandlung akute Steigerungen der Samenblasenentzündung, so ist die Massage wegen der Gefahr der Polyarthritis oder sonstiger metastatischer Erkrankungen sogleich wieder zu unterlassen. Jeder Massage der Samenblase ist die Instillation einer $^1/_4$- bis $^1/_2$%igen Argentum nitricum-Lösung oder einer 2—3%igen Protargollösung in die hintere Harnröhre folgen zu lassen, um die aus den Samenblasen in die Urethra ausmassierten Keim abzutöten und eine Infektion der Harnwege zu vermeiden.

Die Vaccinetherapie, auch bei Verwendung von Autovaccine, wirkt bei Samenblasenentzündung nur selten günstig. Erfolge werden am häufigsten bei der gonorrhoischen Spermatocystitis gemeldet, sowohl von Autovaccinen als von den polyvalenten Stammvaccinen, z. B. Arthigon. Die Vaccine sollen nie intravenös, nur intramuskulär einverleibt werden. Die Sondierung der ductus ejaculatorii unter Leitung des Cystoskops ermöglicht auf unblutigem Wege antiseptische Injektionen in das Lumen der Samenblase zu machen. Die Technik ist schwierig; die Heilerfolge sind fragwürdig.

Trotzt das Leiden allen unblutigen therapeutischen Maßnahmen, belästigt es den Kranken erheblich durch lokale Reizerscheinungen oder durch oft wiederkehrende Anfälle von Polyarthritis, so wird ausnahmsweise seine operative Behandlung angezeigt. Eine Drainage der Samenblase durch Einnähen des quer durchtrennten Vas deferens in die Haut der Leiste ist nur selten erfolgreich, nicht häufiger die Injektion antiseptischer Medikamente durch das vas deferens in die Samenblase. Erscheint ein solcher Eingriff angezeigt, so ist es zweckmäßig, zur Injektion Kollargol zu benutzen, wodurch es möglich wird, nach dem therapeutischen Eingriff durch ein Radiogramm der infizierten Samenblase weitere diagnostische Aufschlüsse zu erhalten. Ist ein operativer Eingriff nötig, dann wird am besten radikal vorgegangen und die chronisch entzündete Samenblase excidiert. Nur wenn die Excision wegen der derben, perivesiculären Schwarten schwer ist, soll man sich mit der Spaltung der Samenblase begnügen. Den freiesten und schonendsten operativen Zugang zur Samenblase gibt der VOELCKERsche. ischio-rectale Schnitt.

C. Samenblasentuberkulose.

Die Samenblase erkrankt sehr häufig an Tuberkulose. Bei der überwiegenden Mehrzahl aller männlichen Genitaltuberkulosen, die zur Sektion kommen, ist anatomisch eine Mitbeteiligung der Samenblasen am tuberkulösen Entzündungsprozeß festzustellen. Klinisch zeigt die Samenblase allerdings häufig trotz deutlich nachweisbarer Nebenhoden- oder Prostatatuberkulose keine Zeichen ihrer Mitbeteiligung am tuberkulösen Leiden.

Als einziger Tuberkuloseherd der Genitalorgane findet sich die Samenblasentuberkulose bei der klinischen Untersuchung außerordentlich selten, bei Autopsien aber bei ungefähr 25% der männlichen Genitaltuberkulosen. Die tuberkulöse *Infektion der Samenblase* kommt, wenn sie als einziger Tuberkuloseherd der Harn- und Geschlechtsorgane zu finden ist, sicherlich auf dem Blutwege, als Metastase eines irgendwo außerhalb der Urogenitalorgane gelegenen Tuberkuloseherdes zustande.

Ob es sich dabei, gleich wie dies von vielen bei der Entstehung der Nieren-, der Prostata- und der Nebenhodentuberkulose angenommen wird, oft um eine sog. Ausscheidungsinfektion handelt, ist noch umstritten. Wiederholt wurde in den allerfrühesten Stadien der genito-primären Samenblasentuberkulose der Inhalt der Samenblase stark mit Tuberkelbacillen untermischt gefunden, die Wandung der Samenblase aber noch ohne spezifisch tuberkulöse Veränderungen. Es schien also, als ob die Tuberkelbacillen direkt aus der Schleimhaut der Samenblase ausgeschieden worden seien, wenn sie nicht, was auch möglich wäre, zuerst in die Nebenhodenkanälchen ausgeschieden und von dort, ohne im Nebenhoden oder im Vas deferens bemerkbare tuberkulöse Veränderungen zu erzeugen, mit dem Samenstrome in die Samenblase gelangten und dort sich angereichert hatten. Andere halten eine Ausscheidungstuberkulose der Samenblase nicht für möglich; sie glauben, daß, wenn Tuberkelbacillen im Inhalt der Samenblase gefunden werden, die nicht aus der Nachbarschaft, z. B. aus einem Nebenhoden, eingeschleppt wurden, eine lückenlose Durchuntersuchung der Samenblasenwandung in dieser, besonders im subepithelialen Gewebe, immer eine spezifisch tuberkulöse Veränderung nachweisen lassen werde.

Wahrscheinlich häufiger als auf dem Blutwege wird die tuberkulöse Infektion der Samenblase *durch die Samenwege oder die Lymphbahnen* vermittelt. Von der tuberkulös erkrankten Prostata oder den tuberkulös infizierten Nebenhoden aus dringen die Tuberkelbacillen durch das Vas deferens oder rückläufig durch die ductus excretorii in die Samenblase ein, ja sie können wohl auch selbst bei gesunder Prostata und gesunden Nebenhoden von den tuberkulös erkrankten Harnwegen aus mit dem tuberkulösen Harn durch die ductus ejaculatorii in die Samenblase hineingepreßt werden. Andere Male mögen Tuberkelbacillen von der tuberkulös erkrankten Harnblase, Prostata oder den tuberkulösen Nebenhoden durch die Lymphbahnen in die Samenblasenwand gelangen. Gleichgültig auf welchem Wege die Tuberkelbacillen in die Samenblase eindringen, immer erzeugen sie die gleichen *anatomischen Veränderungen*. Diese bieten je nach dem Stadium der Entwicklung verschiedene anatomische Bilder dar, unter denen drei Haupttypen zu unterscheiden sind:

1. Der *bacilläre Katarrh* der Samenblase. Dieser ist das Frühstadium des Leidens. Der Inhalt der Samenblasen ist eitrig und enthält zahlreiche Tuberkelbacillen; in der Samenblasenwand findet sich eine starke Wucherung und Desquamation des Schleimhautepithels, stellenweise subepitheliale Rundzelleninfiltrate, aber nirgendswo Tuberkel oder Käseherde.

2. Im zweiten Stadium der Entzündung entwickeln sich Tuberkel in der Samenblasenwand, und schließlich erfolgt

3. ein *käsig-kavernöser Zerfall* des Organs. Dabei wird erst die Epithelauskleidung der Samenblase nekrotisch; später verkäsen und zerfallen auch die tiefen Wandschichten. Es schießen in der Umgebung der Nekrosen immer wieder neue Tuberkel auf, aber die Tuberkelbacillen, die im Beginne des Leidens sehr reichlich vorhanden und im Inhalte der Samenblase mikroskopisch leicht nachzuweisen waren, werden immer spärlicher und lassen sich nur noch an den Grenzen des verkästen Gewebes finden.

Durch ein immer weiteres Umsichgreifen der Verkäsung der Samenblasenwand kann es schließlich zu einem Durchbruch der tuberkulösen Samenblase in die benachbarten Körperhöhlen, in das Rectum, in die Harnblase und auch durch die Prostata in die Harnröhre kommen. Nicht selten breitet sich die Tuberkulose der Samenblase längs der Lymphbahnen in den Bindegewebsschichten des kleinen Beckens aus und führt zu ausgedehnten, die Organe des kleinen Beckens umhüllenden Infiltrationsmassen, zu tuberkulöser Perivesiculitis und Periprostatitis, zur Bildung von Abscessen mit nach dem Damm und der Ischiorectalgegend sich öffnenden Fistelgängen.

Heilungsvorgänge setzen in Form einer fibrösen Abkapselung einzelner Tuberkuloseherde und teilweiser Verkalkung der verkästen Gewebe ein. Nur selten aber führen solche Heilungsprozesse zu einer wirklichen Ausheilung der Samenblasentuberkulose; meist finden sich anatomisch selbst in den stark vernarbten, von dicken fibrösen Schwarten umgebenen Samenblasen noch ziemlich zahlreiche Tuberkel oder käsige Herde mit Tuberkelbacillen.

Symptome. Die Samenblasentuberkulose bewirkt, solange sie auf die Samenblase beschränkt geblieben und noch nicht in deren Umgebung durchgebrochen ist, keine erheblichen Schmerzen. Es fehlen schmerzhafte Empfindungen oder sie beschränken sich auf ein unangenehmes Druckgefühl am Damme oder in der Tiefe der Harnröhre, sowie auf eine leicht schmerzhafte Reizung der Harnblase mit etwas vermehrtem Urindrang und geringem Krampf am Ende der Miktion. Selbst die Samenejaculation ist nicht immer mit schmerzhaften Empfindungen verbunden, und das Sperma ist bei Tuberkulose viel seltener blutig verfärbt, als bei banaler Spermatocystitis. Deshalb verläuft die Samenblasentuberkulose auch oft längere Zeit klinisch unbemerkt, bis sie zufällig bei der Rectaluntersuchung erkannt wird. Man fühlt die Samenblase an ihren tuberkulös erkrankten Stellen derb infiltriert und knotig verdickt. Manchmal besteht ein derbes und knotiges Infiltrat in der ganzen Ausdehnung der Samenblase; andere Male bleibt die Infiltration auf die der Prostata anliegenden basalen Teile der Samenblase, auf den sog. Samenblasenhals beschränkt und macht diesen strangartig oder knollig, während die peripheren Teile des Organs gar nicht zu fühlen sind. Gar nicht selten sind im Gegenteil die basalen Samenblasenteile normal und liegt nur am oberen Ende der Samenblase ein bohnen- bis haselnußgroßer, scheinbar außer jeder Verbindung mit der Prostata stehender, derber, rundlicher Knoten.

Diagnose. Bestehen neben derben Infiltraten der Samenblase knotige Verhärtungen in der Prostata oder in den Nebenhoden oder ist gar eine Tuberkulose der Harnorgane nachgewiesen, dann besteht über die tuberkulöse Natur der Samenblaseninfiltrate kein Zweifel. Sind aber nur die Samenblasen infiltriert, erscheinen die übrigen Geschlechtsorgane und die Harnwege gesund, dann ist der Entscheid, ob die gefühlte Verdickung der Samenblasenwandung tuberkulöser Art ist oder nicht, recht schwierig.

Ist die Infiltration in den Samenblasen derb und wenig druckempfindlich, zeigt sie eine knollige Form, so wird man mit der Annahme einer Tuberkulose der Samenblase selten fehl gehen. Die banalen oder gonorrhoischen Infektionen bedingen weichere, weniger knollige, auf Druck dagegen schmerzhaftere Infiltrate in den Samenblasen. Gesichert wird die Diagnose einer scheinbar isolierten Samenblasentuberkulose, wenn im Ejaculate oder im Harn, sei es durch Tierimpfung und Kultur oder durch mikroskopische Untersuchung, Tuberkelbacillen nachgewiesen werden können. Auch der positive Ausfall der Eigenharnreaktion macht einen tuberkulösen Ursprung der Samenblasenentzündung wahrscheinlich, wenn auch natürlich nicht sicher. Jedenfalls soll man nicht versuchen, durch Ausmassieren der entzündeten Samenblase und bakteriologische

Untersuchung des ausgepreßten Sekretes die Diagnose zu sichern. Denn die Massage einer tuberkulösen Samenblase brächte dem Kranken durch das mechanische Einpressen von Tuberkelbacillen in die Blut- oder Lymphbahnen die Gefahr einer Ausbreitung der Tuberkulose, gar einer Miliartuberkulose oder Meningitis.

In weit vorgeschrittenen Stadien der Samenblasentuberkulose ist meist auch die Prostata von der tuberkulösen Infektion ergriffen und es bilden sich rings um die Samenblasen, im Bindegewebe des kleinen Beckens und hoch an der Rückseite der Harnblase hinauf, ausgedehnte Infiltrate. Nicht selten ist das Rectum von einem derben Infiltrationsring umgeben und am Damme oder in der Analgegend münden tuberkulöse Fistelgänge. Dann ist natürlich nicht mehr zu erkennen, ob die Samenblasen, ob die Prostata Ausgangspunkt der Infektion waren und wieweit die Samenblasen an dem schweren Krankheitsprozesse überhaupt mitbeteiligt sind. Sie sind von den perivesiculären Schwarten derart bedeckt, daß sie nicht mehr als Einzelgebilde fühlbar sind.

Der **Verlauf** der Samenblasentuberkulose ist verschiedenartig. Das eine Mal bleibt die Tuberkulose lange Zeit auf die Samenblase beschränkt, belästigt den Kranken wenig; das andere Mal breitet sie sich rasch in den Genitalorganen aus und führt durch Miterkrankung der Prostata, der Nebenhoden, durch Bildung tuberkulöser Fisteln zu schwerem Leiden. Immer birgt, auch bei erst gutartigem Verlaufe, die Samenblasentuberkulose, wie alle genitalen Tuberkuloseherde, die große Gefahr, plötzlich zum Ausgangspunkt einer tödlichen Meningeal- oder Miliartuberkulose zu werden. Bei ungefähr einem Drittel der mit Genitaltuberkulose zur Sektion gekommenen Männer ist eine Meningeal- oder Miliartuberkulose Todesursache. Der Grund des häufigen Ausbruches einer Miliar- oder Meningealtuberkulose nach Samenblasentuberkulose liegt wohl in den engen Beziehungen der Samenblase zu dem sie umgebenden plexus venosus vesico-prostaticus.

Eine vollständige Ausheilung der Samenblasentuberkulose ist recht selten. Wohl kapseln sich die Tuberkuloseherde manchmal ein unter Schrumpfung des umliegenden Gewebes und teilweiser Verkalkung der Entzündungsherde. Aber histologisch finden sich neben diesen Heilungsprozessen doch wie in der tuberkulösen Niere fast immer noch einzelne Tuberkel und Tuberkelbacillen im Gewebe.

In der **Behandlung** der Samenblasentuberkulose sei man äußerst zurückhaltend mit lokalen Maßnahmen. Daß bei Tuberkulose eine Massage der Samenblase, die bei banalen, chronischen Entzündungen der Samenblase oft günstige Erfolge bringt, streng zu meiden ist, wurde schon wiederholt betont. Die lokalen Maßnahmen sind bei tuberkulöser Spermatocystitis zu beschränken auf warme Sitzbäder in 5—10%iger Sole und täglichen Gebrauch von Ichthyol- oder Jodkalisuppositorien. Das größte Gewicht ist auf die Allgemeinbehandlung des tuberkulösen Kranken zu legen. Auch wenn die Samenblasentuberkulose momentan wenig Beschwerden und nur geringe Störungen des Allgemeinbefindens verursacht, sind wegen der Gefahr einer Meningeal- oder Miliartuberkulose dem Kranken dringlich systematische Sonnen- und Luftkuren, große körperliche Schonung, besonders auch sexuelle, anzuraten. Die Erfolge der spezifischen Antibiotica sind noch unsicher.

Einen auffallend heilsamen Einfluß auf die Samenblasentuberkulose hat die operative Behandlung einer neben der Samenblasentuberkulose bestehenden Nieren- oder Nebenhodentuberkulose. Nach der Nephrektomie wegen einseitiger Nierentuberkulose wird oft ein rascher Rückgang des Infiltrates der tuberkulösen Samenblase beobachtet, und ganz besonders auffällig ist, wie rasch sich vielmals die Samenblasentuberkulose zurückbildet, sobald die neben ihr bestehende Nebenhodentuberkulose durch Epididymektomie oder Kastration beseitigt worden ist. Ob dabei der Wegfall eines ständig erneuten Bacillenzuflusses zu den Samenblasen diesen Heilerfolg bringt oder der Wegfall der Toxinwirkung der entfernten tuberkulösen Organe, ist noch unsicher. Die Epididymektomie mag vielleicht auch eine gewisse Ruhigstellung, wenigstens der gleichseitigen Samenblase erwirken.

Die tuberkulöse Samenblase lokal operativ anzugreifen, ist nur selten angezeigt. Es ist nicht möglich, ihre tuberkulösen Herde sauber im Gesunden zu umschneiden, wie dies bei der Tuberkulose der Niere und der Nebenhoden so oft gelingt. Deshalb ist eine tuberkulöse Infektion der wegen der tiefen Lage der Samenblase stets großen Operationswunde kaum zu vermeiden. Statt Nutzen bringt dadurch die Excision der tuberkulösen Samenblase häufiger Schaden.

Die früher zur Behandlung der Samenblasentuberkulose empfohlenen Einspritzungen von Jodoformöl oder Jodoformglycerin in den zentralen Stumpf des operativ freigelegten Vas deferens werden wenig mehr ausgeführt. Günstige Erfolge dieser Behandlungsmethode scheinen selten zu sein.

Krankheiten der Harnröhre.

A. Mißbildungen.

Mißbildungen der Harnröhre entstehen durch Störungen der embryonalen Entwicklung der Urogenitalorgane. Sie sind sehr verschiedenartig und lassen sich nur bei Berücksichtigung des normalen Entwicklungsganges der Harnröhre in ihrer Entstehung deuten. Leider sind unsere Kenntnisse über die normale *Entwicklung der Harnröhre* noch mangelhaft.

Nach der Auffassung der einen entwickelt sich die Harnröhre am analen Teile des Geschlechts- und Kloakenhöckers aus einer Rinne, die sich mit dem Wachstum des Penis verlängert und gleichzeitig auch vertieft, endlich durch Verkleben ihrer Ränder in der Medianlinie zu einer Röhre schließt. Vorderer und hinterer Teil der Harnröhre bilden sich eine Weile getrennt, verschmelzen jedoch frühzeitig miteinander.

Nach den Beobachtungen anderer bildet sich die Harnröhre nicht durch Verkleben der Ränder einer zuerst offenen, immer tiefer werdenden Hohlrinne; nach ihnen entsteht vielmehr die pars pelvina urethrae als geschlossener Kanal aus dem Sinus urogenitalis und stößt nachher in die vorerst eine solide Zellplatte darstellende pars phallica urethrae vor.

Daß außer der pars pelvina und der pars phallica noch ein dritter Teil der Harnröhre, die pars glandularis, in der Entwicklung eine gesonderte Rolle spielt, bejahen alle Forscher. Diese pars glandularis entwickelt sich aus einer rinnenförmigen Einstülpung, der sog. Urethralplatte, längs der glans penis. Bevor ihr Eichelteil gebildet ist, mündet die Harnröhre hinter der Glans auf der Unterseite des Phallus im Bereiche des sulcus coronarius aus. Mit der Bildung der pars glandularis urethrae wandert diese primitive Harnröhrenmündung infolge eines von hinten nach vorne sich vollziehenden Schlusses der Urethralrinne der Eichel allmählich vom sulcus coronarius nach der Eichelspitze zu.

I. Harnröhrendefekte und Obliterationen.

Defekte. Die *Harnröhre fehlt vollständig*, wenn die Entwicklung eines Phallus aus dem Geschlechtshöcker unterblieb. Nur ganz selten wurde an einem vollkommenen oder doch rudimentär vorhandenen Penis ein vollständiger Mangel der Harnröhre beobachtet.

Teilweise Defekte der Harnröhre entstehen durch Entwicklungshemmungen, die auf den einen oder anderen Harnröhrenteil beschränkt sind. Solche Teildefekte treffen am häufigsten die pars glandularis urethrae. Schließt sich bei der männlichen Frucht an der erst normal sich entwickelten Harnröhre das im Bereiche des sulcus coronarius gelegene primitive ostium urogenitale, ohne daß sich gleichzeitig der glanduläre Harnröhrenteil aus der Urethralplatte entwickelt, so endigt die Harnröhre blind hinter oder in der Eichel *(atresia urethrae)*. Der Meatus kann dabei durch eine seichte Einsenkung angedeutet sein.

Obliterationen der Harnröhre können bei beiden Geschlechtern dadurch entstehen, daß die Wandung der normal angelegten Harnröhre, sei es in ganzer Ausdehnung, sei es nur in einzelnen ihrer Teile, verklebt. Die Lichtung der

Harnröhre kann auch an einigen Stellen fehlen infolge Ausbleibens der Vereinigung einzelner Harnröhrenteile unter sich. Alle derartigen Formen von Mißbildung der Harnröhre sind sehr selten. Nur die Verklebung der Harnröhre am Meatus ist verhältnismäßig häufig.

Sowohl bei den Defekten, als auch bei totaler oder teilweiser Obliteration der Harnröhre ist der Harnabfluß auf natürlichem Wege unmöglich. Ist jeglicher Harnabfluß aus der Blase verhindert, so tötet eine solche Mißbildung den Fetus schon intrauterin oder bald nach der Geburt. Fließt aber der Blasenurin statt durch die Urethra durch den offen gebliebenen Urachus oder, was auch beobachtet wurde, durch einen ins Rectum mündenden Fistelgang ab, so bleiben die derart mißbildeten Kinder wenigstens einige Zeit lebensfähig.

Die Mißbildung macht sich klinisch sogleich nach der Geburt durch ein vollständiges Fehlen der Harnentleerung oder durch ein Abgehen von Harn auf abnormen Wegen bemerkbar.

Therapie. Ist beim Neugeborenen bloß der Meatus durch Verklebung stark verengt, so bläht sich bei jedem Versuch zur Miktion an der Harnröhrenmündung ein prall gespanntes, mehr oder weniger dünnes Häutchen vor, durch welches der gestaute Urin durchschimmert. Eine kleine Incision beseitigt das Hindernis des Harnstromes dauernd. Fehlt die Eichelharnröhre oder ist sie streckenweise obliteriert, so muß sofort nach der Geburt hinter der Eichel auf die dort prall gefüllte, blind endende Harnröhre eingeschnitten und dadurch der freie Harnabfluß gesichert werden. Später muß die Urethra mit einem der bei der Hypospadie beschriebenen Verfahren vorgelagert werden.

Weiter hinten gelegene Obliterationen oder Defekte der Harnröhre lassen sich, wenn sie auf kleine Strecken begrenzt sind, durch Resektion der undurchgängigen Partie und Nahtvereinigung der beiden offenen Harnröhrenenden beheben. Tunnellierungsversuche mit Metallsonden sind ein blindes und gefährliches Verfahren. Ist die Verschlußstelle oder der Defekt der Harnröhre lang, so mag zu deren Ersatz bei größeren Kindern die Einpflanzung einer dem Kranken entnommenen Vene oder der Appendix versucht werden. Bessere Ergebnisse als diese Transplantationen geben örtliche Hautlappenplastiken.

II. Angeborene Verengerungen.

Angeborene Verengerungen der Harnröhre kommen ausschließlich beim männlichen Geschlechte vor; sie sind ring- oder faltenförmig. Sie bilden sich vorzugsweise an drei Stellen:

1. am Meatus,
2. am Übergange des Eichelteiles in den kavernösen Teil der Harnröhre,
3. in der hinteren Harnröhre im Gebiete des Samenhügels.

Die *angeborene Verengerung der Harnröhrenmündung* ist recht häufig; sie muß möglichst frühzeitig durch Meatotomie beseitigt werden, da sie den Harnabfluß stark hemmt.

Mit einem kleinen Messer wird die Öffnung gegen das Frenulum hin genau im Verlaufe der medianen Raphe geschlitzt. Die entstandene Wundfläche wird durch Vornähen der Urethralschleimhaut an den Eichelwundrand gedeckt.

Die seltenen *angeborenen Strikturen der hinteren Harnröhre* entstehen durch ungewöhnlich starke Ausbildung von Falten, die bei männlichen Säuglingen in der Harnröhre immer vorhanden sind. Vor allem die beiden vom Vorderende des Samenhügels seitlich auslaufenden Schleimhautfalten entwickeln sich oft zu stark und werden durch den Harnstrom, dem sie entgegenstehen, allmählich immer tiefer ausgebuchtet, bis sie schließlich, in ihrer Form den Semilunarklappen des Herzens ähnlich, ventilartig den Durchstrom des Urins hochgradig behindern.

Die angeborenen Verengerungen machen dieselben klinischen Erscheinungen wie die erworbenen. Am auffälligsten sind die *Störungen der Harnentleerung* und die damit verbundenen *Stauungserscheinungen* in den *oberen Harnwegen.*

Die *Unterscheidung* einer angeborenen von einer erworbenen Striktur wird manchmal durch die Anamnese ermöglicht. Es ist aber zu beachten, daß die angeborenen Strikturen nicht selten während der Kinderjahre gar *keine* Beschwerden verursachen und erst beim Erwachsenen eine Behinderung der Urinentleerung bedingen. In solchen Fällen möchte die Anamnese das Leiden als neu erworben erscheinen lassen. Es wird aber die Faltenform der Striktur, die schon bei der Untersuchung mit der geknöpften Sonde, mehr noch bei der endoskopischen Betrachtung auffällt, den kongenitalen Ursprung der Verengerung beweisen. Auch die Lokalisation der Verengerung macht oft auf deren kongenitalen Ursprung aufmerksam. Eine im Gebiete des Colliculus seminalis beobachtete Striktur ist, wenn nicht Tuberkulose vorliegt, angeboren. Denn andere Strikturen finden sich an dieser Stelle nie. Die angeborene Verengerung der Harnröhre führt viel rascher als die später erworbene durch Harnstauung zu hydronephrotischen Schrumpfungsprozessen in den Nieren, da die kindliche Blase mit ihrer noch schwachen Muskulatur nicht so lange wie die kräftige Blase des Erwachsenen gegen das Harnröhrenhindernis anzukämpfen vermag. Es muß deshalb die *Behandlung angeborener Strikturen möglichst frühzeitig* einsetzen. Sie wird nach den gleichen Grundsätzen durchgeführt wie die Therapie der erworbenen Strikturen. Fast immer wird durch eine allmähliche Dilatation Harnabfluß frei. Sehr häufig hat aber die angeborene Harnröhrenverengerung schon zur Zeit der Geburt schwere hydronephrotische Veränderungen erzeugt, so daß auch eine frühe Behandlung deshalb zu spät kommt. Viele der Säuglinge mit angeborener Harnröhrenverengerung sterben frühzeitig urämisch.

III. Divertikel.

Sackförmige Ausbuchtungen der Harnröhrenwand, die entweder nur durch einen dünnen Hals oder aber breit mit der Harnröhrenlichtung in Verbindung stehen, treten bei beiden Geschlechtern *als erworbenes oder als angeborenes Leiden* auf. Ob das Divertikel angeboren oder erworben ist, läßt sich im Einzelfalle klinisch nicht entscheiden. Auch anatomisch bestehen keine feststehenden Merkmale zwischen den beiden Formen. Das zuverlässigste Unterscheidungszeichen ist, daß in der Regel erworbene Divertikel mit einem mehrschichtigen Epithel, dessen Bau der Epidermis entspricht, ausgekleidet sind, während die angeborenen ein der Urethralschleimhaut entsprechendes Epithel haben. Charakteristisch für alle Divertikel der Harnröhre ist das Fehlen spongiösen Gewebes in ihrer bindegewebigen Wand.

Die *Entstehungsweise* der *angeborenen* Divertikel ist noch unklar; sicher ist, daß in der Fetalzeit gebildete, oft erst sehr kleine Divertikel durch den stets sich wiederholenden Druck des Harnstromes gedehnt werden und an Größe beständig zunehmen.

Die *erworbenen* Divertikel bilden sich nach engumschriebener, traumatischer oder entzündlicher Schädigung der Urethralwand. Die in ihrer Widerstandsfähigkeit verminderte Wandstelle dehnt sich unter dem Drucke des Harnstrahles allmählich sackförmig aus.

Der *Sitz* der Divertikel ist bei beiden Geschlechtern meist an der Unterseite der Harnröhre, häufiger vorne als hinten. Die Säcke bilden an der Harnröhre von außen sichtbare, mehr oder weniger stark vorragende, weiche Vorwölbungen, die an Größe und Spannung bei der Miktion zu-, nach der Miktion wieder abnehmen. Ein Fingerdruck bringt sie fast ganz zum Verschwinden, während gleichzeitig Urin durch die Harnröhre abfließt. Die Divertikel belästigen den Kranken am meisten durch ein je nach ihrer Größe mehr oder weniger lange dauerndes Nachträufeln nach der Miktion. Der Urinstrahl ist meist schwach, besonders im Beginne der Miktion; erst nach praller Füllung des Divertikels wird der Strahl stärker. Die Stagnation von Urin im Divertikelsack gibt dort oft Anlaß zur Bildung von Harnröhrensteinen und zur Harninfektion mit phlegmonösen Prozessen in der Divertikelwand. Durch Harnstauung und durch Infektion gefährden die Harnröhrendivertikel das Leben der Kranken. Sie sollen deshalb möglichst frühzeitig durch Excision der Tasche oder durch Resektion der Urethra mit Naht von End zu End beseitigt werden. Eine Ableitung des Blasenharns durch den hohen Blasenschnitt oder durch eine perineale Urethrotomie sichert die glatte Heilung der Operationswunde.

IV. Doppelbildungen.

Doppelbildungen der Harnröhre kommen fast ausschließlich beim männlichen Geschlechte vor, auch dort außerordentlich selten. Es kann die Harnröhre in ihrer ganzen Länge von der Eichel bis zur Blase gedoppelt sein, mit oder ohne gleichzeitige Doppelbildung des Penis. In der Regel verläuft die überzählige Harnröhre von der Eichel nur bis zur Symphyse, endet dort blind oder mündet in die andere Harnröhre ein. Die akzessorische Harnröhre liegt meist dorsalwärts von der normalen, viel seltener seitlich oder unterhalb. Es entleert sich durch sie, je nach den anatomischen Verhältnissen, nur Schleim oder auch Urin. Oft ist der Abfluß aus ihr so gering, daß die Doppelbildung vom Kranken erst in vorgerückten Jahren, z. B. bei Anlaß einer gonorrhoischen Erkrankung beachtet wird. Bei genauer Untersuchung ist sie natürlich schon beim Kinde nachweisbar und leicht von den viel häufiger vorkommenden, sog. paraurethralen Gängen zu unterscheiden. Die letzteren sind meist nur feine Gänge, welche im Gegensatz zu der von kavernösem Gewebe umgebenen gedoppelten Harnröhre keine eigene Spongiosa aufweisen.

Die Doppelung der Harnröhre macht in der Regel nur bei gonorrhoischer Infektion eine Behandlung nötig. Am besten ist es, die überzählige Harnröhre zu excidieren oder, wenn dies technisch zu schwierig ist, in ganzer Länge mit dem elektrischen Messer zu spalten und danach ihre Schleimhaut zu zerstören.

V. Hypospadie.

Als Hypospadie wird eine Mißbildung bezeichnet, bei der die Harnröhrenmündung statt an der Spitze der Eichel irgendwo an der ventralen Seite des Penis sitzt. Diese Mißbildung ist beim männlichen Geschlechte recht häufig. Auch wenn nur ihre ausgesprochenen Grade mitgezählt werden, so kommt sie auf ungefähr 350 männliche Individuen 1mal vor. Beim weiblichen Geschlechte ist sie wesentlich seltener.

Es werden je nach der Lage der abnormen Harnröhrenmündung beim männlichen Geschlechte vier Formen der Hypospadie unterschieden:

1. Die hypospadia glandularis, 2. die hypospadia penis, 3. die hypospadia scrotalis, 4. die hypospadia perinealis.

Bei der *Eichelhypospadie* liegt die Ausmündung der Harnröhre statt an der Spitze unten an der Eichel oder gar hinten im Sulcus coronarius (Abb. 207). Das Frenulum fehlt dabei meist mehr oder weniger vollständig. Die Andeutung eines normalen Meatus ist an der Spitze der Eichel oder wenig unter ihr in einer seichten, runden oder schlitzförmigen Einsenkung, oder in einem ganz kurzen,

blind endenden Gang zu sehen. Die hypospadische Mündung ist meist recht
eng, nur selten abnorm weit. Sie ist von narbig glänzenden Hautfalten umgeben.
In ihnen münden hinten geschlossene, kurze Kanälchen, die bei flüchtiger Betrachtung das Bestehen mehrerer Harnröhrenmündungen vortäuschen. Die Vorhaut, statt die Eichel zu umhüllen, fehlt auf deren Unterseite und bildet dorsal
einen schürzenförmigen, etwas wulstigen Hautlappen. Die Eichel ist in der
Regel nach unten geknickt. Der Penisschaft ist sehr oft durch Krümmungen
oder Drehungen verformt und zudem etwas atrophisch. Eine Streckung der
Eichel während der Erektion ist durch Hautverwachsungen zwischen der Unterseite des Penis und der Glans behindert. Diese Verwachsungen sind oft breit,
andere Male bilden sie in der Raphe nur eine feine sagittale Falte.

Bei der *hypospadia penis*, die seltener als die Eichelhypospadie ist, liegt die
Mündung der Harnröhre an der Unterseite des Penis zwischen Eichel und
Scrotum. Es läuft von dieser Mündung nach der Eichel
hin eine seichte, allmählich sich verlierende Rinne, auf welche
die Urethralschleimhaut eine Strecke weit übergreift. Ab und
zu läuft von der hypospadischen Öffnung aus nach vorne
gegen die Eichel zu ein blind endender Kanal, die Fortsetzung der mißbildeten Harnröhre. Die Spongiosa der Urethralwand fehlt in der Umgebung der abnormen Harnröhrenmündung; sie ist erst mehrere Millimeter weiter hinten in
normaler Weise entwickelt. Die Mündungslippen der hypospadischen Harnröhre sind deshalb sehr dünn, nur aus Haut
und Schleimhaut gebildet. Die Eichel ist ungefähr gleich
mißgeformt, wie bei der Eichelhypospadie. Der Penis ist klein
und durch straffe, nach dem Scrotum ziehende Hautfalten
stark nach unten geknickt. Er verkümmert um so mehr, je
länger die Mißbildung unkorrigiert fortbesteht; seine corpora cavernosa werden narbig, wenn die Fixationsstränge
an seiner Unterseite nicht in früher Jugend durchtrennt
werden.

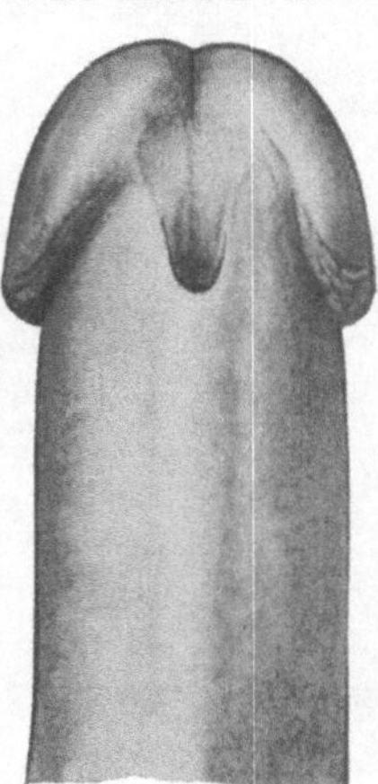

Abb. 207. Hypospadia
glandularis.

Bei der *hypospadia scrotalis*, sowie auch bei der *hypospadia perinealis*,
den seltensten Formen der Mißbildung, ist der Scrotalsack breit gespalten.
Die meist sehr weite, trichterförmige Harnröhrenmündung liegt in der Scrotal-
furche oder am Damme. Der Penis ist dabei hochgradig rudimentär, nicht viel
größer als eine Klitoris. Er sieht einer solchen um so ähnlicher, als ihn ein sehr
schwach entwickeltes Praeputium nur auf seiner oberen Seite umgibt. Dies
und die Teilung des Scrotums, wodurch äußere Schamlippen vorgetäuscht
werden, lassen das Geschlecht des mißbildeten Kindes, ja selbst des Erwachsenen
(Abb. 208 und 209) oft fraglich erscheinen (Pseudohermaphroditismus).

Beim *weiblichen Geschlechte* ist die Hypospadie sehr selten. Die untere Wand
der Harnröhre ist in wechselnder Ausdehnung gespalten, so daß die Urethra
in ihrem vorderen Teile nur eine nach unten offene Hohlrinne bildet. Die Klitoris
ist größer als normal, die Vaginalöffnung verlagert, das Hymen am oberen Rande
eingekerbt oder ganz gespalten.

Pathogenese. Die verschiedenen Formen der Hypospadie sind nicht alle
desselben Ursprungs. Nach den Forschungen von FELIX handelt es sich bei
der Eichelhypospadie um eine einfache Entwicklungshemmung. Es fehlt die
Bildung der pars glandularis urethrae und das primitive ostium urogenitale
bleibt offen. Die Penis-, die Scrotal- und die Perinealhypospadie stellen dagegen
eine hermaphroditische Erscheinung dar. Sie entstehen durch eine Weiterentwicklung des sinus urogenitalis im weiblichen Sinne. Bei ihnen rückt

abweichend von der normalen Entwicklung des männlichen Feten, die Urogenital-
öffnung immer mehr vom sulcus coronarius ab und nähert sich, ähnlich wie bei
weiblichen Feten, der Analöffnung.

Die **Symptome** der leichtesten Form der Hypospadie, der hypospadia glandularis, sind wenig auffällig und werden von den Kranken kaum beachtet. Sie
treten nur stärker in Erscheinung, wenn der abnorm gelegene Meatus sehr eng
ist und dadurch die *Harnentleerung hemmt.* Es stellen sich dann dieselben
klinischen Erscheinungen ein, wie bei jeder erheblichen Verengerung der Harnröhre: mühsame Entleerung des Urins, feiner Strahl, häufiges Harnbedürfnis,
schließlich incontinentia paradoxa, anfallsweise auch vollständige Harnver-

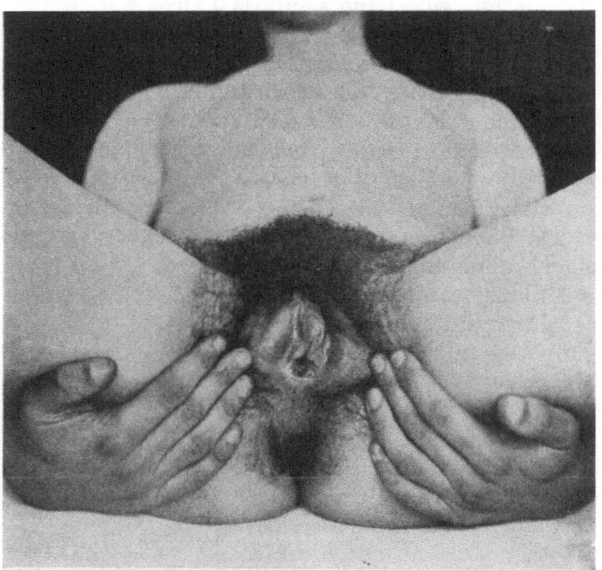

Abb. 208. Perineale Hypospadie bei männlichem Individuum.

haltung. Bei der hypo-
spadia penis oder scrota-
lis sind solche Hemmun-
gen des Harnabflusses
selten, da bei ihnen die
Ausmündung der Harn-
röhre meist weit ist.
Durch alle Arten der Hy-
pospadie wird der Harn-
strahl in seiner Richtnng
verändert, am geringsten
durch die hypospadia
glandularis. Bei ihr wird
er so wenig nach unten
und seitwärts abgebogen,
daß die Kranken auch
stehend urinieren können,
ohne sich zu nässen. Bei
der hypospadia peno-
scrotalis, mehr noch bei
der hypospadia perinealis,
sind die Kranken dagegen
wegen der starken wink-

ligen Abknickung des Harnstrahles genötigt, in hockender Stellung zu urinieren.

Die *Kohabitation* ist bei den leichten Formen der Mißbildung nicht behindert;
bei den schwereren Formen wird sie häufig durch die mit der Mißbildung verbundene Verkümmerung des Penis unmöglich oder durch die Knickung der Glans
und die Verformung des Penis doch sehr erschwert. Die *Zeugungsfähigkeit* ist durch
die veränderte Lage und Richtung der Urethralmündung oft beeinträchtigt, und
zwar um so mehr, je weiter rückwärts am Penis die Urethralmündung liegt.

Die **Behandlung** braucht bei den leichteren Graden der Hypospadie nur die
Störungen des Harnabflusses zu beseitigen. Bei den schweren Formen der
männlichen Hypospadie dagegen besteht außerdem die Aufgabe, dem Mißbildeten seine durch die Verformung des Penis behinderte Kohabitations- und
Zeugungsfähigkeit zu verbessern.

Bei der hypospadia glandularis, bei der die Harnröhrenmündung noch in
der Glans liegt, ist meist nur eine Spaltung der fast immer stark verengten
Urethralmündung nötig, sowie ein Vornähen der Urethralschleimhaut an den
äußeren Wundrand, um eine narbige Verengerung der geweiteten Mündung
dauernd zu vermeiden. Liegt die hypospadische Harnröhrenmündung in der
Eichelrinne oder vorne im Penis, so wird sie am besten und leichtesten nach der
Methode BECK-v. HACKER vorgelagert.

Es wird die hypospadische Mündung der Harnröhre kreisförmig umschnitten und hinter ihr die Haut längs der Urethra median bis nahe an das Scrotum hinan gespalten. Darauf wird die Harnröhre mitsamt ihrem Schwellkörper vorsichtig von den anliegenden Schwellkörpern des Penis so weit losgetrennt, bis sie ohne erheblichen Zug derart gestreckt werden kann, daß ihre äußere Mündung auf die Höhe der Eichelspitze zu liegen kommt. Mit einem feinen Messer wird nun die Eichel von hinten nach vorne bis zur Eichelspitze durchspießt und durch diesen geschaffenen Tunnel der freipräparierte Urethralschlauch durchgezogen, seine Mündung vorne an der Eichelspitze mit einigen Knopfnähten befestigt. Es ist sorgfältig darauf zu achten, die Urethra bei ihrer Präparation nirgends zu verletzen und die neue äußere Mündung weit genug zu gestalten.

Diese Operation erlaubt die hypospadische Mündung höchstens um 2 cm vorzulagern. Für die Fälle, in denen die Mündung hinter der Mitte der pars pendula penis liegt, ist sie deshalb nicht mehr brauchbar. Es wäre ein zu starker Zug an der Harnröhre zur Vorlagerung der Mündung nötig. Bei diesen hochgradigen Formen der Hypospadie ist der Penis meist so stark nach unten geknickt, daß nicht nur die Harnröhrenmündung vorgelagert, sondern auch die Form des Penis verbessert werden muß. Dies läßt sich nicht mit einem einzigen Eingriff errei-

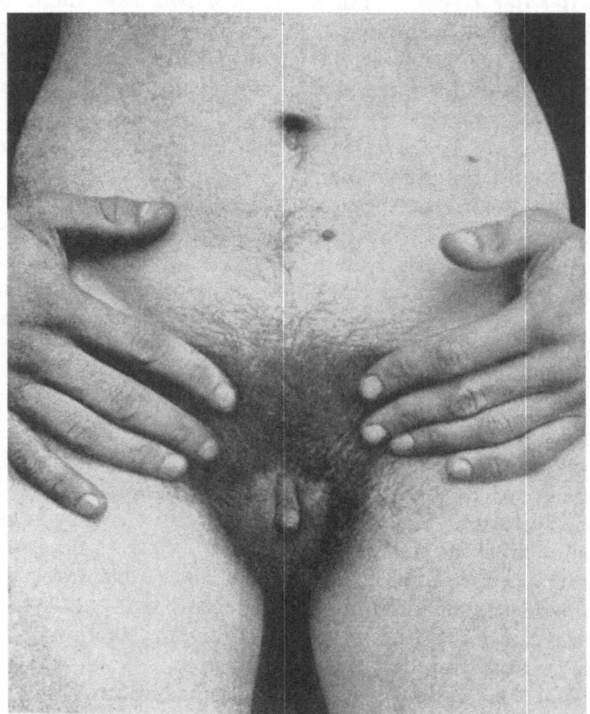

Abb. 209. Derselbe männliche Hypospadias ohne Spreizung des gespaltenen Scrotums.

chen; zwei, oft sogar drei Operationen sind dazu nötig. Erst wird das Glied aufgerichtet und verlängert, sei es durch einen bis tief in die corpora cavernosa penis reichenden Querschnitt mit Naht seiner Ränder in der Längsrichtung, oder in schwereren Fällen durch eine Lappenplastik (Durchziehen des an seiner Unterfläche freipräparierten Penis unter einer quer über der Symphyse gebildeten Hautbrücke). In einer zweiten Sitzung wird das fehlende vordere Harnröhrenstück entweder durch eine Lappenplastik nach Duplay oder nach Ombrédanne gebildet oder aber durch eine freie Transplantation röhrenförmiger Gebilde, wie z. B. eines Venenstückes, der Appendix oder eines gerollten Hautlappens. Eine Ableitung des Harns durch eine suprapubische oder perineale Drainage ist zum Gelingen dieser Operationen nötig.

Diese Eingriffe werden am besten in sehr jugendlichem Alter vorgenommen. Der mißbildete Penis entwickelt sich um so besser, je früher die Plastik an ihm vorgenommen wird. Zudem stören im Kindesalter die Erektionen noch nicht so häufig die Wundheilung wie später. Die einfachen plastischen Operationen, wie die Vorlagerung der Harnröhre nach Beck-v. Hacker, sollen deshalb schon im 4.—5. Lebensjahre, die größeren Eingriffe mit Lappenbildung oder Transplantation im 6.—9. Lebensjahre vorgenommen werden.

VI. Epispadie.

Als Epispadie wird die Ausmündung der Harnröhre auf dem Dorsum des Penis bezeichnet. Diese Mißbildung entsteht durch Verlagerung der pars phallica von dem analen gegen den oralen Teil des Kloakenhöckers (FELIX). Es sind drei Grade zu unterscheiden: 1. Die epispadia glandis, 2. die epispadia penis, 3. die epispadia scrotalis.

Bei der *scrotalen* Form der *Epispadie* ist nicht nur die Harnröhre in ihrer ganzen Länge gespalten und liegt als offene Rinne auf dem Rücken des Penis, sondern fast immer ist gleichzeitig außer dem Beckenring auch die Blase vorne gespalten und drängt mit ihrer Hinterwand durch die Spalte vor (ectopia vesicae).

Bei der *epispadia penis* ist die Blase normal gebildet, aber an der Symphyse sind die Schambeinäste oft nicht vollständig vereinigt. Die Harnröhre mündet auf dem Dorsum des Penis, und zwar meist näher der Symphyse als der Eichel. Die Mündung ist häufig viel weiter als normal, trichterförmig und an ihrem hinteren Rande von einer Hautfalte überdeckt. Von ihr aus zieht eine flache, mit blasser Schleimhaut ausgekleidete Rinne nach vorne gegen die Eichel hin. Diese Rinne vertieft sich manchmal bedeutend im Bereiche der Eichel und teilt diese bis zur Spitze in zwei Hälften, die nur an der Unterseite durch eine verhältnismäßig dünne Gewebebrücke verbunden sind. Andere Male bleibt die dorsale Rinne auch auf der Eichel flach und erreicht deren Spitze nicht. Die Eichel erscheint dann nicht gespalten, sondern nur leicht abgeflacht. Die Vorhaut ist dorsalwärts gespalten und hängt beiderseits der Eichel schürzenförmig auf das Scrotum hinab. Der Penis ist bei der Epispadie immer klein und verformt; seine Schwellkörper sind oft verkümmert. Das corpus cavernosum urethrae liegt bald auf, bald zwischen ihnen; es ist nur bis zur Mündung der Harnröhre entwickelt und fehlt peripherwärts von dieser. Neben der Anomalie der Harnröhre besteht oft auch eine doppel-, seltener nur einseitige retentio testis, verbunden mit Atrophie der Testikel, nicht selten auch mit Atrophie der Prostata.

Die *epispadia glandis* ist im Gegensatze zu der entsprechenden Form der Hypospadie sehr selten. Bei ihr ist der Penis meist fast normal, nur etwas kurz geformt. Die Harnröhre mündet schlitzförmig auf dem Dorsum der Glans oder im Sulcus coronarius, und von ihr verläuft eine Schleimhautrinne nach der Eichelspitze hin. Die Vorhaut umgibt die Glans in normaler Weise.

Bei der *Epispadie des Weibes* verläuft entweder die ganze Harnröhre oder doch ihr vorderer Teil als kranialwärts offene Rinne *oberhalb* der Klitoris. Die Klitoris selbst ist gespalten; die obere Commissur der Labien fehlt. Je nach der Ausdehnung der Spaltbildung sind zu unterscheiden:

1. Die klitorische Epispadie, wobei nur der vorderste Teil der oberen Harnröhrenwand gespalten ist,

2. die subsymphysäre Epispadie, bei der die Spaltung bis unter die Symphyse reicht;

3. die totale Epispadie, bei der die Harnröhre bis in die Blase hinein eine nach oben offene Rinne bildet.

Symptome. Die leichteren Formen der Epispadie belästigen die Kranken nur durch die ungewöhnliche Richtung des Harnstrahles. Bei jeder Miktion werden die Genitalien und die Kleider benäßt. Viel beschwerlicher sind die hochgradigen Formen der Epispadie. Bei ihnen besteht infolge der Spaltung des Harnröhrenschließmuskelringes eine dauernde Inkontinenz. Bei hochgradiger Epispadie wird zudem beim Manne die Kohabitationsfähigkeit in Frage gestellt, jedenfalls die Zeugung meist verunmöglicht. Wie die Hypospadie, so führt auch die Epispadie bei männlichen Früchten zu Geschlechtsverwechslungen, besonders wenn sie von Kryptorchismus begleitet ist.

Behandlung. Bei der männlichen Epispadie muß erst der Penis geformt, nachher die Harnröhre gebildet werden. Der oft sehr kleine, nach aufwärts verbogene Penis wird am besten durch einen queren Schnitt von der Symphyse losgelöst, der Querschnitt in der Längsrichtung vernäht und dadurch das Glied verlängert.

Die fehlende Harnröhre kann gebildet werden, entweder durch eine *Lappenplastik*, oder durch Dehnung und *Vorlagerung* des vorhandenen zentralen Harnröhrenteils. Auch durch *Transplantation* eines Venenstückes oder der Appendix kann das fehlende Harnröhrenstück ersetzt werden. Die totale Epispadie, die immer mit einer Blasenspalte verbunden ist, muß mit den bei der Blasenektopie gebräuchlichen Methoden behandelt werden.

Bei der Epispadie des weiblichen Geschlechtes muß vor allem versucht werden, die begleitende incontinentia urinae zu beseitigen. Dies ist am ehesten erreichbar durch Verengerung des vorhandenen hinteren Harnröhrenteiles mit Bildung einer engen hinteren Blasenmündung nach breiter Freilegung der oberen Harnröhrenseite bis an oder in die Blase hinein. Es wurde der fehlende Blasenschluß wiederholt auch geschaffen durch eine Umschlingung des Blasenausganges mit den musculi pyramidales. Das fehlende vordere Harnröhrenstück kann auch beim weiblichen Epispadias durch Lappenplastik gebildet werden.

Der geeignete Zeitpunkt zur Vornahme aller dieser Operationen, die fast immer in mehreren, über Monate hin verteilten Akten ausgeführt werden müssen, ist das 6.—8. Lebensjahr.

B. Verletzungen der Harnröhre.

Verletzungen der Harnröhre können von außen und von innen zustande kommen, von außen durch stumpfe oder durch scharfe Gewalt, von innen durch Katheter, Fremdkörper, Harnsteine usw. Die weibliche Harnröhre wird wegen ihrer anatomischen Beschaffenheit und ihrer geschützten Lage selten verletzt, am ehesten durch Geburts- oder Operationstraumen. Beim Mann dagegen sind die Verletzungen der Urethra recht häufig.

I. Verletzungen von außen her.

Es handelt sich entweder um a) *Schnitt-*, *Biß-*, *Stich-* oder *Schußwunden*, oder um b) die viel häufigeren Verletzungen durch *stumpfe Gewalt.*

a) Schußverletzungen können alle Teile der Harnröhre treffen; Stichwunden gewöhnlich verursacht durch Fall auf spitze Gegenstände (Pfählungsverletzungen), werden am häufigsten an der pars fixa der Harnröhre beobachtet, Biß- und Schnittwunden fast ausschließlich an der pars pendula.

b) Durch stumpfe äußere Gewalt wird nur selten die pars pendula der Urethra zerrissen, am leichtesten bei erigiertem Penis, weil in diesem Zustande die Harnröhre der einwirkenden Gewalt weniger ausweicht als bei schlaffem Gliede. Der unbewegliche Teil der Harnröhre wird dagegen sehr häufig durch stumpfe Gewalt verletzt, durch direkten Schlag oder Tritt auf den Damm oder durch Fall rittlings auf einen schmalen, harten Gegenstand (Leitersprosse, Baumast usw.). Meistens ist die pars bulbosa oder membranacea der geschädigte Teil; der Harnröhrenriß entsteht dabei durch Anpressen der Harnröhrenwand gegen den einen oder anderen Schambeinast oder auch gegen den an der Durchtrittstelle der Urethra scharfen Rand des trigonum urogenitale. Auch die pars membranacea kann auf diese Weise zerrissen werden, besonders wenn die Gewalt von hinten unten einwirkt. Öfter wird dieser Teil der Harnröhre indirekt durch die äußere Gewalt verletzt. So z. B. wird, wenn durch äußere Gewalt das Becken bricht, die Harnröhre durch den gebrochenen Knochen zerrissen oder von ihm durchspießt. Selten führt die bloße Symphysenluxation ohne Knochenbruch zum Risse der Harnröhre. Je nach Art und Stärke der Gewalteinwirkung werden nur einzelne oder alle Schichten der Urethralwand durchtrennt, und zwar bald im ganzen, bald nur in beschränktem Umkreise der Röhre. Der zerreißlichste Teil der Urethralwand ist die Spongiosa. Bei geringer Gewalteinwirkung kann sie allein reißen. Dadurch entsteht eine sowohl gegen die Harnröhre, wie nach außen abgeschlossene, mit Blut gefüllte Wundhöhle *(interstitielle Ruptur)*. Meist aber reißt mit der Spongiosa auch die wenig widerstandsfähige Mucosa. Die Wundhöhle wird dem Eindringen des Urins geöffnet. Bei noch stärkerer Gewalteinwirkung reißt auch die Albuginea, das zäheste Gewebe der Urethralwand.

Die Schuß- und Stichwunden sind fast immer mit einer mehr oder weniger klaffenden Hautwunde verbunden, durch welche Urin und Wundsekret abfließen. Bei den Harnröhrenverletzungen durch stumpfe Gewalt ist dagegen die überliegende Haut nur selten durchtrennt. Der in die Harnröhrenwunde eindringende Urin findet deshalb bei ihnen keinen Abfluß nach außen. Wird die Harnröhre vollständig quer durchtrennt, so weichen die beiden Harnröhrenstümpfe weit auseinander. Glücklicherweise ist dies selten; meist werden durch eine an der oberen, seltener an der unteren Wand erhaltene Gewebebrücke die beiden Stümpfe zusammengehalten.

Die **Symptome** der Harnröhrenverletzungen sind *Schmerz*, *Blutung* aus der Harnröhre, *Behinderung der Harnentleerung*, *Weichteilschwellung* im Bereiche der Verletzung, oft rasch gefolgt von *Harninfiltration*. Je nach der Schwere und dem Orte der Verletzung treten die einzelnen dieser Symptome bald stärker, bald weniger stark in Erscheinung.

Die *Blutung* kann nach stumpfer, selbst starker Gewalteinwirkung und bei ausgedehnter Zerreißung der Harnröhre ganz fehlen oder doch erst nach dem Versuche zum Urinieren oder nach instrumenteller Untersuchung der Harnröhre auftreten. Nur bei Biß-, Schuß-, Stich- oder Schnittwunden fehlt sie nie; sie ist bei Schnittwunden, besonders den querverlaufenden, meist sogar recht stark. Sie erfolgt nicht nur durch die Harnröhrenmündung, wie bei den Verletzungen durch stumpfe Gewalt, sondern natürlich auch durch die äußere Hautwunde. Schußverletzungen der Harnröhre erzeugen zudem oft einen erheblichen Substanzverlust der Harnröhre, vorzugsweise an ihrer unteren Wand.

Die *Weichteilschwellung* im Bereiche der Verletzung ist bei den Biß-, Stich-, Schuß- und Schnittwunden gering, da das Blut und der in die Wunde dringende Urin ziemlich frei nach außen abfließen. Bei Zerreißung der Harnröhre durch stumpfe Gewalt, welche die Haut fast nie durchtrennt, wird die Weichteilschwellung infolge des *periurethralen Hämatoms* und der bald nachfolgenden *Urininfiltration* erheblich.

Die nach den Verletzungen der Harnröhre selten fehlende *Behinderung der Miktion* dauert kurz, wenn die Schleimhaut der Harnröhre nicht auf große Strecken eingerissen ist. Der Urinabfluß wird wieder frei, sowie der Druck des periurethralen Hämatoms schwindet. Ist aber der Riß der Schleimhaut tief und ausgedehnt oder ist gar die Harnröhrenwand im ganzen Umkreise quer durchtrennt, so bleibt dem Urin der natürliche Abflußweg dauernd verlegt, wenn er nicht operativ freigemacht wird. Bei jedem Miktionsversuche wird Urin durch den Harnröhrenriß in das periurethrale Gewebe gepreßt. Findet er dort nicht durch eine offene Wunde freien Ausfluß, so bildet sich eine rasch zunehmende Harninfiltration. Wenn auch der infiltrierende Urin erst keimfrei war, so wird er doch bald infiziert, entweder aus der nie keimfreien vorderen Harnröhre oder von außen her durch eine Hautwunde. Der Harninfiltration folgt deshalb fast immer eine *Harnphlegmone* mit Verjauchung des Blut- und Urinergusses, Gangrän der infiltrierten Gewebe, begleitet von schweren *septischen Allgemeinerscheinungen*. Nur wenn frühzeitig durch breit klaffende Einschnitte dem Urin und Wundsekret Abfluß nach außen gesichert wird, ist eine Rettung des Kranken möglich. Selten bringt ein spontaner Durchbruch der Harnphlegmone nach außen Selbstheilung, zudem nur mit Bildung einer Harnfistel.

Die **Prognose** jeder Harnröhrenverletzung ist ernst wegen der Gefahr der Harninfiltration. Die früher sehr große Sterblichkeit ist allerdings durch eine aktivere Behandlung der Verletzten vermindert worden; sie ist aber immer noch recht erheblich. Die Harnröhrenverletzung hinterläßt selbst bei günstigem Heilungsverlaufe fast immer eine derbe Striktur.

Diagnose. Eine Verletzung der Harnröhre wird kaum je übersehen. Sie wird zu offenkundig durch die Blutung aus der Harnröhre. Fehlt diese Blutung nach außen, wie z. B. bei Verletzungen der hinteren Harnröhre, so weist doch die dem Unfall folgende Behinderung der Harnentleerung deutlich genug auf eine Verletzung der Harnröhre hin. Ihr Nachweis durch den Katheter ist nicht nötig. Der Ort der Verletzung ist bei offenen Verletzungen durch die äußere Wunde bestimmt, bei subcutanen Verletzungen durch das periurethrale Hämatom und die Harninfiltration, erkennbar an der blauroten Hautverfärbung und der Schwellung der Weichteile. Ist die pars pendula verletzt, so sind Verfärbung und Schwellung meist auf die Unterseite des Penis oder auf das Scrotum beschränkt. Bei Verletzungen der pars fixa sind sie auf den Damm ausgedehnt, sowie auch auf die angrenzenden Partien der Oberschenkel, wo sie sich oft schmetterlingsflügelartig ausdehnen. Nach hinten schneiden Schwellung und Verfärbung ziemlich scharf vor dem Anus ab. Eine weitere Ausdehnung der Blut- und Harninfiltrate ist dort durch das trigonum urogenitale verhindert. Die Verletzungen der hinteren Harnröhre bedingen außer einer vom Rectum aus fühlbaren Infiltration im Becken eine Hautverfärbung rings um den After.

Schwieriger zu beurteilen als die Lage ist die Ausdehnung der Verletzung. Fehlt trotz erheblicher periurethraler Schwellung eine Blutung aus der Harnröhre und stellt sich nach wenigen Stunden die vordem behinderte spontane Urinentleerung wieder ein, so darf daraus auf eine rein interstitielle Ruptur der Urethra ohne Verletzung der Mucosa geschlossen werden. Entleert der Kranke den Urin nur mit Mühe und mit schlechtem Strahle und zeigt der Harn in seiner ersten Portion eine blutige Verfärbung, so ist sicher die Mucosa verletzt, aber ihre Kontinuität, wenn auch vielleicht nur durch eine schmale Gewebebrücke erhalten. Bleibt dagegen jeder Urinabfluß trotz heftigen Drängens der Verletzten vollkommen aus, quellen statt Urin nur wenige Tropfen Blut aus der Harnröhrenmündung, nimmt zudem nach jedem Miktionsversuch die Schwellung um die Harnröhre zu und steigt die Blasendämpfung über der Symphyse immer höher, so ist an der vollständigen Durchtrennung der Urethralwand nicht zu zweifeln. Es wird dann auch die Einführung eines Katheters in die Blase gar nicht oder nur nach längeren, mühsamen Versuchen möglich werden. Zu beachten ist, daß durch den eingeführten Katheter, auch wenn er nicht in die Blase gelangt ist, oft etwas blutiger Urin, der sich in der Wundhöhle des Urethralrisses angesammelt hat, abfließt. Deshalb darf nur der Abfluß größerer Urinmengen durch den Katheter als beweisend für den gelungenen Blasenkatheterismus gelten. Zu betonen ist, daß ein Katheterismus, nur wenn er zur Diagnose dringlich nötig ist, bei einer Verletzung der Harnröhre versucht werden darf. Denn er vermehrt häufig die Blutung und steigert die Gefahr der Wundinfektion gewaltig.

Der Katheterismus ist manchmal nötig, um zu entscheiden, ob ein Blasen- oder ein Urethralriß vorliegt. Beim Blasenriß gelingt die Einführung des Katheters glatt; es fließt jedoch durch den Katheter aus der gerissenen Blase fast kein Urin ab. Bei dem Harnröhrenriß dagegen stößt der Katheter in der Harnröhre auf ein Hindernis. Wird dieses überwunden und der Katheter in die Blase eingeführt, so fließt Harn in kräftigem Strahle ab. Bei der Urethralverletzung ist vor dem Katheterismus die Blase als pralle, kuglige Masse über der Symphyse zu fühlen; beim Blasenriß dagegen findet sich über der Symphyse nur ein allerdings oft scharf umschriebenes Infiltrat, nie aber eine pralle Geschwulst.

Behandlung. Die Blutung aus der verletzten Harnröhre steht bei Ruhe des Kranken meist bald spontan und bedarf keiner besonderen Maßnahmen. Schärfstes Augenmerk verlangt dagegen die *Sorge für freien Urinabfluß* aus der Blase und die *Vermeidung der Urininfiltration*.

Kann der Verletzte den Urin entleeren, wenn auch vorerst nur mit einiger Mühe, so soll besonders bei Hausbehandlung des Kranken nicht unnötig ein Katheterismus vorgenommen werden; denn jeder Katheterismus bei verletzter Harnröhre birgt eine große Infektionsgefahr.

Nur wenn trotz des spontanen Urinabflusses Zeichen beginnender Urininfiltration an der Rißstelle der Harnröhre auftreten, dann darf versucht werden, freien Harnabfluß aus der Blase durch Einlegen eines Katheters zu sichern und die Harninfiltration dadurch zu vermeiden. Dabei soll sich aber der Arzt stets vor Augen halten, daß von der richtigen Ausführung des Katheterismus Wohl und Wehe des Kranken abhängt. Peinlich müssen alle Maßnahmen zur Wahrung der Asepsis des Katheterismus getroffen werden; denn die Verschleppung pathogener Keime in die Urethralwunde führt zu lebenbedrohender Sepsis. Der Katheter muß ohne die geringste Anwendung von Gewalt eingeführt werden, um den Harnröhrenriß ja nicht zu erweitern. Ist der Katheterismus gelungen, so soll der Katheter in der Blase liegengelassen werden. Es müssen deshalb Gummi- oder Seidenkatheter (evtl. mit Mandrin) benutzt werden, da nur diese als Dauerkatheter in der Blase liegengelassen werden dürfen, Metallkatheter nicht. Die Dauerdrainage soll auf wenige Tage beschränkt bleiben, da sie sonst unvermeidlich zu Urethritis und dadurch zur Infektion der Urethralwunde führt. *Bei Verletzungen der Harnröhre durch Beckenfraktur darf nie ein Dauerkatheter eingelegt werden, da dieser fast sicher eine Infektion des Knochenbruches zur Folge hat.* Prophylaxe der Wundinfektion durch Penicillin und Sulfonamide ist dringend zu empfehlen.

Wenn ein Ausbleiben jeglichen Harnabganges durch die Harnröhre trotz häufigen Harndranges des Kranken für eine *vollständige Quertrennung der Harnröhre spricht, so soll jeder Versuch eines Katheterismus unterlassen werden.* Denn selbst wenn er gelänge, brächte er nur die Entleerung der Blase, nicht aber die Beseitigung des großen periurethralen Hämatoms, brächte auch nicht die Vereinigung der Harnröhrenstümpfe. Das Liegenlassen des Katheters würde zudem mit Sicherheit die Infektion der Wunde bringen.

Nur eine *operative Freilegung der verletzten Stelle* wird in diesen Fällen allen therapeutischen Indikationen gerecht. Ist die Operation aus äußeren Gründen nicht sofort möglich, so soll die volle Blase vorerst durch suprapubische Punktion entleert werden. Diesem Notbehelf hat aber möglichst bald die operative Freilegung der Urethralwunde zu folgen. Zu dieser ist ein Längsschnitt zu verwenden oder, wenn die Verletzung weit hinten in der Harnröhre liegt, ein querer Dammschnitt, wie er zur perinealen Prostatektomie benutzt wird.

Besteht im Bereiche der Harnröhrenwunde bereits eine *Harninfiltration* oder gar schon eine *Infektion,* so muß man sich mit der Freilegung des verletzten Harnröhrenteils und der Schaffung freien Abflusses für Urin und Wundsekret begnügen, auf eine Naht der Rißstelle verzichten. Ist der hintere Harnröhrenstumpf in der Wunde zu sehen, so ist eine perineale Blasendrainage durch die hintere Harnröhre zweckmäßig. Mißlingt die Einführung der Sonde von der Wunde in die Blase, so kann nach Sectio alta der hintere Harnröhrenstumpf durch retrograden Katheterismus von der Blase her sichtbar gemacht und dann leicht von vorne nach hinten katheterisiert werden. Oft ist es aber besser, auf das Einlegen eines Katheters zu verzichten und den Patienten spontan durch die offen gehaltene Dammwunde urinieren zu lassen.

Sobald die Wunde sich gereinigt hat, soll die Harnröhre jeden zweiten Tag vom Meatus her mit immer größeren Metallkathetern sondiert werden, um die Narbe an der Rißstelle zu weiten und zu glätten. Immer mehr und mehr wird der Kranke den Urin auf natürlichem Wege entleeren. Die Dammwunde schließt sich in der Regel ziemlich rasch. An der Rißstelle der Harnröhre bildet sich aber leider trotz der vorbeugenden Sondierungen häufig ein derber Narbencallus, der nach und nach die Harnröhre verengt *(traumatische Striktur).*

Kommt die *Harnröhrenverletzung* frühzeitig und *noch nicht infiziert* zur Operation, dann sollen die Wundränder des Urethralrisses durch Naht vereinigt werden. Die Heilungsdauer wird dadurch wesentlich verkürzt und die Gefahr einer Strikturbildung vermindert. Um eine reizlose Heilung der Naht zu sichern, muß der Urin durch die Sectio alta der Blase oder durch eine hinter der Nahtstelle angelegte perineale Urethralfistel abgeleitet werden. Einen Dauerkatheter durch den genähten Urethralteil von vorne her einzuführen, ist zu widerraten. Die nie ausbleibende Katheterurethritis würde zum Durchschneiden der Nähte führen.

Um die nach Verletzung der Harnröhre immer, selbst nach Naht der Rißstelle drohende Strikturbildung zu vermeiden, soll möglichst frühzeitig nach der Wundheilung der Harnröhrennarbe mit Metallsonden steigender Dicke gedehnt werden. Auch wenn schließlich die dicksten Sonden leicht passieren, so muß doch die Harnröhre während der nächsten 3—4 Jahre in 6monatlichen Intervallen sondiert werden. Andernfalls wird sich trotz der erst sorgfältigen Nachbehandlung eine Striktur entwickeln.

II. Verletzungen von innen her.

Von innen her wird die Harnröhre am häufigsten durch ungeschickt eingeführte Katheter und Sonden verletzt. Durch diese wird oft, beim Versuche ein Hindernis (Striktur, Prostatahypertrophie, Schleimhautfalte) zu überwinden, ein sog. falscher Weg in die Urethralwand gebohrt. Der Wundgang endet meist blind *(unvollständiger falscher Weg),* oder er mündet, wenn eine stärkere Gewaltanwendung stattfand, entweder in einen benachbarten Hohlraum (Rectum, Blase) oder hinter dem Hindernis wieder in die Harnröhre *(vollständiger falscher Weg).* So kann z. B. der Katheter einen medianen Prostatalappen von der Harnröhre bis in die Blase durchspießen oder vor einer Striktur in die Urethralwand eindringen und hinter der Striktur wieder in die Harnröhre hineingleiten. Die Verletzung liegt selten an der oberen, meist an der unteren oder einer seitlichen Wand der Harnröhre, und zwar vorzugsweise im bulbus urethrae oder im prostatischen Teile der Harnröhre.

Innere Verletzungen der Harnröhre können auch durch abgehende Harnsteine usw. bedingt werden. Es sind dies aber immer nur oberflächliche, auf die Mucosa beschränkte Verletzungen.

Die **Symptome** einer inneren Verletzung der Harnröhre sind denen einer äußeren Verletzung gleich, doch geringgradiger. Bemerkenswert ist, daß beim Anbohren der Harnröhrenwand durch einen Katheter der *Schmerz* meist nicht groß ist. Kennzeichnend für eine Verletzung ist die *Blutung* aus der Harnröhre nach dem Zurückziehen des Instrumentes. Sie ist immer stärker als die bei schwierigen Sondierungen fast unvermeidliche Blutung aus oberflächlichen Schleimhautschürfungen. Häufig tritt nach der Bohrung eines falschen Weges eine *Urinverhaltung* auf, die zum Teil durch das Grundleiden (Prostatahypertrophie oder Striktur) bedingt ist, manchmal aber durch die Verletzung allein (Verlegung des Lumens durch Blutgerinnsel und Spasmen). Das *periurethrale Hämatom* an der Läsionsstelle ist meist nicht sehr groß, deshalb auch die lokale Schwellung der verletzten Weichteile vorerst unbedeutend. Ob *Harninfiltration* im verletzten Gewebe entsteht, hängt von der Form der Verletzung ab. Bei einem unvollständigen falschen Wege ist sein einziger Eingang nach dem meatus urethrae zu gerichtet. Der Urin fließt deshalb in der Regel spitzwinklig über ihn hinweg und dringt nicht tief in ihn ein. In die vollständigen falschen Wege dagegen wird der Urin eingepreßt, da ihre hintere, blasenwärts vom Harnröhrenhindernis gelegene Mündung gegen den Harnstrom blickt. Bei ihnen entsteht deshalb häufig eine Harninfiltration mit allen ihren schlimmen Folgen: Harnphlegmone, Gangrän, allgemeine Sepsis.

Behandlung. Ist die Verletzung der Harnröhrenschleimhaut nicht tiefgreifend und die spontane Entleerung des Urins unbehindert, so genügt zur Heilung, dem Kranken Ruhe und innere Harnantiseptica zu verordnen. Wenn aber nach der Verletzung eine Harnverhaltung auftritt oder sich Zeichen beginnender Harninfiltration im Gebiete der Harnröhrenwunde geltend machen, dann muß versucht werden, einen Dauerkatheter einzulegen. Am besten wird ein TIEMANN- oder ein Seiden-Katheter mit MERCIER-Krümmung benutzt, der vorsichtig der oberen, meist unverletzten Urethralwand entlang eingeführt wird, um ein Verfangen der Katheterspitze im falschen Wege zu vermeiden. Mißlingt der Katheterismus, so muß sofort operativ für freien Urinabfluß gesorgt werden. Als Notbehelf mag die Blasenpunktion dienen, da nach ihr die Kongestion der Urethralgewebe abnimmt und dadurch oft der Katheterismus erleichtert wird. In der Regel ist es aber besser, die Blase durch den hohen Blasenschnitt oder bei Striktur durch die urethrotomia externa zu entleeren und zu drainieren.

C. Entzündungen der Harnröhre.

An allen Entzündungen der Harnorgane kann die Harnröhre durch Verschleppen der Infektionserreger mit dem Harnstrome mitbeteiligt werden. Heftigere Entzündungserscheinungen treten aber dabei in der Harnröhre außer bei Tuberkulose sehr selten auf. Nur wenn die Harnröhre in ungewöhnlicher Weise zur Infektion disponiert ist, wie durch eine mechanische Verletzung, durch Bestehen eines Tumors, eines Divertikels usw., nur dann vermag durch Einschleppen von Infektionskeimen aus den oberen Harnwegen in der Harnröhre eine starke, eitrige Entzündung zu entstehen. Heftige Urethritiden werden sonst nur bei Eindringen von Infektionserregern in die Harnröhre von außen her beobachtet.

I. Gonorrhoische Urethritis.

In der zweiten Auflage dieses Lehrbuches wurde die gonorrhoische Urethritis als die „weitaus häufigste und schwerwiegendste" der exogenen Urethritiden bezeichnet. Dies änderte sich erheblich durch die Einführung der Sulfon-

amide. Im Laufe einer relativ sehr kurzen Zeitspanne begannen aber die Sulfonamide an Wirksamkeit gegen den Gonococcus sehr erheblich abzunehmen, wohl
deswegen, weil die empfindlichen Stämme ausgerottet wurden, die refraktären
aber sehr rasch zunahmen. Die Gonorrhoe schien eine Zeitlang ihre frühere
Bedeutung wieder zu erlangen. In diesem Zeitpunkt setzte die Penicillinbehandlung ein, von der weiter unten die Rede sein wird. Es sei aber hier schon
vorweggenommen, daß in der Regel eine einzige Penicillininjektion zur Heilung
einer Gonorrhoe genügt. Dadurch hat sich auf diesem Gebiete alles verändert;
es ist alles sehr viel einfacher geworden.

Die Gonorrhoe ist wohl überall oder fast überall wesentlich seltener geworden.
Es ist begreiflich, daß man hierüber nicht genau orientiert ist; es fehlen wohl
überall einwandfreie Statistiken. Der Urologe und der Dermatologe bekommen
begreiflicherweise immer weniger Gonorrhoefälle zu Gesicht, da zur Behandlung
dieser Krankheit Spezialkenntnisse sicherlich nicht mehr notwendig sind.

Praktisch wichtig ist beim Manne eigentlich nur noch die

akute gonorrhoische Urethritis.

Nach der Infektion mit Gonokokken macht sich in der Harnröhre vorerst
nur ein brennendes Kitzeln und Jucken bemerkbar. Die Schleimhaut wird am
Meatus gequollen und dunkelrot. Am 2.—3. Tag stellt sich ein geringer,
schleimiger Ausfluß ein, in dem mikroskopisch ziemlich spärliche Leukocyten,
meist auch nur sehr wenige Gonokokken zu finden sind. In den nächsten Tagen
steigern sich die Entzündungserscheinungen. Aus der Harnröhre quillt spontan
oder schon bei leisestem Drucke ein jetzt dickeitriges, gelb-grünliches Sekret.

Man kann sich fragen, ob man sich überhaupt noch die Mühe geben soll, im
Sekret durch die GRAM-Färbung Gonokokken einwandfrei nachzuweisen (s. S. 17),
nachdem doch mit einer einzigen Penicillininjektion die Erkrankung, wenn es sich
wirklich um eine Gonorrhoe handelt, zur Abheilung gebracht werden kann. Ganz
abgesehen von dem Prinzip, sich nicht mit einer Wahrscheinlichkeitsdiagnose
zu begnügen, wenn eine sichere Diagnose relativ gestellt leicht werden kann,
ist der mikroskopische Nachweis des Gonococcus in solchen Fällen notwendig;
schon deswegen, weil man sicher wissen muß, ob eine Ansteckung vorliegt, bevor
man das Nötige unternimmt, um die Ansteckungsquelle unschädlich zu machen.
Wenn man sich mit der Wahrscheinlichkeitsdiagnose zufrieden gibt, so können
später eventuell Unannehmlichkeiten entstehen, z. B. bei Ehescheidungsprozessen
usw. Darum ist es auch zweckmäßig, die Abstriche aufzubewahren.

Früher war die Diagnose einer Gonorrhoe deswegen sehr wichtig, weil
sich an die urethritis gonorrhoica sehr häufig wichtige Komplikationen an-
schlossen. Der Prozeß griff von der vorderen auf die hintere Harnröhre über,
es erkrankte die Prostata. (Die Gonorrhoe war die häufigste Ursache der Prostatitis, wenn es auch nicht immer die Gonokokken waren, die die Prostatitis direkt
verursachten, sondern häufig Begleitbakterien für die Prostatitis verantwortlich
waren.) Die Gonorrhoe führte zu Samenblasenentzündungen, zur epididymitis
gonorrhoica, die, falls beidseitig, Sterilität zur Folge hatte. Es kam aber auch zu
Fernerkrankungen außerhalb der Urogenitalorgane, zu den oft sehr schmerzhaften,
prognostisch keineswegs immer günstigen Arthritiden, Tendovaginitiden, Myo-
sitiden, selten zu Exanthemen, zu Endokarditis, und eventuell auch zu einer
allgemeinen Sepsis. Die Aufzählung ist keineswegs vollständig. Die akute
gonorrhoische Urethritis konnte in eine chronische übergehen, die dem behandelnden Arzte oft sehr erhebliche Schwierigkeiten bereitete.

Alle diese Komplikationen, die in der zweiten Auflage dieses Buches noch
besprochen werden mußten, sind heute so außerordentlich selten geworden, daß

sie eigentlich vor allem noch historisches Interesse besitzen. Ihre ausführliche Besprechung rechtfertigt sich in einem Lehrbuch nicht mehr.

Therapie der Gonorrhoe.

Es gibt Ärzte, die bevor sie zur Penicillinspritze greifen noch einen Versuch mit Sulfonamiden durchführen. Dies erscheint aber unberechtigt. Die Sulfonamidresistenz der Gonokokken ist allzu häufig, die Nebenwirkungen der Sulfonamide doch oft recht unangenehm.

Die Erfolge der Penicillinbehandlung sind ausgezeichnet, wenn auch die Heilungszahlen nicht überall übereinstimmen. Auch wenn nur eine einzige Injektion appliziert wird, so wird meist über viel mehr wie 80% Heilungen berichtet.

Die Ansichten über Dosierung und über das zu verwendende Penicillinpräparat gehen noch erheblich auseinander. Am meisten wird wohl heute eine ölige Penicillin-Procainaufschwemmung in der Gonorrhoetherapie verwendet. In der Regel genügen 300000 Einheiten.

Trotz der ausgezeichneten Resultate ist eine Nachkontrolle der so behandelten Gonorrhoefälle unbedingt angezeigt. Man wird den Patienten nach 1—2 Tagen und nach 1—2 Wochen nachkontrollieren und jedesmal untersuchen, ob noch Ausfluß vorhanden ist, ob der erste Urin klar ist, und versuchen, einen Abstrich zu machen und mikroskopisch kontrollieren. Ist bei der zweiten Kontrolle immer noch alles negativ, so ist der Patient mit größter Wahrscheinlichkeit geheilt. Wenn man sehr vorsichtig sein will, so injiziert man mit einem GUYON-Katheter einige Tropfen einer $1/_2$%igen Silbernitrat-Lösung in die Harnröhre und untersucht 24 Stunden nach dieser Provokation den eventuell entstandenen Ausfluß auf Gonokokken. Weitere Provokationen sind wohl in der Regel überflüssig. Sollten bei einer der erwähnten Kontrollen wieder Gonokokken festgestellt werden, so heißt das nicht etwa, daß jetzt statt Penicillin ein anderes Präparat verwendet werden muß. In den meisten Fällen wird eine zweite Penicillininjektion, selbst wenn die Dosis nicht gesteigert wird, zur Heilung führen. Die sehr wichtige Frage, ob sich ähnlich wie bei den Sulfonamiden auch beim Penicillin eine Resistenz ausbilden wird, kann heute noch nicht mit Sicherheit beantwortet werden. Das Unglück wäre deswegen wohl nicht sehr groß, weil heute schon andere auf Gonokokken wirksame Antibiotica zur Verfügung stehen (Streptomycin, Aureomycin, Chloromycetin).

Die Penicillintherapie der Gonorrhoe hat einen Nachteil, der auf der Tatsache beruht, daß das Penicillin nicht nur auf die Gonokokken, sondern auch auf die Syphilisspirochäten einwirkt. Die zur Gonorrhoetherapie verwendete Dosis genügt unter Umständen nicht, eine gleichzeitig mit der Gonorrhoe akquirierte Syphilis zur Abheilung zu bringen; genügt aber unter Umständen, um das Auftreten syphilitischer Symptome herauszuschieben. Mit Penicillin behandelte Gonorrhoiker sollten daher wenn immer möglich während 4, besser während 6 Monaten nachkontrolliert werden (WASSERMANN-Reaktion) was aber auf große Schwierigkeiten stößt. In Fällen, in denen die Vermutung naheliegend ist, daß gleichzeitig mit der Gonorrhoe auch die Syphilis akquiriert wurde, kann statt Penicillin Streptomycin verwendet werden, das nicht auf die Syphilisspirochäten wirken soll. Die Erfahrungen sind aber noch ungenügend.

II. Unspezifische Urethritiden.

Bei den unspezifischen, d. h. nichtgonorrhoischen Urethritiden sind zu unterscheiden:

a) Urethritiden, die unmittelbar oder mittelbar durch den Geschlechtsverkehr erworben scheinen und

b) Urethritiden, in deren Ätiologie der Geschlechtsverkehr gar keine Rolle spielt.

Unter den unspezifischen Urethritiden, die als Folge eines Geschlechtsverkehrs aufzufassen sind, stehen an Zahl an der Spitze die *postgonorrhoischen Urethritiden*. Auch sie sind durch die rasche Heilung der akuten Gonorrhoe sehr viel seltener geworden.

Gelegentlich bleiben nach einer Gonorrhoe monate-, selbst jahrelang nach dem Schwinden der Gonokokken entzündliche Erscheinungen der Harnröhre zurück, die durch Bakterien, welche auch in ganz gesunden Harnröhren gefunden werden, wie bact. coli, Staphylokokken, Diplokokken, Pseudo-Diphtheriebacillen unterhalten zu werden scheinen.

Die Kranken empfinden ein leichtes Brennen oder Stechen in der Harnröhre. Andere Male werden sie auf die Urethritis nur aufmerksam gemacht durch im Harn sichtbare, schleimige oder schleimig-eitrige Fäden und Flocken oder gar durch eine leicht diffuse Trübung der ersten Harnportion. Seltener macht sich die postgonorrhoische Urethritis durch einen schleimig-eitrigen oder rein schleimigen, besonders morgens vor der ersten Harnentleerung reichlichen Ausfluß bemerkbar.

Wirkliche Beschwerden irgendwelcher Art bedingen diese postgonorrhoischen Urethritiden nie; sie erwecken aber in den Kranken häufig die Furcht, stets noch an Gonorrhoe zu leiden, stets noch ansteckungsfähig zu sein. Diese Urethritiden werden dadurch oftmals zur Ursache sexual-neurasthenischer Zustände, gleich wie die Prostatitis chronica (s. S. 410).

Ab und zu zeigt die postgonorrhoische Urethritis nach einem Coitus ein erhebliches Aufflackern mit Vermehrung der nichtspezifischen Bakterien im Sekret. Es scheint, als ob eine kongestive oder traumatische Schädigung der Harnröhrenschleimhaut oder das Eindringen einer neuen, nichtspezifischen Bakterienflora die Steigerung der Entzündungserscheinungen bedingt hätte.

Ausnahmsweise scheint ein Coitus bei Männern, die vordem nie an Gonorrhoe gelitten hatten oder bei denen eine gonorrhoische Erkrankung doch viele Jahre zurückliegt, eine *akute, nichtgonorrhoische Urethritis* auszulösen. Diese Kranken klagen über ziemlich heftiges Brennen bei der Miktion und reichlichen Urethralausfluß, in dem sich neben vielen Leukocyten ziemlich zahlreiche Staphylokokken, Streptokokken oder Colibakterien finden. Es gibt Männer, die ab und zu auch nach einem matrimonialen Coitus solche Schübe akuter Urethritis zeigen, wobei allerdings meist nur wenig Bakterien im Sekret zu finden sind. Bei ihnen scheint die Schleimhaut der Harnröhre ungewöhnlich reizbar zu sein; ihre Urethritis wird durch Injektionen mit den mildesten Adstringentien gesteigert statt gemildert.

Bei anderen Kranken schwinden die akuten, banalen Urethritiden in der Regel rasch nach Urethralspülungen oder Injektionen mit hydrargyrum oxycyanatum.

Eine eigenartige, noch ungeklärte Stellung nehmen die sog. *aseptischen Urethritiden* (WAELSCH) ein. Sie werden offenkundig durch den Geschlechtsverkehr erworben; sie treten 5—16 Tage nach einem solchen auf und zeigen vom Beginne ab mehr schleimiges als eitriges, nie rein eitriges Sekret. Sie sind unzweifelhaft infektiösen Ursprungs, und doch finden sich in ihrem Sekret gar keine Mikroorganismen oder doch nur ganz vereinzelte Bakterien der normalen Urethralflora. Sie stehen in Analogie zu den aseptischen Pyelitiden und Cystitiden, bei denen auch an der infektiösen Natur kaum zu zweifeln ist und doch keine Bakterien zu finden sind. Diese aseptischen Urethritiden erzeugen nie starke Beschwerden, aber sie sind außerordentlich hartnäckig und beängstigen dadurch den Kranken. Da sie auf jede, auch die mildeste Lokalbehandlung fast immer eher mit einer Steigerung der Entzündungserscheinungen statt mit einer Milderung antworten, ist es am besten vom Beginne ab sich auf die Vorschrift milder Diät, körperlicher Schonung und Regelung der Verdauung zu beschränken, dem Patienten von jeder Lokalbehandlung abzuraten. Im Hinblick auf die häufig erstaunliche, rasche Heilwirkung des Neosalvarsans auf die aseptischen Pyurien ist jedenfalls ein kurzer Versuch einer Neosalvarsantherapie bei diesen hartnäckigen, aseptischen Urethritiden erlaubt (zwei Injektionen intravenös von 0,15 Neosalvarsan im Intervall von 3 Tagen).

Von diesen infektiösen, aber scheinbar aseptischen Urethritiden sind durch die Anamnese leicht zu unterscheiden die kurz nach einem Geschlechtsverkehr auftretenden, nicht durch Infektion, sondern durch den Gebrauch allzu stark chemisch reizender prophylaktischer Einspritzungen oder Einträufelungen bedingten Harnröhrenentzündungen.

Vom *Geschlechtsverkehr* vollkommen *unabhängige Urethritiden*, diffuse und circumscripte, können entstehen:

1. durch allgemeine Infektionskrankheiten, wie Influenza, Pyämie, Masern usw.;

2. durch Übergreifen einer Entzündung der oberen Harnwege, der Blase oder der hämatogenen infizierten Prostata auf die Harnröhre;

3. durch mechanische, wenn auch nur ganz oberflächliche Schädigungen des Harnröhrenepithels, wie z. B. durch häufigen Katheterismus, durch den andauernden Druck eines Dauerkatheters, ferner durch das häufige Abgehen kleiner Steine oder auch nur feinsten Kristallsandes, wie bei Phosphaturie und Oxalurie.

Die chemische Reizung des ausfließenden Harns nach Einnahme bestimmter Medikamente, wie Jod-, Arsen- oder Terpentinpräparate oder nach Genuß jungen Bieres oder unvollständig vergorenen Weines, von Sellerie, Meerrettich, kann eine Hyperämie der Urethralschleimhaut, ein Brennen bei der Miktion erzeugen, nie aber eine wirkliche Urethritis mit eitrigem Ausfluß.

Umschriebene, selten diffuse, unspezifische Entzündungsherde treten in der Harnröhre auf bei Herpeseruptionen, die manchmal zuvorderst in der Harnröhre einen Herpes der Glans begleiten; sie treten auch auf bei Harnröhrendivertikeln, bei Strikturen, bei Urethralcarcinom usw.

Die Richtlinien zur Behandlung solcher nichtvenerischer Urethritiden ergeben sich aus der Berücksichtigung der jeweiligen Ursache der Entzündung.

D. Strikturen.

Die Harnröhre wird oft an einzelnen Stellen verengt, entweder durch einen von außen wirkenden Druck auf die Urethralwand (durch periurethrale Abscesse, durch die vergrößerte Prostata usw.) oder durch in ihr Inneres vorragende Geschwülste und entzündliche Wucherungen. Als Strikturen werden aber nur Verengerungen durch *Narben der Urethralwand* bezeichnet, die nicht nur das Lumen der Harnröhre merklich verengern, sondern auch die Dehnbarkeit der Urethralwand vermindern.

Solche Narben entstehen sowohl nach Entzündungen *(entzündliche Striktur)*, als auch nach Verletzungen *(traumatische Striktur)* der Urethralwand.

Zu *entzündlichen Strikturen* führen verschiedene Entzündungsformen der Harnröhre:

a) Die Gonorrhoe, b) syphilitische Geschwüre, c) banale Urethritiden durch Staphylo-, Streptokokken und Colibakterien usw., d) eine Tuberkulose der Urethra.

Wohl über 80% aller Strikturen sind *gonorrhoischer* Natur. Gonorrhoisch entzündete Gewebe haben eine große Neigung zur Schrumpfung und zu derber

Narbenbildung. Warum nun aber eine Urethralgonorrhoe das eine Mal eine die Harnröhre .verengernde Narbe hinterläßt, das andere Mal nicht, ist noch nicht abgeklärt. Sicherlich schaffen angeborene Bildungsfehler der Harnröhre (kongenitale Verengerung, Hypospadie usw.) günstige Vorbedingungen zu entzündlichen Strikturen. Eine größere Rolle bei der Bildung der Strikturen spielt aber wohl die Heftigkeit der gonorrhoischen Entzündung. Es treten wenigstens Strikturen auffällig häufig nach lange dauernden Gonorrhoen auf, bei denen die Entzündung z. B. von LITTRÉschen Drüsen aus tief in das spongiöse Gewebe übergriff. Daß die zur Heilung der Gonorrhoe verwendeten antiseptischen Injektionen narbige Strikturen zu erzeugen vermögen, wurde mit Unrecht behauptet. Solange diese Injektionen nicht in direkt ätzender, therapeutisch nie benutzter Konzentration verwendet werden, bedingen sie sicher niemals, auch nicht nach sehr langer Anwendung, eine Strikturbildung. Eine familiäre Disposition zur Strikturbildung scheint vorzukommen, da in einzelnen Familien ein auffällig gehäuftes Auftreten von gonorrhoischen Strikturen zu beobachten ist. Fast bei jedem männlichen Mitglied der Familie, das an Gonorrhoe erkrankt, entsteht eine Striktur der Harnröhre, trotz zweckmäßiger Behandlung der Gonorrhoe und glattem Krankheitsverlauf. Eine Analogie dazu ist in der unverkennbar oft familiär auftretenden Keloidbildung nach Hautverletzungen zu sehen.

Die gonorrhoischen Strikturen werden ganz ausnahmsweise schon im ersten Jahre nach der gonorrhoischen Infektion nachweisbar; in der Regel treten sie erst 2—3 Jahre nach der Infektion in Erscheinung, oft noch viel später. Es steht zu erwarten, daß durch die Penicillin- und Sulfonamidbehandlung der Gonorrhoe mit ihren raschen Erfolgen die Häufigkeit der Strikturen stark abnehmen wird.

Syphilitische Strikturen entstehen infolge Vernarbung primärer oder tertiärer syphilitischer Geschwüre. Da diese Geschwüre fast immer nahe dem Meatus liegen, sind auch die syphilitischen Strikturen lediglich auf den vordersten Teil der Harnröhre beschränkt.

Eine *Strikturbildung nach banalen Entzündungen* der Harnröhre kommt einzig am Meatus öfter vor, z. B. nach lange dauernder oder oft wiederkehrender Balanitis oder Vaginitis. Ob banale Katarrhe auch tiefer in der Harnröhre Strikturen erzeugen, ist noch zweifelhaft.

Ob Gicht zu Strikturen führen kann, wie behauptet wird, ist ebenfalls fraglich. Als Seltenheit sind Urethralstrikturen als Folge der *Bilharziosis* der Harnwege beobachtet worden. Sie kommen sowohl in der hinteren, wie in der vorderen Harnröhre vor.

Gar nicht selten dagegen führt die *Tuberkulose* der Harnorgane zu echten Strikturen der Harnröhre, sowohl in deren hinterem, als auch in deren vorderem Teil. Finden sich bei einem Kranken, der nie an Gonorrhoe erkrankt war und der nie eine Verletzung der Harnröhre erlitten hatte, eine oder mehrere Strikturen in der Urethra, so muß immer nach Tuberkulose als Ursache der Verengerung geforscht werden.

Neben den gonorrhoischen sind die *traumatischen Strikturen* die häufigsten, wenn sie auch hinter jenen an Zahl weit zurückstehen. Jede tiefgehende Verletzung der Urethralwand, eine innere oder äußere, gleichgültig welcher Art, kann zu einer narbigen Verengerung der Harnröhre führen. Es vollzieht sich die Entwicklung dieser traumatischen Strikturen in der Regel sehr viel rascher als die der entzündlichen. Schon wenige Monate nach dem Trauma kann die Striktur sehr eng und derb sein.

Die angeborenen *Verengerungen* der Harnröhre sind durch Schleimhautfalten bedingt. Sie sind nicht echte, d. h. narbige Strikturen, wenn sie auch klinisch als solche imponieren; sie sind als Mißbildung aufzufassen (s. S. 480).

Die Urethralstrikturen sind vorwiegend ein Leiden des männlichen Geschlechts. Beim Weibe kommen nur an der Harnröhrenmündung Verengerungen einigermaßen häufig vor, besonders bei älteren Frauen nach chronischen Katarrhen der Vagina. Strikturen in der Tiefe der weiblichen Urethra zählen zu den Seltenheiten. Fast nie ist Gonorrhoe ihre Ursache, häufiger Tuberkulose oder Syphilis, sowie auch Traumen, vorzugsweise Geburtstraumen.

Die *Lokalisation* der Strikturen wechselt beim Manne je nach deren Ätiologie. Die *traumatischen* Strikturen, fast immer solitär, sitzen am häufigsten in der pars bulbosa und pars membranacea (Abbildung 210), da diese beiden Teile der Harnröhre Verletzungen von innen oder außen am meisten ausgesetzt sind. *Gonorrhoische* Strikturen treten nie in der hinteren Harnröhre auf, sondern ausschließlich in der vorderen; dort können sie sich an jeder Stelle bilden, finden sich aber vorzugsweise in der pars bulbosa. Im Gegensatz zu den traumatischen Strikturen bilden sie sich oft gleichzeitig an mehreren Stellen der Harnröhre (Abb. 211). Ihr Kaliber wird dabei, je tiefer sie liegen, um so kleiner, so daß die weiteste Striktur vorne, die engste hinten sitzt. Auch die *tuberkulösen*

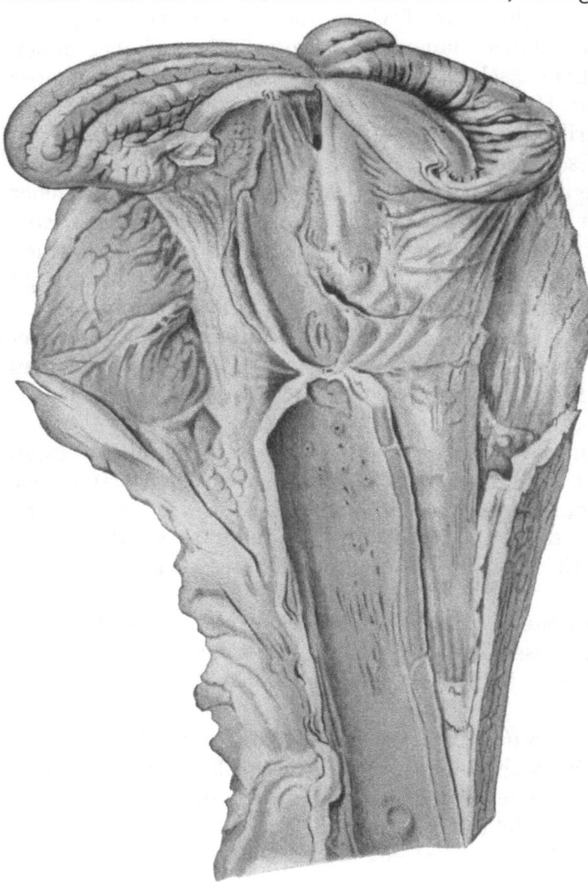

Abb. 210. Traumatische Harnröhrenstriktur.

Strikturen sind nicht selten multipel. Sie bevorzugen die hintere Harnröhre, besonders die pars prostatica, wo nichttuberkulöse Strikturen fast nie auftreten. Tuberkulöse Strikturen entwickeln sich aber auch in der vorderen Harnröhre.

Weite und enge Strikturen. Bei den sog. *weiten* Strikturen ist kaum eine Verengerung der Harnröhre nachzuweisen, sondern nur an umschriebener Stelle eine deutliche Verminderung der Dehnbarkeit der Urethralwand.

Bei den *engen* Strikturen ist dagegen das Lumen der Harnröhre merklich verengt, nach Gangrän und Tuberkulose sogar manchmal vollkommen geschlossen. Die Striktur ist bald nur durch einen feinen Narbenring, der in die Spongiosa hineinreicht, bald durch eine recht breite Narbenmasse gebildet. Bei breiten, bzw. langen Strikturen ist die Lichtung der Harnröhre nicht in der ganzen Längenausdehnung der Striktur gleichmäßig verengt. Meist ist ihre engste Stelle in der Mitte der Narbenmasse; von dort erweitert sich die

Lichtung nach vorne und nach hinten allmählich. Die Achse des Kanals verläuft selten schnurgerade durch die Narbenstelle, meist gewunden oder gar spiralförmig. Die Urethralschleimhaut ist im Bereiche der Striktur verdickt und rauh, oft papillomatös. Sie ist mit dem unter ihr liegenden, an einzelnen Stellen narbig veränderten Schwellkörper so fest verwachsen, daß die Grenzlinie zwischen Schleimhaut und Schwellkörper verwischt wird. Die Striktur ist fast stets von einer ausgedehnten chronischen Urethritis begleitet. Die stärksten Entzündungserscheinungen finden sich hinter der Striktur; dort ist die Schleimhaut besonders stark gewulstet und verdickt und sind die Drüsengänge mit eitrigem Schleim gefüllt. Da dort auch auf der entzündeten Schleimhaut gestauter Harn mit Schleim längere Zeit verweilt und sich zersetzt, bilden sich hinter der Striktur leicht Schleimhautgeschwüre, die zum Ausgangspunkt einer periurethralen Urininfiltration oder von Abscessen werden. Bricht der Absceß nach außen durch, so entsteht eine Harnfistel. Wie Schleimhautgeschwüre, so können auch Sondierungsverletzungen der infizierten Urethralschleimhaut oder Entzündungen tiefliegender Drüsen der Urethralwand den Anlaß zu periurethralen Abscessen geben. Brechen diese Urethralwandabscesse nach außen durch, so hinterlassen sie Harnfisteln (Abb. 212). Die Harnröhre ist hinter einer engen Striktur oft weithin sogar bis zur Blase durch den gestauten Urin erweitert.

Histologisches. An der Strikturstelle, oft auch eine Strecke weit vor und hinter dieser wandelt sich das sonst reine Cylinderepithel der Urethra in ein mehrschichtiges Plattenepithel um; seine oberflächlichsten

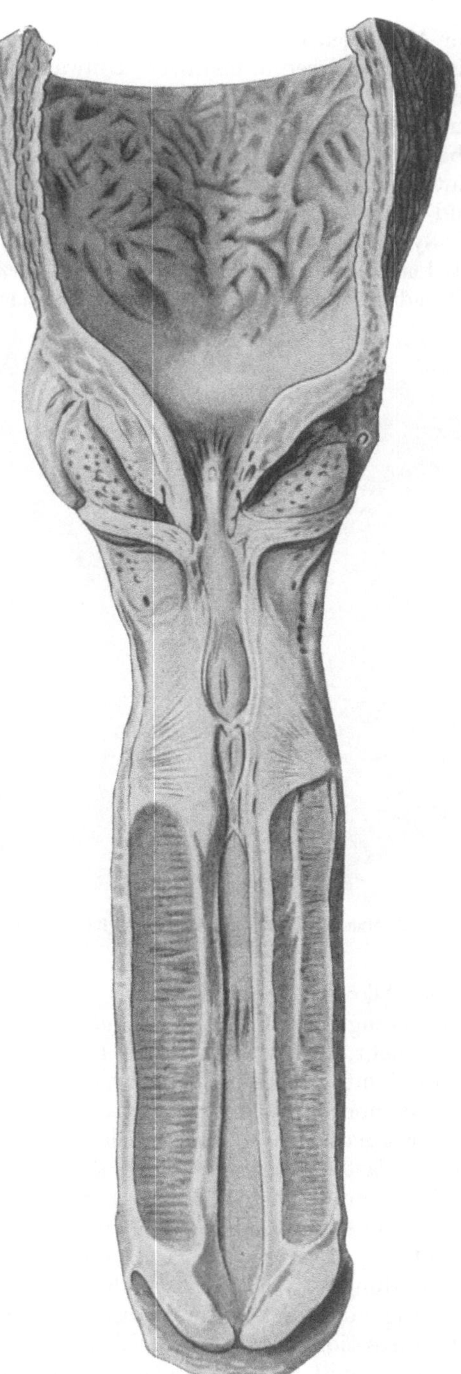

Abb. 211. Multiple gonorrhoische Strikturen.

Schichten verhornen an einzelnen Stellen. Im Bereiche dieser Metaplasie gehen die Schleimhautdrüsen zugrunde. Im subepithelialen Gewebe und in den Schwellkörpern stellt sich ungleich tief, oft bis zur Albuginea reichend und in wechselnder Ausdehnung, eine dichte Infiltration ein, durch deren allmähliche Umwandlung in Bindegewebe eine feste Narben- oder sog. Callusmasse entsteht. Dieser *Callus* umgreift die Harnröhre nicht immer in ihrem ganzen Umkreise, sondern oft nur teilweise, bald mehr an der oberen, bald mehr an der unteren Wand. Durch Urininfiltration und chronische Entzündung wächst die erst nur umschriebene Narbenmasse oft gewaltig an und wird zu großen, meist fistulösen Callusgeschwülsten.

Symptome. Das auffälligste und wichtigste Zeichen der Bildung einer engen Striktur ist die *Behinderung der Urinentleerung.* Der Harnstrahl wird klein, oft gedreht und benötigt schließlich zu seinem Austreten der Mithilfe der Bauch-presse. Er trägt nicht weit, sondern fällt schon kurz nach dem Austritt aus der Harnröhrenmündung ab. Mit stärker werdender Verengerung der Harnröhre wird er oft unterbrochen; schließlich träufelt der Urin ohne Strahl, nur noch tropfen-weise. Die Entleerung der Blase wird unvollständig, der Urindrang deshalb häufiger. Es sickert zwischen den einzelnen Miktionen der Urin beständig aus der stets gefüllt bleibenden Blase, erst nur nachts, dann andauernd Tag und Nacht (incontinentia paradoxa). Ein Schub vermehrter, kongestiver Schwellung der Gewebe im Bereiche der Striktur, bedingt durch eine Erkältung,

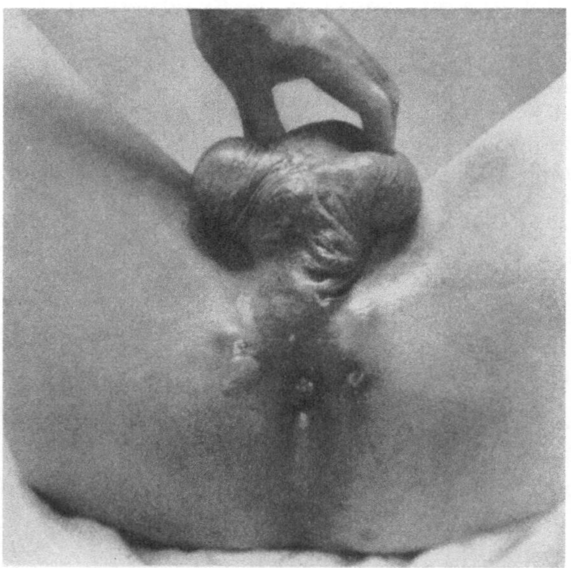
Abb. 212. Multiple Harnfisteln am Damm infolge gonorrhoischer Striktur.

durch Alkoholgenuß oder allzu langes, willkürliches Zurückhalten des Urins usw. erzeugt plötzlich einen Anfall vollständiger *Urinverhaltung*, der selten spontan weicht, meist chirurgische Hilfe verlangt.

Den entzündlichen Strikturen ging stets eine *Urethritis* voraus. Deshalb besteht eine Infektion der Harnröhre schon im Beginne der Striktur. Nur bei den traumatischen Strikturen kann die Infektion der Harnröhre längere Zeit fehlen; fast immer aber stellt sie sich unter dem Einflusse einer hinter der Striktur entstehenden Harn- und Sekretstauung bald ein. Es fließt aus der Harnröhre ständig schleimig-eitriges Sekret in geringer Menge ab. Zur Urethritis gesellt sich oft eine *Cystitis.* Der Urin wird trübe und übelriechend, bei heftiger Entzündung von Harnröhre oder Blase am Ende der Miktion blutig. Infolge der lange dauernden Harnstauung können auch recht starke Blutungen aus der kongestionierten Blasenschleimhaut und den Nieren auftreten. Neben der Urethritis und Cystitis stellen sich Schübe von Prostatitis, Epididymitis oder Pyelitis ein. Daß hinter der Striktur, ausgehend von kleinen Ulcerationen oder von entzündeten Schleimhautdrüsen, oft *periurethrale Harninfiltrate* oder *Abscesse* mit Verjauchung und Gangrän des Gewebes entstehen, ist bereits erwähnt. Diese bedrohen das Leben durch allgemeine Sepsis, wenn sie nicht frühzeitig durch Incision oder durch spontanen Durchbruch Abfluß nach außen erhalten. Ihre Ausheilung hinterläßt oft Fisteln. Schlimm ist die Einwirkung der Infektion auf die Nieren. Ureteren und Nierenbecken sind durch die Urinstauung bei Strikturkranken erweitert. Rasch bilden sich deshalb nach aufsteigender Infektion multiple Nierenabscesse neben diffuser interstitieller Entzündung des Nierengewebes. Die Kranken gehen oft bald infolge Niereninsuffizienz oder infolge einer von der Niere ausgehenden, allgemeinen Infektion zugrunde. Außer durch Behinderung der Miktion und durch infektiöse Veränderungen der Harnwege macht sich die Striktur manchmal durch *Störungen der Geschlechtsfunktion* geltend. Greift die Callusmasse des Strikturringes tief in die spongiosa urethrae hinein, so wird die Erektion schmerzhaft, das erigierte Glied oft verkrümmt. Ist die Striktur sehr eng, so wird der Abfluß des Ejaculates nach außen behindert oder ganz gehemmt, so daß der Samen sich in die Blase entleert.

Diagnose. Die geschilderten Symptome machen das Bestehen einer Striktur wahrscheinlich; sichergestellt wird die Diagnose aber nur durch eine Sondenuntersuchung der Harnröhre. Am besten erlaubt eine Knopfsonde (Abb. 12, S. 19) Sitz, Kaliber und Länge der Striktur zu erkennen. Es wird vorerst eine solche Sonde mittleren Kalibers, Nr. 16—18, eingeführt; geht diese nicht durch die Strikturstelle durch, so werden kleinere Nummern benutzt, bis der Knopf einer Sonde die enge Stelle zu passieren vermag. Da der Sondenknopf von außen durch die Urethralwand durch fühlbar ist, läßt sich die Lage des Hindernisses durch ihn leicht bestimmen. Die Sondennummer, die eben knapp die Striktur passiert, gibt deren Weite an. Wird der Sondenknopf nach Passieren der Striktur wieder nach vorne zurückgezogen, so hakt er sich am Hinterrande der Striktur ein und gleitet nur unter Anwendung einer gewissen Gewalt ruckweise über die Striktur hinweg. Die Ausdehnung der Striktur kann bei diesem Vorziehen der Sonde ziemlich genau berechnet werden. Wird die Länge des aus dem Meatus vorragenden Sondenstückes beim Anstoßen des Sondenknopfes am Hinterrande der Striktur bestimmt und nachher mit der Länge des aus dem Meatus vorragenden Sondenteils beim Anstoßen des Knopfes am Vorderrande der Striktur verglichen, so ergibt sich aus der Differenz dieser Masse die Länge der Striktur. Beim Messen ist natürlich darauf zu achten, den Penis genau im selben Spannungsgrade gestreckt zu halten. Ganz enge Strikturen lassen keine Knopfsonden mehr durch, sondern höchstens noch feine zylindrische, sog. filiforme Bougies, deren Einführung aber trotz ihres dünnen Kalibers nicht leicht ist, weil ihre Spitze den exzentrisch gelegenen Eingang der Striktur schwer findet.

Bei der Untersuchung der Harnröhre mit dünnen Sonden können Schleimhautfalten, in denen sich das Instrument fängt, kann auch häufig ein Spasmus des äußeren Schließmuskels der Harnröhre eine Verengerung vortäuschen. Eine Striktur darf deshalb nur dann als sicher erwiesen gelten, wenn sie nicht nur beim Einführen des Instrumentes, sondern auch bei dessen Zurückziehen durch den Narbenring gefühlt werden konnte. Denn die Sonde gleitet beim Herausziehen aus der Blase über den Widerstand des spastisch geschlossenen Sphincters oder über Schleimhautfalten glatt hinweg, den Strikturring passiert sie aber ruckweise, wobei deutlich die narbige Einlagerung in der Urethralwand zu fühlen ist. Bei weiten Strikturen stoßen selbst dicke Sonden beim Durchführen durch die Harnröhre auf kein Hindernis; dagegen ist auch bei ihnen mit dem Sondenknopf an der Strikturstelle deutlich eine Verminderung der Elastizität der Urethralwand zu fühlen. Zu beachten ist, daß eine derbe Infiltration der Urethralwand auch bedingt sein kann durch Tuberkulose (Kennzeichen: starke Schmerzhaftigkeit und Neigung zu Blutung) oder durch Carcinom

(Kennzeichen: übelriechender Ausfluß). Besteht ein starker Callus an der Strikturstelle, so ist dieser von außen durch die Haut durchzufühlen, besonders wenn er in der pars pendula liegt. Deutlich sichtbare Veränderungen treten an der Strikturstelle auf, wenn eine periurethrale Infiltration oder gar periurethrale Abscesse mit Fisteln sich bilden.

Bei den Strikturkranken ist stets eine sorgfältige Analyse des Harns nötig, sowie ein genaues Suchen nach schädlichen Rückwirkungen der Striktur auf die oberen Harnwege oder die Sexualorgane. Vor allem muß festgestellt werden, ob die Blase sich entleert und ob durch die Harnstauung oder die Infektion bereits Störungen der Nierenfunktion aufgetreten sind. Wichtig für die einzuleitende Behandlung ist es auch, den Zustand der Prostata zu kennen. Eine Rectalpalpation ist deshalb nie zu unterlassen. Eine endoskopische Betrachtung der Striktur ist dagegen selten nötig. Ebenso ist auch nur selten zur Sicherung der Diagnose eine radiographische Darstellung der mit Kontrastflüssigkeit gefüllten Harnröhre angezeigt.

Prognose. Eine nicht behandelte Striktur der Urethra bringt dem Träger im Laufe der Jahre immer ernste Lebensgefahr, sei es durch die infolge der Urinstauung entstehende hydronephrotische Schrumpfniere, sei es durch die nie lange ausbleibende Infektion der Harnwege mit deren schweren Folgen, wie Pyonephrose, Harnphlegmone und allgemeine Sepsis. Eine zielbewußte Behandlung vermag glücklicherweise diese Hauptgefahren der Striktur zu beseitigen; zu einer restitutio ad integrum der narbigen Urethralwandstelle führt sie aber fast nie. Trotz bester Behandlung bleibt meist eine Neigung zu Rückfällen des Leidens fortbestehen.

Am günstigsten sind die Heilungsaussichten bei frischen, noch leicht dehnbaren Strikturen. Je länger die Verengerung unbehandelt fortbesteht, desto schlimmer wird ihre Prognose. Einerseits wird das Narbengewebe immer derber, so daß es sich schließlich nur schwer mehr dehnen läßt, und andererseits werden auch die Folgen der Harnstauung in den oberen Harnwegen (Erweiterung der Nierenbecken, Atrophie des Nierenparenchyms) mit der Dauer stets verhängnisvoller. Aus dem langen Bestehen entzündlicher Callusmassen und eitrig sezernierender Harnfisteln erwächst auch die Gefahr carcinomatöser Degeneration der Narbenmassen.

Die **Behandlung** der Strikturen ist, obschon sie meist erst nach Jahren eine wahre Dauerheilung bringt, doch eine sehr dankbare Aufgabe des Arztes. Die Hauptbeschwerden des Kranken, die Schwierigkeiten der Harnentleerung können in kurzer Zeit beseitigt werden, entweder

a) durch *unblutige, allmähliche Dehnung der Striktur* oder b) durch den inneren oder äußeren *Harnröhrenschnitt.*

Eine *allmähliche Dilatation* der Striktur ist stets in erster Linie zu versuchen, am besten durch Einführen steigender Nummern seidener und metallener Vollsonden. Sie bezweckt nicht nur eine Dehnung des schnürenden Narbenringes, sie soll auch eine Gewebereaktion in der Narbe auslösen, durch welche diese erweicht und abgebaut wird. Um zu vermeiden, daß statt der Dehnung eine Zerreißung und statt der leichten Gewebereizung eine heftige, entzündliche Schwellung der Narbe eintrete, muß die Dilatation sehr vorsichtig dosiert werden. Nie darf eine Sonde mit Gewalt durch eine Striktur hindurchgezwängt werden!

Sind mit der Knopfsonde Sitz und Kaliber der Striktur festgestellt, so wird zu deren Behandlung eine konisch auslaufende Seidensonde (Abb. 13) gewählt, deren Kaliber etwas unter dem Durchmesser der Strikturlichtung steht und deshalb die Striktur leicht passiert. Hat die Striktur z. B. ein Kaliber

Nr. 12 Charrière, so wird vorerst eine Sonde Nr. 11 durch sie durchgeführt. Nach dieser ersten Sonde wird in derselben Sitzung die nächsthöhere ($^1/_3$ mm dickere) Sondennummer eingeführt, unserem Beispiele folgend Nr. 12, und wenn auch diese passiert, auch noch die zweitnächste Sondennummer, also Nr. 13. Mehr als 3 Sonden sollen nicht in der gleichen Sitzung eingeführt werden. In der folgenden Sitzung, die 1 oder 2 Tage später stattfindet, wird die höchste der vordem benutzten Nummer (also Nr. 13) zuerst wieder eingeführt und nach ihr die ein bis zwei nächsthöheren Nummern (Nr. 14 und 15), und so fort von Sitzung zu Sitzung, solange die Narbe sich leicht dehnen läßt. Bei starren Narben müssen zeitweilig mehrere Sitzungen hindurch immer wieder dieselben Nummern eingeführt werden, bis schließlich die allmähliche Erweichung der Striktur eine stärkere Dehnung erlaubt. Ist die Striktur bis auf Nr. 16 oder 18 erweitert, so werden statt der bisher verwendeten Seidensonden Metallsonden zur Dilatation benutzt. Diese erzeugen durch ihren starren, unnachgiebigen Druck im Narbengewebe eine lebhaftere Reaktion als die Seidensonden und erzielen deshalb rascher die erstrebte Aufweichung und Resorption der Narbe. Dünnere Metallsonden als Nr. 16—18 zur Dilatation zu verwenden, ist auch in geübter Hand gefährlich. Sie bohren zu leicht einen falschen Weg. Natürlich bedürfen auch die dicken Metallsonden zur Vermeidung jeglicher Verletzung der Striktur einer sehr vorsichtigen Führung. Ihre Spitze stellt sich bei der Einführung selten genau vor den Eingang der Striktur; sie stößt dessen meist exzentrischer Lage wegen häufig am Strikturrand an. Dieses Verfangen der Sondenspitze am Strikturrand ist zu vermeiden, wenn der Metallsonde vorausgehend eine dünne, seidene Leitbougie durch die Striktur durchgeführt wird und, dieser Leitsonde aufgeschraubt, die Metallsonde nachgeschoben wird (Abb. 213). Es gelingt dann auch bei stark exzentrischer Lage des Striktureingangs die Metallsonde fast reibungslos in den Narbenring einzuführen. Ein ruckweises, deshalb oft verletzendes Durchtreten der Metallsonde durch den Narbenring ist damit leicht zu vermeiden.

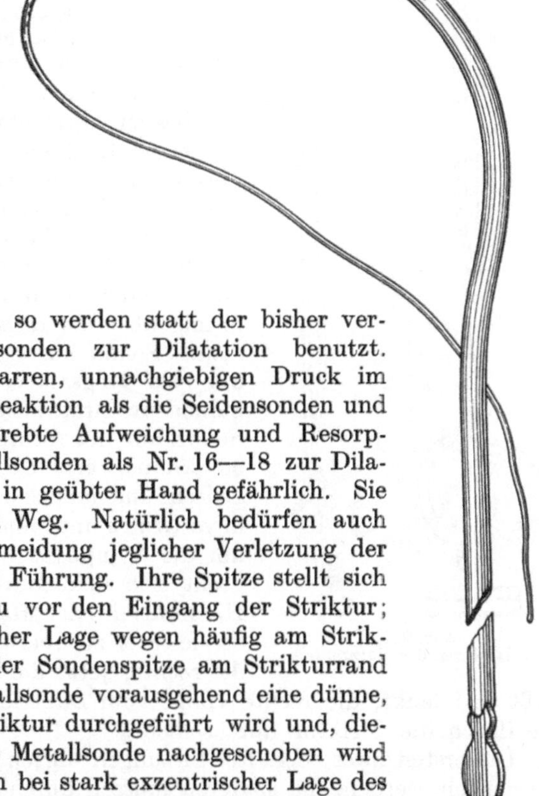

Abb. 213.
Béniqué mit
Leitsonde.

Während bei den weichen Sonden der Unterschied des Durchmessers von einer Sondennummer zur anderen $^1/_3$ mm beträgt, ist er zwischen den einzelnen Nummern der Metallsonde (DITTEL oder BÈNIQUÉS) nur $^1/_6$ mm. Nr. 16 der weichen Sonden (nach CHARRIÉRE) entspricht also Nr. 32 der Metallsonden.

Statt der Metallsonden werden zur Erweiterung der Strikturen auch zwei- und mehrblätterige Dilatatoren empfohlen (Abb. 214). Diese bergen aber mehr als die Sonden die Gefahr einer zu starken Gewaltwirkung und eines zu raschen Weitertreibens der Dilatation. Da zudem ihr Gebrauch nicht sehr einfach ist, verzichtet der Praktiker besser auf sie.

Zur Schonung des Kranken soll vor der Sondenbehandlung die Harnröhrenschleimhaut jeweilen durch Injektion von 10 g einer 2%igen Novocain-Suprareninlösung anästhesiert werden.

Dabei ist zu berücksichtigen, daß von einer ulcerierten oder durch vorausgegangene Sondierung oberflächlich geschürften Harnröhrenschleimhaut die Novocain-Suprarenin- lösung leicht resorbiert wird. Ist eine solche Verletzung des Schleimhautepithels zu vermuten, wie z. B. bei leichter Blutung nach einem Sondierungsversuch, so ist es besser, kein Adrenalin in eine solche Harnröhre einzuspritzen. Denn trotz vorsichtiger Dosierung des Adrenalins können in solchen Fällen der Injektion schlagartig beängstigende Adrenalin- vergiftungserscheinungen folgen: Leichenblässe des Gesichtes, kalter Schweiß, rascher Puls, außerordentlicher heftiger Nackenschmerz. Sofortige Ausspülung der Harnröhre zur Beseitigung der noch in ihr liegenden Adrenalinlösung, Injektion von Coffein, kalte Kompressen auf Herz und Kopf beseitigen allerdings rasch diese Intoxikationserscheinungen; nur die Kopfschmerzen dauern häufig längere Zeit an. Die Urethrographie ergibt die Erklärung dieser Erscheinung. In die Harnröhre injizierte Flüssigkeit kann leicht in die venösen Blutbahnen der Urethralwand eindringen.

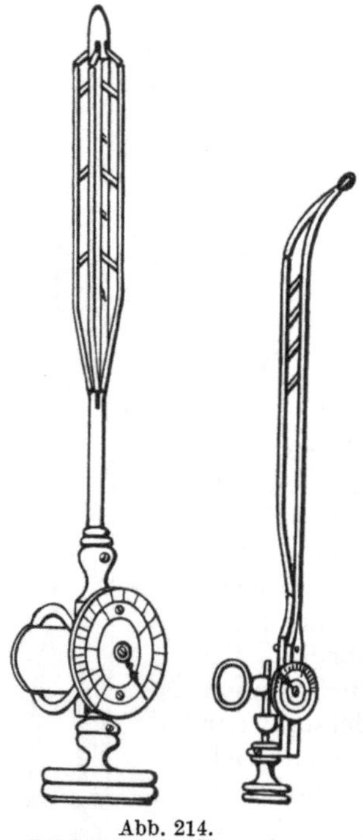

Abb. 214.
Dilatatoren der Harnröhre.

Der Kranke wird zur Vornahme der Sondierung am besten horizontal gelagert; der Arzt stellt sich zu seiner Rechten, hält die durch Kochen sterilisierten, durch ein Gleitmittel schlüpfrig gemachten Sonden in Handbereich. Die weichen Sonden werden bei gestrecktem Penis eingeführt und langsam durch die Harnröhre vorgeschoben. Zur Einführung der Metallsonden wird der Penis erst handschuhfinger- förmig über die rechtwinklig zum Oberschenkel gestellte Sonde hinweggezogen, die Sonde gleichzeitig nur sehr langsam vorgeschoben, bis deren Spitze im bulbus urethrae anstößt. Dann wird der Griff der Sonde mit der rechten Hand des Chirurgen um etwa 90° kranialwärts bis in die Medianlinie des Körpers gedreht und danach die Sonde durch langsames Senken ihres Griffes und ohne die geringste Gewalteinwirkung um die Symphyse herum in die Blase eingeführt. Stellt sich dem Durchgleiten des Instrumentes ein Hindernis in der Harnröhre entgegen, so ist dieses oft leichter zu überwinden, wenn statt, wie vordem, die rechte, jetzt die linke Hand den Sondengriff erfaßt und lenkt, die rechte Hand vom Damme her auf die Sonde drückt und sie durch die Striktur durchschiebt.

Die ersten zwei oder drei Sitzungen dürfen an aufeinanderfolgenden Tagen wiederholt werden, die späteren müssen durch 2—3tägige Pausen voneinander getrennt sein. Wenn trotzdem Reizerscheinungen in der Harnröhre (Schmerzen, Blutungen, verminderter Harnstrahl) sich geltend machen oder gar Fieber auftritt, so sind längere, 4—8tägige Pausen zwischen den Sondierungen einzuschalten.

Die Dehnung des Narbenringes muß, wenn sie einen einigermaßen dauernden Erfolg haben soll, so weit getrieben werden, daß schließlich die Einführung einer Sondennummer 26—30 Charrière gelingt. Häufig wird dazu die Meatotomie nötig. Ob intramuskuläre oder gar intravenöse Injektionen von *Fibrolysin*, zweimal wöchentlich je 1—2 cm³, eine Erweichung des Narbengewebes bringen und die Dehnung der Striktur erleichtern, ist noch umstritten. Die einzelnen Sonden 10—30 Minuten lang in der Harnröhre liegen zu lassen, wie vielfach empfohlen wird, erachte ich als unnötig und zu stark reizend. Es genügt in der Regel, die einzelnen Sonden 1—2 Minuten in der Urethra zu lassen. Auch die sog. *permanente Dilatation*, das Einlegen eines Verweilkatheters während 24—48 Stunden und noch länger bietet bei Strikturen mit erheblicher Lichtung keine besonderen Vorzüge. Sie macht wohl einen harten, sehr schwer dehnbaren Narbenring rasch weicher und nachgiebiger; aber dieser Erfolg ist von kurzer Dauer. Die Narbe ist bald wieder hart und zwingt, wie vor dem Einlegen der Dauersonde, zu einem langsamen Fortschreiten in der Dilatation. Nur bei den sehr engen, schwer passierbaren Strikturen ist das Liegenlassen einer filiformen Sonde während 1—2 Tagen im Beginne der Behandlung oft angezeigt oder bietet gar den einzigen Weg, die Striktur der allmählich steigernden Dilatation zugänglich zu machen.

Bei sehr engen Strikturen ist die Einführung selbst feinster Sonden, der Bougies filiformes, oft schwierig. Die Lichtung der Striktur wäre wohl weit genug, um die dünne Sonde durchzulassen, aber die exzentrische Lage ihres Einganges erschwert das Eintreten der Sonde. Statt gerader, filiformer Bougies werden dann besser bajonettförmig abgebogene oder Bougies mit spiralig gekrümmter Spitze verwendet (Abb. 14, S. 20). Wird eine solche Sonde unter beständigem Drehen vorsichtig tastend wiederholt gegen die Striktur vorgeschoben, so findet sie schließlich den Eingang in die Striktur und läßt sich dann leicht durch diese durchschieben. Ein Hilfsmittel, das Einschieben, einer Bougie filiforme in die enge Striktur zu erleichtern, besteht darin, nicht nur eine, sondern gleichzeitig 2—3 solcher Bougies durch die Harnröhre gegen die Striktur vorzuschieben; die eine oder die andere der Bougies wird sich vor den Eingang der Striktur stellen und in den Narbenring hineingleiten. Eine der Bougierung vorausgeschickte Einspritzung von Glycerin oder Öl in die Harnröhre kann den Eingriff erleichtern, ebenso eine dem Bougieren vorangehende Injektion von 2% Novocain-Adrenalinlösung.

Ist es mit Hilfe des einen oder anderen dieser Kunstgriffe gelungen, eine Bougie filiforme durch die enge Striktur zu führen, so wäre es töricht, die Bougie nach kurzem Liegenlassen wieder zu entfernen und Gefahr zu laufen, beim nächsten Sondierungsversuche auf die gleichen Schwierigkeiten zu stoßen. Besser ist es, die nach mühseligen Versuchen glücklich eingeführte Sonde längere Zeit, 24—48 Stunden, liegen zu lassen. Die Strikturnarbe wird durch diesen länger dauernden Kontakt mit der Sonde so weit erweicht und erweitert, daß sie nach Entfernung der filiformen Bougies meist ohne Schwierigkeiten auch größere Sondennummern passieren läßt und danach der allmählich weiter fortschreitenden Dilatation keine Schwierigkeiten mehr bietet.

Die *gewaltsame Dehnung* einer Striktur durch Einführen sehr rasch steigender Sondennummern ist dringend zu widerraten. Beim Zersprengen des Narbenringes entstehen oft unregelmäßige, recht tiefreichende Einrisse in die Harnröhrenwand, die zum Ausgangspunkte schwerer Infektionen werden können und zudem im besten Falle unter Bildung derber, das Lumen der Harnröhre neuerdings verengernder Narben verheilen.

Komplikationen der Dilatationsbehandlung. Die allmähliche Dilatation ist im allgemeinen eine so schonende Behandlungsweise, daß sie den Kranken in seiner Alltagstätigkeit wenig stört. Nur bei sehr engen Strikturen, die seit langem schon eine Urinstauung und eine Infektion der Harnwege zur Folge hatten, treten im Beginne der Behandlung recht häufig heftige Reaktionen auf. Die Miktion wird schmerzhafter und so mühsam, daß Spitalpflege des Kranken notwendig wird. Ab und zu tritt nach einer der ersten Sondierungen selbst vollständige Harnverhaltung ein. Es treten auch manchmal, trotz aller Vorsicht, nach den ersten Sondierungen *schwere Allgemeinerscheinungen* auf: Fieber, Herzstörungen, Zeichen von Sepsis. Ab und zu wurde sogar, anschließend an die erste Sondierung, wohl als Folge einer äußerst heftigen Allgemeininfektion von der Harnröhre her eine plötzlich auftretende Herzschwäche und ein schlagartiger Exitus beobachtet. Auch im weiteren Verlaufe der Dilatation machen sich, wenn auch viel seltener als im Beginne der Behandlung, allerlei Komplikationen geltend.

Ganz geringe *Blutungen* aus der Harnröhre folgen fast jeder Dilatation der Striktur, stärkere Blutungen nur, wenn infolge allzu rascher Steigerung der Dilatation der Narbenring einreißt oder wenn durch ungeschickte Führung der Sonde ein falscher Weg gebohrt worden ist. Zur Blutstillung genügt eine manuelle Kompression der blutenden Stelle von außen. Nur ganz ausnahmsweise muß durch den Endoskoptubus eine endourethrale Tamponade vorgenommen werden. Bei Hämophilen können schon die geringsten Schleimhautschürfungen erhebliche Blutungen zur Folge haben. Es muß deshalb bei Blutern vor der Sondierung durch urethrale Injektion einer Adrenalinlösung eine möglichst weitgehende Anämisierung der Harnröhrenschleimhaut erstrebt werden.

Fieberanfälle werden nicht nur bei engen, sondern auch bei weiten Strikturen häufig durch die ersten Sondierungen ausgelöst, besonders bei stark infizierten Harnwegen. Ursache derselben ist das Eindringen von Bakterien in die Blutwege, entweder durch oberflächliche Schürfwunden oder durch Risse des Strikturrings. Fieberschübe weisen immer auf die Gefahr allgemeiner Infektion oder doch der Bildung periurethraler Entzündungsherde hin. Sie mahnen zu größter Vorsicht im Gebrauche dilatierender Instrumente und zu ängstlicher Vermeidung mechanischer Läsionen der Urethra. Bei einzelnen Kranken wird trotz aller Vorsichtsmaßnahmen jeder Sondierungsversuch von hohem Fieber gefolgt, so daß schließlich von der Dilatationsbehandlung Abstand genommen und diese durch eine operative Behandlung ersetzt werden muß. Das Fieber beginnt in der Regel anschließend an die erste der Sondierung folgende Miktion des Kranken. Es werden wahrscheinlich durch den Druck des Harnstrahls Eiterkeime der Harnröhre in die durch die Sondierung geschaffene Schürfstelle der Urethralschleimhaut und damit direkt in die Blutbahn gepreßt. Das Fieber wird häufig durch Schüttelfrost eingeleitet, steigt rasch in erhebliche Höhe und fällt in wenigen Stunden wieder ab (vgl. S. 112, Harnfieber). Sein Abfall wird beschleunigt durch Einlegen einer Dauersonde und Verabreichung von Antiseptica und Antipyretica, unter denen besonders Chinin zu empfehlen ist. Schwindet das Fieber nicht rasch, so ist darin das Anzeichen einer beginnenden Harninfiltration zu sehen; es wird ein äußerer Harnröhrenschnitt im Bereiche der Striktur nötig, um einer Ausbreitung der lokalen Entzündung und der drohenden Allgemeininfektion mit multipler Arthritis, Endokarditis oder gar Pyämie vorzubeugen. Die beste Prophylaxe gegen solche Folgen der Sondierung ist, abgesehen von strenger Asepsis bei der Einführung der Sonden, die Durchspülung der Harnröhre mit einer antiseptischen Lösung vor und nach dem Eingriff und die Verordnung von Chinin schon einige Stunden vor der Bougierung. Besonders von französischen Chirurgen wird zur Ermöglichung einer reaktionslosen Dilatationsbehandlung der Strikturen empfohlen, 3—4 Wochen lang vor Beginn der Bougierungen intramuskuläre Autovaccineinjektionen vorzunehmen.

Dauer der Dilatationsbehandlung. Sobald die Dehnung der Striktur bis auf ein Kaliber von Nr. 26—30 Charrière gelungen ist, darf die Behandlung wohl einige Zeit, doch nicht endgültig abgebrochen werden. Immer muß über weitere 5—6 Jahre hinaus in immer längeren Zwischenzeiten, erst monatlich, dann jeden 2.—3. Monat und schließlich nur noch 2—3mal jährlich eine Sondierung der Harnröhre mit dicken Sonden vorgenommen werden. Diese Nachbehandlung ist unbedingt notwendig, solange auch nur das geringste Infiltrat an der Narbenstelle noch zu fühlen ist. Unterbleibt eine solche Nachbehandlung, so wird selbst eine stark dilatierte Striktur im Verlaufe weniger Jahre wieder eng werden und den Harnabfluß hemmen. Es gibt sog. *elastische Harnröhrenstrikturen*, die sich jeweilen außerordentlich rasch nach der Dilatation, sogar schon nach wenigen Tagen, stets wieder auf ihr früheres Kaliber zusammenziehen. Diese müssen, statt durch allmähliche Dilatation, durch Operation beseitigt werden.

Elektrolyse. Um die Wirkung der Dilatation zu beschleunigen, wurde empfohlen, die Strikturnarbe durch Elektrolyse zu erweichen. Der Strom soll entweder lineär oder zirkulär auf den Strikturring einwirken. Ganz gefahrlos ist die Methode nicht. Sie erlaubt auch keine Kürzung der Nachbehandlung der Striktur durch mechanische Dilatation. Sie bietet demnach gegenüber der rein mechanischen Dilatationsbehandlung der Strikturen wenig Vorteil; sie wird deshalb auch selten benutzt.

Operative Behandlung. Läßt sich eine Striktur nicht unblutig erweitern, sei es, daß ihr Gewebe zu derb und zu starr ist, um sich dehnen zu lassen oder daß nach momentan gelungener Dilatation die Striktur sich stets wieder rasch zusammenzieht, dann ist ihre operative Behandlung am Platze.

Das einfachste operative Verfahren ist die *urethrotomia interna*. Mit dem gebräuchlichsten und einfachsten Urethrotom nach MAISONNEUVE (Abb. 215) ist diese Operation von jedem Praktiker leicht ausführbar.

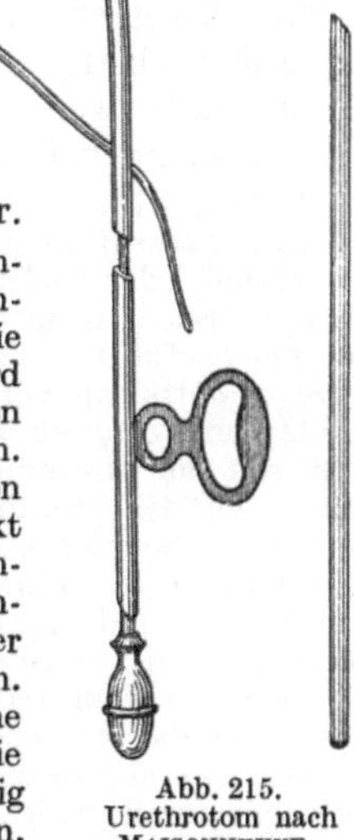

Abb. 215.
Urethrotom nach
MAISONNEUVE.

Technik. Der Eingriff kann unter Lokalanästhesie (Urethralinjektion einer 2%igen Novocainlösung nach vorheriger Morphiuminjektion) fast schmerzlos ausgeführt werden. Die mit Leitbougie versehene, katheterförmige, feine Metallrinne des Urethrotoms wird durch die Striktur in die Blase eingeführt und von einem Assistenten in einer Schräglage von 45° zur Längsachse des Kranken festgehalten. Danach wird eine dreieckige Messerklinge, deren Schneide auf der höchsten Prominenz abgestumpft ist, in der Hohlrinne gleitend in die gestreckt gehaltene Urethra langsam eingeführt, bis sie an der Narbenstelle anstößt. Mit kurzem, kräftigem Schnitt wird der Narbenring durchtrennt, die schneidende Klinge darauf in der gleichen Ebene wieder durch den Narbenring zurück- und aus der Urethra herausgezogen. Statt der Metallrinne wird nun in der Harnröhre auf die liegengelassene Leitsonde ein gerader, dünner Metallstab aufgeschraubt und durch die Striktur durchgeführt. Über den Leitstab hinweg wird ein endständig offener Katheter Nr. 16—18 (Abb. 18, S. 24) in die Blase eingeschoben, Metallstab und Leitsonde aus ihm herausgezogen. Der Dauerkatheter soll nicht so groß sein, daß er den Abfluß des Sekretes zwischen Harnröhrenwand und Katheterwand hemmt. Nach 3—4 Tagen ist er zu entfernen. Nur wenn der Patient noch fiebert, die Wundstelle also noch nicht genügend durch Granulationen gegen das Eindringen von Keimen geschützt ist, wird die Dauerdrainage länger liegengelassen. Nach Entfernung der Dauerdrainage uriniert der Kranke in der Regel in kräftigem Strahle, ohne die geringsten Beschwerden. Aber nicht selten sind seine ersten spontanen Miktionen von kurzen Fieberanfällen gefolgt. Schwinden sie nicht rasch, muß neuerdings ein Dauerkatheter eingelegt werden, bis die innere Schnittwunde der Harnröhre völlig verheilt ist. Nicht früher als 8—10 Tage nach dem Harnröhrenschnitt soll mit der allmählich weiterschreitenden Dilatation durch Sondeneinführung begonnen werden. Diese Nachbehandlung ist unbedingt nötig, soll nicht der Urethrotomie das Rezidiv sehr rasch folgen.

Mit dem MAISONNEUVEschen Urethrotom wird die Strikturnarbe immer von vorne nach hinten durchschnitten, und zwar in der Regel an der Dorsalwand, weil dort die Blutung geringer ist und die Gewebe dem Messer weniger ausweichen als an der Unterwand. Außer dem MAISONNEUVEschen Instrument werden Urethrotome verwendet, deren schneidende Klinge vollkommen gedeckt bis hinter die Striktur eingeführt werden kann und die ein

Durchschneiden der Striktur von hinten nach vorne, und zwar nicht nur an einer, sondern an mehreren Stellen ihres Umkreises ermöglichen (Urethrotom nach ALBARRAN, nach BAZY usw.). Wesentliche Vorzüge vor dem MAISONNEUVEschen Instrumente bieten sie nicht.

Die innere Urethrotomie ist bei richtiger Durchführung eine ziemlich gefahrlose Operation. Erhebliche Blutungen sind nach ihr außerordentlich selten und können durch Tamponade oder schlimmstenfalls durch die äußere Urethrotomie sicher beherrscht werden. Dagegen können vom innern Harnröhrenschnitte aus Infektionen ausgehen, weil der Schnitt in mehr oder weniger infiziertem Gewebe liegt. Wohl sind solche Wundinfektionen selten und sind sie fast nie tödlich; aber sie erzeugten doch ab und zu Endokarditis, Arthritis mit nachfolgender Ankylose usw.

Urethrotomia externa. Da die Infektionsgefahr bei der urethrotomia interna um so größer ist, je schwerer die Harnwege vor der Operation infiziert waren, so soll bei *stark infizierten Harnorganen* statt der urethrotomia interna lieber die Urethrotomia externa vorgenommen werden. Bei dieser ist dank der guten Wunddrainage fast jede Gefahr metastatischer Entzündung ausgeschlossen. Ebenso ist statt der internen die externe Urethrotomie angezeigt, wenn die *Striktur* für feine Sonden *nicht mehr durchgängig ist*, das Urethrotom deshalb gar nicht eingeführt werden kann. Ferner ist die urethrotomia externa angezeigt, wenn sich im *Bereiche der Striktur Harnphlegmonen, Harnabscesse oder Harnfisteln* gebildet haben. Nur bei Strikturen der pars pendula urethrae ist der äußere Harnröhrenschnitt, wenn irgend möglich, zu vermeiden, da er an dieser Stelle, wo so wenig Weichteile zwischen Urethralwand und Haut liegen, oft schwer zu heilende, lippenförmige Urethralfisteln zur Folge hat.

Technik. Die *urethrotomia externa* ist in Steinschnittlage des Patienten unter Sacralanästhesie auszuführen. Es wird in die Harnröhre als Wegleiter für den Harnröhrenschnitt eine Metall- oder Seidensonde durch die Striktur hindurch eingeführt oder, wenn die Striktur für keine Sonde mehr durchgängig ist, eine ziemlich dicke Metallsonde bis an den Strikturring hinangeführt. Über der eingeführten Sonde wird durch einen Medianschnitt die Harnröhre unmittelbar vor dem Strikturring an ihrer Unterwand eröffnet, der Narbenring durchtrennt. Konnte die Striktur vor der Operation mit keiner Sonde passiert werden, so muß von der Urethrotomiewunde aus bei breit auseinandergezogenen Wundrändern die Sondierung der Striktur mit einer feinen Sonde unter Leitung des Auges versucht werden. Gelingt die Sondierung nicht, so muß der Strikturring freihändig gespalten werden. Dabei ist sorgfältig zu vermeiden, mit den präparierenden Längsschnitten von der Mittellinie abzuweichen und am Harnröhrenlumen vorbeizuschneiden. Gelingt es nicht, den blasenwärts der Striktur gelegenen Harnröhrenteil zu finden, so muß von einer Sectio alta aus oder von der vom Damme aus eröffneten pars prostatica her der retrograde Katheterismus bis an die Striktur hinan vorgenommen werden. Dadurch wird der Strikturring übersichtlich und seine mediane Spaltung leicht. Die Urethrotomiewunde soll nie ganz geschlossen, höchstens durch wenige Nähte etwas verkleinert werden. Bestehen im Bereiche der Striktur Harnfisteln oder Abscesse, so müssen diese breit eröffnet werden. Fühlbare derbe, periurethrale und urethrale Callusmassen im Bereiche der Striktur müssen möglichst sauber ausgeschnitten werden, immerhin unter Erhaltung der Kontinuität der Harnröhre an deren oberen Wand. Je nach den örtlichen Verhältnissen wird die Blase während einiger Tage von der Dammwunde aus oder durch einen vom Meatus her eingeführten Katheter drainiert, Meist ist es aber besser, den Operierten sogleich frei durch die offengelassene Urethrotomiewunde urinieren zu lassen. Nach wenigen Tagen wird begonnen, die Harnröhre vom Meatus her mit immer stärkeren Sondennummern zu sondieren. Unter dieser Behandlung schließt sich die Dammwunde in der Regel nach 3—4 Wochen. Eine länger dauernde Fistelbildung ist selten. Entzündliche Wundkomplikationen oder Nachblutungen treten bei der äußeren Urethrotomie sozusagen nie auf.

Sind in der Harnröhre multiple Strikturen vorhanden, so wird, wenn sich eine äußere Urethrotomie nötig erweist, vorerst die hinterste der Strikturen von außen her gespalten und der Urin durch diese Operationswunde abgeleitet; die vorderen Strikturen werden in derselben Sitzung durch die urethrotomia interna durchtrennt. Die urethrotomia externa bringt ebensowenig wie die interna eine wirkliche Heilung der Striktur. Bei ihr wird der Narbenring wohl durchtrennt und teilweise reseziert, aber nicht ganz beseitigt. Deshalb muß auch dieser Operation eine regelmäßige, über Jahre sich erstreckende Dilatationsbehandlung folgen. Andernfalls wird sich rasch wieder eine starke Verengerung der Harnröhre bilden.

Der einzige operative Eingriff, der eine Dauerheilung der Striktur bringen kann, doch auch nicht immer bringt, ist die *segmentäre Resektion der Striktur.* Wird die ganze narbige Harnröhrenstrecke von einem äußeren Harnröhrenschnitte aus weggeschnitten und erlauben die Wundverhältnisse eine direkte Nahtvereinigung der beiden Harnröhrenstümpfe, so kann an Stelle der Striktur eine elastische, lineäre, ringförmige Narbe entstehen, die keine Schnürwirkung auf die Urethra mehr ausübt. Vorbedingung für eine wirkliche Dauerheilung ist, daß der Resektionsschnitt in vollkommen gesundem Gewebe liegt; die Excision soll deshalb nicht zu karg bemessen werden. Die Harnröhrenstümpfe müssen gut beweglich und verschiebbar gemacht werden, was besonders am hinteren Stumpfe in weitem Maße ohne Nekrosegefahr möglich ist. Danach lassen sich selbst bei sehr großen, 4—5 cm langen Defekten die Harnröhrenstümpfe ohne Spannung vereinigen. Sollte der operative Defekt der Harnröhre nicht mehr durch direkte Naht behoben werden können, so ist der Harnröhrenersatz durch eine Hautplastik zu erstreben. Die Wundheilung bei solchen Eingriffen wird gesichert durch Ableitung des Urins oberhalb der Nahtstelle, sei es durch eine perineale oder eine suprapubische Fistel.

Eine *vollständige Urinverhaltung* bei engen Strikturen, die zu jeder Zeit infolge einer kongestiven Schwellung des Narbengewebes plötzlich eintreten kann, verlangt vom Arzte ein rasches und zielbewußtes Handeln.

Die wichtigste Aufgabe: die Entleerung der überfüllten Blase, ist bei den Strikturkranken schwer durch den Katheterismus zu erzielen. Ist eine Striktur Ursache einer Urinverhaltung, so ist es zwecklos, mittelkalibrige Katheter zur Entleerung der Blase verwenden zu wollen. Es sollen vielmehr, im Gegensatz zur Harnverhaltung beim Prostatiker, sofort feine Sonden zur Harnentleerung benutzt werden. Zweckmäßig ist es, vor der Sondierung eine Novocain-Adrenalinlösung in die Urethra einzuspritzen. Sie macht den Sondierungsversuch schmerzlos und verhindert dadurch die oft störenden, unwillkürlichen Kontraktionen der Urethralmuskulatur des Kranken, und erleichtert durch die Anämisierung der Schleimhaut die Sondenpassage durch die Striktur.

Zuerst soll mit dünnen, konischen Seidenkathetern (Nr. 10—12) eine Entleerung der Blase versucht werden. Mißlingt dies, so soll statt eines Katheters eine Bougie filiforme in die Urethra eingeführt werden. In der Regel gelingt dies mit Hilfe eines der oben erwähnten Kunstgriffe (Einführen mehrerer Bougies nebeneinander, Wahl gedrehter oder bajonettförmiger Bougies). Damit ist dem Kranken fast so viel geholfen, als wenn ein Katheter eingeführt worden wäre. Bald wird entlang der feinen Bougie Urin aus der überfüllten Blase erst tropfweise, dann zeitweilig in kleinem Strahle abfließen und damit schwinden die Beschwerden der Retention. Zur vollständigen Entleerung der Blase durch die verengte Harnröhre bedarf es natürlich langer Zeit. Schon deshalb ist es notwendig, die eingeführte Bougie, mit Heftpflaster oder Faden befestigt, in der Harnröhre 12—24 Stunden liegen zu lassen. Das lange Verweilen der Bougie hat zudem den Nutzen, die Striktur zu erweichen und damit die Einführung größerer Katheter zu erleichtern. Werden zur ersten Sondierung filiforme Bougies verwendet, die ein Aufschrauben dickerer Seidenkatheter und dadurch ihre Verwendung als Leitsonden erlauben (Sonden nach PHILIPPS, Abb. 17c, S. 24), so wird der Dilatationsbeginn wesentlich erleichtert.

Ist die transurethrale Einführung einer filiformen Bougie in die überfüllte Blase nicht möglich, so muß sofort auf operativem Wege der Harnabfluß ermöglicht werden. Denn rasche Hilfe tut not; die Qualen der Retention sind groß und die damit verbundene Schädigung der Nieren erheblich. Am einfachsten ist es, die Blase durch eine suprapubische Punktion zu entleeren. Der Eingriff ist sehr leicht; es genügen dazu die üblichen Punktionsnadeln von 6—8 cm Länge. Der Erfolg des Eingriffs ist aber meist nur kurz dauernd. Wohl gelingt manchmal nach einmaliger Blasenpunktion ein Katheterismus durch die Urethra, weil die Gewebe nach der ersten Entleerung der Blase abschwellen. Häufig aber bleibt der Katheterismus unmöglich, so daß nach 12—24 Stunden neuerdings die Blasenpunktion nötig wird. Wenn auch eine Wiederholung der Blasenpunktion dem Kranken meist nicht schadet, so ist es immerhin wünschenswert, sie zu vermeiden. Sie führt doch hin und wieder zu Urininfiltration im prävesicalen Gewebe. Dies gilt auch für die Punktion der Blase mit einem Troikart, der liegengelassen werden kann. Wenn nach der ersten Punktion der urethrale Katheterismus unmöglich bleibt, so ist es deshalb besser, die Entleerung der Blase durch die urethrotomia externa zu sichern, wodurch gleichzeitig das Grundübel, die Striktur, wenn auch nicht ganz beseitigt, so doch auf den besten Weg zur Heilung gebracht wird. Mit der urethrotomia externa eine Resektion der Striktur mit oder ohne Plastik zu verbinden, ist bei Kranken mit akuter Harnverhaltung zu widerraten. Die Gewebe sind alle kongestioniert und eignen sich schlecht zu plastischen Eingriffen.

E. Prolaps der Harnröhre.

Ein Prolaps der Harnröhre kommt beim Manne nicht vor.

Beim weiblichen Geschlechte dagegen kann die Harnröhrenschleimhaut ringförmig oder nur in einzelnen Sektoren durch die Harnröhrenmündung vorfallen (zirkulärer oder partieller Prolaps). Am ehesten entsteht dieser Vorfall bei kleinen Mädchen oder bei alten Frauen. Im geschlechtsreifen Alter ist er sehr selten. Zum Vorfall führen entweder lang dauernde Harnröhrenentzündungen oder submuköse Geschwülste der Urethra, welche die Verbindung zwischen Mucosa und Muscularis lockern.

Symptome. Der Vorfall verursacht vorerst nur eine leichte Hemmung der Miktion und ein geringes Brennen. Es zeigt sich an der Mündung der Harnröhre ein roter, weicher Bürzel, der sich leicht in die Harnröhre zurückdrängen läßt. Die Harnröhre liegt mitten im Vorfall, wenn dieser total, seitlich, wenn er nur partiell ist. Ist der vorgefallene Schleimhautbürzel groß, so wird in ihm der Rückfluß des venösen Blutes schwer, er wird schwarzblau. Er blutet leicht und wird sehr druckempfindlich. An seiner Oberfläche bilden sich Geschwürchen. Die Harnentleerung wird dadurch schmerzhaft und mühsam; sie ist gefolgt von langem Nachträufeln.

Die **Diagnose** ist leicht. Immerhin ist eine Verwechslung des Prolapses mit einem wirklichen Harnröhrentumor, einem Fibrom oder Carcinom möglich, auch eine Verwechslung mit dem Vorfall der Blasenschleimhaut. Bei sorgfältiger Untersuchung mit der Sonde unter Berücksichtigung der Art der Stielbildung des Tumors sind die anatomischen Verhältnisse immer aufzuklären.

Behandlung. Eine dauernde Heilung des Vorfalls läßt sich durch Abtragung der vorgefallenen Schleimhaut und Vornähen des verbleibenden Stumpfes an den Rand der Mündungswandung erzielen. Die unblutige Reposition ist immer von Rückfällen gefolgt, Koagulation der vorgefallenen Schleimhaut bringt Stenosegefahr.

F. Periurethrale Harninfiltration und periurethrale Harnabscesse.

Periurethrale Harninfiltrationen und Harnabscesse entstehen keineswegs, wie ihre Bezeichnung vermuten ließe, vorwiegend unter dem Einflusse des Eindringens von Harn in das periurethrale Gewebe. Ihr Beginn beruht vielmehr ausschließlich auf dem Eindringen von in der Harnröhre wuchernden Bakterien in die Spongiosa der Urethralwand, sei es, daß diese auf dem Lymphwege dahin verschleppt werden oder durch ein kontinuierliches Umsichgreifen des Schleimhautinfiltrates in die Spongiosa hineinzuwuchern vermögen. Erst wenn die periurethralen Entzündungsherde durch eitrige Einschmelzung des Gewebes wenigstens an einzelnen Stellen mit der Harnröhre in offene Verbindung treten, sickert Harn in ihr Gebiet ein. Dadurch wird der Entzündungsprozeß sofort außergewöhnlich bösartig; nicht nur breitet sich die Entzündung explosionsartig aus, sie führt auch ungewöhnlich rasch, im Verlaufe weniger Stunden, zu ausgedehnter Nekrose und Gangrän der Gewebe. Der Grund davon ist nicht, wie früher geglaubt wurde, darin zu suchen, daß der Harn als besonders starkes Gewebegift wirkt; denn aseptischer Harn, ins Gewebe eingedrungen, erzeugt nur Ödem und wird rasch, ohne stärkere entzündliche Reaktion resorbiert, ohne eine dauernde Schädigung des Gewebes zu hinterlassen. Der Grund, warum bei der periurethralen Infiltration die Durchtränkung der Gewebe mit Harn zu einem so schlimmen Verlauf der Entzündung führt, liegt erstens darin, daß der Harn den ins Gewebe eingedrungenen Bakterien einen äußerst günstigen, ihre Virulenz steigernden Nährboden schafft. Dann aber wird die Entzündung auch deshalb so heftig, weil bei jeder Miktion der durch die Harnröhre gepreßte Harnstrahl den Bakterien an der Einbruchstelle in der Urethralwand neue Gewebespalten öffnet und ihnen dadurch ihre Ausbreitung erleichtert. Der Harn spielt also bei der periurethralen Harninfiltration eine wohl sehr wichtige, aber immerhin sekundäre Rolle; die erste und wichtigste kommt den Bakterien zu.

Alle pathogenen Bakterienarten, die in der Harnröhre wuchern, können periurethrale Infiltrate erzeugen; es wurden im Eiter solcher Entzündungsherde Staphylokokken, Streptokokken, Colibakterien und andere aerobe Bakterien gefunden. Es spielen aber, wie zahlreiche Untersuchungen bestätigen, bei diesen periurethralen Harninfiltrationen vor allem auch anaerobe Bakterien eine sehr bedeutende Rolle. Diese anaeroben Bakterien sind keineswegs leicht aus dem Eiter auf künstlichen Nährboden zu züchten und sind auch nicht immer mit den üblichen Färbmethoden im Eiterausstrichpräparat mikroskopisch nachzuweisen, weshalb oft der außerordentlich übelriechende Eiter der periurethralen Harnabscesse bei der alltäglichen Methode mikroskopischer und kultureller Untersuchung fälschlich als steril erscheint. Die bei der Harninfiltration so oft beobachtete, rasch um sich greifende Gangrän der Gewebe ist selten das Werk der aeroben, pyogenen Bakterien, meist die Folge einer Infektion mit Anaeroben.

Da jede Harnröhre, auch die gesunde, in ihrem vordersten Teile bis in die pars scrotalis hinein pathogene Keime auf ihrer Schleimhaut trägt, können periurethrale Infiltrate selbst bei gesunden Harnwegen entstehen, sobald die Harnröhrenschleimhaut von außen oder von innen her verletzt und dadurch der Epithelschutz der Harnröhrenwand gegen die Urethralbakterien lückenhaft wird.

Die überwiegende Mehrzahl der periurethralen Harninfiltrationen nimmt aber von einer *Urethritis* ihren Ausgang.

Ganz besonders häufig entwickelt sich die periurethrale Entzündung bei *Urethritiden mit Striktur* der Harnröhre. Warum die Striktur bei infizierter Harnröhre so häufig zu periurethraler Harninfiltration Anlaß gibt, läßt sich leicht erklären. Hinter der verengten Harnröhrenstelle stagnieren ständig kleine Mengen von Schleimhautsekreten und von infiziertem Harn. Dort ist den

Urethralbakterien ein ausgezeichneter Nährboden geboten, in dem sie üppig wuchern und ihre Virulenz steigern können. Gleichzeitig schädigt das stagnierende Sekret das Schleimhautepithel und lockert dessen Gefüge. Tiefgreifende Abschilferungen des Epithels oder gar eine unter der Mitwirkung der Bakterien auftretende Geschwürsbildung in der Mucosa der Urethra erlauben den in ihrer Zahl angereicherten und in ihrer Virulenz gesteigerten Bakterien die Urethralwand zu durchwandern und periurethrale Infiltrationen und Abscesse zu bilden.

Doch auch *Urethritiden ohne Striktur* können periurethrale Entzündungen nach sich ziehen. Dies kann vor allem geschehen, wenn die infizierte Urethralschleimhaut durch Sonden, allfällig auch durch den Druck eines Dauerkatheters usw., durch zu stark reizende therapeutische Injektionen oder durch Einrisse beim Coitus verletzt und dadurch den Bakterien die unter ihr liegende Spongiosa zugänglich wird.

Bei Urethritis werden aber auch ohne Verletzung der Harnröhrenschleimhaut periurethrale Infiltrate möglich. Wenn die bis in die Spongiosa reichenden Littréschen Drüsen an der Entzündung mitbeteiligt sind, kann infolge Verhaltung infizierten Sekretes die Entzündung vom Drüsenkörper auf das ihn umgebende periurethrale Gewebe übergreifen. Eine periurethrale Harninfiltration entsteht öfters auch durch Zerfall einer Neubildung der Harnröhre, ausnahmsweise auch durch Bilharziose.

Die auf die eine oder andere Weise entstandene Periurethritis führt manchmal nur zu *umschriebenen* Infiltraten mit oder ohne Abszedierung, häufiger zu *diffuser*, rasch sich ausbreitender, periurethraler Entzündung, beide Formen mit oder ohne gleichzeitige *Harninfiltration*.

Die Weitmaschigkeit der spongiosa urethrae und ihre offene Verbindung mit dem allgemeinen Blutkreislauf sind der Grund, warum die periurethrale Entzündung häufiger diffus als umschrieben auftritt und oft rasch zu allgemeiner Pyämie führt.

Wenn die periurethrale Infektion von der vorderen Harnröhre ausgeht, breitet sich die dem periurethralen Infiltrat folgende, diffuse Zellgewebsentzündung mit oder ohne Harninfiltration im Bereiche des Dammes, des Scrotums, der Leisten und der Bauchdecken aus; liegt der Ursprungsherd in der hinteren Harnröhre, so umfaßt die Phlegmone die hintere Harnröhre und das Rectum, senkt sich dann zum After. Daß die Harnphlegmone je nach ihrem Ausgangspunkt durch die Becken- und Dammfascien auf bestimmte Logen beschränkt bleibt, wie früher gelehrt wurde, ist nicht ganz richtig. Wohl bieten die Fascien dem Vordringen des Infiltrates einen gewissen Widerstand und lenken es vorerst nach bestimmten Richtungen. Aber die Fascien des Dammes sind so vielfach von Blut- und Lymphgefäßen durchbrochen, daß die Entzündung verhältnismäßig leicht von einer Loge in die andere übergreift. Aus dem Ausbreitungsgebiet der Phlegmone ist deshalb nie sicher auf deren Ausgangspunkt zu schließen.

Symptome. Bei der periurethralen Harninfiltration sind klinisch zwei Formen zu unterscheiden, die akute und die chronische, bei beiden als Unterart die umschriebene und die diffuse Entzündung.

Die *akute, umschriebene, periurethrale Infiltration* beginnt mit Fieber, mit Schmerzen und ziemlich scharf umschriebener Schwellung der Weichteile an der Stelle der Entzündung. Manchmal tritt das Fieber durch seine Heftigkeit vor den geringen lokalen Urethralerscheinungen im Krankheitsbilde so stark in den Vordergrund, daß eine allgemeine Infektionskrankheit, nicht eine lokalisierte, periurethrale Entzündung der Erkrankung zugrunde zu liegen scheint. Deshalb ist bei Ausbruch heftiger Fieber, deren Ursprung nicht gleich zu erkennen ist, nie zu unterlassen, wie die Prostata so auch das periurethrale Gewebe stets auf Druckempfindlichkeit und Infiltration zu untersuchen.

Bald nach dem Einsetzen einer akuten, periurethralen Infiltration wird in deren Bereich das subcutane Gewebe ödematös und teigig, die darüberliegende Haut gespannt und glänzend. Die tiefen Teile der Infiltration schmelzen ein, zeigen Fluktuation. Wird der Entzündungsherd nicht rasch eröffnet oder durch spontanen Durchbruch entlastet, so entwickelt sich aus der akuten, umschriebenen Infiltration eine *akute, diffuse, periurethrale Phlegmone*, die mit unheimlicher Schnelligkeit in der fossa ischio-rectalis oder, wenn der Ausgangspunkt der Entzündung in einer vorderen Loge lag, im Bereiche des Dammes, des Scrotums und des Penis sich ausbreitet, auf die Leisten und die untere Bauchgegend übergreift, gefolgt von oft über kopfgroßer, ödematöser Anschwellung des Scrotums, starker Spannung der glänzenden, oft grünlich-blau schimmernden Scrotalhaut. In *wenigen Stunden* kann sich die erst nur haselbis baumnußgroße Infiltration zu einer gewaltig ausgedehnten Harninfiltration mit rasch um sich greifender *Gangrän*, erst des subcutanen Bindegewebes, dann aber auch der Haut und der tiefer im Bereiche der Entzündung liegenden Weichteile ausbilden. Gleichzeitig bestehen schwere Allgemeinstörungen, zerfallenes Aussehen, hohes Fieber, trockene Zunge, rascher Puls, beschleunigte Atmung. Ist die chirurgische Hilfe nicht zeitig und ausgiebig genug, so stirbt der Kranke sehr rasch unter den Erscheinungen allgemeiner Sepsis. Selbst nach einem durch breite Eröffnung der entzündeten Gewebe erzielten momentanen Rückgang der Entzündung kann das Leiden noch tödlich enden durch septische Embolien, ausgehend von zerfallenden Thromben in den dem Entzündungsherd benachbarten Venen des plexus prostaticus, der corpora cavernosa usw.

Eine *chronische periurethrale Infiltration* bleibt oft als Folgezustand einer akuten Infiltration zurück, wenn das Ausgangsleiden (Urethritis, Striktur, Neubildung) nach der Eröffnung der akuten, periurethralen Entzündungsherde nicht zur Ausheilung kommt. Es kann aber die periurethrale Entzündung auch von Anbeginn milde sein und einen schleppenden, chronischen Verlauf nehmen. *Bleibt die chronische periurethrale Entzündung umschrieben*, so bildet sie einen gar nicht oder langsam zunehmenden, derben Knoten oder einen umschriebenen Absceß mit nur wenig Fieber und geringen lokalen Reizerscheinungen. Wird dieser chronische Absceß nicht eröffnet, so bricht er schließlich spontan, und zwar meist nach außen durch und hinterläßt eine eitrig oder urinös-eitrig sezernierende Fistel. Die chronische, periurethrale Entzündung kann monate-, ja selbst jahrelang eng umschrieben bleiben. Aber in der Regel breitet sie sich schubweise allmählich über weite Strecken aus. Es formen sich längs der spongiosa urethrae und am Damme ausgedehnte, derbe Schwielen, hier und dort auch Abscesse oder ausgedehnte Gewebenekrosen, deren Sekretdurchbruch zu Fisteln führt. Abflußstockungen des infektiösen Sekretes in diesen oft gewundenen Fistelgängen lösen immer wieder neue Schübe akuter Entzündung aus. Scrotal- und Penishaut schwillt durch lang dauernde Lymphangitis elephantiastisch an. In Damm- und Analgegend mehren sich die Fistelöffnungen, zwischen denen zahlreiche Narben und knorpelharte Infiltrate liegen.

Diese chronischen Entzündungsprozesse werden vom Organismus häufig lange Zeit erstaunlich gut, ohne Zeichen stärkerer Schädigung der Allgemeingesundheit, ertragen. Schließlich geht der Kranke aber doch an ihren Folgen, an einer nie ausbleibenden Infektion der oberen Harnwege mit entzündlichen Zerstörungen des Nierenparenchyms, urämisch zugrunde, oder er erliegt während eines akuten Fieberschubes einer Allgemeininfektion.

Die **Diagnose** der periurethralen Harninfiltration wird durch die geschilderten Symptome leicht.

Ob in das periurethrale Entzündungsgebiet bereits Harn einsickert, ob also schon eine wirkliche Harninfiltration mit ihrem gefahrdrohenden raschen Verlauf eingesetzt hat, oder ob erst eine rein bakterielle Entzündung besteht, das ist im Beginne nie zuverlässig zu entscheiden. Teigige Konsistenz des Infiltrates, Ödem des subcutanen Gewebes, rasche Zunahme der Schwellung sprechen für Mitwirkung des Harns an der Entzündung. Aber selbst wenn diese Zeichen fehlen, kann doch schon Harn in den Entzündungsherd eingedrungen sein oder nach wenigen Stunden eindringen. Deshalb ist es ratsam, jedes akute periurethrale Infiltrat als Harninfiltrat einzuschätzen und zu behandeln.

Differentialdiagnostisch kommt bei umschriebener, chronischer, auf die Urethralspongiosa beschränkter Absceßbildung nur ein gefülltes Harnröhren-*divertikel* in Frage. Wie der periurethrale Absceß, macht sich auch dieses durch eine lokale Vorwölbung und Fluktuation bemerkbar. Im Gegensatz zum periurethralen Absceß schwindet aber beim Divertikel die Vorwölbung auf leichten Fingerdruck unter Ausfließen von Urin oder von eitrig-urinösem Sekret aus der Harnröhrenmündung.

Ob am Damme oder in der Analgegend sich öffnende Fisteln ihren Ausgang in einer Entzündung der Harnröhre oder ihrer Adnexe (COWPERsche Drüse, Prostata) nehmen, oder in einer Erkrankung des Rectums, oder der perirectalen Drüsen, ist nicht immer leicht zu entscheiden. Das Fehlen von Harnabgang durch diese Fisteln darf nie ohne weiteres gegen die Annahme ihres urethralen Ursprungs gedeutet werden. Erst nach sorgfältiger rectaler Palpation bei gleichzeitiger Sondierung der Fistel und nach genauer Untersuchung der Harnröhre ist ein Urteil über den Ausgangspunkt der Entzündung erlaubt.

Bei der chronischen, fistulösen, periurethralen Infiltration fällt oft der Entscheid nicht leicht, ob es sich um eine *banale Entzündung*, um eine *Tuberkulose* oder gar um eine *carcinomatöse Entartung* der Gewebe handelt. Manchmal lassen tuberkulöse Herde in der Prostata, den Samenblasen oder in den Nebenhoden, der Gehalt des Urins an Tuberkelbacillen die tuberkulöse Natur der periurethralen Entzündung nicht verkennen. Aber andere Male gibt doch erst die Probeexcision eines Gewebestückes aus dem Bereiche der einen oder anderen Fistel sicheren Aufschluß, ob Tuberkulose oder gar Carcinom vorliegt.

Therapie. Sobald ein, wenn auch nur eben erst beginnendes, kleines Harninfiltrat im Bereiche der Harnröhre beobachtet wird, muß dieses sofort breit, bis nahe an oder gar in die Urethra hinein gespalten werden. Selbst nur wenige Stunden Zögerns können dem Kranken das Leben kosten oder ihm doch ausgedehnte, besonders an der Harnröhre schwer zu ersetzende Gewebedefekte durch die rasch um sich greifende Gangrän bringen.

Man soll sich beim akuten Harninfiltrat nicht allzu genau über seinen Ursprung aufklären wollen, bevor man zum Messer greift. Eine Sondierung der Harnröhre ist unbedingt zu unterlassen, sie kann in der entzündeten Urethra kleine Verletzungen mit explosiv verlaufender Sepsis erzeugen. Schon die beim Einführen eines Instrumentes unvermeidliche Zerrung des infiltrierten Penis kann septische Thromben der Schwellkörper loslösen.

Ob bei der Incision des Harninfiltrates gleich auch die Harnröhre eröffnet werden soll, muß in jedem Einzelfalle den Verhältnissen entsprechend entschieden werden. In der Regel ist es angezeigt, vorerst die Gefahr einer Ausbreitung der Harnphlegmone und der Gangrän durch breite Spaltung der entzündeten Gewebe zu beheben, dann erst, wenn die Wunden sich gereinigt haben,

die zur Heilung des Grundleidens nötigen Eingriffe an der Harnröhre vorzunehmen. Wer gleich mit dem ersten Eingriff das Grundleiden, z. B. eine
Striktur der Harnröhre, beseitigen will, läuft bei der Unübersichtlichkeit des
ödematösen und infiltrierten Operationsfeldes Gefahr, gesunde Teile des Urethral-
schwellkörpers breit zu eröffnen und in ihren durch keine reaktive Infiltration
geschützten Gewebespalten die Infektion zu verbreiten, Bakterien in den allgemeinen Kreislauf zu bringen. Auch erhebliche Blutungen drohen bei Durchtrennung der gesunden Spongiosa.

Es ist deshalb empfehlenswert, nach Incision von Harninfiltraten, die einen
bösartigen Verlauf befürchten lassen, den Harn durch eine suprapubische Blasenfistel von der phlegmonösen Urethralwand abzuleiten.

Bei chronischer periurethraler Harninfiltration ist, sei sie von Fisteln begleitet oder nicht, die breite Excision der tumorartig die Harnröhre umfassenden
derben Narbenmasse zur Heilung notwendig. Sie gelingt nicht immer ohne
breite Resektion der Harnröhre selbst. Der allfällige Defekt der Harnröhre
muß, wenn möglich, durch Mobilisation der Harnröhrenstümpfe oder durch
Lappenplastik gedeckt werden. Gelingt das nicht, so ist eine perineale Urethro-
stomie anzulegen.

G. Harnröhrenfisteln.

Harnröhrenfisteln sind sehr selten angeboren; sie werden fast immer erst
im späteren Leben erworben.

Angeborene Fisteln finden sich zwischen der hinteren Harnröhre und dem
Mastdarme. Der Anus ist dabei häufig geschlossen. Solche Fisteln sind die
Folge einer Entwicklungshemmung während der Teilung der Kloakenanlage.
Die ganz seltenen kongenitalen Fisteln an der dorsalen Urethralwand sind als
eine teilweise Doppelung der Harnröhre zu deuten. Allen kongenitalen Harn-
fisteln ist gemeinsam, daß sie ausschließlich in der Medianlinie der Urethra liegen.

Erworben werden Harnröhrenfisteln, wenn durch Trauma oder durch entzündliche Einschmelzung oder Gangrän der Gewebe oder durch Zerfall einer
Neubildung an ungewohnter Stelle eine offene Verbindung zwischen Harnröhre
und einer ihr benachbarten Körperhöhle (Rectum, Vagina) oder der Körperoberfläche geschaffen wird. Der Organismus zeigt zwar eine unverkennbare
Neigung, derartige abnorme Ausgänge aus der Urethra durch Vernarbung zu
schließen. Sie bleiben trotzdem dauernd offen:

1. wenn der Ausfluß des Urins durch den natürlichen Weg derart gehemmt
ist, daß bei jeder Miktion mit Gewalt Harn in den Fistelgang hineingepreßt wird
und diesen stets von neuem weitet;

2. wenn der Fistelgang so kurz ist, daß er von seinen beiden Enden her
rasch in ganzer Ausdehnung epithelisiert wird (Lippenfistel),

3. wenn das die Fistelwand bildende Gewebe außergewöhnlich schlechte
Granulationsfähigkeit zeigt, wie bei Tuberkulose, bei Tumoren oder auch bei
den Gesamtorganismus schwächenden Krankheiten wie Diabetes usw.

Die häufigste *Ursache* dauernder Harnröhrenfisteln beim *Manne* sind periurethrale Harninfiltrationen mit Absceß- und Gangränbildung, wie sie vorzugsweise im Gefolge von Strikturen, aber auch nach Urethritiden ohne Striktur,
sowie auch nach der in unseren Gegenden seltenen Bilharzia der Urethra auftreten. Es geben ferner Anlaß zur Bildung von Harnröhrenfisteln: die Tuberkulose der Urethra und der COWPERschen Drüsen oder der Prostata, das Carcinom
der Urethra, des Penis und der Prostata, dann ferner penetrierende Verletzungen
der pars pendula und der pars prostatica urethrae, also der Harnröhrenteile,
die nur durch eine dünne Gewebeschicht von der Körperoberfläche, bzw. dem

Rectum getrennt sind und deren offene Wunden sich deshalb leicht in ganzer Ausdehnung epithelisieren.

Bei den *Frauen* entstehen Harnröhrenfisteln, die naturgemäß fast immer in die Vagina münden, in ihrer Mehrzahl durch *Verletzungen* der Harnröhre, sei es bei Pfählungen oder anderen Unfällen, sei es bei operativen Eingriffen, oder aber infolge Quetschungen der Harnröhre durch den kindlichen Kopf bei abnorm verlaufenden Geburten. Viel seltener bilden sich beim weiblichen Geschlechte Harnröhrenfisteln infolge entzündlicher Prozesse banaler, tuberkulöser oder syphilitischer Art, oder entstehen Fisteln infolge des Zerfalles carcinomatöser Wucherungen.

Symptome. Das Hauptmerkmal der Urethralfistel ist der Harnabfluß an abnormer Stelle. Im Gegensatze zur ständig nässenden Blasenfistel gibt die Harnröhrenfistel nur während der Miktion Harn ab. Selten fließt der Urin im Strahle durch die Fistel; ihr gewundener Gang erlaubt meist nur ein Abträufeln. Je nach der Weite des Fistelganges und dem Grade des Widerstandes, den der Harnstrahl peripher von der Fistel in der Harnröhre findet, geht der größere Teil des entleerten Urins durch die Fistel oder aber durch die natürliche Ausmündung der Harnröhre. Die äußere Fistelöffnung liegt meist nahe der Harnröhre. Aber nach sehr ausgedehnter Harninfiltration entstandene Fisteln können doch recht weitab von der Harnröhre nach außen münden, z. B. im Gebiete der Leisten oder des Gesäßes. Rings um die Fistelmündung rötet und entzündet sich die Haut; längs des ganzen Fistelganges entwickeln sich oft phlegmonöse Entzündungen, wenn zeitweilig infolge Verklebung der Fistelöffnung infizierter Harn im Fistelgange verhalten wird. Häufige Wiederholungen derartiger phlegmonöser Entzündungen im Bereiche des Penis und des Scrotums führen zu elephantiastischen Prozessen der Penis- und Scrotalhaut. Recto-Urethralfisteln erzeugen je nach der Menge des in das Rectum fließenden Urins mehr oder weniger häufigen Stuhldrang. Ein Übertreten von Kot aus dem Rectum in die Urethra findet nur ausnahmsweise statt. Dagegen gehen recht oft Darmgase durch die Harnröhre, und zwar unabhängig von der Urinentleerung. Nur bei den angeborenen Recto-Urethralfisteln, die meist mit atresia ani verbunden sind, fließt viel Kot durch die Harnröhre. Alle Arten von Harnröhrenfisteln führen über kurz oder lang zu einer Infektion der oberen Harnwege. Die Urethralfistel ist deshalb stets ein den Organismus schwer schädigendes Leiden.

Diagnose. Der Harnabfluß an unnatürlicher Stelle macht die Harnfistel meist leicht kenntlich. Nur bei ganz feinen Fistelgängen kann es fraglich bleiben, ob die kleine Menge ausfließender Flüssigkeit Urin ist oder bloß Wundsekret. Durch Färbung des Blasenurins mit Methylenblau sind diese Zweifel rasch zu beheben. Die Art des Urinabflusses läßt auch meist leicht entscheiden, ob es sich um urethrale oder vesicale Fisteln handelt. Der Urinabfluß ist bei der Blasenfistel andauernd, bei der Urethralfistel ist er an die Miktion gebunden. Sollte eine Sphincterschwäche dieses differentialdiagnostische Kennzeichen verwischen, so läßt die Cystoskopie entscheiden, ob eine Blasenfistel besteht oder nicht. Die Sondierung des Fistelganges läßt manchmal dessen Zusammenhang mit der Urethra beweisen. Die Urethro-Rectalfistel ist gekennzeichnet durch den mit oder gleich nach der Miktion auftretenden Stuhldrang und durch den Abgang urinös riechender Flüssigkeit durch das Rectum. Windabgang durch die Harnröhre findet sich außer bei Recto-Urethralfisteln auch bei Blasen-Darmfisteln und bei Pneumaturie. Bei der rectalen Untersuchung ist bei Recto-Urethralfisteln fast immer eine kleine, trichterförmig eingezogene Fistelmündung an der Rectalwand, und zwar meist an deren Vorderseite zu fühlen.

Ist eine Harnröhrenfistel nachgewiesen, so muß auch immer ihre Ursache klargelegt werden; dann erst wird eine richtige Wahl der Heilmaßnahmen möglich.

Daß nicht selten erst die histologische Untersuchung excidierter Teile der Fistelwand erkennen läßt, ob eine banale oder eine tuberkulöse Entzündung oder ob gar eine carcinomatöse Entartung der Gewebe die Fistel unterhält, ist bereits bei der Besprechung der periurethralen Harninfiltrate betont worden.

Therapie. *Frisch entstandene Harnfisteln,* denen weder Tuberkulose noch Carcinom zugrunde liegt, schließen sich häufig rasch, wenn für freien Urinabfluß durch die natürlichen Wege gesorgt und die Entzündung im Bereiche des Fistelganges energisch bekämpft wird. Es genügt manchmal die Dilatation einer Striktur, die Spaltung periurethraler oder prostatischer Abscesse usw. zur Heilung der Fistel.

Dies genügt nicht bei *alten Fisteln,* deren Gänge aus derbem, teilweise epithelisiertem Narbengewebe bestehen, auch nicht bei loch- oder lippenförmigen Fisteln, deren kurzer Gang in ganzer Ausdehnung von Epithel ausgekleidet ist. Bei diesen wird neben der Sorge für freien Harnabfluß durch den natürlichen Weg die Umschneidung und Excision des ganzen Fistelganges bis zur Harnröhre notwendig. Auch damit aber ist ein Schluß der Fistel nur dann zu erzwingen, wenn, wie im Gebiete der pars perinealis urethrae, eine zum Wundschluß hinreichend breite und auch noch verschiebliche Weichteilschicht zwischen Harnröhrenwand und Haut liegt. Bei Fisteln der pars pendula, wo die Zwischenschicht zwischen Urethralwand und Haut sehr dünn ist, läßt eine bloße Excision des Fistelganges eine Heilung des Defektes durch Vernarbung der angefrischten Fistelränder kaum erhoffen. Ebensowenig genügt zur Heilung, den Fistelgang durch schräge, von außen nach innen verlaufende Schnitte trichterförmig auszuschneiden und die Urethralwand ohne Mitfassen der Mucosa zu vernähen und darüber die Haut zu schließen. Selbst der Versuch, durch horizontale Spaltung der Fistelränder Schleimhaut und äußere Haut zu trennen und den jetzt tiefer gewordenen Fistelgang durch drei Nahtreihen zu schließen, schlägt meist fehl. Der Verschluß der Fisteln kann meist nur durch eine Hautlappenplastik erreicht werden. Dabei sind sog. Brückenlappen oder gestielte Lappen aus der Penis- und Scrotalhaut, bzw. Oberschenkel- oder Bauchhaut zu benützen. Bei allen diesen Urethralplastiken ist das Einlegen einer Dauersonde in die Harnröhre zu widerraten, da diese durch die ihr unvermeidbar folgende Urethritis die Nähe infiziert und zum Durchschneiden bringt. Viel sicherer ist der Erfolg der Plastik, wenn der Urin durch eine perineale oder suprapubische Fistel abgeleitet wird.

Recto-Urethralfisteln, die nicht schon in den ersten 3—4 Wochen nach ihrem Entstehen sich wieder von selbst schließen, müssen immer operativ in Angriff genommen werden. Ihre spontane Heilung ist nach dieser Zeit nicht mehr zu erhoffen, da ihr kurzer Fistelgang zwischen Harnröhre und Rectum sich rasch epithelisiert. Ein Verschorfen des Ganges mit dem Galvanokauter oder durch Elektrokoagulation genügt nicht zur Heilung. Der Fistelgang muß durch einen prärectalen Schnitt, welcher das Rectum von der Harnröhre ablöst, durchtrennt, und es müssen die beiden Fistelmündungen, die urethrale und die rectale für sich, von dieser Dammwunde aus vernäht werden. Damit die genähten Öffnungen nicht vor ihrer Vernarbung wieder aufeinander zu liegen kommen und miteinander in offene Verbindung treten, muß durch Tamponade der Wunde das Rectum möglichst lange von der Harnröhre abgedrängt werden. Um noch sicherer ein Sichwiederfinden der beiden Fistelöffnungen zu vermeiden, wurde empfohlen, das Rectum um 90° zu drehen, damit die genähten Fistelöffnungen weit auseinander zu liegen kommen. Statt das Rectum zu drehen, ist es bei nicht zu hohem Stande der rectalen Fistelmündung besser, den Darm bis zur Fistelhöhe zu resezieren und das obere Darmende durch den Sphincterring vorzuziehen und mit der Analhaut zu vernähen.

Die kongenitalen Recto-Urethralfisteln bei atresia ani bieten wenig Aussichten auf Heilung. Der neben ihnen bestehenden Mißbildungen wegen gehen ihre Träger übrigens meist frühzeitig zugrunde. *Urethro-Vaginalfisteln* sind durch Anfrischen und vaginale Naht meist ohne erhebliche Schwierigkeiten zu schließen.

Alle Harnröhrenfisteln, die infolge des Durchbruches einer Neubildung oder eines tuberkulösen Abscesses entstanden sind, lassen sich nur schließen, wenn es gelingt, das Grundleiden, die Tuberkulose oder den Tumor, zu heilen.

H. Tuberkulose der Harnröhre.

Die Tuberkulose der Harnröhre entsteht fast immer als sekundäres Leiden durch Übergreifen einer Samenblasen- und Prostata- oder einer Harnblasen- bzw. Nierentuberkulose auf die Schleimhaut der Harnröhre. Es kann sich dabei um ein Weiterwandern der tuberkulösen Entzündung per continuitatem in den Gewebespalten handeln oder um ein Verschleppen von Tuberkelbacillen mit dem Harnstrom oder mit dem Ejaculate. Ab und zu entwickelt sich ein Tuberkuloseherd im Schwellkörper der Harnröhre oder im periurethralen Gewebe durch eine metastatische Infektion auf dem Blutwege von einer Lungentuberkulose usw. her. Ausnahmsweise wurde eine hämatogene Tuberkulose einer CowPERschen Drüse als Ausgangspunkt der Harnröhrentuberkulose festgestellt.

Eine primäre Tuberkulose der Harnröhre wurde nur selten beobachtet. Sie kann erzeugt werden durch eine Verletzung der äußeren Harnröhrenmündung bei der rituellen Circumcision und durch Aussaugen der Wunde zur Blutstillung durch einen phthisischen Beschneider. Meist wird neben ihr eine tuberkulöse Infektion der Glans stattfinden. Daß auch beim Geschlechtsverkehr, besonders einem widernatürlichen, sowie bei Sondierungen der Harnröhre mit unreinen Instrumenten eine tuberkulöse Infektion der Harnröhre zustande kommen kann, ist nicht zu leugnen. Sichergestellt wurden derartige Infektionen bis jetzt aber nie.

Die männliche Harnröhre mit ihrer erheblichen Länge, ihrem ungleichmäßigen Lumen, ihren zahlreichen Lacunen und Mündungen wandständiger Drüsen bietet viel günstigere Bedingungen zum Haftenbleiben der in die Harnröhre eingeschleppten Tuberkelbacillen, als die kurze glattwandige Urethra des Weibes. Deshalb ist denn auch die Harnröhrentuberkulose beim Weibe sehr viel seltener als beim Manne. Während nur vereinzelte Beobachtungen einer Urethraltuberkulose beim weiblichen Geschlechte mitgeteilt sind, scheint sich bei ungefähr 12—15% aller an Urogenitaltuberkulose leidenden Männer eine Harnröhrentuberkulose zu entwickeln. Dabei ist die hintere Harnröhre wohl wegen ihrer engen Verbindung mit Blase und Prostata sehr viel häufiger Sitz der Tuberkulose als die vordere Harnröhre.

Symptome. Die Tuberkulose der Harnröhre tritt unter drei Formen in Erscheinung, 1. als reine Urethritis, 2. als tuberkulöse Striktur, 3. als Urethritis, verbunden mit Periurethritis, Absceß und Fistelbildung.

Die *tuberkulöse Urethritis* bedingt brennende *Schmerzen* in der Harnröhre während der Miktion, außerdem einen geringen, meist serös-eitrigen, seltener rein eitrigen *Ausfluß*, in dem manchmal mikroskopisch Tuberkelbacillen nachweisbar sind. Bei jeder Miktion finden sich in der erst entleerten Harnportion eitrige Filamente; wie stark eiterhaltig der übrige Harn ist, hängt von der neben der tuberkulösen Urethritis bestehenden Tuberkulose der Blase und der Niere ab. Bei der Untersuchung mit der Knopfsonde sind in der tuberkulösen Urethra unregelmäßige oder röhrenförmige *Infiltrate* zu fühlen, die bei Berührung schmerzhaft sind und leicht bluten. Da jede endourethrale Untersuchung selbst bei vorsichtigster Ausführung durch Verletzungen der tuberkulösen Urethralschleimhaut den Anstoß zu miliarer Aussaat der Tuberkulose geben kann, so ist die Einführung von Instrumenten in die tuberkulös erkrankte Harnröhre auf das Allernotwendigste zu beschränken.

Es lassen sich bei der tuberkulösen Urethritis anatomisch unterscheiden: die *granulöse*, die *ulceröse* und die *käsig-infiltrierende Urethritis*. Bei der granulösen Fcrm liegen in der geröteten und infiltrierten Schleimhaut feine, graue oder gelbe Knötchen, bald unregelmäßig verstreut, bald beetförmig angeordnet. Ab und zu ragen auch an einzelnen Stellen polypöse Gebilde in die Harnröhrenlichtung vor. Im weiteren Verlaufe der Entzündung zerfallen die Knötchen, und es bilden sich an ihrer Stelle kleine, allmählich in die Tiefe und die Breite sich ausdehnende, graugelb belegte Geschwürchen mit roten, wulstigen Rändern, erst von rundlicher, später von unregelmäßiger Form. Diese fließen allmählich zu einer größeren Geschwürsfläche zusammen. Sie greifen vielerorts tief in die Urethralwand hinein und bilden verbuchtete, mit eitrigem Sekret gefüllte Taschen. Zwischen den einzelnen Geschwüren und Höhlen erhalten sich oft lange Zeit normale Schleimhautreste (ulcerös-kavernöse Form der Harnröhrentuberkulose). Sehr selten hat die Tuberkulose in der Urethralschleimhaut nur massig-käsige Infiltrate ohne Bildung von Knötchen oder Geschwüren zur Folge.

Tuberkulöse Strikturen der Harnröhre. Stellenweise Verengerungen der Harnröhrenlichtung entstehen bei der tuberkulösen Urethritis durch die in das Urethrallumen vorragenden, wenig dehnbaren, tuberkulösen Granulationen recht häufig. Es sind dies aber keine wahren Strikturen. Als solche dürfen nur die Harnröhre umschnürende Narbenringe gelten. Solche entwickeln sich gar nicht so sehr selten im Verlaufe einer tuberkulösen Urethritis. Daran ist nicht mehr zu zweifeln, seitdem der Nachweis tuberkulöser Strikturen histologisch in einwandfreier Weise gelungen ist. Klinisch lassen sich diese wahren Narbenstrikturen schwer von einer falschen Striktur, von einer Verengerung der Harnröhre durch tuberkulöse Granulationen unterscheiden. Bei beiden Formen einer Verengerung der Harnröhre ist die Einführung von Sonden durch die Harnröhre erschwert oder gar unmöglich, sei es, daß die Sondenspitze in den Granulationen sich immer fängt oder daß in der Tat die Harnröhre so stark verengt ist, daß selbst feine Instrumente sie nicht passieren können. Auch wenn es gelingt, eine Knopfsonde durch die enge Stelle durchzuführen, so ist es nicht immer sicher zu entscheiden, ob der gefühlte Widerstand nur durch derbe Granulationen oder durch einen wirklichen Narbenring bedingt ist. Nicht zu vergessen ist, daß neben einem Narbenring granulöse Veränderungen der Schleimhaut bestehen können. Auch die Endoskopie läßt nicht immer wahre und falsche tuberkulöse Strikturen unterscheiden. Da die Endoskopie zudem durch Verletzung der tuberkulös infiltrierten Harnröhrenschleimhaut leicht Schaden stiftet, ist sie bei Tuberkulose besser zu unterlassen. Ohne anatomische Untersuchung ist auch nie ganz sicher zu bestimmen, ob die Urethralstrikturen eines an Urogenitaltuberkulose Leidenden gonorrhoischer oder tuberkulöser Natur sind. Wenn die Strikturen auffällig leicht bluten und bei Berührung ungewöhnlich schmerzhaft sind, dürfen sie als tuberkulöser Natur angesprochen werden.

Tuberkulöse Urethralstrikturen werden häufiger in der vorderen als in der hinteren Harnröhre beobachtet. Die Harnröhre ist häufig nicht nur an einer, sondern an mehreren Stellen verengt. Sie fühlt sich sogar manchmal in großer Ausdehnung narbig verengt an.

Bei wahren Narbenstrikturen sowohl, wie bei Verengerungen der Harnröhre durch tuberkulöse Granulationen ist der Urinabfluß aus der Blase behindert; er erfolgt unter Mithilfe der Bauchpresse. Der Urinstrahl ist dünn, wenig weittragend, oft unterbrochen, der Harndrang dabei häufig. Die lästigste, leider nicht seltene Begleiterscheinung der tuberkulösen Harnröhrenverengerung ist die Harninkontinenz. Dieses beständige Harnträufeln hat oft seine Ursache in einer Schädigung des Blasenschließmuskels durch die tuberkulöse Entzündung von Blase und Urethra prostatica; andere Male handelt es sich um eine incontinentia paradoxa, wobei allerdings in der stark gereizten, tuberkulösen Blase. das Überfließen schon bei geringen Mengen Restharn, bei 50—150 g erfolgt. Anfälle vollständiger Harnverhaltung sind häufig.

Die tuberkulöse Verengerung der Harnröhre ist durch die Behinderung der Miktion nicht nur ein für den Kranken recht beschwerliches, sondern auch gefährliches Leiden. Die Hemmung der Blasenentleerung, das ständige Verweilen von tuberkulösem Restharn in der Blase hindert die Heilung der neben der Urethraltuberkulose bestehenden Blasentuberkulose und disponiert zudem zur Mischinfektion. Es geben die häufigen Kontraktionen der tuberkulösen Blase bei behindertem Harnabfluß wohl auch oft Anlaß zu vesico-ureteralem Reflux und damit zu aufsteigender, tuberkulöser Infektion der bis dahin noch gesunden Niere.

Die *periurethritis tuberculosa* ist in der Regel die Folge eines allmählichen Übergreifens der Urethralwandtuberkulose auf das periurethrale Gewebe; sie geht aber manchmal auch von einer *Tuberkulose der* COWPERschen *Drüsen* aus. Nur ausnahmsweise entsteht sie metastatisch durch hämatogene Infektion.

Die ersten periurethralen Infiltrationsherde sind an der Unterseite der Harnröhre als kleine, ziemlich derbe, druckempfindliche Knötchen oder als scharf umgrenzte Infiltrationsstränge fühlbar. Diese werden schmerzhaft und schmelzen allmählich an einzelnen Stellen zu Abscessen ein, die, wenn sie nicht rasch spontanen Abfluß nach der Harnröhre zu finden, nach außen durchbrechen und langwierige Urinfisteln bilden. Ausgedehnte tuberkulöse periurethrale Infiltrate mit Fisteln gleichen im klinischen Bilde dem Carcinom der Urethra. Die tuberkulöse Natur des Infiltrates ergibt sich aber fast immer aus dem Nachweis von Tuberkelbacillen im Urin, noch zuverlässiger aus der histologischen Untersuchung eines aus der Umgebung der Fistel excidierten Gewebestückes.

Therapie. Die Tuberkulose der Harnröhre ist nur heilbar, wenn es gelingt, die sie verursachenden primären Tuberkuloseherde der Urogenitalorgane zu unterdrücken. Wird z. B. eine einseitige Nierentuberkulose, die sekundär zu einer Blasen- und Urethraltuberkulose geführt hatte, durch die *Nephrektomie* beseitigt, so heilt wegen Wegbleiben der absteigenden Infektion der Harnwege nicht nur oft die Blasentuberkulose, sondern meist auch die Urethraltuberkulose aus. Selbst recht ausgedehnte tuberkulöse Infiltrate, welche vordem die Harnröhre verengten und den Harnabfluß erschwerten, können innerhalb eines Jahres spontan so vollkommen zur Resorption kommen, daß nicht nur der Harnabfluß ganz unbehindert wird, sondern auch jedes fühlbare Infiltrat der Urethralwand verschwindet. Narbige tuberkulöse Strikturen der Harnröhre werden dagegen durch die Nephrektomie natürlich nicht beseitigt und nicht erweitert. Aber, wenn die Harntuberkulose geheilt ist, dürfen und können sie mit Erfolg wie nichttuberkulöse Narbenstrikturen behandelt werden. Meist genügt die *allmähliche Dilatation* zur Heilung. Sie muß natürlich bei den tuberkulösen Strikturen ganz besonders sorgfältig und langsam durchgeführt werden, um ja nicht in der Narbe liegende, latente Tuberkuloseherde zum Aufflackern zu bringen. Führt die allmähliche Dilatation nicht zum Ziele, so kann, wie bei allen Strikturen, auch bei den tuberkulösen, die urethrotomia interna gute Resultate zeitigen. Vorbedingung ist aber auch da, daß keine virulenten Tuberkuloseherde im Gebiete der Striktur liegen. Die Urethrotomie darf deshalb nur gewagt werden, nachdem während 1—2 Jahren alle klinischen

Zeichen der bacillären Infektion der Urogenitalorgane ausgeblieben sind. Eine *Resektion* der *tuberkulösen Striktur* kommt nur in Frage, wenn eine Harnfistel oder ein erheblicher periurethraler Narbencallus besteht. Sie ist aber erst dann anzuraten, wenn Solekuren, Röntgen- oder Heliotherapie keine Heilung brachten.

Bleibt die Heilung der primären Herde der Urogenitaltuberkulose aus, so ist auch die Tuberkulose der Harnröhre unheilbar. Immerhin muß versucht werden, ihre Weiterentwicklung durch Heliotherapie, Antibiotica, Röntgen- und Quarzbestrahlungen, durch Solekuren zu hemmen. Die Beschwerden der tuberkulösen Urethritis sind zu bekämpfen durch Urethralinjektionen von 5% Guajacol- und 3% Jodoformöl, durch interne Medikation von Guajacol- oder Kreosotpräparaten oder des bei Blasen- und Harnröhrentuberkulose oft schmerz- und krampfstillenden Methylenblaus (dreimal 0,1 pro die). Führen die tuberkulösen Verengerungen zu quälenden Harnverhaltungen, so muß die Harnröhre durch sorgfältige Sondierungen zeitweilig etwas erweitert werden. Diese Dilatationsbehandlung löst aber leider, trotz aller Vorsicht, oft Fieber aus, und ihr Heilerfolg ist immer nur von kurzer Dauer. Wenn sich beim Kranken die Anfälle von völliger Harnverhaltung häufen, so muß durch die tuberkulöse Harnröhre eine dünne, weiche Dauersonde eingeführt oder eine suprapubische Fistel angelegt werden.

I. Harnröhrensteine.

Harnröhrensteine entwickeln sich in ihrem Kerne nur selten in der Harnröhre selbst, einzig dann, wenn in einem Harnröhrendivertikel oder hinter einer Striktur Harn sich lange staut, zersetzt und reichlich Harnsalze ablagert. In der Regel bilden sich die Harnröhrensteine sekundär aus kleinen Konkrementen, die aus den oberen Harnwegen in die Harnröhre gelangten und dort stecken blieben oder aber aus Prostatasteinen, die in das Lumen der Harnröhre hineinragen. Auch Fremdkörper, die von außen in die Harnröhre eingeführt wurden oder die, wie Sequester und Ligaturen, aus Nachbargeweben in die Harnröhre einwanderten, können zum Kern von Harnröhrensteinen werden.

Meist bildet sich nur ein einzelner Harnröhrenstein; dieser kann zu recht erheblicher Größe anwachsen. Andere Male finden sich mehrere oder sogar zahlreiche Steine in der Harnröhre, die von geringer Größe sind und neben- oder hintereinander in der Harnröhre liegen. Solche multiple Steine schleifen sich oft aneinander ab und nehmen unregelmäßige Formen an. Die Einzelsteine sind in der Regel rundlich oder länglich, bisweilen auch bizarr geformt, einem Pilz oder einer Tabakpfeife ähnelnd (Pfeifensteine), letzteres besonders, wenn die Steine von der hinteren Harnröhre aus nach der Blase zu wachsen und dort sich rasch vergrößern. Die Harnröhrensteine bestehen am häufigsten aus Phosphaten und Carbonaten. Ein Kern aus Uraten oder Oxalaten, wie er in diesen Phosphatsteinen nicht allzu selten gefunden wird, ist ein Hinweis auf die Herkunft des Steins aus den oberen Harnwegen.

Symptome. Die Harnröhrensteine hemmen den Urinabfluß; der Urinstrahl wird klein und oft unterbrochen. Plötzliche Anfälle vollständiger Harnverhaltung durch einen eingekeilten Harnröhrenstein sind nicht selten. Chronische, unvollständige Harnverhaltung führt zu paradoxer Inkontinenz. Die Miktion ist schmerzhaft; ihr folgt ein langes Nachträufeln von Harn. Der Urin ist stets eitrig, oft blutig, fast immer alkalisch. Aus der Harnröhre fließt dauernd ein eitriges, übelriechendes Sekret ab. Infolge des anhaltenden Druckes des stets sich vergrößernden Steines oder aber auch durch Anritzen der Schleimhaut entstehen im Bereiche des Steines Geschwüre der Urethralwand. Diese können zum Ausgangspunkt von lokalen Harnphlegmonen, von Harnabscessen, Harnfisteln, oft von schwerer Allgemeininfektion werden. Ein in dem prostatischen Harnröhrenteile lange Zeit eingeklemmter Stein vermag durch seinen Druck die Prostata zu hochgradiger Atrophie zu bringen. Durch Harnstauung in den oberen Harnwegen kann der Harnröhrenstein eine Erweiterung der Ureteren und der Nierenbecken, Atrophie und Vereiterung des Nierenparenchyms erzeugen.

Diagnose. Die Harnröhrensteine bleiben oft unbeachtet, weil das ihrer Bildung zugrunde liegende Leiden (Striktur, Harnröhrendivertikel) alle Aufmerksamkeit auf sich zieht und zur Erklärung der von den Steinen erzeugten Symptome zu genügen scheint. Zum Nachweise von Harnröhrensteinen genügt in der Regel die äußere Palpation der Harnröhre, zuverlässiger ist dazu eine in die Urethra eingeführte Metallsonde. Liegen mehrere Steine nebeneinander, so ist oft durch die Urethralwand durch ein deutliches Knirschen fühlbar. Allen wünschenswerten Aufschluß über Lage und Größe der Harnröhrensteine gibt die Radiographie.

Therapie. Durch eine instrumentelle, allmähliche Dilatation der Harnröhre, oft schon durch eine Meatotomie, sind die Harnröhrensteine zum Abgang mit dem Harnstrahle zu bringen. Andernfalls können Steine mäßiger Größe ohne erhebliche Schwierigkeiten mit einer Fremdkörperzange oder, wenn eine solche nicht zur Hand ist, mit einem feinen, einfachen Häkchen, das um den Stein herumgeführt wird, herausgezogen werden. Sind die Steine so groß, daß ihre Extraktion auf natürlichem Wege zu verletzend wäre, so sind sie durch den äußeren Harnröhrenschnitt zu entfernen, ebenso, wenn der Stein in einem Divertikel oder hinter einer nicht leicht dehnbaren Striktur sitzt. Die Eröffnung der Harnröhre in der pars pendula bringt leider immer die Gefahr einer Fistelbildung. Die Zertrümmerung der Steine innerhalb der Urethra ist zu widerraten, da die dabei unvermeidlichen Verletzungen der Schleimhaut leicht zu schweren Wundinfektionen führen. Größere Steine der hinteren Harnröhre sollen, wenn möglich, in die Blase zurückgeschoben und dort mit dem Lithotriptor zertrümmert werden. Sitzen die Steine in der hinteren Harnröhre fest, so müssen sie durch einen perinealen Harnröhrenschnitt oder, wenn sie stark in die Blase vorragen, durch die sectio alta beseitigt werden.

K. Fremdkörper.

In der Harnröhre gefundene Fremdkörper sind in der Mehrzahl durch masturbatorische Manipulationen dorthin gelangt. An Arten und Formen dieser Gegenstände wurde, wie in der Blase, so ziemlich alles gefunden, was sich überhaupt durch die Harnröhrenmündung durchzwängen läßt (Nadel, Strohhalm, Bleistift, Baumzweig usw.). Viel seltener bleiben Bruchstücke von in therapeutischer Absicht eingeführten Instrumenten als Fremdkörper in der Harnröhre liegen, am häufigsten größere oder kleinere Teile brüchig gewordener Gummikatheter oder am Gewinde abgebrochene, seidene Leitsonden.

Außer durch den Meatus können Fremdkörper auch durch die Urethralwand hindurch oder hinten von der Blase her in die Harnröhre eindringen, entweder infolge mechanischer Verletzung (Holzsplitter nach Pfählungen, Knochensplitter nach Beckenfrakturen, abgebrochene Teile stechender Instrumente, wie Nadeln) oder infolge des Einbruches periurethraler Eiterherde, die sich um Ligaturfaden, um Knochensequester bei Osteomyelitis des Beckens usw. gebildet haben.

In der männlichen Harnröhre bleiben alle diese Fremdkörper natürlich viel leichter stecken als in der kurzen weiblichen Harnröhre, aus der sie meist rasch spontan in die Blase oder wieder nach außen gleiten.

Symptome. Das Eindringen des Fremdkörpers in die Harnröhre verursacht fast immer einen Schmerz und meist auch eine geringe Blutung. Je nach seiner Form hemmt der Fremdkörper die Harnentleerung oder verunmöglicht sie sogar vollständig. Liegt der Fremdkörper in der hinteren Harnröhre, so kann er durch Behinderung des Sphincterenschlusses zu ständigem Harnträufeln Anlaß geben. Diese Symptome schwinden rasch, wenn der Fremdkörper aus der Harnröhre entfernt wird. Bleibt aber der Fremdkörper längere Zeit in der Urethra liegen, so steigern sich die Symptome immer mehr und mehr. Zu den rein mechanischen Schädigungen durch den Fremdkörper gesellen sich bald auch die Wirkungen der nie ausbleibenden Infektion der Urethra. Es entsteht eine Urethritis mit eitrig-serösem oder blutigem Ausfluß, mit heftigen Schmerzen bei der Miktion und eitriger Trübung der ersten Urinportion. Durch Anlagerung von Harnsalzen an den Fremdkörper entwickelt sich ein Harnröhrenstein, der eine Harnverhaltung und über kurz oder lang auch eine Infektion der oberen Harnwege zur Folge haben kann. Eine allgemeine Sepsis oder Urämie infolge doppelseitiger Pyelonephritis tötet den Kranken meist bevor durch die Harnstauung Nierenschrumpfung erzeugt wird.

Ist der Fremdkörper nicht vollkommen festgekeilt, so kann er in der Harnröhre Standort wechseln. Oft treibt ihn der Harnstrom allmählich nach vorne und bringt ihn schließlich zum Abgang. Der Fremdkörper kann aber auch nach hinten wandern und in die Blase fallen. Dieses Wandern nach hinten beginnt bei Fremdkörpern, die in der vorderen Harnröhre liegen, sobald die Urethra in ihrer Längsrichtung zusammengestaucht wird. Es wird auch ermöglicht durch Verschieben der Schleimhaut über dem Fremdkörper bei Erektionen oder durch den Zug am Penis bei Extraktionsversuchen. Durch die Längsdehnung der Harnröhre wird das hinter dem Fremdkörper gelegene Schleimhautsegment über diesen vorgezogen. Sinkt der Penis wieder zusammen, so kann diese vorgezogene Schleimhautpartie, durch den Fremdkörper festgehalten, nicht wieder zurückweichen, ohne gleichzeitig den anstemmenden Fremdkörper blasenwärts zu drängen. Die häufige Wiederholung von Dehnung und Kürzung der Harnröhre schiebt den Körper allmählich in die hintere Harnröhre. Dort erfolgt sein Weitergleiten nach der Blase unter dem Einflusse der Muskulatur der Urethralwand und des Perineums. Der Fremdkörper durchwandert derart manchmal ziemlich rasch die ganze Harnröhre von vorne bis in die Blase.

Diagnose. Beim Forschen nach einem Fremdkörper in der Harnröhre sind die anamnestischen Angaben der Kranken meist eher irreführend als helfend Trotzdem ist die Diagnose leicht; der Fremdkörper ist durch die Urethralwand durchzufühlen. Bei dieser äußeren Untersuchung ist, um ein Verschieben des Fremdkörpers nach hinten zu vermeiden, die Harnröhre hinter dem Bulbus von außen zusammenzupressen. Noch ängstlicher ist diese Vorsichtsmaßnahme zu beachten, wenn endourethral nach dem Fremdkörper gesucht wird. In der Regel geben äußere Palpation und die Sondierung der Harnröhre genügend Aufschluß über den Fremdkörper. Bei unklar bleibenden Fällen ist durch die Urethroskopie oder je nach der Beschaffenheit des Fremdkörpers durch eine Radiographie Sitz und Form des Körpers genau zu bestimmen.

Therapie. Jeder Fremdkörper soll möglichst rasch aus der Harnröhre entfernt werden, da sein langes Verweilen lebensbedrohende Folgen hat. Scheinen Form und Lage des Fremdkörpers seine spontane Ausstoßung durch die Harnröhre zu erlauben, so wird der Kranke angehalten, bei einer spontanen

Entleerung der durch gewollte, lange Harnverhaltung stark gefüllten Blase nicht nur energisch mitzupressen, sondern auch während der Miktion den Meatus durch Fingerdruck abwechselnd zu schließen, dann wieder rasch zu öffnen. Durch derart erzeugte Druckschwankungen in der Harnröhre wird der Fremdkörper oft verschoben und zum Abgang gebracht.

Einfacher ist es in der Regel, den Fremdkörper mit einer der Harnröhrenzangen, z. B. der COLLINschen Fremdkörperzange herauszuziehen. Um dabei ein Ausweichen des Fremdkörpers nach hinten zu vermeiden, wird, während die Zange nach dem Fremdkörper faßt, hinter diesem die Harnröhre von außen zusammengepreßt. Ist der Fremdkörper an seinem Vorderende sehr spitzig oder scharfkantig, so muß, um bei seiner Extraktion Verletzungen der Urethralwand zu vermeiden, ein Endoskoptubus an sein vorderes Ende hinangeführt und der Fremdkörper durch den Tubus vorgezogen werden. Bei den nicht so gar selten in der Urethra gefundenen Hutnadeln oder Stecknadeln, deren spitzes Ende meist nach vorne sieht, ist folgendes Verfahren zu empfehlen. Die Nadel wird von außen durch die Urethralwand durch festgepackt, ihre nach vorn gerichtete Spitze durch die untere Urethralwand und die Haut durchgestoßen. Die Nadel wird dann an ihrer Spitze durch den Stichkanal vorgezogen, bis der Kopf der Nadel innen an die Urethralwand anstößt. Darauf wird, nach Drehung der Nadelspitze nach hinten, der noch in der Urethra liegende Nadelkopf durch die Urethra nach dem Meatus vorgeschoben und dort mitsamt der Nadel herausgezogen. Die kleine Stichwunde der Urethralwand verheilt rasch ohne weiteres Zutun.

Ist der Fremdkörper auf natürlichem Wege gar nicht herauszuziehen oder nur unter der Gefahr erheblicher Verletzungen der Urethralschleimhaut, so wird er besser durch den äußeren Harnröhrenschnitt entfernt.

L. Neubildungen der Harnröhre.

In der Harnröhre des Mannes entwickeln sich ziemlich selten, bei der Frau etwas häufiger Neubildungen, teils gutartige, teils bösartige.

I. Gutartige Tumoren.

1. Unter dem Sammelbegriff der *gutartigen Polypen* lassen sich die als Carunkeln, Papillome, Kondylome oder Drüsenpolypen bezeichneten Neubildungen der Harnröhre vereinigen. Die gutartigen Polypen sind beim weiblichen Geschlechte sehr viel häufiger als beim männlichen. Allen diesen Neubildungen ist gemeinsam eine mehr oder weniger stark ausgebildete *Stielung* des Tumors und zudem die Neigung zu *multiplem Auftreten.*

Die Carunkeln und die Drüsenpolypen haben meist einen breiten Stiel und einen rundlichen, oft grobgelappten Körper. Ihre Farbe ist hochrot oder blaurot. Die *Carunkeln* bestehen aus einem lockeren, gefäßreichen Bindegewebe, bedeckt von einem mehrschichtigen, oft stellenweise verhornten Plattenepithel. Die *Drüsenpolypen* haben ein ähnliches Epithel, unter dem in einem gefäßarmen Bindegewebe zahlreiche Schleimdrüsen eingebettet liegen.

Die *Papillomé und Kondylome* haben einen viel dünneren Stiel als die Carunkeln und die Drüsenpolypen; ihr Körper zeigt einen fein verzweigten Bau. Sie tragen an ihrer Oberfläche ein Plattenepithel, das bei den Kondylomen besonders mächtig ist. Bei den Kondylomen ist das den Körper bildende Bindegewebe gefäß- und zellärmer als bei den Papillomen; die Kondylome fühlen sich deshalb derber an als die Papillome.

Alle diese polypösen Neubildungen sind die Folge lange dauernder, entzündlicher Reizungen der Urethralschleimhaut. Sie sitzen vorzugsweise an der unteren Urethralwand, beim Weibe meist nahe dem Meatus, selten in der Tiefe der Harnröhre. Beim Manne werden sie ebensooft nahe dem Meatus gefunden wie in der prostatischen Harnröhre, wo sie vorzugsweise vom Samenhügel ausgehen. Sie kommen am häufigsten bei älteren Leuten vor, selten bei Kindern.

Alle diese gutartigen Polypen verursachen, solange sie klein sind, keine Beschwerden. Werden sie größer, so erzeugen sie rein lokale oder nach der Blase und in die Leisten ausstrahlende *Schmerzen*, besonders bei der Miktion, beim Coitus oder auch schon beim Gehen. Werden die Schmerzen heftig, so geben sie den Anstoß zu lokalen *Krampfzuständen* (Pollakiurie, Vaginismus) und auch zu allgemeinen *neurasthenischen Beschwerden*. Ab und zu verursachen diese Neubildungen einen *eitrig-serösen Ausfluß* oder *Blutungen* aus der Harnröhre. Sie können durch ihre Größe zu Störungen der Urinentleerung führen. Beim Manne reizen polypöse Wucherungen, die im Bereiche des Samenhügels liegen, oft zu gehäuften und blutig *verfärbten Samenergüssen*.

Diese Symptome allein sichern noch keineswegs die *Diagnose* der Neubildung. Diese wird nur durch eine genaue, lokale Inspektion, bei tiefer Lage des Tumors erst durch die Endoskopie ermöglicht.

Die polypösen Neubildungen der Harnröhre schwinden nur selten spontan durch Schrumpfung; meist zeigen sie ein fortschreitendes Wachstum und werden durch die oben genannten Beschwerden dem Träger schließlich so lästig, daß sie operativ entfernt werden müssen. Am besten geschieht dies durch Umschneidung ihrer Basis und nachfolgende Naht des Defektes oder durch Zerstörung mit Elektrokoagulation. Bei tiefem Sitze der Geschwülste kann die Elektrokoagulation durch das Endoskop vorgenommen werden. Selten ist ein äußerer Harnröhrenschnitt nötig. Rezidive sind häufig.

2. *Fibrome, Myome* und *Fibromyome* bilden sich in der Urethralwand sehr selten. Sie sind bald solitär, bald multipel. Sie haben eine rundliche Form, derbe Konsistenz, blaßrote oder graugelbe Farbe und glatte Oberfläche. Sie verursachen ungefähr die gleichen klinischen Erscheinungen wie die polypösen Neubildungen, nur ist bei ihnen eine mechanische Hemmung der Urinentleerung häufiger und stärker, da sie oft rasch zu recht erheblicher Größe anwachsen. Durch Reibung bilden sich an der Kuppe der Geschwulst leicht Geschwüre. Fibrome und Myome werden dadurch in ihrem Aussehen einem zerfallenen Carcinom ähnlich. Im Gegensatz zu letzterem bleibt aber ihre Geschwürsbildung dauernd auf die Schleimhaut beschränkt und greift nicht in die Tiefe. Fibrome und Myome sind durch Enucleation zu entfernen.

3. *Angiome* der Harnröhre sind außerordentlich selten. Sie verursachen bisweilen recht erhebliche Urethralblutungen, beim Manne besonders bei Erektionen. Die Angiome werden am besten durch Elektrokoagulation oder durch Radium zerstört.

4. *Cysten* bilden sich in der Harnröhre durch Sekretverhaltung, in Schleimhautdrüsen, im sinus prostaticus oder in einem ductus ejaculatorius. Sie werden meist nur erbsen- bis bohnengroß, ganz ausnahmsweise pflaumen- bis sogar eigroß. Solange die Cysten klein sind, bleiben sie symptomlos. Werden sie größer, so hemmen sie die Urinentleerung und können, besonders wenn sich die Cyste im frühesten Kindesalter entwickelte, sogar zu chronischer Harnverhaltung in der Blase mit sekundären Stauungserscheinungen in den oberen

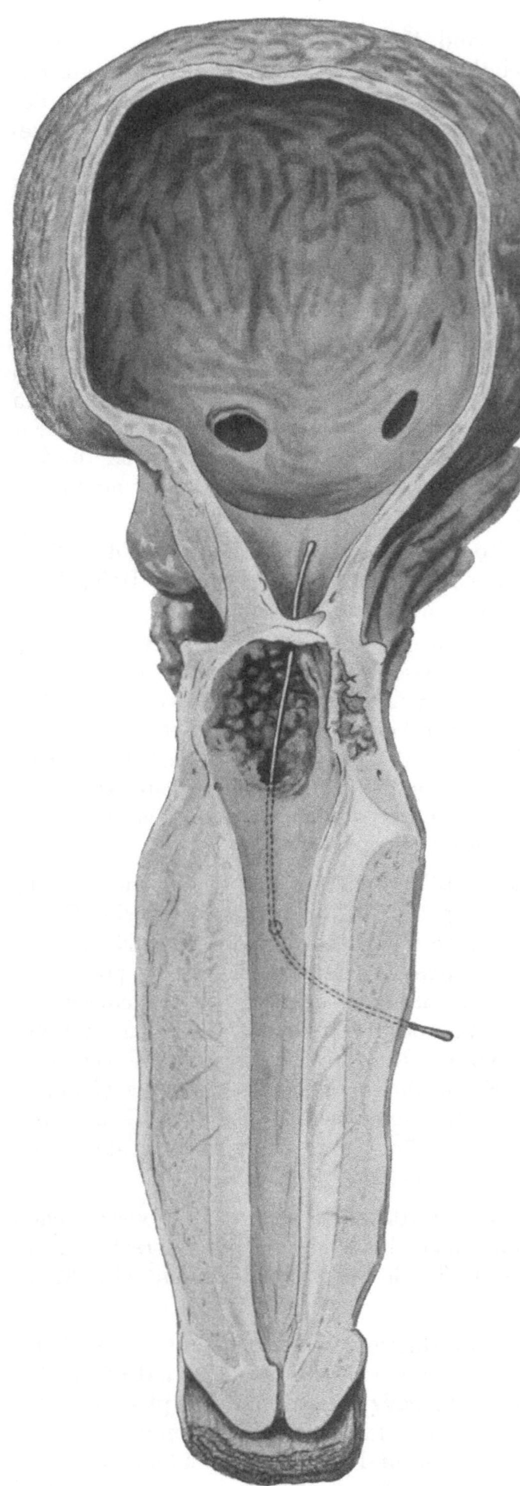

Abb. 216. Carcinoma urethrae mit Harnröhrenfistel nach
gonorrhoischer Striktur. (Pathol. Institut Basel.)

Harnwegen (Ureterdilatation, Hydronephrose) führen. Die Cysten sind oft erst durch die Endoskopie nachweisbar; charakteristisch ist ihre kugelige Form und ihre Transparenz. Ihr spontanes Platzen oder ein instrumentelles Anreißen ihrer Wand bringt die Cyste für längere Zeit zum Schwinden. Eine dauernde Heilung ist aber nur durch operative Ausschälung der Cystenwand oder durch deren vollständige Zerstörung durch Elektrokoagulation zu erzielen.

II. Bösartige Tumoren.

Carcinome der Harnröhre sind bei beiden Geschlechtern ziemlich selten. Sie bilden sich meist anschließend an eine lang dauernde Urethritis oder in der Folge hartnäckiger Strikturen und Fisteln (Abbildung 216). Andere Male ist nicht zu erkennen, was den Anstoß zur Carcinombildung gab. Es handelt sich vorzugsweise um Plattenepithelcarcinome, bald Basalzellencarcinome, bald Cancroide. Klinisch zu unterscheiden sind die knotenförmigen von den infiltrierenden Urethralcarcinomen. Beim Weibe sitzen die Geschwülste in der Regel nahe dem Meatus; bei den Männern sind sie auch häufiger in der vorderen als in der hinteren Harnröhre; aber sehr selten sitzen sie nahe der fossa navicularis, meist in der pars bulbosa. Bei beiden Geschlechtern tritt das Urethralcarcinom häufiger im Alter als in der Jugend auf.

Die ersten klinischen Anzeichen des Urethralcarcinoms sind *Schmerzen* bei der Miktion und bei der Kohabitation, ein seröser, dann blutig-eitriger und schließlich jauchig-blutiger *Ausfluß* aus der Harnröhre, eine *Behinderung der Urinentleerung*. Mit der Knopfsonde ist der Tumor in der Harnröhre frühzeitig fühlbar; die Sonde fängt sich in seiner gebuchteten Oberfläche und ruft dort schon bei leisester Berührung Blutung hervor. Liegt die Neubildung nahe der äußeren Harnröhrenmündung, so ist sie als blau- oder hochrotes, oft kraterförmig ulceriertes, höckeriges Gebilde sichtbar. Die Konsistenz ist derb. Sitzt die Neubildung tief in der Harnröhre, so ist natürlich die Endoskopie zu ihrer Besichtigung nötig. Durch die ständige Größenzunahme und durch das Mitergreifen der umgebenden Gewebe wird selbst das tiefliegende Urethralcarcinom von außen oder vom Rectum bzw. der Vagina her als unregelmäßig, harter Tumor fühlbar. Die Störungen der Urinentleerung werden heftiger. Der groß gewordene Urethraltumor bedingt beim einen Kranken dauernde Urinverhaltung, beim anderen nach Zerstörung der Schließmuskeln Inkontinenz. Er durchwuchert die Urethralwand und greift auf die Nachbarorgane über, beim Weibe besonders auf die Vagina, beim Manne auf den Damm, die Prostata, die Samenstränge und die Hoden. Es kommt zur periurethralen Harninfiltration, zu Harnabscessen und zu weitgehendem Gewebezerfall mit Harnfisteln. Es bilden sich frühzeitig Metastasen in den Pleuren, den Lungen, der Leber, in den inguinalen und retroperitonealen Lymphdrüsen usw. Die Urininfektion verbunden mit Krebskachexie richtet den Kranken zugrunde.

Im Anfangsstadium kann das Urethralcarcinom des Mannes seiner Symptome wegen mit einem Harnröhrenpolyp oder gar mit einer Urethritis und Periurethritis banaler oder tuberkulöser Natur oder mit einer Striktur verwechselt werden. Zur Unterscheidung hilft die endoskopische Untersuchung. Manchmal läßt der jauchige Geruch des Urethralsekrets das Bestehen eines Carcinoms vermuten. Meist ist aber eine Probeexcision nötig, um frühzeitig die Carcinomnatur der Gewebewucherung festzustellen.

Beim vorgeschrittenen Urethralcarcinom ist der Entscheid unmöglich, ob es primär von der Harnröhre ausgegangen ist oder ob die Urethra sekundär von einem Carcinom der Prostata oder der Cowperschen Drüsen ergriffen wurde oder von einem Carcinom eines Harnfistelganges. Der syphilitische Schanker unterscheidet sich vom Carcinom durch seine sehr rasche Entwicklung und seinen Rückgang auf spezifische Therapie hin.

Beim weiblichen Geschlechte ist das Urethralcarcinom, das in der Regel nahe dem Meatus beginnt, frühzeitig sichtbar und ist wegen seiner harten Konsistenz und seiner rasch tiefgreifenden Ulceration leicht von gutartigen, polypösen Tumoren zu unterscheiden.

Therapie. Das Carcinom der Urethra soll möglichst früh und radikal mit dem Messer entfernt werden. Rücksichten auf die Erhaltung der Harnröhre dürfen nicht von einem energischen Vorgehen zurückhalten. Beim Manne genügt selbst in den allerfrühesten Stadien des Tumors eine partielle Harnröhrenresektion nicht zur Heilung. Immer ist es notwendig, eine *Amputation des Penis* vorzunehmen, in späteren Stadien, wenn Scrotum und Damm auch schon vom Krebse ergriffen sind, sogar eine *Emaskulation*. Dabei müssen Hoden, Scrotum, Dammweichteile und die Harnröhre weit im Gesunden umschnitten, der Harnröhrenstumpf am Damme in die Haut eingenäht werden (urethrostomia perinealis). Bei der kurzen weiblichen Harnröhre ist bei der Excision des Carcinoms der sphincter vesicae oft nicht zu schonen. Es ist dann am besten, die natürliche Blasenmündung durch eine Naht vollständig zu schließen und den Urin durch eine suprapubische Fistel abzuleiten. Carcinomatöse Leistendrüsen werden besser nicht in der gleichen Sitzung wie der primäre Tumor, sondern erst 8—14 Tage später entfernt.

Versuche, das Carcinom durch Kaustik, Hochfrequenzströme usw. zu zerstören, unterbleiben besser, selbst wenn der Tumor klein ist. Sie führen sehr selten zu einer Dauerheilung, reizen dagegen oft die Neubildung zu rascherem Wachstum. Ob je durch Röntgen- oder Radiumbehandlung das Urethralcarcinom zur Heilung gebracht werden kann, ist noch fraglich. Nachbestrahlungen nach der radikalen Excision der Neubildung sind aber angezeigt.

Trotz radikaler operativer Beseitigung sind leider Rezidive des Urethralcarcinoms häufig.

Das *Sarkom* der Urethra ist bei beiden Geschlechtern selten. Es ähnelt in seinen Symptomen dem Carcinom. Statt derbe, bildet es aber weiche, grobhöckerige Tumoren, die meist aus Spindelzellen, seltener aus Rundzellen bestehen. Die Geschwulst kann flächenhaft sich ausbreiten; häufiger ist sie gestielt, wodurch sie gutartigen polypösen Tumoren sehr ähnlich wird. Erst die mikroskopische Untersuchung läßt mit Sicherheit die sarkomatöse Natur der Geschwulst erkennen. Die Sarkome sind gleich zu behandeln wie die Carcinome der Urethra.

Erkrankungen des Penis.

A. Mißbildungen.

Ein *vollkommenes Fehlen des Penis* oder eine nur rudimentäre Bildung in Form eines kleinen kavernösen Stummels unter der Haut des Scrotums oder der Schamgegend ist sehr selten. Doppelbildungen des Penis wurden ebenfalls nur wenig beobachtet. Sie kommen vor als wirklicher *penis duplex*, in der Regel begleitet von Doppelung der Harnröhre und des Scrotums (ohne Vermehrung der Zahl der Hoden) oder nur als Längsspaltung des Penis mit doppelter Eichelbildung *(penis bifidus)*. Eine Querspaltung der Eichel wurde nur ein einziges Mal beobachtet. Solche Mißbildungen des Penis finden sich meist in Begleitung von anderen Abnormitäten, wie ectopia vesicae, atresia ani usw.

Da mit dem Penis auch das Scrotum aus dem Geschlechtshöcker gebildet wird, so sind Mißbildungen des Penis meist verbunden mit solchen des Scrotums. Hoden und hintere Harnröhre können daneben vollkommen normal sein, da der Hoden aus dem WOLFFschen Körper und der prostatische Teil der Harnröhre aus dem sinus urogenitalis sich entwickeln.

B. Phimose.

Man spricht von Phimose, wenn die Vorhaut an ihrer Umschlagsstelle vom äußeren auf das innere Blatt einen so engen Ring bildet, daß sie gar nicht oder nur mit Mühe hinter die glans penis zurückgeschoben werden kann. Die Phimose ist meist eine *angeborene Mißbildung*. Sie wird in einzelnen Familien mehrere Generationen hindurch bei fast allen männlichen Sprossen beobachtet. Sie kann aber auch durch *Entzündung* der Vorhaut in den Knabenjahren oder gar erst im Mannesalter entstehen. Ungenügende Reinlichkeit oder ein Schanker sind die häufigsten Ursachen einer solchen entzündlichen Phimose.

Eine geringgradige Phimose ist bei Neugeborenen physiologisch. Die im Verhältnis zum kleinen Gliede immer lange Vorhaut läßt sich beim Säugling nur mit Mühe zurückstreifen, nicht nur wegen der Enge ihrer Umschlagsstelle, sondern mehr noch wegen zarter, epithelialer Verwachsungen zwischen Eichel und innerem Präputialblatt. Vom 2. Lebensjahre ab wird unter normalen Verhältnissen das Zurückziehen der Vorhaut leicht; es bestehen nur noch im Bereiche der corona glandis Verklebungen zwischen Glans und Vorhaut.

Die **Symptome** der Phimose sind verschieden, je nach der Enge des Präputialringes. Leichte Grade des Leidens hindern nur bei erigiertem, nicht aber bei schlaffem Penis das Zurückgleiten der Vorhaut, machen sich deshalb erst bei Beginn der Geschlechtsfunktionen störend geltend. Bei hochgradiger Enge des Präputialringes treten dagegen schon in frühester Kindheit Beschwerden auf. Bei jeder Miktion staut sich der Urin hinter der engen Vorhautöffnung; er treibt die Vorhaut ballonförmig auf und fließt nur tropfenweise nach außen ab. Die Urinstauung macht sich auch weiter rückwärts in den Harnwegen geltend in Überdehnung der Blase, Erweiterung der Ureteren und schließlich in Hydronephrosenbildung. Die wegen des erschwerten Harnabflusses bei jeder Harnentleerung notwendige Anspannung der Bauchpresse gibt Anlaß zum Austritt von Hernien und häufig auch zum Vorfall des Mastdarms. Die nie ausbleibende Zersetzung des im Vorhautsacke zurückbleibenden Urins führt zu öfter sich wiederholender Entzündung der Glans (Balanitis), meist auch der Vorhaut (Balano-Posthitis). Solche Entzündungen machen die Miktion schmerzhaft. Sie steigern zudem durch Schwellung des Praeputiums die Abflußbehinderung des Harns und quälen den Kranken heftig. Ausnahmsweise werden einzelne Teile der Vorhaut gangränös. Nur selten greift die Entzündung über den Penis hinaus auf die Bauchdecken über. Die Balanitis führt bei häufiger Wiederholung zu breiten, schließlich recht derben und schwer zu lösenden Verwachsungen zwischen Praeputium und Glans, sowie zu ständigem Jucken und Brennen an der Eichel, das die Kranken zur Masturbation verleitet. In der Phimose ist auch manchmal die Ursache der enuresis nocturna zu sehen.

Eine nicht so sehr seltene, immerhin nur bei großer Unreinlichkeit auftretende Folge der Phimose sind *Präputialsteine*. Sie bilden sich durch Ablagerung von Kalksalzen in die aus Drüsensekret und abgestoßenen Epithelien geformten, weißlich-gelben Smegmaballen.

Die angeborene Phimose hemmt durch Druck auf die Eichel deren Entwicklung. Sie schafft in späteren Lebensjahren auch eine Disposition zur *Carcinombildung* an der Eichel.

Prophylaxe und Therapie. Die Phimose ist jedenfalls nicht als ein ganz belangloses Leiden anzusehen. Ihre Bildung muß, wenn irgend möglich, vermieden werden. Es gelingt dies häufig durch peinliches Reinhalten des Praeputiums bei Säuglingen, durch frühzeitige stumpfe Lösung der normalen, epithelialen Verklebungen zwischen Eichel und innerem Vorhautblatt mit einer Knopfsonde oder durch allmählich immer weiteres Zurückschieben des Praeputiums. Bleibt trotzdem das Praeputium so eng, daß sein vollkommenes Zurückstreifen nicht gelingt, so ist bei kleinen Knaben der enge Präputialring mit einer Kornzange zu weiten. Ein dauernder Heilerfolg wird dadurch nur erzielt, wenn gleichzeitig mit der Dehnung des Vorhautringes auch die epithelialen Verwachsungen der Vorhaut und der Eichel bis hinter die corona glandis gelöst und ihre Neubildung durch Einstreichen einer nicht leicht resorbierbaren Metallsalbe, wie Zink- oder Bismutvaseline, verhindert wird.

Hochgradige Phimosen mit engem, derbem Präputialring sind *operativ* zu *beseitigen*. Die Häufigkeit der Phimose und ihre gesundheitsschädigenden Folgen haben wohl den Anlaß zu den Vorschriften der rituellen Circumcision gegeben. (Nach jüdischem Ritus wird die Circumcision in den ersten Lebenswochen, bei den Mohammedanern zwischen dem 12. und 15. Lebensjahre vorgenommen.)

Verschiedene *Operationsmethoden sind* zur Beseitigung der Phimose im Gebrauche. Durch die rituelle *Circumcision* wird die ganze Vorhaut entfernt. Wenn rituelle Rücksichten außer Frage stehen, ist die totale Circumcision nur bei entzündlichen Phimosen anzuraten. Bei der angeborenen, nichtentzündlichen Phimose ist es sonst zweckmäßiger, nur eine *partielle Resektion* vorzunehmen, einen basalen Saum der Vorhaut zu erhalten, der den Eichelrand deckt und die dort liegenden Nervenendkörperchen vor Reibung mit den Kleidern schützt. Wird bei der Excision des Präputialringes darauf geachtet, mehr vom inneren als vom äußeren Präputialblatt zu entfernen, so gelingt es leicht, die Narbe auf die Innenseite der Vorhaut zu bringen, was sowohl für den Wundverlauf, wie nachher für das kosmetische Resultat von Vorteil ist. Will man eine auch nur teilweise Resektion des verengten Praeputiums vermeiden, so kann die Phimose durch eine Plastik der Vorhaut beseitigt werden. Auch eine einfache Dorsalincision des verengten Praeputiums genügt, die funktionellen Störungen der Phimose zu beseitigen. Sie gibt aber der Vorhaut eine häßliche, schürzenartige Form.

C. Paraphimose.

Die Paraphimose entsteht aus der Phimose, wenn die verengte, nur knapp über die Eichel zurückgleitende Vorhaut einige Zeit hinter der Eichel zurückgestreift liegen bleibt. Durch die Schnürwirkung des engen, hinter die Eichel gezogenen Präputialringes auf die Penisgefäße schwillt die Eichel an, und bald wird das Vorziehen der Vorhaut vor die Eichel schwer, schließlich ohne operative Nachhilfe unmöglich. Hinter der prall gespannten, durch die venöse Stauung dunkelblau verfärbten und stark angeschwollenen Eichel liegt quer gewulstet die ödematös gequollene Vorhaut. Es sind an ihr hauptsächlich zwei Querwülste zu unterscheiden: ein vorderer, glatter, dunkelrot oder blau verfärbter Wulst,

gebildet aus dem inneren Vorhautblatt, ein hinterer, gefältelter, weniger verfärbter, das äußere Vorhautblatt. Zwischen beiden in der Tiefe liegt der stark schnürende Präputialring, stellenweise blauschwarz verfärbt und nekrotisch (Abb. 217).

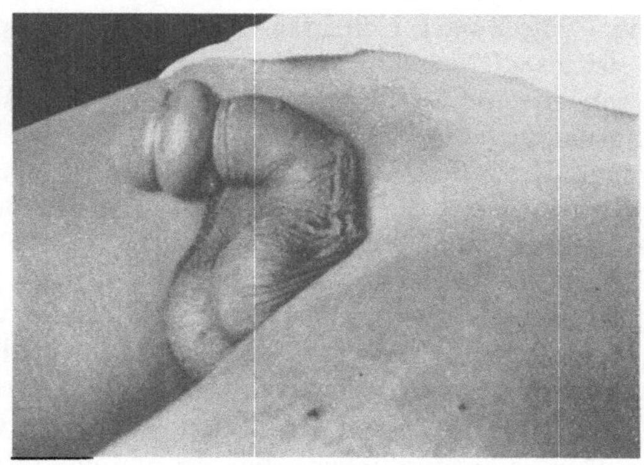

Abb. 217. Paraphimose.

Die **Diagnose** ist bei diesem charakteristischen Bilde auf den ersten Blick gemacht. Ähnliche Erscheinungen wie die Paraphimose können nur schnürende Fremdkörper (Ringe, geknotete Bindfaden usw.) erzeugen. Auf der Unterseite des Penis sind solche Fremdkörper leicht sichtbar, auf der dorsalen Fläche aber bleiben sie oft unter den ödematösen Hautwülsten versteckt.

Therapie. Bei leichten Graden von Paraphimose gelingt es, den schnürenden Vorhautring über die Eichel vorzuziehen, wenn der Ring zu beiden Seiten des Penis zwischen Mittel- und Zeigefinger der rechten und linken Hand festgehalten und die Eichel gleichzeitig mit beiden Daumen komprimiert, durch den Schnürring zurückgedrängt wird. Mißlingt dieser Versuch einer unblutigen Reposition, so muß der Schnürring hinter der Eichel durch einen tiefen Schnitt auf dem dorsum penis durchtrennt werden. Sorgfältig ist darauf zu achten, wirklich den tiefliegenden Schnürring, nicht nur die oberflächlichen, ödematösen Querfalten des äußeren und inneren Präputialblattes zu durchtrennen. Nach Reposition der Paraphimose auf blutigem oder unblutigem Wege soll die Radikaloperation der Phimose vorgenommen werden, doch erst, wenn das nach der Paraphimose längere Zeit anhaltende Ödem des Praeputiums geschwunden ist.

D. Angeborene Kürze des Frenulums.

Eine angeborene, abnorme Kürze des Frenulums ist eine häufige Mißbildung der Vorhaut. Sie verhindert auch bei normaler Weite der Vorhaut deren vollständiges Zurückgleiten; sie bedingt außerdem bei der Erektion eine Knickung der glans penis nach unten. Da das kurze Frenulum zudem beim Coitus oft einreißt und auch ohnedies den Träger vielfach schmerzt, so ist es anzuraten, das Frenulum in Lokalanästhesie quer zu durchtrennen und die entstehende rhomboide Wundfläche in der Längsrichtung des Gliedes zu übernähen. Dadurch erhält das Frenulum eine normale Länge.

E. Verletzungen des Penis.

Es sind offene und subcutane Verletzungen des Penis zu unterscheiden. Die offenen sind die weit häufigeren. Besonders zahlreich sind im Weltkriege *Schußverletzungen* zur Beobachtung gekommen, dann aber auch *Schnitt-* und *Stichverletzungen*. Allen diesen Wunden ist eigen die starke Blutung aus den corpora cavernosa, besonders, wenn die Verletzung den Penis in Erektion traf.

Zur Blutstillung sind oft Umstechungen nötig. Ein Nahtverschluß der Wunde ist nur erlaubt, wenn die Verletzung unter ziemlich aseptischen Verhältnissen geschah. Andernfalls ist offene Wundbehandlung dringlich anzuraten, obschon sie durch Narbenbildung die Erektionsfähigkeit für später gefährdet. Eine Naht der infizierten Wunde zieht leicht septische Cavernitis mit Embolie und Pyämie nach sich. Ist von der Penisverletzung die Harnröhre mitbetroffen, so ist es oft ratsam, vorübergehend durch eine perineale Urethrotomie oder durch die sectio alta den Urin von der Wunde abzuleiten. Denn ein vom Meatus her eingeführter, über die Wundstelle gelegter Dauerkatheter bringt immer Urethritis und Wundinfektion. Gegen eine bereits vorhandene Urininfiltration sind die bei Verletzung der Harnröhre (S. 487) beschriebenen Maßnahmen zu treffen.

Ein Abschneiden des Penis oder gar der ganzen äußeren Genitalien (emasculatio) geschieht im Orient zur Gewinnung von Eunuchen und geschieht auch in religiösem Wahne bei den Skopzen in Rußland. Von einzelnen Völkern (Abessinier) wird die emasculatio an den Kriegsgefangenen vorgenommen.

Schwere *Rißwunden* des Penis, auch fast vollkommene *Schindungen* wurden bei Explosionsunglücken, bei Maschinenverletzungen, z. B. infolge Erfassens der Genitalien durch einen Treibriemen usw. beobachtet. Eine sog. *luxatio penis* entsteht, wenn infolge stumpfer Gewalteinwirkung die Hauthüllen des Penis hinter der Eichel rings abreißen und der Penis aus dem nun schlaffen Penishautsack in das Scrotum oder unter die Haut der Symphysengegend zurückschlüpft. Bei dieser Luxation ist eine rasche Reposition des Penisschaftes notwendig; andernfalls entsteht bei der ersten Miktion eine Harninfiltration.

Subcutane Zerreißungen des Penis, auch *fractura penis* genannt, kommen bei schlaffem Zustande des Organs sehr selten vor, am ehesten beim Überfahrenwerden. Am erigierten Gliede dagegen sind sie häufiger, weil der erigierte Penis den Einwirkungen stumpfer Gewalt weniger leicht ausweicht, als der schlaffe und weil seine Albuginea durch die starke Dehnung dünner und deshalb zerreißlicher wird. Der nach der Fraktur nie ausbleibende, starke Bluterguß in die Schwellkörper bewirkt ein sofortiges Abfallen der Erektion. Der Druck des Hämatoms auf die Harnröhre kann, auch wenn diese nicht verletzt ist, zu Urinverhaltung führen. Bei irgendwie erheblichem Hämatom ist es angezeigt, durch einen Schnitt die Rißstelle freizulegen, die Blutkoagula auszuräumen, die Rißfläche zu vernähen und gleichzeitig die blutenden Gefäße zu umstechen. Mit unblutigen Heilverfahren, wie kühlenden Kompressen usw. ist die Resorption des Blutergusses viel langsamer zu erzielen, zudem die Bildung großer, derber Narbenmassen, welche dauernd die Erektion hemmen, kaum zu verhindern. Ist bei der Fraktur auch die Harnröhre zerrissen, so wird zur Vermeidung eines Harninfiltrates die äußere Urethrotomie nötig. Das Einlegen eines Dauerkatheters ist bei subcutanen Zerreißungen mehr noch als bei den offenen Verletzungen zu widerraten. Die unausbleibliche Katheterurethritis bringt durch die Infektion der Rißstelle sehr große Gefahren.

Stumpfe Verletzungen des Penis werden am häufigsten durch *Umschnürungen* bedingt. Wird z. B. zur Bekämpfung der Enuresis oder in masturbatorischer Spielerei der Penis mit einer Schnur umbunden oder wird ein Ring um ihn gelegt, so schwillt der peripher vom Fremdkörper gelegene Penisteil infolge der venösen Stauung mehr und mehr an. Der Druck des schnürenden Fremdkörpers wird dadurch stetig gesteigert; es entsteht an der Schnürstelle eine Nekrose der Haut und bald auch des kavernösen Gewebes, schließlich, wenn der Fremdkörper nicht zeitig genug entfernt wird, eine Druckgangrän der Harnröhre mit Bildung von Harnfisteln. Die wahre Sachlage wird oft verkannt, die Schnürung als Folge einer Paraphimose gedeutet, weil der Kranke sich über die Ursache der Verletzung ausschweigt und zudem der Fremdkörper durch Schwellung der Penishaut wenigstens am Dorsum des Penis bald unsichtbar ist. Nach Entfernung des schnürenden Fremdkörpers geht die Schwellung unter der Einwirkung von Umschlägen rasch zurück, die Nekrosen stoßen sich ab; zurückbleibende Urinfisteln müssen operativ beseitigt werden.

F. Entzündungen des Penis.

Akute Entzündungen finden sich im Bereiche des Penis weitaus am häufigsten an der Eichel (Balanitis) oder an der Vorhaut (Posthitis) oder an diesen beiden gleichzeitig (Balanoposthitis). Schuld an dieser häufigen Lokalisation der Entzündung trägt die bei ungenügender Reinlichkeit unausbleibliche Ansammlung von Smegma unter der Vorhaut, tragen die bei Coitus und Onanie, wohl auch beim Scheuern an allzu engen Beinkleidern entstandenen mechanischen Läsionen der immer Entzündungskeime tragenden Vorhaut und Eichel. Eine besonders hochgradige Disposition zur Balanoposthitis bildet die Phimose, da diese nicht nur Smegma, sondern auch Urin im Präputialsacke zurückhält und zudem eine Reinigung außerordentlich erschwert. Als eine weitere Ursache der Balanitis ist zu nennen: die fortlaufende Benetzung der Vorhaut und Eichel mit Urin bei *incontinentia* vesicae. Auch der *Diabetes* disponiert zur Balanoposthitis. Nie soll versäumt werden, bei Balanoposthitis den Urin des Kranken auf Zucker zu untersuchen. Ferner ist zu bedenken, daß hinter einer scheinbar banalen Balanoposthitis mit entzündlicher Phimose Schankergeschwüre oder Gonorrhoe verborgen sein können, welche die Hauptursache der Balanitis bilden.

Die Balanoposthitis erreicht bei reinlichen Kranken selten hohe Grade. Das Ödem der Vorhaut, das Jucken und Brennen an der Eichel, die vermehrte Sekretion aus dem Präputialsacke machen frühzeitig auf das Leiden aufmerksam. Reinigung des Praeputiums durch warme Waschungen, Bepudern der Eichel und des inneren Vorhautblattes mit Vioform, Dermatol, Bismut u. dgl. oder bei Phimose regelmäßige Ausspritzungen des Präputialsackes mit einer antiseptischen Lösung (essigsaure Tonerde, hydrargyrum oxycyanatum 1:10000, 2%ige Borlösung) bringen rasche Heilung. Wird jedoch die Reinigung des Präputialsackes bei beginnender Entzündung vernachlässigt, so entsteht ein viel schwereres Krankheitsbild. Die geschwollene Vorhaut wird derb infiltriert, hochrot und zeigt an einzelnen Stellen Pusteln, Geschwüre oder Abscesse. Der Präputialring wird durch die Infiltration stark verengt und läßt das stinkend-eitrig werdende Präputialsekret nur ungenügend abfließen. Längs des Penis ziehen gerötete infiltrierte Lymphstränge zu den Leisten. Die Inguinaldrüsen schwellen an und können vereitern. Wird nicht bald (bei Phimose durch Dorsalincision des Praeputiums) die Eichel freigelegt und mitsamt dem Präputialsack fleißig gereinigt und desinfiziert, so können ausgedehnte Ulcerationen auf der Eichel und auch am Praeputium mit nachfolgender breiter Verwachsung entstehen, seltener umschriebene oder ausgedehnte Gangrän der Penishaut.

Als eigenes Krankheitsbild gilt die *balanoposthitis erosiva circinosa,* deren Ursache in einer spezifischen Infektion durch Spirillen liegen soll. Es treten dabei an der Eichel ganz oberflächliche Erosionen auf, die zentral ausheilen, sich aber peripher ausdehnen und durch Zusammentreffen polycyclische Figuren bilden.

Ein *Erysipel* des Penis ist nicht sehr selten. Es geht allerdings meist nicht vom Gliede aus, sondern vom Scrotum. Es führt leicht zu Nekrose großer Teile der Penishaut. Diese sog. *spontane Gangrän*, welche nicht nur zu ausgedehntem Zerfall der Penishaut, sondern auch oft zu starker Zerstörung der corpora cavernosa führt, ist ebenfalls als erysipelatöse Erkrankung aufzufassen. Sie bringt die Gefahr der allgemeinen Sepsis. Diese Gangrän entwickelt sich besonders leicht bei durch Typhus, Influenza, Diabetes usw. geschwächten Individuen. Die scheinbar spontane Gangrän erweist sich manchmal bei genauem Zusehen als die Folge einer Urininfiltration infolge Striktur usw. Breite Incisionen und antiseptische Umschläge hemmen die Ausbreitung der Gangrän. Auch von Behandlung mit polyvalentem Antigangränserum wurden Erfolge gemeldet. Die abgestoßene Haut muß später manchmal durch Transplantation ersetzt werden.

Die *elephantiasis penis*, die sich zur Hauptsache in einer serösen Durchtränkung und enormen Hyperplasie von Haut und Unterhaut kundgibt, schließt sich oft an häufig sich wiederholende, akute Entzündungen der Penishaut an. Andere Male entsteht sie nach Vereiterung oder operativer Entfernung der Leistendrüsen. Die lange dauernde Lymphstauung in der Penishaut gibt den Anstoß zu den hyperplastischen Prozessen. Bei der Elephantiasis wird der Kranke außer durch die gewaltige Vergrößerung des Gliedes und des Scrotums durch die infolge der Lymphstauung entstehende Blasenbildung und Infektion in der Haut geplagt. Der Abfluß von Serum durch die geplatzten Hautblasen ist manchmal enorm. Die Behandlung des Leidens muß vor allem eine Verbesserung der Zirkulation erstreben, z. B. durch Heißlufttherapie, durch Einpflanzung von Venen. Daneben kommt Excision der hyperplastischen Gewebe in Betracht.

Viel seltener als in den Hüllen des Penis spielen sich in seinen Schwellkörpern Entzündungsprozesse ab. Eine *Cavernitis* kann sich sowohl in den Schwellkörpern des Penis als im corpus cavernosum urethrae entwickeln. Sie entsteht ab und zu als Metastase aus ferner gelegenen Entzündungsherden; häufiger aber entwickelt sie sich durch Überwandern von Infektionserregern aus der entzündeten Urethra. Es kann jede Urethritis, sowohl eine gonorrhoische wie eine banale, zur Entzündung der Schwellkörper der Harnröhre und des Penis führen. Am häufigsten wird dies beobachtet bei schwerer Gonorrhoe und bei Urethritis mit Strikturen oder nach Verletzungen. Nicht so selten führt ein Dauerkatheterismus der Blase durch die in seiner Folge fast unvermeidliche Urethritis zu einer Entzündung des corpus cavernosum urethrae. Die Druckschädigung der Harnröhrenwand durch den Katheter mag hier Mitursache der Cavernitis sein. Die Cavernitis beginnt meist im hinteren Teile der Schwellkörper, nur beim Dauerkatheter häufiger im angulus peno-scrotalis. Es bildet sich dort ein umschriebener, druckempfindlicher, erst derber, durch eitrige Einschmelzung aber bald erweichter Knoten. Bald wird dieser Absceß so groß, daß er die Albuginea der Schwellkörper prall spannt und eine deutlich sichtbare Vergrößerung bildet, welche vorerst die Grenzen der Schwellkörper nirgendswo überschreitet (Abb. 218). Wird der Absceß nicht frühzeitig eröffnet, so breitet sich die Eiterung leicht auf die ganze Länge des Schwellkörpers aus. Dabei besteht die Gefahr, daß die Infektionserreger aus dem blutreichen Schwammgewebe in den kreisenden Blutstrom übertreten und zur Pyämie führen. Jede Cavernitis ist deshalb als eine sehr ernste Erkrankung

anzusehen. Einen relativ milden, schleppenden Verlauf nimmt nur die gonorrhoische Cavernitis. Bei dieser zeigt sich hin und wieder ein allmähliches
Wandern des Infiltrates ohne dessen Einschmelzung (cavernitis migrans).
Durchbruch eines Abscesses der cavernitis urethrae kann zu Dauerfisteln, auch
zu großen Defekten der Harnröhrenwandung führen. Da nach Ausheilung
der Entzündung häufig dauernd narbige Schwielen mit teilweiser Verödung
der Bluträume in den Schwellkörpern zurückbleiben, führt die Cavernitis oft
zu einer sog. *chorda vene-*
rea. Am schlaffen Penis sind
diese Narben der Schwell-
körper kaum zu fühlen. Sie
machen sich aber bei der
Erektion des Penis durch
dessen Verbiegung oder gar
Knickung an der Narben-
stelle deutlich bemerkbar.
Impotentia coeundi kann
die Folge solcher entzündlicher Narben der Schwellkörper sein. Durch lokale
Anwendung der Resorben-
tien, durch Solebäder, mechanische Dehnung der
Narben der Harnröhre mit
Metallsonden, können die
Narben, besonders solche
der corpora cavernosa urethrae, allmählich erweicht
oder gar zum Schwinden
gebracht werden. Andern-
falls sind sie zu excidieren.

Als *induratio penis pla-*
stica werden derbe Stränge
und Knoten bezeichnet, die
sich ohne erkennbare Ur-

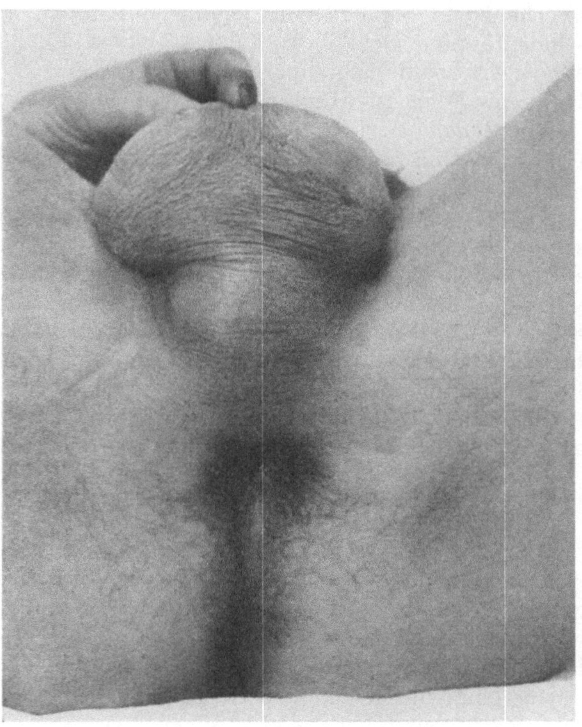

Abb. 218. Cavernitis mit Absceß.

sache, ohne vorausgehende Entzündung oder Trauma in den Scheidewänden
oder in der Albuginea der Schwellkörper, seltener in der Fascie des Gliedes,
vorzugsweise auf dem Dorsum des Penis entwickeln, bald nahe der Wurzel,
bald mehr eichelwärts. Selten greifen sie auf das kavernöse Gewebe über.

Diese Verhärtungen wurden mit Unrecht als Folge einer chronischen Cavernitis gedeutet. Die histologische Untersuchung hat erwiesen, daß sie immer
aus einem derben Bindegewebe bestehen, dem Entzündungserscheinungen fehlen.

Die Bindegewebsbildung geht, gleich wie bei der DUPUYTRENschen *Kontraktur* der
Hand- und Fußaponeurosen, von der Adventitia der kleinen Gefäße aus, wo sich zahlreiche
Fibroblasten, aber nie entzündliche Infiltrationsherde nachweisen lassen. Einzelne Male
wurden in den Bindegewebssträngen auch Knorpel- und Knochengewebe gefunden.

Da die induratio plastica penis recht häufig neben der DUPUYTRENschen
Kontraktur auftritt und beide Leiden den gleichen histologischen Befund bieten,
ist ihre anatomische Zusammengehörigkeit wahrscheinlich. Wieweit der *Diabetes,*
der in der Mehrzahl der Fälle der induratio penis beigesellt ist, auf ihre Entstehung einwirkt, ist noch unerforscht. Die *Gicht* ist wahrscheinlich in keinen
Zusammenhang mit ihr, obschon beide nicht selten nebeneinander vorkommen.

Die Gewebenoxe der Gicht erzeugt ausgesprochen entzündliche Bindegewebs-
reaktionen; in den Sklerosesträngen der induratio penis fehlen solche. Die
induratio penis plastica scheint vererbbar zu sein. Sie tritt jedenfalls mehrere
Generationen hindurch familiär auf. Sie macht sich meist erst im geschlechtsreifen Alter durch Störungen der Erektion bemerkbar. An der Stelle der Induration fehlt dem erigierten Penis die Blutfüllung, weshalb er sich dort knickt
oder verdreht. Am schlaffen Penis sind die indurierten Stellen als derbe, oft
knochenharte Stränge oder rundliche Knoten, andere Male als platten- oder
schalenförmige Gebilde zu fühlen. Sie sind bald mehr der Harnröhrenwand
angelagert, bald mehr am Dorsum der Schwellkörper des Penis gelegen. Die
Haut des Penis ist über den Verhärtungen frei verschieblich und unverändert.

Die *Diagnose* wird durch den Palpationsbefund leicht. Verwechslungen mit
Gummata sind möglich; sie sind aber durch die Vornahme der Wa.R. zu vermeiden.

Die *Behandlung* der Induration ist wenig aussichtsvoll. Es gelingt nur
selten die Knoten und Stränge durch Einstreichen von Quecksilber- oder Jod-
salbe, durch Pepsinpräparate, durch warme Bäder oder heiße Umschläge und
inneren Gebrauch von Jodkali zur Resorption zu bringen. Injektionen von
Fibrolysin, selbst intravenöse, vermögen meist keine Erweichung zu bringen.
Durch Röntgenbehandlung werden ab und zu Erfolge erzielt, bessere durch
Radiumanwendung. Die Excision der derben Stränge half nur bei sehr geringer
Ausdehnung des Leidens. Sie soll nur ausgeführt werden, wenn Verkalkungs-
oder Verknöcherungsherde in der Induratio röntgenologisch nachweisbar sind.

G. Tuberkulose und Syphilis des Penis.

Eine *Tuberkulose* des Penis ist selten. Sie entwickelt sich in Form äußerlich
sichtbarer Knötchen oder Geschwüre an der Eichel und besonders in der Umgebung der äußeren Harnröhrenmündung. Häufiger tritt sie, nur mikroskopisch
erkennbar, im Innern der Schwellkörper oder in deren Albuginea auf als knoten-
förmiges Infiltrat mit oder ohne Verkäsung.

Sie kann durch eine tuberkulöse Wundinfektion, z. B. bei der rituellen Be-
schneidung, entstehen. Viel häufiger aber entwickelt sie sich durch Übergreifen
einer Harnröhrentuberkulose auf die Schwellkörper. Ab und zu mag die Penis-
tuberkulose durch hämatogene Infektion von einem Urogenitalherde aus entstehen.

Eine *syphilitische* Entzündung des Penis tritt außer in der Form des Primär-
affektes und der Hauteruptionen des 2. Stadiums auch in kleineren oder größeren
Gummaknoten in Erscheinung, Knoten, die sich in allen Teilen des Penis bilden
können.

H. Geschwülste des Penis.

Die wichtigste Geschwulstart des Penis ist das **Carcinom.** 4—5% aller
Krebsgeschwülste des Mannes haben ihren Sitz am Penis. Der Peniskrebs ergreift vorzugsweise bejahrte Männer, doch ist er nicht allzu selten auch schon
vor dem 40. Lebensjahre zu beobachten. Eine Disposition zum Peniscarcinom
ist in jeder Phimose zu sehen, die zu häufigen Entzündungen und mechanischen
Läsionen des Penis führt, ferner auch in den spitzen Kondylomen und in der
Leukokeratose der Eichel.

Die *leukokeratose glandis* ist ein Analogon der craurosis vulvae. Sie führt zu weißer
Verfärbung der Epidermis mit oder ohne Schrumpfung derselben.

Der Peniskrebs nimmt seinen Ausgang meist von der Eichel oder der Vorhaut, nur selten von einer weiter hinten am Penis gelegenen Stelle, z. B. einer

lange bestehenden Harnfistel. Ganz ausnahmsweise wurden in den Schwellkörpern des Penis Krebsmetastasen von Blasen- oder Mastdarmtumoren beobachtet. Der Peniskrebs tritt in drei verschiedenen Formen auf:

1. Als *Blumenkohlgewächs* (papillärer Krebs), der an der Eichel (Abb. 219) oder an der Vorhaut, an letzterer häufiger an der Innen- als an der Außenseite, breitbasige, blumenkohlartige, an ihrer Wurzel ziemlich derbe Wucherungen bildet. Diese wachsen sehr rasch und breiten sich sowohl in der Fläche als in die Tiefe aus. In ihren peripheren Teilen zeigen sie bald geschwürigen Zerfall.

2. Als *Krebsgeschwür*, das meist auf der Eichel gelegen ist. Dieses hat einen derben, buchtigen Grund und aufgeworfene, unregelmäßige Ränder.

3. Als nichtpapillärer, *markiger Krebsknoten* der sehr rasch wachsende, große Tumoren am Gliede bildet.

Die Ausbreitung aller Formen des Peniscarinoms erfolgt längs der Lymphbahnen, meist per continuitatem, seltener sprungweise in Form einzelner, voneinander getrennter Knoten. Das von vorne nach hinten am Penis fortschreitende Gewächs greift auch auf das Scrotum und auf die Bauchdecken über, schließlich auch auf die Beckenknochen, die Blase und das Rectum. In den Leistendrüsen und in den retroperitonealen Beckendrüsen bilden sich schon sehr frühzeitig Metastasen, die an Größe den Primärtumor weit übertreffen. Nur ausnahmsweise bleiben diese Drüsen lange vom Krebs verschont trotz starker Entwicklung des Carcinoms am Penis. Ein rasch wucherndes Gewächs zeigt in seinen peripheren Teilen immer auch raschen Zerfall. Es zeigen sich schmierig belegte, jauchende Nekrosen, durch welche

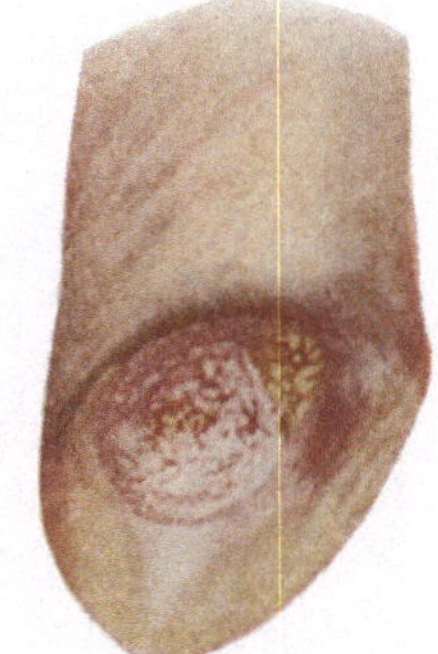

Abb. 219. Papillärer Krebs des Penis.

der Penis von vorne nach hinten fortschreitend zerstört wird (Abb. 220). Es bleibt schließlich im Bereiche des Schamberges eine breite, höckerige, jauchende Masse, in der kein Penis mehr zu erkennen ist (Abb. 221). Über kurz oder lang wird die Harnentleerung schwierig. Es bildet das auf dem Praeputium sitzende Carcinom eine entzündliche Phimose oder der im Schwellkörper sich ausbreitende Tumor preßt die Harnröhre zusammen oder bricht in sie ein und verengt ihre Lichtung. Schmerzen treten in der Regel erst in den späteren Stadien auf, dann aber heftig in der Eichel, der Leiste und dem After. Hämatogene Metastasen sind beim Peniscarcinom selten; am ehesten finden sie sich in Lunge oder Leber. Ohne operative Hilfe stirbt der Kranke in der Regel nach 2—4 Jahren an Kachexie oder an Infektion der Harnwege.

Die **Diagnose** des Peniscarcinoms ist in vorgeschrittenen Stadien der Krankheit leicht zu stellen. Im Beginn des Leidens sind aber *Verwechslungen von gummösen Prozessen mit dem Carcinom* leicht und kommen auch häufig vor. Es ist jedenfalls notwendig, vor Vornahme eines chirurgischen Eingriffes wegen des vermeintlichen Peniscarcinoms die Diagnose durch eine Probeexcision zu erhärten und auch die Wa.R. vornehmen zu lassen.

Auch ein *syphilitischer Primäraffekt* bei einem älteren Manne kann zu Verwechslungen mit Carcinom führen. Hier wird der Nachweis von Spirochäten ausschlaggebend sein. Wenn dieser mißlingt, so ist immerhin sehr bald aus dem klinischen Verlaufe die syphilitische Natur des Ulcus zu erkennen (positiver Wassermann, rasche Beeinflussung des Ulcus durch Salvarsan, Auftreten anderweitiger syphilitischer Erscheinungen).

Eine *Phimose* kann das carcinomatöse Gewächs auf der Innenseite des Praeputiums oder der Eichel lange verbergen und der Diagnose entziehen. Zeigt sich bei einer Phimose ein auffällig *stinkender* Ausfluß aus dem Präputialsack so muß immer der Verdacht auf *Carcinom* rege werden, besonders, wenn ein derbes Infiltrat durch die Vorhaut durchzufühlen ist. Eine Freilegung der Eichel durch Incision der Vorhaut ist in solchen Fällen dringlich angezeigt.

Spitze Kondylome, welche auf den ersten Blick eine Ähnlichkeit mit dem blumenkohlartigen Krebs zeigen, lassen sich durch ihre immer weich bleibende Basis vom Carcinom unterscheiden. Die carcinomähnlichen, spitzen Kondylome (Buschke-Löwenstein-Tumoren) lassen sich nur durch Probeexcision von Papillen unterscheiden und ebenso das Acanthoma callosum, eine Hauthyperplasie, die im Gewebebau den Hautwarzen und den spitzen Kondylomen ähnlich ist.

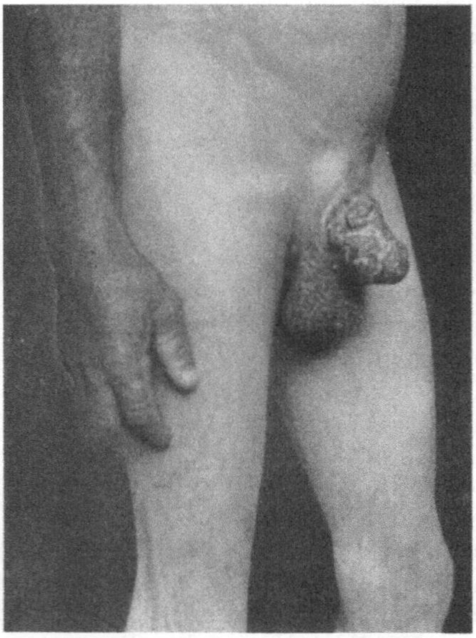

Heilung kann nur ein operativer Eingriff bringen. Röntgen- oder Radiumtherapie erwiesen sich dem Peniscarcinom gegenüber als wenig wirksam. Aber auch die operative Entfernung des Peniscarcinoms verspricht nur Heilung, wenn der Tumor auf den Penis selbst beschränkt ist. Eine bloß lokale Excision des Tumors genügt aber nie; stets muß der Penis weit im Gesunden, d. h. mindestens 2—3 cm hinter der fühlbaren Tumorgrenze, amputiert und müssen beiderseits die Inguinaldrüsen ausgeräumt werden, selbst wenn diese noch keine palpablen Veränderungen zeigen. Sind bereits fühlbare carcinomatöse Drüsenpakete vorhanden oder hat der Tumor auch die Bauchdecken und das Scrotum übergegriffen, dann haben auch sehr radikale Operationsverfahren, wie die totale Emaskulation mit Ausräumung der inguinalen Leistendrüsen, nur geringe Aussicht auf Dauererfolg. Daran ändert eine postoperative Röntgenbestrahlung nichts. In diesen verzweifelten Fällen bringt die amputatio penis eine bloß zeitweilige Erleichterung durch Beseitigung des den Kranken quälenden, verjauchenden Tumors.

Abb. 220. Carcinoma penis mit fortschreitender Nekrose des Gliedes.

Sarkome des Penis sind selten. Sie treten als primäre oder als metastatische Tumoren auf, relativ oft als Melanosarkome, doch auch als Rundzellen-, Spindelzellen-, Angio- und Fibrosarkome, kurz so ziemlich in allen Formen des Sarkoms. Die Sarkome gehen von dem bindegewebigen Anteil der Schwellkörper des Penis aus, seltener von der Harnröhre. Sie finden sich ebensooft in den hinteren als in den vorderen Teilen des Penis. Dort bilden sie umschriebene, derbe Knoten oder Zapfen, welche ein rasches Wachstum zeigen und bald auf Hoden und Prostata übergreifen. Sie erzeugen frühzeitig Metastasen in den Leisten- und retroperitonealen Lymphdrüsen und, besonders bei Melanosarkom, auch in den inneren Organen. Traumen des Penis scheinen der Entwicklung des Sarkoms Vorschub zu leisten. Vom Carcinom des Penis unterscheidet sich das Sarkom durch seinen Sitz in den tieferen Gewebeschichten und durch seine geringe Neigung zu Geschwürsbildung.

Nur frühzeitige Amputation des Penis mit Ausräumung der Leistendrüsen vermag Heilung zu bringen.

Die **gutartigen Tumoren** des Penis spielen neben den malignen eine ganz untergeordnete klinische Rolle. Von praktischer Bedeutung sind eigentlich nur die *spitzen Kondylome* oder *Papillome*. Es sind fein verzweigte, papilläre Wucherungen auf dem Innenblatt der Vorhaut oder auf der Eichel, dort vorzugsweise im Bereiche des sulcus coronarius oder neben dem Frenulum gelegen. Diese condylomata acuminata können nach jeder entzündlicher Reizung

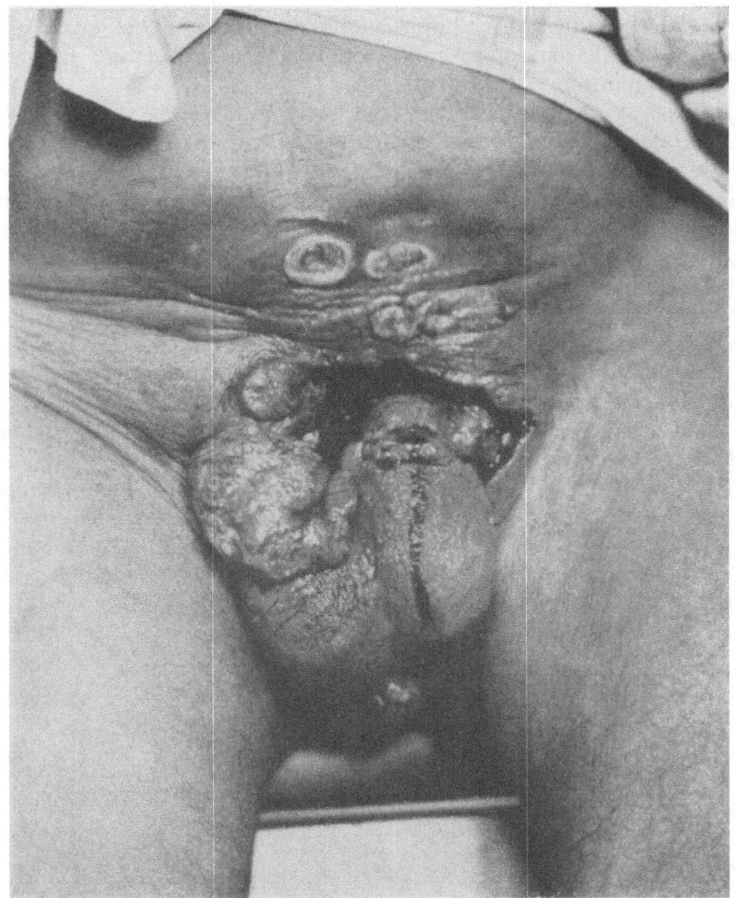

Abb. 221. Derselbe Kranke wie auf Abb. 220 $^3/_4$ Jahre später mit ausgedehntem krebsigem Zerfall von Penis, Scrotum und Bauchdecken.

des Vorhautsackes entstehen, sowohl nach einfacher Balanoposthitis, wie nach Gonorrhoe oder banaler Urethritis. Meist treten sie in kleineren oder größeren. flächenhaft sich ausbreitenden Gruppen auf. Bei mangelnder Reinlichkeit und dem Fehlen richtiger Behandlung bilden sie allmählich mächtige, die ganze Eichel umhüllende, fein verästelte Geschwülste, die den blumenkohlartigen Carcinomen der Eichel ähnlich sehen. Wie diese zerfallen sie an der Oberfläche und führen zu jauchiger Balanoposthitis. Vom Carcinom unterscheiden sie sich aber durch ihre weiche Basis und dadurch, daß nach ihrer Abtragung eine nur kaum infiltrierte Eichelhaut zum Vorschein kommt. Probeexcisionen müssen die tiefen Schichten der Geschwulst treffen.

Bei massiger Bildung müssen die spitzen Kondylome mit Messer und Schere oder mit dem scharfen Löffel abgetragen werden. Kleinere Geschwülste werden am besten mit dem Galvanokauter oder dem Hochfrequenzmesser zerstört. Nach Überhäutung des Brandschorfes sollen, um Rezidive zu verhüten oder auch um feinste, nach der Kauterisation noch zurückgebliebene papilläre Excrescenzen zu zerstören, die erkrankten Stellen mit Alaun und Summitae sabinum pulv. āā eingepudert oder mit 3—5%igen Resorcinumschlägen behandelt werden.

Sehr viel seltener als die weichen Papillome entwickeln sich hornartige Wucherungen, die *Hauthörner oder Keratosen* der Glans. Sie treten fast ausschließlich in Verbindung mit Phimose auf, vorzugsweise bei alten Männern. Da sie nicht selten carcinomatös entarten, ist ihre frühzeitige Excision und Elektrokoagulation ihrer Basis anzuraten.

Von *cystischen Tumoren* des Penis sind zu nennen:

I. Kongenitale, als Folge von Entwicklungsstörungen entstandene

a) *Dermoidcysten* mit atherombreiartigem Inhalt und

b) *Cylinderepithelcysten* mit serösem oder gallertigem Inhalt. Diese letzteren stammen vom Urethralseptum ab und nehmen eine ähnliche Entwicklung wie die akzessorischen Gänge des Penis.

Diese beiden Arten von angeborenen Cysten liegen stets auf der Unterseite des Penis in oder wenig neben der Raphe.

II. Erworbene Cysten sind

a) die *Atherome*, besonders im Praeputium oder an der Glans gelegen, ausgehend von Haarbälgen oder Talgdrüsen;

b) die nach ritueller Circumcision wiederholt beobachteten *traumatischen Epithelcysten*.

Die Cysten des Penis belästigen den Kranken meist rein mechanisch, seltener durch die in ihnen sich abspielenden Entzündungsprozesse. Sie werden am besten durch Excision beseitigt.

Ganz selten kommen am Penis auch *Angiome, Lymphangiome, Myome, Lipome* vor.

Verletzungen und Erkrankungen des Scrotums.

Die Scrotalhaut ist reich an Blut- und Lymphgefäßen. *Quetschungen des Scrotums* haben deshalb leicht ausgedehnte Blutunterlaufungen und starkes Ödem zur Folge. Das reiche Gefäßnetz der Scrotalhaut erleichtert aber andererseits die Resorption des Extravasates; der Bluterguß schwindet deshalb in der Regel rasch, ohne ein Infiltrat zu hinterlassen. Zur Behandlung der Hämatome genügen feuchtwarme Umschläge und Hochlagerung des Scrotums. Eine *Eisblase* auf das verletzte Scrotum aufzulegen ist zu widerraten wegen *Gefahr einer Hautgangrän*. Selten macht ein umschriebener Bluterguß zwischen Tunica dartos und Tunica communis eine Punktion nötig.

Offene Verletzungen des Scrotums haben, wie die stumpfen, eine große Heilungstendenz. Hautdefekte verheilen sehr rasch, wenn die Asepsis der Wunde gewahrt bleibt. Selbst wenn durch den Hautverlust ein Hoden vollkommen bloßgelegt wird, bleibt meist eine Transplantation unnötig, weil sich die Überhäutung in kurzem spontan vollzieht.

Entzündungen des Scrotums sind häufig. Ihr Ausgangspunkt sind kleine Verletzungen der Scrotalhaut oder des Penis oder auch eine Entzündung des Hodens oder Nebenhodens. Die runzelige Scrotalhaut wird durch die entzündliche Infiltration glatt gespannt und glänzend, ödematös. Sie wird unter dem Drucke des Infiltrates oft nekrotisch. Besonders bei dem Erysipel des Scrotums geschieht dies leicht; es breitet sich rasch eine Gangrän über die Scrotalhaut aus. Frühzeitige Entspannungsschnitte, feuchtwarme Kompressen beseitigen am ehesten die Entzündung und die Gefahr der Hautgangrän des Scrotums.

Die *Elephantiasis des Scrotums* ist meist mit Elephantiasis des Penis verbunden. Sie entsteht infolge wiederholter Entzündungen der Scrotalhaut oder infolge lang dauernder Lymphstauung durch die Filaria sanguinis oder durch Verlust der Wegsamkeit der Inguinaldrüsen nach Operationen oder Entzündung. Die elephantiastisch durch Ödem und Bindegewebshyperplasie verdickte Scrotalhaut bildet oft gewaltige Geschwülste. Durch Excision größerer Hautlappen kann das Leiden gemildert, fast nie geheilt werden.

Das bei Nephritis und bei Herzleiden oft beobachtete *Ödem des Scrotums* führt zu ähnlichen Schwellungen des Scrotums wie die Elephantiasis. Es unterscheidet sich von diesen aber anatomisch durch das Fehlen stärkerer Bindegewebshyperplasie und klinisch durch die Weichheit und hochgradige Transparenz des Scrotalgewebes.

Geschwülste des Scrotums. An der Scrotalhaut treten oft kleinere oder größere *Atherome* auf. Der Scrotalsack kann von ihnen übersät sein. Ihr Inhalt schimmert durch die verdünnte Haut gelblichweiß durch. Wenn solche Atherome den Träger mechanisch oder durch Entzündung belästigen, werden sie am besten mitsamt der überliegenden Haut excidiert. *Dermoidcysten* am Scrotum sind ziemlich selten. Sie liegen fast immer in der Medianlinie auf der Rückseite des Hodensackes.

Angiome, Lipome und *Sarkome* sind am Scrotum ebenfalls selten. Die Lipome, ausgehend vom subcutanen Fette, können eine Hernie oder Hydrocele vortäuschen. Verhältnismäßig häufiger werden *Carcinome* des Scrotums beobachtet; besonders bei Schornsteinfegern und bei Arbeitern, die mit Kohlen oder deren Produkten, wie Teer, Paraffin usw. zu tun haben. Oft bedingt der bei ungenügender Reinlichkeit längere Zeit auf der Scrotalhaut lagernde Ruß sog. Rußwarzen, die zum Ausgangspunkt multipler Carcinome werden können.

Diese Hautcarcinome am Scrotum sind verhältnismäßig gutartiger Natur. Sie führen nur selten zu Metastasen, zudem meist nur in den benachbarten Lymphdrüsen. Die Behandlung besteht in breiter Excision des Carcinoms und Ausräumung der Leistendrüsen.

Krankheiten der Hoden und Nebenhoden und des Samenstranges.

A. Mißbildungen des Hodens.

Die Hoden entwickeln sich normalerweise auf der Höhe des zweiten Sacralsegmentes aus dem caudalen Teile der erst indifferenten Keimdrüse. Ein völliges Ausbleiben dieser Entwicklung, ein angeborener, *vollkommener Mangel* beider Hoden, eine *Aplasie* oder *Anorchie*, ist außerordentlich selten.

Wesentlich häufiger ist eine angeborene *Hypoplasie* beider Hoden. Bei dieser sind die Nebenhoden, die, wie das rete testis, aus der Urniere und nicht aus der Keimdrüse entstehen, im Verhältnis zu den kleinen, hypoplastischen Hoden ungewöhnlich groß.

Eine doppelseitige Aplasie und Hypoplasie der Hoden, die sowohl die samenbereitenden Zellen des Hodens, wie auch die interstitiellen Zellen betrifft, bewirkt eine starke Entwicklungshemmung der sekundären Geschlechtsmerkmale des Individuums. Penis und Scrotum, obschon gut geformt, bleiben ganz klein. Prostata und Samenblasen fehlen oder sind doch hochgradig atrophisch. Die Bildung von Schamhaaren fehlt vollkommen oder ist sehr spärlich. Der Bartwuchs bleibt aus oder stellt sich, ähnlich wie bei Frauen, erst im höheren Alter geringgradig an den Mundwinkeln und am Kinn ein. Das subcutane Fett ist reichlich. Ein Stimmbruch tritt nicht ein. Das Becken bewahrt eine kindliche Form. Die Epiphysenfugen bleiben ungewöhnlich lange offen, wodurch ein lang anhaltendes Wachstum der Röhrenknochen, meist weit über das 20. Lebensjahr hinaus, ermöglicht wird. Die Extremitäten erreichen eine im Verhältnis zum Rumpf ungewöhnliche Länge. Der Thymus bleibt lange erhalten. Die Hypophyse ist vergrößert, was sich durch eine Verbreiterung der Sella turcica röntgenologisch erkennen läßt. Daneben besteht oft ein psychischer Infantilismus.

Nach Frühkastration oder nach einer *vor* der Pubertät aufgetretenen entzündlichen beidseitigen Hodenatrophie (z. B. nach Mumps) werden ähnliche, wenn auch weniger starke Veränderungen der Geschlechtsmerkmale und des Knochenwachstums beobachtet (Eunuchoide).

Alle die geschilderten Entwicklungshemmungen werden bedingt durch den Mangel der inneren Sekretion der Hoden. Diese innere Sekretion des Hoden, durch welche hormonale, auf die Entwicklung der männlichen Geschlechtsmerkmale und der Geschlechtsfunktion einwirkende Stoffe in die Blutbahn abgeschoben werden, ist in erster Linie an die samenbildenden Zellen gebunden. Daß sie hauptsächlich von den LEYDIGschen oder sog. Zwischenzellen abhängig ist, wie vielfach behauptet wurde, hat sich als irrig erwiesen. Der LEYDIGschen Zellen ist allerdings eine innersekretorische Funktion zuzuschreiben, aber welcher Art ist noch vollkommen unklar.

Ein wahrer *Hermaphroditismus*, d. h. die gleichzeitige, allerdings meist fehlerhafte Anlage einer männlichen und einer weiblichen Keimdrüse im selben Individuum kommt nur ganz außerordentlich selten vor. Mit Unrecht als *Pseudo-Hermaphroditismus* werden Mißbildungen bezeichnet, bei denen trotz normaler Keimdrüsen die äußeren Genitalien eine Zwitterform zeigen, die bei oberflächlicher Untersuchung zweifelhaft erscheinen lassen, wessen Geschlechtes das betreffende Individuum ist, so z. B. bei Hypospadie und Epispadie (Abb. 208 und 209).

Nur selten wurde eine *Polyorchidie* beobachtet, wobei es sich meist um eine Verdoppelung des rechten Hodens handelte.

B. Lageanomalien des Hodens.

Die erste Anlage des Hodens glaubte man früher in der Lumbalgegend des Fetus suchen zu müssen, und man erklärte sich seine spätere, tiefe Lage durch einen im Laufe seiner Entwicklung allmählich sich vollziehenden Descensus zum Leistenring hinab. Es ließ sich aber erweisen, daß diese Auslegung irrig ist. Wohl entwickelt sich der Hoden aus der erst indifferenten Keimdrüse, aber nicht aus ihrem bis hoch in die Lumbalgegend hinaufreichenden kranialen, sondern lediglich aus ihrem untersten, caudalen Teile. So kommt die erste Anlage des Hodens auf die Höhe des zweiten Sacralsegmentes in den Bereich des inneren Leistenringes zu liegen. Ein sog. *innerer Descensus des Hodens findet gar nicht statt.* Dagegen gleiten die Hoden während des Fetallebens durch den Leistenkanal nach außen und senken sich zur Zeit der Geburt in den Scrotalsack hinab. Dieser *äußere descensus* testiculorum kann gehemmt werden. Entweder bleibt der Hoden an irgendeiner Stelle seiner normalen Abstiegbahn stecken (Hodenverhaltung-*retentio testis*), oder aber er nimmt einen ungewohnten Abstieg und lagert sich dauernd an eine Stelle, die beim normalen Descensus gar nicht berührt wird (Hodenverlagerung-*ectopia testis*).

Bei der Verlagerung des Hodens wird unterschieden:

1. die *ectopia cruralis*, wenn der Hoden statt durch den Leisten- durch den Schenkelkanal austritt und in oder außer diesem stecken bleibt;

2. die *ectopia scroto-femoralis*, wenn der Hoden in die Hautfalte zwischen Oberschenkel und Scrotum zu liegen kommt und

3. die *ectopia perinealis*, wenn der Hoden nach normalem Durchtritt durch den Leistenkanal statt in den Scrotalsack an den Damm hinabsteigt.

Eine ganz seltene 4. Form ist die *ectopia transversa*, wobei der eine Hoden nicht durch den gleichseitigen, sondern durch den andersseitigen Leistenkanal gleichzeitig mit dem zweiten Hoden austritt und sich mit diesem im selben Scrotalfach lagert.

Bei einem Steckenbleiben des Hodens auf seiner normalen Abstiegbahn spricht man von

1. *retentio abdominalis* oder Bauchhoden, wenn der Hoden in der Bauchhöhle meist unmittelbar hinter dem Leistenkanal stehen bleibt (Kryptorchismus).

2. *retentio inguinalis* oder Leistenhoden, wenn der Hoden in oder unmittelbar außer dem Leistenkanal zurückgehalten wird (Abb. 222).

Diese Lageanomalien durch Entwicklungsstörungen sind vererblich. Oft zeigen mehrere Generationen derselben Familie Fälle von retentio oder ectopia testis. Als Ursachen der Lageanomalie wurden außer der Heredität bezichtet: Kleinheit des Scrotalsackes, Kürze des Funiculus, Verwachsungen und Atrophie des Hodens. Alle diese Zustände sind aber eher Folgen oder doch Begleiterscheinungen, nicht Ursachen der Mißbildung.

Die Lageanomalien des Hodens sind meist schon bei der äußeren Besichtigung des Kranken zu erkennen. Besonders bei Erwachsenen, weniger bei Knaben, fällt die Leere der einen oder beider Scrotalhälften auf. Ist der Hoden außerhalb des Leistenkanals gelagert, so ist er als kleiner, ovaler, meist leicht beweglicher Körper unter der Haut der Leistenbeuge oder der Dammgegend sichtbar. Nur bei kleinen Kindern bleibt er oft unter dem Fettpolster verborgen. Unsichtbar ist immer der Bauchhoden.

Der verlagerte Hoden hat die charakteristische Druckempfindlichkeit des normalen Organs. Er zeigt eine in der Regel recht hochgradige Atrophie und schlaffe Konsistenz. Der Nebenhoden liegt ihm nicht eng an, wie gewöhnlich, sondern ist von ihm mehr oder weniger weit getrennt.

Ob die Atrophie des verlagerten Hodens eine kongenitale Begleiterscheinung oder eine Folge der Lageanomalie ist, lassen die histologischen Untersuchungen nicht sicher feststellen. Oft sind im kindlichen Leistenhoden histologisch deutliche Entwicklungsstörungen nachzuweisen. Die Samenkanälchen sind sehr spärlich und schlecht ausgebildet. Ihre Epithelien sind sehr wenig differenziert. Das Zwischengewebe dagegen ist ungewöhnlich mächtig und die tunica albuginea verdickt. Auch beim Erwachsenen lassen sich am retinierten Hoden manchmal noch deutlich Zeichen einer frühzeitigen Entwicklungshemmung des Hodens nachweisen. Neben gut entwickelten Samenkanälchen mit reicher Spermatogenese finden sich Hodenkanälchen mit fetalem Bau, zwischen denen große Mengen fetaler Zwischenzellen liegen. Andere Male aber zeigt die histologische Untersuchung in den retinierten Hoden beim Kinde ganz normalen Gewebebau. Da beim Erwachsenen dies nie zu beobachten ist, bei ihm der retinierte Hoden immer atrophisch ist, muß angenommen werden, daß die Hodenatrophie bei retentio testis manchmal erst nach der Geburt einsetzt. Neueste Untersuchungen lassen vermuten, daß der Mangel einer bei normaler Hodenlage im Scrotum gesicherten Wärmeregelung beim Leisten- oder Bauchhoden die Entwicklung der Samenzellen stört. Das Hodengewebe muß vor starken Temperaturschwankungen, vor starker Erwärmung geschützt sein, wenn die Entwicklung und Funktion der Samenzellen in normaler Weise vor sich gehen soll. Selbst die normale menschliche Körperwärme ist dem Hoden nicht zuträglich; er beansprucht kühlere Temperatur, wie sie bei seiner Lage im Scrotum geboten wird.

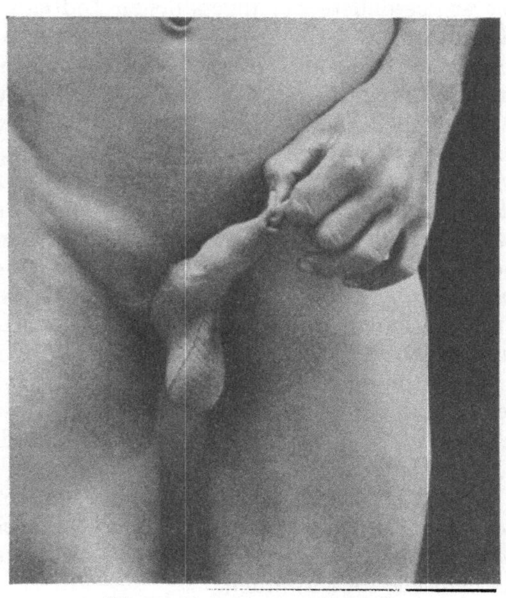

Abb. 222. Retentio testis inguinalis.

Die ectopia oder retentio testis hindert die Inkretbildung offenbar nicht in hohem Maße; denn selbst bei Doppelseitigkeit der Lageanomalie ist die Entwicklung der sekundären Geschlechtscharaktere des Individuums wenig gestört. Darin unterscheiden sich die Lageanomalien des Hodens von der sog. Anorchie, bei der stets eine mangelhafte Bildung der sekundären Geschlechtsmerkmale nach der Pubertät festzustellen ist. Bei der Hodenretention wird nach der Pubertät die potentia coeundi normal, nur die facultas generandi bleibt wegen Oligo- oder Azoospermie sehr oft aus.

Von allen Lageanomalien des Hodens ist der **Leistenhoden,** die *retentio inguinalis* weitaus die häufigste und praktisch wichtigste. Bei Knaben liegt in den ersten Lebensjahren sehr oft der eine oder der andere der Hoden in der Leistengegend und tritt jeweilen nur bei Husten oder Pressen oder erst auf manuellen Druck oder Zug in das Scrotum hinab. Dies ist noch nicht als Lageanomalie zu erachten. Eine solche Verzögerung des Descensus ist noch physiologisch. Nur wenn der Hoden *dauernd* in der Leiste liegt und auch durch energischen Zug nicht in den Hodensack hinuntergebracht werden kann, nur dann ist er als

Leistenhoden zu bezeichnen. Ein spontaner, aber verspäteter Abstieg solcher Leistenhoden wurde ausnahmsweise zwischen dem 10. und 16. Lebensjahre beobachtet, in ganz vereinzelten Fällen sogar noch nach der Pubertät. In der Regel aber ist ein spontaner Abstieg des Leistenhodens nicht mehr zu erwarten, wenn er nicht schon vor dem 6. Lebensjahre erfolgte. Nicht so gar selten kommt es vor, daß ein Hoden, der schon in den Hodensack hinabgestiegen war, später wieder allmählich in die Leiste zurückweicht und dauernd dort bleibt.

Ein Leistenhoden ist sehr oft mit seiner Umgebung verwachsen; andere Male ist er, besonders bei jugendlichen Individuen, stark beweglich und gleitet oft durch den Leistenkanal in die Bauchhöhle, tritt aber bei Anstrengung der Bauchpresse wieder in die Leistenbeuge vor. Dem Leistenhoden anliegend ist manchmal der processus vaginalis als weicher Strang zu fühlen. Sehr oft liegt in diesem noch offenen Peritonealtrichter eine am Leistenhoden vorbeitretende kongenitale Leistenhernie Der Leistenhoden ist häufig schmerzhaft, erstens weil er oft von außen gequetscht oder zwischen den Leistenkanalwänden geklemmt wird, dann aber auch, weil in ihm häufig eine schmerzhafte venöse Stauung entsteht, wozu der geschlängelte Verlauf der Samenstranggefäße disponiert. Besonders schmerzhaft wird der Leistenhoden bei seiner *Drehung* um die Längsachse, die infolge seines langen Mesorchiums leicht zustande kommt und die zu einer Torsion des Samenstranges führen kann. Der Leistenhoden schwillt dabei stark an und wird sehr druckempfindlich. Da außerdem die den Hoden umgebenden Gewebe blutig-serös infiltriert werden, so gibt die Drehung des Leistenhodens leicht Anlaß zu Verwechslung mit einer incarcerierten Leistenhernie. Der wahre Sachverhalt läßt sich aber an dem Fehlen des Hodens im Scrotalsack erkennen und am Ausbleiben von Symptomen eines Darmverschlusses.

Der Leistenhoden neigt mehr als der normal gelagerte Hoden zur Entzündung und zu *maligner Entartung*. Bei erwachsenen Trägern eines Leistenhodens erweckt das Bewußtwerden sexuell mißbildet zu sein, oft mannigfaltige, neurasthenische Beschwerden.

Therapie. Dauernd in die Leiste und in die Schenkelbeuge verlagerte Hoden verursachen durch ihre abnorme Lage, die sie allerlei Traumen aussetzt und häufig zu Stieldrehungen Anlaß gibt starke Beschwerden. Deshalb ist bei ihnen eine Lagekorrektur angezeigt. Bauch- und Dammhoden verursachen dagegen meist keine Beschwerden, und deshalb schien früher ihre Verlagerung in den Scrotalsack nicht erforderlich. Da aber der Hoden nur im Scrotalsack die zur guten Entwicklung seiner samenbildenden Zellen notwendige Regelung seiner Gewebewärme gewährleistet bekommt, ist auch bei ihnen eine Verlagerung in den Scrotalsack angezeigt. Bei den Bauchhoden, die von außen der Palpation entgehen, ist aber nur durch einen größeren operativen Eingriff, der oft von Mißerfolg begleitet ist, dies zu erreichen.

Einen Leistenhoden durch physikalische Behandlungsmethoden, wie z. B. durch regelmäßiges Herabstreichen und Herabziehen des Hodens zum Scrotum zum Abstieg in den Hodensack zu veranlassen, gelingt nur ausnahmsweise. Mehr Aussicht auf Erfolg hat die Hormonbehandlung, die schon im frühen Kindesalter einsetzen kann. Am wirksamsten ist die Behandlung mit gonadotropen Hormonen des Hypophysenvorderlappens (Pregnyl, Antuitrin S). Man gibt täglich 150 RE, in Dragéeform während vielen Wochen. Bei der Injektionsbehandlung in größeren Dosen kann vorzeitige Pubertät eintreten, die sich unter Umständen nach Aufhören der Medikation zurückbildet. Mit diesen Methoden kann ein bleibender Descensus der Hoden erzielt werden. Die Hormonbehandlung hat natürlich nur einen Sinn, wenn die Hoden beweglich und nicht durch narbiges Gewebe fixiert sind. Bei Bauchhoden ist kaum ein Erfolg zu erwarten. Bei

Mißerfolg der Hormonbehandlung ist zur Behebung der Lageanomalie eine operative Verlagerung des Hodens in den Scrotalsack nötig. Diese wird erschwert durch die abnorme Kürze des Samenstranges und durch Verwachsungen des Leistenhodens. Bei der Operation des Leistenhodens muß deshalb in erster Linie immer auf Beseitigung dieser Repositionshindernisse Bedacht genommen werden. Von einem schrägen Leistenschnitte aus werden erst die bindegewebigen Verwachsungen, welche den Leistenhoden meist nach oben außen vom äußeren Leistenring an der Bauchwand festhalten, scharf gelöst; darauf wird der geschlangelte Samenstrang durch quere Trennung aller seiner Bindegewebshüllen und seiner längsspannenden Bindegewebsstränge, wenn nötig auch durch Durchtrennung einiger seiner Venen gestreckt und verlängert. Sehr wichtig zur Erzielung eines langen und dehnbaren Funiculus ist des weiteren, daß nach Spaltung des Leistenkanals der dem Funiculus angelagerte, meist noch offene processus vaginalis peritonei bis in die Abdominalhöhle vom Samenstrange abgelöst und nach möglichst hoher Umstechung an seiner Basis quer durchtrennt wird. Nach derartiger Mobilisation des Hodens und des Samenstranges wird es oft möglich, den Leistenhoden in den mit dem Finger stumpf erweiterten Scrotalsack zu versenken. Der Leistenkanal wird darauf nach Bassini oder nur durch vordere Kanalnaht wieder verschlossen.

Nur selten genügt dies, um den Hoden dauernd in das Scrotum zu verlagern. Meist macht sich im Laufe der Vernarbung ein Zug des Funiculus am Hoden geltend, durch welchen dieser allmählich wieder nach dem Leistenkanal hinaufgezogen wird. Es wurde deshalb eine ganze Reihe von Methoden ersonnen, um den Hoden zuverlässiger im Scrotalsack zurückzuhalten: eine Tabaksbeutelnaht am Eingang zum Scrotalsack sollte dies erzielen oder eine Naht des Unterhautgewebes über dem Samenstrang vom äußeren Leistenring bis zum oberen Pol des Hodens, ein Annähen des Funiculus an das Periost des os pubis oder an die Fascie des obliquus externus. Mißerfolge sind dabei häufig. Sicherer ist es, den Hoden im Scrotum festzunähen *(Orchidopexie)*. Die einfache Vernähung des Hodens mit der Haut des Scrotalsackes oder mit den Dammweichteilen gab ungenügende Heilerfolge. Deshalb wurde empfohlen, den in das Scrotum hinab versenkten Hoden durch einen Schlitz des Scrotalseptums auf die Seite des gesunden Hodens zu bringen und an diesem letzteren festzuheften *(Synorchidie)* oder sein Zurückgleiten dadurch zu verhindern, daß der Scrotalcshlitz hinter dem verlagerten Hoden so eng verschlossen wird, als ohne Schnürung und Stauung der Samenstranggefäße möglich. Es hat sich auch bewährt, den verlagerten Hoden nach dem Verfahren von Katzenstein durch einen Hautlappen an dem Oberschenkel zu befestigen oder nach der Methode von de Beule-Keetly durch eine versenkte Naht an die Fascie des Oberschenkels anzunähen.

Orchidopexie nach de Beule-Keetly. Es wird der operativ in das Scrotum verlagerte Hoden an tiefster Stelle des Scrotums durch einen kleinen Schlitz etwas vorgezogen, ihm gegenüber an der Innenfläche des Oberschenkels durch einen dem Scrotalschnitt in Lage und Länge entsprechenden Hautschnitt die Oberschenkelfascie freigelegt. Darauf werden durch zwei dicht an den Hoden gelegte Nähte das gubernaculum Hunteri mit der Oberschenkelfascie vereinigt und rings um diese Nähte die Wundränder des Scrotal- oder Oberschenkelhautschnittes vereinigt. Dieses Hautrohr schützt die Fixationsnähte des Hodens vor Infektion.

Der Operierte wird durch die Befestigung des Hodens am Oberschenkel in seinen Bewegungen kaum gehemmt. Der dauernde Zug am Hoden und Funiculus ist nicht so stark, daß er zu Ernährungsstörungen und zu Atrophie des Hodens führte; er genügt andererseits doch, um den Samenstrang im Verlaufe von 6—8 Wochen so stark zu dehnen, daß auch nach Durchtrennung der Gewebebrücke zwischen Hoden und Oberschenkel ein nachträgliches Zurückgleiten des Hodens in die Leiste nicht mehr zu befürchten ist.

Durch die Orchidopexie am Oberschenkel kann selbst bei Erwachsenen eine vollständige Lagekorrektur des Leistenhodens erzielt werden. Es ist aber immer besser, diese schon im jugendlichen Alter des Kranken vorzunehmen. Am besten geschieht dies zwischen dem 8. und 12. Lebensjahre, da einerseits in dieser Lebensperiode ein verspäteter Descensus kaum mehr zu erhoffen ist und andererseits die Lagekorrektur doch noch die in der Pubertätszeit sich steigernde Entwicklung des Hodens günstig beeinflussen kann.

Inversio testis. Unter normalen Verhältnissen liegt im Scrotum der Hoden mit seiner freien Fläche nach vorne außen gerichtet; hinten innen ist ihm der Nebenhoden angelagert. Recht oft sind nun aber Hoden und Nebenhoden 180° um ihre Längenachse gedreht, so daß die freie Fläche des Hodens nach hinten innen sieht und der Nebenhoden vorne außen dem Hoden aufliegt. In solchen Fällen zieht auch das Vas deferens über die Vorderfläche des Hodens nach oben zur Leiste empor.

Statt dieser sog. *inversio testis verticalis* kommt sehr viel seltener eine *inversio testis horizontalis* vor, wobei der Hoden sich um seine Querachse dreht und sein sonst oberer Pol nach vorne oder gar nach unten sieht.

Die inversio testis wird auffällig und wird klinisch von Bedeutung bei Entzündungen des Nebenhodens oder der Scheidenhäute des Hodens. Ihre Verkennung verleitet oft zu diagnostischen Irrtümern. Die inversio testis kann auch bei Punktion oder Incision einer Hydrocele oder bei Epididymitis zu ungewollten Verletzungen des Hodens Anlaß geben.

C. Hoden- und Samenstrangtorsionen.

Der Hoden ist in seiner Beweglichkeit im Scrotum normalerweise beschränkt, einerseits durch das gubernaculum Hunteri, das ihn nach unten festhält, andererseits durch das in die tunica vaginalis übergehende Mesorchium, das ihn an seinen Drehbewegungen hindert. Durch Entwicklungsstörungen können diese Haltebänder lose sein oder völlig fehlen. Dadurch bekommt der Hoden eine ungewöhnlich große Beweglichkeit. Wenn das Mesorchium lang und dünn ist, können sich Hoden samt Nebenhoden besonders leicht um ihre Längsachse drehen. Ihre Drehbewegung wirkt sich auch am Samenstrang aus, und zwar am frühesten und stärksten im Bezirke des oberen Hodenpoles. Wenn die Drehung von Hoden mit Nebenhoden 180° erreicht oder überschreitet, so werden die Samenstranggefäße durch diese Drehung gedrosselt, die Durchblutung von Hoden und Nebenhoden gehemmt oder ganz unterbrochen. Unter heftigen Schmerzen schwillt der Hoden an, er wird dunkelblau, schwarz und verfällt innerhalb weniger Stunden der Nekrose.

Wenn Hoden oder Nebenhoden infolge einer Entwicklungsstörung in ihrer fetalen Lagebeziehung verharren, beide weit auseinander gelagert durch eine breite und dünne Bindegewebsplatte mit dem eingelagerten vasa efferentia verbunden sind, so ist eine gesonderte Drehung des Hodens oder des Nebenhodens um ihre Längsachse möglich.

Solche Torsionen kommen vorzugsweise bei Jugendlichen, und zwar am häufigsten an unvollständig ins Scrotum hinabgestiegenen Hoden vor. Ungefähr 60% aller gemeldeten Samenstrangtorsionen wurden an Leistenhoden beobachtet.

Auch eine ungewöhnlich lang gestielte MORGAGNIsche Hydatide kann sich um ihren Stiel drehen und dadurch nekrotisch werden. Diese *Drehung der* MORGAGNI*schen Hydatide* kann durch reaktive Entzündung der umliegenden Gewebe und durch Zug an den Gefäßen eine Störung im Blutkreislaufe des Hodens bewirken. Dadurch werden ähnliche Erscheinungen wie bei Torsion des Samenstranges hervorgerufen.

Anlaß zu Hoden- und Samenstrangtorsionen geben am häufigsten stumpfe Traumen des Scrotums, oder eine plötzliche Anspannung der Bauchpresse, die zu einer heftigen, ruckweisen Kontraktion des Cremasters führt. Eine Torsion kann kurz nacheinander an beiden Hoden sich einstellen und dadurch eine vollständige Zerstörung des ganzen Keimdrüsengewebes nach sich ziehen.

Da der Hoden die Abdrosselung seiner Gefäße nur ungefähr 16 Stunden ohne dauernde Schädigung seiner spezifischen Zellen erträgt, ist eine frühzeitige *Diagnose* Voraussetzung einer erfolgreichen Behandlung. Die plötzlich auftretende, äußerst schmerzhafte Schwellung in Scrotum und Leistenring kann zur Verwechslung der Hoden- und Samenstrangtorsion mit Einklemmung des Hodens im Leistenkanal oder mit Einklemmung einer Hernie führen, kann auch eine akute Entzündung von Hoden und Nebenhoden vortäuschen. Besonders die irrige Deutung der Torsionssymptome als Folge einer akuten Orchitis oder Epididymitis ist für den Kranken verhängnisvoll. Denn bei der Annahme einer akuten Entzündung kommt ein operativer Eingriff vorerst nicht in Frage und damit verstreicht die kurze Frist der Heilbarkeit einer Hodentorsion. Weniger schlimm ist die Verwechslung der Hodentorsion mit einer Bruch- oder Hodeneinklemmung, weil auch diese ein sofortiges, operatives Vorgehen verlangt, wodurch die wahren Verhältnisse abgeklärt werden.

Erfolgt die *operative Freilegung* des Hodens während der ersten Stunden der Torsion, so kann durch Behebung der Drehung und durch Festnähen des wieder richtig gelagerten Hodens eine Dauerheilung erzielt werden. Ohne Operation ist eine Rettung des Hodens nur möglich bei geringgradiger Drehung des Samenstranges, die nur Schmerzen, aber keine wesentliche Blutstauung im Hoden bedingt. Da aber solche geringgradige Drehungen sich meist bald wiederholen, oft in plötzlich stark vermehrtem Grade, so ist auch bei diesen geringen Drehungen operative Fixierung des Hodens einer unblutigen Reposition vorzuziehen. Hat die Drehung des Hodens bereits zu Infarktbildung oder Nekrose geführt, ist die Entfernung des Hodens notwendig.

D. Verletzungen des Hodens und Nebenhodens.

Hoden und Nebenhoden sind durch ihre Lage Verletzungen stark ausgesetzt. Besonders *Quetschungen* sind sehr häufig. Sie erzeugen beim Verletzten wegen der hochgradigen Druckempfindlichkeit der Hoden nicht selten einen schweren Kollaps mit ernsten Herzstörungen.

War die Quetschung irgendwie erheblich, so bleibt längere Zeit eine Schwellung von Hoden oder Nebenhoden zurück, als Folge kleinerer oder größerer Parenchymblutungen. Im Hoden führen diese Hämatome, wenn sie irgendwie erheblich sind, wegen der geringen Nachgiebigkeit der albuginea testis zu Drucknekrosen des Hodengewebes, wenn nicht bald nach der Verletzung das Gewebe durch Spaltung des Hodens entspannt wird. Merkmale der in ihren Folgen so schlimmen Blutung ins Hodengewebe sind: Schwellung und starke Druckempfindlichkeit von Hoden und Nebenhoden, dabei Fehlen eines Blutergusses in der überliegenden Scrotalhaut und Fehlen einer Infiltration des Samenstranges. Eine Blauverfärbung der Scrotalhaut spricht natürlich nicht gegen ein tiefes Hämatom; denn gleichzeitig mit dem Hoden kann auch die Scrotalhaut gequetscht werden. Vom intravaginalen Hämatom, dem Bluterguß in den Hüllen des Hodens, unterscheidet sich das haematoma testis durch Mangel an Fluktuation. (Allerdings kann nach einigen Tagen ein geringer seröser Erguß in die tunica vaginalis auch beim reinen haematoma testis auftreten und das Gefühl der Fluktuation geben.)

Behandlung. Nur bei ganz geringer Blutung und geringer Spannung in Hoden und Nebenhoden genügt zur Heilung Hochlagerung des Scrotums und

Auflegen warmer Kompressen. Bei einem stärkeren Hämatom des Hodens ist dagegen wegen der Gefahr der Drucknekrose eine Spaltung des Hodens und Entleerung des Blutergusses notwendig.

Durch eine stumpfe Gewalteinwirkung kann der Hoden nicht nur gequetscht, sondern auch aus dem Scrotalsack hinausgedrängt, in die Leiste oder nach dem Perineum verlagert werden *(luxatio testis)*.

Gleich nach der Luxation gelingt die Reposition des Hodens unblutig, später ist sie nur operativ möglich.

Offene Wunden des Hodens und Nebenhodens sind viel seltener als Quetschungen. Nur in Kriegszeiten sind *Schußverletzungen* sehr häufig zu beobachten. Diese zertrümmern den Hoden meist so hochgradig, daß er nekrotisch wird. Bei *Schnitt- und Stichverletzungen* ist die Erhaltung des Hodens öfter möglich. Es muß nur darauf geachtet werden, dem Vorfallen des Hodengewebes durch eine Lücke der verletzten Albuginea vorzubeugen; denn vorquellendes Drüsengewebe wird rasch nekrotisch. Ein Nahtverschluß der Albugineawunde ist deshalb trotz der Infektionsgefahr angezeigt. Er ist nur zu widerraten bei starker Spannung des Hodens durch ein Hämatom; in solchen Fällen ist statt der Naht eine breite, entlastende Spaltung der Albuginea ratsam.

Bei den *Verletzungen* des Hodens ist auch noch die Hodenschädigung *durch Röntgenbestrahlung* zu erwähnen. Durch eine einmalige, hochdosierte Bestrahlung oder durch allzuhäufig wiederholte kleine Röntgendosen können die samenbildenden Zellen des Hodens zerstört werden. Am empfindlichsten sind die Spermatogonien, am widerstandsfähigsten die Spermatiden. Nach einer Röntgenschädigung des Hodens findet sich im mikroskopischen Bilde das Zwischengewebe mit den LEYDIGschen Zellen auffallend mächtig. Es ist dies aber nicht die Folge einer sehr starken Hypertrophie dieses Gewebes, sondern nur seiner im Verhältnis zu den Samenzellen stärkeren Raumfüllung.

E. Verletzung der Hüllen von Hoden und Samenstrang.

Stumpfe Gewalten (Quetschung, Anstrengung der Bauchpresse) oder Verletzungen mit scharfen Instrumenten können erhebliche Blutungen in die Scheidehäute des Hodens und des Samenstranges erzeugen. Solche Blutungen sind meist venös, nur bei scharfer Verletzung auch arteriell. Sie erzeugen bald ein extravaginales, bald ein intravaginales Hämatom.

a) *Extravaginales Hämatom.* Ein Bluterguß zwischen die tunica vaginalis communis und die tunica propria (haematoma tunicae vaginalis communis) ist klinisch kaum von einem subcutanen Hämatom (haematoma scroti) zu unterscheiden. Ein derartiger Bluterguß bildet eine bald nur auf das Gebiet des Hodens beschränkte, bald auch längs des Samenstranges sich ausdehnende Geschwulst, über welcher sich die normal faltbare Haut nach kurzem dunkelblau bis schwarzrot verfärbt. Die Konsistenz der Schwellung ist teigig weich, selten deutlich fluktuierend. Der Hoden ist neben dem Hämatom immer scharf umgrenzt fühlbar, und zwar, wenn caudalwärts von ihm, dann meist quer stehend. Bei Blutung aus den Gefäßen des Samenstranges kann sich das Hämatom längs des Samenstranges auf das Zellgewebe des fossa iliaca ausdehnen und in der Beckengrube oberhalb dem Leistenband eine von außen fühlbare Geschwulst bilden.

Die blaue Verfärbung der Haut, das rasche Auftreten der Schwellung nach einem Trauma, die erst weich-elastische, später derber werdende Konsistenz der Geschwulst wird die *Diagnose* leicht stellen lassen. Nur bei großer Druckempfindlichkeit eines bis zum Leistenring oder gar bis in die Beckengrube reichenden Hämatoms des Samenstranges könnte eine Verwechslung mit incarcerierter Hernie möglich werden. Das Ausbleiben von Erscheinungen der Darmstenose hilft den Irrtum vermeiden.

Hochlagerung des Scrotums und leichter *Druckverband*, verbunden mit feuchtwarmen Umschlägen erzielen meist in wenigen Tagen eine Resorption des Blutergusses. Nur selten entsteht nach Bildung eines fibrösen Balges rings um das Hämatom ein abgekapselter, fluktuierender, cystenartiger Tumor, der sich spontan nicht mehr zurückbildet, sondern operativ ausgeräumt werden muß.

b) *Intravaginales Hämatom.* Eine Blutung zwischen die Blätter der tunica vaginalis propria testis, ein sog. intravaginales Hämatom entsteht viel seltener als ein extravaginales, am ehesten, wenn ein Trauma eine bereits bestehende Hydrocele trifft. Zerreißt ein Trauma das äußere Blatt der tunica vaginalis propria, so kann ein erst rein äußeres Hämatom in die innere Scheidehaut eindringen und dadurch gleichzeitig ein extra- und intravaginales Hämatom bilden. Im Gegensatz zum extravaginalen Hämatom bleibt das intravaginale stets auf das Gebiet des Hodens beschränkt, dehnt sich nicht längs des Samenstranges nach oben aus. Der beim extravaginalen Hämatom stets leicht vom Hämatom abgrenzbare Hoden wird durch das intravaginale Hämatom vollkommen überdeckt, so daß es mit dem Hämatom eine einzige Masse bildet. Ein weiteres klinisches Unterscheidungsmerkmal des intravaginalen Hämatoms vom extravaginalen ist, daß das intravaginale Hämatom lange flüssig bleibt und nur selten durch spontane Resorption schwindet. Es hinterläßt in der Regel eine Hämatocele oder Hydrocele mit chronisch entzündlichen Veränderungen der tunica vaginalis propria *(Periorchitis)*.

Die Behandlung des intravaginalen Hämatoms darf sich nicht, wie beim extravaginalen Bluterguß, auf Hochlagerung des Hodens und warme Kompressen, bzw. Druckverband beschränken. Es ist dringlich angezeigt, frühzeitig den Bluterguß durch Punktion oder durch Incision zu entleeren, um eine Atrophie des Hodens oder die Entwicklung einer Hämatocele zu vermeiden.

F. Hydrocele testis.

Als hydrocele testis bezeichnet man die Ansammlung seröser Flüssigkeit in der tunica vaginalis propria des Hodens (Abb. 223). Sie wird, wie die noch zu besprechende hydrocele funiculi spermatici, volkstümlich auch *Wasserbruch* genannt. Man unterscheidet eine akute und eine chronische Form.

Bei der *akuten Hydrocele* bildet sich sehr rasch ein Erguß in die tunica propria testis. Dieser kann schon nach wenigen Stunden eine ei- bis faustgroße Anschwellung rings um den Hoden erzeugen. Auf der Scheidehaut bilden sich fibrinöse Auflagerungen (periorchitis serofibrinosa). Die häufigste Ursache der akuten Hydrocele ist eine in der Nachbarschaft der tunica propria sich abspielende *Entzündung*, z. B. eine gonorrhoische oder banale Epididymitis. Ein *Trauma* führt selten zu akuter Hydrocele, eher durch Blutung in die Tunica zu einer chronischen Hydrocele. Solange die Wandung des Wasserbruches mäßig gespannt ist, bleibt der Hoden hinten innen in ihm fühlbar. Bei stärkerer Füllung der Scheidehaut verschwindet der Hoden aber vollkommen in der prall-elastischen Geschwulst. Nur noch der Nebenhoden ist längere Zeit mehr oder weniger deutlich hinten innen in der Geschwulst abzutasten, bis auch dieser schließlich von der Hydrocele überdeckt wird. Manchmal reicht eine druckempfindliche Infiltration hoch in den Samenstrang hinauf. Die um die akute Hydrocele liegende Scrotalhaut wird ödematös und gerötet; sie bleibt aber leicht faltbar und ohne Verwachsungen mit der Hydrocelenwand.

Der wäßrige Inhalt der akuten Hydrocele ist von gelblicher Farbe, klar oder bei Entzündung doch nur leicht getrübt durch einwandernde Leukocyten und durch Fibringerinnsel. Die Hydrocele zeigt deshalb im durchfallenden Lichte Transparenz, wodurch sie sich vor der ihr ähnlichen akuten Hämatocele unterscheidet. Nur ausnahmsweise vereitert die akute Hydrocele und bricht, wenn sie nicht operativ entleert wird, spontan durch die Scrotalhaut durch.

Meist schwindet die akute Hydrocele durch Resorption des Exsudates nach wenigen Tagen oder Wochen. Sie hinterläßt allerdings häufig mehr oder weniger ausgedehnte Verwachsungen der Scheidehautblätter. Es kann aber andere Male dauernd ein seröser Erguß in den Scheidehäuten zurückbleiben; es entsteht aus der akuten Hydrocele eine chronische *exsudative Periorchitis* (chronische Hydrocele).

Zur Behandlung der akuten, entzündlichen Hydrocele genügen Bettruhe, Hochlagerung des Hodensackes, feuchtwarmer Verband. Ab und zu ist es angezeigt, die Resorption durch Punktion der Hydrocele und Injektion von 2%iger wäßriger Carbollösung in den Hydrocelensack zu beschleunigen. Eine Incision wird nur nötig bei Vereiterung der Hydrocele.

Die *chronische Hydrocele* ist bei Männern und Knaben eine außerordentlich häufige Erkrankung, die bald ein- bald doppelseitig auftritt. Sie kann aus einer akuten Hydro- oder Hämatocele hervorgehen; häufig entsteht sie ganz allmählich ohne einen akuten Anfangsschub, anschließend an oft unbemerkte Entzündungen, Traumen oder Neubildungen von Hoden oder Nebenhoden. Ihr Beginn ist dann so schmerz- und beschwerdelos, daß sie erst spät,

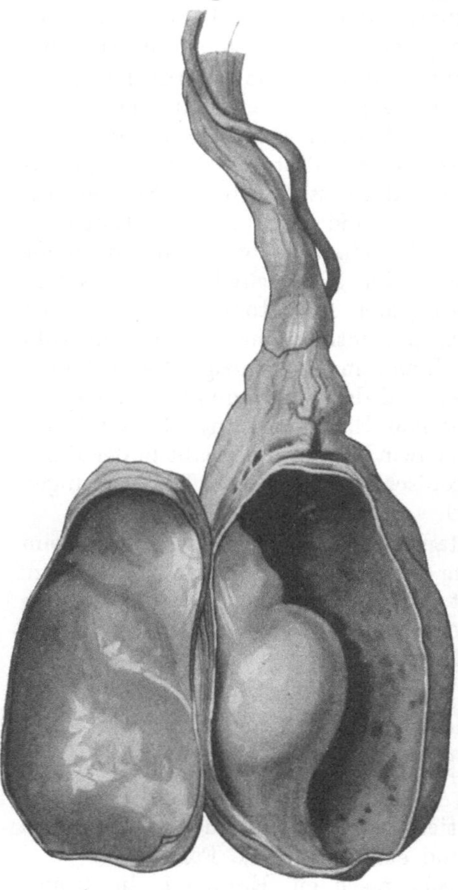

Abb. 223. Hydrocele mit aufgeklappter Wand. (Pathol. Institut Basel.)

wenn ihre Größe lästig fällt, vom Kranken beobachtet wird.

Die nicht so seltene *angeborene Hydrocele* nimmt keine Sonderstellung ein. Auch bei ihr ist die Ursache in Entzündungen oder Traumen der Hoden und Nebenhoden zu suchen, in Schädigungen, die schon intrauterin auf die Hoden einwirkten.

Symptome. Die Ansammlung einer wäßrigen Flüssigkeit im Spaltraume der tunica propria testis wird bald durch die scheinbare Hodenvergrößerung auffällig. Es entsteht eine Geschwulst bis Faust- oder gar Kopfgröße, die den Kranken im Gehen und Stehen belästigt. Eine so große Hydrocele drängt auch den Penis beiseite und zieht dessen Haut schließlich so flach aus, daß er nur noch als kleiner Stummel über die Oberfläche der Geschwulst vorragt. Der Urinstrahl wird schwach und wenig weittragend. Der Urin fließt am Ende der Miktion über das Scrotum ab und erzeugt an ihm nässende Ekzeme. Das Gewicht der Geschwulst verursacht häufig ziehende Schmerzen am Samenstrang. Die Konsistenz der Hydrocele ist *weich-* bis *prall-elastisch*; *Fluktuation* fehlt nur hinten innen, wo die Geschwulst durch die Einlagerung von Hoden und Nebenhoden eine derbere Konsistenz zeigt. Die Palpation ist nur im Bereiche des Hodens schmerzhaft. Die Hydrocele hat meist Birnen- oder Eiform, wobei der spitzere Pol immer nach oben gerichtet ist. Dieser obere Pol steigt, stets scharf umgrenzt, beim Wachstum der Hydrocele längs des Samenstranges empor bis nahe an den Leistenring hinan. Der Samenstrang wird allmählich verdickt, doch bleiben seine einzelnen Bestandteile immer deutlich gesondert fühlbar.

Charakteristisch für die Hydrocele ist ihre *Transparenz*. Diese ist am deutlichsten nachweisbar, wenn eine kleine elektrische Lampe an die eine Seite der Geschwulst angepreßt und die Hydrocele durch ein gegenüber der Lichtquelle ihr aufgesetztes Stethoskop betrachtet wird. An der hinteren Seite der Hydrocele sind die Formen des eingelagerten Hodens und Nebenhodens im Transparentbilde manchmal zu erkennen. Lange bestehende, große Hydrocelen werden schließlich undurchsichtig infolge bindegewebiger Verdickung der Hodenhüllen oder durch dicke Fibrinauflagerungen auf deren Innenseite *(periorchitis proliferans)*. Hoden und besonders Nebenhoden werden durch den Druck der Hydrocele abgeplattet; der Nebenhoden vom Hoden stark abgedrängt.

Die **Diagnose** der Hydrocele ist leicht. Die Hämatocele unterscheidet sich von der Hydrocele durch ihren Mangel an Transparenz, durch das blutige Punktat und die meist sehr derbe Wand. Der Hydrocele ähnlicher ist die Spermatocele. Auch diese läßt sich aber von der Hydrocele unschwer unterscheiden, vorerst durch ihre Form, dann durch ihren Inhalt. Die Spermatocele umhüllt nicht den Hoden wie die Hydrocele, sondern sitzt ihm meist nur kappenförmig auf, so daß an ihrem unteren Pole der Hoden deutlich vorragt. Das Punktat ist bei der Hydrocele von gelber oder grünlicher Farbe; bei der Spermatocele ist es wasserhell oder leicht milchig getrübt.

Die Scrotalhernie sieht in ihrer Form der Hydrocele ähnlich, unterscheidet sich von ihr durch den tympanitischen Schall, durch den in die Leibeshöhle führenden Stiel, durch ihre Reponibilität und das Fehlen von Fluktuation und Transparenz. Die Hydrocele ist nicht selten von einer Leistenhernie begleitet, weil sie durch Zug am Samenstrang und am inguinalen Peritonealtrichter eine Anlage zur Bruchbildung schafft.

Varietäten der Hydrocele. Statt wie gewöhnlich unilokulär kann die *Hydrocele multilokulär*, d. h. aus mehreren, durch bindegewebige Scheidewände getrennten, aber mit gleicher Flüssigkeit gefüllten Hohlräumen zusammengesetzt sein. Sie ist dann als Verbindung einer Hoden- und Samenstranghydrocele aufzufassen und ist als Folge einer Entwicklungshemmung zu deuten. Bei der sog. *hydrocele communicans* steht die tunica vaginalis testis durch einen mehr oder weniger feinen Gang des nicht vollständig obliterierten processus vaginalis peritonei mit der freien Bauchhöhle in Verbindung. Bei ihr fließt im Liegen des Kranken der Hydroceleninhalt spontan oder auf Druck in seiner Hauptmasse in die Bauchhöhle zurück, sammelt sich aber beim Aufstehen des Kranken oder beim Husten sofort wieder im Hydrocelensack an. Dabei füllt sich bei der hydrocele communicans, im Gegensatz zur hernia scrotalis, der Sack nicht von oben nach unten an, sondern von unten nach oben. Das Durchrieseln der Flüssigkeit durch den Verbindungsgang zwischen Hydrocele und Bauchhöhle ist nicht sichtbar, wohl aber das Ansteigen des Flüssigkeitsspiegels im Hydrocelensack.

Bei der sog. *hydrocele bilocularis* besteht eine Teilung der Hydrocele in zwei übereinanderliegende Säcke, die durch einen mit Serosa ausgekleideten Gang in Verbindung stehen. Bei ihr kann der obere Sack außerhalb des Leistenkanals am Samenstrang liegen (hydrocele bilocularis extraabdominalis) oder hinter dem Leistenkanal in der Bauchhöhle zwischen Peritoneum und fascia transversa (hydrocele bilocularis intraabdominalis). Der hinter dem inneren Leistenring liegende Sack kann eine so erhebliche Größe erreichen, daß er durch die Bauchdecken durch fühlbar wird.

Prognose und Therapie. Die chronische Hydrocele ist ein gutartiges Leiden. Aber sobald sie eine gewisse Größe erreicht hat, belästigt sie den Träger im Gehen und Sitzen so stark, daß ihre Beseitigung erwünscht wird. Ein spontanes Schwinden der Hydrocele ist nur bei Kindern möglich. Beim Erwachsenen kann die chronische Hydrocele nur durch Punktion oder Radikaloperation beseitigt werden.

Punktion. Mit einer mitteldicken Punktionsnadel wird der Hydrocelensack an seiner Vorderwand etwas unterhalb der Mitte angestochen. Bei inversio testis muß der Einstich an die hintere Wand verlegt werden. Der wäßrige Inhalt fließt durch die Nadel tropfweise oder bei Druck auf die Hydrocelenwand sogar in gutem Strahle ab. Rascher noch erfolgt die Entleerung durch Aspiration mit einer einfachen Rekordspritze oder mit dem Potain-Apparat. Die Punktion muß natürlich unter strengster Wahrung der Asepsis vorgenommen werden, da sie sonst zu schweren Infektionen führen kann. Die Scrotalhaut wird an der Einstichstelle durch Jodanstrich desinfiziert. Um eine Verletzung des Hodens und eine damit häufig verbundene Blutung bei der Punktion sicher zu vermeiden, wird der Einstich in schräger, von unten nach oben laufender Richtung vorgenommen, wobei gleichzeitig durch äußeren Druck auf oberen und unteren Pol der Hydrocele eine möglichst pralle Vorwölbung der äußeren Hydrocelenwand zu erzielen gesucht wird.

Die Punktion bringt meist nur einen kurzen Heilerfolg. Der Hydrocelensack füllt sich wenige Wochen oder Tage nach der Punktion wieder an, in der Regel um so rascher, je öfter vordem punktiert wurde. Die Verbindung von Punktion mit nachfolgender Injektion von 5—10 cm^3 einer 5%igen Jodtinktur oder der gleichen Menge von 10—20%iger, in Alkohol oder Glycerin gelöster Carbolsäure, in den entleerten Hydrocelensack bringt manchmal eine Verödung des Sackes durch entzündliche Adhäsionen und damit einen dauernden Heilerfolg. Eine solche Heilung ist nur möglich, wenn die Hydrocelenwand sehr dünn ist; ist sie dick, so bleibt auch nach der ätzenden Injektion das Rezidiv nicht lange aus.

Die Carbolsäure schmerzt nach der Injektion weniger als die Jodtinktur, dagegen gibt letztere etwas bessere Heilresultate. Bei beiden Medikamenten hat die Injektion eine mehrtägige Schwellung und Druckempfindlichkeit des Scrotums und Hodens zur Folge. Einige Tage Bettruhe sind deshalb nach der Injektion anzuraten.

Eine fast immer endgültige Heilung bringt die *Radikaloperation* der Hydrocele. Sie ist ohne Allgemeinnarkose nach Umspritzung des ganzen Scrotalsackes und Infiltration des Funiculus mit Novocainlösung schmerzlos durchzuführen.

Guten Schutz vor Rezidiven bietet die von BERGMANN vorgeschlagene, *vollständige Excision* des parietalen Blattes der tunica propria bis an den Hoden hinan, sowie auch die Methode von JABOULAY-WINKELMANN, wobei der Hydrocelensack statt excidiert längs gespalten und um Hoden und Samenstrang zurückgeschlagen und hinter diesen vernäht wird, so daß seine Serosa umgekrempelt wird und nach außen liegt. Manchmal ist es zur Beschleunigung der Heilung angezeigt, den kurz nach der Operation neben dem Hoden sich bildenden Flüssigkeitserguß, ein Gemisch von Blut und Exsudat der Hydrocelenwand, zu punktieren.

Bei noch sehr jugendlichen Kranken ist der Hoden von der tunica propria testis umhüllt zu erhalten, da nach Wegfall dieser Hülle der Hoden oft atrophisch wird. Bei Kindern oder Jünglingen ist deshalb den erwähnten Operationsverfahren die Methode KOCHERs vorzuziehen. Es wird dabei der parietale Teil der tunica propria nur so weit reseziert, daß die Reste der parietalen Scheidehaut eben noch knapp über dem Hoden vernäht werden können. Da dabei ein mit Serosa ausgekleideter Spaltraum zwischen Hoden und Tunica bestehen bleibt, sind leider Rückfälle des Leidens nicht so gar selten.

G. Hämatocele.

Die Hämatocele sieht im klinischen Bilde der Hydrocele sehr ähnlich. Aber statt der rein serösen Flüssigkeit wie bei der Hydrocele ist bei ihr ein blutiger, dünn- oder dickflüssiger Erguß in der Scheidehauthöhle des Hodens. Diese blutige Flüssigkeit zeigt keine Neigung zu spontaner Resorption. Ihre Menge wächst oft deutlich schubweise. Es bilden sich ebenso große Geschwülste wie bei der Hydrocele. Die tunica vaginalis ist bei der Hämatocele immer entzündlich infiltriert und durch Bindegewebswucherungen stark verdickt. Ihr Endothelbelag fehlt meistenorts und ist durch ein gefäßreiches, leicht blutendes Granulationsgewebe ersetzt, das häufig von Fibrin oder geschichteten Blutgerinnseln bedeckt ist. Bei langem Bestande der Hämatocele wird die Scheidehaut bis zu 1 und $1^1/_2$ cm dick; es bilden sich in ihr oft knorpel- und knochenharte, schalenförmige Platten durch Verkalkung des schwieligen Bindegewebes. Der Nebenhoden wird durch den blutigen Erguß im cavum vaginale vom Hoden abgedrängt und geht schließlich in der Wand der Hämatocele auf. Der Hoden dagegen bleibt fast immer deutlich erkennbar, halbkugelig in das cavum vaginale vorspringend. Nur sehr selten wird auch er vollkommen atrophisch und geht in der Hämatocelenwandung auf. Aller dieser entzündlichen Veränderungen wegen wurde die Hämatocele auch als *periorchitis haemorrhagica* bezeichnet.

Die *Ursache* der Hämatocele ist nicht immer sicher zu erkennen. Ab und zu sind offensichtlich entzündliche Veränderungen der tunica vaginalis Ausgangspunkt der Hämatocele, andere Male Blutungen in die Scheidehauthöhle infolge einer Verletzung. Besonders Blutungen durch Quetschung einer Hydrocele, also Blutungen aus bereits veränderter Scheidehaut, scheinen leicht den Anlaß zur Bildung einer Hämatocele zu geben. Allgemeine Zirkulationsstörungen und auch jede lokale venöse Stauung im Samenstrang disponieren zur Hämatocele. Diese tritt deshalb vorzugsweise im vorgeschrittenen Alter auf. Sie ist selten beidseitig; an Häufigkeit steht sie weit hinter der Hydrocele zurück.

Symptome. Im Beginn der Hämatocele treten ziehende Schmerzen längs des Samenstranges und im Hoden auf; es schwillt die eine Scrotalhälfte zu Ei- oder Faustgröße, manchmal noch größer an. In der Form ist die Hämatocele der Hydrocele gleich. Ihre Konsistenz dagegen ist in der Regel derber und praller; eine Fluktuation ist der derben Wandung wegen trotz des flüssigen Inhaltes nicht immer nachweisbar. Lange bleibt der Hoden hinten innen an der Geschwulst fühlbar, gekennzeichnet durch seine ausgesprochene Druckempfindlichkeit und seine längsovale Form. Er ist häufig weicher als die Scheidehautwände, die bei der Hämatocele, wie erwähnt, oft harte Einlagerungen erhalten. Der Hämatocele fehlt die Transparenz, teils wegen Trübung des Inhaltes, teils wegen der Dicke ihrer Wandung.

Eine spontane Rückbildung der Hämatocele findet nie statt; eine schubweise Größenzunahme ist die Regel. Die Hämatocele belästigt den Kranken nicht nur durch die zeitweilig recht heftig werdenden Schmerzen, sondern auch durch die mechanische Behinderung des Ganges. Ab und zu vereitert die Hämatocele, sei es infolge Fortleitung einer Infektion von den Harnwegen her, sei es infolge metastatischer, hämatogener Infektion. Bei längerer Dauer der Hämatocele leidet die Sekretion des zugehörigen Hodens; dieser kann durch Druck vollkommen atrophisch werden.

Therapie. Eine Heilung der Hämatocele ist durch Punktion oder Injektion nie zu erreichen. Einzig die operative, totale Entfernung der krankhaft veränderten Scheidehaut kann eine vollständige und dauernde Heilung ergeben. Ein Umkrempeln der Scheidehaut, wie bei der Operation der Hydrocele (WINKELMANN-

JABOULAY) ist bei der Hämatocele wegen der entzündlichen Veränderungen der Scheidehaut zu widerraten. Die Semikastration ist recht oft notwendig.

H. Hydrocele und Haematocele funiculi spermatici.

Nach dem Hodenabstieg bleibt manchmal der processus vaginalis peritonei streckenweise längs des Samenstranges offen. In diesen offengebliebenen Teilstücken des processus vaginalis kann infolge entzündlicher oder traumatischer Reizung eine seröse oder blutig-seröse Flüssigkeit sich ansammeln. Es kann sich eine sog. hydrocele oder haematocele funiculi spermatici bilden. Beide sind viel seltener als die hydrocele testis und entwickeln sich fast nur bei Kindern oder doch noch jugendlichen Individuen.

Die *Hydrocele* des *Samenstranges* bildet eine längliche oder rundliche, prall elastische Geschwulst mit glatter Oberfläche. Ihr angelagert sind die normalen Samenstranggebilde zu fühlen, unterhalb ihr der Hoden und Nebenhoden. Diese Hydrocele ist auf Druck nicht empfindlich und zeigt deutliche Transparenz. Sie zeigt, wenn geschlossen, im Gegensatz zu der ihr in der Form ähnlichen Scrotalhernie keine Größenzunahme bei Husten oder bei Anstrengungen der Bauchpresse, auch keine Größenabnahme bei Druck auf ihre Wandung. Sie läßt sich wohl bis in den Leistenkanal oder gar bis in die Bauchhöhle zurückschieben, sie bleibt aber dabei im Gegensatz zur Hernie immer als prall-elastischer Körper fühlbar.

Die hydrocele funiculi zeigt ein anderes klinisches Bild, wenn sie mit der offenen Peritonealhöhle als *hydrocele funiculi communicans* oder mit einem hinter dem Leistenkanal liegenden geschlossenen Peritonealsack als *hydrocele funiculi bilocularis* in Verbindung steht. Bei diesen beiden Abarten der hydrocele funiculi gelten die gleichen differentialdiagnostischen Merkmale gegenüber der Leistenhernie wie bei der hydrocele communicans seu bilocularis testis. Ihre Füllung erfolgt im Stehen und beim Husten des Kranken stets von unten nach oben; sie zeigt nie Darmschall und enthält nie solide Gebilde wie die Hernie. Von der hydrocele hernialis, einem Exsudat im Bruchsacke, unterscheidet sich die hydrocele funiculi dadurch, daß sie jedem Zuge des Samenstranges folgt, die hydrocele hernialis dagegen nicht immer. Gegenüber der Spermatocele oder hydrocele testis ist für die hydrocele funiculi charakteristisch, daß sie vom Hoden vollständig abzutrennen ist.

Die *haematocele funiculi spermatici* ähnelt der hydrocele funiculi sehr, nur fehlt bei ihr die Transparenz und ist ihr Inhalt nicht klar serös, sondern blutig. Sie hat auch meist eine derbere Wandung als die hydrocele funiculi.

Größere Hydrocelen oder Hämatocelen des Samenstranges belästigen den Träger durch ihre Schwere und das damit verbundene schmerzhafte Zerren am Samenstrange. Ihre Beseitigung wird deshalb vom Kranken gewünscht. Nur bei Kindern genügt dazu die Punktion. Bei Erwachsenen ist die operative Ausschälung notwendig.

I. Neubildungen am Samenstrange und in den Scheidehäuten des Hodens.

Neubildungen am Samenstrange oder in den Scheidehäuten des Hodens sind ziemlich selten. Ihre häufigste Art ist das *Lipom*. Es entwickelt sich entweder primär im Samenstrang aus dessen Fettgewebe oder aber es geht von außerhalb des Samenstranges gelegenen Fettmassen, z. B. vom subcutanen Fette des Scrotums oder vom Fette der Scheidehäute des Hodens aus und dringt sekundär in den Samenstrang ein. Bei der Palpation fällt die Lappung des Lipoms auf. Seine Konsistenz ist bald weich, bald derb, je nach der Mächtigkeit und Spannung der die Fettlappen umhüllenden Bindegewebsscheide. Schmerzhaft sind die Lipome des Samenstranges nicht; aber sie werden infolge ihres meist raschen Wachstums sehr bald durch ihre Größe und ihr Gewicht lästig. Es ist deshalb zweckmäßig, sie frühzeitig zu exstirpieren. Rezidive sind häufig. Verwechslungen der Lipome des Samenstranges und der Scheidehäute des Hodens mit Hydro- oder Hämatocelen des Samenstranges oder des Hodens, mit Varicocelen oder Hernien sind bei genauer Palpation, besonders bei Beachtung der Lappung der Lipome unschwer zu vermeiden.

Fibrome des Samenstranges und der Hodenhüllen treten in zwei Formen auf, entweder als *umschriebene*, gelappte oder strangförmige Geschwülste (plexiforme Fibrome) oder als *diffuse*, die Gewebe infiltrierende Tumoren, welche oft in den Hoden hineinwuchern. Sie wachsen ziemlich langsam. Ihre operative Entfernung ist angezeigt, weil sie oft sarkomatös entarten.

Sarkome entwickeln sich häufig aus Fibromen oder aus chronisch-entzündlichen Infiltraten des Samenstranges und der Scheidehäute. Auch sie treten bald als umschriebene, bald als diffuse, infiltrierende Geschwülste auf. Sie zeigen meist enorm rasches Wachstum. Nur radikale Excision kann Heilung bringen. Leider sind baldige Rezidive sehr häufig. Längs des vas deferens finden sich ab und zu kleine, der Hydrocele ähnelnde *Cysten*, die als Überreste des MÜLLERschen Ganges oder des WOLFFschen Körpers aufzufassen sind.

K. Varicocele.

Durch eine Erweiterung, Verlängerung und gleichzeitige starke Schlängelung der venen des Samenstranges, der Venae spermaticae int. und venae deferent. entsteht im Hodensacke die Varicocele (Krampfaderbruch). Die Schlängelung der Venen ist meist in der unteren Hälfte des Samenstranges besonders hochgradig. Der dortige Venenknäuel drängt den Hoden oft in eine horizontale Lage. Nach dem Leistenkanal zu nimmt die Schlängelung und Erweiterung der Venen ab; sie schwindet im oder hinter dem Leistenkanale meist vollkommen, setzt sich nur sehr selten in die Bauchhöhle fort. Die erweiterten Venen sind durch eine Verbreiterung ihrer Adventitia und Intima verdickt. Ihre Muscularis ist atrophisch. Die Zahl der erweiterten Venenstämme ist nicht groß. Sie beschränkt sich, wie dies bei Präparation des Funiculus am Leistenringe deutlich erkennbar ist, auf 2—3 Venen oder gar nur auf einen einzigen Venenstamm. Thrombosen oder Phlebolithen sind trotz der erweiterten Venen selten. Das die Venen umhüllende Bindegewebe ist derber als normal.

Die Varicocele ist ein außerordentlich häufiges Leiden. Sie findet sich vorzugsweise bei jugendlichen, in der vollen Geschlechtsreife stehenden Individuen. Nach den Militärstatistiken ist sie bei 10—20% aller Rekruten zu verzeichnen. Im späteren Alter bildet sie sich vielfach spontan zurück, so daß sie bei Männern jenseits der vierziger Jahre nur noch selten zu beobachten ist.

Die Ursache der Varicocele liegt wahrscheinlich in dem die Geschlechtsreife begleitenden starken Blutandrang zu den Hoden. Daneben scheinen aber auch Hemmungen im venösen Blutabfluß eine ätiologische Rolle zu spielen. Dadurch ist die Tatsache zu erklären, daß bei 85—90% der Fälle die Varicocele nur linksseitig auftritt, wo die tiefere Lage des Hodens und die rechtwinklige Einmündung der vena spermatica in die vena renalis den Blutabfluß erschweren. Rechts, wo durch die höhere Lage des Hodens und die geringere Länge des Samenstranges, sowie durch die spitzwinklige Einmündung der vena spermatica direkt in die

vena cava der Blutrückfluß erleichtert ist, findet sich die Varicocele fast nie.
Sie ist so selten rein rechtsseitig, daß, wenn dies einmal beobachtet wird, sorgfältig nach Tumoren (besonders Nierentumoren) oder entzündlichen Exsudaten,
welche die vena spermatica komprimieren könnten, gefahndet werden muß.

Die **Symptome** der Varicocele sind immer ziemlich gleichartig. Durch die
schlaffe und verdünnte Haut des auf der Seite der Erkrankung tief herab-
hängenden Scrotalsackes schimmert bläulich eine längliche, aus stark verschlun-
genen Strängen zusammengesetzte Geschwulst durch (Abb. 224). Diese fühlt
sich beim Stehen des Kranken wie ein Klumpen Würmer an. Im Liegen wird ihre Konsistenz weicher und ihr Volumen geringer. Bei jeder Anstrengung der Bauchpresse nimmt aber die Füllung und Spannung der Varicocele wieder zu. Das vas deferens ist neben den erweiterten Venen an seiner derben Wand leicht zu erkennen. Der Hoden ist auf der Seite der Varicocele oft kleiner und schlaffer als auf der gesunden Seite.

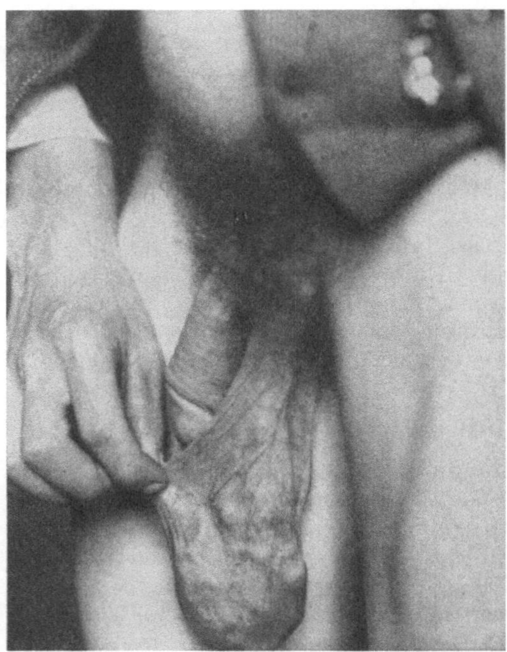

Abb. 224. Varicocele.

Meist macht die Varicocele keine Beschwerden; andere Male aber klagen die Kranken über neuralgische Schmerzen im Samenstrang und im Hoden der erkrankten Seite, oft auch in Leiste und Unterleib, ferner über Hitzegefühl und starkes Schwitzen am Hodensack. Viele Träger von Varicocelen zeigen zudem deutlich allgemeine neurasthenische Symptome, wie Schwindel,
Herzklopfen, Unfähigkeit zu geistiger Arbeit, psychische Depression, Störungen
der Geschlechtsfunktion. Die Größe der Varicocele ist nicht maßgebend für die
Stärke der Beschwerden. Über kleine Varicocelen wird oft mehr geklagt als
über große. Eine neben der Varicocele bestehende Hernie scheint die Beschwerden
des Kranken wesentlich zu steigern.

Eine **Behandlung** der Varicocele wird nötig wegen fortschreitender Atrophie
des Hodens oder wegen der Beschwerden des Kranken. Letztere sind oft rasch
zu beseitigen durch regelmäßige, kalte Waschungen des Hodensackes, durch
das Tragen eines gut sitzenden Suspensoriums, durch Vermeiden scharfer Nahrung
und Getränke, sowie durch Aufklärung des Kranken über die Gefahrlosigkeit
des Leidens. Andere Male aber halten trotz dieser Maßnahmen die Beschwerden
so hochgradig an, daß eine operative Beseitigung der Varicocele nötig erscheint.
Man sei aber in der Indikationsstellung zur Operation der Varicocele sehr zurückhaltend; denn erstens bildet sich erfahrungsgemäß die Varicocele nach dem
4. Lebensjahrzehnt spontan zurück, ferner nützt die Operation bei Neurasthenikern nichts, ja schadet oft nur. Scheint aber die Varicocele wirklich
stark die Arbeitsfähigkeit durch die oben genannten Beschwerden zu hemmen
oder verursacht sie eine fortschreitende Atrophie des Hodens, so wird nach

Fehlschlagen der oben erwähnten konservativen Therapie am besten die Resektion der erweiterten und verlängerten Venenstränge vorgenommen. Die Operation läßt sich schmerzlos in Lokalanästhesie von einem Inguinalschnitt aus vornehmen. Es dürfen, ohne Ernährungsstörungen des Hodens befürchten zu müssen, alle sichtbar erweiterten Venenstränge vom Leistenkanal bis zum Hoden hinab reseziert werden. Da bei engem Leistenkanal eine Varicocele weniger schmerzhaft ist und überhaupt weniger leicht zu entstehen scheint als bei weitem Kanal, zudem neben einer ausgebildeten Varicocele sehr oft ein kleiner Leistenbruch besteht, so ist es angezeigt, nach Resektion der Varicocele den Samenstrangdurchtritt möglichst hoch hinauf in die Bauchdecken zu verlagern und die vordere und hintere Leistenkanalwand nach BASSINI zu straffen. Eine Kürzung des Samenstranges durch Vernähen des unteren mit dem oberen Venenstumpfe ist unnötig, ebenso die quere Excision eines Hautlappens aus dem schlaffen Scrotalsack.

Die von HEURTELOUP zur Beseitigung der Varicocele empfohlene Methode, die untere Partie der die Varicocele tragenden Scrotalhälfte mit allen den Hoden nach unten überragenden Venen in einer quer angelegten Zange zu fassen und peripher der Klemme abzutragen, die Wunde durch eine die Blutung stillende Doppelnaht zu schließen, ist zu widerraten. Sie hinterläßt oft Hämatome und Störungen der Wundheilung.

L. Entzündung von Nebenhoden und Hoden.

I. Akute Entzündungen.

1. Akute Epididymitis.

Bei der akuten Entzündung des Nebenhodens werden je nach ihrer Entstehungsweise zwei Formen unterschieden:

1. Die *urethrogene Epididymitis*, bei der die Entzündungserreger aus der Harnröhre in den Nebenhoden eindringen, und zwar entweder intracanaliculär durch das vas deferens oder wohl seltener extracanaliculär durch die Lymphbahnen des Samenstranges.

2. Die *metastatische Epididymitis*, wobei die Infektion des Nebenhodens durch die Blutbahn von irgendeinem meist außerhalb der Urogenitalorgane gelegenen Entzündungsherd aus vermittelt wird.

Die *urethrogene Epididymitis* kann durch alle pathogenen Bakterien, die in den Harn- und Geschlechtsorganen wuchern, erzeugt werden. Ihr häufigster Erreger war der Gonococcus. Ungefähr 15—20% aller unbehandelten Gonorrhoiker mit urethritis post. erkranken an ein- oder doppelseitiger Epididymitis. Aber wie die Gonorrhoe, so kann auch jede andersartige Infektion der Harnröhre, der Blase, der Prostata, auch jede Infektion der oberen Harnwege zu einer Epididymitis führen. Es finden sich dann meist Staphylokokken, Streptokokken oder Colibakterien als Erreger; doch können auch andere pathogene Bakterien wie Typhusbacillen usw. eine Nebenhodenentzündung hervorrufen. Nie ist zu vergessen, daß auch Tuberkelbacillen eine ganz akut einsetzende, schmerzhafte Nebenhodenentzündung mit raschem Anschwellen des erkrankten Organs erzeugen können. Eine Epididymitis wird oft ausgelöst durch sexuelle Reizungen oder aber durch traumatische Schädigungen der Genitalorgane, wie ein stumpfer Schlag gegen den Hoden, ein Anschlagen an den Sattel beim Reiten oder Velofahren usw., ferner durch instrumentelle Eingriffe in der Harnröhre, wie Katheterismus, Instillation usw. Der Grund davon liegt wohl darin, daß solchen Reizungen eine antiperistaltische Welle des vas deferens folgt, welche die Entzündungskeime aus der Urethra oder Prostata durch das Vas in den Nebenhoden verschleppt.

Daß die Infektionskeime von der Harnröhre oder Prostata her im vas deferens zum Nebenhoden gelangen, ist u. a. auch dadurch erwiesen, daß die Vornahme einer prophylaktischen Vasektomie die Entstehung von Nebenhodenentzündungen nach Prostatektomie oder während einer Behandlung mit Dauerkatheterismus verhindert, während ohne Vasektomie diesen Behandlungsverfahren sehr oft eine Epididymitis folgt. Es ist palpatorisch manchmal deutlich zu erkennen, daß das Vas von der Leiste bis zur Resektionsstelle entzündlich sich verdickt, die Entzündung aber nicht auf den Nebenhoden übergreift. Hin und wieder ist auch zu beobachten, daß ohne prophylaktische Ligatur des vas deferens erst dessen oberer, inguinaler Teil entzündlich erkrankt, bevor die Epididymitis auftritt.

Bei der Begutachtung von Unfallversicherten ist stets zu beachten, daß bei infizierten Harnwegen jede, selbst eine geringe stumpfe Verletzung des Nebenhodens durch Schlag oder Fall schon nach wenigen Stunden von einer Epididymitis gefolgt sein kann. Daß die wahre Ursache dieser letzteren in solchen Fällen nicht in dem Unfalle, sondern in der vordem bestehenden Infektionskrankheit des Urogenitale liegt, muß dem Versicherten immer sofort klargemacht werden.

Die *metastatische akute Epididymitis*, bedingt durch die Einschleppung von Entzündungserregern in den Nebenhoden durch die Blutbahn, ist die Folge von Allgemeininfektionen des Organismus, wie Typhus, Pocken, Strepto- oder Staphylokokkensepsis, BANGsche Krankheit usw., nicht so gar selten auch von Tuberkulose oder aber Folge des Einbruches von Keimen in die Blutbahn aus irgendeinem lokalen Infektionsherd des Körpers, aus einem Furunkel, einer Angina, einer Enteritis usw. Die Harnorgane mögen dabei vollkommen frei von jeglicher Infektion sein.

Ob es sich bei diesen metastatischen Epididymitiden gleich wie bei der metastatischen Prostatitis um sog. *Ausscheidungsinfektion* handelt, ist noch umstritten. Die durch die Blutbahn eingeschleppten Keime erzeugen jedenfalls oft zuerst in den Drüsenschläuchen mikroskopisch nachweisbare Entzündungserscheinungen. Diese bestehen in Desquamation und Degeneration der Epithelien, Durchwanderung des Epithels durch Leukocyten, subepithelialer Rundzelleneinlagerung, Ansammlung von Eiter und Detritus im Lumen der Drüsenschläuche. Erst sekundär bilden sich auch im interstitiellen Bindegewebe des Nebenhodens Infiltrate und Abscesse mit Zerstörung der Samenkanälchenwand.

Symptome. Die akute Epididymitis beginnt mit Fieber und heftigen, vom Hoden in die Leiste, oft auch in die Lende ausstrahlenden Schmerzen und mit einer rasch zunehmenden Anschwellung des Nebenhodens. Diese Schwellung ist häufig vorerst auf einen Teil des Nebenhodens, vorzugsweise auf die Cauda beschränkt; nach kurzem aber dehnt sie sich über die ganze Epididymis aus.

Eine physiologische Klappenbildung in den Canaliculi des Nebenhodenschwanzes mag dort oft zur Sekretstauung und damit auch zur Anhäufung der Entzündungserreger führen.

Die Epididymitis hat auch bald eine akute Hydrocele zur Folge, die mit dem entzündeten Nebenhoden einen ei- bis faustgroßen Tumor bildet, der sowohl spontan, wie besonders auf jeden Druck, außerordentlich schmerzt. Die Scrotalhaut wird ödematös und gerötet. Der geschwollene Nebenhoden ist vom Hoden nur so lange deutlich abzugrenzen, als die ihm anliegende Hydrocele keine erhebliche Größe und Spannung hat. Er sitzt dem Hoden halbmondförmig hinten auf, liegt nur bei der nicht so seltenen inversio testis vorne am Hoden. Allmählich werden die Grenzen zwischen Hoden und Nebenhoden durch die größer und gespannter werdende entzündliche Hydrocele, sowie durch die über die Albuginea des Nebenhodens hinausreichende Infiltration verwischt. Nebenhoden und Hoden scheinen schließlich wie verschmolzen. In der Regel ist dann auch der Funiculus infiltriert, das vas deferens verdickt und derb. Sehr häufig läßt sich bei der rectalen Palpation eine entzündliche Schwellung und Infiltration von Prostata und Samenblasen nachweisen, bald doppel- bald nur einseitig.

Verlauf. Fieber und Schmerzen lassen bei der akuten Epididymitis oft rasch nach, und auch die Schwellung kann schon nach wenigen Tagen auf ein kleines, allerdings noch lange andauerndes, derbes Infiltrat des Nebenhodens zurückgehen. Andere Male ist der Verlauf heftiger. Es bildet sich in dem Infiltrat des Nebenhodens unter starken Schmerzen, hohem Fieber, schlechtem Allgemeinbefinden ein größerer Absceß, der sich durch Rötung, Infiltration und starke Spannung der überliegenden Scrotalhaut und deren Verwachsung mit dem Nebenhoden, bald auch durch deutliche Fluktuation, kundgibt. Eine solche Absceßbildung im Nebenhoden, eine eitrige Einschmelzung der Gewebe ist bei der banalen Infektion der Epididymis viel häufiger als bei der gonorrhoischen. Nach Abklingen der Entzündung des einen Nebenhodens erkrankt nicht so selten wenige Tage oder Wochen später auch der zweite Nebenhoden an derselben Infektion. Diese doppelseitige Epididymitis führt trotz der großen Regenerationskraft der Nebenhodenepithelien meist zu Azoospermie und impotentia generandi, weil nach Absceßbildung oder auch schon nach bloßer Infiltration des Nebenhodens die Samenkanälchen infolge von Narbenbildung dauernd undurchgängig werden. Die potentia coeundi bleibt unvermindert erhalten; die innere Sekretion des Hodens wird durch das narbige Hindernis in den Samenabflußwegen nicht beeinträchtigt.

Die **Diagnose** der Epididymitis ist bei sorgfältiger Palpation leicht. Eine Verwechslung mit Orchitis droht nur, wenn der entzündete und geschwollene Nebenhoden nicht mehr deutlich vom Hoden abzugrenzen ist. Dabei ist zu bedenken, daß eine lokale primäre Orchitis selten ist, fast nur im Gefolge allgemeiner Infektionskrankheiten, wie Variola, Syphilis, Parotitis epidemica usw., auftritt. Besteht beim Kranken keine solche Allgemeinerkrankung, so ist der Hauptherd des entzündlichen Scrotaltumors im Nebenhoden zu vermuten.

Gegenüber einem Hämatom des Nebenhodens charakterisiert sich die akute Epididymitis durch das bei ihr fast nie fehlende Fieber und die ausgesprochen entzündlichen Reizerscheinungen der dem Nebenhoden benachbarten Organe (akute Hydrocele, entzündliches Infiltrat des Samenstranges, Ödem und Rötung der Scrotalhaut, begleitende Prostatitis, Vesiculitis usw.).

Mit der Feststellung einer Entzündung des Nebenhodens ist es aber nicht getan. Es muß jeweilen auch die *Art der Epididymitis* klargelegt werden. Eine erhebliche Zahl aller akuten Epididymitiden ist, gonorrhoischer Natur. Deshalb soll beim Auftreten einer Nebenhodenentzündung immer gleich untersucht werden, ob aus der Harnröhre Sekret auszupressen ist und ob dieses Gonokokken enthält. Die gonorrhoische Epididymitis tritt in der Regel in der 2.—4. Woche einer akuten Gonorrhoe auf. Trotzdem ist neben ihr nicht immer eine starke Urethralsekretion zu erwarten. Erstens mindert das mit der Epididymitis auftretende Fieber den Harnröhrenausfluß merklich, macht ihn gar bis auf geringe Spuren schwinden, und zweitens tritt die gonorrhoische Epididymitis doch nicht immer, wenn auch in der Regel, in der Frühperiode der Gonorrhoe auf, sondern hin und wieder erst in deren Spätstadien, wenn die krankhafte Urethralsekretion sich nicht mehr in Ausfluß, sondern nur noch in der Beimischung eitriger Filamente zum Harn kundgibt. Selbst bei geringer Urethralsekretion läßt sich aber der gonorrhoische Ursprung der Epididymitis durch den mikroskopischen oder kulturellen Gonokokkenbefund im Urethralsekret erkennen.

Sind in der Harnröhre keine Gonokokken zu finden, so darf die Epididymitis nicht als gonorrhoisch betrachtet werden. Man darf nicht annehmen, die Gonokokken seien nur ihrer spärlichen Zahl wegen übersehen worden. Es sind vielmehr beim Fehlen von Gonokokken im Urethralsekret andere Bakterien als Erreger der Epididymitis zu vermuten. Finden sich im Urethralausfluß oder im eitrigen Harnsediment zahlreiche, nichtspezifische Bakterien der einen oder anderen Art, so wird es wahrscheinlich, daß diese, aus der Harnröhre in den Nebenhoden verschleppt, dort die Entzündung verursachten. Besteht kein Ausfluß aus der Harnröhre und ist der Harn eiter- und bakterienfrei, so ist die Epididymitis als metastatischen Ursprungs aufzufassen, entstanden direkt auf dem Blutwege oder aber als Folge einer metastatischen Prostatitis oder Vesiculitis, von der aus die Bakterien durch das vas deferens in den Nebenhoden gelangten.

Es ist auch stets zu bedenken, daß die Tuberkulose des Nebenhodens mit ganz akuten Symptomen, genau gleich wie eine gonorrhoische oder eine banale akute Epididymitis ihren Beginn nehmen kann. Auf die tuberkulöse Natur einer akuten Epididymitis weist hin der Befund knotiger, derber, auf Druck wenig empfindlicher Infiltrate in Prostata oder Samenblasen oder der Nachweis von Tuberkelbacillen im Harnsediment. Fehlen solche Hinweise, so ist aus dem unverminderten Fortbestehen der Nebenhodeninfiltrate nach dem Schwinden der akuten Entzündungserscheinungen auf Tuberkulose zu schließen.

Zur *Verhütung* der Epididymitis ist Kranken mit infizierten Harn- oder Geschlechtsorganen anzuraten, sexuelle Aufregungen und körperliche Anstrengungen zu vermeiden und zum Schutze des Nebenhodens vor Traumen ein Suspensorium zu tragen. Die zuverlässigste Prophylaxe der Epididymitis ist die Bekämpfung der Harn- oder Urethralinfektion.

Therapie. Als erstes ist bei akuter Epididymitis zu verordnen: *Bettruhe, Hochlagerung des Scrotums* durch Kissen oder durch eine über die Oberschenkel gelegte Blechschiene, feuchte, 1—2stündlich zu wechselnde *Kompressen* um das entzündete Organ. Ob diese Kompressen kalt oder heiß zu wählen sind, hängt von den Verhältnissen des Einzelfalles ab. Im allgemeinen stillen kalte Umschläge die heftigen Schmerzen der ersten Tage besser als warme; sie hindern aber, besonders die Eisumschläge, die Resorption der entzündlichen Infiltrate und hinterlassen deshalb im entzündeten Nebenhoden derbe, fibröse Einlagerungen, welche den Samendurchtritt erschweren. Die warmen Kompressen dagegen sind weniger schmerzstillend, fördern aber die Resorption oder, wenn diese nicht mehr möglich ist, die Einschmelzung der Infiltrate. Es ist deshalb zu empfehlen, bei der akuten Epididymitis in den ersten Tagen, bis zum Schwunde der heftigsten Schmerzen, kalte, nachher warme Umschläge zu machen.

Sehr rasch und zuverlässig wirken die Sulfonamide und Antibiotica, die je nach der Art des Erregers gewählt werden. Sie kürzen das akute Stadium ab und wirken meist in 1—2 Tagen schmerzstillend. Wo das nicht der Fall ist, können die Schmerzen durch Injektionen von 1%igem Novocain in den funiculus spermaticus bekämpft werden. Diese Injektionen können 2mal täglich wiederholt werden. Ganz am Beginne der Epididymitis verwendet, sind sie imstande, die Entwicklung der Entzündung zu unterbrechen und eine Heilung in wenigen Tagen zu erzielen.

Steht der Patient wieder auf, ist das Tragen eines Suspensoriums nötig, das eventuell gepolstert wird, um mechanische Traumata des Nebenhodens zu vermeiden. Das Aufstreichen von Kalijodat- oder Ichthyolsalbe scheint die Resorption der entzündlichen Infiltrate zu beschleunigen. Endourethrale Eingriffe sollen während der Dauer der Epididymitis nur wenn unbedingt indiziert und sehr schonend ausgeführt werden. Incisionen sind nur nötig, wenn sich Abscesse gebildet haben.

2. Akute Orchitis.

Eine akute Orchitis entsteht entweder durch Übergreifen eines Entzündungsherdes des Nebenhodens auf das Hodengewebe durch die Lymphwege oder durch die Einschleppung von Entzündungskeimen in den Hoden auf dem Blutwege (metastatische Orchitis).

Die *in der Folge einer Nebenhodenentzündung entstandene Orchitis* zeigt ungefähr die gleichen Symptome wie die sie begleitende Epididymitis. Sie ändert im Krankheitsbilde der letzteren wenig und bleibt klinisch neben ihr oft unbeachtet. Bildet sich im entzündeten Hoden ein Absceß, so bricht dieser, der Lage des Organs entsprechend, in der Regel vorne am Scrotum durch die Haut durch, während die Durchbruchstelle eines Nebenhodenabscesses meist an der Seiten- oder Rückfläche des Hodensackes liegt.

Die *metastatische Orchitis*, in der Regel von keiner Epididymitis begleitet und deshalb deutlich als eigenes Krankheitsbild auftretend, kommt am häufigsten bei Parotitis epidemica (Mumps) vor, besonders bei geschlechtsreifen Individuen, seltener bei Kindern. Zur Zeit von Mumpsepidemien wurden wiederholt Fälle offenkundig metastatischer Orchitis beobachtet, bei denen weder vor, noch nach der Hodenerkrankung die Parotis eine Schwellung oder Empfindlichkeit zeigte. Wie beim Mumps, so kann auch bei jeder anderen Infektionskrankheit eine metastatische Orchitis auftreten, so vor allem bei Variola, dann bei Typhus, Influenza, Polyarthritis, croupöser Pneumonie, Malaria, allgemeiner Sepsis usw. Nur selten, am ehesten noch bei typhöser Orchitis, schmilzt das Hodengewebe durch Absceßbildung eitrig ein. Aber immer, gleichgültig, ob Absceßbildung auftritt oder nicht, atrophiert der Hoden nach der Entzündung. Die doppelseitige Orchitis hat deshalb nicht nur Azoospermie und impotentia generandi zur Folge, sondern oft auch, im Gegensatz zur doppelseitigen Epididymitis, eine impotentia coeundi, weil durch die doppelseitige Hodenatrophie die innere Sekretion der Keimdrüsen leidet, nicht nur, wie bei der Epididymitis, der Samenabfluß verhindert wird. Wiederholt wurde am metastatisch entzündeten Hoden eine Gangrän ohne Absceßbildung beobachtet; Ursache dieser Gangrän ist die Drucksteigerung, welche das entzündliche Exsudat in dem von der wenig dehnbaren Albuginea umschlossenen Hodengewebe hervorruft. Einer solchen infektiösen Gangrän des Hodens ähnliche Symptome ruft der sog. *Hodeninfarkt* hervor, bei dem infolge Verstopfung der zuleitenden Blutbahnen ein Absterben des Hodengewebes ohne Entzündung erfolgt.

Die *Symptome* der metastatischen Orchitis bestehen in Hodenschmerz und Hodenschwellung, in Fieber und in Störungen des Allgemeinbefindens. Meist ist der Nebenhoden, dem Hoden hinten aufliegend, in normaler Form zu fühlen. Durch ein frühzeitiges Auftreten einer akuten Hydrocele wird aber die Grenzlinie zwischen Hoden und Nebenhoden oft rasch verwischt und dadurch die Differentialdiagnose zwischen Orchitis und Epididymitis erschwert. Sie trotzdem richtig zu stellen hilft manchmal eine sorgfältige Palpation des vas deferens. Dieses ist bei Epididymitis meist entzündlich verdickt, wenigstens in seinem untersten Teile, bei der reinen Orchitis nicht. Die übrigen Gebilde des Samenstranges können bei beiden Leiden infiltriert sein.

Zur *Behandlung* der Orchitis sind die gleichen Maßnahmen zu empfehlen wie bei der Epididymitis (Bettruhe, Hochlagerung des Scrotums, Kompressen, Antibiotica und Sulfonamide usw.). Ein Entspannungsschnitt durch das entzündete Organ zum Schutze vor Atrophie und Gangrän des Hodens ist bei der Orchitis häufiger angezeigt als bei der Epididymitis. Die Spaltung des Hodens bringt durch Entleerung des entzündlichen Exsudates sehr rasch eine Herabsetzung des Druckes im Drüsengewebe. Aber die Albuginea soll gleich nach dem Schnitt wieder durch einige Knopfnähte vereinigt werden, da ein Prolaps des Drüsengewebes seinerseits Nekrosegefahr bringt.

II. Chronische Entzündungen von Hoden und Nebenhoden.

1. Hoden- und Nebenhodentuberkulose.

Unter den chronisch-entzündlichen Erkrankungen des Hodens und Nebenhodens ist die Tuberkulose weitaus die häufigste. Sie tritt, wie fast alle tuberkulösen Erkrankungen, vorzugsweise in der Zeit der vollen Geschlechtsreife auf, verschont aber auch Knaben und ältere Männer nicht.

Eine *Tuberkulose des Hodens* ohne begleitende Nebenhodentuberkulose ist, außer bei Miliartuberkulose, nie beobachtet worden. Ist ein Hoden tuberkulös, so weist der zugehörige Nebenhoden immer ältere Tuberkuloseherde auf. Dagegen findet sich oft neben einer stark tuberkulösen Epididymis der Hoden klinisch und histologisch ohne die geringsten Spuren einer tuberkulösen Infektion. Es erkrankt demnach zweifelsohne der Hoden immer erst nach dem Nebenhoden an chronischer Tuberkulose, und zwar durch direktes Übergreifen der Entzündung vom Nebenhoden auf den Hoden.

Die *Nebenhodentuberkulose* ist ihrerseits nur sehr selten der erste Tuberkuloseherd des Körpers. Fast immer sind neben ihr in Lymphdrüsen oder in der Lunge ältere Tuberkuloseherde nachweisbar. Innerhalb der Genitalorgane dagegen ist die Nebenhodentuberkulose nicht selten die erste Lokalisation der Tuberkulose. Bei der Autopsie von Genitaltuberkulosen fand SIMMONDS die Nebenhodentuberkulose bei 25% als einzigen Tuberkuloseherd der Genitalorgane. Bei den übrigen 75% waren außer den Nebenhoden auch die Samenblasen oder die Prostata tuberkulös erkrankt. Sehr oft ist die Nebenhodentuberkulose, wie jede Form der Genitaltuberkulose des männlichen Geschlechts, mit einer Tuberkulose der Harnorgane verbunden.

Bei einseitiger Nebenhodentuberkulose ist eine sie begleitende Prostata- und Samenblasentuberkulose, wenn sie nicht doppelseitig ist, meist gleichseitig der Epididymitis gelegen. Eine neben der tuberkulösen Epididymitis bestehende Nierentuberkulose dagegen ist ebensooft gekreuztseitig als gleichseitig zu der Genitaltuberkulose.

Die **anatomischen Veränderungen** bei Nebenhodentuberkulose beschränken sich in den allerersten Stadien des Leidens auf Desquamation und Zerfall der Kanalepithelien, sowie auf Durchwanderung von Leukocyten durch das Epithel in das Kanallumen hinein. Die Kanälchen werden streckenweise mit Leukocyten, abgestoßenen Epithelien und Detritus angefüllt. Schon bevor sich Tuberkel im Gewebe nachweisen lassen, kennzeichnet sich der tuberkulöse Charakter der Entzündung durch den Befund von Tuberkelbacillen im Lumen der Kanäle. Diesem Stadium des *tuberkulösen Katarrhs* folgen rasch Infiltrationsherde im subepithelialen und interstitiellen Bindegewebe, gebildet aus Lymphocyten, Plasmazellen und Leukocyten, Herde, in denen sich in der weiteren Folge typische Tuberkel mit epitheloiden Zellen und LANGHANSschen Riesenzellen entwickeln.

Es gibt aber auch tuberkulöse Entzündungen des Nebenhodens, bei denen sich auch nach längerem Verlaufe nur scheinbar unspezifische Infiltrate, aber keine Tuberkel und keine Riesenzellen bilden (Tuberkulose ohne Tuberkel).

Durch Verkäsung und Einschmelzung allmählich zusammenfließender Tuberkel entstehen im tuberkulösen Nebenhoden Abscesse, welche die Samenkanälchen in weitem Umkreise zerstören und den Durchtritt der im Hoden produzierten Spermatozoen durch den Nebenhoden verunmöglichen. Die ersten Tuberkuloseherde des Nebenhodens finden sich immer in dessen Schwanz-, nur ganz ausnahmsweise im Kopfteil.

Gegen den Hoden zu breitet sich der tuberkulöse Prozeß des Nebenhodens langsam aus. Es finden sich häufig neben weitgehender tuberkulöser Zerstörung des Nebenhodens noch gar keine Tuberkel im Hodengewebe. Ein Übergreifen der tuberkulösen Infektion des Nebenhodens auf den Hoden erfolgt fast immer durch die Lymphbahnen, seltener durch die Samen-kanälchen. Bei beiden Ausbreitungsweisen werden im tuberkulös erkrankten Hoden radiär ausstrah-lende, perlschnurartig aneinandergereihte Tuber-kuloseherde makroskopisch sichtbar (Abb. 225 und 226).

Rascher als nach dem Hoden zu dehnt sich die Tuberkulose des Nebenhodens, der Richtung des Samenflusses folgend, auf das vas deferens aus. Dort bilden sich diffuse oder knotenbildende, tuber-kulöse Infiltrate in der Mucosa und in der Mus-cularis, mit stellenweiser Verkäsung und Absceß-bildung in und außer der Wand des vas deferens. Nahe dem Nebenhoden sind diese Veränderungen am stärksten; sie reichen aber oft bis zum Leisten-kanal hinauf und über diesen hinaus bis zu den Samenblasen. Ausnahmsweise sind auf Leisten-höhe im vas deferens Tuberkel gefunden worden ohne Miterkrankung des Nebenhodens.

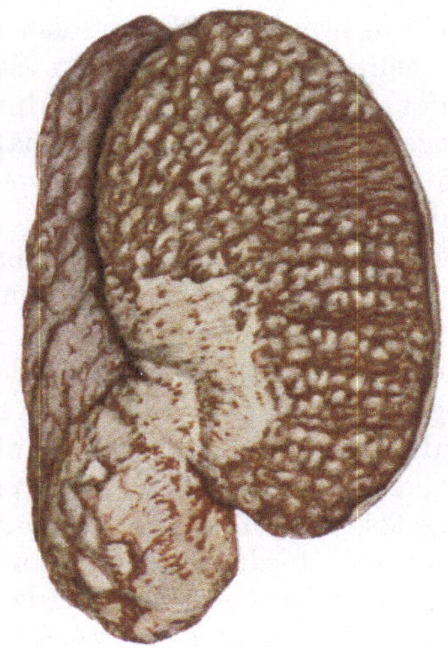

Abb. 225.
Hoden- und Nebenhodentuberkulose.

Schließlich werden auch die Scheidehäute des Hodens, sowie das die Nebenhoden umgebende Bindegewebe des Scrotums am tuberkulösen Prozeß mitbeteiligt. Es entstehen subcutane Abscesse, die an einer oder an mehreren Stellen die Scrotalhaut durchbrechen und stark sezernierende Fisteln bilden, durch welche nicht selten der nach und nach in ganzer Ausdehnung eitrig ein-schmelzende Nebenhoden ausgestoßen wird.

Pathogenese. Der Nebenhoden kann auf verschiedene Weise tuberkulös infiziert wer-den:

a) auf dem Blutwege *(hämatogene Infek-tion)*;

b) durch die Samenwege *(canaliculäre Infektion)* und

c) durch die Lymphbahnen des Samen-stranges. Die *lymphogene Infektionsweise* scheint so selten vorzukommen, daß nur die hämatogene und die canaliculäre Infektion praktisch von Bedeutung sind. Da $^3/_4$ aller Kranken mit tuberkulöser Epididymitis, wenn sie zur ersten Untersuchung kommen, be-reits in mehreren Organen des Urogenital-systems Tuberkuloseherde aufweisen, so ist es außerordentlich schwierig im Einzelfalle zu entscheiden, ob die gefundene Neben-

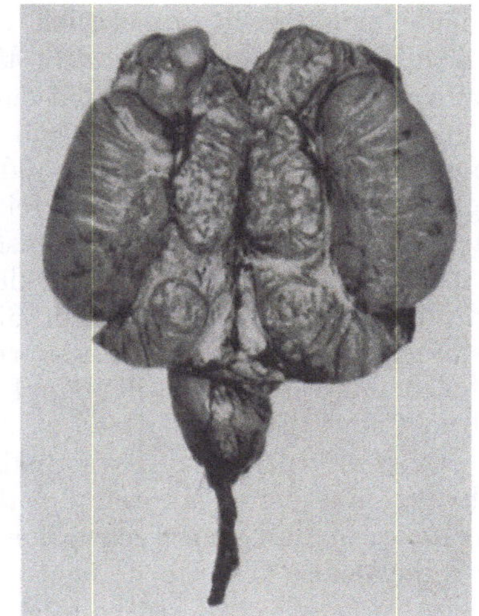

Abb. 226. Ausgedehnte käsige Tuberkulose des Nebenhodens mit frischer Tuberkuloseaussaat im Hodengewebe.

hodentuberkulose hämatogen als erster Herd innerhalb der Genitalorgane entstanden ist oder ob sie von einem Prostata- oder Samenblasenherd aus durch Verschleppung der Tuberkelbacillen durch das vas deferens zur Entwicklung kam. Selbst wenn nur im Nebenhoden tuberkulöse Infiltrate fühlbar sind, so beweist dies noch nicht, daß dort der erste, wohl sicher hämatogene, tuberkulöse

Genitalherd liegt; denn ein älterer, der Epididymitis vorausgehender Herd in der Prostata oder in den Samenblasen mag oft dem klinischen Nachweise entgehen. Auch die Autopsie gibt nicht einwandfreien Aufschluß über die Entstehungsweise der Nebenhodentuberkulose. Das anatomische Bild dieses Leidens ist selbst in den frühesten Stadien der Infektion, genau gleich, ob nun die Infektion hämatogen oder durch Verschleppung der Bacillen in den Samenwegen entstanden sei. Die hämatogen-tuberkulöse Infektion des Nebenhodens ist eine sog. *Ausscheidungsinfektion.* Deshalb sind bei ihr, wie bei der canaliculären Infektion, die ersten Veränderungen nicht im interstitiellen Gewebe, sondern am Epithel der Samenkanälchen zu sehen.

Eine Weile ließ die experimentell erwiesene Tatsache, daß eine Tuberkuloseinfektion sich innerhalb der Samenwege entgegen der Richtung des Samenflusses ausbreitet, vermuten, daß die Nebenhodentuberkulose wohl meist hämatogen entstehen müsse. Aber seitdem festgestellt ist, daß durch eine Antiperistaltik des vas deferens eine intracanaliculäre Verschleppung der unbeweglichen Tuberkelbacillen auch in testipetaler Richtung erfolgen kann, besteht die Frage ungelöst fort, ob der Nebenhoden häufiger hämatogen primär von einem extragenitalen Herde oder intracanaliculär von der Prostata oder den Samenblasen aus tuberkulös infiziert werde.

Der Ausbruch einer Nebenhodentuberkulose erfolgt in der Regel ohne erkennbaren Grund. Seltener scheint er herbeigeführt durch eine allzu rege Geschlechtstätigkeit, durch eine gonorrhoische Infektion oder ein stumpfes Trauma (Quetschung oder Schlag) des Nebenhodens.

Symptomatologie. *Die Tuberkulose des Nebenhodens setzt manchmal mit so wenig Beschwerden ein,* daß der Kranke längere Zeit ihrer nicht gewahr wird, bis er zufällig durch einen leichten Schmerz aufmerksam gemacht, im Nebenhoden einen derben, auf Druck nur wenig empfindlichen, aber bereits recht großen Knoten bemerkt. *Andere Male* dagegen tritt die Nebenhodentuberkulose *sehr stürmisch* als akute Epididymitis in Erscheinung mit Fieber, Störung des Allgemeinbefindens und heftigen Schmerzen im Samenstrang und Hoden. Nach wenigen Stunden schon bildet der entzündete Nebenhoden mit der ihn begleitenden akuten Hydrocele eine apfelgroße Geschwulst. Die Scrotalhaut rötet sich, und längs des Samenstranges breitet sich ein Infiltrat aus.

Diese akuten Erscheinungen klingen in der Regel rasch ab; Schmerzen und Druckempfindlichkeit schwinden, die Scrotalhaut blaßt ab, nur die *Anschwellung des Nebenhodens* bleibt fast unvermindert fortbestehen. Meistens ist nur sein Schwanzteil, selten auch der Kopf oder ausnahmsweise nur dieser allein knollig verdickt und derb infiltriert.

Der *Hoden* zeigt bei der Palpation *keine Veränderungen.* Er läßt sich nach Schwund des ersten akuten Schubes und nach Schwinden der entzündlichen Hydrocele überall scharf gegen den kranken Nebenhoden abgrenzen. Erst wenn die Tuberkulose des Nebenhodens auf den Hoden übergreift, wird ein allmählich breiter werdendes Infiltrat fühlbar, das den Nebenhoden mit dem Hoden verbindet. Schließlich verschmelzen Nebenhoden und Hoden in eine einzige unzertrennbare, entzündliche Geschwulst; die vordem scharfen Grenzen zwischen Hoden und Nebenhoden sind verwischt. Rascher als nach dem Hoden zu breitet sich die Tuberkulose des Nebenhodens auf das *vas deferens* aus. Dieses wird frühzeitig, besonders in seinem unteren, dem Nebenhoden nächstgelegenen Teile, diffus *verdickt,* oder es bilden sich in ihm manchmal rosenkranzartig aneinandergereihte Knoten bis zum Leistenkanal hinauf. Häufig sind bei der rectalen Untersuchung auch *in der Prostata* oder *in den Samenblasen knotige, tuberkulöse Infiltrate* zu fühlen.

Im weiteren Verlaufe des Leidens bilden sich bei den meisten Kranken durch Einschmelzung des tuberkulösen Nebenhodengewebes *Abscesse*, die früher oder später die Scrotalhaut durchbrechen und zu *Fisteln* führen. Diese tuberkulösen Fisteln schließen sich manchmal erst nach Jahren, nachdem der ganze Nebenhoden eingeschmolzen und abgestoßen ist. Andere Male vernarben die Fisteln viel frühzeitiger. Es hinterbleiben derbe Knoten im Nebenhoden, die durch einen fibrösen Strang mit der Fistelnarbe der Scrotalhaut in Verbindung stehen. Die Knoten im Nebenhoden scheinen lange Zeit fest abgekapselt; doch früher oder später werden sie wieder zum Ausgangspunkte frischer Entzündungs-erscheinungen und einer weiteren Ausbreitung der Tuberkulose. Eine spontane Heilung der Nebenhodentuberkulose ohne vollständige Einschmelzung und Aus-stoßung des Organs ist selten; solange noch Nebenhodengewebe erhalten ist, finden sich in ihm anatomisch fast immer neben schwieligen Narben noch wohl ausgebildete Tuberkel. Die spontanen Heilungstendenzen der Nebenhoden-tuberkulose sind jedenfalls gering.

Die Nebenhodentuberkulose tritt bei 50—75% der Kranken *doppelseitig* auf. Zwischen der Erkrankung des einen und der des anderen Nebenhodens können Monate oder Jahre liegen; selten erkranken beide Nebenhoden fast gleichzeitig. Der Verlauf der Tuberkulose ist auf beiden Seiten in der Regel ähnlich. Trat die Tuberkulose in dem einen Nebenhoden in der heftigen, akuten Form auf, so setzt auch die Erkrankung des anderen Nebenhodens in ähnlicher Weise ein. Zeigte andererseits das Leiden auf der einen Seite einen milden Beginn, so ist ein solcher auch auf der anderen Seite zu erwarten.

Bei einseitiger Nebenhodentuberkulose zeigen die Geschlechtsfunktionen keine Störung. Bei doppelseitiger Erkrankung nimmt die Geschlechtslust häufig ab; es schwinden die Samenfäden aus dem Ejaculate.

Der *Urin* kann bei Nebenhodentuberkulose vollkommen klar und normal sein. Ein starker Eitergehalt des Urins bei Nebenhodentuberkulose weist auf eine Tuberkulose der Nieren hin. Eine geringe Eiterbeimischung zum Urin mag lediglich durch die tuberkulöse Erkrankung der Genitalorgane bedingt sein; es ist kein sicheres Zeichen einer Blasen- oder Nierentuberkulose. Das *Allgemeinbefinden* des Kranken bleibt bei ein- wie auch bei doppelseitiger Nebenhodentuberkulose oft ein gutes; andere Male aber wird es durch die Nebenhodentuberkulose stark beeinträchtigt. Es wird natürlich auch durch die neben der Nebenhodentuberkulose bestehenden, tuberkulösen Herde inner- und außerhalb der Urogenitalorgane wesentlich beeinflußt (Lungentuberkulose usw.).

Die **Diagnose** der tuberkulösen Epididymitis ist im späteren Verlaufe des Leidens leicht, in seinem Beginne aber, sei dieser plötzlich und heftig oder langsam und schleichend, oft recht schwer. Verwechslungen der tuberkulösen Nebenhodenentzündung im Frühstadium mit einer nichttuberkulösen Epidi-dymitis sind häufig.

Die ganz akuten tuberkulösen Nebenhodenentzündungen, die in wenigen Stunden zu einer starken Hoden- bzw. Nebenhodenschwellung und Hydrocele führen, werden sehr oft ihrer Akuität wegen zu Unrecht als nichttuberkulöse Erkrankung gedeutet, und langsam und schmerzlos einsetzende nichtspezifische Epididymitiden werden ihrer langsamen Entwicklung wegen als tuberkulös an-gesprochen. Es kann nicht genug betont werden, daß wie bei jeder chronischen auch bei jeder akuten Epididymitis die Möglichkeit eines tuberkulösen Ursprungs berücksichtigt werden muß.

Die scrotale Palpation allein erlaubt fast nie eine sichere Unterscheidung zwischen tuberkulöser und nichttuberkulöser Nebenhodenentzündung. Bei beiden Arten kann das entzündliche Infiltrat auf den ganzen Nebenhoden oder nur auf einen Teil desselben, vorzugsweise die Cauda ausgebreitet sein. Das vas deferens ist bei beiden Formen bald in ganzer Ausdehnung, bald nur streckenweise verdickt und durch Infiltration verhärtet. Eine Unterscheidung der tuberkulösen von der nichttuberkulösen Epididymitis wird nur möglich bei Mitberücksichtigung des Rectalbefundes und der Ergebnisse einer genauen Harnuntersuchung.

Läßt die Rectaluntersuchung in der Prostata oder in den Samenblasen derbe, knotige, auf Druck nicht empfindliche Infiltrate fühlen, so ist daraus fast sicher auf eine Tuberkulose dieser Organe und damit auch auf einen tuberkulösen Ursprung der gleichzeitig bestehenden Epididymitis zu schließen. Ein normaler Palpationsbefund an Prostata und Samenblasen läßt die Frage, ob tuberkulöse oder nichtspezifische Natur der vorliegenden Epididymitis, offen.

Lassen sich im eitrigen Harn des Kranken Tuberkelbacillen finden, so ist trotz normalem Rectalbefund an Prostata und Samenblasen die tuberkulöse Natur der Nebenhodenentzündung nicht zu bezweifeln. Ist der Harn des Kranken zwar eitrig, aber ohne daß sich in ihm irgendwelche Eitererreger nachweisen ließen, dann ist die tuberkulöse Ätiologie der Nebenhodenentzündung wohl wahrscheinlich, aber nicht sicher. Sind im eitrigen Harn keine Tuberkelbacillen, aber zahlreiche unspezifische Eitererreger oder Gonokokken vorhanden, dann ist die Epididymitis als gonorrhoisch oder banal entzündlicher Art zu deuten.

Sehr schwer wird die Diagnose, wenn eine tuberkulöse Epididymitis bei vollkommen normalem, bakterien- und eiterfreiem Harn und, was auf ungefähr 20—25% der tuberkulösen Epididymitiden zutrifft, ohne Begleitung fühlbarer Infiltrate in Prostata und Samenblasen auftritt.

Eine solche von keinen anderen Entzündungserscheinungen der Harn- oder Genitalorgane begleitete Epididymitis kann akut mit heftigen Schmerzen oder ganz allmählich mit einem von vornherein milden, sog. chronischen Verlaufe einsetzen. Bei klarem, bakterien- und eiterfreiem Harn erscheint ein urethrogener Ursprung der Nebenhodenentzündung unwahrscheinlich. Die Ursache der Epididymitis ist vielmehr in einer auf dem Blutwege vermittelten Infektion zu suchen. Ob diese Infektion tuberkulöser oder anderer Art ist, läßt sich aus dem Palpationsbefund nicht entscheiden, läßt sich auch unter Mitberücksichtigung der allgemeinen Begleiterscheinungen des Leidens nur vermuten. Tierversuche und Kulturen können hier weiterhelfen.

Setzte die Nebenhodenentzündung akut ein und ging ihr eine Angina, eine Enteritis oder irgendeine andere Infektionskrankheit voraus, bot der Kranke zudem bis dahin noch nie tuberkulöse Krankheitserscheinungen, so ist eine banale Infektion als Ursache der hämatogenen Epididymitis anzunehmen. Wenn aber der Kranke mit akuter Epididymitis und klarem Harn ein tuberkulöses Individuum ist, dann wird, auch wenn außer dem erkrankten Nebenhoden keine tuberkulösen Urogenitalherde zu finden sind, die akute Epididymitis als tuberkulöse zu deuten sein.

Entwickelt sich bei einem Kranken in einem bis dahin ganz gesunden Urogenitalsystem eine von Anbeginn chronisch verlaufende Epididymitis, so liegt es am nächsten, die langsam zunehmende, vom Kranken offenbar längere Zeit gar nicht beachtete, wenig schmerzaafte Anschwellung des Nebenhodens als Zeichen einer tuberkulösen Infektion auszulegen, selbst wenn Prostata und Samenblasen ganz gesund bleiben. Und doch ist äußerste Vorsicht in der Diagnose angezeigt. Es darf bei der Deutung der Pathogenese einer chronischen Epididymitis nicht vergessen werden, daß Staphylokokken, Colibakterien, aber auch andere banale Entzündungserreger gar nicht so sehr selten von der Blutbahn aus eine chronisch verlaufende, im klinischen Bilde der tuberkulösen Epididymitis außerordentlich ähnliche Nebenhodenentzündung verursachen können bei völlig eiter- und bakterienfreiem Harn. Ob es sich im Einzelfalle um eine solche chronische, banale oder um eine chronische tuberkulöse Epididymitis handelt, ist sehr oft erst nach längerer Beobachtung zu entscheiden. Als tuberkulös wird das Leiden erscheinen müssen, wenn trotz Ruhestellung des entzündeten Organs (Körperruhe, Suspensorium) und lokaler Anwendung von Resorbentien, wie Jodkalisalbe usw. die derbe knollige Verdickung im Nebenhoden fortbestehen bleibt, eher allmählich noch zu- statt abnimmt, dabei gar an der einen oder anderen Stelle unter kalter Absceßbildung einschmilzt. Für eine banale Entzündung aber spricht, wenn die Schwellung des Nebenhodens allmählich stark zurückgeht, weniger derb und weniger knollig wird.

Oftmals hilft die ·Vornahme der intracutanen Eigenharnreaktion bei dem Kranken frühzeitig den Entscheid bringen, ob es sich um eine tuberkulöse oder ‘banale Epididymitis handelt.

Differentialdiagnostisch ist stets auch der syphilitischen Epididymitis zu gedenken. Diese ist allerdings selten, sehr viel seltener als die syphilitische Orchitis. In zweifelhaften Fällen chronischer Epididymitis ist aber jedenfalls die Vornahme einer Wa.R. zur Klärung der Diagnose angezeigt.

Prognose. Die Nebenhodentuberkulose muß immer, selbst wenn sie dem Kranken wenig oder gar keine Beschwerden verursacht, als ernstes, eine sorgfältige Behandlung benötigendes Leiden betrachtet werden. Auch ein momentan latent gewordener Tuberkuloseherd im Nebenhoden bedeutet stets eine Gefahr für den Kranken. Denn ein solcher Herd droht, da er Schädigungen aller Art ausgesetzt ist, früher oder später wieder aufzuflackern und eine Aussaat neuer Tuberkuloseherde zu verursachen. Auffallend häufig führt eine scheinbar latente Nebenhodentuberkulose zu einer tuberkulösen Meningitis oder zu einer Miliartuberkulose. Nach den Feststellungen an einem sehr großen Sektionsmateriale findet sich bei 20—30% aller männlichen Leichen mit Genitaltuberkulose eine Meningealtuberkulose als Todesursache.

Therapie. *a) Unblutige, lokale Heilverfahren,* wie Auflegen von Ichthyol- oder Jodsalben, von mit Sole getränkten Kompressen, kurmäßiger Gebrauch von Sole- und Schwefelbädern oder die Anwendung der Stauungstherapie nach BIER, zeitigen bei der Nebenhodentuberkulose keine befriedigende Erfolge.

Wirksamer, doch sehr selten endgültig heilend, ist die lokale *Röntgentherapie.* Sie führt durch Zerstörung der drüsigen Teile des Nebenhodens und durch Anregung reichlicher Bindegewebsbildung zur Abkapselung und zu teilweiser Vernarbung der tuberkulösen Herde des Nebenhodens. Es werden allerdings gleichzeitig im Hoden unter dem Einflusse der Röntgenstrahlen die samenbereitenden Zellen, und zwar vorerst die Spermatogonien, geschädigt, wenn diese nicht während der Strahlenbehandlung des Nebenhodens durch einen den Hoden umfassenden Metallöffel geschützt werden. Es erwächst dem Kranken aus dieser Röntgenatrophie der Samenzellen zwar kein Schaden. Es sind die Abflußwege des Samens sowieso durch die Tuberkulose dauernd unterbrochen. Die für den Kranken unter diesen Umständen noch allein wichtige Funktion des Hodens, die innere Sekretion, wird, wie klinische Beobachtungen vermuten lassen, durch die Röntgenstrahlen nicht dauernd beeinträchtigt. Es bleiben wenigstens die Libido und potentia coeundi nach richtig dosierter Strahlentherapie der Nebenhodentuberkulose erhalten. Nach nicht allzu hoher Dosierung der Strahlen können sich die geschädigten Hodenzellen wieder weitgehend regenerieren.

b) Operative Heilverfahren erzielen bei der Nebenhodentuberkulose sehr viel bessere und raschere Heilerfolge als die unblutigen Heilmethoden. Dies gilt jedoch nur für die Behandlung durch Epididymektomie oder Kastration. Andere operative Eingriffe, wie Excochleation, Fistelspaltung, Kauterisation usw. am tuberkulösen Nebenhoden geben schlechte Resultate und sind zu widerraten.

Die *Epididymektomie* ist bei der Behandlung der Nebenhodentuberkulose die Methode der Wahl. Ihre Heilerfolge sind ausgezeichnet. Sie verhütet fast sicher ein späteres Auftreten von Tuberkulose im zugehörigen Hoden. Irgendwelche lokale Tuberkuloserezidive kommen nach ihr, abgesehen von den nie ganz sicher zu vermeidenden Stumpfabscessen am vas deferens nur vor, wenn zur Zeit der Epididymektomie im Hoden oder im Bindegewebe des Scrotums bereits tuberkulöse Infiltrate oder Abscesse bestanden. Diese Tatsache ist besonders zu betonen, weil viele Chirurgen aus Furcht vor dem Tuberkuloserezidiv statt der Epididymektomie stets die Kastration ausführen, selbst wenn nur der Nebenhoden, noch nicht aber der Hoden tuberkulös erkrankt ist. Zu entscheiden, ob der Hoden schon tuberkulös ist oder nicht, fällt während der Operation nicht allzu schwer. Der Hoden darf als gesund gelten, wenn sich in der eröffneten tunica vaginalis propria noch keine entzündlichen Verwachsungen und auf der albuginea testis keine Auflagerungen oder Knötchen zeigen. Eine diagnostische Spaltung des Hodens ist zu widerraten. Sie ist unnötig und führt zudem leicht zu ausgedehnter Nekrose und Narbenbildung in der Keimdrüse, wodurch die auch nach der Epididymektomie wichtige innere Sekretion des Hodens geschädigt wird.

Ist nur der Nebenhoden tuberkulös, der Hoden aber gesund, so darf die Epididymektomie in jedem Stadium der Nebenhodentuberkulose ausgeführt werden, sowohl im akuten Beginn, wie auch später bei bereits bestehender Absceß- und Fistelbildung. Der Eingriff, in Lokalanästhesie leicht ausführbar, ist bei geschickter Technik vollkommen gefahrlos. Er schädigt die Gewebe wenig. Die Gefahr, durch die Epididymektomie einen Einbruch von Tuberkelbacillen in die Blutbahn und damit die Entwicklung einer Meningitis oder einer Miliartuberkulose zu bewirken, ist sehr gering. Es muß nur, was meist leicht ist, während der Operation ein Quetschen oder ein Eröffnen der tuberkulösen Herde vermieden werden. Die Epididymektomie wirkt auch nicht verstümmelnd. Sie verunmöglicht allerdings dauernd den Abfluß des im Hoden gebildeten Samens; aber der Samenabfluß ist ja bei der Nebenhodentuberkulose sowieso durch den tuberkulösen Entzündungsprozeß und die ihm folgenden Narben dauernd gesperrt. Die Epididymektomie bringt deshalb dem Kranken in dieser Beziehung keinen neuen Verlust. Sie beeinträchtigt andererseits gar nicht die trotz der tuberkulösen Epididymitis erhaltene innere Sekretion des Hodens. Die Operation schwächt deshalb die Geschlechtskraft und das Geschlechtsempfinden des Kranken nicht, selbst dann nicht, wenn der Eingriff an beiden Nebenhoden ausgeführt wird. Diese Zusicherung erleichtert dem Kranken den Entschluß zur Epididymektomie, bewirkt, daß der Kranke, der schon einseitig epididymektomiert war, sich rasch zur anderseitigen Epididymektomie entschließt, wenn sich die Tuberkulose auch am zweiten Nebenhoden einstellt. Es ist dies ein enormer Vorteil der Epididymektomie vor der Kastration.

Technik der Epididymektomie. Ist der tuberkulöse Nebenhoden im Scrotalsack noch frei beweglich, durch kein Infiltrat mit der Scrotalhaut verbunden, so wird die Epididymektomie aus Gründen der Asepsis am besten von einem Inguinalschnitt aus vorgenommen. Der Eingriff läßt sich unter Lokalanästhesie vollkommen schmerzlos ausführen, wenn außer der Schnittwunde auch die kranke Scrotalhälfte mit $^1/_2$% Novocain umspritzt wird (nervi scrotales post.) und sowohl der Samenstrang, wie auch am unteren Hodenpol das gubernaculum Hunteri mit $^1/_2$% Novocainlösung infiltriert werden. Nach Freilegung des Samenstranges durch einen Leistenschnitt wird der Hoden in die Inguinalwunde emporgezogen und vor die Wunde vorgelagert, durch sterile Gaze unterlegt und gegenüber der Inguinalwunde abgedichtet. Das vas deferens wird darauf aus dem Funiculus herausgeschält, auf der Höhe des Leistenrings zwischen 2 Klammern mit dem Thermokauter durchtrennt, mit Catgut ligiert, mit Jodoform bepudert. Die tunica vaginalis testis wird breit eröffnet und dadurch der Nebenhoden in ganzer Ausdehnung freigelegt. Erscheint er überall vom Hoden scharf abgrenzbar und zeigt auch die albuginea testis keine Knötchenbildung und keine Verwachsungen mit dem parietalen Blatte der tunica vaginalis propria, so wird die Epididymektomie mit Durchschneiden des rete testis und Lostrennung des Caput vom Hoden und von den Gefäßen des Funiculus begonnen. Die Schnitte müssen eng den Nebenhodenkopf umkreisen, um ja die Verletzung größerer Äste der art. spermatica und Störungen der Gefäßversorgung des Hodens zu vermeiden. Ist der Nebenhodenkopf frei, so läßt sich das Corpus epid. leicht bis nahe an die Cauda vom Hoden lostrennen. Nun wird vom cavum vaginalis testis her der Nebenhodenschwanz vom unteren Hodenpole losgetrennt; die Schnitte müssen eng der albuginea entlang geführt werden. Die fibröse Zwischenschicht

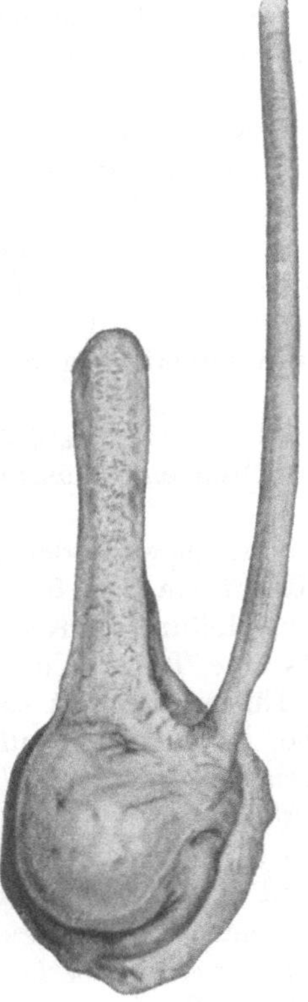

Abb. 227. Tuberkulöser Nebenhoden mit Absceß in der Cauda durch Epididymektomie mitsamt vas deferens in toto entfernt.

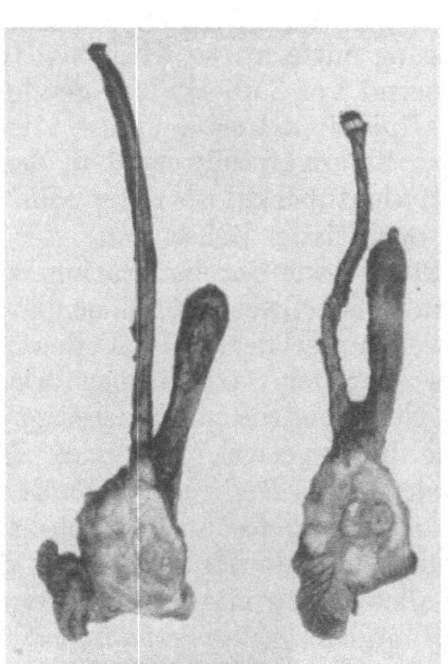

Abb. 228. Doppelseitig resezierte, fistulöse Nebenhodentuberkulose.

zwischen albuginea testis und Nebenhodenschwanz ist fast gefäßlos. Deshalb hindert keine Blutung die saubere Präparation. Findet sich ein Einbruch der Nebenhodentuberkulose durch die albuginea testis ins Hodengewebe, so muß an dieser Einbruchstelle die albuginea testis samt dem kranken Teil des Hodens im Zusammenhang mit dem Käseherd des Nebenhodens reseziert werden. Die klaffende Hodenwunde muß durch Albugineanähte geschlossen werden, um einen Vorfall des Hodenparenchyms zu vermeiden. Wird durch diese Übernähung der Resektionsstelle das Hodengewebe unter zu starke Spannung gesetzt, so muß durch multiple Stichelungen der Hodenalbuginea die Spannung vermindert und eine gute Blutzirkulation im Hoden gesichert werden. Der Nebenhoden ist dadurch in Verbindung mit dem vas deferens vollständig vom Funiculus und Hoden losgelöst; er ist nur noch durch das gubernaculum Hunteri mit der Scrotalwand in Verbindung. Diese Verbindungsbrücke wird quer durchtrennt, scrotalwärts ligiert. Die dabei vorerst lang gelassenen Ligaturfäden dienen als Leitlinie zur Versenkung des Hodens in die richtige Schicht des Scrotums. Eine tiefe Fettnaht und Schluß der Hautwunde ohne Drain beendet den Eingriff. Der Kranke darf am 4. Tage post operationem aufstehen.

Bestehen zur Zeit der Operation Weichteilabscesse oder gar Fisteln im Bereiche des Nebenhodens, so ist eine Luxation des Hodens in die Leiste zu unterlassen. Der Nebenhoden muß von einem Scrotalschnitt aus mit breiter Umschneidung der Fisteln und Abscesse entfernt werden (Abb. 227). In diesen Fällen ist es empfehlenswert, die Scrotalwunde nicht vollständig zu schließen, sondern breit zu drainieren.

Die *Kastration* ist bei Nebenhodentuberkulose nur dann angezeigt, wenn die Tuberkulose nicht nur den Nebenhoden, sondern auch den Hoden selbst ergriffen hat. Sie soll aber bei jugendlichen Individuen nie doppelseitig ausgeführt werden, da sie zu schweren körperlichen und geistigen Schädigungen des Kranken führt (impotentia coeundi, Eunuchismus). Bei doppelseitiger Nebenhodentuberkulose soll sie deshalb wenigstens auf der einen Seite stets durch konservative Heilverfahren umgangen werden. Die Kastration bringt fast immer eine dauernde Ausheilung des lokalen Tuberkuloseherdes; immerhin kommen auch nach ihr, wie nach der Epididymektomie Abscesse am Amputationsstumpf des vas deferens vor, und sie schützt auch nicht besser als die Epididymektomie vor einer tuberkulösen Erkrankung des zweiten Nebenhodens.

Die verstümmelnde Kastration ist bei der tuberkulösen Epididymitis um so sicherer zu vermeiden, je früher das Leiden operativ behandelt wird. Wie eingangs erwähnt, beginnt die chronische Tuberkulose der männlichen Keimdrüse ausnahmslos im Nebenhoden, greift immer erst sekundär von dort auf den Hoden über. Wird der Nebenhoden möglichst rasch nach seiner tuberkulösen Erkrankung entfernt, so wird der Hoden dadurch mit fast unbedingter Sicherheit dauernd vor Tuberkulose geschützt.

Die *Epididymektomie* sollte allgemein als *Frühoperation der tuberkulösen Epididymitis* angewandt werden, dann würde nur noch selten eine Kastration wegen Hodentuberkulose nötig sein.

Der operativen Behandlung der Nebenhodentuberkulose, sowohl der Epididymektomie wie der Kastration, wird mit gewissem Recht vorgeworfen, daß sie nur zu einer teilweisen örtlichen, nicht zu einer gänzlichen Heilung des Kranken führe, weil außer der Nebenhodentuberkulose fast stets eine Tuberkulose der Prostata oder der Samenblasen besteht, die durch die Entfernung des tuberkulösen Nebenhodens nicht beseitigt wird. Demgegenüber ist immerhin auf die Tatsache hinzuweisen, daß *nach der operativen Entfernung des tuberkulösen Nebenhodens eine deutliche Rückbildung der gleichzeitig bestehenden Prostata- und Samenblasentuberkulose* in der Mehrzahl der Fälle klinisch *nachweisbar ist.* Eine vollständige und dauernde Heilung der Samenblasen- und Prostatatuberkulose vermag allerdings weder die Epididymektomie, noch die Kastration zu erzielen. *Diese Operationen bieten deshalb auch keinen sicheren Schutz vor einer tuberkulösen Erkrankung des zweiten, bis dahin gesunden Nebenhodens.* Trotz einseitiger Epididymektomie, auch trotz einseitiger Kastration stellt sich in etwa 20—30% der Fälle später eine Tuberkulose des anderen Nebenhodens ein. Da aber ohne diese Eingriffe bei 50—70% der Fälle die Nebenhodentuberkulose beidseitig wird, so scheint immerhin die chirurgische Behandlung des ersterkrankten Nebenhodens die Gefahr einer Infektion des zweiten Nebenhodens wesentlich zu vermindern. Ausnahmsweise darf, wenn auf einer Seite eine Kastration nötig wurde, dem Kranken empfohlen werden, auf der noch gesunden Seite durch Excision des Nebenhodens und hoher Abtragung des vas deferens den zweiten Hoden vor der Tuberkulose zu schützen. Dies ist besonders in Frage zu ziehen, wenn eine ausgedehnte Prostata- oder Samenblasentuberkulose die Gefahr der beidseitigen Nebenhodenerkrankung groß und die Wahrscheinlichkeit des Erhaltenbleibens der Fecondatio gering erscheinen läßt.

Allgemeinbehandlung. Die Nebenhodentuberkulose soll nie als ein rein lokales Leiden behandelt werden, da sie selten oder nie der einzige Tuberkuloseherd des Körpers ist. Eine endgültige Heilung des Kranken mit Nebenhodentuberkulose ist nur zu erwarten, wenn bei ihm außer der lokalen auch eine energische Allgemeinbehandlung durchgeführt wird. Als solche wirkt abgesehen von richtiger Ernährung und dem Einzelnen angepaßter Abwechslung von

Ruhe und Arbeit am besten die *Heliotherapie,* am Meer oder im Hochgebirge monatelang fortgesetzt.

Ist man aus sozialen Gründen gezwungen, auf dieses Heilmittel zu verzichten oder sich darauf zu beschränken, die Heliotherapie zu Hause durchzuführen, wo ihre Wirkung geringer ist, so sollen dem Kranken Quarzlampenbestrahlungen und innerlich Lebertran oder Kreosotpräparate verordnet werden, allfällig eine vorsichtige Tuberkulinkur.

Die Sonnenbehandlung bringt manchmal ohne operative Mithilfe nach vielen Monaten eine tuberkulöse Infiltration des Nebenhodens allmählich zum Schwinden, allerdings meist erst, nachdem die tuberkulösen Gewebe eitrig eingeschmolzen und unter Abszeßbildung nach außen abgestoßen worden sind. Durch eine derartige Zerstörung und Ausstoßung des ganzen Nebenhodens kann eine dauernde, vollkommene Heilung der Nebenhodentuberkulose eintreten. Häufiger bleibt aber trotz jahrelanger Heliotherapie eine derbe, knotige Verdickung des Nebenhodens zurück, die jedoch dem Kranken so wenig Beschwerden macht, daß Arzt und Patient glauben, die Heilung der Nebenhodentuberkulose erzielt zu haben. Aber die histologische Untersuchung derart geheilter Nebenhoden läßt erkennen, daß es sich bei dieser konservativen Heilung meist nur um das Latentwerden eines tuberkulösen Prozesses handelt. Es finden sich fast immer noch zahlreiche Tuberkel im Nebenhodengewebe. Diese können zu jeder Zeit neu aufflackern und zu erneuter Aussaat der Tuberkulose führen. Da zudem ein solches Latenzstadium der Nebenhodentuberkulose, das die ständige Gefahr schwerer Rückfälle in sich trägt, in der Regel erst nach 1—2 Jahren Heliotherapie zu erreichen ist, erscheint es sicher zweckmäßiger, wenn irgend möglich, den tuberkulösen Nebenhoden durch einen chirurgischen Eingriff zu entfernen und erst danach die Heliotherapie zur Kräftigung des Gesamtorganismus durchzuführen. Dem Kranken werden auf diese Weise große Opfer an Zeit und Geld erspart, zudem die Aussichten auf dauernde Heilung wesentlich gesteigert.

Die Rolle der Antibiotica in der Behandlung der Hoden- und Nebenhodentuberkulose ist noch nicht endgültig festgelegt. Sicher schließen sich Fisteln unter ihrer Wirkung prompt. Ebenso ist an einer Wirkung von Streptomycin und Paraminosalicylsäure (PAS) auf die Nebenhodentuberkulose nicht zu zweifeln.

Einstweilen steht diese Wirkung an Sicherheit aber der operativen Behandlung weit nach, so daß in allen Fällen, wo die Epididymektomie ausführbar ist, dieser der Vorzug zu geben ist.

2. Die banale chronische Epididymitis.

Eine banale chronische Epididymitis ist oft die Folge einer akuten Entzündung. Andere Male entwickelt sie sich ohne akuten, entzündlichen Schub, nimmt vom Beginne ab einen ganz langsamen Verlauf mit dem einzigen Symptom einer allmählich zunehmenden, wenig schmerzhaften Schwellung des Nebenhodens. Diese Form der chronischen banalen Epididymitis sieht klinisch einer Tuberkulose des Nebenhodens so ähnlich, daß sie von dieser schwer zu unterscheiden ist, besonders wenn sie, was häufig der Fall ist, durch hämatogene Infektion entstand (metastatische Epididymitis) oder intracaniculär von einer metastatisch infizierten Prostata oder Samenblase ausging, wobei der Harn des Kranken vollkommen frei von Eiter oder Bakterien sein kann.

Solche chronische, metastatische Epididymitiden bei normalem Harn schließen sich oft einer akuten Infektionskrankheit des Körpers an (Angina, Enteritis usw.), andere Male entwickeln sie sich, ohne daß der Kranke vordem irgendwelche Zeichen einer Infektion dargeboten hätte. Die Entzündungserreger sind Staphylokokken oder Colibakterien, seltener Streptokokken oder andere Bakterien.

Ein lokaler Anlaß zum Auftreten der chronischen Epididymitis ist meist nicht erkennbar; manchmal aber scheint ein stumpfes Trauma des Nebenhodens einen solchen gegeben zu haben. Sehr selten sind *rein traumatische, chronische Epididymitiden,* bei denen das entzündliche Infiltrat im Nebenhoden nicht durch Bakterien, sondern wahrscheinlich lediglich durch die aus zerrissenen Samenkanälchen in das Zwischengewebe ausgetretenen Spermatozoen und durch Blutextravasate erzeugt wird.

Symptome. Unter meist nur leichten lokalen Schmerzen entwickelt sich innerhalb weniger Tage oder Wochen ein derbes, knolliges, auf Druck nur wenig empfindliches Infiltrat im Nebenhoden, das bald nur dessen Kopf oder Schwanz, bald seinen ganzen Körper einnimmt. Der Hoden selbst und seine Hüllen zeigen keine Veränderungen. Auch das vas deferens ist nur wenig oder gar nicht verdickt, nie knotig, wie bei Tuberkulose. Prostata und Samenblasen sind oft ohne palpable Veränderungen, andere Male finden sich in ihnen Zeichen einer überstandenen oder noch bestehenden Entzündung. Bei der metastatischen chronischen Epididymitis, sowie bei der seltenen traumatischen Epididymitis ist der Urin in der Regel vollkommen klar, eiter- und bakterienfrei.

Im Gegensatz zur tuberkulösen Epididymitis kommt es bei der banalen, chronischen Epididymitis selten zu Absceß- und Fistelbildung. Die Entzündung scheint auch fast nie auf den Hoden überzugreifen. Nach wochen- oder monatelangem Bestand bildet sich das entzündliche Infiltrat des Nebenhodens allmählich auf kleine, derbe Narbenschwielen zurück.

Diagnose. Die weitgehende Rückbildung des Nebenhodeninfiltrates ohne Absceßbildung unterscheidet die banale, chronische Epididymitis deutlich von der tuberkulösen Epididymitis. In ihrer Anfangsperiode aber sind sich die beiden Leiden im klinischen Bilde ganz gleich. Das Fehlen palpabler Tuberkuloseherde in- oder außerhalb des Urogenitalsystems, besonders das Fehlen von umschriebenen Infiltraten in Prostata und Samenblasen, das Fehlen von Infiltraten im vas deferens läßt bei einer chronischen Epididymitis einen nichttuberkulösen Ursprung vermuten. Zum klinischen Entscheid, ob das Leiden tuberkulös ist oder nicht, hilft oft die genaue bakteriologische Untersuchung des Harns, sowie die Eigenharnreaktion in Verbindung mit Tuberkulinproben. Eine sichere Differentialdiagnose ist aber nicht immer möglich (s. S. 567).

Selbst die histologische Untersuchung läßt nicht immer sicher erkennen, ob die chronische Entzündung des Nebenhodens tuberkulöser oder nichttuberkulöser Art ist; denn es gibt tuberkulöse Epididymitiden, bei denen die mikroskopische Gewebeuntersuchung nur Zeichen chronischer Entzündung, keine Tuberkel oder Tuberkelbacillen erkennen läßt, einzig die Impfung des Gewebes auf Tiere oder künstliche Nährböden den spezifisch bacillären Ursprung der Entzündung beweist.

Um einen syphilitischen Ursprung der chronischen Epididymitis nicht zu übersehen, ist es angezeigt, bei chronischer Epididymitis zweifelhafter Ätiologie stets die Wa.R. vorzunehmen.

Therapie. Die banale chronische Epididymitis heilt unter lokaler Anwendung von Jod- und Ichthyolsalben, von warmen Umschlägen und von Sitzbädern allmählich aus, allerdings erst nach Monaten. Ein operativer Eingriff, als welcher einzig die Epididymektomie in Frage kommt, ist bei ihr nur angezeigt, wenn das Ausbleiben der Resorption den Verdacht auf Tuberkulose unterhält. Es ist wohl besser, einmal unnötigerweise einen banal entzündeten Nebenhoden, der durch Narbenbildung den Samendurchtritt verunmöglicht, zu entfernen, statt wegen unsicherer Diagnose eine tuberkulöse Epididymitis und damit eine Quelle weiterer tuberkulöser Infektion sich fortentwickeln zu lassen.

Ein Versuch mit Sulfonamiden kann am Anfang der Behandlung gemacht werden.

3. Syphilitische Orchitis und Epididymitis.

Die Syphilis erzeugt im Gegensatz zur Tuberkulose nur selten im Nebenhoden, dagegen häufig im Hoden Entzündungserscheinungen.

Die *Hodensyphilis* kann ererbt schon bei kleinen Knaben vorkommen. Häufiger ist sie ein erworbenes Leiden der Erwachsenen. Sie tritt sowohl im sekundären, wie auch im tertiären Stadium der Syphilis auf.

Anatomisch ist zwischen einer *fibrösen* (interstitiellen) und einer *granulösen* (gummösen) syphilitischen Orchitis zu unterscheiden.

Bei der fibrösen Orchitis verbreitet sich über den ganzen Hoden eine vom Stroma und von der Albuginea ausgehende entzündliche Bindegewebswucherung, welche die Samenkanälchen unter Verdickung ihrer membrana propria allmählich zur Verödung bringt. Der ganze Hoden wird derb, behält aber die normale Form. Das Leiden ist oft doppelseitig. Charakteristisch für die syphilitische Natur dieses Entzündungsprozesses ist, daß die Blutgefäße, besonders die Capillaren, an der Entzündung stark mitbeteiligt sind.

Dieser fibrösen Form der Hodensyphilis anatomisch sehr ähnlich wird recht häufig eine nichtsyphilitische *fibrosis testis* (Abb. 229) beobachtet. Diese fibrosis testis kann gleichmäßig über das ganze Organ verbreitet, kann aber auch auf einzelne, meist in der Richtung der Septula angeordnete Streifen des Hodens (Hodenschwielen) beschränkt sein.

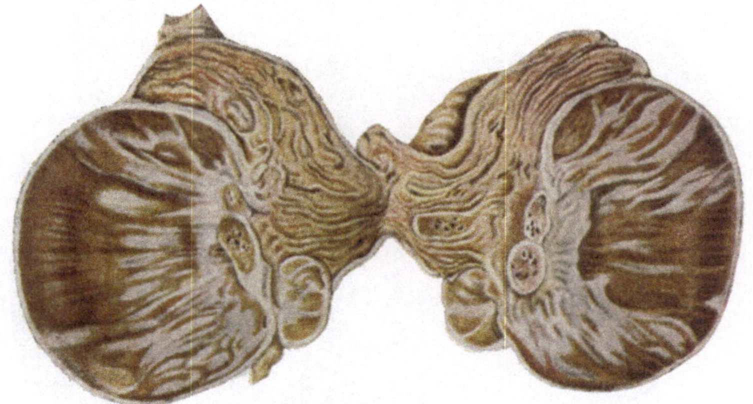

Abb. 229. Fibrosis testis.

Ihre anatomischen Merkmale sind: die Verdickung der Kanälchenkapsel, die Bindegewebswucherung im Zwischengewebe, stark regressive Vorgänge an den Kanalepithelien, die schließlich zu vollständiger Verödung der Samenkanälchen führen. Je nachdem die Bindegewebswucherung schwach oder stark ist, wird von einer *zarten fibrosis testis* gesprochen, bei der das Organ normale Größe und weiche Konsistenz bewahrt, oder von *derber Fibrosis*, bei der der Hoden zusammenschmilzt und derb wird. Beide Formen können entzündlichen oder nichtentzündlichen Ursprungs sein. Es können gonorrhoische oder banale, lepröse oder tuberkulöse Entzündungen zur Verödung der Samenkanälchen und Wucherung des Zwischengewebes führen oder nichtentzündliche Ernährungs- und Zirkulationsstörungen im Hodengewebe infolge Arteriosklerose oder Unwegsamkeit der Abflußwege, außerdem bei dystopen Hoden vielleicht auch bloß epithelschädigende Temperatureinwirkungen (s. Leistenhoden, S. 545).

Die *granulöse orchitis syphilitica* ist gekennzeichnet durch *umschriebene*, kleine oder größere, solitäre oder multiple Granulationsherde im Hoden, die *gummata testis*, an denen die Samenkanälchen stark mitbeteiligt sind. Diese Knoten bestehen aus Lymphocytenhaufen mit vereinzelten epitheloiden Zellen, selten auch mit Riesenzellen. Zwischen ihnen erhalten sich längere Zeit Bezirke normalen Hodengewebes, in denen sich aber doch allmählich Bindegewebswucherungen entwickeln (Abb. 230). Die Gummaknoten können in scharf umschriebenen Bezirken der Nekrose verfallen, vereitern und nach Durchbruch nach außen fungöse Fisteln unterhalten. Infolge dieses Durchbruches von Gummaknoten und durch Ausstoßung nekrotischer Teile oder lediglich durch Schrumpfung und Atrophie des entzündeten Organs folgt der im Beginne der Gummabildung merklichen Größenzunahme des Hodens später eine Atrophie, wobei die Oberfläche des Hodens durch unregelmäßige, narbige Einziehungen kleinhöckerig wird.

Symptome. Die fibröse syphilitische Entzündung der männlichen Keimdrüsen beschränkt sich fast ausschließlich auf den Hoden, die gummöse dagegen verschont auch das Nebenhodengewebe nicht, zieht es allerdings oft sehr spät in Mitleidenschaft. Nur ganz ausnahmsweise ergreift die syphilitische Entzündung den Nebenhoden mehr als den Hoden oder nimmt gar im Nebenhoden ihren Beginn. Immer entwickelt sich dieSyphilis des Hodens schmerzlos. Es entsteht allmählich, selten rasch eine diffuse oder mehr knotige Schwellung am Hoden oder Nebenhoden mit begleitender, meist geringgradiger Hydrocele. Typisch für die syphilitische Orchitis oder Epididymitis ist, daß das vas deferens

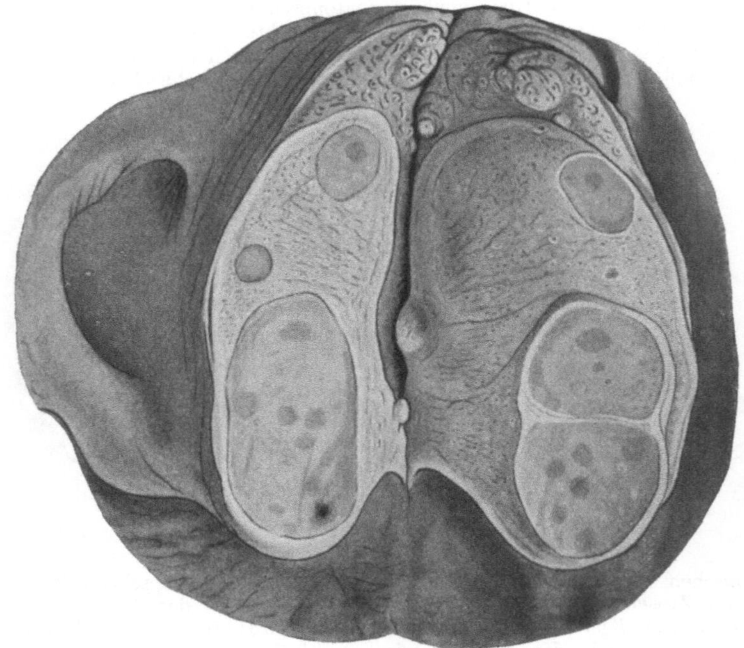

Abb. 230. Gummata testis. (Pathol. Institut Bern.)

an der Entzündung nicht teilnimmt, während im Gefäßbündel des Samenstranges öfter entzündliche Infiltrate zu bemerken sind. Die Größe des syphilitischen Hodentumors hält sich meist in bescheidenen Grenzen. Bei der gummösen Form der Entzündung kann der Hoden aber doch Faustgröße erreichen und durch sein Gewicht den Kranken belästigen, auch ziehende Schmerzen verursachen. Bricht ein Gumma rasch nach außen durch, so entsteht rings um die Durchbruchstelle ein schwammiges, schmierig belegtes Hautgeschwür mit unterminierten Rändern. Im Gegensatze zu der tuberkulösen Fistel, die in der Regel vom Nebenhoden ausgeht und meist an der Hinter- oder Seitenfläche des Scrotalsackes nach außen mündet, liegt die syphilitische Fistel des Hodens vorzugsweise an der Vorderseite des Scrotums.

Da sowohl infolge der gummösen, wie infolge der diffusen, fibrösen Orchitis die Hodenkanälchen in weiten Bezirken veröden, so wird durch die Hodensyphilis, wenn sie doppelseitig auftritt, sehr oft die Spermatogenese vollkommen unterdrückt. Das Allgemeinbefinden des Kranken leidet unter der Syphilis der Keimdrüsen wenig.

Diagnose. Der Beginn im Hoden ist das Merkmal der syphilitischen Entzündung der Keimdrüsen im Gegensatz zur Tuberkulose des Hodens, die regelmäßig vom Nebenhoden ausgeht. Wenn die Syphilis ausnahmsweise einmal zuerst eine Entzündung des Nebenhodens erzeugt, bevor sie den Hoden ergreift, so verleitet dies häufig zur Fehldiagnose einer tuberkulösen oder banalen Epididymitis. Auf die syphilitische Natur der Nebenhodenreizung weist aber auch in diesen Fällen hin: der positive Ausfall der Wa.R., die auffällige Derbheit und Schmerzlosigkeit des entzündeten Nebenhodeninfiltrates, das Ausbleiben jeglicher Entzündungserscheinungen am vas deferens und schließlich auch die günstige Heilwirkung einer antisyphilitischen Behandlung. Ein nebensächlicheres Merkmal der syphilitischen Epididymitis ist, daß ihr erstes Infiltrat meist im Caput der Epididymis sitzt, nicht in der Cauda, wo die tuberkulöse oder banale Entzündung in der Regel beginnt.

Einem Hodengumma ähnlich sehen und fühlen sich maligne Tumoren des Hodens an. Im Gegensatz zur syphilitischen Orchitis wachsen sie aber außerordentlich rasch, geben sie keine Wa.R. und bleiben sie durch eine antisyphilitische Kur unbeeinflußt.

Therapie. Ein spontaner Rückgang der Hoden- und Nebenhodensyphilis führt immer zur Atrophie dieser Organe. Die Atrophie kann durch eine frühzeitige spezifische Behandlung des Leidens mit Salvarsan, Quecksilber und Jod vermieden werden. Es gelingt dann auch die Entwicklung und den freien Abfluß der Samenfäden zu erhalten. In vorgeschrittenen Stadien der Krankheit aber bringt die spezifische Behandlung wohl noch einen raschen Rückgang der syphilitischen Entzündung; sie schützt aber nicht mehr vor einer starken Atrophie des Hodens mit Störung der Spermatogenese. Sind die Hodengummata sehr groß oder haben sich in ihrer Folge multiple Fisteln gebildet, so ist deshalb bei Einseitigkeit des Leidens die Semikastration zu empfehlen.

4. Lepra und Aktinomykose von Hoden und Nebenhoden.

Lepra und Aktinomykose sind seltene Ursachen einer Entzündung in Hoden oder Nebenhoden. Die Lepra bildet mehr knotige, die Aktinomykose mehr diffuse Infiltrate. Beide können zu Fistelbildung führen. Die Aktinomykose ist gekennzeichnet durch die im eitrigen Fistelsekret oft ziemlich zahlreichen Pilzdrusen. Die lepröse Orchitis sieht der Tuberkulose des Hodens sehr ähnlich, vor ihrer Verwechslung schützen aber neben ihr bestehende anderweitige, unverkennbar lepröse Krankheitserscheinungen des Kranken.

M. Spermatocele.

Im und am Nebenhoden entstehen häufig cystenartige Gebilde, sog. Spermatocelen,

1. entweder *durch Erweiterung der abführenden Samenkanälchen* oberhalb einer entzündlichen oder traumatischen Stenose (Retentionscyste), oder aber

2. durch *Erweiterung* blind endender, *aberrierender Samenkanälchen*, die zuerst mit den ableitenden Samenwegen in offener Verbindung sind, später aber sich von diesen vollkommen trennen;

3. durch die *cystische Erweiterung rudimentärer*, im Bereiche des Nebenhodens liegender, embryonaler *Gebilde*: der MORGAGNIschen Hydatide, der Paradidymis, des vas aberrans Halleri.

Die bald ein-, bald mehrkammerigen Spermatocelen (Abb. 231) haben eine dünne, selten eine dicke oder gar zum Teil verkalkte, bindegewebige Wand. Ihr Inhalt ist immer dünnflüssig, wasserhell oder milchig-weiß, nur nach Traumen leicht blutig verfärbt; er ist nie von gelblicher Farbe wie bei den Hydrocelen.

In ihm schwimmen manchmal wohlgeformte Spermatozoen, die bald vollkommen regungslos, bald aber, wohl unter dem Einfluß des Sekretes der Cystenwand, gut beweglich sind. Entwickelte sich die Spermatocele aus Samenkanälchen, die schon lange nicht mehr mit den Samenwegen in Verbindung
standen, so fehlen in ihr die Spermatozoen. Das Sediment der Spermatocelen-
flüssigkeit enthält dann nur fettig degenerierte Epithelien und Detritus. Der
Inhalt der Spermatocele ist we-
sentlich weniger eiweißhaltig und
auch weniger alkalisch als der
einer Hydrocele. ·

Symptome und Diagnose. Die
Spermatocele wächst langsam und
schmerzlos, meist vom Kopfe des
Nebenhodens ausgehend, sehr selten vom Schwanze. Sie wird nach
und nach zu einer apfel- bis faustgroßen, fluktuierenden Geschwulst.

Ihre Oberfläche ist meist groß-
bucklig, selten ganz glatt, ihr Inhalt im durchfallenden Lichte immer durchscheinend. Auf Druck
ist die Spermatocele nicht schmerzhaft; doch kann sie durch ihre
Schwere dem Kranken ein schmerzhaftes Ziehen in der Leiste verursachen. Über den unteren Pol
der Spermatocele ragt stets der
Hoden hinaus, kenntlich an seiner
Form und Konsistenz, sowie an
seiner charakteristischen Druckempfindlichkeit. Die Lagebeziehung des Hodens zur Geschwulst,
sein Vorragen über deren unteren
Pol unterscheidet die Spermatocele
von der Hydrocele, welche den
Hoden seitlich umlagert und fast
vollkommen überdeckt. Wenn
ausnahmsweise die Spermatocele

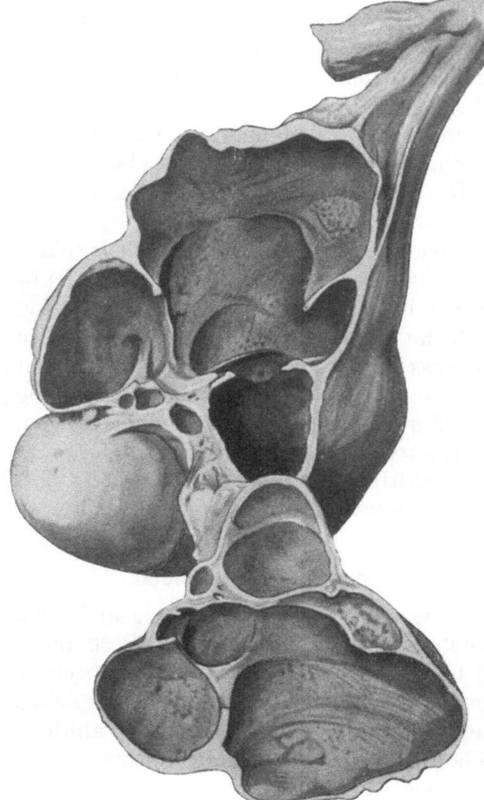

Abb. 231. Spermatocele (aufgeklappt).
(Pathol. Institut Basel.)

vom Schwanzende des Nebenhodens ausgeht und sie dadurch den Hoden, ähnlich
wie die Hydrocele, umfaßt, so wird die palpatorische Unterscheidung zwischen
Hydrocele und Spermatocele unmöglich. Nur die Punktion des Cysteninhaltes
erlaubt dann die Differentialdiagnose: die Spermatocele hat einen wasserhellen
oder milchigen Inhalt, die Hydrocele einen gelblichen. Die der Spermatocele
ähnlich geformte und gelagerte hydrocele funiculi spermatici ist im Gegensatze
zur Spermatocele von Hoden und Nebenhoden vollkommen getrennt.

Behandlung. Solange die Spermatocele klein ist, bedarf sie keinerBehandlung.
Sie belästigt den Kranken nicht. Größer geworden stört sie aber mechanisch
durch ihr Gewicht und ihr Volumen. Durch Punktion mit nachträglicher Injektion von Carbolsäure oder Jodtinktur ist sie nur selten zum Schwinden zu
bringen. Nur ihre vollständige Excision bringt dauernde Heilung. Bei der
multilokulären Spermatocele werden während der Excision kleine Cysten leicht
übersehen; Rezidive sind deshalb nicht selten.

N. Neubildungen des Hodens.

Neubildungen des Hodens sind selten; ihre Zahl ist nur auf 1—2% aller Organgeschwülste einzuschätzen. Sie zeigen aber bei ihrer geringen Zahl eine ganz ungewöhnlich große Mannigfaltigkeit ihres Gewebebaus, so daß auffallend *zahlreiche Arten* von Hodentumoren beschrieben worden sind. Ihre Einteilung, sei es in gutartige und bösartige, oder in bindegewebige und epitheliale Neubildungen, ja selbst die Unterscheidung von Sarkom und Carcinom des Hodens macht große Schwierigkeiten. Je sorgfältiger ein Hodentumor histologisch untersucht wird, um so häufiger finden sich an ihm Übergänge von der einen zur anderen Geschwulstart. Die Einreihung in die eine oder andere Tumorgruppe ist deshalb oft nur mit einer gewissen Willkür möglich. Deshalb wird das Zahlenverhältnis zwischen den einzelnen Tumorarten außerordentlich verschieden beurteilt.

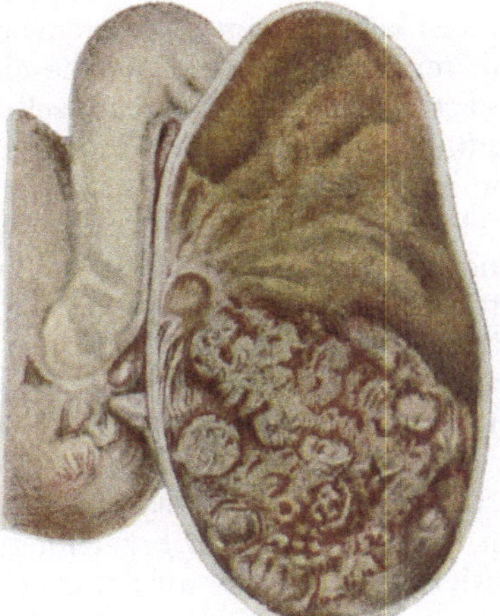

Abb. 232. Hodencarcinom.

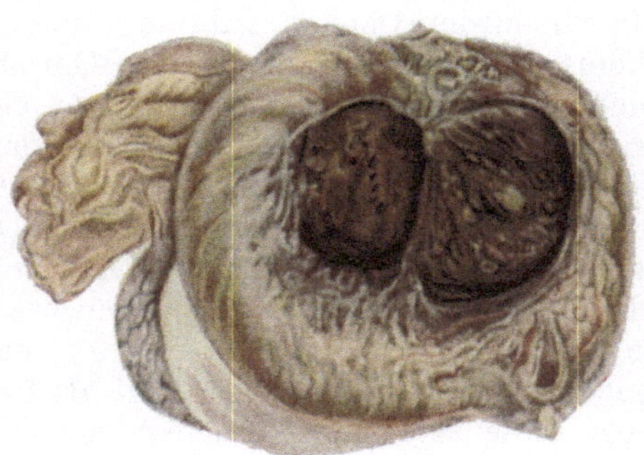

Abb. 233. Melanosarcoma testis. (Pathol. Institut Bern.)

Die Ursache der großen Mannigfaltigkeit im Gewebebau der Hodenneubildungen liegt wohl darin, daß die Keimdrüsenzellen, aus denen diese Neubildungen hervorgehen, selten schon vollkommen reif und hoch differenziert sind, meist noch so unreif und wandelbar geblieben sind, daß ihnen die Fähigkeit zusteht, in ihren Abkömmlingen Gewebe aller drei Keimschichten und deshalb auch die mannigfaltigsten Geschwulstarten zu bilden.

Eine Einteilung der verschiedenen Hodenneubildungen nach der in dem einzelnen Tumor vorwiegend ausgebildeten Gewebeart, ist unsicher. Leichter möglich ist eine Gruppierung der Hodentumoren je nach ihrer frühesten Herkunft. Es lassen sich die Hodentumoren einteilen in:

1. Teratome, Herkömmlinge hoch differenzierter, reifer Zellen,
2. Teratoide, Herkömmlinge noch wenig differenzierter, unreifer Zellen.

1. Die *Teratome*, aus volldifferenzierten, reifen Zellen gebildet, sind sehr selten. Sie entsprechen einer zweiten Fruchtanlage im Hoden. Sie enthalten deshalb Abkömmlinge aller drei Keimblätter: Haare, Fettgewebe, Epithelschläuche, Knorpel und Knochengewebe, Nerven und Muskelgewebe, Ganglien, ja sogar ausnahmsweise eine weitgediehene Hirnanlage.

Die Teratome des Hodens sind schon bei der Geburt in ihrer Anlage vorhanden, aber so klein, daß sie klinisch meist nicht erkannt werden. Sie wachsen mit dem sie tragenden Organismus, werden beim Kinde fühlbar und können schließlich nach Jahren gewaltige Geschwülste bilden. Ihre häufigste Form ist das einkammerige *Dermoid*. Die Teratome liegen immer im Innern des Hodens, und zwar stets nur in einem der Hoden, viel häufiger im rechten als im linken.

Reine Teratome sind immer *gutartig*; sie bilden nie Metastasen, auch keine lokalen Rezidive nach ihrer operativen Entfernung. Die Teratome können aber ausnahmsweise Einschlüsse unreifer Gewebezellen tragen. Diese Zellen verharren manchmal in unreifem Zustande, andere Male beginnen sie später selbständig zu wachsen, wodurch Tumoren entstehen, die ein Zwischenglied zwischen Teratomen und teratoiden Tumoren des Hodens bilden.

Die Teratome fallen ihrem Träger nur durch die Größe und ihr Gewicht lästig; sie sind nie lebensgefährlich. Da sie klinisch jedoch nie sicher von den bösartigen Teratoiden zu unterscheiden sind, so sind sie trotzdem, sowie sie erkannt sind, durch Semikastration zu entfernen.

2. Die *Teratoide* oder *Embryoide* des Hodens entwickeln sich aus unreifen, noch wenig differenzierten Zellen, die in ihren Abkömmlingen verschiedene Gewebearten aller drei Keimschichten zu bilden vermögen. Wenn aus diesen unreifen Zellen vorwiegend eine einzige Gewebeart sich entwickelt und selbständig wächst, so kann eine einheitliche Neubildung vorgetäuscht werden, sei es ein Chondrom, Osteom, Fibrom, Myom, Myxom oder aber ein Carcinom oder Sarkom. Wenn aber keine einzelne Gewebeart bei der Neubildung vorherrscht, wenn eine Gruppe unreifer Zellen zu der einen, andere Gruppen zu einer zweiten oder dritten Gewebeart heranwachsen, dann entstehen gemischte Geschwülste, deren Einreihung in bestimmte Klassen schwer fällt. Ihre Klassierung ist um so schwieriger, als die gewebliche Herkunft der verschiedenen Tumorformen sehr widersprechend ausgelegt wird. Die großzelligen, alveolär gebauten Hodengeschwülste, unter allen die häufigsten, werden z. B. von den einen als Abkömmlinge des Hodenepithels gedeutet, von den anderen als von den Zwischenzellen ausgehend betrachtet, deshalb bald als Carcinom, bald als Sarkom bezeichnet.

Alle diese teratoiden Hodengeschwülste entwickeln sich fast ausnahmslos erst während oder nach der Geschlechtsreife, vorzugsweise auf der Höhe des Geschlechtslebens zwischen dem 30. und 40. Lebensjahr. Wenn sie Cysten bilden, so sind sie nicht einkammerig, wie die Teratome, sondern vielkammerig, dabei die einzelnen Cysten klein. Die Teratoide sind, im Gegensatz zu den Teratomen, ebensooft im rechten wie im linken Hoden, sehr selten doppelseitig. Und wenn sie doppelseitig auftreten, so erweist sich der Tumor im zweiten Hoden meist als Metastase des andersartigen Primärtumors. In der Leiste oder im Abdomen zurückgehaltene Hoden scheinen eine besondere Neigung zur Geschwulstbildung zu haben, auch traumatische Schädigungen geben oft den Anstoß zum Wachstum einer teratoiden Neubildung im Hoden.

Bei aller Verschiedenheit der Deutung und Einteilung der mannigfaltigen Hodentumoren herrscht darin Übereinstimmung, daß von allen Geschwulstformen des Hodens die großzellige, meist alveolär gebaute, die häufigste ist. Diese wird als *Seminom* oder *Spermatoblastom* bezeichnet, da sie hauptsächlich von den spermiogenen Zellen auszugehen scheint. Der Name Epitheliom oder Embryonalcarcinom, der ihr früher beigelegt wurde, ist kaum mehr gebräuchlich. Die Bildung des Seminoms aus den spermiogenen Epithelien erklärt, warum diese Geschwulstform, wie alle Teratoide, vorzugsweise im geschlechtskräftigen Alter, selten im Greisenalter und nie vor der Geschlechtsreife, auftritt. Die Seminome werden in den verschiedensten Größen, von Kirschkern- bis Kindskopfgröße beobachtet. Sie gehen vom Hodengewebe selbst aus, nie vom Nebenhoden, noch vom rete testis. Das den Tumor umgebende Hodengewebe wird durch die wachsende Geschwulst mehr und mehr verdrängt und zur Druckatrophie gebracht; es umschließt schließlich die Neubildung schalenartig. Die albuginea testis wird nur ausnahmsweise von der Neubildung durchbrochen. Ein Hineinwachsen des Tumors in den Nebenhoden erfolgt verhältnismäßig spät. Dagegen bildet sich oft eine Hydrocele neben dem Tumor. Ihre Bildung bleibt aus, wenn durch reaktive Entzündung die tunica vaginalis propria testis verklebt.

Metastasen entwickeln sich beim Seminom sehr häufig und meist frühzeitig. Sie entstehen offenbar vorzugsweise durch Verschleppung von Geschwulstzellen in die Lymphbahnen des Samenstranges. Diese kann erfolgen auch wenn kein Einwuchern des Tumors in den Funiculus klinisch erkennbar ist. Am frühesten erkranken die Lymphdrüsen im Becken und längs der Bauchaorta. Später werden die Tumorzellen durch die Lymphbahnen weiter kranialwärts in das Mediastinum und längs des ductus thoracicus in die linke Supraclaviculargrube verschleppt. Es sind aber häufig, wie beim Magencarcinom, die Drüsenmetastasen in der linken Schlüsselbeingrube zuerst deutlich fühlbar. Die Leistendrüsen werden verhältnismäßig spät ergriffen, es sei denn, der Hodentumor durchbreche ausnahmsweise frühzeitig die albuginea testis und ergreife die Scrotalhaut.

Das Seminom zeigt auf seinem Durchschnitt eine grauweiße Fläche, in der gelbliche und rötliche Flecke und reichliche Blutungsherde liegen. Die Blutungen finden sich häufiger und ausgedehnter in den Metastasen als im primären Hodentumor. Die Konsistenz der Geschwulst ist weich, die Einlagerung einzelner, derber Knoten aber häufig. Ab und zu ist auf der Schnittfläche der Hodengeschwulst ein bindegewebiges Netzwerk, nicht selten fächerförmig vom corpus Highmori ausstrahlend, sichtbar. Außerordentlich häufig finden sich im Seminom, wie in allen teratoiden Geschwülsten, ausgedehnte Nekrosen.

Das mikroskopische Hauptmerkmal des Seminoms ist ein großer Zellreichtum. Die Tumorzellen sind vorwiegend rundlich, die Zellgrenzen häufig sehr unscharf, so daß das Protoplasma der nebeneinanderliegenden Zellen zusammenhängend erscheint. Das Gewebe bekommt dadurch syncytialen Charakter. Wohl sind die Geschwulstzellen meist in ein feines, alveolenbildendes Maschenwerk eingepreßt; aber die Alveolenwände sind oft so dünn, daß sie kaum sichtbar sind; deshalb ist wegen ihres vermutlichen Fehlens das Seminom oft irrtümlich als Sarkom gedeutet worden.

Dem Seminom im Gewebebau und in den klinischen Erscheinungen nahestehend ist das *Chorionepitheliom*. Es unterscheidet sich auf dem Durchschnitte von dem vorwiegend weißgrauen, wenn auch gefleckten Seminom durch seine sehr buntgefleckte Farbe. Im Chorionepitheliom ist das Gewebe durch Blutungen oft so ausgedehnt zerstört, daß nur wenig mehr von der Gewebestruktur im Primärtumor zu sehen ist und nur in den Metastasen der wahre Aufbau der Neubildung richtig zu erkennen ist. Die Chorionepitheliome bilden immer, und zwar meistens sehr frühzeitig, Metastasen. Diese erweichen häufig rasch und werden durch Blutungen (z. B. im Gehirn) zur Todesursache. Wie beim Seminom treten die Metastasen des Chorionepithelioms am ehesten in den Lymphdrüsen des Beckens und des retroperitonealen Raumes auf, in der Lunge, der Leber, der Milz, der Nieren, dem Magen-Darmtractus, auch im Herz oder Gehirn. Chorionepitheliome und Seminome sind nicht selten mit Gynäkomastie, einer schmerzhaften Anschwellung der Brustdrüsen, verbunden. Daß sich Seminom und Chorionepitheliom sehr nahe stehen, äußert sich auch darin, daß neben einem scheinbar primären Seminom des Hodens chorionepitheliomatöse Metastasen gefunden werden.

Die sehr seltenen *Chondrome, Osteome, Myome, Myxome* des Hodens sind gemeinsam als rudimentäre Teratoide zu deuten. Sie sind nicht sehr bösartig. Metastasenbildung erfolgt bei ihnen viel weniger rasch und weniger oft als bei Seminomen und Chorionepitheliomen. Eine Erwähnung verdient das sog.

papilläre Adenocarcinom des Hodens. Bei ihm überwuchert der endodermale
Teratomanteil die Abkömmlinge der beiden anderen Keimblätter. Es entsteht
dadurch ein eigenes histologisches Bild, in dem der Charakter des papillären
Adenoms vorherrscht. Klinisch läßt sich diese Tumorform nie von den anderen
Teratoiden unterscheiden. Eine eigenartige Geschwulstbildung ist das *tubuläre
Hodenadenom*, das aus engen gewundenen Schläuchen besteht, die viel schmäler
als die Hodenkanälchen sind. Sie liegen von einem vascularisierten Stroma
umgeben als kleine Knötchen im Hodengewebe. Bemerkenswert ist, daß sie
nur in hermaphroditischen oder in ektopischen Hoden, besonders Leisten- oder
Bauchhoden beobachtet werden.

Symptome. Alle teratoiden Hodentumoren sind im Beginne ihrer Entwicklung schmerzlos. Sie werden vom Kranken meist erst beachtet, wenn sie eine
erhebliche Größe aufweisen. Ihre häufigsten Arten, das Seminom und das
Chorionepitheliom zeigen nach erst langsamem Wachstum eine sehr rasche
Größenzunahme. Bald verursachen sie dann durch ihre Größe und ihr Gewicht
ziehende Schmerzen im Samenstrang und in der Leiste des Kranken. Es werden
auch Lymphdrüsenmetastasen im Hypogastrium fühlbar, die rasch wachsende,
derbe, unregelmäßige, die Bauchwand deutlich vorwölbende Geschwülste bilden.
Auffällig oft treten in der linken Supraclaviculargrube Drüsenschwellungen
auf. Mit der Entwicklung der Tumormetastasen treten starke Störungen des
Allgemeinbefindens des Kranken ein: Übelkeitsgefühl, Verdauungsstörungen,
Gewichtsabnahme und schließlich Kachexie. Harnstörungen fehlen meist vollkommen; selten besteht eine geringe Albuminurie. Tumormetastasen im Mediastinum, in den Lungen, den Nieren, in der Leber oder im Gehirn bringen mannigfaltige Abweichungen von diesem sonst ziemlich gleichmäßigen Krankheitsbild.

Differentialdiagnose. Entwickelt sich bei einem Kranken ohne heftige Entzündungserscheinungen eine erhebliche Vergrößerung des Hodens, so ist stets
zu erwägen, ob deren Ursache eine Neubildung sei; es ist aber auch zu bedenken,
daß eine Hodentuberkulose, ein gumma testis, eine Hydrocele oder Hämatocele
(Periorchitis) einen ähnlichen Palpationsbefund bilden können.

Ist neben dem vergrößerten Hoden eine deutlich knotige Schwellung des
Nebenhodens festzustellen, so spricht dies gegen die Annahme einer Hodenneubildung, macht vielmehr eine Tuberkulose der Keimdrüse wahrscheinlich;
denn Neubildungen des Hodens lassen den Nebenhoden lange unverändert.
Die *Tuberkulose* dagegen nimmt immer im Nebenhoden ihren Ausgang, greift
erst sekundär auf den Hoden über. Deshalb ist bei Anschwellung des Hodens
durch Tuberkulose stets gleichzeitig eine starke Erkrankung des Nebenhodens zu
finden. Wenn infolge des tuberkulösen Entzündungsprozesses der Nebenhoden
mit dem Hoden eng verschmolzen und von ihm nicht mehr abgrenzbar ist, so
wird der Palpationsbefund dem eines Hodentumors sehr ähnlich. Eine richtige
Deutung ist aber trotzdem meist leicht. Denn bei so starker Ausdehnung der
Hoden- und Nebenhodentuberkulose findet sich fast immer bei rectaler Untersuchung eine knotige, unverkennbar tuberkulöse Infiltration in Prostata und
Samenblasen, woraus auf die tuberkulöse Natur der Hodenschwellung zu
schließen ist.

Einmal beobachtete ich allerdings Tuberkulose und Neubildung im Hoden nebeneinander
entwickelt.

Einer Neubildung des Hodens im Palpationsbefund sehr ähnlich ist das
gumma testis. Dieses beschränkt sich, wie das Neoplasma, lange auf den Haupt-
hoden, läßt meist den Nebenhoden und auch das vas deferens ohne Infiltrat.
Seine Verwechslung mit Hodenneubildung kann bei sorgfältiger Untersuchung
aber doch ziemlich sicher vermieden werden. Beim Gumma findet sich immer

ein positiver Ausfall der Wa.R., und es nimmt die Hodenschwellung unter antiluischer Behandlung deutlich, wenn auch nicht immer hochgradig, ab. Die Hodenneubildungen verursachen keine Wa.R., reagieren nicht auf antiluische Behandlung, schwellen dagegen schon nach einer einzigen Erythemdosis von harten Röntgenstrahlen merklich ab.

Die *Hydrocele* ist durch ihre Transparenz und ihre glatte, elastische Oberfläche von der Hodengeschwulst leicht zu unterscheiden. Ist aber der Inhalt der Hydrocele durch Blutung getrübt (Hämatocele), die tunica vaginalis durch entzündliche Infiltrate und Bindegewebsneubildung verdickt (Periorchitis), dann wird die Diagnose schwieriger. Durch Hämatocele bzw. *Periorchitis* nimmt die Hodenschwellung in der Regel viel langsamer zu als durch Neubildung. Eine Probepunktion ergibt bei Tumor nur wenige Tropfen Blut, mit oder ohne Tumorpartikel, einzig bei Teratomen allfällig statt Blut kleine Mengen schleimig-breiiger Flüssigkeit mit viel Detritus und Cholesterin. Bei Hämatocele bzw. Periorchitis dagegen ergibt die Punktion Blut in größerer Menge oder eine wäßrige, braunrote Flüssigkeit mit Epithelien und Leukocyten. Die Probepunktion ist mit der Gefahr verbunden, durch Verletzung eines Hodentumors Tumorzellen zu verimpfen und Anlaß zur Ausbreitung zu geben. Sie soll deshalb nur wenn dringlich nötig vorgenommen werden.

Die Diagnose des Hodentumors kann durch den Nachweis von Sexualhormonen im Harn verfeinert werden. Bei Chorionepitheliomen sind schon wiederholt die Schwangerschaftsreaktionen mit dem Urin deutlich positiv ausgefallen. Es scheint das chorionepitheliöse Gewebe Schwangerschaftsinkret abgeben zu können. Wahrscheinlich führt es dadurch zeitweilig zur Gynäkomastie. Der Hormonnachweis ist vor allem wertvoll postoperativ zur Entscheidung der Frage, ob versteckte Metastasen vorhanden sind oder neu auftreten.

Charakteristisch für die *teratoiden Hodentumoren* ist ein rasches Wachstum der Geschwulst, die frühzeitige Bildung fühlbarer Drüsenknollen im Becken und Retroperitonealraum, dann von Drüsenschwellungen in der linken Schlüsselbeingrube und von im Beginne nur radiographisch als fleckige Schatten nachweisbaren Metastasen in den Lungen.

Die **Prognose** der Hodentumoren ist immer trübe. Hoffnungslos erscheinen die Heilungsaussichten aber selbst dann nicht, wenn Metastasen nachzuweisen sind. Denn wiederholt ist nach operativer Entfernung des Primärtumors Heilung der Metastasen durch hochdosierte Tiefenbestrahlung erzielt worden. Das Wohl und Wehe des Kranken mit bösartigen Hodentumoren hängt von der frühzeitigen Diagnose und dem raschen Einsetzen der Therapie ab. Bei jeder am Hoden der Neubildung verdächtigen Schwellung sollen deshalb sofort alle diagnostischen Hilfsmittel in Anwendung gezogen werden. Bei Unklarheit der Diagnose ist eine operative Freilegung des Hodens angezeigt.

Therapie. Bei der Behandlung der Hodenneubildung ist stets zu berücksichtigen, daß die meisten dieser Tumoren außergewöhnlich häufig und rasch durch Vermittlung der Lymph- und Blutbahnen Metastasen bilden. Deshalb soll unbedingt jede Hodenneubildung möglichst frühzeitig entfernt werden. Weil in den Lymph- und Blutbahnen des Samenstranges immer Metastasenkeime zu vermuten sind, soll, bevor der primäre Tumor operativ berührt wird, der Samenstrang hoch oben freigelegt, dort ligiert und mit dem elektrischen Messer oder dem Thermokauter durchtrennt werden. Erst danach darf der Hoden ohne Gefahr traumatischer Verbreitung von Geschwulstzellen aus dem Scrotum herausgeschält werden. Das vas deferens besonders hoch, höher als die Samenstranggefäße abzutragen, gar bis zur Samenblase zu verfolgen, wie empfohlen wurde, ist zwecklos. Denn das Vas nimmt seltener Anteil an der Verbreitung der Tumormetastasen als die Lymphgefäße und die Venen des Funiculus. Den ganzen Samenstrang in seiner vollen Länge mitsamt der in seinem Bereiche liegenden retroperitonealen Drüsen auszuräumen, ist auch abzuraten. Dieser große Eingriff steigert die Operationsgefahr sehr erheblich, ohne die Dauererfolge der Semicastratio bei Tumor zu bessern. Dagegen soll nach Abtragung jeder teratoiden Hodenneubildung, sei es eines Seminoms, Chorionepithelioms oder auch nur eines scheinbar gutartigen Chondroms, Myxoms usw. immer eine energische Nachbestrahlung der zugehörigen Drüsengebiete vorgenommen werden, auch wenn noch keine Drüsenmetastasen nachweisbar sind. Die teratoiden Tumormetastasen, wie der Primärtumor, sind, weil aus wenig differenzierten Zellen gebildet, auf Röntgenstrahlen sehr empfindlich. Deshalb wird vielfach empfohlen, nicht nur nach, sondern auch schon vor der Exstirpation des Primärtumors die der Geschwulst gleichseitigen Lymphdrüsengebiete, sowie den ganzen Hoden und seinen Funiculus zu bestrahlen, um dadurch in Venen- und Lymphbahnen allfällig wandernde Tumorzellen zu zerstören oder am Weiterwandern zu verhindern. Die Zahl der Dauerheilungen nach Semicastratio soll durch diese Vorbestrahlungen vermehrt werden. Klinisch nachweisbare Metastasen in den Lymphdrüsen des Abdomens sollen nie operativ angegriffen werden. Sie sind ausschließlich der Strahlentherapie (Radium oder Röntgen) zu unterwerfen. Eine bereits klinisch nachweisbare Metastasenbildung soll aber nie von der operativen Exstirpation des primären Hodentumors abhalten; denn es wurde wiederholt bei derartigen Kranken ein lange dauernder Schwund der Lymphdrüsen- und Lungenmetastasen unter Strahlenbehandlung nach operativer Entfernung des Primärtumors beobachtet. Im allgemeinen sind die Aussichten auf Dauerheilung bei teratoiden Tumoren des Hodens trotz frühzeitiger Operation und Strahlenbehandlung nicht gut. Bei mehr als der Hälfte der Kranken erfolgt der Tod durch schrankenloses Weiterwuchern der Metastasen.

Funktionelle Störungen der männlichen Geschlechtsorgane.

Funktionelle Störungen der männlichen Geschlechtsorgane treten sehr häufig auf. Sie sind so mannigfaltiger Art, daß eine Übersicht über alle ihre Varietäten schwer zu geben ist. Drei große Klassen lassen sich bei ihnen immerhin leicht unterscheiden:

I. Die *impotentia generandi*, die mangelnde Zeugungsfähigkeit trotz erhaltener Fähigkeit normalen Geschlechtsverkehrs.

II. Die *impotentia coeundi*, das Unvermögen, den natürlichen Beischlaf auszuführen.

III. *Reizerscheinungen der Geschlechtsorgane*, wie Priapismus, gehäufte Samenverluste usw.

I. Impotentia generandi.

Die *impotentia generandi*, die Unfähigkeit der Zeugung trotz erhaltener Kopulationsfähigkeit, kann bedingt sein

1. durch mangelnde Befruchtungsfähigkeit des Spermas,

2. durch mechanische Behinderung des Übertrittes von Sperma aus dem männlichen in das weibliche Genitale.

1. Mangelnde Befruchtungsfähigkeit des Spermas.

Die Befruchtungsfähigkeit des Spermas kann fehlen

a) infolge Mangels von Samenfäden im Ejaculat (Azoospermie),

b) infolge mangelnder Beweglichkeit der im Ejaculate vorhandenen Spermatozoen (Nekrospermie).

Die *Azoospermie* ist entweder bedingt durch ein Fehlen der Samenbildung im Hodenparenchym *(primäre Azoospermie)*, oder sie ist die Folge eines Verschlusses der ableitenden Samenwege, wodurch der Abfluß der im Hoden gebildeten Spermatozoen verhindert wird *(Obliterationsazoospermie)*.

Eine primäre Azoospermie, ein Ausbleiben jeglicher Spermatozoenbildung, wird verursacht durch angeborenen oder erworbenen doppelseitigen Hodenmangel oder doppelseitige Hodenatrophie (durch Anorchie, Kastration, Kryptorchismus, Druckatrophie durch Hydrocele usw., Orchitis, Hodentumoren).

Auch wiederholte, lang dauernde Röntgenbestrahlungen des Hodens ziehen durch Atrophie der samenbereitenden Parenchymzellen Azoospermie nach sich. Ob ohne eine anatomisch nachweisbare lokale Erkrankung des Hodens, lediglich durch Schädigung des Gesamtorganismus infolge Infektionskrankheiten, Alkoholismus, Morphinismus, Fettsucht usw. eine dauernde Hemmung der Samenbildung entstehen kann, ist fraglich. Die nach sexuellen Exzessen wiederholt beobachtete Azoospermie trotz gesunder Hoden ist jedenfalls immer nur vorübergehend. Ausnahmsweise scheint die Samenbildung in scheinbar gesunden Hoden vollständig auszubleiben, ohne daß sich dafür irgendwelche Ursache nachweisen ließe.

Viel häufiger als die primäre Azoospermie ist die sog. *Obliterationsazoospermie*. Ihre Ursache liegt in der überwiegenden Mehrzahl der Fälle in einer gonorrhoischen, tuberkulösen oder banalen Epididymitis oder Funiculitis, in deren Folge durch Obliteration oder narbige Umschnürung der engen Samenwege den Samenfäden der Durchgang verunmöglicht wird.

In 90% der doppelseitigen, gonorrhoischen Epididymitis stellt sich eine Obliterationsazoospermie ein. Diese ist eine dauernde, wenn sie nicht innerhalb der ersten 3—4 Monate nach der Epididymitis durch Resorption der entzündlichen Infiltrationen im Nebenhoden zum Schwinden gebracht werden kann.

Seltener als in den Nebenhoden und in den vasa deferentia bildet sich für den Durchtritt der Spermatozoen ein Hindernis in den ductus ejaculatorii oder gar erst in der Harnröhre selbst. Auch dort handelt es sich fast immer um entzündliche Narbenbildung (Harnröhrenstriktur, Narbenzug an den ductus ejaculatorii nach Prostatitis).

Solche Verengerungen der unteren Samenwege erzeugen meist nicht bloß eine Azoospermie, sondern vielmehr einen sog. *Aspermatismus*, d. h. sie verhindern jedwede Ejaculation von Samenflüssigkeit, versperren nicht nur den Samenfäden, sondern auch dem Samenblasen- und Prostatasekret den Abfluß.

Die Azoospermie und der Aspermatismus sind bei den meisten sterilen Ehen die Ursache der Kinderlosigkeit. Bevor die Ehefrau irgendwelcher Behandlung wegen Kinderlosigkeit unterworfen wird, muß deshalb immer vorerst der Ehegatte auf seine Zeugungsfähigkeit untersucht werden.

Die äußere Untersuchung des Mannes läßt nicht beurteilen, ob dieser an Azoospermie leidet oder nicht. Trotz einer vollständigen Obliterationsazoospermie können die Hoden ganz normal in Größe, Form und Konsistenz sein; die im Nebenhoden oder vas deferens liegenden, den Samenfluß sperrenden Narben sind nicht immer fühlbar. Trotz Azoospermie kann das Ejaculat makroskopisch vollkommen normal erscheinen. Sicheren Aufschluß, ob Azoospermie besteht oder nicht, gibt nur die *mikroskopische Untersuchung* des ejaculierten Spermas. Dieses zeigt bei Azoospermie im mikroskopischen Bilde statt der zahlreichen, das Gesichtsfeld in dichten Schwärmen durcheilenden Spermatozoen nur Lecithinkörner, corpora amylacea, Epithelien, BÖTTCHERsche Kristalle, oft auch noch Eiterkörperchen (Pyospermie) oder rote Blutkörperchen (Hämospermie).

Fehlen die Spermatozoen im Ejaculate nicht vollkommen, sind sie nur sehr stark bis auf wenige Exemplare vermindert, so spricht man von *Oligospermie*. Auch diese bedingt oft Sterilität, weil die Samenfäden meist nicht nur in ihrer Zahl, sondern auch in ihrer Lebenskraft erheblich vermindert sind.

Ob es sich um eine primäre Azoospermie handelt oder um eine Obliterationsazoospermie, ist manchmal durch Punktion des Hodens zu entscheiden. Trotz vollkommenen Verschlusses des vas deferens oder der Samenkanälchen des Nebenhodens dauert nämlich die Spermaproduktion im Hoden, wenn dieser gesund ist, noch jahrelang fort. Ergibt eine Punktion des Hodens mit Aspiration eines kleinen Tropfens seines Inhaltes einen positiven Befund von Spermatozoen in der aspirierten Hodenflüssigkeit, so ist daraus zu schließen, daß das Fehlen der Spermatozoen im Ejaculate sicher die Folge einer Obliteration der Samenwege ist, es sich nicht um eine primäre Azoospermie handelt.

Statt durch Mangel an Spermatozoen kann die Samenflüssigkeit zur Befruchtung untauglich sein durch fehlende Beweglichkeit der in ihr vorhandenen Spermatozoen (*Nekrospermie* oder *Asthenospermie*).

Die im Hoden gebildeten Samenfäden erhalten die zur Befruchtung des Eies notwendige Beweglichkeit vielleicht zum Teil durch die Zumischung eines Nebenhodensekretes, zur Hauptsache aber immer erst durch Mischung mit dem normalen Prostatasekret. Wird nun die Prostata durch irgendwelche Erkrankung, sei es Entzündung oder Tumorbildung, in ihrer Sekretion behindert oder ist ihr

Sekret durch Beimischung von Blut, Eiter oder von irgendwelchen Entzündungsprodukten in seiner biologischen Wirkung stark verändert, so bleibt das Ejaculat trotz seines reichen Gehaltes an normal geformten Samenfäden steril. Die Spermatozoen bleiben mangels der belebenden Wirkung des Prostatasekretes regungslos und damit unfähig, in das Ei einzudringen.

Diese Nekrospermie, am häufigsten durch eine lang dauernde, gonorrhoische oder banale Entzündung der Prostata verursacht, ist nicht immer eine dauernde Erscheinung. Oft gewinnt das Prostatasekret nach Resorption des entzündlichen Infiltrates der Vorsteherdrüse seine belebende Wirkung auf die Spermatozoen wieder.

Die Diagnose *Nekrospermie* darf nur gestellt werden, wenn im ganz frischen, am besten im Condom aufgefangenen Ejaculat keine beweglichen Spermatozoen zu sehen sind; denn auch die normalen Spermatozoen verlieren außerhalb des Körpers infolge Abkühlung ihre Bewegungsfähigkeit rasch.

Immerhin bleibt wenigstens ein kleiner Teil der Spermatozoen im normalen Ejaculate bei Zimmertemperatur mehrere Stunden lang beweglich. Beimischung von Harn zum Ejaculate beschleunigt das Absterben der Spermatozoen erheblich.

Zu beachten ist, daß in jedem Ejaculate die in den gelatinösen Globulinmassen des Samenblasensekretes eingeschlossenen Samenfäden regungslos sind, weil sie der Einwirkung des Prostatasekretes entzogen bleiben. Deshalb sind bei mikroskopischen Untersuchungen auf Nekrospermie nur die dünnflüssigen Teile des Ejaculates zu verwerten.

Von Nekrospermie darf nur gesprochen werden, wenn das im sexuellen Orgasmus entleerte Ejaculat bei mehreren mikroskopischen Untersuchungen keine lebenden Samenfäden enthält. Die Untersuchung des aus den Samenblasen ausmassierten oder als Spermatorrhoe abgeflossenen Samens ist in dieser Hinsicht nicht maßgebend, da in diesen letzten Fällen die Beimischung des den Samenfaden belebenden Prostatasekretes infolge der unnatürlichen Gewinnungsart des Samens fehlen kann.

2. Mechanische Behinderung der Spermaübertragung.

Die *impotentia generandi* des Mannes kann außer durch mangelnde Befruchtungsfähigkeit des Spermas auch bedingt sein durch eine rein mechanische Behinderung des Übertrittes des gesunden Spermas aus dem männlichen in das weibliche Genitale.

So wird bei starker Hypospadie oder Epispadie des Mannes, wobei die Urethra nahe der Peniswurzel ausmündet, eine Befruchtung fast unmöglich oder doch außerordentlich erschwert, weil bei der Ejaculation infolge der abnormen Lage der Harnröhrenausmündung das Sperma während des Beischlafes stets außerhalb der weiblichen Genitalien abfließt.

Ebenso kann eine enge Striktur der Harnröhre des Mannes oder ein durch Narben- oder Tumorbildung erzeugter Verschluß der beiden ductus ejaculatorii den Übertritt des Samens aus dem männlichen in das weibliche Genitale verhindern. Wohl reagiert bei sexuell erkrankten Männern im Orgasmus das Ejaculationszentrum normal und macht sich das Gefühl der Ejaculation in normaler Weise geltend; aber der dickflüssige, mit relativ geringem Drucke ejaculierte Samen staut sich hinter der für den dünnflüssigen Urin noch durchgängigen Urethralstriktur und fließt nach hinten in die Blase oder aber er staut sich, wenn das mechanische Hindernis in den verengten ductus ejaculatorii liegt, in der Ampulle des vas deferens, die dadurch wesentlich erweitert wird.

Dieses Fehlen eines Abflusses von Samen während des sonst normalen Geschlechtsverkehrs wird, wie bereits gesagt, als *Aspermatismus* bezeichnet.

Neben der erwähnten *mechanischen* Form des Aspermatismus kommt auch ein *psychischer* oder *nervöser* Aspermatismus vor. Er kann dadurch bedingt sein, daß das Ejaculationszentrum entweder *nicht* genügend *erregbar* ist, um eine ejaculatio seminis zu vermitteln oder dadurch, daß in einem an sich gut erregbaren Ejaculationszentrum infolge *psychischer Hemmungen*, z. B. Furcht vor Befruchtung, der zur Ejaculation gehörende Reflex nicht zur Auslösung kommt. Daß wirklich psychische Hemmungen allein die Ejaculation des Samens verunmöglichen können, zeigt sich darin, daß bei einzelnen Kranken nur beim natürlichen Beischlaf die Ejaculation ausbleibt, bei wollüstigen Träumen aber, während denen die psychische Ejaculationshemmung wegfällt, die Samenentleerung ganz normal erfolgt.

Ein vorübergehender Aspermatismus kann auch bedingt sein durch momentane Erschöpfung des Ejaculationszentrums infolge eines kurz nacheinander wiederholten Beischlafes oder infolge andersartiger Ermüdung des Organismus.

Als seltene Ursache des Aspermatismus sei auch noch erwähnt die Lähmung der musculi bulbo-cavernosi und der Muskulatur der Samenblasen durch eine Rückenmarksläsion.

Therapie. Ob eine Wiederherstellung der Zeugungsfähigkeit möglich ist oder nicht, hängt natürlich von der Ursache der impotentia generandi ab. Liegt diese lediglich in mechanischer Störung des Samenabflusses durch Hypo- oder Epispadie, durch Verengerung der Harnröhre oder der ductus ejaculatorii usw., so können operative Maßnahmen Heilung der Impotenz bringen. Aussichtslos ist die Behandlung dagegen bei hochgradiger Mißbildung oder Zerstörung der äußeren Genitalien.

Der rein psychische Aspermatismus ist oft durch Psychotherapie zu beseitigen.

Hat die impotentia generandi ihren Grund in einer mangelnden Befruchtungsfähigkeit der richtig ejaculierten Samenflüssigkeit, so ist die Behandlung wenig aussichtsreich.

Die Nekrospermie zwar kann, da sie häufig durch rein entzündliche Veränderungen der Prostata erzeugt ist, durch Behandlung der chronischen Prostatitis usw. behoben werden. Die Azoospermie dagegen trotzt in ihren Formen meist allen therapeutischen Maßnahmen. Denn auch die Obliterationsazoospermie, bei der im Hodengewebe normale Spermatozoen in reichlicher Zahl noch gebildet werden, ist nur ganz ausnahmsweise durch operative Anastomosenbildung zwischen vas deferens und den oberhalb der Stenose gelegenen Nebenhodenkanälchen zur Heilung zu bringen. Es sind zwar eine Reihe von Operationsmethoden angegeben, die zu diesen Zielen führen sollen, aber Erfolge sind bis jetzt nur ganz selten beobachtet worden.

Auch die Versuche künstlicher Befruchtung mit dem aus dem Hodenparenchym durch Punktion gewonnenen Sperma, dem vor künstlicher Einführung in die Cervix exprimiertes Prostatasekret beigemischt wird, werden wohl meist fehlschlagen.

II. Impotentia coeundi.

Die *impotentia coeundi*, das Unvermögen, den Beischlaf in normaler Weise auszuführen, kann bedingt sein

1. durch *anatomische Anomalien* oder *anatomische Erkrankungen* der *Geschlechtsorgane* selbst oder der sie innervierenden Nervenzentren oder Nervenbahnen.

2. Durch *rein funktionelle Störungen* der scheinbar gesunden Geschlechtsorgane.

Die vollständige impotentia coeundi ist naturgemäß meist verbunden mit einer impotentia generandi; es ist dies nicht immer der Fall, da auch ohne Immissio penis die bloße ejaculatio ante portam dank der Eigenbewegung der Samenfäden zu einer Schwängerung des Weibes führen kann.

Anatomische Anomalien der männlichen Geschlechtsorgane, welche eine immissio penis in vaginam verhindern, bedingen eine vollkommene impotentia coeundi. Es wird der Beischlaf verunmöglicht durch eine rudimentär gebliebene Entwicklung des Penis, wie sie oft mit der Hypo- und Epispadie, mit der ectopia vesicae usw. verbunden ist, ferner durch eine bifurcatio oder duplicatio penis usw. Ebenso bilden Verformungen des Penis durch Tumoren, Elephantiasis, Condylomata eine mechanische Behinderung der Kohabitation. Sehr oft sind entzündliche Infiltrate in den Schwellkörpern, die nicht am schlaffen, wohl aber am erigierten Penis abnorme Biegungen oder Knickungen bedingen, Ursache der mechanischen impotentia coeundi.

Es können frische entzündliche Prozesse in den Schwellkörpern des Penis, wie sie sich im Verlaufe jeder Urethritis, besonders oft aber bei Gonorrhoe entwickeln, durch die verminderte Dehnbarkeit der entzündlich veränderten Schwellkörperteile bei der Erektion zu starken Verbiegungen des Penis führen. Eine derartige sog. *chorda venerea* ist meist nur vorübergehender Natur. Sie wird dauernd, wenn die Entzündung nach ihrer Abheilung umschriebene, narbige Schwielen mit stellenweiser Verödung der Bluträume in den Schwellkörpern zurückläßt. Der Penis verbiegt oder knickt sich dann bei der Erektion immer nach der Seite der Narbenschwiele, weil in deren Gebiet die Blutfüllung und damit auch die Dehnung der Gewebe fehlt oder doch gegenüber den benachbarten Teilen der Schwellkörper wesentlich zurückbleibt. In gleicher Weise führt auch die induratio plastica penis zur Verbiegung des erigierten Penis und zur impotentia coeundi.

Eine Knickung des erigierten Penis in seinem Eichelteile, die eine immissio penis verhindert, kann auch stattfinden infolge angeborener oder durch Entzündung erworbener *Kürze des Frenulums*. Dieses Hindernis der Kohabitation hält selten lange an; meist tritt spontane Heilung des Leidens durch Einreißen des Frenulums während eines Coitusversuches ein.

Fast ebensohäufig wie die Formveränderungen des Penis verunmöglichen solche der ihn umgebenden Organe die immissio penis. So wird die facultas coeundi trotz normaler Form und Erektion des Penis behindert durch große Scrotalhernien, Hydro- oder Hämatocelen, elephantiasis scroti, große Hodentumoren, Fettbauch usw.

Statt durch lokale Anomalien oder eine Erkrankung der Geschlechtsorgane kann die Kohabitation auch verunmöglicht werden durch Erkrankungen des zentralen oder peripheren Nervensystems, durch welche die die Erektion des Penis vermittelnden Leitungsbahnen in ihrem zentripetalen oder zentrifugalen Teile unterbrochen werden.

Der Einfluß der *Hirnkrankheiten* auf die Erektionsfähigkeit des Penis ist noch wenig klargelegt. Feststehend ist, daß vielfach nach Hemiplegie, nach Hirntumoren oder Hirnverletzungen Impotenz eintritt. Es ist aber jeweilen schwer zu unterscheiden, wieweit diese Hirnläsionen lediglich durch Herabsetzung der Geschlechtslust, wieweit durch Behinderung der Erektion zur geschlechtlichen Impotenz führen.

Bei den *Erkrankungen des Rückenmarks*, von denen besonders die Tabes und die Myelitis nach kurzer Steigerung der Geschlechtsfunktionen in ihrem späteren Verlaufe fast immer zu vollkommener Impotenz führen, ist wohl sicher die Hemmung der Erektion die Ursache der Impotenz. Die Libido ist trotz der Impotenz wenigstens häufig erhalten.

Eine *Insuffizienz* der Drüsen mit *innerer Sekretion* hat oft eine Impotenz zur Folge. Bleiben die Hormone der männlichen Keimdrüse infolge Atrophie oder völligen Verlustes des Hodens aus dem Kreislaufe weg (Infantilismus, Eunuchismus), so schwindet die sexuelle Potenz. Ebenso führen auch Störungen der Schilddrüsenfunktion (Myxödem), sowie solche der Nebennieren, der Hypophyse (Morbus Addisonii, Akromegalie, Dystrophia adiposa-genitalis) zu Impotenz.

Von vielen Autoren wird die Entzündung und Kongestion des colliculus seminalis, die nach urethritis post., nach gewohnheitsmäßiger Onanie, nach Exzessen in venere oft beobachtet wird, beschuldigt, entweder durch Leitungshemmungen in den von den Geschlechtsorganen zum Erektionszentrum führenden Nervenbahnen oder durch gesteigerte Reizung und schließliche Erschöpfung des Erektionszentrums Impotenz zu erzeugen.

Auch *Intoxikationen* und *Infektionen* des Körpers vermögen die facultas coeundi, oft sogar die Libido vollkommen und dauernd zu unterdrücken. So führt der Mißbrauch von Nicotin, Alkohol, Morphium oder Opium, ferner lang dauernde Medikation von Arsen und Brom in hohen Dosen nach vorerstiger Reizung der Genitalorgane oft zu vollständiger Impotenz. Ob bei Diabetes und Nephritis, die Impotenz zur Folge haben können, eine Toxinwirkung an der mangelnden Erektion die Schuld trägt oder ob mehr die allgemeine Schwächung des Organismus durch diese Leiden zur Impotenz führt, ist fraglich.

Funktionelle Störungen der anatomisch scheinbar intakten Geschlechtsorgane sind außerordentlich häufig. Sie bilden die Mehrzahl aller Fälle von Impotenz. Bei ihnen ist die Impotenz allerdings meist keine vollständige. Unter gewissen Bedingungen ist wenigstens zeitweilig die Ausübung des Beischlafes möglich.

Es kann sich bei diesen funktionellen Formen der Impotenz handeln um

a) Fehlende Libido. Vor der Pubertät und andererseits im Senium ist das Fehlen der Libido physiologisch. Während der Jahre der Geschlechtsreife ist aber ein vollkommener Mangel der Geschlechtsbegierde bei Männern selten. Solche naturae frigidae empfinden gegenüber allen Frauen keine Spur von geschlechtlichem Verlangen oder aber die Geschlechtsbegierde zeigt sich nur bei einem ganz bestimmten Schlag von Frauen. Es kann ein solcher Mann der Mehrzahl der Frauen gegenüber vollkommen impotent sein, z. B. auch seiner Ehefrau gegenüber, dagegen eine ganz normale Potenz zeigen gegenüber einzelnen anderen, ihm besonders zusagenden Frauen. Dabei brauchen gar keine perversen Gefühle eine Rolle zu spielen, wie sie sich beim Sadismus, Masochismus, Fetischismus und anderen Formen der psychopathia sexualis geltend machen.

Ein vollständiges Erlöschen der Libido kann sich auch infolge hochgradiger Erschöpfung der Sexualorgane durch maßlose Onanie oder übertriebene normale Geschlechtstätigkeit einstellen. Hierbei finden sich meist schlaffe, weiche, äußere Genitalien. Die Kranken äußern alle möglichen neurasthenischen Klagen: Kältegefühl im Nacken, Kopfdruck, Müdigkeit usw. Die vollständige Absorption der Gedanken durch wissenschaftliche Arbeiten und technische Probleme kann auch zu Impotenz führen.

b) Fehlende oder unvollständige Erektionen bei jedem Versuche des Beischlafes. Bei vielen Kranken bleibt die Erektion aus, weil entweder

α) die Reizung des Erektionszentrums ungenügend ist, oder andererseits das Erektionszentrum keine genügende Erregbarkeit besitzt oder

β) Hemmungen psychischer Art den Ablauf der Reflexe in dem gereizten und auch normal ansprechenden Erektionszentrum verhindern.

ad α) So hemmt die verminderte Sensibilität der von den Geschlechtsorganen zum Rückenmark führenden Nervenbahnen, z. B. beim Masturbanten, die volle Ausbildung der Erektion in coitu.

Es kann die Erregbarkeit des Erektionszentrums vorübergehend oder dauernd durch Allgemeinerkrankungen des Organismus oder durch sexuelle Exzesse aller Art (Impotenz der Erschöpfung) zerstört sein. Bei diesen Kranken stellen sich nicht nur beim Versuche des Beischlafes, sondern überhaupt nie mehr, auch nicht im Schlafe oder wie physiologisch sonst so häufig, morgens beim Erwachen Erektionen ein.

ad β) Trotz normaler Reizleitung von den Geschlechtsorganen her und normaler Reizbarkeit des Erektionszentrums bleibt die Erektion aus, wenn psychische Hemmungen den Erektionsreflex an dem normalen Ablauf verhindern. So vermag die Angst vor Infektion, vor Schwängerung, ja auch die Angst vor Mißlingen des Coitus die Erektion vollkommen zu unterdrücken. Bei solchen Kranken erfolgt oft im Traume oder auf masturbatorische Reize hin eine ganz normale Erektion, während sie beim natürlichen Coitus wegen der Einwirkung psychischer Hemmungen unterbleibt.

γ) Bei einer dritten Klasse von Kranken verhindert eine *ejaculatio praecox* die Erektion oder läßt sie nur so kurz andauern, daß eine immissio penis nicht gelingt und der Beischlaf unmöglich wird.

Eine ejaculatio praecox ist nicht immer Zeichen einer Erkrankung. Sie kann bei ganz gesunden Männern bedingt sein durch hochgradige Libido, z. B. nach langer sexueller Abstinenz. Diese physiologische ejaculatio praecox ist immer mit vollem Wollustgefühl verbunden. Als Krankheitssymptom tritt die zu frühzeitige Ejaculation bei reizbarer Schwäche des Erektionszentrums auf und geht jeweilen ohne jede Wollustempfindung einher. Sie hinterläßt auch nie das Gefühl der Befriedigung. Bei derartigen Kranken wird ein normaler Verkehr unmöglich; die Ejaculation erfolgt schon bei der ersten Annäherung der Frau, schließlich sogar bei jedem sinnlichen Gedanken, und zwar allmählich immer rascher, so daß es schließlich gar nicht mehr zur Erektion kommt, der Samen ohne Erektion des Gliedes abfließt.

Wieweit bei diesen Zuständen eine chronische Hyperämie des colliculus seminalis und der Prostata, bedingt durch Masturbation, coitus interruptus oder urethritis post. an dem raschen Ablauf der Reflexe Schuld trägt und damit die ejaculatio praecox bedingt, wieviel Erkrankungen des Nervensystems, die durch die erwähnten Schädlichkeiten erzeugt werden, diese Störungen verursachen, wird sehr verschieden beurteilt. Es ist jedenfalls davor zu warnen, alles Heil für solche Kranke in einer lokalen Behandlung des colliculus seminalis und der Prostata zu sehen. Viel wichtiger ist für die Kranken die Hebung des körperlichen Allgemeinzustandes und vor allem eine konsequent durchgeführte Psychotherapie.

Das Gegenbild zur ejaculatio praecox, die *ejaculatio retarda*, führt nicht zur impotentia coeundi; sie kann aber, wenn sie bei hochgradiger Entwicklung schließlich zum vollkommenen Ausbleiben der Ejaculation während des Coitus führt, eine impotentia generandi bedingen. Sie entsteht durch Sensibilitätsstörungen in der glans penis, z. B. bei Tabes, ferner durch Ermüdung des Ejaculationszentrums bei abusus sexualium, besonders auch bei gewohnheitsmäßigem coitus interruptus, und schließlich können auch psychische Hemmungen (Furcht vor Schwängerung), zum vollständigen Ausbleiben der Ejaculation trotz Libido und guter Erektion führen.

Therapie. Eine impotentia coeundi, welche durch anatomische Verformungen des Penis bedingt ist, läßt sich in der Regel nur schwer durch operative Eingriffe beheben. Am ehesten bietet die chorda venerea, die so oft das Kohabitationshindernis bildet, Aussicht auf Heilung. Wenn die Chorda noch nicht lange besteht, noch keine Narbe, sondern erst ein entzündliches Infiltrat in den Schwellkörpern sich gebildet hat, vermag sie durch Resorbentien zum Schwinden gebracht zu werden. Hat sich dagegen an Stelle des Infiltrates bereits eine Narbe in den Schwellkörpern entwickelt, die zur Verkrümmung des erigierten Penis führt, dann ist nur durch eine Excision der Narbe und nachfolgende sorgfältige Naht der Wundflächen eine Heilung zu erreichen. Das ab und zu durch seine Kürze die Kohabitation hindernde Frenulum ist leicht zu verlängern (quere Incision mit nachfolgender Längsnaht des Frenulums). Auch Kopulationshindernisse, die durch Formveränderung der den Penis umgebenden Organe, z. B. durch große Hydrocelen, Hernien usw. entstehen, sind unschwer zu beheben.

Eine impotentia coeundi, welche durch anatomische Erkrankungen des Nervensystems erzeugt wird, ist wohl selten zu heilen, ebenso die Impotenz infolge Diabetes, Nephritis oder anderer an sich schwer heilbarer Erkrankungen des Körpers.

In der Behandlung der *rein funktionellen Formen* der impotentia coeundi spielt die Psychotherapie die erste Rolle. Deren Erfolge sind, wenn auch bei Sexualneurasthenikern immer schwer zu erkämpfen, doch oft befriedigend. Große Geduld und Konsequenz in der Behandlung ist notwendig. Daneben ist eine Kräftigung des Kranken durch hygienisch-diätetische Maßnahmen und durch tonisierende Medikamente (Eisen-, Arsen-, Phosphor-, Lecithinpräparate) zu erstreben.

Sehr zu warnen ist vor der Methode, die psychotherapeutische Behandlung durch lokale chirurgische Maßnahmen an den Sexualorganen (Ätzen und Brennen des Colliculus, Sonden- und Instillationsbehandlung der Urethra usw.) unterstützen zu wollen oder sie gar durch solche zu ersetzen. Ist einmal bei den nervösen Kranken die Angst, mit einem lokalen, zur Impotenz führenden Leiden behaftet zu sein, durch die lokalen Eingriffe der Ärzte verstärkt worden, dann wird es schwer halten, den Kranken nachträglich zu überzeugen, daß seine psychischen Störungen die Impotenz bedingen. Eine urethritis posterior oder eine colliculitis seminalis, die sich bei einem Impotenten findet, soll deshalb nicht unüberlegt, wie dies so oft geschieht, als Ursache der Impotenz betrachtet und durch lokale Therapie zu beseitigen gesucht werden. Es ist vielmehr immer sehr genau zu erforschen, ob nicht eine zur Impotenz führende Neurasthenie schon vor dem urethralen Leiden bestand oder sich doch unabhängig von diesem durch geistige Übermüdung, durch Sorgen, vielleicht auch durch Furcht vor den Folgen der Gonorrhoe oder Onanie entwickelte. Sehr oft wird dann zu erkennen sein, daß erst mit Einsetzen der Neurasthenie die schon lange bestehenden Symptome der Urethritis und Colliculitis in den Vordergrund der Klagen des Patienten rückten.

Die Anwendung von Aphrodisiaca hat bei der funktionellen, nervösen Impotenz nur selten einen therapeutischen Nutzen. Sind Störungen der inneren Sekretion vorhanden, so scheinen Organpräparate, welche die Hormone des Testikels und Hypophyse enthalten, ab und zu eine Steigerung der Geschlechtskraft bringen zu können. Eine Hyperämisierung und bessere Durchblutung des Hodengewebes und damit eine Steigerung seiner Hormonproduktion soll durch Carbolbepinselung der Oberfläche des operativ freigelegten, aus der Tunica ausgelösten Hodens manchmal erzielt worden sein.

Erfolge in der Bekämpfung der durch Hormonmangel bedingten Impotenz werden nur noch von wenigen der doppelseitigen Vasektomie und der STEINACHschen Operation nachgerühmt.

Daß die homoioplastische Hodentransplantation (Hoden von Menschen auf Mensch) höchstens vorübergehend die männlichen Hormone im Organismus vermehrt, mehr suggestiv als sekretionssteigernd wirkt, wird fast allgemein zugegeben. Nur wenige Optimisten glauben durch die dem Biologen aussichtslos erscheinende Heteroplastik (Affen- oder Füllenhoden auf Menschen) bei Impotenz Heilerfolge erzielt zu haben. Bei milden Formen der ejaculatio praecox kann versucht werden, durch Anästhesierung der Glans mit Salben, z. B. Nupercainal, eine Verzögerung der Ejaculation zu erreichen.

III. Reizerscheinungen der Geschlechtsorgane.

Als *Reizerscheinungen* der Geschlechtsorgane sind die *gehäuften Samenverluste* und der *Priapismus* aufzufassen.

1. Gehäufte Samenverluste. Beim geschlechtsreifen Manne, der sich sexuell nicht betätigt, sind zeitweilige nächtliche, unwillkürliche Samenentleerungen — Pollutionen — begleitet von erotischen Träumen, eine normale Erscheinung. Die Häufigkeit an Pollutionen wechselt je nach dem Temperament und der Lebensweise des einzelnen Individuums. Es ist deshalb nicht in Zahlen anzugeben, welche Häufigkeit der Pollutionen als krankhaft zu betrachten ist. Als krankhaft haben Pollutionen zu gelten, die ohne erotische Träume und Gefühle erfolgen und statt einer gewissen Erleichterung eine Ermüdung und Verstimmung hinterlassen. Wenn die Erregbarkeit der Geschlechtsorgane einen so hohen Grad erreicht, daß bei der geringfügigsten sexuellen Reizung z. B. einem gesellschaftlichen Zusammentreffen mit einem jungen weiblichen Wesen, ferner bei irgendwie erotischer Lektüre oder bei jedem erotischen Gedanken, selbst bei wachen Sinnen eine Pollution eintritt (Wachpollution), oft sogar ohne eine Erektion des Gliedes (atonische oder schlaffe Pollution), so ist darin natürlich eine krankhafte Erscheinung zu sehen.

Daß es sich dabei nicht um eine ungewöhnlich starke, aber sonst gesunde Funktion, sondern um eine krankhafte, reizbare Schwäche der Geschlechtsorgane handelt, geht daraus hervor, daß solche Männer mit stark gesteigerten Pollutionen oft vollkommen unfähig sind, einen natürlichen Beischlaf auszuüben.

Diese gehäuften krankhaften Pollutionen können ausgelöst werden *durch rein psychische Ursachen* (seelische Aufregungen und geistige Überanstrengung, psychasthenische Überempfindlichkeit in der sexuellen Sphäre, übermäßige Libido, Satyriasis). Sie werden andere Male aber auch *durch somatische Ursachen* bedingt, wie Hyperämie des colliculus seminalis und der urethra post., durch Onanie oder urethritis post., durch Erkrankungen des Mastdarms, durch ärztliche Ätzungen oder sonstige instrumentelle Reizungen der hinteren Harnröhre. Die Ätiologie des Leidens weist darauf hin, wo die Behandlung einzusetzen hat.

Nicht zu den Pollutionen zu zählen, obschon auch sie zu Samenverlusten und zwar recht erheblichen, führt, ist die *Spermatorrhoe*. Wenn an den Ausführungsgängen der Samenblasen der Tonus der Muskulatur infolge lang dauernder Entzündung oder Kongestion nachläßt, so kann bei jedem Druck auf die Samenblasen oder bei jeder leichten Kontraktion der Samenblasenmuskulatur ohne irgendwelche sexuelle Erregung Samen aus den Samenblasen in die Harnröhre abfließen. Bei der Spermatorrhoe werden zwei Formen: die *Miktions-* und die *Defäkationsspermatorrhoe* unterschieden. Es fließen entweder jeweilen mit dem Harnstrahl Spermatozoen ab, und zwar besonders reichlich mit den letzten ausgepreßten Tropfen, oder aber der Samenabfluß aus der Harnröhre ist bei jeder Defäkation als schleimiger Ausfluß von typischem Geruche zu bemerken. Wahrscheinlich wird dieser Samenausfluß mehr durch eine Kontraktion der Samenblasenmuskulatur, welche die Muskeltätigkeit des Darmes und der Blase bei der Defäkation begleitet, ausgelöst, als durch einen direkten Druck der austretenden Kotmassen auf die Samenblase. Auch die Steigerung des Intraabdominaldruckes, die bei der Defäkation nie ausbleibt, mag manchmal einen Abgang von Samen bewirken.

Bei jugendlichen, sexuell abstinent lebenden Männern ist eine *zeitweilige* Defäkationsspermatorrhoe bei starker Anwendung der Bauchpresse sogar als physiologisch zu erachten. Nur ein häufiger, fast regelmäßiger Abgang von Sperma bei der Miktion und Defäkation muß als krankhaft gelten. Das gleiche gilt für die *Prostatorrhoe*. Diese ist in ihren Symptomen der Spermatorrhoe außerordentlich ähnlich. Nur die mikroskopische Untersuchung des Ausflusses erlaubt mit Sicherheit zu entscheiden, um welche der beiden es sich handelt. Bei der Spermatorrhoe finden sich reichlich Spermatozoen, bei der Prostatorrhoe nicht, sondern nur die typischen Bestandteile des Prostatasekretes: Lecithinkörnchen, corpora amylacea und Epithelien. Die Prostatorrhoe ist, wie die Spermatorrhoe, auf einen verminderten Tonus der die Ausführungsgänge der Prostata umgebenden Muskulatur zurückzuführen.

Bei Männern mit gesundem Nervensystem, die ob dieser Spermatorrhoe oder Prostatorrhoe sich nicht sorgen, treten keine schädlichen Folgen dieser Sekretverluste auf. Nervös veranlagte Individuen aber werden durch den Samenabgang geängstigt und verlieren, wie sie meinen, wegen des Samenverlustes, in Wahrheit aber nur ihrer Sorge wegen, ihre Kraft und Arbeitslust. Beruhigende Aufklärungen über die Harmlosigkeit des Leidens genügen meist bei ihnen die schädlichen Folgen der Spermatorrhoe zu beseitigen. Lokale Ätzungen des Colliculus, durch welche die Kranken in der Meinung an einem ernsthaften Leiden zu leiden bestärkt werden, sind hier unbedingt zu vermeiden.

Mit der Spermatorrhoe und der Prostatorrhoe wird von den Kranken oft die *urethrorrhoea ex libidine* verwechselt. Bei dieser besteht der Ausfluß nicht aus Samenflüssigkeit oder Prostatasekret, sondern aus dem wasserhellen, glycerinähnlichen, fadenziehenden Sekret der LITTRÉschen und COWPERschen Drüsen. Die Urethrorrhoe kann infolge starker Libido, dann aber auch infolge einer Reizung der Urethralschleimhaut durch Onanie oder durch Entzündungsprozesse auftreten. Sie verursacht bei gleichmütigen Individuen keine Beschwerden, bei Neurasthenikern gibt sie Anlaß zu den mannigfaltigsten Klagen. Nie ist sie die Ursache, stets nur eine Begleiterscheinung der Neurasthenie.

2. Priapismus. Eine über die normale Dauer weit hinausgehende Erektion des Penis wird als Priapismus bezeichnet. Es ist dieser Priapismus nur selten die Folge einer krankhaft gesteigerten Libido (Satyriasis). Er ist in der Regel in keiner Weise mit libidinösen Gefühlen verbunden; er ist vielmehr der Ausdruck einer Erkrankung des Körpers.

Im Gegensatze zu der durch Geschlechtslust erzeugten Erektion sind beim Priapismus nur die corpora cavernosa penis durch Blut prall gefüllt, nicht aber die Glans und das corpus cavernosum urethrae. Nur einmal wurde das gegenteilige Verhalten beobachtet: Erektion des corpus cavernosum urethrae bei schlaffen corpora spongiosa. Die priapistische Erektion kann über Wochen, ja Monate fortbestehen, meist dauern die Anfälle aber nur stunden- oder tagelang.

Der Priapismus ist oft, aber nicht immer, mit Schmerzen im Gliede verbunden. Er stört, wie die normale Erektion, die Miktion erheblich; auch die Defäkation wird durch ihn manchmal behindert, weil die zur Entleerung des Darmes notwendigen Kontraktionen der Perinealmuskulatur eine Steigerung der Blutstauung und damit auch vermehrte Schmerzen im Penis bedingen.

Unter den Erkrankungen, die zu Priapismus führen, sind drei verschiedene Gruppen zu unterscheiden:

a) Lokale Erkrankungen des Penis, die zu praller Füllung der Schwellkörper führen. So wird ein Priapismus erzeugt durch die entzündliche *Cavernitis*, entstanden infolge gonorrhoischer oder banaler Urethritis oder infolge metastatischer Infektion. Er wird auch erzeugt durch Neoplasmen im Penis oder im Abflußgebiet seiner Venen, durch Thrombophlebitiden des Penis und oft auch durch traumatische Hämatome, die manchmal fast unbeachtet, z. B. sub coitu, entstehen können. Der sog. idiopathische Priapismus ist wahrscheinlich meist die Folge eines unbeachtet gebliebenen Hämatoms des Penis.

b) Krankheiten des Nervensystems, durch welche die nervi erigentes gereizt oder von den auf ihnen lastenden Hemmungen befreit werden. Von solchen Krankheiten ist vor allem die *Tabes* zu nennen, bei der ein Priapismus nicht selten als Frühsymptom auftritt. Ferner wird Priapismus beobachtet bei Myelitis, bei cerebrospinaler Lues, bei beginnender Paralyse und auch bei mechanischer Verletzung von Gehirn und Rückenmark (z. B. nach Wirbelfrakturen oder Luxationen). Ebenso können reine Psychoneurosen, und zwar auch solche, die nicht auf sexueller Basis entstanden sind, einen Priapismus zur Folge haben, der sich vorwiegend nachts geltend macht (priapismus nocturnus chronicus).

c) Allgemeinerkrankungen. Von diesen erzeugt besonders die *Leukämie* häufig Priapismus, wahrscheinlich durch Thrombosen in den corpora cavernosa penis oder infolge Reizung sympathischer Nervengeflechte durch Druck des leukämischen Milztumors oder leukämischer Mesenterialdrüsenpakete. Auch im Gefolge der Lyssa wird Priapismus beobachtet, sowie bei Intoxikation des Körpers durch Aphrodisiaca (Canthariden, Yohimbin).

Die **Therapie** des Priapismus hat sich der Ätiologie des Leidens anzupassen.

Bei Leukämie ist durch Röntgenbehandlung manchmal ein Rückgehen des Priapismus zu erzielen.

Bei Cavernitis, Thrombosen der corpora cavernosa urethrae helfen lokale Incisionen und die Ausräumung der Blutkoagula zur Beseitigung des Priapismus. Schwächung oder vollständige Zerstörung der Erektionsfähigkeit ist aber eine häufige Folge dieser lokalen Therapie.

Wenn keine Thrombosierung besteht, hilft manchmal eine allgemeine Narkose oder Lumbalanästhesie zur Abschwellung des Gliedes. Eine Punktion zur Aspiration des Blutes aus den Corpora cavernosa ist selten erfolgreich. Von rectaler Diathermie wurden einige Erfolge gemeldet.

Ist der Priapismus durch eine Erkrankung des Nervensystems bedingt, so wird die Therapie aussichtslos. Bei argen Qualen der Kranken mag eine Durchtrennung der nervi erigentes (perineale Freilegung des Bulbus und Durchschneiden aller zuführenden Nervenfasern) versucht werden oder auch die Durchtrennung der zentripetal leitenden nervi dorsales penis.

Sachverzeichnis.